Ellen Silven '04

D1755516

Rolf Sauer

Strahlentherapie und Onkologie

Rolf Sauer

Strahlentherapie und Onkologie

4., überarbeitete Auflage

Mit 270 Abbildungen und 58 Tabellen

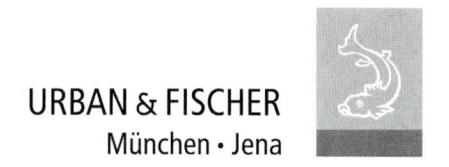

URBAN & FISCHER
München · Jena

Zuschriften und Kritik an:
Urban & Fischer, Lektorat Fachberufe, Karlstraße 45, 80333 München

Autor
Prof. Dr. med. Rolf Sauer, Direktor der Klinik und Poliklinik für Strahlentherapie
der Universität Erlangen-Nürnberg, Universitätsstraße 27, 91054 Erlangen

Wichtiger Hinweis für den Benutzer
Die Erkenntnisse in der Medizin unterliegen laufendem Wandel durch Forschung und klinische Erfahrungen. Der Autor dieses Werkes hat große Sorgfalt darauf verwendet, dass die in diesem Werk gemachten therapeutischen Angaben (insbesondere hinsichtlich Indikation, Dosierung und unerwünschten Wirkungen) dem derzeitigen Wissensstand entsprechen. Das entbindet den Nutzer dieses Werkes aber nicht von der Verpflichtung, anhand der Beipackzettel zu verschreibender Präparate zu überprüfen, ob die dort gemachten Angaben von denen in diesem Buch abweichen und seine Verordnung in eigener Verantwortung zu treffen.

Bibliografische Information Der Deutschen Bibliothek
Die Deutsche Bibliothek verzeichnet diese Publikation in der Deutschen Nationalbibliografie; detaillierte bibliografische Daten sind im Internet über http://dnb.ddb.de abrufbar.

Alle Rechte vorbehalten
4. Auflage
© 2003 Urban & Fischer Verlag München • Jena

03 04 05 06 07   5 4 3 2 1

Für Copyright in Bezug auf das verwendete Bildmaterial siehe Abbildungsnachweis

Das Werk einschließlich aller seiner Teile ist urheberrechtlich geschützt. Jede Verwertung außerhalb der engen Grenzen des Urheberrechtsgesetzes ist ohne Zustimmung des Verlages unzulässig und strafbar. Das gilt insbesondere für Vervielfältigungen, Übersetzungen, Mikroverfilmungen und die Einspeicherung und Verarbeitung in elektronischen Systemen.

Um den Textfluss nicht zu stören, wurde bei Patienten und Berufsbezeichnungen die grammatikalisch maskuline Form gewählt. Selbstverständlich sind in diesen Fällen immer Frauen und Männer gemeint.

Projektmanagement: Christiane Tietze
Redaktion: Gabriele Meier
Herstellung: Detlef Mädje, Heidelberg
Zeichnungen aus der dritten Auflage: Esther Schenk-Panic
Umschlaggestaltung: Spiesz-Design, Neu-Ulm
Satz: AM-productions GmbH, Wiesloch
Druck und Bindung: Stürtz AG, Würzburg

Printed in Germany

ISBN 3-437-47500-2

Aktuelle Informationen finden Sie im Internet unter http://www.urbanfischer.de

*Was wir heute ernten,
sind die Früchte des Denkens
und Handelns von gestern.*

*Was wir heute denken,
entdecken, entwickeln und lernen,
wird das Schicksal der Menschen bestimmen,
die nach uns kommen.*

*Alles, was wir heute tun,
wird die Zukunft lenken.*

(Autor unbekannt)

*Für Martina Sauer
in Dankbarkeit*

Vorwort zur 4. Auflage

Die vorliegende Ausgabe dieses Lehrbuches wurde gegenüber der 3. Auflage wieder gründlich durchgesehen und nach dem neuesten Kenntnisstand der Radioonkologie überarbeitet. Dabei halfen sehr positive, kritische Äußerungen aus dem Leserkreis. Nahezu alle Verbesserungsvorschläge wurden von Autor und Verlag umgesetzt.

Wir sind unserem Grundsatz treu geblieben, das gesamte Gebiet der Radioonkologie und deren Umfeld aus einer Hand darzustellen, d.h., aus der Feder des Arztes stammen auch Kapitel wie Tumorpathologie, Tumordiagnostik, Strahlenphysik, Gerätekunde, Strahlenbiologie und Bestrahlungsplanung. Das erleichtert dem Lernenden das Lesen und das Verständnis für komplizierte Zusammenhänge, die sonst dem Mediziner bzw. der MTAR nicht ohne weiteres zugänglich sind. Ich nehme dabei die Kritik der Spezialisten gern auf mich, ab und zu (aus didaktischen Gründen) etwas vereinfacht, manchmal auch stärker simplifiziert zu haben.

Verändert und dadurch hoffentlich auch verbessert wurde Folgendes:
- Der Themenblock III wurde neu gegliedert (Grundlagen der Strahlentherapie), da zum Verständnis der Strahlenbiologie und -pathologie Kenntnisse der Strahlenphysik und Dosimetrie von Vorteil sind. Dabei wurden – wie im Kapitel Strahlenschutz auch – die Auswirkungen der Strahlenschutzverordnung vom 20. 07. 2001 und der im Jahr 2002 verabschiedeten neuen Röntgenverordnung berücksichtigt.
- Die Veranschaulichung des Patientenpfades bei der Bestrahlungsplanung, bei der Tumorlokalisation sowe beim täglichen Bestrahlungsbetrieb wurde verbessert, ebenso die Darstellung der Zielvolumina am Bestrahlungsrechner oder der Bestrahlungstechniken. Dazu hat der Verlag z.B. das Kapitel 18 (Bestrahlungsplanung) mit farbigen Abbildungen versehen.
- Zur Illustration der Patientenlagerung mit ihren Einstellhilfen wurden zahlreiche neue Abbildungen eingebracht.
- Erweitert bzw. neu aufgenommen wurden die Kapitel zur Brachytherapie und deren Techniken und Indikationen, zur Stereotaxie, intensitätsmodulierten Strahlentherapie, intraoperativen Strahlentherapie und Hyperthermie.

Bei der Gerätekunde wurden die Abbildungen nach Möglichkeit durch neue ersetzt; einige „historische Aufnahmen" waren jedoch leider nicht in aktualisierter Form erhältlich.
- Die Merksätze am Ende eines Lernabschnittes sind nun durch Umrahmungen hervorgehoben und lassen sich leichter auffinden.
- Kontrollfragen am Ende eines jeden Grundlagenkapitels werden das Selbststudium strukturieren und lenken das Augenmerk auf das Wichtigste wie im Radiologiebuch von G. Kauffmann, E. Moser und R. Sauer (2. Auflage 2001). Die entsprechenden Antworten finden sich, nach Sachgebieten geordnet, im Anhang.
- Der Themenblock V (Spezielle Onkologie der Organtumoren) gilt als unverzichtbar und wurde als Teil dieses Buches belassen. Darin wird bereits die TNM-Klassifikation in der 6. Auflage von 2002 verwendet, die seit 1. Januar 2003 gültig ist. Um Verständnis bitte ich, dass aus Platzgründen manches nur schlaglichtartig und verkürzt dargestellt werden konnte. Immerhin habe ich dort, wo es nicht selbstverständlich ist, Angaben zum Tumorausbreitungsgebiet und zu kritischen Organen gemacht.
- Schließlich nahmen die Leser der bisherigen Auflagen das Fachwortverzeichnis/Glossar dankbar auf. Es wurde deshalb wiederum

erweitert, ohne jedoch die Fachausdrücke, die Gegenstand dieses Lehrbuches sind, nochmals zu erklären. Diese Begriffe sind über das ausführliche Stichwortverzeichnis zu suchen.

Die 4. Auflage des Lehrbuches „Strahlentherapie und Onkologie" richtet sich vom Aufbau und von der Diktion her zunächst weiterhin an die Medizinischen RöntgenassistentInnen, an Studenten und radioonkologische Weiterbildungsassistenten. Darüber hinaus ist sie sicher auch als Begleiter und Ratgeber in radioonkologischen Fragen bei der späteren ärztlichen Berufsausübung geeignet.

Zu danken habe ich zunächst meinen Mitarbeitern und Mitarbeiterinnen für das ständige kritische Gespräch bei der Patientenversorgung und bei den klinikinternen Weiter- und Fortbildungen. Stellvertretend sind hier zu nennen: für die MTRA's Frau A. Sölla und Frau G. Heumann, dann Prof. Dr. G. Müller (Medizinphysik), Dr. L. Distel (Strahlenbiologie), PD Dr. V. Strnad, Prof. Dr. G. G. Grabenbauer und PD Dr. C. Rödel von der Klinik.

Dem Verlag Urban & Fischer danke ich für die Übereinstimmung in den didaktischen Intentionen, für das gemeinsame Bemühen und die Großzügigkeit bei der Ausstattung des Buches, besonders aber Frau G. Meier für die einfühlsame, außerordentlich sorgfältige und stilbildende Lektoratstätigkeit und Frau C. Tietze für die Gesamtplanung des Werkes.

Erlangen, im Januar 2003   Rolf Sauer

Inhalt

I Allgemeiner Teil 1

1 Geschichte der Radiologie und Strahlentherapie (Radioonkologie) 3

2 Strahlentherapie – Radiotherapie – Radioonkologie . 7

2.1 Geschichte der Tumorbehandlung . 7
2.2 Der Begriff Onkologie 7
2.3 Stellung der Radioonkologie in der Tumorbehandlung 8
2.4 Begriffe in der Onkologie 10

3 Organisation der Radioonkologie in Krankenhaus und freier Praxis 13

3.1 Gliederung einer Strahlenklinik . . 13
3.2 Tumorzentrum 14

4 Die MTAR in der Strahlentherapie 17

4.1 Tätigkeiten in der Strahlentherapie 17
4.2 Die Arbeit mit Arzt und Physiker . 18
4.3 Die Zusammenarbeit mit Krankenschwester und Krankenpfleger 19

II Allgemeine Onkologie 21

5 Tumorpathologie 23

5.1 Zell- und Gewebsneubildung im lebenden Organismus 23
5.1.1 Wachstum und Entwicklung 23
5.1.2 Hypertrophie und Hyperplasie 23
5.1.3 Regeneration und Reparation 24
5.1.4 Geschwulstbildung (Neoplasie) 24

5.2 Gutartige und bösartige Geschwülste 25
5.3 Krebs 26
5.3.1 Häufigkeit 26
5.3.2 Typisierung maligner Tumoren („Typing") 26
5.3.3 Gradeinteilung maligner Tumoren („Grading") 27

5.4 Örtliches Tumorwachstum 27
5.5 Metastasenbildung 29
5.5.1 Lymphogene Metastasierung 30
5.5.2 Hämatogene Metastasierung 31
5.5.3 Implantationsmetastasen 32

5.6 Tumorrezidiv 34
5.7 Klinische Stadieneinteilung der bösartigen Tumoren 34
5.7.1 TNM-Klassifikation 34
5.7.2 Stadieneinteilung der malignen Lymphome 36

5.8 Remissionsbeurteilung 37

6	**Epidemiologie und Ätiologie** 39	8.4 8.4.1 8.4.2	Bildgebende Diagnostik . . . . . . 57 Gehirn . . . . 57 Rückenmark 58	
6.1	Grundbegriffe – Definitionen . . . 39	8.4.3	HNO-Bereich 58	
6.2	Das Krebsproblem 39	8.4.4 8.4.5	Thoraxorgane . . . . 58 Brustdrüse 60	
6.3	Ursachen der bösartigen Tumoren (Ätiologie) 40	8.4.6 8.4.7	Magen-Darm-Trakt und Leber . . . 61 Nieren und ableitende Harnwege . . 61	
6.3.1	Vererbung 41	8.4.8	Retroperitoneale Lymphknoten . . . 62	
6.3.2	Ernährung 41	8.4.9	Skelettmetastasen 62	
6.3.3	Chemische Karzinogene 42	8.5	Labordiagnostik. 64	
6.3.4	Bösartige Tumoren durch Strahlen . 43	8.5.1	Früherkennung von Tumor-	
6.3.5	Virale Karzinogenese 45		krankheiten 64	
6.3.6	Krebs durch chronische Reize . . . 46	8.5.2	Tumormarker 66	
6.3.7	Andere Krebsursachen. 47	8.6	Operative Diagnostik –	
6.4	Spezielle Epidemiologie häufiger Krebserkrankungen . . . 48	8.6.1	Gewebeentnahme . . . . 67 Aspirationsbiopsie 67	
6.4.1	Bronchialkarzinom	8.6.2	Nadelbiopsie 68	
	(Lungenkarzinom). 48	8.6.3	Zangenbiopsie und Schlingen-	
6.4.2	Mammakarzinom 49		abtragung 68	
6.4.3	Kolorektales Karzinom	8.6.4	Inzisionsbiopsie und diagnostische	
	(Dickdarmkrebs) 49		Exstirpation 68	
6.4.4	Magenkarzinom 49	8.6.5	Mediastinoskopie und Thorakoskopie 68	
7	**Tumorprophylaxe (Prävention)** 51	8.6.6	Probelaparotomie und „Second-Look-Operationen" 68	
7.1	Primäre Prävention (Vorsorge) . . 51	**9**	**Strategien der Tumor-** **behandlung** 71	
7.2	Sekundäre Prävention (Früherkennung) 51	9.1	Allgemeine Grundsätze 71	
7.3	Praktische Möglichkeiten der Früherfassung 52	9.2	Kurative Strahlentherapie 71	
7.4	Anleitung der Bevölkerung	9.3	Palliative Strahlentherapie 73	
	zur Beachtung charakteristischer Warnzeichen und Frühsymptome . 53	9.4	Zusatzmaßnahmen zur Strahlentherapie 74	
8	**Grundlagen der Tumor-** **diagnostik** 55	**10**	**Grundlagen der chirur-** **gischen Tumortherapie** 77	
8.1	Allgemeine Grundsätze 55	10.1	Diagnostische Operationen 77	
8.2	Anamnese 56	10.2	Kurative Operationen. 77	
8.3	Körperliche Untersuchung 57	10.3	Palliative Operationen 79	

11 Grundlagen der internistischen Tumortherapie ... 81

11.1 Allgemeines ... 81

11.2 Zytostatika und zytotoxische Substanzen ... 82
11.2.1 Wirkungsweise ... 82
11.2.2 Auswahl und Verabreichung von Medikamenten ... 84
11.2.3 Nebenwirkungen der Zytostatika ... 85

11.3 Hormontherapie ... 85

11.4 Immuntherapie ... 86
11.4.1 Zelluläre und humorale Immunantwort ... 87
11.4.2 Interferone ... 88
11.4.3 Interleukin-2 (IL-2) ... 88
11.4.4 Tumornekrosefaktor (TNF) ... 88
11.4.5 Hämatopoetische Wachstumsfaktoren ... 88

III Grundlagen der Strahlentherapie ... 91

12 Strahlenphysik ... 93

12.1 Strahlenarten ... 93
12.1.1 Photonenstrahlung ... 93
12.1.2 Korpuskularstrahlung ... 95

12.2 Wechselwirkung von Strahlung mit Materie ... 95
12.2.1 Aufbau eines Atoms ... 95
12.2.2 Elementarprozesse der Ionisation ... 97
12.2.3 Radioaktivität ... 101
12.2.4 Entstehung von Röntgenstrahlen ... 102
12.2.5 Aufbaueffekt ... 104

12.3 Erzeugung von Röntgenstrahlen ... 105
12.3.1 Röntgenanlagen ... 106
12.3.2 Aufbau einer Röntgenröhre ... 107
12.3.3 Zubehör ... 109
12.3.4 Gesichtspunkte in der Röntgendiagnostik ... 111
12.3.5 Gesichtspunkte in der Röntgentherapie ... 113

13 Dosisbegriffe und Dosiseinheiten ... 115

13.1 Ionendosis ... 115

13.2 Energiedosis ... 116

13.3 Äquivalentdosis ... 116

13.4 Effektive Äquivalentdosis ... 118

13.5 Dosisleistung ... 118

13.6 Relative biologische Wirksamkeit ... 119

13.7 Weitere Dosisbegriffe in der Radiologie ... 119

13.8 Tiefendosisverläufe ... 121

14 Strahlenbiologie ... 125

14.1 Die Zelle ... 125

14.2 Grundsätzliches zum Ablauf der Strahlenwirkung ... 129

14.3 Strahlenchemie ... 132
14.3.1 Wasserradiolyse ... 132
14.3.2 Sauerstoffeffekt ... 133
14.3.3 G-Wert ... 133
14.3.4 Radiolyseprodukte und LET ... 133
14.3.5 Erholungseffekt ... 134

14.4 Strahlenbiochemie ... 134
14.4.1 DNA und ionisierende Strahlung ... 134
14.4.2 Reparatur der DNA-Strahlenschäden ... 136

14.5 Zelluläre Strahlenbiologie ... 138
14.5.1 Zelltod, Zellinaktivierung ... 138
14.5.2 Erholungs- und Reparaturprozesse ... 139
14.5.3 Zellüberlebenskurven ... 140
14.5.4 Multitarget-Modell ... 141

14.5.5 Linear-quadratisches Modell
(α/β-Modell) 142
14.5.6 Strahlung und Zellzyklus 144
14.5.7 Fraktionierung und Protrahierung 146
14.5.8 Sauerstoffeffekt 148
14.5.9 Relative biologische Wirksamkeit
(RBW) 152

**14.6 Biologische Grundlagen der
Strahlentherapie von Tumoren** . . 154
14.6.1 Wachstum und Proliferation
von Tumoren 154
14.6.2 Strahlenempfindlichkeit und
Strahlenresistenz von Tumoren . . 156
14.6.3 Möglichkeiten zur Wirkungssteigerung der Strahlentherapie . . 158
14.6.4 Interaktion mit Medikamenten . . 163
14.6.5 Weitere Therapieansätze 165

15 Grundlagen der Strahlenpathologie 167

15.1 Quellen der Strahlenexposition . . 167

**15.2 Stochastische und deter-
ministische Strahlenfolgen** 168

15.3 Hormesis 169

**15.4 Strahlengenetik – genetische
Strahlenfolgen** 170
15.4.1 Mutationen 170
15.4.2 Systematik der genetischen
und somatischen Mutationen . . . 171
15.4.3 Somatische Mutationen 173
15.4.4 Genetische Mutationen an den
Keimzellen 176

15.5 Teratogene Strahlenfolgen 178

15.6 Somatische Strahlenfolgen 180
15.6.1 Stochastische somatische Schäden
(Kanzerogenese) 180
15.6.2 Deterministische somatische
Strahlenfolgen 186

16 Spezielle Organpathologie 193

16.1 Hämatopoetisches System 194

16.2 Haut und Schleimhäute 196

**16.3 Akute und chronische Strahlen-
pneumopathie** 198

16.4 Niere 199

16.5 Hoden und Ovar 200

16.6 Herz und Gefäßsystem 202

16.7 Nervensystem 203

16.8 Auge 205

16.9 Skelett 205

17 Gerätekunde 207

17.1 Röntgentherapie 207

**17.2 Hochenergie-Strahlentherapie
(Hochvolttherapie)** 209
17.2.1 Telegammatherapie 209
17.2.2 Beschleuniger 211
17.2.3 Geräte zur Neutronenerzeugung . . 220

**17.3 Charakterisierung von Strahlen-
bündeln in der Strahlentherapie** . 221

17.4 Therapiesimulator 223

**17.5 Brachytherapie im Nachlade-
verfahren (Afterloading)** 224

17.6 Hyperthermie 227
17.6.1 Ganzkörperhyperthermie 228
17.6.2 Regionale Hyperthermie 228
17.6.3 Interstitielle Hyperthermie 230

IV Die Strahlenbehandlung 233

18 Bestrahlungsplanung 235

18.1 Behandlungsstrategie 236

18.2 Zielvolumenkonzept – onkologische und strahlentherapeutische Volumina 236

18.3 Grundsätzliche Einteilung strahlentherapeutischer Methoden 239
18.3.1 Teletherapie: Einflüsse auf die Dosisverteilung 239
18.3.2 Modifizierung und Individualisierung von Strahlenfeldern 248

18.4 Bestrahlungstechniken der Teletherapie 250
18.4.1 Einzelstehfeld-Bestrahlungen . . . 250
18.4.2 Mehrfelderbestrahlungen 253
18.4.3 Bewegungsbestrahlungen 254
18.4.4 Konformierende Strahlentherapie . 258
18.4.5 Intraoperative Bestrahlung (IORT) 261
18.4.6 Großfeldbestrahlungen. 264

18.5 Techniken der Brachytherapie . . 265
18.5.1 Oberflächenkontakttherapie 266
18.5.2 Intrakavitäre Therapie 268
18.5.3 Interstitielle Therapie 269
18.5.4 Applikatoren und Radionuklide in der Brachytherapie 275

18.6 Patientenquer- und -längsschnitte 277
18.6.1 Sonographie (Ultraschalltomographie) 278
18.6.2 Computertomographie (CT) . . . 280
18.6.3 Magnetresonanztomographie (MRT) 283

18.7 Arbeitsweise am Therapiesimulator 286

18.8 Physikalisch-technischer Bestrahlungsplan 287
18.8.1 Bestrahlungsplanungssysteme . . . 287
18.8.2 Bestrahlungsplan und -protokoll . 289

19 Die tägliche Strahlenbehandlung 295

19.1 Erste Begegnung 295

19.2 Aufklärung über Behandlungsrisiken 296

19.3 Vorbereitung der Bestrahlung am Therapiesimulator 297

19.4 Einstellung der Bestrahlungsfelder am Patienten 304
19.4.1 Lagerung 304
19.4.2 Feldeinstellung 308
19.4.3 Bewegungsbestrahlung 309
19.4.4 Großfeldbestrahlungen. 310

19.5 Einstell- und Lagerungshilfen . . 311

19.6 Sicherung und Dokumentation der Einstellung von Bestrahlungsfeldern 318

20 Psychologische Begleitung des Patienten 321

20.1 Allgemeines 321

20.2 Der aufgeklärte Patient 322

20.3 Der verdrängende, nicht informierte Patient 322

20.4 Der vorsätzlich nicht aufgeklärte Patient 322

20.5 Vom Sterben 324

20.6 Auskünfte an Angehörige 325

21	Notfallmaßnahmen 327
21.1	Allgemeine Maßnahmen 327
21.2	Kontrastmittelzwischenfälle ... 328
21.3	Notfallausrüstung 329

V Spezielle Onkologie der Organtumoren ... 331

22	Hirntumoren 333
22.1	Gliome 333
22.2	Meningeom 336
22.3	Hirntumoren im Kindesalter ... 337
22.3.1	Medulloblastom 337
22.3.2	Niedriggradige Astrozytome (WHO-Grad I oder II) 339
22.3.3	Ependymome (WHO-Grade I–III) 340
22.3.4	Keimzelltumoren.......... 340
22.4	Hypophysenadenome 341
22.5	Lymphome des ZNS 343
22.6	Andere 344

23	Tumoren des Auges und der Orbita 347
23.1	Retinoblastom........... 347
23.2	Malignes Melanom......... 348
23.3	Maligne Lymphome und Pseudolymphome 348
23.4	Tumoren der okulären Adnexe und der Orbita 349

24	Kopf-Hals-Tumoren....... 351
24.1	Grundsätzliches/ TNM-Klassifikation 351
24.2	Nasopharynxtumoren....... 352
24.3	Ästhesioneuroblastom....... 354
24.4	Oro- und Hypopharynx- karzinome 355
24.5	Karzinome der Mundhöhle und der Lippen 357
24.6	Larynxkarzinome 358
24.7	Karzinome der Speicheldrüsen .. 360
24.8	Karzinome der inneren Nase und der Nasennebenhöhlen (NNH) 361

25	Lungentumoren 363
25.1	Allgemeines 363
25.2	Nichtkleinzellige Karzinome ... 364
25.3	Kleinzellige Karzinome 369

26	Mediastinaltumoren und Pleuramesotheliom .. 371
26.1	Malignes Thymom 372
26.2	Diffuses malignes Pleuramesotheliom 374

27	Mammakarzinom 377
27.1	Primärbehandlung 379
27.2	Lokales und lokoregionäres Rezidiv 383
27.3	Systemisch metastasiertes Mammakarzinom 384

28 Gastrointestinale Tumoren . 387

28.1 Ösophaguskarzinom 387

28.2 Magenkarzinom 391

28.3 Karzinome des Pankreas und der Gallenwege 393

28.4 Kolorektale Karzinome 395

28.5 Analkarzinom 399

29 Tumoren des männlichen Genitales 403

29.1 Hodentumoren 403

29.2 Prostatakarzinom 406

29.3 Peniskarzinom 411

30 Tumoren des weiblichen Genitales 413

30.1 Zervixkarzinom 413

30.2 Korpuskarzinom (Endometriumkarzinom) 419

30.3 Vaginal- und Vulvakarzinom . . . 421

30.4 Ovarialkarzinom 425

31 Harnwegstumoren 429

31.1 Nierenzellkarzinom 429

31.2 Harnblasenkarzinom 430

32 Tumoren endokriner Organe 435

32.1 Struma maligna (Schilddrüsenkarzinom) . . . 435

32.2 Nebennierenrindenkarzinom . . . 439

32.3 Karzinoidtumoren 440

33 Knochen- und Weichteilsarkome 443

33.1 Knochensarkome 443

33.2 Weichteilsarkome 446

34 Maligne Lymphome 451

34.1 Morbus Hodgkin (Lymphogranulomatose) 451

34.2 Non-Hodgkin-Lymphome (NHL) 455

34.3 Plasmozytom und multiples Myelom 460

34.4 Kutane Non-Hodgkin-Lymphome 463

34.5 MALT-Lymphome 466

35 Leukämien 467

36 Tumoren im Kindesalter . . . 471

36.1 Übersicht 471

36.2 Neuroblastom 473

36.3 Nephroblastom (Wilms-Tumor) . 474

36.4 Rhabdomyosarkom 475

36.5 Ewing-Sarkom 476

36.6 Langerhans-Zell-Histiozytose (Histiocytosis X) 478

37 Hauttumoren 481

37.1 Übersicht 481

37.2 Maligne epitheliale Hauttumoren 481

37.3 Malignes Melanom (MM) 484

38 Palliative Radiotherapie .. 487

38.1 Notfallsituationen 487
38.1.1 Obere Einflussstauung
 (Vena-cava-superior-Syndrom) . . 487
38.1.2 Strahlenpneumonitis
 (akute Strahlenpneumopathie) . . 488
38.1.3 Akute Hirndrucksteigerung 489
38.1.4 Akute Rückenmarkkompression . . 489
38.1.5 Hyperkalzämie 490

38.2 Orbitametastasen 491

38.3 Hirnmetastasen 492

38.4 Skelettmetastasen 493

39 Supportivtherapie 495

39.1 Allgemeines 495

39.2 Ernährung 495

39.3 Schmerzbehandlung 497

39.4 Behandlung von Übelkeit
 und Erbrechen 498

VI Strahlentherapie gutartiger Erkrankungen 501

40 Übersicht 503

41 Entzündungsbestrahlung . . 505

42 Reiz- oder Schmerzbestrahlung chronisch-inflammatorischer und degenerativer Erkrankungen 507

42.1 Degenerative Gelenk-
 und Skeletterkrankungen 507
42.1.1 Periarthrosis humeroscapularis
 (Impingementsyndrom,
 Schultersteife) 507
42.1.2 Deformierende Arthrose
 (Arthrosis deformans)
 der großen Gelenke. 508
42.1.3 Degenerative Wirbelsäulenerkrankungen. 508
42.1.4 Epicondylopathia humeri
 (Tennisellenbogen) 508
42.1.5 Fersensporn (Achillodynie) 508

42.2 Schleimbeutelentzündung
 (Bursitis) 509

43 Bestrahlung bei hypertrophischen Prozessen des Binde- und Stützgewebes und bei gutartigen Tumoren 511

43.1 Narbenkeloid 511

43.2 Pterygium der Konjunktiva 512

43.3 Dupuytren'sche Kontraktur
 und Morbus Ledderhose 512

43.4 Induratio penis plastica
 (Peyronie'sche Krankheit). 513

43.5 Aggressive Fibromatose
 (Desmoid) 514

43.6 Heterotope Ossifikationen
 am Hüftgelenk. 514

43.7 Feuchte Makuladegeneration . . . 515

43.8 Endokriner Exophthalmus 516

43.9 Gynäkomastie 517

43.10 Hämangiome und
 arteriovenöse Malformationen . . 517

44 Bestrahlung zur Immunsuppression 519

45 Bestrahlung zur Kastration (Röntgenkastration) 521

VII Strahlenschutz 523

46 Grundlagen 525

46.1 Rechtliche Grundlagen 525
46.2 Für den Strahlenschutz relevante Dosisgrößen 526
46.2.1 Ortsdosis (eine Messgröße) 526
46.2.2 Personendosis (eine Messgröße) 526
46.2.3 Organdosis, effektive Dosis und Körperdosis (festgelegte Schutzgrößen) 527
46.3 Dosisgrenzwerte 527
46.3.1 Dosisgrenzwerte für Personen und Personengruppen als Basis für die Festlegung von Strahlenschutzbereichen 527
46.3.2 Auflagen für strahlenexponierte Personen 529
46.4 Praktische Maßnahmen im Strahlenschutz 530
46.4.1 Strahlenschutz für beruflich exponierte Personen 530
46.4.2 Strahlenschutz in der Röntgendiagnostik 532
46.4.3 Strahlenschutz in der Nuklearmedizin 535
46.4.4 Strahlenschutz in der Strahlentherapie 536

VIII Anhang 541

Antworten 543

Glossar 565

Abbildungs- und Tabellennachweis 581

Stichwortverzeichnis 587

Physikalische Größen und Einheiten 619

I Allgemeiner Teil

1 Geschichte der Radiologie
und Strahlentherapie (Radioonkologie) 3

2 Strahlentherapie –
Radiotherapie – Radioonkologie 7

3 Organisation der Radioonkologie
in Krankenhaus und freier Praxis 13

4 Die MTAR in der Strahlentherapie 17

1 Geschichte der Radiologie und Strahlentherapie (Radioonkologie)

1895 Wilhelm Conrad Röntgen, Professor an der Universität Würzburg, entdeckt am 8. November 1895 „eine neue Art von Strahlen", von ihm als X-Strahlen bezeichnet. Am 22. Dezember 1895 fertigt er die **erste Röntgenaufnahme** an (Hand seiner Frau). Röntgen wurde am 27. März 1845 in Lennep bei Remscheid geboren, verbrachte seine Kindheit und Jugend in Apeldoorn und Utrecht (Niederlande), studierte an der ETH Zürich, promovierte an der Universität Zürich, habilitierte in Straßburg und wurde 1875 Professor in Hohenheim, 1876 in Straßburg, 1879 in Gießen, 1888 in Würzburg und 1900 in München, wo er auch am 10. Februar 1923 starb. Röntgen erhielt im Jahre **1901** als Erster den **Nobelpreis für Physik**.

1896 Henri Antoine Becquerel, Professor in Paris (1892), entdeckt die Eigenstrahlung von Uranerzen. Für diese Entdeckung der **ersten radioaktiven Substanz** wurde ihm **1903** der **Nobelpreis für Physik** zugesprochen.
Erste **therapeutische Anwendung** von Röntgenstrahlen etwa gleichzeitig in den USA, Deutschland, Österreich, England und Frankreich, u. a. durch E. H. Grubbé (Brustkrebs), E. Voigt (Nasopharynxkarzinom) und L. Freund (Tierfellnävus).
Der Ingenieur O. Leppin teilt die erste **Radiodermatitis** (seiner eigenen Hand) mit. Sonnenbrandähnliche Hautreaktionen werden auch in England von L. G. Stevens berichtet.
Entwicklung des ersten **Dosimeters** durch Y. B. Perrin.

1898 Marie Curie, geb. Sklodowska, und Pierre Curie, Professor in Paris (1893), entdecken gemeinsam die radioaktiven Elemente Polonium und Radium sowie zusammen mit G. C. Schmidt (Professor in Eberswalde, Erlangen, Königsberg und Münster) die Radioaktivität des Thoriums. Sie erhielten **1903** gemeinsam mit Becquerel den **Nobelpreis für Physik**. Marie Curie erhielt **1911** zusätzlich den **Nobelpreis für Chemie** für die 1910 gelungene Reindarstellung des Radiums aus Joachimsthaler Pechblende und die Bestimmung der Eigenschaften dieses Elements.
Gründung der Röntgen-Vereinigung zu Berlin.

1900 M. Planck (**Nobelpreis für Physik 1918**) begründet die „Quantentheorie" und führt Energiequanten anstelle der Gleichverteilung der Energie ein.

1902 G. Holzknecht entwickelt das Radiometer: Bei Bestrahlung erfolgt ein Farbumschlag von Barium-Tetracyanoplatinat.
H. Frieben beschreibt erstmals die Entwicklung eines Hautkrebses auf dem Boden einer strahlengeschädigten Haut (Radiodermatitis).

1903 S. W. Goldberg und E. S. London nehmen die erste erfolgreiche **Brachytherapie** in St. Petersburg vor.
H. Strebel praktiziert die erste interstitielle Radiumtherapie.
G. C. Perthes beschreibt Wachstumsstörungen des Skeletts durch Röntgenstrahlen bei Hühnerküken.

1904 Perthes führt die Filterung in die Strahlentherapie ein.

1905 Gründung der Deutschen Röntgen-Gesellschaft in Berlin.

1906 J. Bergonié und L. Tribondeau stellen die strahlenbiologische Grundregel auf: Die Strahlensensibilität einer Zelle ist während der Teilungsphase am größten.

1907	Krönig berichtet über die Strahlentherapie des Gebärmutterkrebses.
1908	Erster Versuch mit der Bewegungsstrahlung durch Kohl und Werner.
1911	Erstellung eines Atommodells durch E. Rutherford (**Nobelpreis für Chemie 1908**), 1913 Rutherford-Bohr'sches Atommodell durch Niels Bohr (**Nobelpreis für Physik 1922**). Rutherford hatte 1898/99 zwei unterschiedliche Strahlenqualitäten des Urans, nämlich die Alpha- und die Betastrahlung, nachgewiesen und 1903 die Atomzerfallshypothese gemeinsam mit F. Soddy aufgestellt. Soddy führt den Begriff **Isotope** ein und erhält **1921** den **Nobelpreis für Chemie**. O. und G. Herwig stellen fest, dass die Zellkerne strahlenempfindlicher als das Zytoplasma sind. M. von Laue weist nach, dass Röntgenstrahlen elektromagnetische Wellen sind.
1912	Gründung der Zeitschrift *Strahlentherapie*, der ersten onkologischen Zeitschrift der Welt.
1919	C. Regaud berichtet über die Bedeutung des Zeitfaktors für die Strahlentherapie.
1923	A. H. Compton (Professor in Chicago, **Nobelpreis für Physik 1927**) entdeckt den Compton-Effekt (Streuabsorption der Röntgenstrahlen, s. Kap. 12.2.2). Einführung der **Tracertechnik** (radioaktive Markierung) für biologische Untersuchungsmethoden (**Nobelpreis für Chemie 1943**).
1924	H. Behnken definiert das **Röntgen (R)** als Einheit für die Ionendosis. Auf dem 2. Internationalen Kongress für Radiologie in Stockholm 1928 wird es als erste physikalische Größe in der Röntgenologie international anerkannt.
1927	Nachweis der mutagenen Wirkung ionisierender Strahlen durch H. J. Muller.
1928	Entwicklung des **Geiger-Müller-Zählrohrs** durch H. Geiger und W. Müller.
1930	R. Wideroe baut den ersten Hochfrequenz-**Linearbeschleuniger**. Van de Graaff entwickelt in Princeton einen neuen Hochfrequenzgenerator. Einführung der **Fraktionierung** in die klinische Strahlentherapie durch H. Coutard.
1932	Die Entdeckung des Neutrons durch J. Chadwick (Professor in Liverpool, **Nobelpreis für Physik 1935**) erklärt die Zusammensetzung des Atomkerns befriedigend. E. O. Lawrence baut in Berkeley das erste Zyklotron.
1934	F. Joliot und I. Joliot-Curie entdecken die künstliche Radioaktivität bei der durch Neutronenbestrahlung ausgelösten kernchemischen Reaktion (**Nobelpreis für Chemie 1935**). H. Chqoul führt die Weichstrahltherapie für Hauterkrankungen ein.
1938	Kernspaltung des Urans und des Thoriums durch O. Hahn (Direktor des Kaiser-Wilhelm-Instituts für Chemie in Berlin, **Nobelpreis für Chemie 1945**) und F. Strassmann. Entwicklung der Neutronentherapie in Kalifornien.
1939	Mit dem Phosphor-32 (^{32}P) führt J. Lawrence das erste **künstliche Radioisotop** in die Therapie ein. A. Kohler entwickelt die Röntgen-Pendelbestrahlung.
1940/ 1941	D. W. Kerst baut den ersten betriebsfähigen Kreisbeschleuniger. Auf ihn geht die Bezeichnung „**Betatron**" zurück. Spätere Konstruktionen durch Grund und Wideroe. In Chicago errichtet E. Fermi den ersten Versuchsreaktor.
1942	Erste **Radiojodbehandlung** der Schilddrüsenüberfunktion (Hyperthyreose) durch S. Hertz und A. Robert.
1944	L. Veksler in der Sowjetunion und R. McMillan in den USA entwickeln unabhängig voneinander das Elektronensynchrotron.
1948	Erste klinische Anwendung eines Betatrons in Göttingen.
1951	Erstes **Telekobaltgerät** im Saskatoon Cancer Center (Kanada).

1953 Das „Rad" (rd) als international verbindliche Einheit für die Energiedosis wird auf dem Internationalen Radiologenkongress in Kopenhagen eingeführt.
1960 Entwicklung des Nachladeverfahrens (**Afterloading**) für intrakavitäre Brachytherapie durch U. K. Henschke.
1971 G. N. Hounsfield entwickelt die Computertomographie (**Nobelpreis für Medizin 1979**).
1973 P. C. Lauterbur entwickelt die Magnetresonanztomographie (auch: Kernspintomographie).
1976 Einführung der neuen SI-Einheiten Gy (nach L. H. Gray, 1905–1965) für rd und Bq (nach H. A. Becquerel, 1852–1908) für Ci (Curie).
1977 Gründung der Sektion Radioonkologie in der Schweizer Gesellschaft für Radiologie und Nuklearmedizin (SGRNM), 1981 auch in der Deutschen Röntgengesellschaft.
1982 FMH für Medizinische Radiologie/Radio-Onkologie in der Schweiz.
1984 Gründung der Österreichischen Gesellschaft für Radioonkologie (ÖGRO).
1988 Facharzt für Strahlentherapie in Deutschland.
1995 Arzt für Strahlentherapie/Radioonkologie in Österreich.
Gründung der Deutschen Gesellschaft für Radioonkologie (DEGRO).
1997 Gründung der Scientific Association of Swiss Radiation Oncology (SASRO).

FRAGEN

1.1 Wann und wo entdeckte Wilhelm Conrad Röntgen die Röntgenstrahlen?
1.2 Wann und durch wen wurde die natürliche Radioaktivität entdeckt?
1.3 Wann erfolgte die erste Brachytherapie?
1.4 Wann und durch wen wurde die künstliche Radioaktivität entdeckt?
1.5 Wann und wo wurde erstmals ein Kreisbeschleuniger (Betatron) in der Therapie eingesetzt?
1.6 Wann und wo wurde erstmals ein Telekobaltgerät eingesetzt?

2 Strahlentherapie – Radiotherapie – Radioonkologie

2.1 Geschichte der Tumorbehandlung

Jährlich erkranken in Deutschland 270 000–300 000 Menschen an Krebs. Die Gesamtzahl der Tumorkranken in unserer Bevölkerung wird auf etwa 900 000 geschätzt. Jeder dritte bis vierte Bürger muss mit einer bösartigen Tumorerkrankung rechnen. Krebs ist die zweithäufigste Todesursache überhaupt, und zwar durch alle Altersklassen hindurch von der Kindheit bis ins Greisenalter. Die Häufigkeit nimmt seit 1900 ständig zu. Dies geschieht überproportional zum Bevölkerungszuwachs und über die angestiegene Lebenserwartung hinaus.

Doch ist es falsch, Krebskrankheiten als eine Erscheinung unserer modernen Zeit zu bezeichnen, verursacht durch vielfältige und zu Recht bekämpfte Verunreinigungen in unserer Umwelt (Begleiterscheinungen der Industrialisierung, chemische Abfallprodukte, Nahrungsmittelzubereitung, ionisierende und nicht ionisierende Strahlen usw.). Tatsächlich nämlich gehört „Krebs" zu den ältesten bekannten Krankheiten überhaupt. Schon die frühesten Schriften der Menschheit, z.B. der „Papyrus Ebers", ein Dokument der ägyptischen Medizingeschichte aus dem Jahre 1500 v. Chr., berichten darüber. Dabei wird eine Behandlung mit Arsen beschrieben, einem Spurenelement, dessen Salze im Laufe der Jahrhunderte immer wieder und bis ins 19. Jahrhundert hinein zur „Krebsbehandlung" und zur „Stärkung bei Kachexie" (Auszehrung, Kräfteverfall) Verwendung fanden.

Vermutlich stammt das aus dem Griechischen abgeleitete Wort „Krebs" (Karzinom) von Hippokrates aus dem 5. Jahrhundert v. Chr. Hippokrates beschrieb damit sichtbare, oberflächlich fortschreitende, in die Nachbarorgane einwachsende und zerstörende Tumoren, z.B. einen ausgedehnten „Hautkrebs" und ein lokal fortgeschrittenes Brustdrüsenkarzinom. Auch im Neuen Testament wird sinnbildlich das Wachstumsverhalten bösartiger Tumoren erwähnt, indem Paulus vor ketzerischen Widersachern warnt, deren „Wort um sich frisst wie der Krebs" (2. Timotheusbrief 2,17). Die römische und die mittelalterliche Medizin übernahmen den Krebsbegriff von Hippokrates und Galen.

Frühzeitig wurden die bösartigen Geschwüre operiert. Seit dem Mittelalter und bis in die jüngste Zeit hinein triumphierten aber auch groteske, jegliches Verständnis für Krebsentstehung und Tumorverhalten ignorierende „Krebsbehandlungsmittel", wie etwa das Auflegen von Spinnen- und Schlangenköpfen, der Absud von in Urin ausgekochten Hundeföten oder (in neuerer Zeit) Fleisch fressenden Pflanzen und Ähnliches. Auch heute noch halten sich solche irrationalen, auf mystisch-dämonischem Hintergrund der Volksmedizin gewachsene „Krebstherapien" mit einer Hartnäckigkeit, die zu unserem sonst so aufgeklärten Zeitalter nicht passt.

2.2 Der Begriff Onkologie

Onkologie (aus dem griechischen Wort ονκοσ = Geschwulst) bezeichnet die Lehre von den Geschwulst-, also Tumor- oder Krebskrankheiten. Damit sind alle Aspekte der Vorbeugung, der Früherkennung, der Diagnose, Therapie, Nachsorge und Prognose sowie die onkologische Grundlagenforschung zusammengefasst. Die betreffenden Ärzte und Ärztinnen sind Onkologen. Als Onkologen gelten somit sowohl der Tumorchirurg (chirurgischer Onkologe), der Radiotherapeut (Radioonkologe) und der internistische Chemotherapeut (medizinischer Onkologe) als auch der Tumorpathologe (Onkopathologe).

Onkologie ist also ein die Grenzen der einzelnen Fachgebiete übergreifendes, interdisziplinäres Querschnittsfach. Es befasst sich im Gegensatz zu anderen Teilgebieten der Medizin (z.B. Kardiologie: Lehre von den Herz-Kreislauf-Krankheiten, Urologie: Lehre von den Harnwegserkrankungen, Gastroenterologie: Lehre von den Magen-Darm-Erkrankungen) nicht nur mit den Funktionsstörungen eines Organs bzw. Organsystems, sondern mit der ganzen Breite der Tumorerkrankungen des Menschen. Denn praktisch alle Organe unseres Körpers können Ausgangspunkt von bösartigen Tumoren sein.

Den Krebs – in dieser vereinheitlichenden und damit falsch verstandenen und auch zu Unrecht gefürchteten Form einer einzigen, schrecklichen, immer zum Tode führenden Krankheit – gibt es nicht. Dafür kennen wir mehr als 100 unterschiedliche, bösartige Tumorerkrankungen. Deren recht verschiedene Entstehung, Verhütung, Diagnostik, Therapiemöglichkeit und Prognose werden in Teil V „Spezielle Onkologie der Organtumoren" abgehandelt.

2.3
Stellung der Radioonkologie in der Tumorbehandlung

Im deutschsprachigen Raum werden die Begriffe Strahlentherapie, Radiotherapie und Radioonkologie als Synonyme gebraucht, die Ärzte als Strahlentherapeuten, Radiotherapeuten oder Radioonkologen bezeichnet.

Strahlentherapie ist der alte deutsche Begriff für die Behandlung von bösartigen und nichtbösartigen Erkrankungen innerhalb der Radiologie. Die älteste onkologische Zeitschrift der Welt, nämlich die 1912 von H. Meyer, R. Werner und C. J. Gauss begründete *Strahlentherapie und Onkologie*, führt diesen Namen.

Radiotherapie leitet sich aus dem angloamerikanischen Begriff Radiotherapy her und wird heute oftmals dann benutzt, wenn es um die Bezeichnung des seit 1988 auch in Deutschland selbstständigen Gebiets Strahlentherapie geht.

Radioonkologie beschreibt die Betreuung der Tumorpatienten umfassender. Dieser Begriff wird nicht nur im deutschsprachigen Raum, sondern auch im Ausland von den radiotherapeutischen Fachgesellschaften bevorzugt, seitdem der Terminus Onkologie für Tumorbehandlung gebräuchlich ist und in den 70er-Jahren von der Inneren Medizin für die internistische Krebsbehandlung beansprucht wurde. Radioonkologie ist kein technisches Fach, sondern eine den gesamten Patienten erfassende, ärztliche Aufgabe. So unterscheiden sich Tumorchirurg/chirurgischer Onkologe und Radiotherapeut/radiologischer Onkologe in ihrer Tätigkeit nicht grundsätzlich, sondern lediglich durch ihr spezifisches Handwerkszeug, das Skalpell bzw. die Strahlung.

Chirurgie und Radiotherapie (Strahlentherapie bzw. Radioonkologie) sind lokal begrenzte, ausschließlich am Ort ihrer Anwendung wirkende Behandlungsmethoden. Sie können heilen, wenn zum Zeitpunkt der Diagnose ein bösartiges Tumorleiden noch auf seinen Ausgangsort beschränkt ist. Das betrifft etwa 55 % aller Patienten. Die restlichen 45 % kommen schon mit einer fortgeschrittenen, metastasierenden Erkrankung in die Klinik. Von den örtlich noch begrenzten Tumoren werden heute etwa zwei Drittel geheilt, und zwar ein Drittel durch Chirurgie allein, ein Drittel durch Strahlentherapie und nur etwa 5 % durch Chemotherapie (Abb. 2.1).

> **MERKE**
> 50 % der Tumorheilungen gehen auf das Konto der Radiotherapie.

Mit dem verbleibenden Drittel der noch nicht heilbaren lokalisierten Tumorerkrankungen beschäftigt sich die klinische Forschung: Sie

2.3 Stellung der Radioonkologie in der Tumorbehandlung

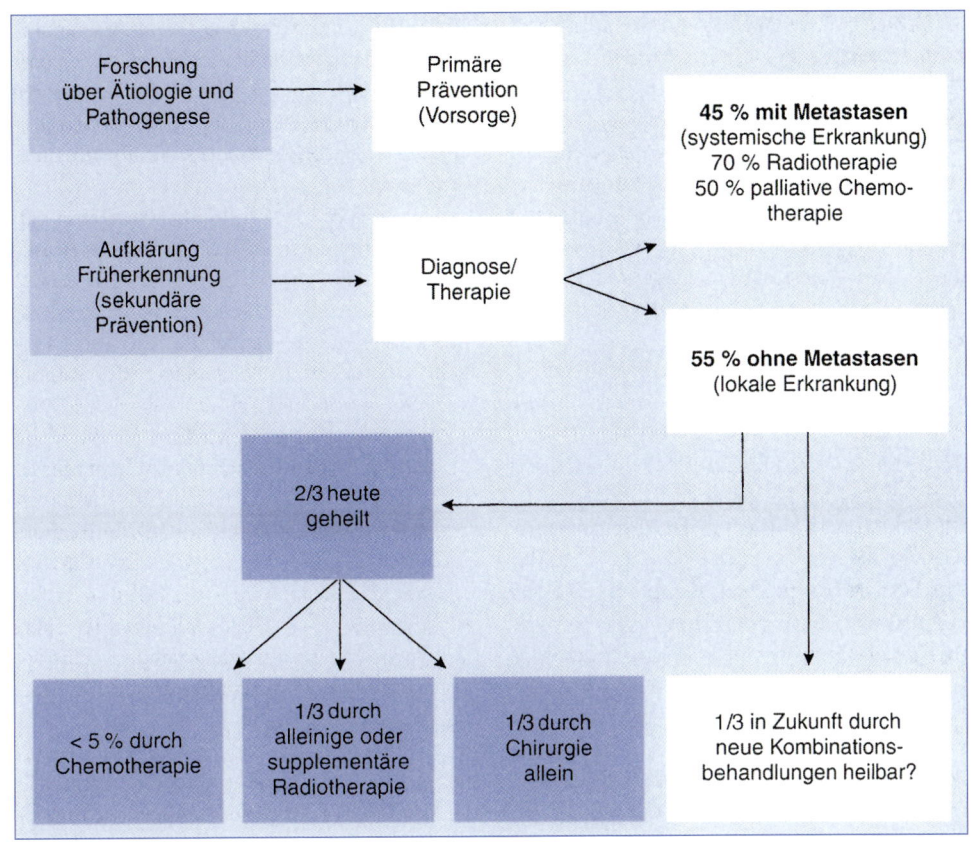

Abb. 2.1 Das Krebsproblem.

Diagramm:
- Forschung über Ätiologie und Pathogenese → Primäre Prävention (Vorsorge)
- Aufklärung Früherkennung (sekundäre Prävention) → Diagnose/Therapie
- Diagnose/Therapie → 45 % mit Metastasen (systemische Erkrankung), 70 % Radiotherapie, 50 % palliative Chemotherapie
- Diagnose/Therapie → 55 % ohne Metastasen (lokale Erkrankung)
- 2/3 heute geheilt:
  - < 5 % durch Chemotherapie
  - 1/3 durch alleinige oder supplementäre Radiotherapie
  - 1/3 durch Chirurgie allein
- 1/3 in Zukunft durch neue Kombinationsbehandlungen heilbar?

entwickelt u. a. neue Fraktionierungsmuster, Kombinationsverfahren von Radio- und Chemotherapie, Hyperthermie, strahlen- und chemosensibilisierenden Substanzen. Schließlich erhalten 70 % der unheilbaren Tumorpatienten zu irgendeinem Zeitpunkt eine Strahlenbehandlung und 50 % eine Chemotherapie (Abb. 2.1).

Chemotherapie und Immuntherapie entfalten ihre tumorschädigende Wirkung im Gesamtorganismus. Diese ist in gut durchbluteten Geweben am stärksten, in schlecht durchbluteten aber gering und reicht auch unter optimalen Verhältnissen nicht an die hohe lokale Effektivität von „Stahl und Strahl" heran. Die medikamentöse Tumorbehandlung hat bei systemischen, den ganzen Organismus befallenden Krebserkrankungen Vorrang und kann Patienten mit Leukämie, malignen Lymphomen (bösartige Geschwülste des lymphatischen Systems) und sogar mit generalisierten Hodenkarzinomen sowie Knochentumoren heilen (Kap. 11.1).

Seit 1960 haben sich die Überlebensraten bei 10 % der häufigsten Tumorarten stetig verbessert. Ausschlaggebend dafür war ein besseres Zusammenwirken der einzelnen Behandlungsverfahren gegen den Krebs. Die **interdisziplinäre Zusammenarbeit** aller onkologisch Tätigen ist das Gebot der Stunde. Konkurrenzdenken zwischen Chirurgen, Strahlen- und Chemotherapeuten um den Vorrang bei der Krebsbehandlung ist sinnlos und gefährlich. Das Wissen in den einzelnen onkologischen Teilbereichen hat sich derart stark vermehrt, dass der einzelne Arzt kaum mehr zu einem umfassenden und kompetenten Urteil kommen kann. Deshalb haben sich in Deutschland, Österreich und der Schweiz onkologisch tätige Chirurgen, Radioonkologen und medizinische Onkologen in

Arbeitskreisen und **Tumorzentren** zusammengefunden (Kap. 3.2).

2.4 Begriffe in der Onkologie

Zur Vermeidung von Missverständnissen seien hier im Vorgriff auf Kapitel 5 einige häufig gebrauchte Begriffe definiert.

- **Tumor:** Schwellung, Geschwulst; heute oft als Bezeichnung für eine **bösartige** Geschwulst benutzt. Es gibt aber auch entzündliche Tumoren (z. B. Furunkel, Schwellung nach Insektenstich) und gutartige Tumoren (z. B. Warze, Lipom: Fettgewebsgeschwulst, Hypophysenadenom: gutartige, u. U. hormonaktive Geschwulst der Hirnanhangsdrüse u. a.).
- **Geschwür:** Loch oder Defekt in der Haut oder Schleimhaut, wobei meist entzündliche Ursachen vorliegen. Dieser Begriff wird im Volksmund und in der älteren medizinischen Literatur irreführend für einen bösartigen Tumor verwendet und sollte deshalb vermieden werden.
- **Krebs:** im Volksmund aus Unkenntnis verwendeter Sammelbegriff für alle in Frage kommenden bösartigen Tumoren. Streng medizinisch und tumorpathologisch betrachtet, bezieht er sich lediglich auf die Karzinome, also die bösartigen Tumoren des Epithels. Wir sollten den Begriff Krebs nur im Zusammenhang mit einem bestimmten Organ oder mit einer bestimmten Form von Krebskrankheit gebrauchen, z.B. Brustkrebs, Magenkrebs, Gebärmutterkrebs.
- **Malignom:** gleiche Bedeutung wie „bösartiger Tumor", ebenso wie die häufig gebrauchten Jargonbegriffe „Neoplasma" oder „Neoplasie" (aus dem Griechischen: Gewebsneubildung).
- **Präkanzerose:** Vorstadium einer bösartigen epithelialen Geschwulst (Krebs).
- **Primärtumor:** Muttergeschwulst und Ausgangsherd einer bösartigen Tumorkrankheit.
- **Metastase:** Tochtergeschwulst, also Ableger einer bösartigen Primärgeschwulst. Dieser Begriff ist allerdings nur für die soliden Tumoren zulässig, also Karzinome und Sarkome. Bei malignen Lymphomen (inkl. multiples Melanom bzw. Plasmozytom) und Leukämien spricht man besser von „Befall" oder „Herden" in Organen.

Das Ergebnis einer Behandlung und die Aktivität einer Tumorerkrankung während des weiteren Verlaufs lassen sich international verständlich mit folgenden Begriffen beschreiben:

- **Remission**: objektiv messbare Rückbildung eines oder mehrerer Tumorherde (Primärtumor oder Metastasen). Dieser Begriff ist in der Strahlen- und Chemotherapie gebräuchlich. In der Tumorchirurgie spricht man von radikaler oder eben nicht radikaler Tumorentfernung bzw. Resektion (R-Klassifikation, Kap. 5.7.1 und 10.2).
- **Vollremission (CR):** Vollständiges Verschwinden aller messbaren Tumorherde oder tumorbedingten Krankheitssymptome.
- **Teilremission (PR):** Rückbildung der vor der Behandlung bestehenden Tumorherde und -symptome um mehr als 50 %.
- **Minor Response (MR):** Rückbildung um weniger als 50 %.
- **No Change (NC):** Änderung bzw. Verkleinerung der Tumorherde und -symptome um weniger als 25 % (auch: Stable Disease).
- **Progression:** Fortschreiten der Erkrankung; größere und zahlreichere Tumorherde.
- **Remissionsrate (-quote):** Prozentsatz derjenigen Patienten, die auf eine bestimmte Behandlungsmaßnahme objektiv messbar ansprechen, d. h. eine Remission erleben.
- **Remissionsdauer:** Zeitspanne vom Beginn der objektiven Tumorrückbildung bis zum sicheren Nachweis des Rezidivs.
- **Rezidiv:** Rückfall, d. h. Verschlechterung der Tumorkrankheit nach vorübergehend erfolgreicher Behandlung. Das Rezidiv muss objektivierbar sein. Eine Verschlechterung des Allgemeinbefindens geht nicht zwangsläufig auf ein Rezidiv zurück.
- **Mittlere Remissionsdauer** (auch: mediane Remissionsdauer): Zeitspanne, nach der sich noch 50 % einer nach einheitlichen Richt-

linien behandelten Patientengruppe in andauernder Tumorrückbildung (Remission) befinden. Die Remission der übrigen 50 % wurde inzwischen durch Rezidiv beendet.
- **Mittlere Überlebenszeit** (auch: mediane Überlebenszeit): Zeitspanne, nach der noch die Hälfte eines bestimmten Patientenkollektivs lebt. Die andere Hälfte ist inzwischen verstorben. Man unterscheidet zwischen tumorfreier und Gesamtüberlebenszeit, je nachdem, ob die Patienten ohne oder mit Tumor bzw. Tumorrückfall leben.

> **MERKE**
>
> Remissionsqualität, Remissionsdauer und krankheitsfreies Überleben sind die Hauptendpunkte in der Onkologie.

FRAGEN

2.1 Wie viele Menschen in Deutschland erkranken jährlich an Krebs?
2.2 Nimmt die Erkrankungshäufigkeit an bösartigen Tumoren zu oder ab?
2.3 Was bezeichnet man mit Onkologie?
2.4 Gibt es verschiedene Bedeutungen für die Begriffe Strahlentherapie, Radiotherapie und Radioonkologie?
2.5 An wie vielen Tumorheilungen hat die Radiotherapie Anteil?
2.6 Wie viele der nicht mehr heilbaren Tumorpatienten erhalten irgendwann eine Strahlenbehandlung?
2.7 Was ist der Unterschied zwischen Malignom und Krebs?
2.8 Was bezeichnet man als Remission?
2.9 Was bedeutet Progression in der Onkologie?
2.10 Was ist ein Rezidiv?

3 Organisation der Radioonkologie in Krankenhaus und freier Praxis

Strahlentherapie wird in Strahlenkliniken, in strahlentherapeutischen Abteilungen (oftmals ohne zugeordnete Bettenstation) und im niedergelassenen Bereich als freie Praxis betrieben. Moderne Organisations- und Wirtschaftsformen – wie Privatpraxen in Krankenhäusern oder freie Praxen mit Belegungsrecht in Krankenhäusern – ändern nichts am Grundsätzlichen und werden hier nicht diskutiert. Wichtig allein sind die Grundvoraussetzungen für eine sinnvolle und effektive Radioonkologie, wie sie sich als ein Modell in Abbildung 3.1 aufgeführt finden.

3.1 Gliederung einer Strahlenklinik

Die **Poliklinik** ist das Fenster der Abteilung nach außen. Nicht nur neue Patienten kommen hier zur Aufnahme, sondern auch vorher behandelte

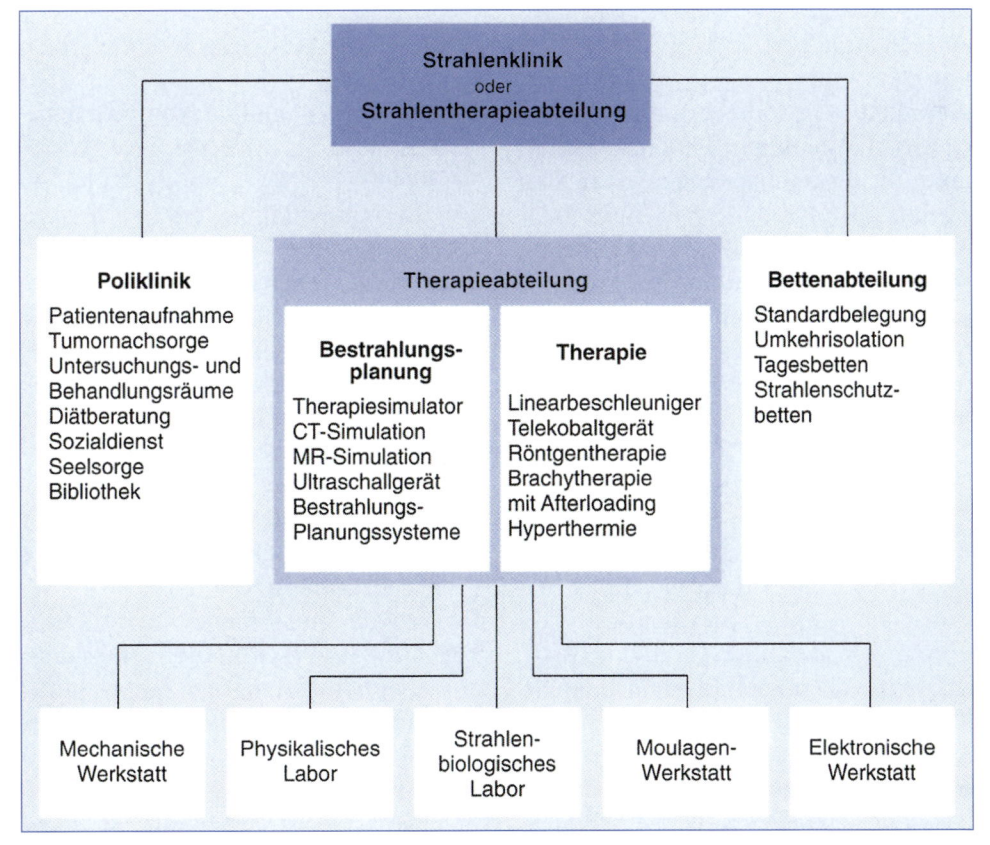

Abb. 3.1 Gliederung einer Strahlenklinik bzw. einer strahlentherapeutischen Abteilung in einem Großkrankenhaus.

zur **Tumornachsorge**, dies können geheilte Patienten oder solche mit noch existentem Tumor sein. Die regelmäßige, interdisziplinär abgesprochene und mit den niedergelassenen Kollegen organisierte Nachsorge der Strahlentherapiepatienten bedeutet das A und O für die Radioonkologie. Sie ist beides: **Sorge für den Patienten** und **Qualitätskontrolle der Therapeuten**. Wegen des sprichwörtlichen „Learning by Doing" ist kaum ein anderes Gebiet so auf eine systematische Tumornachsorge angewiesen wie die Strahlentherapie.

Nur der fachkundige Arzt wird Nebenwirkungen und Folgeerscheinungen einer Strahlentherapie richtig diagnostizieren und einordnen können. Er hat das schärfste Auge bei der Differentialdiagnose von Tumorrezidiv und Strahlenspätfolge. Nur er kann beurteilen, welche Beschwerden auf eine vorangegangene Strahlenbehandlung zurückgeführt werden müssen und welche andere Ursachen haben. Systematische Vergleiche aus der letzten Zeit belegen, dass Nichtradiotherapeuten, also andere Gebietsärzte, nur allzu oft geneigt sind, aufs Erste nicht erklärbare Beschwerden einer Strahlentherapie anzulasten. Fast könnte man glauben, beim Strahlentherapiepatienten seien der differentialdiagnostischen Bequemlichkeit und Denkfaulheit Tür und Tor geöffnet.

Es geht auch nicht nur um die Erkennung von Spätfolgen und Tumorrezidiven, sondern ebenso um die Beurteilung der Effektivität der Therapie: Eine zu forsche Dosierung, eine unbedachte Fraktionierung oder eine ungeprüfte Radiochemotherapie kann Spätschäden verschulden, die über das übliche Maß hinausgehen (s. Kap. 14.6 und 16). Das muss der Therapeut rechtzeitig erkennen. Und eine übervorsichtige, unsichere und damit ebenso fehlerhafte Behandlung („damit ja nichts passiert") beherrscht das Tumorgeschehen nicht; es treten mehr Tumorrezidive als üblich auf. Auch das muss der Therapeut rechtzeitig merken. So ist aus unserer Sicht gerade der Radiotherapeut zur Nachsorge seiner Patienten verpflichtet. Dass in völliger Verkennung der Zusammenhänge vielen Strahlenkliniken die Tumornachsorge streitig gemacht wird und dass vielleicht auch manchem Therapeuten die Tumornachsorge lästig sein könnte, so dass er nicht mehr um sie kämpft, darf nicht hingenommen werden.

> **MERKE**
> Die Tumornachsorge stellt ein bevorzugtes Instrument der radioonkologischen Qualitätskontrolle dar.

Therapieabteilung

Die Therapieabteilung ist das Herzstück einer Klinik, dort wird behandelt. Dabei nimmt die Bestrahlungsplanung (vgl. Abb. 3.1) mit der Therapieüberwachung einen weiten Raum ein. Die beiden Kompetenzbereiche heißen physikalisch-technischer Bereich, verantwortet durch die Physiker, und medizinisch-ärztlicher Bereich, verantwortet durch die Ärzte. Für den physikalisch-technischen Teil der Bestrahlungsplanung erweisen sich die modernen Schittbildverfahren als zunehmend unentbehrlich: Ein Ultraschallgerät und günstigenfalls ein Computertomograph befinden sich vor Ort in der Abteilung; zur Magnetresonanztomographie sollte der Zugriff gewährleistet sein.

Eine moderne Abteilung hält alle gerätetechnischen Optionen bereit, angefangen mit der Röntgen-Oberflächentherapie über Linearbeschleuniger und eventuell Telekobaltgerät bis hin zum Afterloading in der Brachytherapie. Hinzu kommen Hilfsmethoden, auf die in den Spezialkapiteln noch einzugehen sein wird.

3.2 Tumorzentrum

Krankenhäuser sind nach traditionellen Gesichtspunkten in selbstständige Abteilungen und Kliniken gegliedert. Für die Onkologie ist eine solche Gliederung ungünstig. Dadurch besteht die Gefahr, dass jede Disziplin das Krebsproblem aus ihrem speziellen Blickwinkel sieht und den Überblick verliert. Tatsächlich müssen

Diagnostik, Therapie, Heilungsprozess und Wiedereingliederung **eine Funktionskette** sein, an der alle Fachdisziplinen beteiligt sind. Eine Kette ist so stark wie ihr schwächstes Glied: Eine frühzeitige Diagnose wird ohne effektive Therapie bedeutungslos. Chirurgie erfordert ergänzende Radio- und Chemotherapie. Radiotherapie fußt auf einer gesicherten, die Anforderungen eines kompletten Typings und Gradings (s. Kap. 5.3) erfüllenden pathohistologischen Diagnose und ist angewiesen auf eine differenzierte Chirurgie und Chemotherapie. Aber was nützt eine exzellente Therapie, wenn die Tumorpatienten anschließend nicht nachgesorgt und nicht beruflich und sozial rehabilitiert werden?

Das **Tumorzentrum** (Krebszentrum, Comprehensive Cancer Center: CCC) bewährt sich als praktikable und vernünftige Form des Zusammenwirkens aller an der Krebsbehandlung beteiligten Spezialgebiete. Es vereint Grundlagenforschung und klinische Forschung, qualifizierte interdisziplinäre Patientenversorgung und Krebsnachsorge, Tumordokumentation und Statistik sowie Möglichkeiten der psychosozialen Betreuung und Rehabilitation (Abb. 3.2). Das Zentrum soll sich an Vorsorge- und Früherkennungsprogrammen beteiligen, gültige Behandlungsrichtlinien erarbeiten, Lehre und Ausbildung auf dem Gebiet der Onkologie intensivieren sowie anregend und integrierend auf umliegende regionale Krankenhäuser und prak-

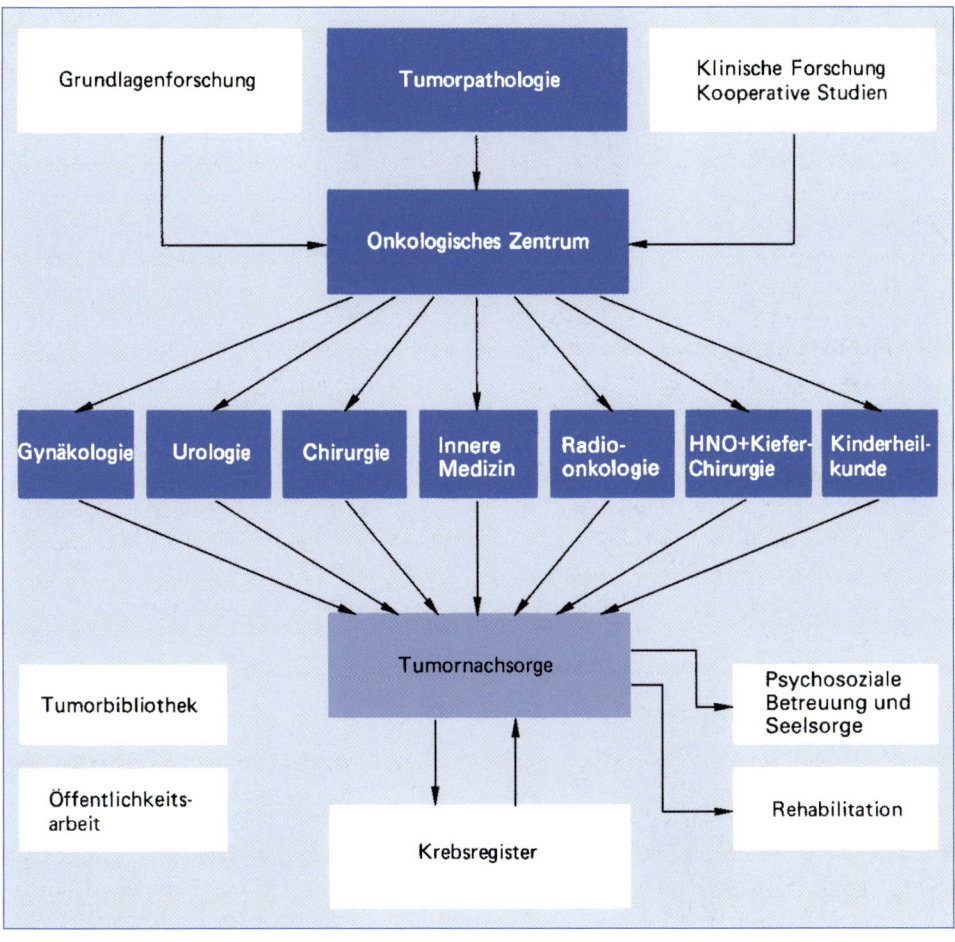

Abb. 3.2 Aufbau eines Tumorzentrums.

tizierende Ärzte wirken. Tumorzentren arbeiten mit anderen nationalen und internationalen Institutionen gleicher Zielsetzung zusammen. Das ermöglicht einen raschen Austausch von Forschungsergebnissen. Wirksame Laienaufklärung soll die Bevölkerung zur Krebsvorsorge und Frühdiagnostik motivieren.

Eine **eigenständige** und **funktionstüchtige Radioonkologie** spielt in einem solchen Verbundsystem eine wichtige Rolle. Der Radioonkologe ist an der Leitung des Zentrums beteiligt. Er trägt zu dessen Aktivität bei und legt mit den chirurgischen und internistischen Fachkollegen Behandlungsrichtlinien fest, die im Allgemeinen für „Routinefälle" Gültigkeit haben. Darüber hinaus finden zwischen kooperierenden Kliniken interdisziplinäre Konsilien statt. Solche **Tumorkonferenzen** haben sich vor allem in der Inneren Medizin, Kinderheilkunde, Hals-Nasen-Ohren-Heilkunde, Gynäkologie, Urologie und Kieferchirurgie fest etabliert. Denn gerade hier erfordert oftmals eine diffizile Ausgangssituation, dass der therapeutische Ablauf individuell festgelegt und mit dem Patienten besprochen wird.

FRAGEN

3.1 Was bedeutet Tumornachsorge?
3.2 Warum gibt es Tumorzentren (Krebszentren)?
3.3 In welchem Glied eines Tumorzentrums werden die meisten Tumorpatienten behandelt?
3.4 Welches Gebiet in der Onkologie ist am meisten interdisziplinär ausgerichtet?

4 Die MTAR in der Strahlentherapie

Wenn sich junge Menschen für die Ausbildung zur Röntgenassistentin bzw. zum Röntgenassistenten entscheiden, tun sie dies in dem Wunsch, sich für kranke Menschen einzusetzen und täglichen Kontakt mit ihnen zu haben. Sie tun dies vielleicht auch, um komplizierte technische Apparaturen zu bedienen, ästhetisch schöne Röntgenaufnahmen von hohem diagnostischen Aussagewert anzufertigen oder interessante Verteilungsmuster radioaktiv markierter Substanzen im Organismus zu studieren. Der medizinisch-technische Assistenzberuf verbindet beide Aspekte in schöner Weise: die rein technische Seite unserer modernen Medizin und die fürsorgende, die sich zuwendende, begleitende Tätigkeit für unsere Kranken.

Die tägliche Arbeit der Röntgenassistenten (Radiologieassistenten) unterscheidet sich von derjenigen der Laborassistenten gerade in diesem Punkt. Der Laborassistent ist zwar auch medizinisch tätig, für ihn bleibt der Patient aber meist anonym. Ähnliche, vorwiegend wissenschaftlich ausgerichtete Tätigkeiten stehen dem Röntgenassistenten zwar auch offen, nämlich in Strahlenphysik, Strahlenbiologie und Strahlenchemie, doch prägen sie nicht das Berufsbild. Der Röntgenassistent sollte sich umfassender mit dem Patienten auseinander setzen: mit seiner Krankheit, seinem Allgemeinzustand, seinem Charakter, seiner Geschichte, seiner physischen und seelischen, familiären und sozialen Situation, eben mit seiner ganzen Persönlichkeit.

4.1 Tätigkeiten in der Strahlentherapie

Das Ideal dieses Berufsbildes wird am ehesten in der Strahlentherapie verwirklicht. In der Röntgendiagnostik und Nuklearmedizin erscheint der Patient oftmals nur einmal, ohne dass er im Betriebsablauf recht wahrgenommen wird. Vielleicht stellt er sich später zu Wiederholungs- oder Ergänzungsuntersuchungen ein, die dann aber für gewöhnlich von anderen vorgenommen werden. Die Tätigkeit ist also technisch betont, ganz auf das Untersuchungsergebnis ausgerichtet. Demgegenüber spielt in der Strahlentherapie das speziell **medizinische und fürsorgliche Moment** eine große Rolle. Die Assistenten begleiten den Tumorpatienten über mehrere Wochen, manchmal sogar über Monate. Sie erfahren seine Beschwerden und Ängste als Erste, aber auch den Erfolg der therapeutischen Bemühungen. Sie erleben, wie die Krankheit ausheilt oder der Patient doch wenigstens von seinen Schmerzen loskommt, wenn er wieder schlucken und besser atmen kann, wenn Blutungen aufhören, sichtbare Tumoren verschwinden. Oftmals tragen die Kranken ihre Wünsche und Kümmernisse zuerst den behandelnden MTARs vor, bevor der Arzt davon erfährt. Ihnen gegenüber empfindet der Patient die geringste Scheu. Die MTARs führen den Patienten in die Therapie ein, nehmen Ängste zu Behandlungsbeginn, geben erste pflegerische Hinweise, ermuntern, beruhigen Angehörige und empfangen mannigfaltige Zeichen des Dankes. So fällt den Strahlentherapieassistenten eine Mittlerrolle zwischen Patient und Arzt zu.

> **MERKE**
> Die MTARs in der Strahlentherapie sind Therapeuten und vermittelnde Instanz zwischen Patient und Arzt.

Die MTARs finden in der Strahlentherapie ein vielfältiges Betätigungsfeld. Sie erledigen mit dem Poliklinikarzt die eigentlich administrative **„Aufnahme"** des Patienten, beteiligen sich an der Erstuntersuchung und nehmen mit dem Arzt die Bestrahlungsplanung vor. Unter Umständen gibt es eine Diagnostikeinheit, in der konventionelle Röntgenuntersuchungen, von der Thoraxaufnahme angefangen, über Skelettuntersuchungen bis hin zur Magen-Darm-Passage, durchgeführt werden.

Das Haupttätigkeitsfeld bildet die **Bestrahlung** der Patienten selbst. Hier wird mit sehr unterschiedlichen Techniken an verschiedenen Bestrahlungsgeräten, aber auch mit radioaktiven Substanzen gearbeitet. Die MTARs haben dabei die vom Arzt und Physiker festgelegten Bestrahlungsbedingungen exakt zu reproduzieren. Die Behandlungsparameter müssen im Therapieprotokoll gewissenhaft notiert, Zusatzuntersuchungen nach vorgegebenen Richtlinien bzw. nach spezieller ärztlicher Anordnung veranlasst werden. Die Verantwortung ist groß, viel Eigeninitiative wird verlangt. Die Bestrahlungsassistenten sind letztlich diejenigen, die die Behandlung ausführen. Bereits kleine Fehler können sich für den Patienten nachteilig auswirken, indem entweder das Tumorgewebe nicht voll getroffen und somit nicht zerstört oder gesunde Strukturen übermäßig belastet werden.

Besonders aufschlussreich und befriedigend kann die Teilnahme an den täglichen **Visiten**, den wöchentlichen **Tumorsprechstunden**, den Untersuchungen (speziell den otolaryngologischen und gynäkologischen) und an der **Tumornachsorge** sein. Hier erhält man Aufschluss über das Resultat der gemeinsamen therapeutischen Anstrengungen. Nach unserer Erfahrung halten die behandelnden MRA-Rs u. U. über Jahre hinweg mit den Patienten Verbindung. Der Besuch eines „Ehemaligen" ist immer ein freudiges Ereignis.

4.2
Die Arbeit mit Arzt und Physiker

In einer Strahlenklinik bilden Ärzte, medizinisch-technische Radiologieassistenten, Physiker, Pflegepersonen, Seelsorger und Sozialarbeiter ein Behandlungsteam mit jeweils klar abgegrenzten Aufgaben. Das Ganze kann nur bei Zuverlässigkeit jedes einzelnen Gliedes funktionieren. Jeder ist auf den anderen angewiesen. Deshalb achte jeder, Assistent, Arzt, Krankenschwester/Krankenpfleger und Physiker, den jeweils anderen an seinem Platz.

> **MERKE**
> „Wenn jeder die Erste Geige spielen wollte, bekämen wir kein Orchester zusammen. Drum achte jeden Musiker an seinem Platz." (Robert Schumann)

Bestrahlungsgeräte und Bestrahlungsplanung wurden in den letzten 30 Jahren technisch immer aufwendiger. Sie sind vom technischen Laien nicht mehr allein zu beherrschen. Deshalb stellt der Gesetzgeber in jeder Strahlenabteilung dem verantwortlichen Arzt einen Physiker zur Seite. Dieser betreut die **Bestrahlungsmaschinen**, führt tägliche Probemessungen daran durch, verantwortet den **physikalischen Inhalt** eines Bestrahlungsplans und überwacht den technischen und baulichen **Strahlenschutz**.

> **MERKE**
> Der Physiker verantwortet den physikalisch-technischen Bereich in der Strahlentherapie und den physikalischen Strahlenschutz.

Dieses Konzept der **geteilten Verantwortung** in einer von hoch entwickelter Technik geprägten Strahlentherapie bewährt sich täglich aufs Neue. Der Physiker beschneidet nicht etwa die medizinische Entscheidungskompetenz, sondern versetzt das medizinische Personal erst in die Lage, alle technischen Möglichkeiten voll auszuschöpfen. MTAR und Arzt beziehen den Strahlenphysiker in ihre Arbeit mit ein, lassen ihn an den therapeutischen Überlegungen teilhaben und wecken sein Verständnis für dringliche klinische Situationen.

Bei allen mit dem **Strahlenschutz** zusammenhängenden Fragen sind Sachverstand und Rat des Physikers wertvoll. Die periodisch stattfindenden und vom Gesetzgeber vorgeschriebenen Belehrungen im Strahlenschutz können mehr als eine lästige Pflichtübung für Physiker und Personal sein, nämlich ein persönlicher Gewinn über die eigene Sicherheit hinaus.

4.3 Die Zusammenarbeit mit Krankenschwester und Krankenpfleger

Die Strahlentherapiepatienten sind zu einem beträchtlichen Teil in der Klinik stationär untergebracht. Wie groß der jeweilige stationäre Patientenanteil ist, hängt von den örtlichen Besonderheiten ab: Zusammensetzung des Patientenguts, Behandlungstechniken und -möglichkeiten, verfügbare Betten usw.

Krankenschwester bzw. Krankenpfleger und MTAR fühlen sich für die nichtärztliche Betreuung der stationären Patienten in gleicher Weise verantwortlich. Krankenschwester und Krankenpfleger betreuen die Patienten ganztags. Sie sind verantwortlich für seine Körperpflege, für Lagerung und Nahrung, für Medikamentenzuteilung, für Untersuchungen und Transport, für zeitliche Abstimmung der therapeutischen und diagnostischen Maßnahmen. Demgegenüber sehen die Bestrahlungsassistenten die Patienten zwar regelmäßig, doch täglich nur verhältnismäßig kurz. Für eine reibungslose terminliche Abstimmung sind guter Kontakt und **lückenloser Informationsaustausch** zwischen Station und Therapieabteilung von großer Wichtigkeit.

Das **gegenseitige Verständnis** ist für gewöhnlich dann erschwert, wenn Patienten auf Abteilungen anderer Kliniken liegen müssen. Denn hier fehlt dem Pflegepersonal oft die notwendige Kenntnis bei der Versorgung von radioonkologischen Patienten. Im günstigen Fall resultieren ständige Rückfragen der Stationsschwester, häufiger aber eine unsachgemäße Hautbehandlung, falsche Lagerung, ungeeignete physikalische Zusatzmaßnahmen, Verschwinden der Hautmarkierungen, **Terminkollisionen** etc. Auf der anderen Seite versäumen es Röntgenassistenten bei ihrem angefüllten Programm manchmal, Patienten ab- oder umzubestellen, Wünsche des Arztes weiterzugeben, Laborunterlagen und Röntgenaufnahmen anzufordern und überhaupt das Pflegepersonal auf der Station auf dem Laufenden zu halten.

> **MERKE**
>
> Spannungen zwischen MTARs und Pflegepersonal beruhen auf mangelndem Kontakt, mangelhafter Information oder Nachlässigkeit. Es empfehlen sich regelmäßige Kontaktgespräche über das tägliche Routinegeschäft.

Der bzw. die leitende MTAR kann die Krankenschwestern und Krankenpfleger in der speziellen Pflege der Patienten unterstützen (verwiesen sei hier auf die entsprechende Spezialliteratur). Bereits in der Krankenpflegeschule sollten deshalb Lehrassistent(inn)en zum Unterricht in Bestrahlungsplanung, Bestrahlungstechnik und der Pflege von Tumorpatienten herangezogen werden.

Fragen

4.1 Worin besteht das besondere medizinische und fürsorgliche Moment in der Tätigkeit einer MTAR in der Radioonkologie?

4.2 In einer Strahlenklinik gibt es getrennte, aber voneinander abhängige Verantwortungsbereiche. Wofür ist der Medizinphysiker verantwortlich?

II Allgemeine Onkologie

5 Tumorpathologie 23

6 Epidemiologie und Ätiologie 39

7 Tumorprophylaxe (Prävention) 51

8 Grundlagen der Tumordiagnostik 55

9 Strategien der Tumorbehandlung 71

10 Grundlagen der chirurgischen Tumortherapie 77

11 Grundlagen der internistischen Tumortherapie 81

5 Tumorpathologie

5.1 Zell- und Gewebsneubildung im lebenden Organismus

Während des ganzen Lebens werden Zellen gebildet und gehen Zellen zugrunde. Die Regulation unterliegt einer zentralen Steuerung. Hinsichtlich der Zellneubildung unterscheiden wir zwischen Wachstum, Hypertrophie, Hyperplasie, Regeneration und Geschwulstbildung (Neoplasie).

5.1.1 Wachstum und Entwicklung

In der Embryonal- und Fetalzeit vermehren sich die Zellen aller Organe und Gewebe. Dieser Vorgang schwächt sich im Kindesalter ab und kommt nach Abschluss der Geschlechtsreife zum Stillstand. Beim Erwachsenen beschränkt sich die Zellneubildung auf den Ersatz desjenigen Materials, das bei der Zellmauserung verloren geht.

5.1.2 Hypertrophie und Hyperplasie

Wenn sich ein Organ vergrößert, spricht der Arzt von Hypertrophie oder Hyperplasie. Solche Organvergrößerungen entstehen in der Regel dadurch, dass das betreffende Organ mehr leisten muss. Entfernt man z.B. eine Niere, dann vergrößert sich die verbleibende Niere kompensatorisch, weil sie mehr Leistung erbringen muss. Man nennt das **kompensatorische Hypertrophie**.

Bei einer **Hypertrophie** vergrößern sich die einzelnen Zellen des Organs und dadurch das Organ selbst. Die Zahl der Zellen bleibt jedoch gleich (Abb. 5.1). Hypertrophie tritt bevorzugt dann auf, wenn sich die Zellen eines Organs nicht mehr teilen können, oft aber auch vergesellschaftet mit einer Hyperplasie.

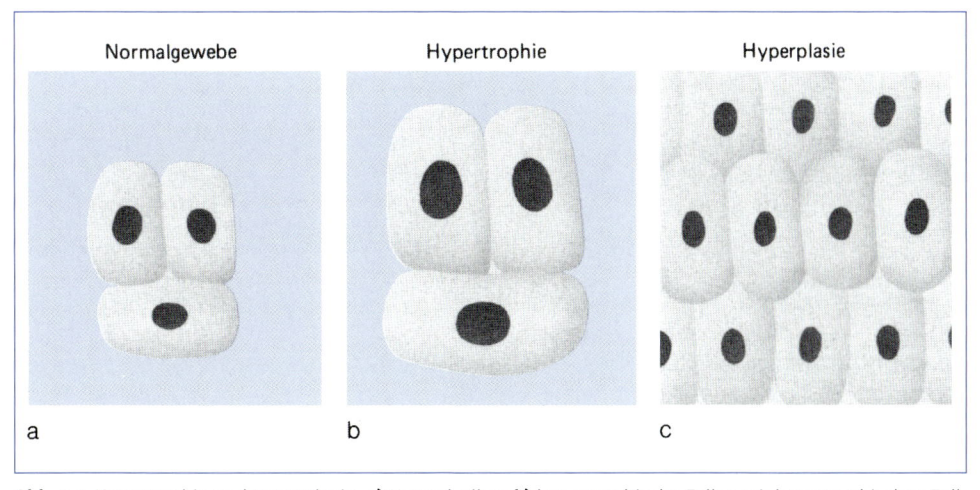

Abb. 5.1 Hypertrophie und Hyperplasie: **a)** Normalzellen, **b)** hypertrophische Zellen mit hypertrophischen Zellkernen, **c)** normal große, aber zahlreichere Zellen: Hyperplasie.

> **Beispiele**
>
> *Niere:* kompensatorische Hypertrophie nach Ausfall der gegenseitigen Niere.
> *Herz:* Vergrößerung der linken oder rechten Herzkammer bei Bluthochdruck bzw. erhöhter Volumenbelastung des Herzens.
> *Muskulatur:* Volumenzunahme der Muskelmasse durch Training.

Hyperplasie bedeutet Organvergrößerung durch Zellvermehrung, d. h., die Zahl der Zellen in einem Organ nimmt zu (Abb. 5.1). Hyperplasien können deshalb nur bei solchen Organen entstehen, in denen die Zellen noch die Fähigkeit zur mitotischen Zellteilung besitzen. Hyperplasien treten vor allem an Drüsen als Ursache oder Folge von hormonellen Fehlstörungen auf, aber auch physiologisch als Reizantwort.

> **Beispiele**
>
> *Prostata:* Vergrößerung des Mittellappens der Prostata bei älteren Männern durch Abnahme des männlichen Hormons Testosteron (und seiner Umwandlung in der Prostata) bei gleichzeitiger Zunahme des weiblichen Hormons Östradiol, das das Wachstum der Prostata anregt. Dadurch kommt es zu einer Hyperplasie des Mittellappens (fälschlicherweise als Prostatahypertrophie bezeichnet).
> *Schilddrüse:* Bei Jodmangel und Absinken des Schilddrüsenhormonspiegels im Blut wird die Schilddrüse durch vermehrte zentrale TSH-Ausschüttung (thyreotropes Hormon) stimuliert, es entsteht eine Schilddrüsenhyperplasie (= Struma = Kropf).
> *Epidermis:* Nach chronischer mechanischer Reizung oder chronischen Entzündungen hyperplasiert die Basalzellschicht der Haut.

5.1.3
Regeneration und Reparation

Regeneration bezeichnet den Ersatz von verloren gegangenem Gewebe durch gleichartiges Gewebe. Man beobachtet sie nur in solchen Organen, deren Zellen sich noch teilen können. Durch physiologische Regeneration werden die abgeschilferten Zellen an der Haut oder am Dünndarm ersetzt. Hautabschürfungen und Darmschleimhautverletzungen können durch Regeneration vollständig geheilt werden.

In manchen Organen haben die Zellen die mitotische Teilungsfähigkeit verloren, z. B. in Herz- und Skelettmuskulatur oder Hirngewebe. In diesen hoch differenzierten Geweben kann verlorenes oder totes Gewebe nicht durch gleichartiges Gewebe ersetzt werden, sondern nur durch minderwertiges Narbengewebe (Bindegewebe). Man nennt dies **Reparation**.

Regenerationsfähige Organe können auch hohe Zellverluste problemlos überstehen. Beispielsweise kann eine infektiöse Leberentzündung (Hepatitis) vollständig ausheilen, auch wenn der weit überwiegende Teil der Leberzellen während der Krankheit abgestorben ist. Oder nach Leberteilresektion wegen Tumor oder Metastasen wächst das Organ nach.

An nicht regenerationsfähigen Organen dagegen können bereits kleine Zellverluste lebensbedrohlich sein oder zu schweren Funktionsausfällen führen, z. B. Herzinfarkt und Schlaganfall.

5.1.4
Geschwulstbildung (Neoplasie)

Hyperplasie sowie Regeneration und Reparation sind Zellvermehrungen, die durch einen physiologischen oder pathologischen Reiz entstehen und nach Ende des Reizes wieder aufhören. Wenn sich die Zellneubildung aber von den sie regelnden Einflüssen des Organismus unabhängig (autonom) macht, kommt es zur Geschwulstbildung.

> **MERKE**
>
> Eine Geschwulst ist eine anarchistische, autonome und progressive Neubildung aus zwar körpereigenen, aber krankhaften Zellen. Dieser Wachstumsexzess ist nicht rückbildungsfähig.

Grundsätzlich können alle Zellarten Geschwülste bilden. Von **Mischgeschwülsten** spricht man, wenn mehrere Gewebe beteiligt sind. Am häufigsten findet man Tumoren in den schnell regenerierenden Geweben. Je länger eine Regeneration andauert, desto größer ist die Gefahr der Tumorentstehung.

5.2 Gutartige und bösartige Geschwülste

Die Begriffe „gutartig" und „bösartig" bieten eine grobe Einteilung für die Klinik. Die Grenzen sind oft unscharf. Gutartig heißt dabei nicht, dass der Tumor nicht tötet; eine gutartige Geschwulst der Hirnhäute führt beispielsweise ohne Behandlung zum Tode. Bösartig bedeutet nicht, dass der Tumor sicher tötet: Rechtzeitig erkannt und frühzeitig operiert bzw. bestrahlt, ist ein großer Teil bösartiger Tumoren heilbar.

Die wichtigsten Merkmale gutartiger und bösartiger Tumoren sind in Tabelle 5.1 zusammengestellt.

> **MERKE**
>
> Ein bösartiger Tumor wächst infiltrativ, die Nachbarstrukturen zerstörend, neigt zu örtlichen Rückfällen (Lokalrezidiven) und setzt Metastasen in Lymphknoten und Organen.

Histologische (feingewebliche) Merkmale des bösartigen Tumors (Malignom):
- Gewebe, Zellen und Zellkerne sind vielgestaltig (polymorph), die Zellkerne häufig pyknotisch (verklumpt). Sie weichen vom Normalbild ab.
- Das Kern-Plasma-Verhältnis ist zugunsten des Kerns verschoben.
- Das Zellplasma ist bei der üblichen Färbung basophil (blau) durch einen hohen RNA-Gehalt (RNA: Ribonukleinsäure [eng. Ribonucleic Acid]).
- Die Kerne sind groß, verstärkt gefärbt und weisen mehrere Nukleolen (Kernkörperchen) auf.
- Mitosen (sichtbare Kernteilungen) sind häufiger als im Normalgewebe. Pathologische (abnormale) Mitosen fallen auf.

Tab. 5.1 Merkmale von gutartigen und bösartigen Tumoren.

	Gutartig (benigne)	Bösartig (maligne)
Wachstum	Langsam, expansiv mit Kapsel, die Umgebung verdrängend („Knolle")	Rasch, infiltrativ ohne Kapsel, in Umgebung einbrechend und sie zerstörend (viele feine „wurzelförmige" Ausläufer)
Ausbreitung	Respektiert Organgrenzen, keine Lymphknotenmetastasen oder Fernabsiedlungen	Einbruch in Lymph- und Blutgefäße sowie Drüsenausführungsgänge; Metastasen
Operabilität	Heilt in den meisten Fällen aus, geringe Rückfallquote nach vollständiger Entfernung	Lokalrezidive und Fernmetastasen häufig trotz vollständiger Entfernung
Histologie	Herkunftsgewebe ausdifferenziert und typisch; wenig Mitosen, keine Kernatypien	Ausgangsgewebe stark verändert, oft nicht mehr als solches erkennbar; Polymorphie von Geweben, Zellen und Zellkernen; zahlreiche Mitosen

- Der Tumor respektiert die Grenze zum umgebenden gesunden Gewebe nicht. Er wächst in dieses hinein und zerstört es (**infiltratives und destruktives Wachstum**, „wurzelförmige" Krebsausläufer).

5.3 Krebs

Die Bezeichnung „Krebs" (Cancer) für jede bösartige Geschwulst leitet sich vom Aussehen mancher Brustkrebse her, die mit fühlerartigen Verästelungen in das gesunde Nachbargewebe hineinwachsen. Die Geschwulst beißt sich förmlich wie ein Krebs im Gewebe fest. „Krebs" ist keine Zivilisationskrankheit, sondern war schon im Altertum bei Ägyptern und Indern bekannt (Kap. 2.1). An den Mumien der Inkas (ungefähr 3500 Jahre alt) hat man verschiedene bösartige Tumoren gefunden.

> **MERKE**
>
> Eine einheitliche Erkrankung „Krebs" gibt es nicht. Wir kennen mehr als 100 verschiedene bösartige Tumoren mit jeweils
>
> - unterschiedlicher Geschichte,
> - unterschiedlichem Verlauf,
> - unterschiedlicher Behandlungsmöglichkeit und
> - ganz unterschiedlichem Therapieansprechen.

5.3.1 Häufigkeit

Jährlich erkranken 300–350 Menschen/100 000 Einwohner neu an Krebs. Die Häufigkeit hat in den letzten 100 Jahren zugenommen (Kap. 6) und wechselt je nach Land und Lebensgewohnheiten.

Die häufigsten Malignome sind in Tabelle 5.2 erfasst.

Das Lungenkarzinom nimmt bei Frauen ständig zu und hat in einigen Bundesstaaten der USA das Mammakarzinom bereits vom ersten Platz der häufigsten Tumorerkrankungen der Frau verdrängt.

> **MERKE**
>
> Ohne Rauchen gäbe es 90 % weniger Lungenkarzinome!

5.3.2 Typisierung maligner Tumoren („Typing")

Krebserkrankungen können in drei große Gruppen eingeteilt werden:

Karzinome: bösartige Erkrankungen des **Epithels**, also von Haut und Schleimhäuten ausgehend.

Tab. 5.2 Die häufigsten Malignome.

Mann	Frau
Prostatakarzinom	Brustkrebs (Mammakarzinom)
Lungenkarzinom (Bronchialkarzinom)	Dick- und Enddarmkarzinom Lungenkarzinom
Dick- und Enddarmkarzinom (kolorektales Karzinom)	Gebärmutterkarzinom
Karzinome der oberen Schluckstraße	Maligne Lymphome
Maligne Lymphome	Schilddrüsenkarzinome

Sarkome: bösartige Erkrankungen des **mesenchymalen Gewebes**, also vom Binde- und Stützgewebe, den Gelenken und peripheren Nerven ausgehend.

Lymphome und Leukämien: bösartige Erkrankungen des **lymphatischen Systems** und der **Blutzellen**.

Für die Diagnostik und Behandlung ist es wichtig, eine genauere Unterscheidung nach Lokalisation, Ausgangsgewebe („Typing") und Bösartigkeit/Malignitätsgrad („Grading") vorzunehmen.

Lokalisation:
Schilddrüsenkarzinom: maligne Struma (Schilddrüsenkrebs).
Thymom: vom Thymus ausgehende Geschwulst.
Larynxkarzinom: Kehlkopfkrebs.
Magenkarzinom: Magenkrebs.

Gewebetyp:
Plattenepithelkarzinom: Krebs des Plattenepithels.
Adenokarzinom: Drüsenkarzinom.
Urothelkarzinom: Karzinom des Übergangsepithels (Urothels) der Blasen- und Harnleiterschleimhaut.
Rhabdomyosarkom: Sarkom der quer gestreiften Muskulatur.
Leiomyosarkom: Sarkom der glatten (Eingeweide-)Muskulatur.
Osteosarkom: Sarkom des Knochens.

5.3.3 Gradeinteilung maligner Tumoren („Grading")

Je nachdem, wie gut ein bösartiger Tumor das Ausgangsgewebe abbildet (differenziert), unterscheidet man zwischen vier histologischen Differenzierungsgraden:
- Gut differenziert: Das Tumorgewebe lässt viele Charakteristika des Ausgangsgewebes erkennen (**Malignitätsgrad G1**).
- Mäßig differenziert: Der Tumor ist stärker verwildert (**Malignitätsgrad G2**).
- Schlecht differenziert: Das Herkunftsgewebe ist kaum mehr zu erkennen (**Malignitätsgrad G3**).
- Undifferenziert: Das Ursprungsgewebe kann nicht mehr ausgemacht werden: höchste Verwilderungsstufe (**Malignitätsgrad G4**).

Der Differenzierungsgrad bestimmt die Malignität, d.h. die Bösartigkeit eines Tumors. Mit fortschreitender Entdifferenzierung nimmt die Malignität zu, der Tumor wächst, infiltriert und metastasiert rascher, die Operabilität nimmt ab. Er ist dann aber im Allgemeinen empfindlicher gegen Strahlen- und Chemotherapie.

> **MERKE**
> Eine Tumorerkrankung wird charakterisiert durch Typing (Kap. 5.3.2), Grading (Kap. 5.3.3) und Staging (Kap. 5.7).

5.4 Örtliches Tumorwachstum

Ein bösartiger Tumor wächst infiltrierend und destruierend, und sein Wachstum kann vom Organismus nicht kontrolliert werden. Die Wachstumsgeschwindigkeit ist aber sehr unterschiedlich. Unter optimalen Bedingungen können sich Tumorzellen in wenigen Tagen teilen und ihre Zahl verdoppeln (T_{pot}). Bei extrem rasch wachsenden Tumoren beträgt die **Zellverdopplungszeit** nur wenige Tage, und man kann am Patienten selbst beobachten, wie sich ein Tumor innerhalb kurzer Zeit rasch vergrößert.

Für gewöhnlich erfolgt das Tumorwachstum jedoch viel langsamer, weil ein Teil der Tumorzellen abstirbt, z.B. wegen schlechter Sauerstoffversorgung im Tumorzentrum (zentrale Nekrose), oder weil nicht alle Tumorzellen am Tumorwachstum teilnehmen, d.h. augenblicklich ruhen. Die Zeit, in der sich das Tumorvolumen verdoppelt (**Tumorverdopplungszeit**), beträgt also nicht wenige Tage, sondern bei den meisten menschlichen Tumoren 50–200 Tage.

Proliferation

Zellen, die sich in der Mitose, in der G_1-, S- und G_2-Phase des Zellzyklus (Kap. 14.1) befinden, proliferieren (d. h. teilen sich) und bilden die **Wachstumsfraktion**. Zellen in der G_0-Phase nehmen ihre spezifische Funktion wahr, z. B. als Hirn-, Leber- oder Nierenzellen, oder ruhen (z. B. in einem Tumor). Die Größe der Wachstumsfraktion bestimmt das Tumorwachstum.

Folgende **Wachstumskurven** (Abb. 5.2) sind denkbar:

- **Lineares Wachstum:** Der Zellzuwachs pro Zeiteinheit bleibt gleich. Kommt bei Tumoren praktisch nicht vor.
- **Exponentielles Wachstum:** Verdopplung der Zellzahl pro Zeiteinheit, z. B. alle 4–6 h (d. h. T_{pot}, die potentielle Tumorverdopplungszeit, beträgt 4–6 h). Um das zu erreichen, müssten alle Tumorzellen am Tumorwachstum teilnehmen, und Zellverluste dürften nicht stattfinden. Das ist nur bei sehr kleinen Tumoren denkbar.
- **Gompertz-Kurve:** zunächst exponentielles Wachstum, dann geringer werdender Zellzuwachs infolge von Zelltod und Zellverlust. Sie ist die typische Wachstumskurve der bösartigen Tumoren bei Mensch und Tier und wurde auch im In-vitro- und In-vivo-Experiment nachgewiesen.

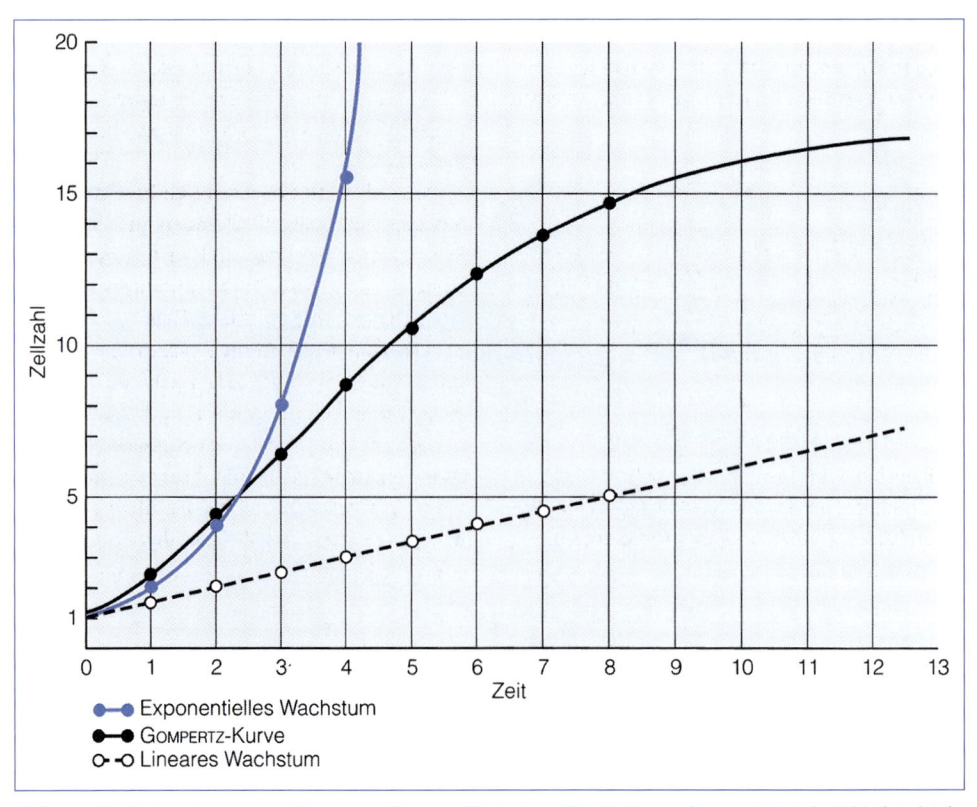

Abb. 5.2 Wachstumskurven von Tumoren. Lineares Wachstum: Der Zellzuwachs pro Zeiteinheit bleibt gleich. Exponentielles Wachstum: Die Zellzahl verdoppelt sich jeweils während eines bestimmten Zeitraums, z. B. alle 4–6 h. Gompertz-Kurve: anfänglich steiler, dann immer flacher werdender Verlauf der Tumorwachstumskurve. Die Tumorverdopplungszeit nimmt zu, der Zellzuwachs erfolgt immer langsamer. Menschliche Tumoren wachsen nach der Gompertz-Kurve.

> **MERKE**
>
> Das Tumorwachstum verläuft meist im Sinn einer **Gompertz-Kurve**, da nicht alle Zellen gleichzeitig proliferieren und bei größer werdenden Tumoren die Zellübergänge häufiger und die nekrotischen Areale ausgedehnter werden.

Zum besseren Verständnis folgendes **Beispiel**:

> **Beispiele**
>
> Ein Tumor von 1 cm Durchmesser besteht aus mehr als 10 Millionen Zellen. Angenommen nun, sein Wachstum erfolge exponentiell (was er, wie wir gerade gelernt haben, aber gar nicht tut), dann hätte er, um diese Größe zu erreichen, dafür etwa 30 Verdopplungen hinter sich.

Für ein Mammakarzinom mit einer angenommenen Verdopplungszeit von 100 Tagen bedeutete dies, dass es schon 10 Jahre alt ist. Da menschliche Tumoren aber nicht exponentiell wachsen, sondern entsprechend der oben beschriebenen Gompertz-Kurve, ist dieses Karzinom noch älter.

> **MERKE**
>
> Auch kleine Karzinome bestehen nicht erst seit gestern, sondern sind u.U. schon mehrere Jahre alt. Sie können während dieser langen Zeit schon Metastasen gesetzt haben.

Wachstumsformen von Tumoren

- **Exophytisch:** Der Tumor wächst über die Organoberfläche hinaus – entweder papillär-breitflächig oder polypös-blumenkohlartig (Abb. 5.3a).
- **Ulzerös:** Durch das rasche Tumorwachstum leidet die Umgebung. Mangelhafte Gefäßversorgung und schlechte Sauerstoffzufuhr lassen den Tumor zentral absterben und zerfallen (nekrotisieren). Nur die peripheren Tumoranteile wachsen weiter. Die Ränder eines solchen Tumorulkus sind aufgeworfen und derb (Abb. 5.3b).
- **Endophytisch** bzw. **phlegmonös:** Gleich einer entzündlichen Phlegmone breitet sich das Malignom ungezügelt flächig als Tumorplatte aus (Abb. 5.3c).

5.5 Metastasenbildung

Grundsätzlich kann jeder bösartige Tumor Metastasen setzen. Darunter versteht man aus verschleppten Tumorzellen gebildete Tochtergeschwülste in Lymphknoten (**Lymphknotenmetastasen**) oder anderen Körpergeweben (**Fernmetastasen**).

Aus jedem Tumor lösen sich bereits normalerweise Zellen ab. Sie können in Blut- oder Lymphgefäße gelangen und auch dort nachgewiesen werden. Ihre Zahl nimmt durch Manipulationen am Tumor, durch Druck, Operation oder Probenentnahme zu. Es kann einen richtigen Schauer von Krebszellen geben. Die Tatsache, dass Krebszellen im Blut nachweisbar sind, bedeutet aber noch nicht, dass tatsächlich Metastasen entstehen. Zur Aufnahme von Tumorzellen ist ein bestimmtes Gewebemilieu erforderlich, abgestimmt auf die jeweilige Tumorzelle; das erste Anheften der Tumorzelle im Zielorgan

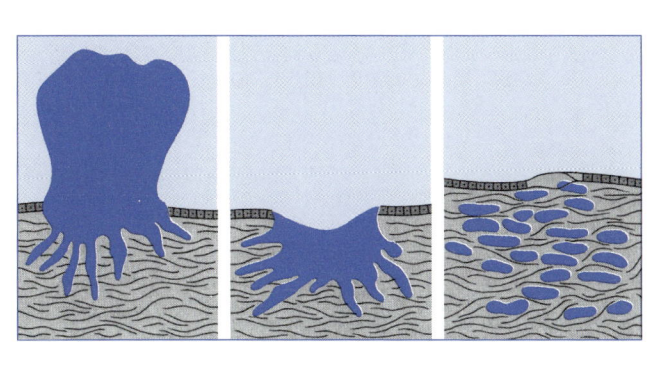

Abb. 5.3
Typen des Tumorwachstums:
a) Exophytisch (blumenkohlartig).
b) Ulzerös (geschwürig).
c) Endophytisch (phlegmonös).

ist ein sehr komplizierter Vorgang. Viele Tumorzellen gehen bereits vorher zugrunde. Und so ist das Auftreten von Metastasen seltener, als es der Nachweis von Tumorzellen im Blut vermuten ließe.

Haben sich nun Tumorzellen an der Gefäßwand eines Zielorgans festgesetzt (Adhäsion), müssen sie in das Gewebe eindringen, sich vermehren und dann eine eigene Blutversorgung aufbauen. Metastasen bilden sich deshalb bevorzugt in Organen, wo sich Tumorzellen in einem Kapillarnetz (z. B. Lunge, Leber) oder in einem Filter (Lymphknoten) verfangen oder in denen das Blut sehr langsam strömt (z. B. Knochen).

Die Metastasierung maligner Tumoren geschieht auf drei Wegen:
- **lymphogen** über die Lymphbahnen,
- **hämatogen** über das Blutgefäßsystem und
- direkt durch **Implantation** (Einnistung).

Dabei gilt als Faustregel:
- **Karzinome** metastasieren zuerst lymphogen, später hämatogen.
- **Sarkome** metastasieren hämatogen.
- **Maligne Lymphome** breiten sich zunächst innerhalb der großen Lymphknotenstationen des Körperstammes aus, von einer Lymphknotenregion in die benachbarten, später ebenfalls hämatogen.
- **Hirntumoren** metastasieren im Allgemeinen weder lymphogen noch hämatogen, da es im Gehirn keine Lymphgefäße gibt und das Gehirn durch die Blut-Hirn-Schranke vom Blutkreislauf abgeschnitten ist. Medulloblastome, Ependymome und in seltenen Fällen auch hochmaligne Astrozytome metastasieren entlang dem Liquorstrom durch Implantation.

> **MERKE**
> Es gibt drei Metastasierungswege: lymphogen (Karzinome), hämatogen (Sarkome) und durch Implantation.

5.5.1
Lymphogene Metastasierung

Bei seinem Wachstum bricht der Tumor in Lymphspalten und in die Lymphkapillaren ein, von wo die Tumorzellen mit der Lymphflüssigkeit in größere Sammelgefäße gelangen. In dieses Bahnensystem sind Lymphknoten als Filterstationen zwischengeschaltet. Dort können Tumorzellen u. U. zerstört, auf jeden Fall aber eine Zeitlang festgehalten werden. Jedem Organ, Organabschnitt oder Körperteil entsprechen bestimmte Lymphknotengruppen. Es sind dies die primären oder regionären Lymphknoten, z. B.:
- Lunge: regionäre Lymphknoten im Mediastinum.
- Brust: regionäre Lymphknoten in der Achsel und hinter dem Brustbein.
- Untere Extremität: regionäre Lymphknoten in der Leistenbeuge.

Für den Arzt ist es wichtig, die für die Organkrebse charakteristischen regionären Lymphknotenstationen zu kennen. Bei der Behandlung des Primärtumors werden sie entweder vorsorglich entfernt oder bestrahlt.

Aus dem Lymphknoten führt ein Sammelgefäß die Lymphe ab und gemeinsam mit anderen Sammelgefäßen einem nächsten Lymphknoten zu, nämlich der **sekundären** oder **tertiären Lymphknotengruppe**. Schließlich gelangt die Lymphe über den Ductus thoracicus in die obere Hohlvene. So erreichen auch die über den Lymphweg ausgeschwemmten Tumorzellen die Blutbahn.

Von dieser regelhaften Metastasierungsweise gibt es Abweichungen. So können Lymphbahnen um Lymphknoten herumführen, diese „überspringen". Oder Lymphbahnen werden vom Tumor verstopft oder operativ durchtrennt; dann bilden sich neue Abflusswege, Umgehungskreisläufe. Auch wird eine retrograde Metastasierung gegen den (vermuteten) Lymphstrom beobachtet.

> **MERKE**
> Die Regel ist nicht immer die Regel. Tumorzellen können Lymphknoten auch umgehen, „überspringen" oder dem Lymphstrom entgegengesetzt verstreut werden.

5.5.2 Hämatogene Metastasierung

Eine Reihe von Tumoren, vor allem Sarkome, gewinnt gleich Anschluss an das Blutgefäßsystem. Die Tumorzellen werden über die Venen zunächst dem rechten Herzen zugeführt, erreichen dann über den Lungenkreislauf das linke Herz und schließlich von dort die Körperperipherie.

In großen Gefäßen mit raschem Blutdurchfluss können sich Tumorzellen nicht festsetzen. Erst wenn der Blutstrom nahezu zum Stehen kommt, in den Kapillaren also, heften sich Tumorzellen an die Gefäßwände. Man hat deshalb die ersten **hämatogenen Metastasen im nachgeschalteten Kapillarsystem** zu suchen. Dabei gibt es nach Walther folgende Typen:

- **Lungentyp** (arterieller Typ, Abb. 5.4a)
  Der **Primärtumor in der Lunge** drainiert seine Metastasen über die Lungenvenen in das linke Herz und von dort in den großen Kreislauf. Hier finden sich die ersten Kapillarfilter: Tochtergeschwülste entstehen also im Gehirn, im Knochen, in der Leber etc. Durch Anschluss dieser Tochtermetastasen an das Blutgefäßsystem entstehen sekundär Enkelmetastasen, so beispielsweise auch wieder in der Lunge.
- **Lebertyp** (Abb. 5.4b)
  Der **Primärtumor in der Leber** drainiert seine Tumorzellen über die Vena hepatica und die untere Hohlvene (Vena cava inferior) in das rechte Herz und von dort in das Lungenkapillarsystem. Lungenmetastasen können ihrerseits entsprechend dem Lungentyp Enkelgeschwülste in das Gehirn, den Knochen, die Leber etc. absetzen.
- **Hohlvenen-** oder **Kavatyp** (Abb. 5.4c)
  Die Metastasierung erfolgt über die **Vena cava**, und zwar für alle Tumoren, deren venöser Blutabstrom über die obere oder untere Hohlvene verläuft: z.B. HNO-Tumoren, Weichteil- und Knochensarkome, Nierentumoren, Blasen- und Rektumkarzinome. Das Blut erreicht über das rechte Herz das Lungenkapillarsystem. Entsprechend dem Lungentyp können weitere Enkelgeschwülste in Gehirn, Knochen, Leber, Niere usw. entstehen.

> **MERKE**
> Schaltstation der hämatogenen Metastasierung ist das Herz:
> linke Herzkammer →
>   großer Kreislauf (Lungentyp),
> rechte Herzkammer →
>   Lunge (Leber- und Kavatyp).

- **Pfortadertyp** (Abb. 5.4d)
  Tumoren des Gastrointestinaltrakts metastasieren über die Pfortader mit Ausnahme der oberen zwei Drittel des Ösophagus und der unteren (aboralen) Rektumhälfte. Der Venenstrom sammelt sich in der Pfortader, die sich in der Leber kapillär verzweigt. Tochtergeschwülste sind also in der Leber zu suchen. Enkelgeschwülste findet man – entsprechend dem Lebertyp – in der Lunge, Urenkelgeschwülste – entsprechend dem Lungentyp – in Gehirn, Knochen, Leber, Niere etc.

> **MERKE**
> Magen, Dünn- und Dickdarm metastasieren über die Pfortader in die Leber.

- **Retrograder Typ** (**vertebraler Venentyp, Paravertebraltyp**, Abb. 5.4e)
  Wenn der Druck im Bauchraum beim Husten, Niesen oder Pressen ansteigt, kehrt sich der Blutstrom kurzfristig um. So können Metastasen des Prostatakarzinoms (sonst Kavatyp!) retrograd über den Plexus sacralis in das Sakrum oder Metastasen des hyper-

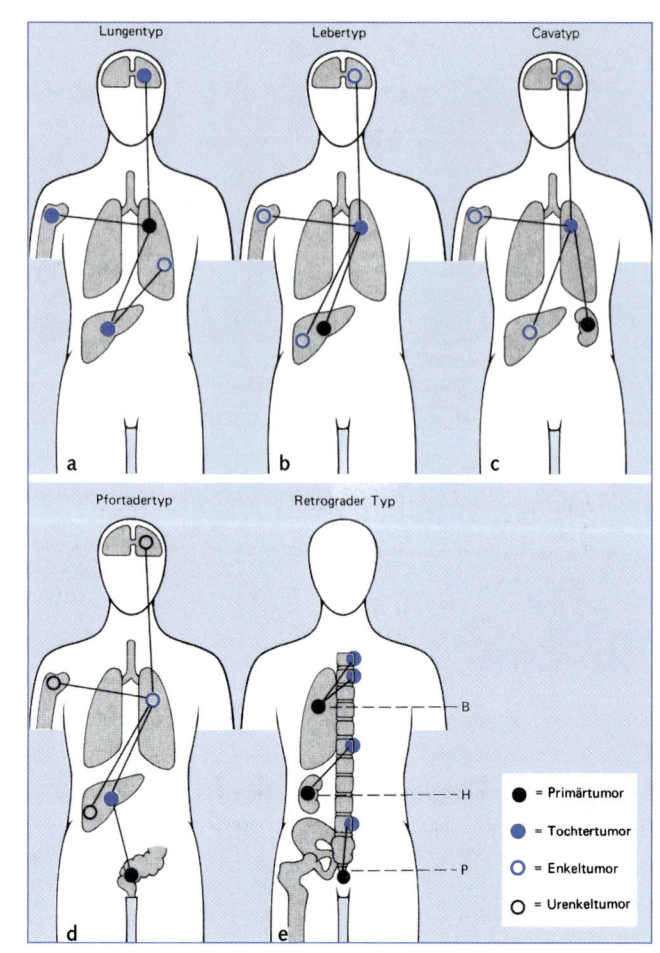

Abb. 5.4
Metastasierungstypen nach Walther.
a) Arterieller Typ, Lungentyp.
b) Lebertyp.
c) Hohlvenentyp/Kavatyp.
d) Pfortadertyp.
e) Vertebraler Venentyp, retrograde Metastasen;
B = Bronchuskarzinom,
H = hypernephroides Nierenkarzinom,
P = Prostatakarzinom.

nephroiden Nierenkarzinoms in die Wirbelsäule gelangen.

Eine **generalisierte Metastasierung** findet man manchmal auch, ohne dass Metastasen im primären nachgeschalteten Kapillarsystem vorhanden sind. So entstehen gerade beim Mamma- und Prostatakarzinom zwar Skelettmetastasen, Lungenmetastasen aber erst sehr spät oder gar nicht. Unter den Mammakarzinomen gibt es Typen, die lediglich viszeral (Leber, Ovarien, Darm) oder ossär (Knochen) metastasieren. Der Mechanismus einer solchen zielgerichteten Metastasierung beruht vermutlich auf tumorzellspezifischen Interaktionen mit dem Zielorgan.

Abbildung 5.5 zeigt Tumoren, die besonders häufig Knochenmetastasen bilden. Es sind dies:
- Mammakarzinom,
- hypernephroides Nierenkarzinom,
- Prostatakarzinom,
- Bronchuskarzinom,
- Struma maligna (Schilddrüsenkarzinom),
- Magenkarzinom.

5.5.3 Implantationsmetastasen

Implantationsmetastasen entstehen durch „Abklatsch" von Tumoren in Hohlräumen oder per continuitatem (durch kontinuierliche Ausbrei-

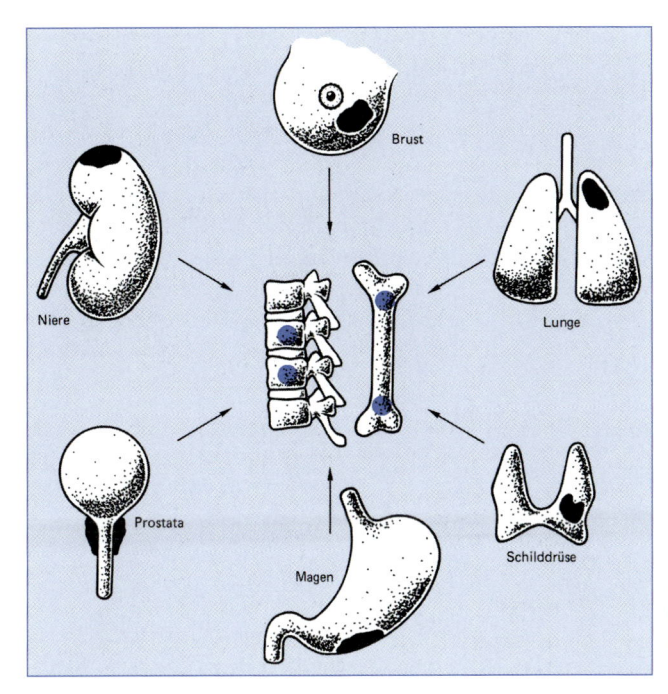

Abb. 5.5
Karzinome, die besonders häufig in den Knochen metastasieren.

tung) entlang von Organoberflächen, Gangsystemen und Hohlräumen. Dafür einige Beispiele:

Beispiele

- Das Medulloblastom (bösartiger Hirntumor im Kindesalter) breitet sich im Liquorraum aus.
- Der Brustkrebs wächst u.U. entlang den Milchgängen.
- Karzinome des Nierenbeckens oder der Harnleiter metastasieren in die tieferen Harnwege.
- Das Alveolarzellkarzinom der Lunge kleidet die Alveolen aus und wächst entlang den kleinen Bronchien.
- Das Leberkarzinom und das Gallengangskarzinom wachsen die Gallengänge entlang.
- Ovarialkarzinome setzen Impfmetastasen am serösen Überzug der Abdominalorgane.
- Vom Magenkarzinom tropfen Tumorzellen auf Bauchorgane ab, z.B. auf die Ovarien (Krukenberg-Tumor).

Tumorzellverschleppung

Durch operative Eingriffe können Tumorzellen im Operationsgebiet verstreut werden, vor allem dann, wenn der Tumor während der Operation einreißt oder eröffnet wird. So geraten sie ungehindert in die Lymph- oder Blutbahn.

Des Weiteren kann der Arzt Tumorzellen nach Grobnadelbiopsien entlang dem Stichkanal der Nadel verschleppen. In Operationsnarben können sich Metastasen entwickeln, wenn nach dem Hantieren am Tumor das Instrumentarium nicht gewechselt bzw. gesäubert wurde. So findet man nach Mammakarzinom-Operationen auch dann Narbenrezidive, wenn der Tumor klein war und durch Probeexzision vollständig entfernt werden konnte.

5.6 Tumorrezidiv

Ein Rezidiv (Tumorrückfall) ist das Wiederauftreten eines Tumors nach vorübergehend erfolgreicher Behandlung durch Operation, Strahlen- oder Chemotherapie. Dabei unterscheidet man:
- **Lokalrezidiv:** am Ort des Primärtumors.
- **Regionäres Rezidiv:** in den regionären Lymphknoten.
- **Systemisches Rezidiv:** Fernmetastasen als Zeichen der Generalisation.

Ein **Resttumor** ist etwas anderes, nämlich ein Tumorrest nach erfolgloser Operation, Strahlen- oder Chemotherapie. Der Kliniker unterscheidet streng zwischen Rezidiv und Resttumor. Beide haben eine unterschiedliche Biologie und Prognose.

5.7 Klinische Stadieneinteilung der bösartigen Tumoren

Es gibt eine Reihe von Stadieneinteilungen, die zum besseren gegenseitigen Verständnis das Ausbreitungsstadium eines bösartigen Tumors nach einheitlichen Festlegungen beschreiben. Sie haben den Sinn, klinische und prognostische Kriterien für die Auswahl der geeigneten Therapie zu gewinnen. Darüber hinaus lassen sich unterschiedliche Behandlungsweisen miteinander vergleichen.

Es gibt auch verschiedene Stadieneinteilungen für ein und denselben Organtumor. Seit einigen Jahren bemüht man sich, weltweit einheitliche Stadieneinteilungen zu verwenden. Für Organtumoren ist heute die TNM-Klassifikation üblich und für maligne Lymphome die Ann-Arbor-Klassifikation.

5.7.1 TNM-Klassifikation

Das TNM-System wurde erstmals 1931 von den Schweizer Radiologen Schinz und Zuppinger vorgeschlagen und 1943 von Denoix systematisch angewandt. Die UICC (Union Internationale Contre le Cancer) machte es zur Grundlage der Stadieneinteilung der soliden Tumoren. Für Karzinome und Sarkome ist es fest etabliert. Die TNM-Klassifikation wird ständig überarbeitet und neuesten klinischen Erkenntnissen angepasst.

> **MERKE**
>
> Nach dem TNM-System werden die soliden Tumoren (Karzinome und Sarkome) klassifiziert.

T   bedeutet Größe und Nachbarschaftsbeziehung des Primärtumors.
N   bezeichnet das Ausmaß einer regionären Lymphknotenmetastasierung.
M   gibt an, ob hämatogene Fernmetastasen oder juxtaregionale (jenseits der regionären) Lymphknotenmetastasen vorhanden sind oder nicht.

Hinzugefügte Zahlen erläutern diese vorerst nur qualitative Angabe quantitativ (Abb. 5.6). Im Allgemeinen bedeuten:
Tis   Nicht invasives Karzinom (Carcinoma in situ).
T0   Primärtumor unauffindbar.
T1   Kleiner Tumor (≤ 2 cm).
T2   Größerer Tumor (> 2 cm).
T3   Tumor erreicht die Organgrenze (oder > 5 cm).
T4   Tumor bricht in Nachbarorgane ein.
TX   Minimalanforderungen zur Bestimmung von Tumorsitz und -größe nicht erfüllt.

Folgende Angaben zum Lymphknotenbefall werden gemacht (Abb. 5.6):
N0   Keine regionären Lymphknotenmetastasen.
N1   Regionäre Lymphknotenmetastasen.

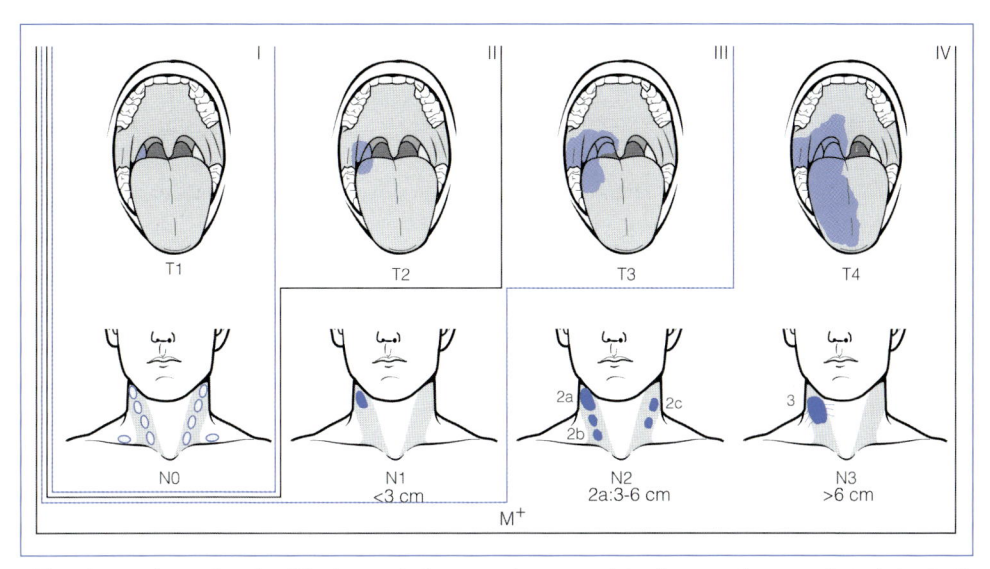

Abb. 5.6 Grundzüge der Klassifikation nach dem TNM-System und Stadiengruppierung aufgrund des TNM-Schlüssels.

N2 Ausgedehnte oder beidseitige Lymphknotenmetastasen (z. B. am Hals).
N3 Sehr ausgedehnte Lymphknotenmetastasierung (Knoten > 6 cm oder fixiert).
NX Minimalanforderungen zur Beurteilung der regionären Lymphknoten nicht erfüllt.

Ein vorangestelltes „p" bedeutet, dass die Stadieneinteilung postoperativ aufgrund der pathohistologischen Aufarbeitung des Operationsmaterials erfolgte, z. B. pT1pN0M0 (= T und N wurden pathohistologisch klassifiziert).

Ein vorangestelltes „r" kann zur Charakterisierung von (Lokal-)Rezidiven bzw. Resttumoren benutzt werden, z. B. rT2N1M0, darf aber die ursprüngliche Tumorformel nicht verändern.

Ein „y" bezeichnet ein pathohistologisches Stadium nach präoperativer Behandlung, z. B. nach präoperativer Radio- oder Chemotherapie.

Bei M wird für gewöhnlich ohne weitere Quantifizierung nur das Vorhandensein oder Fehlen von Fernmetastasen angegeben:
M0 Keine Fernmetastasen.
M1 Fernmetastasen bekannt.

Nach Festlegung der TNM-Kategorien lassen sich zur besseren klinischen Beurteilbarkeit und Vergleichbarkeit die **Stadien I–IV** bilden („Stage Grouping", Abb. 5.6). Das Vorgehen ist bei allen Tumoren ähnlich. Es gilt folgender Grundsatz:
Stadium I: T1/2N0M0.
Stadium II: T1/2N1M0 und T3N0M0 (kleine Tumoren mit begrenztem und größere Tumoren ohne Lymphknotenbefall).
Stadium III: T3/4N1–3M0 (große Tumoren mit jedem N).
Stadium IV: jedes T, jedes N, M1 (Fernmetastasen).

Die **R-Klassifikation**, seit 1987 von der UICC aufgenommen, gibt das Fehlen oder Vorhandensein von Resttumor nach einer Operation an, sinngemäß auch nach Strahlen- oder Chemotherapie. Dabei bedeuten:
R0 Histologisch sauberes Tumorbett.
R1 Mikroskopischer Resttumor (Resttumor histologisch durch Tumorzellen am Schnittrand mit dem Mikroskop erkennbar).
R2 Makroskopischer Resttumor (Resttumor schon mit bloßem Auge erkennbar).
RX Beurteilung nicht möglich.

Das **Tumorgrading** (**Malignitätsgrad**) geht in das TNM-System mit dem Symbol G ein:
G1 Gut differenziert.
G2 Mäßig differenziert.
G3 Schlecht differenziert.
G4 Undifferenziert.
GX Keine Angabe.

Somit kann die Tumorformel beispielsweise lauten: pT2N1M0G2R0.

> **MERKE**
>
> Das TNM-System gibt an
> 1. die Beschaffenheit von Primärtumor, Lymphknoten und Fernmetastasen;
> 2. das Vorhandensein von Resttumor (R-Klassifikation) und
> 3. den Malignitätsgrad.

5.7.2 Stadieneinteilung der malignen Lymphome

Die malignen Lymphome besitzen eine eigene Stadieneinteilung, weil ihre charakteristische Ausbreitung, ihre Krankheitssymptomatik und ihre Prognose sich von denjenigen der soliden Tumoren unterscheiden und mit dem TNM-System nicht befriedigend erfasst werden können. Dabei gilt für den Morbus Hodgkin grundsätzlich dasselbe Einteilungsprinzip wie für die Nicht-Hodgkin-Lymphome.

Die heute übliche Stadieneinteilung (Tab. 5.3 und Abb. 5.7) wurde 1971 in Ann Arbor erarbeitet und basiert auf einem Vorschlag, der 1965 auf einem Symposium in Rye/New York gemacht wurde.

Jedes Stadium wird zusätzlich in A- und B-Kategorien unterteilt:
A Keine (der unter B definierten) Allgemeinsymptome.
B Fieber, Nachtschweiß, Gewichtsabnahme (> 10 % des Körpergewichts in den letzten 6 Monaten). Alkoholschmerz (Schmerzen im befallenen Bereich bei Alkoholgenuss) ist selten und nicht mehr als B-Symptom akzeptiert.

Das Symbol E weist auf Organ- oder Gewebebefall hin, der durch direkte Ausbreitung erfolgt. Hämatogener Organbefall bedeutet immer ein Stadium IV.

Zusätzlich wird für gewöhnlich die Lokalisation des Organbefalls mit folgenden Großbuchstaben angegeben, z. B.:
H (von Hepar)   Leber
S (von Spleen)   Milz
L (von Lung)   Lunge
M (von Marrow)   Knochenmark

Tab. 5.3 Stadieneinteilung der malignen Lymphome.

Stadium	Tumorausdehnung
I	Befall einer einzelnen Lymphknotenstation oder eines einzelnen extralymphatischen Organs (E)
II	Befall von zwei oder mehr Lymphknotenregionen auf einer Seite des Zwerchfells (z. B. Axilla und Mediastinum) oder lokalisierter Befall extralymphatischer Organe (E) und einer oder mehrerer Lymphknotenregionen auf derselben Seite des Zwerchfells
III	Lymphknotenbefall ober- und unterhalb des Zwerchfells, der ebenfalls von lokalisiertem extralymphatischen Organbefall (E) oder Milzbefall begleitet sein kann
IV	Generalisierung: diffuser bzw. disseminierter Befall von einem oder mehreren extralymphatischen Organen und Geweben mit und ohne Lymphknotenbefall

stellt heute die Radiochemotherapie beim invasiven Blasenkarzinom die Therapie der Wahl dar. Danach wird durch Zystoskopie und mehrere Probeentnahmen festgestellt, ob der Patient tumorfrei ist. In einem solchen Fall kann abgewartet und kontrolliert werden. Verblieb hingegen noch Tumor in der Blase, erfordert dies die Radikaloperation (Zystektomie).
- Nur wenn die Leistungsfähigkeit einer bestimmten Methode bei einer bestimmten Erkrankung in einem bestimmten Tumorstadium bekannt ist, lassen sich andere Behandlungsmethoden vergleichen und auch verbessern.

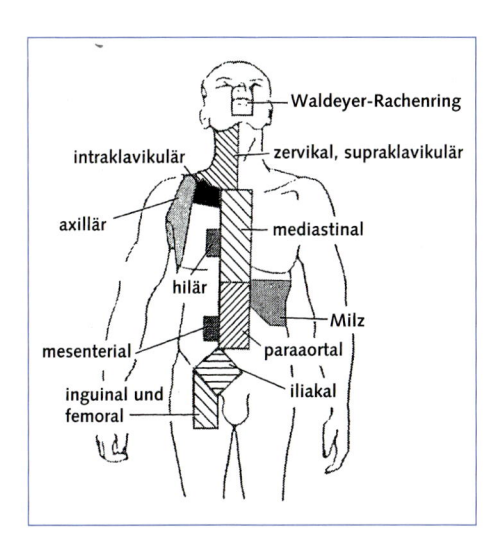

Abb. 5.7 Schematische Darstellung der Lymphknotenstationen beim Morbus Hodgkin nach der Ann-Arbor-Klassifikation.

Die Qualität der Tumorrückbildung (Remissionsqualität) ist das Kriterium für den Behandlungserfolg. Eine Remission kann **klinisch**, d. h. durch Betrachten, Betasten und mit bildgebenden Verfahren, oder **pathohistologisch**, d. h. mittels Kontrollbiopsie oder Nachoperation, beurteilt werden. Es erübrigt sich fast der Hinweis, dass, wenn irgend möglich, eine Remission immer pathohistologisch bestätigt werden sollte. Dabei bedeuten:
- **Komplette Remission** (CR): vollständiges Verschwinden des Tumors/der Tumorherde oder tumorbedingter Krankheitssymptome (Vollremission).
- **Partielle Remission** (PR): Rückbildung des Tumors/der Tumorherde um mehr als 50 %, aber Resttumor (Teilremission).
- **Minimale Remission** (MR): Rückbildung um 25–50 % der Tumormasse (Minor Response).
- **Unveränderte Tumorsituation** (NC): Rückbildung der Tumormasse um weniger als 25 % (No Change, Stable Disease).
- **Progression** (P): Fortschreiten der Erkrankung.

> **MERKE**
> Maligne Lymphome werden nach der Ann-Arbor-Klassifikation eingeteilt.

5.8 Remissionsbeurteilung

Nach jeder Tumorbehandlung sollte das Behandlungsergebnis mit einer gezielten Nachuntersuchung objektiviert werden. Dies ist aus verschiedenen Gründen zwingend:
- Der „erste Zugriff" entscheidet bei den meisten Tumorerkrankungen über das weitere Schicksal des Patienten. Hier muss unter allen Umständen eine komplette Tumorrückbildung (komplette Remission) erzwungen werden. Sonst hat der Kranke „ganz schlechte Karten", eine Heilung ist dann kaum mehr möglich.
- Heutige Behandlungen bestehen häufig aus einer Kombination von verschiedenen Therapiemodalitäten. Ob und wie dies erfolgen soll, hängt vom Therapieerfolg der vorausgegangenen Maßnahme(n) ab. Beispielsweise

Die Remissionsbeurteilung nach Strahlentherapie kann frühestens nach 6 Wochen erfolgen. So lange dauert es mindestens, bis die durch die Bestrahlung getroffenen Tumorzellen abgestorben und abgeräumt sind. Beim Prostatakarzinom dauert es sogar 18 Monate. Eine zu frühe

Kontrollbiopsie führt zu einem falschen Ergebnis.

> **MERKE**
> Eine komplette Remission muss erzwungen werden, entweder chirurgisch, radio- oder chemotherapeutisch. Tumorgewebe, das nach einer u. U. kombinierten Primärtherapie verbleibt, führt unweigerlich zum Rezidiv und oft zum Tode.

FRAGEN

5.1 Was ist der Unterschied zwischen Regeneration und Reparation?
5.2 Was ist im Gegensatz dazu eine Geschwulst?
5.3 Wodurch unterscheiden sich gutartige und bösartige Tumoren?
5.4 Was versteht man unter Krebs?
5.5 Wie häufig sind Tumorkrankheiten?
5.6 Nimmt die Häufigkeit von Tumorerkrankungen zu oder ab?
5.7 Was ist ein Sarkom, und wie metastasiert es?
5.8 Was sind maligne Lymphome?
5.9 Was bezeichnet man als Leukämie?
5.10 Wie ist ein Tumor charakterisiert?
5.11 Wie viele Bösartigkeitsgrade gibt es?
5.12 Wie lang ist eine Tumorverdopplungszeit?
5.13 Ist die Zellverdopplungszeit (T_{pot}) konstant?
5.14 Wie verläuft eine Tumorwachstumskurve?
5.15 Was versteht man unter einer Wachstumsfraktion?
5.16 Wie lange besteht u. U. schon ein Karzinom, welches einen Durchmesser von 1 cm hat?
5.17 Auf welchen Wegen bilden sich Tumorableger (Metastasen)?
5.18 Wie bezeichnet man das örtliche Lymphabstromgebiet?
5.19 Welche Wege der hämatogenen Metastasierung gibt es?
5.20 Welche Karzinome metastasieren bevorzugt in die Knochen?
5.21 Können bei einer Operation Tumorzellen verstreut werden?
5.22 Was ist ein Tumorrezidiv?
5.23 Was ist ein Resttumor?
5.24 Welche Stadieneinteilung wird für Karzinome und Sarkome benutzt?
5.25 Nach welchem System wird die Ausbreitung von malignen Lymphomen angegeben?
5.26 Was bezeichnen im TNM-System das T, das N und das M?
5.27 Was ist die R-Klassifikation?
5.28 Wie werden Tumorrückbildungen (Remissionen) quantifiziert?

6 Epidemiologie und Ätiologie

6.1 Grundbegriffe – Definitionen

Die **Epidemiologie** befasst sich mit der Häufigkeit von Krankheiten und deren Variationen sowie mit Faktoren, die diese Variationen beeinflussen. Statistische Untersuchungen über die malignen (bösartigen) Tumoren (Neubildungen) stützen sich vor allem auf Mortalitäts- und Inzidenzstatistiken. Daten über die Krebssterblichkeit stammen aus Sterbeurkunden. Solche Mortalitäts- oder Todesursachenstatistiken sagen aber nur wenig über die tatsächliche Krebshäufigkeit (Inzidenz bzw. Prävalenz) aus. Darüber informieren uns meist nur lokale und nationale Krebsregister. Diese registrieren alle Krebsneuerkrankungen, die in einer Bevölkerungsgruppe auftreten. Nationale Krebsregister, wie z. B. in den skandinavischen Ländern, in der ehemaligen DDR und anderen Ostblockländern, mit gewissen Einschränkungen auch in der Schweiz und den USA, fehlen in vielen Industrieländern.

Epidemiologische Begriffe werden auch unter Medizinern häufig verwechselt, was teilweise aus Übertragungen aus der englischsprachigen Literatur herrührt. Dort wird z. B. nicht streng genug zwischen Letalität und Mortalität unterschieden. Wir geben deshalb hier die Definitionen:

- **Inzidenz:** Anzahl der Neuerkrankungen (eines malignen Tumors) in einer gegebenen Bevölkerungsgruppe, üblicherweise bezogen auf 100 000 Einwohner und pro Jahr.
- **Morbidität:** Häufigkeit einer Erkrankung in einer gegebenen Bevölkerungsgruppe, üblicherweise bezogen auf 100 000 Einwohner. Sie wird beschrieben durch bestimmte Morbiditätsziffern, z. B. Inzidenz und Prävalenz.
- **Prävalenz:** Häufigkeit, Bestand einer bestimmten Krankheit in einer Bevölkerungsgruppe zum Zeitpunkt der Untersuchung, ebenfalls bezogen auf 100 000 Einwohner.
- **Mortalität:** Sterblichkeit – z. B. auch an einer bestimmten Krankheit – in einer gegebenen Bevölkerung, üblicherweise bezogen auf 100 000 Einwohner pro Jahr (= Statistische Sterbeziffer).
- **Letalität:** Sterberate (in Prozent oder Promille) bei einer Zahl von Erkrankungsfällen, hier einer bestimmten Krebserkrankung. Die Letalität bei Lungenkrebs beträgt z. B. 75–85 %. In der Tumorchirurgie unterscheidet man zusätzlich zwischen perioperativer und postoperativer Letalität (Sterberate während oder nach der Operation).

> **MERKE**
> Inzidenz und Prävalenz einerseits und Mortalität und Letalität andererseits werden selbst von Spezialisten oft verwechselt. Vergewissere Dich noch einmal der richtigen Bedeutungen!

6.2 Das Krebsproblem

Maligne Tumorerkrankungen sind heute in den westlichen Industrieländern die zweithäufigste Todesursache nach den Herz- und Kreislauferkrankungen. Zwischen 20 und 25 % der Menschen sterben an Krebs. In Deutschland schätzt man bis 300 000 Neuerkrankungen pro Jahr und etwa 900 000 Tumorkranke insgesamt. Die Zunahme der Krebserkrankungen seit 1900 lässt sich weitgehend durch drei Umstände erklären:
1. Früher wichtige Todesursachen, wie Infektionskrankheiten, sind stark zurückgegangen. Dadurch gewannen die Tumorerkrankungen an Bedeutung.

2. Die durchschnittliche Lebenserwartung unserer Bevölkerung nimmt laufend zu, wodurch mehr Menschen das mit einer höheren Krebswahrscheinlichkeit verbundene höhere Alter erreichen.
3. Durch Umwelteinflüsse hat die Inzidenz einiger Tumoren tatsächlich zugenommen. Das gilt insbesondere für den Lungenkrebs (Rauchen ist die heute mit Abstand wichtigste Krebsursache), für den Dickdarmkrebs (reichhaltigere, ballaststoffarme Ernährung, Bewegungsarmut) und für das maligne Melanom („schwarzer Fleck" durch Sonneneinstrahlung). Deutlich rückläufig sind aus noch ungeklärten Gründen die Inzidenz und Mortalität des Magenkrebses und der Gebärmutterkarzinome.

> **MERKE**
> 75–80 % der Krebserkrankungen sind selbst gemacht durch Rauchen, Alkoholmissbrauch, zu reichhaltige, ballaststoffarme Ernährung, Bewegungsmangel und durch andere Einflüsse unserer Zivilisation.

Krebsinzidenz und **Krebsmortalität** hängen von Alter, Geschlecht und Rasse, Wohnort, Lebensumständen und Lebensgewohnheiten sowie von Umweltfaktoren ab. Die Krebssterblichkeit ist bei Männern höher als bei Frauen, da sich bei Männern die Tumoren mit schlechten Heilungsraten häufiger finden als bei Frauen. Auch die Krebsinzidenz ist tatsächlich bei Männern etwas höher. Die häufigsten Tumorerkrankungen von Mann und Frau finden sich in Tabelle 5.2 in Kapitel 5.3.1.

Das Krebsrisiko steigt **mit zunehmendem Alter** an. Typische Tumorerkrankungen des alten Menschen sind das Prostatakarzinom, das kolorektale Karzinom, das Harnblasenkarzinom, das Karzinom des Uteruskörpers, der Basalzellkrebs der Haut und die chronisch-lymphatische Leukämie (CLL).

> **MERKE**
> Bösartige Tumoren finden sich häufiger in der schwarzen als in der weißen Bevölkerung. Die Ursachen dafür sind ungeklärt. Manche Tumorerkrankungen nehmen nur deshalb zu, weil wir alle älter werden.

6.3 Ursachen der bösartigen Tumoren (Ätiologie)

Die in der Öffentlichkeit breit geführte Diskussion um Krebs erzeugende Einwirkungen aus unserer Umwelt steht in auffallendem Gegensatz zu dem recht spärlichen Wissen auf diesem Gebiet. Zwar kennen wir heute verschiedene Einflüsse aus der Umwelt oder im persönlichen Verhalten, die das Krebsrisiko erhöhen. Warum aber nun ein bestimmtes Individuum an einem Malignom erkrankt, ein anderes dagegen nicht, hängt vermutlich von disponierenden Faktoren ab, z. B. genetischen, die Gegenstand der molekulargenetischen Grundlagenforschung sind.

Bestimmte Faktoren sind unmittelbar **karzinogen**, sie lösen also die entscheidende maligne Transformation aus. Andere Faktoren sind **kokarzinogen**, d. h., sie fördern lediglich die maligne Transformation.

Inzwischen sind die Mutationsmechanismen (Kap. 14.4.2), die zur Tumorentstehung führen können, recht gut bekannt:
- Translokation von Chromosomenstücken (z. B. die 9-22-Translokation, d. h. die Translokation eines Bruchstücks des 9. Chromosoms auf das 22. Chromosom) aktiviert ein normalerweise vorkommendes Protoonkogen zum Onkogen.
- Verluste (Deletionen) von Chromosomen oder deren Bruchstücken schädigen Suppressorgene, die vor maligner Entartung schützen.
- Punktmutationen an Protoonkogenen und Suppressoronkogenen, welche die Funktion dieser Gene grundlegend verändern, kommen auch vor. Ein heute sehr bekanntes Beispiel ist die Mutation des p53-Gens. Das p53

ist ein Suppressorgen, das an der Steuerung des programmierten Zelltods (Apoptose) beteiligt ist (Kap. 14.1). Das mutierte p53 kann die gealterte bzw. geschädigte Zelle nicht mehr erkennen, wie dies der p53-Wildtyp tut; diese bleibt „am Leben" und kann sich weiter zu einer Tumorzelle entwickeln.
- Die Vermehrung (Amplifizierung) eines Onkogens bewirkt dessen Aktivierung.

Alle diese Veränderungen können spontan entstehen, aber auch durch jede mögliche Noxe ausgelöst werden.

> **MERKE**
> Die maligne Entartung einer normalen Körperzelle zur Tumorzelle läuft als eine Reaktionskette unter verschiedenen äußeren und inneren Einflüssen ab (Vogelstein-Modell).

6.3.1 Vererbung

Genetische Veränderungen bzw. genetische Faktoren werden vererbt und erhöhen die Bereitschaft (Disposition), auf karzinogene und kokarzinogene Einflüsse anzusprechen.

Beispiele

Die Bedeutung von Erbfaktoren belegen folgende Beispiele:
- Es gibt „Krebsfamilien", in denen sich bestimmte Tumorerkrankungen häufen, z.B. das Mammakarzinom der Frau. Das Risiko, an Brustkrebs zu erkranken, ist z.B. bei Erkrankung der Mutter **oder** der Schwester verdreifacht, bei Erkrankung der Mutter **und** der Schwester verneunfacht. Eine wichtige, allerdings noch nicht vollständig geklärte Rolle spielen dabei die Brustkrebsgene BRCA-1 und BRCA-2, die bei einer Reihe von Brustkrebspatientinnen und deren Angehörigen gefunden werden.

- Für bestimmte Malignome besteht eine **Rassendisposition.** So kommen maligne Melanome und Hautkarzinome praktisch nur bei der weißen Bevölkerung, nicht aber bei der schwarzen vor. Die schwarze Bevölkerung erkrankt auch selten an Hodentumoren und Ewing-Sarkom, dafür häufig am Ösophaguskarzinom.
- **Vererbbare Neoplasien** werden autosomal-dominant oder -rezessiv vererbt, d.h., sie sind gebunden an die autosomalen Chromosomen, nicht an die Geschlechtschromosomen. Zu den dominant vererbten bösartigen Gewebsneubildungen gehören das Retinoblastom, das Basalzell-Nävus-Karzinom und auch endokrine Neoplasien. Ansonsten gibt es eine Reihe von Erbkrankheiten, die wir als präneoplastische Zustände betrachten: Bei ihnen entwickeln sich also bösartige Tumoren besonders häufig. Zu nennen sind hier z.B. Neurofibromatose, Xeroderma pigmentosum, Albinismus, Ataxia teleangiectatica (s. Kap. 15.4.1).
- Auch die **Geschlechts- und Organdisposition** (Kap. 6.2) sprechen für genetische Einflüsse bei der Bildung bösartiger Tumoren.

> **MERKE**
> Vererbt wird nicht die Tumorerkrankung, sondern eine genetische Mutation, die in der Ursachenkaskade bei der Tumorentstehung eine wichtige Rolle spielt.

6.3.2 Ernährung

Heute gilt der Einfluss von Ernährungsgewohnheiten auf die Krebsentstehung als gesichert. Angeschuldigt werden in erster Linie
- der hohe Anteil von gesättigten und einfach ungesättigten Fetten in der Nahrung,
- der hohe Fleischkonsum in Industrienationen,
- das Fehlen von Rohfaserprodukten bzw. pflanzlichen Ballaststoffen,

- bestimmte Formen der Nahrungszubereitung, wie Pökeln und Räuchern.

Dies betrifft die Karzinome des Magen-Darm-Traktes, von denen das Magenkarzinom in Japan (stärkere Nitrosaminbildung und gepökelte Produkte) und das kolorektale Karzinom (Dickdarmkarzinom durch „konzentrierte" Kanzerogene im Stuhl) in den übrigen Industrienationen besonders häufig sind. Der Anteil an pflanzlichen Ballaststoffen in der Nahrung bestimmt nicht nur das Stuhlvolumen, sondern auch die Passagezeit der Nahrung im Darm. So hat ein Bewohner Zentralafrikas mit seiner überwiegend pflanzlichen Nahrung ein Stuhlvolumen von ungefähr 1000 g und eine Passagezeit von 6–8 h. Verzieht er nach London und ändert entsprechend seine Essgewohnheiten, wird sich bei gleichzeitiger Verkleinerung seines Stuhlvolumens auf 400–500 g die Passagezeit auf 10–12 h verlängern. Im Vergleich dazu haben wir in Mitteleuropa ein Stuhlvolumen von 120–150 g/Tag und eine Passagezeit von 20–72 h. Kanzerogene Noxen (Desoxycholsäure, die beim Abbau der natürlichen Gallensäuren entsteht, und andere natürliche Kanzerogene in der Nahrung) können dadurch intensiver und länger auf die Darmwand einwirken.

Eine bestimmte, **vor Krebs schützende Diät** gibt es bis heute nicht. Konkrete Empfehlungen können nur insofern ausgesprochen werden, als Extreme in jeder Richtung schaden, nämlich sowohl ein hoher Fett- und Fleischkonsum als auch eine von tierischem Eiweiß freie Mangeldiät. Eine **gesunde Ernährung** setzt sich zusammen aus 50–60 % Kohlenhydraten, 30–35 % Fett und 12–15 % Eiweiß (bezogen auf die Gesamtkalorienzahl). Sie sollte reichlich pflanzliche Bestandteile enthalten, wie Gemüse (Kohl!), Salat, Vollkornprodukte und pflanzliche Öle (Sonnenblumen-, Raps- und Leinsamenöl).

> **MERKE**
> Es gibt keine Krebsdiät, aber eine gesunde, ausgewogene Ernährung.

6.3.3
Chemische Karzinogene

Es gibt zumindest 1000 chemische Stoffe, die im Tierexperiment Krebs hervorrufen. Sie sind in erster Linie durch die **Arbeitsmedizin** bekannt geworden, weil nämlich bei bestimmten Berufsgruppen gehäuft Krebserkrankungen beobachtet wurden. Für die betroffenen Betriebe sind diese Zusammenhänge im Hinblick auf prophylaktische Maßnahmen von größter Wichtigkeit. Bezogen auf die Gesamtbevölkerung spielen die Berufskrebse aber zahlenmäßig eine nur untergeordnete Rolle.

Dass Luftverschmutzung bösartige Tumoren (mit)verursacht, kann nicht geleugnet werden, doch wird das Gefährdungspotential im Allgemeinen stark überschätzt. Dasselbe gilt für Nahrungsmittelzusätze, wie Farbstoffe, Konservierungsmittel und Rückstände von Insektenvernichtungsmitteln.

Die Schwierigkeiten bei der Beurteilung der Kanzerogenität von neuen chemischen Verbindungen bestehen darin, dass für gewöhnlich eine sehr lange Latenzzeit von bis zu 20 Jahren und mehr abgewartet und beobachtet werden muss, bis sich bösartige Tumoren zeigen bzw. Kanzerogenität definitiv ausgeschlossen werden kann.

> **Beispiele**
>
> Für die **chemische Karzinogenese** nennen wir einige Beispiele:
> - **Rauchen** ist heute die mit Abstand bekannteste und wichtigste Krebsursache. Der Zusammenhang zwischen Zigarettenrauchen und einem stark erhöhten Risiko, an verschiedenen Tumoren zu erkranken, steht außer Zweifel. Tabelle 6.1 zeigt, dass sich das erhöhte Krebsrisiko des Rauchers keineswegs auf die Lunge beschränkt, sondern auch viele andere Organe betrifft, nämlich Mundhöhle, Speiseröhre, Magen, Bauchspeicheldrüse, Dickdarm, Kehlkopf und Blase. Vermutlich sind 40 % aller Krebstodesfälle überhaupt dem Tabakrauchen zuzuschreiben. Nach zuverlässiger Schätzung könnte die Krebsmortalität insgesamt um etwa 20 %, bei Lungenkrebs sogar um 80–

6.3 Ursachen der bösartigen Tumoren (Ätiologie)

Beispiele

90 % gesenkt werden, wenn nicht geraucht würde. Übrigens sind auch andere Krankheiten bei Rauchern gehäuft, z.B. Bronchitis, Lungenblähung, Herz- und Kreislauferkrankungen.

> **MERKE**
>
> Junge Menschen rauchen aus Gedankenlosigkeit, aus Unsicherheit, wegen eines trügerischen Gemeinschaftsgefühls und wegen schlechter Vorbilder. Es gibt kein größeres Risiko für Dein Leben als Rauchen. Mach Dich frei davon!

Beispiele

- **Alkoholkonsum** erhöht die Inzidenz von Karzinomen der Mundhöhle, des Rachens und der Speiseröhre (obere Schluckstraße) um mehr als das Fünffache. Personen, die gleichzeitig starke Trinker und Raucher sind, erkranken 38-mal häufiger als Nichtraucher und Nichttrinker.
- **Asbest** führt bei Asbestarbeitern zum Pleuramesotheliom (bösartiger Tumor des Rippenfells) und zu Lungenkrebs. Gefährlich ist allerdings nur der Asbeststaub, nicht der unberührte Asbest in Gebäuden, Isolierungen etc. Diesen Tumoren geht regelmäßig eine Asbestose der Lunge voraus. Deshalb werden nur Fälle von Pleuramesotheliom und Bronchialkarzinom mit vorhergegangener oder gleichzeitig bestehender Asbestose des Lungenparenchyms als Berufskrankheit anerkannt.

Tab. 6.1 Krebsrisiko des Zigarettenrauchers, bezogen auf das Risiko des Nichtrauchers (= 1,0).

Lokalisation	Alter	
	45–64 Jahre	65–79 Jahre
Alle Organe	2,1	1,8
Mundhöhle	9,9	2,9
Ösophagus	4,2	1,7
Magen	1,4	1,3
Pankreas	2,7	2,2
Kolon, Rektum	1,0	1,2
Kehlkopf	6,1	9,0
Lunge	7,8	11,6
Blase	2,8	3,0

Beispiele

- **Holzstäube** von Hartholz (Eiche und Buche) können bei beruflich mit Holz befassten Personen (Schreiner, Tischler, Wagner etc.) Adenokarzinome der Nase und der Nasennebenhöhlen verursachen.
- Die durch Schimmelpilze gebildeten **Aflatoxine** können Leber- und Magenkrebs hervorrufen. Solche Schimmelpilze verunreinigen pflanzliche Produkte, wie Erdnüsse, Sojabohnen, Südfrüchte usw.
- **Aromatische Amine** in der Farbstoffindustrie können Blasenkrebs verursachen.
- Kaminfeger erkrankten früher häufiger an Karzinomen des Hodensacks (Skrotalkrebs, der älteste anerkannte Berufskrebs, seit 1775 bekannt.) Der an Karzinogenen reiche Rauch aus Schornsteinen drang durch die kurzen Hosen direkt an das Skrotum des über dem Schornstein stehenden Schornsteinfegers.

> **MERKE**
>
> Die Zahl der als Berufskrankheit anerkannten bösartigen Tumoren ist groß, die zahlenmäßige Bedeutung für die Gesamtbevölkerung aber gering.

6.3.4 Bösartige Tumoren durch Strahlen

Unsere Kenntnisse von der strahleninduzierten Kanzerogenese stammen aus Beobachtungen an unfreiwillig oder beruflich exponierten Menschen. Es sind dies

- Atombombenopfer in Japan (Hiroshima und Nagasaki),
- durch Kernwaffenversuche beeinträchtigte Bewohner der Marshall-Inseln,
- vielfach geröntgte oder wegen gutartiger Krankheiten bestrahlte Patienten (z.B. mit Morbus Bechterew, bei Brustdrüsenentzündung, Tuberkulose, Thymushyperplasie),
- Radiologen der Pionierzeit,
- Uranbergleute (Schneeberger Lungenkrebs) etc.

Einen **typischen Strahlenkrebs** gibt es nicht. Ionisierende Strahlung erhöht lediglich die Inzidenz der natürlicherweise schon vorkommenden bösartigen Tumoren. Diesen ist ihre Ursache nicht anzusehen, ob sie nämlich durch Umwelteinflüsse, zivilisatorische Schäden, ionisierender Strahlung oder aber spontan entstanden sind. Durch verhältnismäßig kleine Strahlenmengen entstehen:

- **Leukämien**, vorwiegend vom myeloischen Typ (Latenzzeit 2–25 Jahre),
- **Brustkrebs** (Latenzzeit 15–40 Jahre),
- **Schilddrüsenkrebs** (Latenzzeit 10–40 Jahre),
- **Lungenkrebs**, vor allem durch die mit dem Zigarettenrauchen verbundene Radoninhalation (Latenzzeit 10–15 Jahre).

Nach hoch dosierter lokaler Bestrahlung wurden Osteo-, Fibro-, Myo- und Chondrosarkome sowie Glioblastome beschrieben. Ihre Inzidenz liegt allerdings deutlich unter 1 %, und das Risiko ist bei Kindern am größten.

> **MERKE**
>
> Auch kleinste Strahlendosen können bösartige Tumoren induzieren (stochastisches Strahlenrisiko, Kap. 15.2 und 15.6.1). Die häufigsten sind Karzinome des Magen-Darm-Traktes, Lungenkarzinome, Brustkrebs und Leukämien. Die Latenzzeit bis zu ihrem Auftreten beträgt Jahrzehnte.

Auslösender Mechanismus

Ausgangspunkt aller biologischen Strahlenschäden ist eine Veränderung der DNA-(deutsch: DNS-)Moleküle des Zellkerns. Der zugrunde liegende Mechanismus der Kanzerogenese wird in Kapitel 15.6.1 erläutert.

> **MERKE**
>
> Den typischen Strahlenkrebs gibt es nicht. Durch ionisierende Strahlen werden Veränderungen an Körperzellen und genetischem Material hervorgerufen, die auch spontan, also von selbst auftreten würden.

Strahlung scheint im Wesentlichen die Tumorerkrankung nur auszulösen. Die Tumorprogression, der Verlauf und das klinische Bild werden durch andere, stark altersabhängige Faktoren bestimmt.

Abbildung 6.1 zeigt die Dosis-Wirkungs-Kurven für das Auftreten von strahleninduzierten Tumoren und Leukämien. Die Fehlergrenzen sind ziemlich groß, und die Zahlenwerte

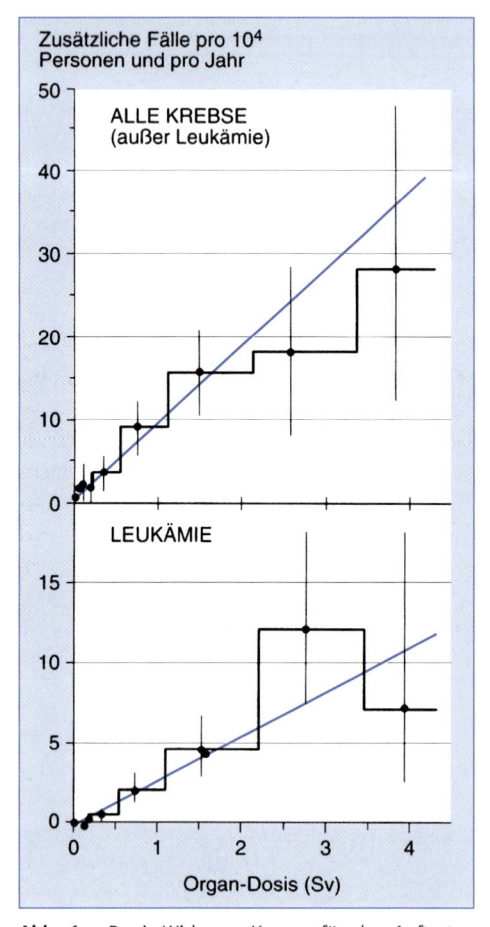

Abb. 6.1: Dosis-Wirkungs-Kurven für das Auftreten von strahleninduzierten Tumoren und Leukämie. Aufgetragen ist die zusätzliche Krebsrate bei den Atombombenüberlebenden von Hiroshima und Nagasaki (Fehlerbalken: 90 %-Vertrauensbereich). Die durchgezogene Linie beschreibt die Dosisabhängigkeit als eine lineare Funktion.

sind erst für Strahlendosen von 200 mSv und darüber statistisch vom Nullwert verschieden. Dies zeigt die zentrale Problematik des Strahlenschutzes im Bereich kleiner Strahlendosen. Hier kann das Risiko nur aufgrund der nicht bewiesenen Annahme berechnet werden, dass die Dosis-Wirkungs-Kurve linear bis zum Nullpunkt weitergeht und dass es für die Kanzerogenese keinen Schwellenwert gibt (Weiteres in Kap. 15.6.1).

> **MERKE**
> Dass kleine und kleinste Strahlendosen Krebs auslösen können, ist eine Annahme, die auf mehreren Vermutungen basiert. Auf jeden Fall ist ein solch geringer Anteil an strahleninduzierten Neoplasien durch keine statistische Methode qualitativ und quantitativ zu erfassen.

Tabelle 6.2 zeigt die derzeit gültigen Risikozahlen, wie sie von der Internationalen Strahlenschutzkommission 1990 veröffentlicht wurden. Angenommen, 100 000 Personen erhielten eine Ganzkörperdosis von 0,1 Sv, würden 500 Personen im Verlauf ihres Lebens an einem strahleninduzierten Krebs versterben. Das ist ein individueller Risikokoeffizient von 5 % pro Sievert (5 % × Sv^{-1}). Das Leukämierisiko beträgt nur ein Zehntel des gesamten Strahlenkrebsrisikos, nämlich 0,5 % × Sv^{-1}. Diese beiden Zahlenwerte sollte man sich merken.

> **MERKE**
> Das Risiko, an einem soliden bösartigen Tumor durch Strahlen zu sterben, beträgt 5 % pro 1 Sievert (5000 von 100 000) und das Risiko, eine Leukämie zu bekommen, 0,5 % pro 1 Sievert (500 von 100 000).

Während der Großteil der **nicht ionisierenden Strahlen**, wie Radiowellen, Ultraschall und Magnetfelder, als unbedenklich gilt, stellen die ultravioletten Strahlen der Sonne einen Hauptrisikofaktor bei der Entstehung der Hautkarzinome dar. So hat das Sonnenbaden in südlichen Ländern oder unter der Höhensonne zu einem signifikanten Anstieg der Hautkarzinome geführt. Einwanderer in südlichen Ländern (z. B. Australien) entwickeln signifikant häufiger maligne Melanome („schwarze Flecken") als die Urbevölkerung.

6.3.5
Virale Karzinogenese

Dass Viren bei einer Reihe menschlicher Tumoren ursächlich eine Rolle spielen, gilt heute als gesichert. Man vermutet, dass ungefähr 5 % der Karzinome durch Viren entstehen. Davon muss man diejenigen Malignome unterscheiden, in denen zwar Viren oder virale Produkte gefunden werden, wo aber noch nicht sicher ist, ob sie tatsächlich durch Viren verursacht oder nur mit

Tab. 6.2: Zusätzliches Lebenszeitrisiko, an Krebs durch ionisierende Strahlen zu sterben (Mortalität), bei Ganzkörperexposition mit 0,1 Sv von 100 000 Personen, gemittelt über die deutsche Bevölkerung.

Organ	Zahl der zusätzlichen Krebstodesfälle/100 000 (% Sv^{-1})	Risikokoeffizient
Rotes Knochenmark	52	0,52
Knochenhaut	1	0,01
Brustdrüse	80	0,8
Lunge	90	0,9
Ösophagus-Magen-Darm	224	2,24
Schilddrüse	17	0,17
Andere	38	0,38
Summe	**502**	**5,02**

Tab. 6.3: Durch Viren (mit)verursachte bösartige Tumoren.

Virus	Virusfamilie	Malignom
EBV (Epstein-Barr-Virus)	Herpesviren	Burkitt-Lymphom Nasopharynxkarzinom B-Lymphome bei Immunsuppression, z. B. AIDS Morbus Hodgkin
HPV-Typen 16, 18 (humane Papillomaviren)	Papillomaviren	Zervixkarzinom Penis-, Vulva- und perianale Karzinome
HBV (Hepatitis-B-Virus)	Hepadnaviren	Hepatozelluläres Karzinom
HTLV-1 (humanes T-Zell-Leukämie-Virus 1)	Retroviren	T-Zell-Leukämien im Erwachsenenalter

Viren vergesellschaftet sind. Letzteres betrifft beispielsweise das Karzinom des Gebärmutterhalses.

Als durch Viren verursachte Tumoren gelten heute (Tab. 6.3)
- das **Burkitt-Lymphom** (lymphoretikuläres Sarkom), das hauptsächlich in Afrika vorkommt,
- das **lymphoepitheliale Karzinom** im Kopf-Hals-Bereich (Schmincke-Regaud, verursacht durch das Epstein-Barr-Virus),
- das **hepatozelluläre Karzinom**, sofern es auf dem Boden einer Hepatitis-B-Infektion (verursacht durch das Hepatitis-B-Virus) entstanden ist.

Im Fall der Papillomaviren ist ein Synergismus zwischen Viren und anderen Faktoren notwendig, damit es zur Krebsentwicklung kommt (Reaktionskette!). Unter diesen Bedingungen können dann Hautkarzinome, Mundhöhlenkarzinome, Speiseröhrenkarzinome, einige Augentumoren und Karzinome des äußeren Genitales entstehen.

Folgende Besonderheiten gelten für die Tumorentstehung aus durch Viren transformierten Zellen:
- Die Tumorentwicklung hat eine lange Latenzzeit (30–50 Jahre).
- Nur ein kleiner Teil der infizierten Individuen entwickelt Krebs (1/30?).
- Chemische und physikalische Karzinogene (Kap. 6.3.3 und 6.3.6) erhöhen das Risiko und verkürzen die Latenzzeit.
- Immunsuppression (z.B. nach Organtransplantation) ist ein Risikofaktor für die Tumorentwicklung.
- Die bösartigen Tumoren sind monoklonal, d.h., sie gehen von einer einzelnen Ursprungszelle aus.

> **MERKE**
> Nur wenige bösartige Tumoren werden durch Viren verursacht. Eine entsprechende Virusinfektion erzeugt nicht zwangsläufig Krebs.

6.3.6
Krebs durch chronische Reize

Körperregionen, die einem anhaltenden Reiz ausgesetzt sind, entwickeln häufig bösartige Tumoren.
- Nach chronischen Verbrennungen: Raucherkrebs in Venezuela, wo die Indianerinnen die brennende Seite der Zigarre in den Mund nahmen. In Tibet entstand der Changri-Krebs auf dem Boden von Verbrennungen, die sich die Einwohner beim Tragen kleiner Öfen auf dem Leib zugezogen hatten.

- Speiseröhrenkrebs und Hypopharynxkarzinom bei Schnapstrinkern durch ständigen Schleimhautreiz.
- Chronische Steinleiden, z.B. Gallenblasen- und Harnblasensteine, können über eine chronische Entzündung zu Karzinomen führen.
- Durch Druck der Zahnprothese können in der Mundhöhle Karzinome entstehen, und zwar an der Zunge und an den Zahnleisten.
- Leberzellkarzinome entstehen auf dem Boden einer Leberzirrhose.
- Magenkarzinome können sich bei chronischem Ulkusleiden des Magens und bei chronischer Gastritis bilden.

> **MERKE**
> Chronische Entzündungen und Geschwüre, Narben und mechanischer Druck können den Boden für eine Krebsentstehung bereiten.

6.3.7 Andere Krebsursachen

- Die **Keimversprengungstheorie** vermutet, dass sich während der Embryonalphase einzelne Zellen abspalten und in für sie fremdes Milieu geraten. Hier bleiben sie undifferenziert liegen, behalten jedoch ihre embryonale Proliferationsfähigkeit bei. Sie können u.U. bösartige Tumoren entwickeln. Viele Beobachtungen stützen diese Theorie. So gehören sicherlich die branchiogenen Geschwülste (Plattenepithelkarzinome aus den Resten der embryonal angelegten Kiemengänge des Halses), die malignen Teratome des Ovars und des Hodens sowie Kraniopharyngeome (Hirntumor aus den Resten der nicht vollständig zurückgebildeten Rathke'schen Tasche) zu solchen Tumoren.
- **Hormontheorie:** Durch Hormone kann das Wachstum eines bösartigen Tumors stimuliert werden. Es wird vermutet, dass Hormone wichtige Kofaktoren bei der Krebsentstehung sind. Eine besonders kritische Zeitspanne für die Krebsentstehung ist die Menopause bei der Frau bzw. die entsprechende biologische Phase beim Mann. Prostatakarzinome bilden sich besonders häufig, wenn die männliche Hormonproduktion nachlässt. Sie lassen sich umgekehrt durch Hormonblockade oder durch Zufuhr weiblicher Hormone zurückdrängen. Auch das Karzinom der weiblichen Brust kann durch Ovarektomie, Östrogen- und Progesteronblockade und durch eine gegengeschlechtliche Hormonbehandlung gebremst werden, jedenfalls dann, wenn es Hormonrezeptoren an den Zellmembranen trägt. Umgekehrt konnte die Vermutung, dass lang dauernde Östrogeneinnahme das Risiko für Brustkrebs erhöht, noch nicht bestätigt werden.

> **MERKE**
> Physiologische Hormone können Krebs begünstigen, ihre Ausschaltung kann das Krebswachstum hemmen.

- Die **Immunitätstheorie** besagt, dass durch Störungen im Immunsystem Tumoren entstehen. Normalerweise werden die ständig im menschlichen Körper vorhandenen oder neu entstehenden Krebszellen durch das Immunsystem erkannt, geortet und zerstört. Dies geschieht durch im Blut zirkulierende Lymphozyten, die sog. natürlichen Killerzellen, und gewebsständige Abwehrzellen, wie Makrophagen. In diesem Abwehrsystem kann es zu drei denkbaren Störungen kommen:
1. Durch angeborene oder erworbene Defekte kann das Immunsystem fremdartige Zellen nicht mehr als solche erkennen.
2. Das Immunsystem ist erkrankt oder durch gezielte medikamentöse Maßnahmen oder durch eine Tumorbehandlung mit Chirurgie, Strahlen- und Chemotherapie in seiner Abwehrkapazität beeinträchtigt. Tatsächlich beobachtet man nach Chemo- und Strahlentherapie maligne Non-Hodgkin-Lymphome, Leukämien und eine Reihe von soliden Tumoren des Binde- und Stützgewebes sowie des Verdauungssys-

tems häufiger als bei unbehandelten Personen. Dasselbe gilt für Patienten, die nach Organtransplantation über lange Zeit immunsupprimiert werden.

3. Die Zahl der fremdartigen Zellen ist so groß, dass sich die Abwehrleistung des Körpers erschöpft. Dieser Mechanismus kommt in Betracht, wenn bei besonders zellreichen und proliferationsaktiven Tumoren eine große Zahl von Tumorzellen durch Tumoreinriss verstreut wird, z. B. beim sog. Wilms-Tumor (Nephroblastom der Niere) oder nach Einriss eines Rektumkarzinoms bei einer Operation.

> **MERKE**
> Bei immungeschwächten Personen wird häufiger Krebs beobachtet.

6.4 Spezielle Epidemiologie häufiger Krebserkrankungen

Nachfolgend wollen wir epidemiologische Gesichtspunkte einiger wichtiger Tumorerkrankungen stichwortartig zusammenfassen.

6.4.1 Bronchialkarzinom (Lungenkarzinom)

Inzidenz: Männer 90, Frauen 35 pro 100 000 Einwohner und Jahr.

Mortalität: Männer 53, Frauen 18 pro 100 000 Einwohner und Jahr.

Abbildung 6.2 zeigt einige epidemiologische Besonderheiten:
- Die Lungenkrebshäufigkeit steigt mit zunehmendem Zigarettenkonsum.

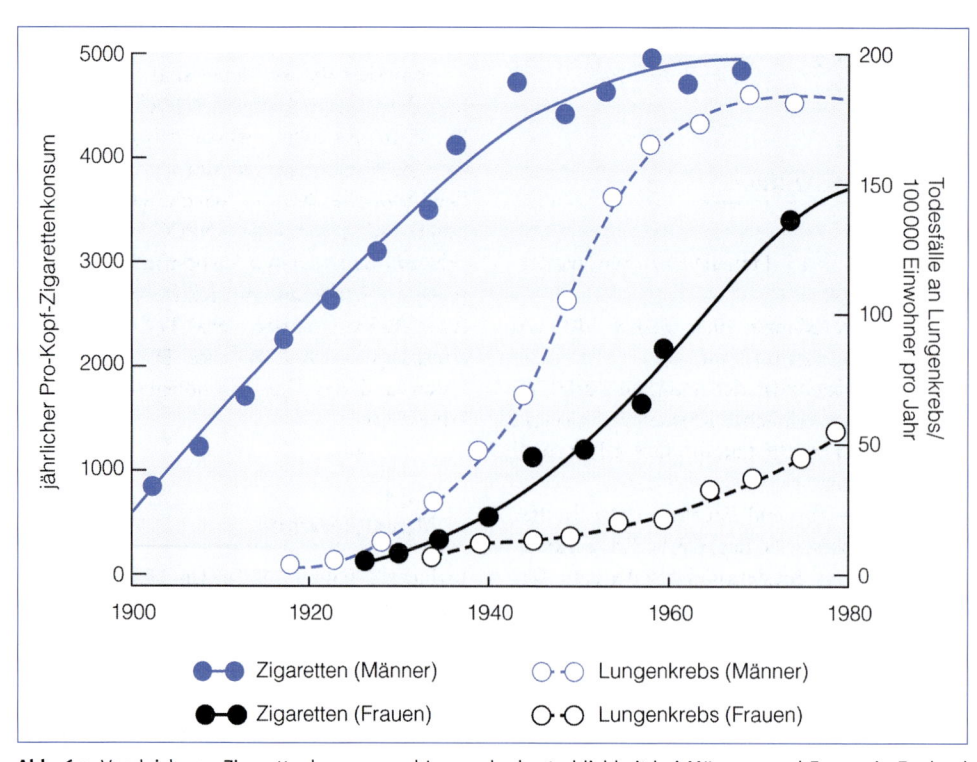

Abb. 6.2 Vergleich von Zigarettenkonsum und Lungenkrebssterblichkeit bei Männern und Frauen in England und Wales.

- Die Inzidenz nimmt bei Frauen stärker zu als bei Männern.
- Augenblicklich beträgt das Verhältnis Männer zu Frauen etwa 3 : 1, im Gegensatz zu 10 : 1 im Jahr 1950. In einigen Bundesstaaten der USA ist das Lungenkarzinom bereits der häufigste Krebs der Frau.
- Das heute noch seltene Vorkommen des Lungenkrebses bei der Frau lässt sich damit erklären, dass die Frauen später begonnen haben zu rauchen.
- Die Latenzzeit zwischen Tabakexposition und Krebsmanifestation beträgt ungefähr 20 Jahre.
- Das Lungenkrebsrisiko ehemaliger Raucher vermindert sich kontinuierlich mit den rauchfreien Jahren und nähert sich ab 15 Jahren demjenigen der Nieraucher.

> **MERKE**
> 85–90 % der Bronchialkarzinome sind durch Rauchen verursacht. Einen gefahrlosen Tabakkonsum gibt es nicht.

6.4.2 Mammakarzinom

Inzidenz: Männer 1, Frauen 95 pro 100 000 Einwohner und Jahr.
Mortalität: Männer 0,4, Frauen 30 pro 100 000 Einwohner und Jahr.

Der Brustkrebs ist der häufigste Krebs der Frau (25 % der weiblichen Krebsmortalität) und nimmt weiter zu. Er kommt aber selten auch beim Mann vor.

Risikofaktoren sind Brustkrebs der Mutter oder der Schwester (s. Kap. 6.3.1), Krebserkrankung des Vaters, Kinderlosigkeit oder erste Geburt nach dem 30. Lebensjahr, keine oder nur kurze Stillperiode, die sog. zystische Mastopathie sowie frühere Karzinome des Dickdarms, der gegenseitigen Brust, der Gebärmutter oder der Eierstöcke. Die Vermutung, dass die regelmäßige Einnahme von Ovulationshemmern das Auftreten von Mammakarzinomen begünstigen könnte, ist nicht bewiesen, aber auch noch nicht völlig entkräftet.

> **MERKE**
> Das Krebsrisiko sinkt nach frühzeitiger Schwangerschaft (vor dem 20. Lebensjahr), nach Mehrfachgeburten mit frühzeitiger Menopause sowie bei tumorfreier Familienanamnese.

6.4.3 Kolorektales Karzinom (Dickdarmkrebs)

Inzidenz: Männer 32, Frauen 35 pro 100 000 Einwohner und Jahr.
Mortalität: Männer 18, Frauen 21 pro 100 000 Einwohner und Jahr.

Die Karzinome des Dick- und Enddarms nehmen in den meisten Industrienationen zu. Dies wird hauptsächlich auf unphysiologische Ernährungsgewohnheiten, Bewegungsmangel und Adipositas (Fettleibigkeit) zurückgeführt.

Besondere Risikofaktoren sind u. a. die familiäre Polypose des Dickdarms (FAP, die gesamte Dickdarmschleimhaut ist von Polypen übersät), die Colitis ulcerosa, der Morbus Crohn sowie das Vorhandensein des hereditären nichtpolypösen Kolonkarzinom-(HNPCC-)Gens. Es ist bekannt, dass sich aus Adenomen oder Darmpolypen Karzinome entwickeln können (sog. Adenom-Karzinom-Sequenz). Frühere Krebserkrankungen der Brust, des Dickdarms, des Ovars und des Uterus erhöhen das Erkrankungsrisiko.

6.4.4 Magenkarzinom

Inzidenz: Männer 22, Frauen 10 pro 100 000 Einwohner und Jahr.
Mortalität: Männer 16, Frauen 7 pro 100 000 Einwohner und Jahr.

Die Magenkrebshäufigkeit nimmt seit 50 Jahren kontinuierlich ab, und zwar in allen westlichen Ländern, und in den Städten stärker als auf dem Land (bis zu 50 %). Vermutlich hängt dies mit den veränderten Ernährungsgewohnheiten zusammen. Eine besonders hohe Inzidenz bestand in Japan mit 70 Karzinomen pro 100 000 Einwohner und Jahr. Auch dort geht die Inzidenz aufgrund mehr westlich orientierter Ernährungsgewohnheiten zurück. Dafür nehmen auch in Japan die kolorektalen Karzinome und die Mammakarzinome zu.

Als Risikofaktoren gelten stark gesalzene bzw. gepökelte Speisen, ein chronischer Magensäuremangel, Magenschleimhautentzündung, die perniziöse Anämie bzw. Vitamin-B_{12}-Mangel. Die immer wieder gehörte Behauptung, dass Magenresektionen ein erhöhtes Krebsrisiko nach sich zögen, ist nicht bewiesen und vermutlich auch nicht zutreffend.

> **MERKE**
>
> Lungenkarzinom, Mammakarzinom und kolorektale Karzinome nehmen immer noch zu. Das Magenkarzinom wird seltener.

FRAGEN

6.1 Was versteht man unter Epidemiologie?
6.2 Worauf beruhen die epidemiologischen Daten zur Krebshäufigkeit meist?
6.3 Was ist der Unterschied zwischen den immer wieder verwechselten Begriffen Inzidenz, Morbidität und Prävalenz bzw. Mortalität und Letalität?
6.4 Wie viele der Menschen sterben an bösartigen Erkrankungen („Krebs")?
6.5 Welches sind die beiden hauptsächlichen Todesursachen?
6.6 Wie wirken sich unsere Lebensgewohnheiten als Krebsursachen aus?
6.7 Welches sind die häufigsten zivilisatorischen Krebsursachen?
6.8 Was fällt Ihnen zum Stichwort „Krebs und Alter" ein?
6.9 Was versteht man unter Krebsfamilien?
6.10 Betreffen genetische Defekte bei der Vererbung von „Krebs" die Geschlechtschromosomen oder die Autosomen (= Nichtgeschlechschromosomen)?
6.11 Gibt es vor „Krebs" schützende Diäten („Krebsdiäten")?
6.12 Wie viele der Lungenkarzinome sind bei Frauen und Männern durch das Rauchen verursacht?
6.13 Kann ionisierende Strahlung „Krebs" verursachen? Welches ist der Risikofaktor?
6.14 In welchem Verhältnis steht der Strahlenkrebs zu anderen zivilisatorischen Tumorerkrankungen?
6.15 Gibt es „Krebs" durch Viren?
6.16 Hormone und „Krebs"?
6.17 Immunität und „Krebs"?

7 Tumorprophylaxe (Prävention)

In der Onkologie gliedert sich die Prävention, wie in anderen Gebieten der Medizin auch, in zwei Bereiche: Krankheitsverhütung (sog. primäre Prävention) und Krankheitsfrüherfassung (sog. sekundäre Prävention).

> **MERKE**
> **Krankheitsverhütung** durch Ausschalten bekannter Krebsursachen bezeichnet man als primäre Prävention.

7.1 Primäre Prävention (Vorsorge)

Maßnahmen der Prävention haben die bekannten und in Kapitel 6.3 aufgezählten Krebsursachen auszuschalten. Sie sind nicht medizinischer Art, sondern eine Aufgabe der Gesundheitspolitik, die sich der Gesetzgebung, organisatorischer Maßnahmen und der Gesundheitsaufklärung bedient.

1. **Gesetzgebung:** Es handelt sich um Gesetze, Richtlinien und Verordnungen über die Ausschaltung von Gefährdungen am Arbeitsplatz, über Nahrungsmittelzusätze, den Schadstoffgehalt in der Luft, in Abgasen usw.
2. **Organisatorische Maßnahmen:** Umsetzung von Richtlinien und Verordnungen, beispielsweise im Strahlenschutz oder zur Vermeidung und Entsorgung schädlicher Produkte in der Industrie.
3. **Gesundheitsaufklärung:** Aufklärung der Bevölkerung über gesunde Ernährung, Förderung des Nichtrauchens, Reduktion des Alkoholkonsums, Unterlassung des extremen Sonnenbadens usw.

Eine praktische Rolle spielt die primäre Krebsprophylaxe heute vor allem bei den Berufskrebsen und bei der Bekämpfung des Rauchens.

7.2 Sekundäre Prävention (Früherkennung)

Die Heilungsaussichten der bösartigen Tumoren sind besser, wenn sie frühzeitig erkannt werden, wenn das Tumorwachstum noch auf den Ursprungsort begrenzt ist und noch keinen Anschluss an das Lymph- oder Blutgefäßsystem gefunden hat.

Abbildung 7.1 veranschaulicht am Beispiel des Mammakarzinoms eindrucksvoll, dass jeder Tumor bis zur Diagnose eine jahre- bis jahrzehntelange Entwicklung hinter sich hat. Sie wirft aber auch Fragen im Zusammenhang mit der Früherkennung auf, weshalb es angezeigt ist, die Empfehlungen für die Praxis der Früherkennungsmaßnahmen mit einer gewissen Zurückhaltung zu formulieren:

- Sind unsere diagnostischen Verfahren überhaupt geeignet, einen Tumor im Inneren des Körpers wirklich frühzeitig zu erfassen?
- Was heißt „früh" innerhalb der jahrelangen Entwicklungsgeschichte eines malignen Tumors? Mit 1 cm Größe hat nämlich ein Karzinom schon drei Viertel seiner Lebenszeit hinter sich.
- Wann beginnt die Metastasierung, schon sehr frühzeitig oder erst spät, in Abbildung 7.1 nämlich bei A, B oder erst bei C?

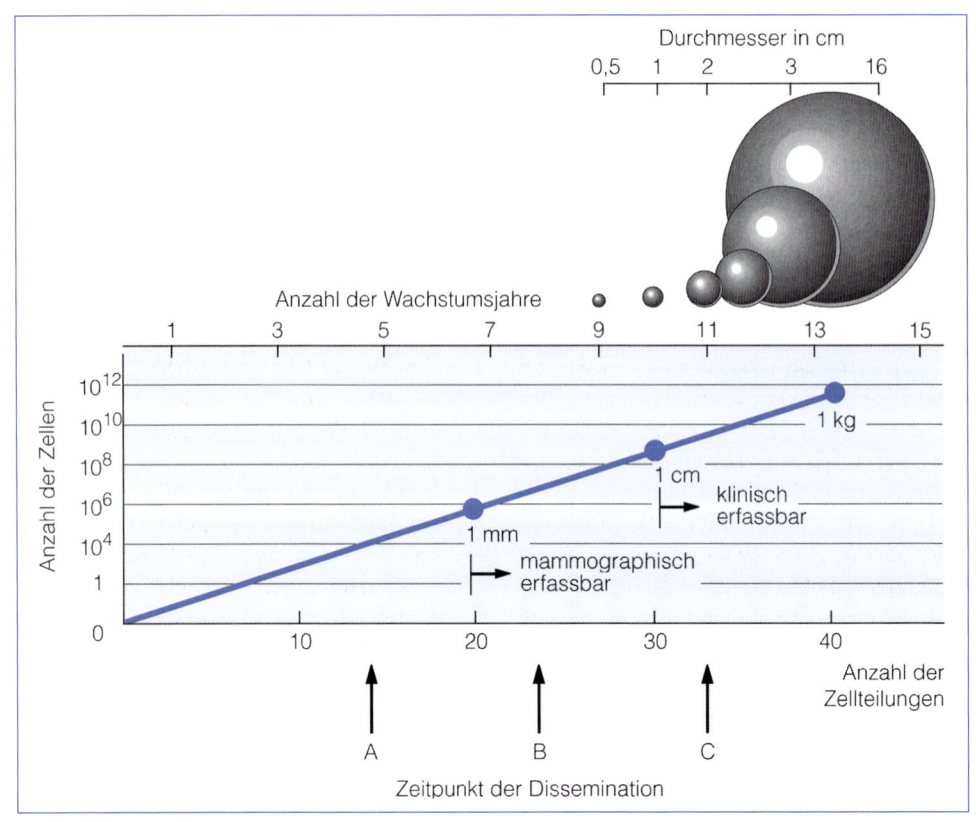

Abb. 7.1 Darstellung der Karzinomentwicklung am Beispiel des Mammakarzinoms. Annahme: Zellverdopplung alle 100 Tage. Erklärung im Text.

> **MERKE**
>
> **Früherfassungsmaßnahmen** von bereits bestehenden Tumoren machen die sekundäre Prävention aus.

7.3 Praktische Möglichkeiten der Früherfassung

Reihenuntersuchungen an einer großen Zahl nicht ausgewählter, asymptomatischer Personen haben sich nicht bewährt. Die Akzeptanz von (durch die Krankenkassen ja bezahlten) **Vorsorgeuntersuchungen** ist leider noch gering. Man schätzt sie in Deutschland bei Frauen auf unter 35 % und bei Männern sogar nur auf knapp 14 %. Vorsorgeuntersuchungen sollten sich auf die häufigsten Karzinome von Mann und Frau beziehen und richten sich insbesondere an **Risikopatienten**.

- **Zervixkarzinom** (Karzinom des Gebärmutterhalses): Es geht um die Erkennung wirklicher Frühstadien („In-situ-Karzinome" und sehr kleine invasive Karzinome), die eine Heilungswahrscheinlichkeit von nahezu 100 % haben. Der „Abstrich" anlässlich einer gynäkologischen Untersuchung sollte ab dem 25. Lebensjahr, bei sehr frühem Beginn der sexuellen Aktivität ab dem 20. Lebensjahr und bei Wöchnerinnen anlässlich der üblichen Nachsorge vorgenommen und im Fall eines negativen Befundes alle 3 Jahre bis zum Erreichen des 60. Lebensjahres wiederholt werden.
- **Mammakarzinom** (Brustkrebs der Frau): Als Vorsorgeuntersuchung gelten die Selbstunter-

suchung der Brüste durch die Frau selbst, die Brustuntersuchung durch den Arzt und die Mammographie. Mehr als 80 % der Karzinome können von den Patientinnen selbst nach Instruktion durch den Arzt oder eine Krankenschwester entdeckt werden. Wir empfehlen die Mammographie bei Risikopatientinnen (Mammakarzinome in der Familie, bereits bekanntes Mammakarzinom der Gegenseite, suspekte Tastbefunde/Mastopathie/Schmerzen in der Brust) ab dem 25. Lebensjahr alle 2 Jahre, bei allen anderen Frauen ab dem 40. Lebensjahr. Die weiteren Untersuchungen richten sich nach dem Befund der „Basis"-Mammographie und dem Tastbefund, der halbjährlich erhoben werden sollte. Besondere Regeln gelten für Trägerinnen der Brustkrebsgene BRCA-1 und BRCA-2.

- **Kolorektales Karzinom** (Kolon- und Rektumkarzinom): Die Früherfassung basiert auf Inspektion, Palpation, Nachweis von okkultem (nicht sichtbarem) Blut im Stuhl und auf der Rekto- oder Koloskopie. 10 % der Karzinome werden mit dem Finger rektal getastet, die Hälfte aber schon mit der Rektoskopie und nahezu alle mit der Koloskopie erfasst. Eine rektale Austastung ist bei jeder ärztlichen Untersuchung vorzunehmen, eine Koloskopie ab dem 40. Lebensjahr. Bei negativem Ausfall der Koloskopie genügt eine Wiederholung nach 5 Jahren, nach Abtragung eines tumorfreien Polypen ebenfalls, nach Abtragung mehrerer oder bereits karzinomatös veränderter Adenome nach 2 Jahren.
- **Prostatakarzinom:** Es kann durch rektale Palpation erkannt werden. Vorsorgeuntersuchungen sind ab dem 50. Lebensjahr empfehlenswert. Mit Hilfe des Tumormarkers PSA und seiner Subfraktionen gelingt bereits eine Frühdiagnose.
- **Bronchialkarzinom** (Lungenkrebs): Das Bronchialkarzinom ist – von wenigen Ausnahmen abgesehen – nur chirurgisch heilbar und muss deshalb im Frühstadium erfasst werden (Röntgenreihenuntersuchungen bei Risikopatienten). Der primären Prophylaxe (Prävention) kommt allerhöchste Priorität zu: Nie rauchen bzw. nicht mehr rauchen!
- **Magenkarzinom:** Die Früherkennung mittels Magenröntgen und Gastroskopie ist in Japan durch Entdeckung zahlreicher Frühkarzinome außerordentlich erfolgreich.
- **Malignes Melanom:** Regelmäßige dermatologische Kontrollen sind bei Risikopersonen (Blondhaarige, Hellhäutige, „Sonnenanbeter") empfehlenswert. Die Früherkennung sichert eine Heilungswahrscheinlichkeit von über 90 %. Prophylaxe: Unterlassen des sinnlosen „Grillens" in der Sonne, Vermeiden von Sonnenbrand.
- **Karzinome der oberen Schluckstraße und des Kehlkopfes:** Hier sind HNO-fachärztliche und endoskopische Untersuchungen bei exzessiven Rauchern und Trinkern sowie bei am Arbeitsplatz Gefährdeten so früh wie möglich und in jährlichen Abständen vorzunehmen.

> **MERKE**
> Screeninguntersuchungen sind nur dann sinnvoll, wenn eine früh erkannte Krankheit auch eine gute Prognose hat. Das trifft nach heutigem Wissen für die große Mehrzahl der Tumoren zu.

7.4 Anleitung der Bevölkerung zur Beachtung charakteristischer Warnzeichen und Frühsymptome

Frühzeichen einer Tumorerkrankung sind uncharakteristisch und außerdem selten. Symptome zeigen sich für gewöhnlich erst bei fortgeschrittenen Tumorerkrankungen. Trotzdem sollte jeder die Warnsignale einer Krebserkrankung kennen. Ihre Bekanntmachung in der Bevölkerung stellt eine wichtige gesundheitspolitische Aufgabe dar, damit der Gang zum Arzt so früh wie möglich erfolgt.

> **MERKE**
>
> **12 Warnsignale bei Krebs**
> 1. Bildung eines **Knotens** oder einer Verhärtung, z. B. in der Brust.
> 2. Auffällige Veränderung einer **Warze** oder eines **Muttermals**, Neubildung eines Muttermals.
> 3. Änderung der **Darm- oder Blasentätigkeit**.
> 4. Andauernde **Heiserkeit**, lang anhaltender Husten.
> 5. **Blutungen oder Ausfluss** aus einer Körperöffnung, vaginale Blutungen außerhalb der Periode, Blutarmut (Anämie).
> 6. Ausbleibende Periode, geänderte Behaarung und andere **Zeichen eines veränderten Hormonhaushalts**.
> 7. Anhaltende **Schluckbeschwerden**.
> 8. **Appetitmangel**, Aversion gegen Fleisch.
> 9. Nicht abheilende **Wunde**.
> 10. **Sehstörungen**, plötzlicher **Gehörverlust**.
> 11. Unbeabsichtigte **Gewichtsabnahme**.
> 12. **Chronische Schmerzen**.

FRAGEN

7.1. Was versteht man unter primärer Prävention?
7.2 Was versteht man unter sekundärer Prävention?
7.3 Für welche Tumorerkrankungen sind Früherkennungs- bzw. Vorsorgeprogramme sinnvoll und deshalb zu empfehlen?
7.4 Nennen Sie die 12 Warnzeichen von „Krebs"!

8 Grundlagen der Tumordiagnostik

8.1 Allgemeine Grundsätze

Die in der Medizin gültige Regel „**keine Therapie ohne Diagnose**" gilt für die Onkologie in besonderem Maße. Angesichts der Radikalität der onkologischen Behandlungsverfahren wäre es unverantwortlich, Patienten ohne gesicherte Tumordiagnose und ohne gewissenhafte Feststellung des Tumorausbreitungsstadiums (Kap. 5.7) einer solchen Therapie zu unterziehen.

Ebenso ist die Regel „**keine Diagnostik ohne Behandlungskonsequenz**" zu beherzigen. Diesen Grundsatz sollten sich alle Klinikärzte „hinter die Stirn schreiben" – sowohl bei der Primärdiagnostik (vor Therapie) als auch in der Nachsorge (nach Therapie).

Tumorparameter

Dies sind objektive Messwerte, die vor einer Behandlung festgehalten und dann während oder nach der Behandlung in regelmäßigen Abständen kontrolliert und miteinander verglichen werden. Es können sicht-, tast- oder messbare Tumoren sein, vergrößerte Organe, Körperhöhlenergüsse, abweichende Laborwerte (Blutbild, Knochenmarkbefund, Leber- und Nierenchemie, Eiweiß- und Enzymparameter, Hormone und andere Tumormarker) oder auch der Allgemeinzustand des Patienten.

Diagnostische Sicherheit und praktische **Durchführbarkeit** sind entscheidend für die Auswahl eines Tumorparameters. Hier einige Definitionen der diagnostischen Zuverlässigkeit:

- **Sensitivität** bezeichnet das „Ansprechen" eines Tests bei bekannter Tumormenge. Sie wird gemessen am Prozentsatz „falsch negativer" Befunde.
- **Spezifität** bezeichnet die Zuverlässigkeit eines pathologisch ausgefallenen Wertes. Sie wird gemessen am Prozentsatz „falsch positiver" Befunde, also bei nicht vorhandener Tumorerkrankung. Beispielsweise ist der Blutnachweis im Stuhl durchaus unspezifisch und kann verschiedene, auch ganz harmlose Ursachen haben.
- **Treffsicherheit** bezeichnet das Verhältnis von Sensitivität und Spezifität und ist die prozentuale Sicherheit, mit der ein vorhandener Befund als solcher richtig erkannt wird. Beispielsweise kann die Treffsicherheit einer Methode, die eine Sensitivität von 90 % und eine Spezifität von 80 % aufweist, noch deutlich unter diesen Werten liegen.

Praktisch durchführbar ist ein Test, sofern er
- einfach,
- zumutbar,
- jederzeit wiederholbar,
- überall durchführbar und
- kostengünstig ist.

Eine Magenspiegelung, eine Computertomographie und eine Gewebeentnahme aus einem suspekten Befund haben zwar eine hohe Aussagekraft, sind aber weder einfach und jederzeit wiederholbar noch überall durchführbar, geschweige denn billig.

Des Weiteren unterscheiden wir zwischen direkten und indirekten Methoden.

Direkte Methoden

Sie liefern eine sichere Diagnose durch die Möglichkeit der histologischen oder zytologischen Untersuchung nach chirurgischer Gewebeentnahme, nach Abstrich, Absaugung oder Feinnadelbiopsie (Kap. 8.6).

Indirekte Methoden

Dazu zählt man die verschiedenen bildgebenden Verfahren, wie Röntgenuntersuchungen, nuklearmedizinische Untersuchungen und den Ultraschall, aber auch Laboruntersuchungen.

„Krebstests"

Die immer wieder angefragten sog. Krebstests gibt es über das bisher Gesagte hinaus nicht. Trotzdem hält sich eine Reihe von unbewiesenen, geheimnisvollen, widersprüchlichen und unlogischen, also irrationalen Theorien, aus denen sich wiederum zahlreiche „Krebstests" herleiten. Sie werden gerade in den deutschsprachigen Ländern trotz offensichtlicher Unsinnigkeit und Nutzlosigkeit immer wieder angepriesen und durchgeführt.

> **MERKE**
> Jede Tumordiagnostik beginnt mit einer ausführlichen Anamnese, wird gefolgt von einer sorgfältigen Untersuchung, von einfachen, wenig belastenden und kostengünstigen Zusatzuntersuchungen. Am Schluss stehen die kostenintensiven Labor- und apparativen Verfahren.

8.2 Anamnese

Der Erfahrene kann bereits aus einer geduldig erhobenen Krankheitsgeschichte auf Anhieb die Diagnose stellen, der weniger Geübte muss dies erst lernen. Die Anamnese gliedert sich in Familienanamnese, Eigenanamnese, Berufsanamnese, soziale Anamnese und schließlich die spezielle Krankheitsanamnese.

Familienanamnese

Der Arzt fragt nach der „Krebsfamilie", nach obligat prämalignen Erkrankungen, wie z. B. Polypose des Dickdarms, nach familiär gehäuften Malignomen (Brustkrebs, kolorektales Karzinom, Magenkarzinom etc.) und vererbbaren Tumoren, z. B. dem Retinoblastom.

Eigenanamnese

Man fragt nach vorangegangenen Operationen (z. B. im Magen-Darm-Bereich), nach Fehlbildungen (Leistenhoden), chronischen Entzündungen (Colitis ulcerosa, Morbus Crohn, Tuberkulose, chronische Hepatitis, AIDS) und nach Verletzungen.

Berufsanamnese

Es ist interessant zu erfahren, ob vorher mit Holzstäuben (Buche, Eiche: Adenokarzinome der Nasenhöhlen), mit Asbest (Pleura- und Peritonealmesotheliome, Lungenkarzinome), ionisierenden Strahlen oder anderen karzinogenen Stoffen, wie Arsen, Benzol, Braunkohlenteer, gearbeitet wurde.

Soziale Anamnese

Im Rahmen der Lebensgewohnheiten interessieren der Alkoholkonsum, Rauch- und Essgewohnheiten, aber auch Partnerbeziehungen, Geburten, die Einnahme von Hormonen, von Schmerzmitteln und anderen Medikamenten.

Krankheitsanamnese

Unter den jetzigen Beschwerden sind Symptome wie Aversion gegen Fleisch, Schluckbeschwerden, bestimmte Schmerzlokalisatonen, Fieber und Nachtschweiß, Heiserkeit, Bluthusten etc. charakteristisch. Uncharakteristisch sind die Allgemeinsymptome Appetitlosigkeit, Gewichtsverlust und Leistungsminderung. Wir bitten den Patienten, seine Beschwerden genau zu beschreiben; dabei hören wir genau hin. Dies erlaubt oftmals schon die (Anhieb-)Diagnose.

> **MERKE**
> Tumorsymptome sind selten ein Frühzeichen von Krebs, sie weisen für gewöhnlich auf eine bereits fortgeschrittene Erkrankung hin.

> **MERKE**
> Der wirksamste Strahlenschutz ist das Unterlassen von nicht indizierten Röntgenuntersuchungen.

8.3 Körperliche Untersuchung

Neben dem allgemeinen Aspekt (Körpergröße, Körpergewicht, Ernährungszustand, geschätztes Alter etc.) suchen wir nach Veränderungen der Haut (Hautfarbe, Hautausschläge und -rötungen sowie Tumoren), nach Lymphknotenvergrößerungen und Organveränderungen in der Kopf-Hals-Region, am Körperstamm, im Leib (Abdomen) sowie im Bereich der Genitalien und schließen dann mit einer neurologischen Untersuchung ab.

8.4 Bildgebende Diagnostik

Der Entschluss zum Einsatz bildgebender Verfahren ergibt sich als logische Folge aus der Anamneseerhebung, aus pathologischen Befunden bei der körperlichen Untersuchung und gegebenenfalls aus vorangegangenen einfachen diagnostischen Maßnahmen.

Bildgebende Verfahren können und dürfen die histologische Sicherung eines malignen Tumors nicht ersetzen. Sie erlauben nur ausnahmsweise eine definitive Diagnose.

Der diagnostische Untersuchungsgang beginnt mit einfachen, nichtinvasiven und wenig kostspieligen Verfahren. Erst dann folgen bei gezieltem Verdacht Computertomographie (CT), Magnetresonanztomographie (MRT), digitale Subtraktionsangiographie (DSA), u.U. auch die Positronen-Emissions-Tomographie (PET).

8.4.1 Gehirn

CT und **MRT** sind zum Nachweis von primären und sekundären Hirntumoren konkurrenzlos und haben Schädelleeraufnahme, Hirnszintigraphie und Pneumenzephalographie verdrängt (Abb. 8.1 und 8.2). Dabei ist der MRT der CT überlegen. Sie arbeitet zudem ohne Röntgenstrahlen. In einigen Fällen ist der Neurochirurg bei der Operationsplanung an der Gefäßversorgung eines Tumors oder an der Gefäßarchitektur des Nachbargewebes interessiert; dann kann eine Karotis- oder Vertebralisangiographie angezeigt sein. Meistens erhält man ausreichende Antwort bereits durch ein Angio-CT oder eine MR-Angiographie (nach intravenöser Kontrastmittelapplikation).

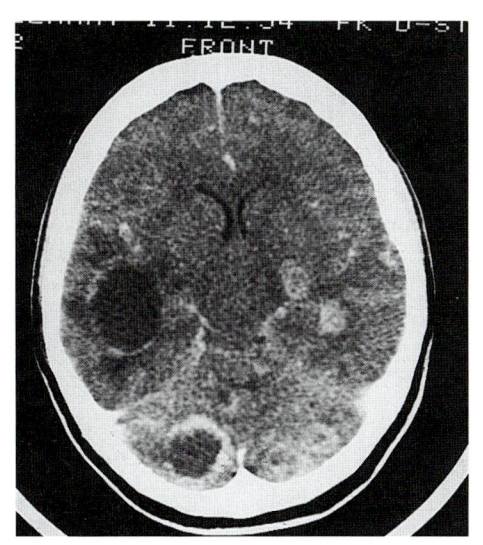

Abb. 8.1 Computertomographie des Gehirns. Es sind teils solide, teils zystische Hirnmetastasen zu sehen.

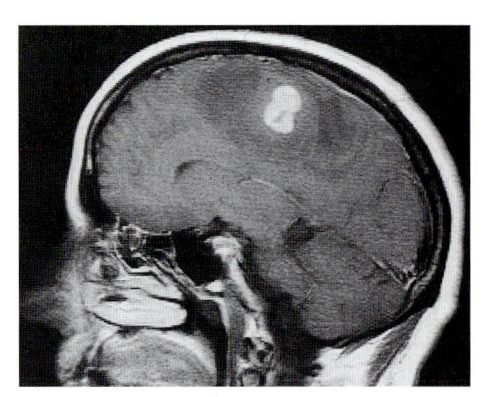

Abb. 8.2 Die Kernspintomographie des Gehirns zeigt den Tumor, besonders gut das perifokale Ödem und die sehr starke Anreicherung des Kontrastmittels Gadolinium.

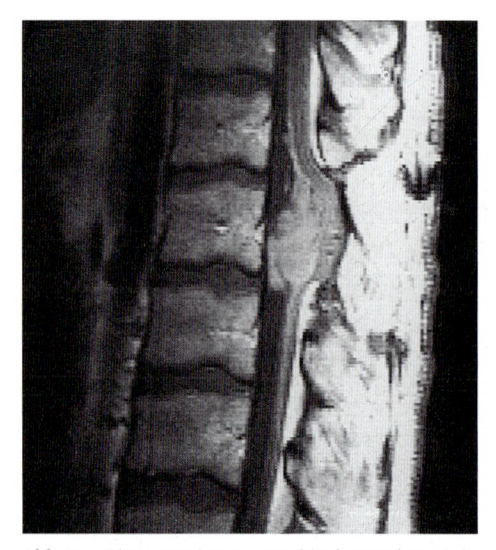

Abb. 8.3 Die Kernspintomographie des Rückenmarkkanals lässt in Höhe des 3. LWK ein Ependymom von 1,2 cm Länge erkennen.

8.4.2 Rückenmark

Die **MRT** gilt als Methode der Wahl zum Nachweis von Rückenmarktumoren und Raumforderungen, die innerhalb und außerhalb der harten Hirnhaut liegen (intra- bzw. extradurale Raumforderungen). Die spinale Myelographie und die CT spielen hier praktisch keine Rolle mehr (Abb. 8.3).

Zum Nachweis von Knochenveränderungen der Wirbelsäule hingegen sind nach wie vor konventionelle **Röntgenaufnahmen** (als erste gezielte röntgendiagnostische Maßnahme) und die CT unerlässlich (Abb. 8.4).

8.4.3 HNO-Bereich

Die **CT mit Knochen- und Weichteilfenster** ermöglicht eine hinreichend genaue Beurteilung der Tumorausdehnung sowie den eventuellen Nachweis von Knochendestruktionen an der Schädelbasis, den Orbitae und an der Wirbelsäule (Abb. 8.5). Die **MRT** kann die Weichteile noch besser differenzieren. Die Schnittebenen werden der besonderen Tumorsituation angepasst.

Zum Nachweis von Halslymphknotenmetastasen hat sich in neuerer Zeit die **Sonographie** (Ultraschalluntersuchung) bestens bewährt. Sie kann Lymphknotenmetastasen aufdecken, die u.U. selbst dem Finger des Erfahrenen entgehen.

8.4.4 Thoraxorgane

Die **Röntgen-Thoraxaufnahme** ist die wichtigste Screeninguntersuchung zum Nachweis von Tumoren in der Lunge, am Lungen- bzw. Rippenfell, in der Lungenwurzel (Hilus) sowie an den Rippen und Wirbelkörpern. Die kritische Nachweisgrenze eines peripheren Lungenrundherdes liegt bei 0,5–1 cm. Bei unklaren Befunden muss durchleuchtet werden (Abb. 8.6).

Zum Nachweis von Tumoren des Hilus und des Mediastinums ist die **Computertomographie (CT)** konkurrenzlos (Abb. 8.7). Von wenigen Fragestellungen abgesehen, folgt sie der Röntgenübersichtsaufnahme. Die beste Unterscheidung zwischen Normal- und Tumorgewebe erlaubt die **Magnetresonanztomographie (MRT)**.

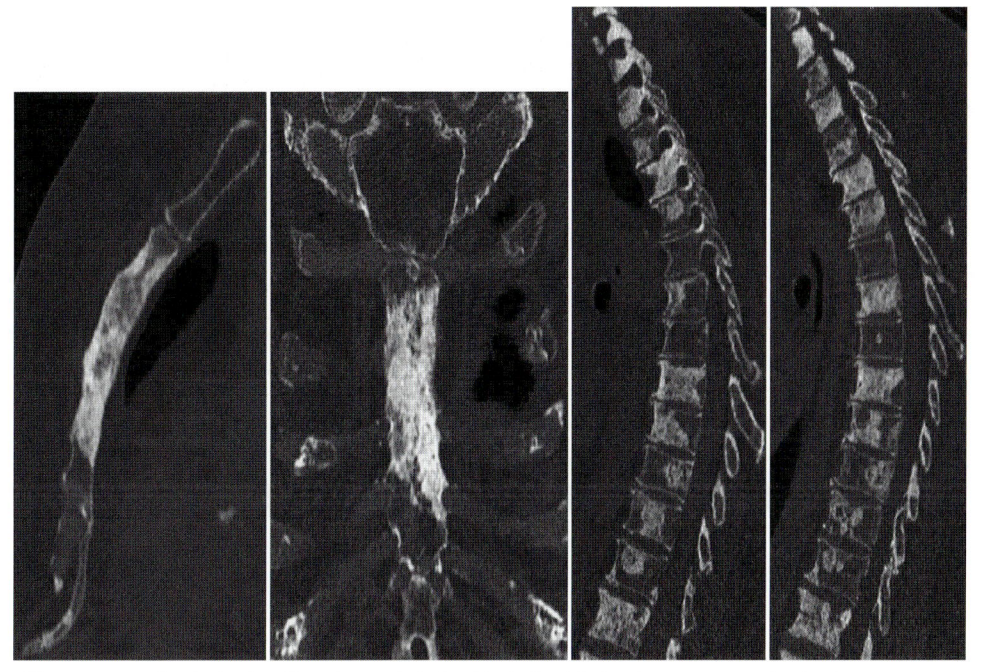

Abb. 8.4 Osteoplastische (weiß) und osteolytische (dunkel) Wirbelsäulenmetastasen in der Computertomographie.

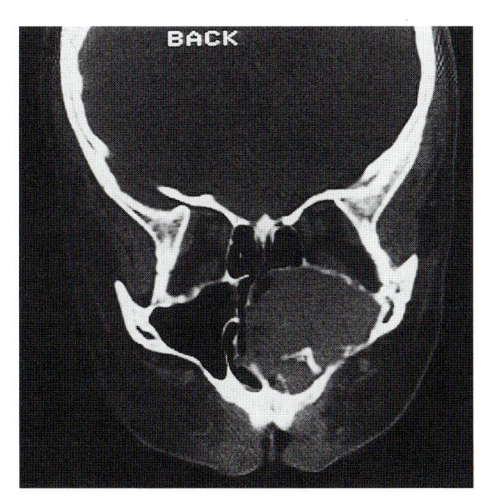

Abb. 8.5 Ausgedehntes Oberkieferkarzinom in der Computertomographie: Zerstörung von Kieferhöhle, Siebbeinzellen, lateraler linker Nasenwand, Einbruch in die linke Nasenhaupthöhle und Zerstörung der äußeren Nase.

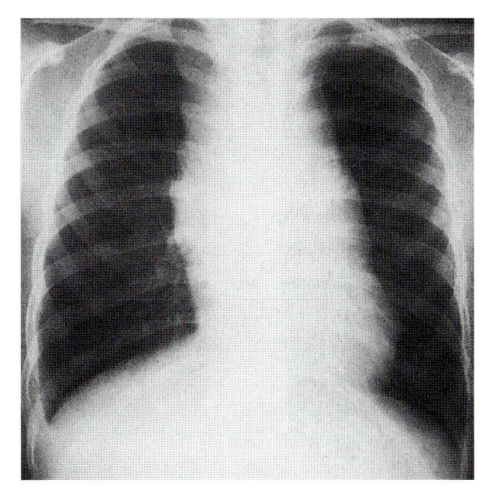

Abb. 8.6 Thoraxübersichtsaufnahme mit großem Mediastinaltumor.

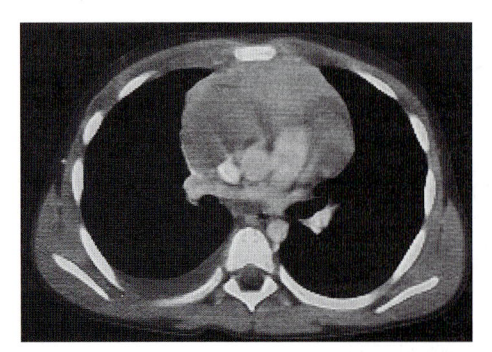

Abb. 8.7 Großes malignes Thymom des vorderen Mediastinums in der Computertomographie: Die vordere Brustwand und die großen Gefäße sind umwachsen und komprimiert (v. li. n. re.: kontrastierte V. cava superior, Aortenwurzel und A. pulmonalis).

Minderdurchblutete Lungenareale (durch Gefäßkompression oder als Reflex auf einen Bronchusverschluss) lassen sich eindrücklich mit der **Perfusionsszintigraphie** der Lungen darstellen.

8.4.5 Brustdrüse

Hier ist die **Mammographie** (Weichstrahl-Röntgenaufnahmen der Brust) die Methode der Wahl: Diffuse Veränderungen des Brustparenchyms sprechen vor allem für eine Mastopathie (Sammelbegriff für eine Reihe nicht bösartiger Parenchymveränderungen). Solitäre Knoten deuten auf Zysten, Fibroadenome und Karzinome hin. Auf den Aufnahmen werden Drüse, Fett- und Bindegewebe, die Dicke der Haut und die Gefäße beurteilt. Besonders ist auf kalkspritzerartige Mikroverkalkungen zu achten; sie sind beweisend (pathognomonisch) für ein Mammakarzinom (Abb. 8.8a).

Die **Sonographie** gestattet die Unterscheidung zwischen soliden und zystischen Prozessen und ist das sensitivste Verfahren zum Nachweis von Brusttumoren, insbesondere in der jugendlichen Brust. Ein verdächtiger Befund muss zur zytologischen und histologischen Abklärung punktiert werden.

Die **Galaktographie** (Darstellung der zentralen Milchgänge mit Kontrastmittel) ist bei einseitig sezernierender Brustdrüse (Ausfluss von

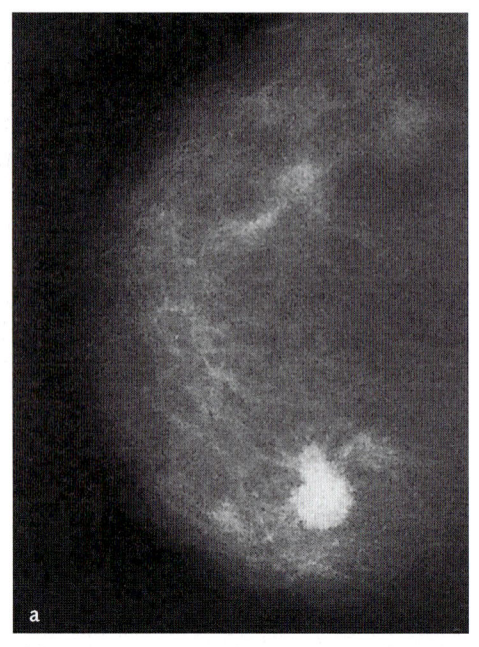

Abb. 8.8a Szirrhöses Mammakarzinom mit typischen Krebsausläufern und Mikroverkalkungen bei einer 47-jährigen Patientin in der Röntgen-Mammographie.

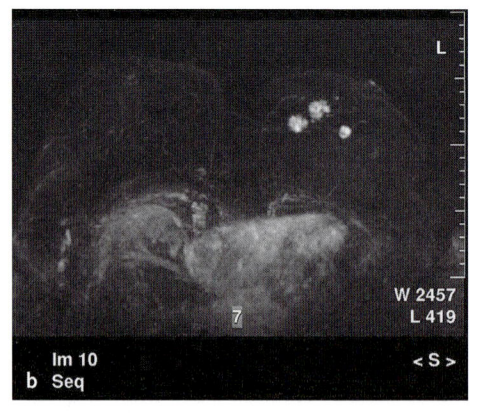

Abb. 8.8b Drei Mammakarzinomknoten in der linken Brust (MRT-Mammographie). In kranialer Blickrichtung sind beide Brüste in einem Schnittbild dargestellt.

Blut oder Flüssigkeit aus den Milchgängen) indiziert und kann Gangerweiterungen (Mastopathie), Füllungsdefekte (Papillome, Papillomatose) und Gangabbrüche (Milchgangskarzinom) zeigen.

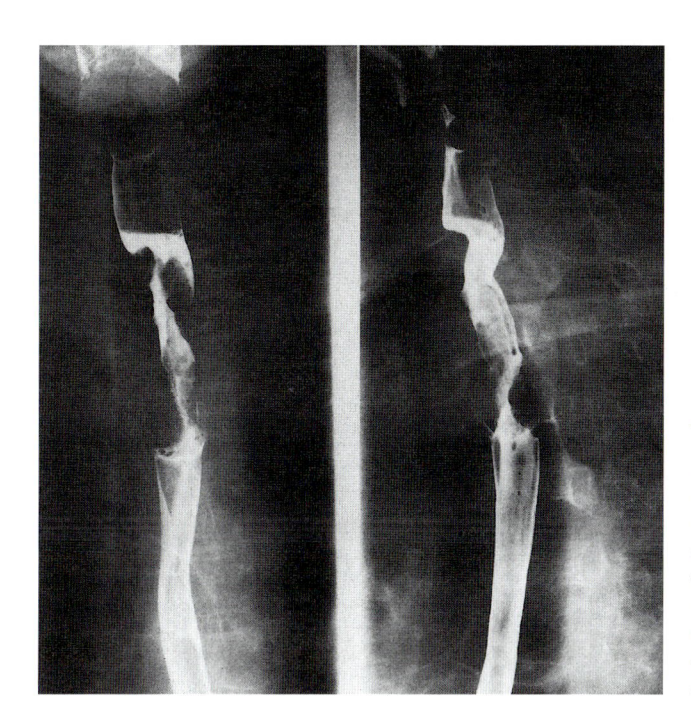

Abb. 8.9
Speiseröhrenkrebs (Ösophaguskarzinom) zwischen oberem und mittlerem Ösophagusdrittel. Sog. „Breischluck": Tumorknollen wachsen in das Innere vor und verursachen in der Kontrastmittelstraße ein „Apfelbiss"-Phänomen. Oberhalb der Stenose Aufstau, darunter normale Weite der Speiseröhre.

Die **MRT-Mammographie** ergänzt die Röntgen-Mammographie, die Sonographie und die klinische Palpation im Hinblick auf die Differentialdiagnose Fibrom/Adenom/Zyste/Narbe und Karzinom/Karzinomrezidiv. Im T1-gewichteten Bild ist das Karzinom besonders signalintensiv (Abb. 8.8b). Einige Untersucher meinen, damit ein Karzinom absolut sicher nachweisen zu können (was nicht stimmt).

8.4.6
Magen-Darm-Trakt und Leber

Die **Endoskopie** hat „das Röntgen" als Verfahren der ersten Wahl bei der Primärdiagnose von Karzinomen des Ösophagus, des Magens und des Dickdarms verdrängt. Der Untersucher kann den Tumor direkt sehen und biopsieren. Doch gibt es leider auch „blinde Flecken" für das Endoskop, außerdem empfinden zahlreiche Patienten eine Endoskopie als unangenehm. So haben also immer noch die herkömmlichen Röntgenuntersuchungen ihren Stellenwert.

Röntgen-Kontrastmittel-Untersuchungen, als Prallfüllung und im Doppelkontrast, führen zum Nachweis von tumorösen Veränderungen der Speiseröhre, des Magens, des Dünn-, Dick- und Enddarms. Dabei zeigen sich Einengungen (Stenosen) und Füllungsdefekte; allerdings gelingt keine histologische (feingewebliche) Diagnose. Deshalb muss bei jedem pathologischen Befund endoskopiert und gleichzeitig biopsiert werden (Abb. 8.9).

Die **CT** zeigt das organüberschreitende Wachstum eines Tumors besonders deutlich und ist zum Nachweis von Mediastinal-, Leber- und abdominalen Lymphknotenmetastasen geeignet (Abb. 8.10).

Die **Sonographie** hat eine hohe Treffsicherheit beim Nachweis von Lebermetastasen, eine deutlich geringere bei retroperitonealen Tumoren, wie Pankreas- und Lymphknotentumoren.

8.4.7
Nieren und ableitende Harnwege

Die Ultraschalluntersuchung (**Sonographie**) ist die Suchmethode der ersten Wahl zum Nachweis solider und zystischer Raumforderungen

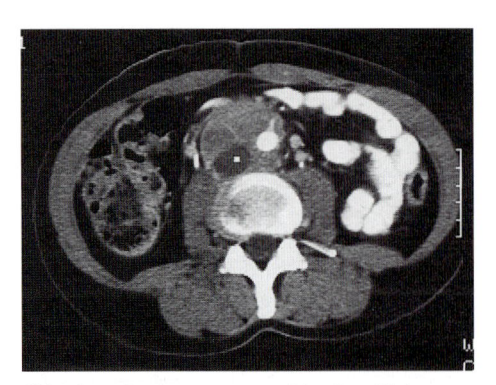

Abb. 8.10 Computertomographie des Abdomens: retroperitoneale Lymphknotenvergrößerung eines Lymphoms. Aorta (kontrastmittelgefüllt) und untere Hohlvene sind ummauert. Die untere Hohlvene ist thrombosiert, der Darm mit Kontrastmittel gefüllt.

des Nierenparenchyms sowie von Harnabflussstörungen (gestautes Nierenbecken). Raumforderungen in Blase und Prostata können sowohl von außen als auch endorektal oder endovesikal (vom Enddarm und aus dem Inneren der Blase heraus = Endosonographie) mit hoher Treffsicherheit erkannt werden.

Mit dem **Ausscheidungsurogramm** (Abb. 8.11) werden Nierenform, Nierenbeschaffenheit, das Nierenhohlraumsystem, die Lage und Weite der Harnleiter sowie Innenkontur und Impressionen der Harnblase abgebildet. Zur Beurteilung der Harnblase hat sich die MRT bewährt (Abb. 8.12), obwohl hier natürlich die Zystoskopie (Blasenspiegelung) die Methode der ersten Wahl ist.

Mit der **CT** lassen sich Ausdehnung und Nachbarschaftsbeziehungen von Primärtumoren sowie die retroperitonealen Lymphknotenstationen beurteilen.

Die **MRT** stellt im Vergleich zur CT die Weichteile bei Nieren-, Blasen- und Prostatakarzinom trennschärfer dar (Abb. 8.12).

Eine **Nierenangiographie** wird nur noch präoperativ zur Klärung der Gefäßversorgung vorgenommen.

8.4.8
Retroperitoneale Lymphknoten

Die **Sonographie** ist als Suchmethode nur dann geeignet, wenn der Retroperitonealraum ohne Überlagerungen (Luft, Darminhalt!) völlig einsehbar ist.

Die CT kann über 1 cm vergrößerte Lymphknoten sichtbar machen, erlaubt aber keine Artdiagnose. Falsch negative Befunde bei fehlender Lymphknotenvergrößerung und falsch positive Befunde durch Normvarianten sind häufig.

Die **Lymphographie** deckt nicht nur Lymphknotenvergrößerungen auf, sondern lässt auch die Lymphknotenstruktur nicht vergrößerter Lymphknoten beurteilen. Die Sensitivität beträgt etwa 80 %, die Spezifität mehr als 95 %. Die Lymphographie sollte immer dann durchgeführt werden, wenn CT und Ultraschalluntersuchung einen Normalbefund ergeben haben, der Nachweis von Lymphknotenmetastasen (z. B. bei malignen Lymphomen, Hodentumoren und Genitalkarzinomen) aber eine Änderung des therapeutischen Vorgehens verlangen würde (Abb. 8.13).

8.4.9
Skelettmetastasen

Die **Skelettszintigraphie** weist Skelettmetastasen Monate vor ihrem Sichtbarwerden im Röntgenbild nach. Die pathologischen Befunde einer erhöhten Radionuklidanreicherung („erhöhter Uptake") sind unspezifisch und können ebenso oder ähnlich bei degenerativen Skeletterkrankungen (Spondylose, Arthrose), als Traumafolge oder bei entzündlichen Prozessen aussehen (Abb. 8.14a–c). Jeder positive Befund im Szintigramm muss deshalb gezielt geröntgt und bei weiterbestehender diagnostischer Unsicherheit einer **Computertomographie** zugeführt werden.

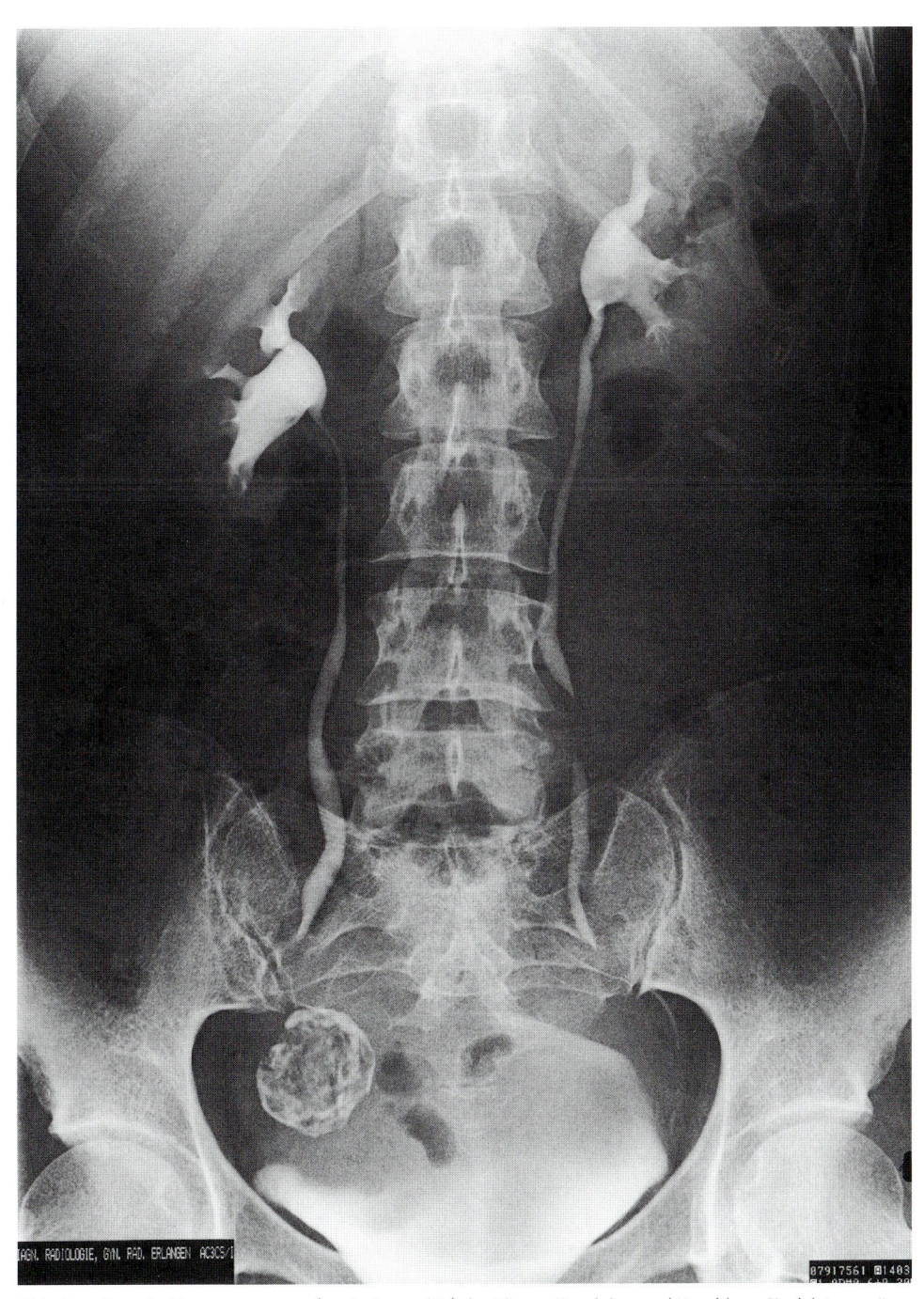

Abb. 8.11 Ausscheidungsurogramm (i.v. Pyelographie) der Nieren, Harnleiter und Harnblase. Nach intravenöser Kontrastmittelgabe erscheint nach einigen Minuten das Kontrastmittel in beiden Nierenbecken (und ihren Kelchen) und fließt über die Harnleiter (Ureteren) in die Harnblase ab. Rechts im kleinen Becken ein verkalktes Myom der Gebärmutter. Aufnahme 13 min nach Infusion.

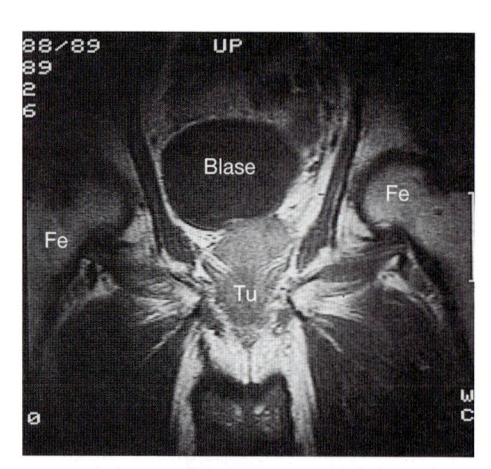

Abb. 8.12 Harnblasenkarzinom in der Kernspintomographie (MRT). Der Tumor (Tu) wächst untypischerweise außerhalb der Blase in Richtung Beckenboden und infiltriert u. a. die Prostata. Fe = Oberschenkelknochen.

8.5 Labordiagnostik

8.5.1 Früherkennung von Tumorkrankheiten

Zur Früherkennung von Tumorkrankheiten eignet sich kein einziger Labortest. Laboruntersuchungen ergänzen jedoch die klinische und apparative Diagnostik. Sie geben u.U. Hinweise auf **Art und Lokalisation** eines Tumors und eignen sich zur **Verlaufskontrolle**. Wichtige Organfunktionen lassen sich während der Behandlung mit Laboruntersuchungen überwachen, um **unerwünschte Nebenwirkungen** zu vermeiden oder rechtzeitig zu erkennen, vorwiegend am Knochenmark, an der Leber und an den Nieren.

Für die Onkologie schlagen wir folgende Systematik der Laborverfahren vor:

1. **Tumormarker im engeren Sinn:** direkt vom Tumor produzierte Substanzen, wie Antigene, Eiweiße, Enzyme oder Hormone (Tab. 8.1).
2. **Tumormarker im weiteren Sinn:** durch Tumoreinwirkung auf das Nachbargewebe verursachte Laborabnormitäten:
   - Blutbildveränderungen: Leukopenie (zu wenig weiße Blutkörperchen), Thrombopenie (zu wenig Blutplättchen), Anämie (zu wenig rote Blutkörperchen) bei Knochenmarkinfiltration.
   - Erhöhung der Enzyme: saure Phosphatase (Prostatakarzinom), Serumamylase (Pankreaskarzinom), alkalische Phosphatase (Skelettmetastasen, Knochentumoren, Lebermetastasen), alkalische Leukozytenphosphatase (maligne Lymphome).
   - Erhöhung normaler Ausscheidungsprodukte durch mechanische Abflussbehinderungen: Kreatinin- und Harnstofferhöhung bei tumorbedingtem Nierenstau, Erhöhung von Bilirubin und alkalischer Phosphatase bei Gallengangsverschluß (Ductus choledochus) durch ein Pankreaskarzinom, Gallengangskarzinom etc.
3. **Unspezifische Laborveränderungen** durch Tumoreinwirkung auf den Gesamtorganismus:
   - Anämie (Blutmangel),
   - Abnahme der Serumalbumine (nicht kompensierbarer Energiebedarf),
   - Veränderungen der Immunglobuline (Antikörpermangel, Eiweißverlust),
   - Erhöhung der Laktatdehydrogenase (LDH).
4. **Paraneoplastische Laborveränderungen:** hormonale Fernwirkungen eines malignen Tumors im Organismus oder in einem bestimmten Organ. Diese sog. paraneoplastischen Syndrome treten bei einer Vielzahl von Tumoren auf, vor allem bei solchen neuroektodermalen Ursprungs, wie die sog. APUD-System-Tumoren Karzinoid, kleinzelliges Bronchialkarzinom, seltene Tumoren des Gastrointestinaltrakts und der Genitalorgane.

Beispiele

Hier einige Beispiele:
- Hormonbildung durch einen Tumor, dessen Ausgangsgewebe dazu normalerweise nicht befähigt ist, mit der Folge von Cushing-Syndrom (Mondgesicht), Gynäkomastie (Brustdrüsenschwellung), Akromegalie (Wachstum der „Körperspitzen", wie Nase, Ohren, Lippen und Finger), Hyperthyreose (Schilddrüsenüberfunktion). Häufig beim kleinzelligen Bronchialkarzinom.

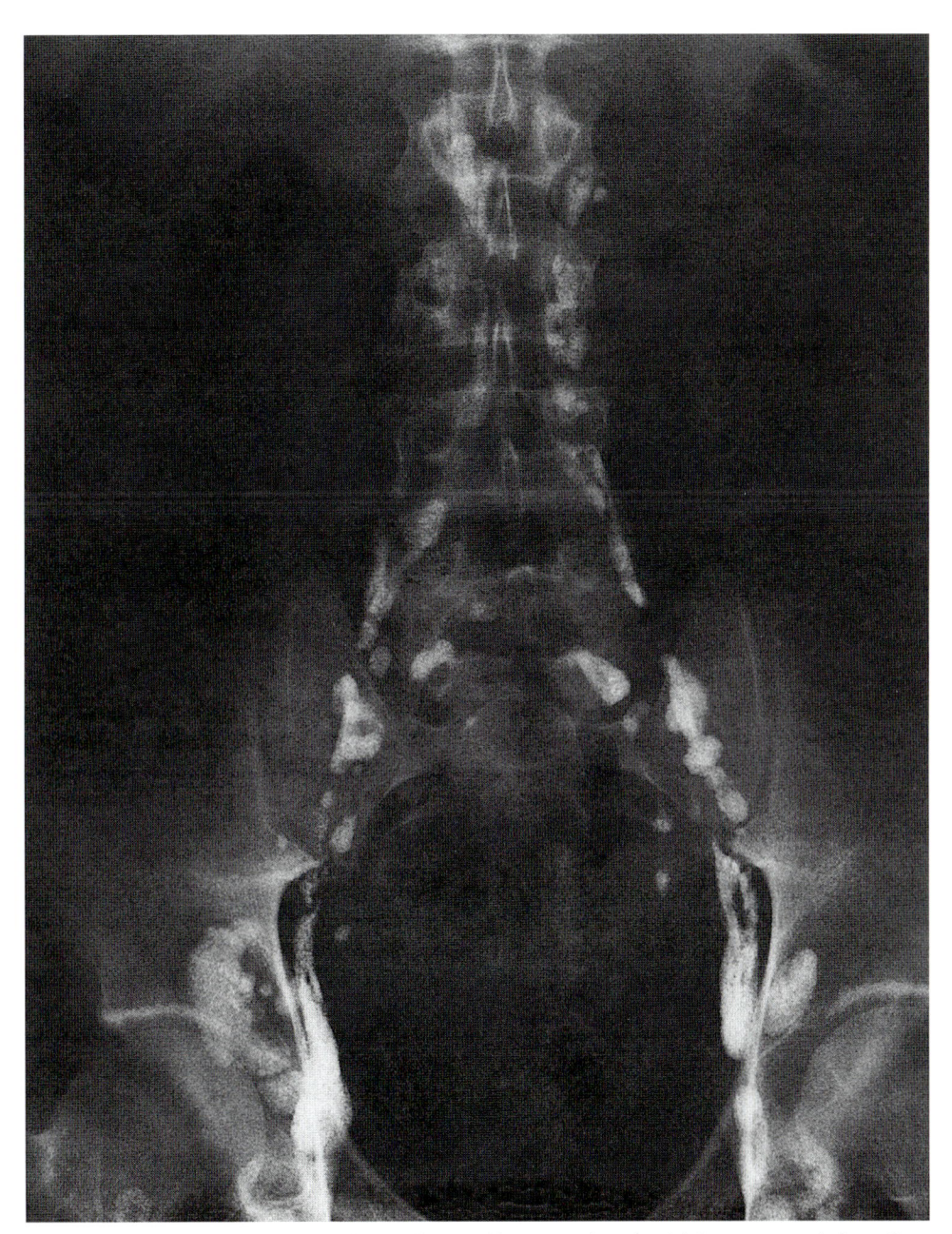

Abb. 8.13 Lymphographie: Speicherbild normaler Lymphknoten 24 h nach Injektion von 4–8 ml eines öligen Kontrastmittels jeweils in ein Lymphgefäß auf beiden Fußrücken (bipedale Lymphographie). Dargestellt sind die Lymphknoten paraaortal, beidseits iliakal extern und inguinal. Wichtige Lymphknotengruppen werden nicht dargestellt: iliakal intern, paravesikal (neben der Harnblase), pararektal, präsakral und mesenterial (im Darmgekröse).

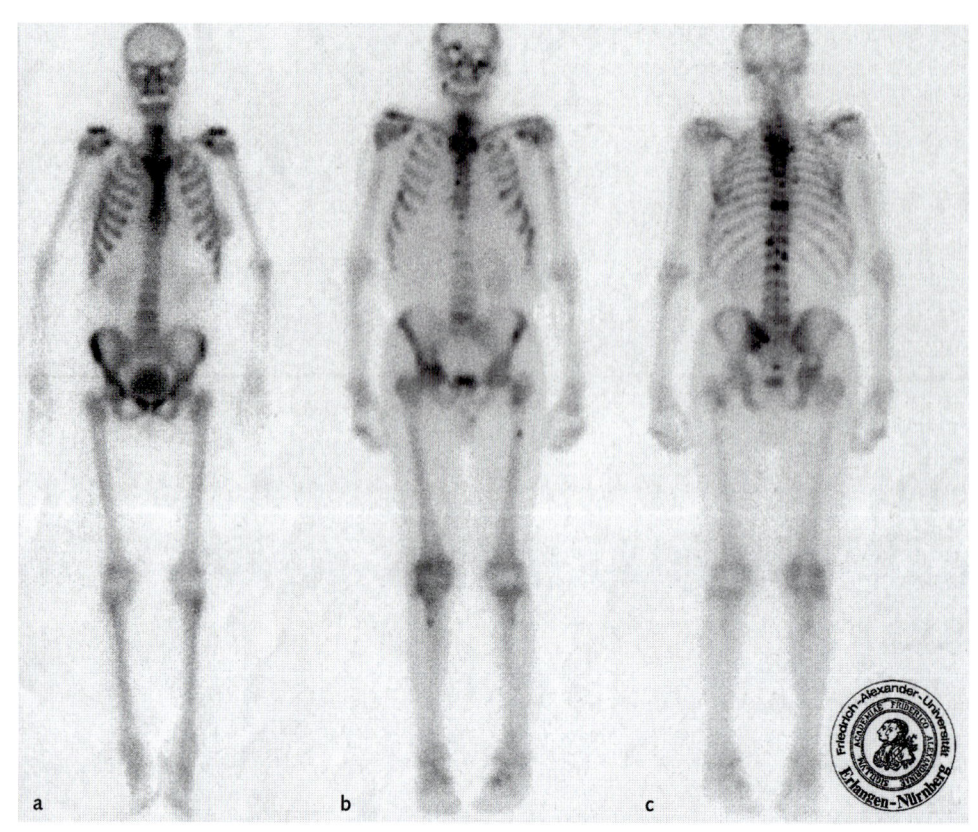

Abb. 8.14a–c Skelettszintigraphie 2 h nach i.v. Injektion von ^{99m}Tc-Pertechnetat.
a) Normalbefund. Physiologische Aktivitätsanreicherung im Knochenmark und im Gelenkbereich. **b) und c)** Metastasen eines Mammakarzinoms in Kopf, Rippen, Wirbelsäule, Becken, linkem Oberschenkel etc., erkennbar an umschriebenen, erhöhten Aktivitäts-Uptakes.

Beispiele
- Thrombozytose beim Bronchialkarzinom oder bei Tumoren des Gastrointestinaltrakts durch bisher ungeklärte Übertragungsmechanismen.

> **MERKE**
> Die diagnostische Treffsicherheit ist bei Laboruntersuchungen gering. Dafür lassen sich krankhaft veränderte Werte ohne Belastung für den Patienten während und nach Therapie kontrollieren.

8.5.2
Tumormarker

Tumormarker im engeren Sinn werden entweder vom Tumor selbst gebildet oder sind mit ihm assoziiert (vergesellschaftet). Sie lassen sich direkt im Tumorgewebe nachweisen und im Serum oder Urin des Patienten bestimmen. Tumormarker kommen schon normalerweise in sehr geringen Konzentrationen vor und sind damit **nicht tumorspezifisch**. Falsch positive Resultate findet man z.B. bei verschiedenen chronisch entzündlichen Prozessen. Tumormarker eignen sich nicht zur Primärdiagnostik, dafür „springen sie" nicht zuverlässig genug an. Dagegen haben sie im Fall einer Erhöhung eine überragende Bedeutung für die Verlaufsbeurteilung eines Tumors. Die wichtigsten Tumormarker finden sich in Tabelle 8.1 aufgelistet.

8.6 Operative Diagnostik – Gewebeentnahme

Die operative Diagnostik bezweckt eine Gewebeentnahme und ist somit eine direkte Methode zur Typisierung, zur Bestimmung des Malignitätsgrads und in wenigen Fällen zum Staging von bösartigen Tumoren. Der Punktionskanal oder Inzisionsweg sollte so platziert werden, dass er bei der definitiven Operation entfernt werden kann.

8.6.1 Aspirationsbiopsie

Man saugt Zellen und Gewebefragmente mit Hilfe einer in das fragliche Gewebe eingestochenen feinen Nadel gezielt an (Feinnadelbiopsie). Das Material wird anschließend zytologisch

Tab. 8.1 Tumorerkrankungen und ihre (ausgewählten) Tumormarker.

Tumormarker	Tumortyp
CEA (karzinoembryonales Antigen)	Karzinome des Dickdarms, des Pankreas, des Magens, der Brustdrüse, der Lunge und Leber
CA 15-3 (Cancer Antigen 15-3)	Mammakarzinom, Pankreaskarzinom
CA 19-9 (Cancer Antigen 19-9)	Pankreaskarzinom, Magenkarzinom, Leberkarzinom
CA 125 (Cancer Antigen 125)	Ovarialkarzinom, Pleura- oder Peritonealbeteiligung bei anderen Tumoren (Mammakarzinom!)
AFP (α-Fetoprotein)	Leberzellkarzinom, Keimzelltumoren, Erhöhung auch bei Schwangeren
Beta-HCG (Untereinheit des menschlichen Choriongonadotropins)	Trophoblastische Tumoren, Hodenkarzinome mit Chorionanteilen, paraneoplastische Syndrome
Calcitonin	Medulläres Schilddrüsenkarzinom
Thyreoglobulin	Papilläres und follikuläres Schilddrüsenkarzinom
PSA (prostataspezifisches Antigen)	Prostatakarzinom, falsch positiv erhöht auch bei entzündlichen Prostataerkrankungen, bei Prostatahypertrophie und nach rektaler Austastung der Prostata
Ferritin	Morbus Hodgkin, akute myeloische Leukämie, Leber-, Pankreas- und Bronchialkarzinom
IgM (monoklonale Immunglobuline)	Makroglobulinämie Waldenström
Bence-Jones-Proteine	Plasmozytom, multiples Myelom
$β_2$-Mikroglobulin	Maligne Lymphome
LDH (Laktatdehydrogenase)	Mehrzahl metastasischer Tumoren und Leukämien

untersucht zur Beurteilung von Einzelzellen oder Einzelzellverbänden. Der Geübte kann neben dem Tumortyp auch den Malignitäts- und den Invasionsgrad erkennen.

> **MERKE**
> Ein negativer Befund schließt einen malignen Tumor nicht aus. Er könnte bei der Punktion verfehlt worden sein.

8.6.2 Nadelbiopsie

Die Entnahme eines Gewebezylinders erfolgt mit speziell hierfür angefertigten Biopsienadeln zum Zweck der histologischen (Gewebe-)Untersuchung. Werden sie während einer Computertomographie oder Ultraschalluntersuchung platziert, spricht man von CT- oder ultraschallgesteuerter Nadelbiopsie.

> **MERKE**
> Weil bei der Nadelbiopsie das umgebende gesunde Gewebe nicht untersucht wird, kann die histologische Tumorausbreitung nicht beurteilt werden.

8.6.3 Zangenbiopsie und Schlingenabtragung

Mit speziellen Biopsiezangen werden Gewebeteile entnommen und histologisch untersucht (Knipsbiopsie). Das erfolgt aus Hohlorganen, also im Gastrointestinaltrakt, in der Blase und im Bronchialsystem. Eine Variante besteht in der Abtragung von Polypen oder Adenomen mit der elektrischen Schlinge. Es empfiehlt sich, dabei stets den gesamten Tumor zu entfernen, um ihn exakt typisieren, seinen Malignitätsgrad, die Invasionstiefe (durch die Basalmembran hindurch) und ggf. seine radikale Entfernung beurteilen zu können.

8.6.4 Inzisionsbiopsie und diagnostische Exstirpation

Als Inzision bezeichnet man eine meist keilförmige Gewebeentnahme aus dem Tumor. Sie ist nur dann zulässig, wenn das Karzinom nicht im Gesunden entfernt werden kann. Eigentlich sollte man nämlich einen suspekten Tumor bereits anlässlich der Gewebeprobe durch eine Exzisionsbiopsie vollständig entfernen.

8.6.5 Mediastinoskopie und Thorakoskopie

Mit der Mediastinoskopie beurteilt man das obere Mediastinum und seine Lymphknotenketten, mit der Thorakoskopie die Pleura (Lungenfell) und die Lungenoberfläche. Aus verdächtigen Stellen werden Biopsien entnommen.

Mediastinoskopie: Durch eine quere Inzision im Jugulum erfolgt in Narkose der Zugang in das Mediastinum mit Hilfe eines Mediastinoskops. Das prätracheale Gewebe wird bis zur Trachealbifurkation hin mit dem Finger stumpf gelöst (digitale Dissektion). Über das Mediastinoskop gelingt es dann, das obere Mediastinum und seine Organstrukturen in Vergrößerung zu betrachten und mit der Nadel oder Zange paratracheal und parahilär Lymphknoten zu biopsieren.

Thorakoskopie: Zwischen dem 6. und 8. Interkostalraum wird in der mittleren Axillarlinie ein Schnitt gesetzt und anschließend mit dem Finger stumpf für das Thorakoskop erweitert. Nach Betrachtung von Pleura und Lunge, u. U. mit gezielten Biopsien, wird das Instrument wieder entfernt. Dann muss eine Thoraxdrainage gelegt werden, bis die Pleura sicher verschlossen ist.

8.6.6 Probelaparotomie und „Second-Look-Operationen"

Die Probelaparotomie bezweckt eine gezielte Gewebeentnahme, die Überprüfung der Operabilität eines Tumors und eine exakte Stadieneinteilung der Tumorkrankheit. Eine Sonderform ist die sog. **Staging-Laparotomie** zur Stadienabklärung der malignen Lymphome. Das technische Vorgehen und die diagnostischen Schritte im Rahmen des Eingriffs erfolgen protokollmäßig:

- Splenektomie (diagnostische Entfernung der Milz, möglichst nicht bei Kindern),
- Keilexzisionen aus dem rechten und linken Leberlappen, auch wenn die Leber normal aussieht,
- Leberpunktionen mit der Biopsienadel,
- Entnahme von je einem paraaortalen und parailiakalen Lymphknoten rechts und links aus dem Mesenterium, der Leberpforte und aus dem Bereich des Truncus coeliacus (Hauptgefäßverzweigung im oberen Abdomen), auch dann, wenn augenscheinlich kein kranker Lymphknoten vorhanden ist. Die Entnahmestellen werden für eine eventuelle spätere Bestrahlung mit Metallclips markiert.
- Bei jüngeren Frauen nimmt man zusätzlich die Ovarien aus dem späteren Bestrahlungsfeld heraus und verlagert sie nach lateral in die parakolischen Nischen oder hinter den Uterus.

Die Staging-Laparotomie ist nicht ganz harmlos. Wundinfektionen, intraabdominelle Abszesse, Blutungen und Embolien kommen in bis zu 10 % der Fälle vor, insbesondere bei dicken und älteren Patienten. Die Letalität liegt aber unter 1 %.

> **MERKE**
>
> Staging-Laparotomien zur Stadieneinteilung maligner Lymphome werden heute nur noch sehr selten durchgeführt, weil die meisten Patienten ohnehin eine systemische Chemotherapie erhalten und ihr prognostischer Wert begrenzt ist.

Die „**Second-Look-Operation**" ist eine weitere Variante der Probelaparotomie. Nach Chemo- oder Strahlentherapie soll das Ausmaß einer Tumorrückbildung (Remission) festgestellt oder bei Rezidivverdacht das Rezidiv lokalisiert werden. Üblich und zwingend vorgeschrieben ist diese Maßnahme nach der Chemotherapie eines Ovarialkarzinoms. Aber auch bei kurativ operierten kolorektalen Karzinomen ist sie z. B. dann angezeigt, wenn ein Anstieg des CEA-Tumormarkers mit keiner anderen diagnostischen Maßnahme geklärt werden kann.

FRAGEN

- 8.1 Was versteht man unter Tumormarkern?
- 8.2 Wozu eignen sich Tumormarker?
- 8.3 Sind Tumormarker spezifische Krebsfrühzeichen?
- 8.4 Gibt es einen allgemeinen Krebstest?
- 8.5 Welches ist die hilfreichste diagnostische Maßnahme?
- 8.6 Welche Rolle spielt die bildgebende Diagnostik?
- 8.7 Welches ist die einfachste und erste bildgebende Maßnahme im Thoraxbereich?
- 8.8 Welches ist die wichtigste Früherkennungsmaßnahme bei Brustkrebs?
- 8.9 Welches ist die billigste und als Erstuntersuchung einzusetzende Bildgebung bei Verdacht auf Lebertumoren (Metastasen und Primärtumoren)?
- 8.10 Welche Suchmethode setzt man bei Verdacht auf Dickdarmkarzinom ein?
- 8.11 Bei Prostatakarzinom?
- 8.12 Bei retroperitonealen Lymphknotenvergrößerungen?
- 8.13 Bei der Suche nach Knochenmetastasen?
- 8.14 Nennen Sie diagnostische Operationen, die durch den Chirurgen ausgeführt werden!

9 Strategien der Tumorbehandlung

9.1 Allgemeine Grundsätze

Abhängig von der Histologie, der Lokalisation und der Ausdehnung einer bösartigen Geschwulst und unter Berücksichtigung der Belastbarkeit des Patienten (Allgemeinzustand) unterscheidet man zwischen kurativer und palliativer Zielsetzung der Behandlung.

Kurativtherapie

Die Behandlung ist auf Heilung ausgerichtet. Die Ergebnisse der prätherapeutischen Diagnostik versprechen eine realistische Heilungschance. Dabei gelten allgemein folgende Grundsätze:
- Die Geschwulst muss im ersten therapeutischen Zugriff beseitigt werden. Ein Rezidiv verschlechtert die Lebenserwartung beträchtlich und führt zu enormen Behandlungskosten.
- Bei kurativer Zielsetzung sollten die geeigneten Behandlungsmethoden sinnvoll kombiniert werden.
- Vor Behandlungsbeginn empfiehlt sich ein Behandlungsplan, der zwischen allen Beteiligten, nämlich Chirurgen, Internisten und Radioonkologen, interdisziplinär abgestimmt sein muss.
- Kann der Patient aufgrund der Tumorausbreitung nicht mehr geheilt werden, ist der Beginn einer palliativen Behandlung zurückhaltend und kritisch zu planen, um nicht durch überstürztes Handeln zu schaden.

Palliativtherapie

Die Behandlung bezweckt die Linderung oder Prophylaxe tumorbedingter Symptome bei nicht heilbarem Tumorleiden, meist ohne nennenswerten Einfluss auf die Gesamtprognose.

> **MERKE**
>
> Die **drei Säulen der Tumorbehandlung** sind Operation, Strahlentherapie und Chemo- bzw. Hormontherapie. Welcher dieser Methoden der Vorzug zu geben ist oder in welcher Weise sie kombiniert werden sollen, hängt von der Art des Tumors (**Typing**), dem Malignitätsgrad (**Grading**) und der Tumorausbreitung (**Staging**) ab (Abb. 9.1, s. a. Kap. 5.3.2, 5.3.3, 5.7.1 und 5.7.2).

9.2 Kurative Strahlentherapie

Alleinige Radiotherapie

Die Strahlentherapie wird im Allgemeinen eine Operation nicht ersetzen können. Man gibt ihr jedoch dann den Vorzug, wenn der Tumor ausreichend strahlenempfindlich ist und **bei gleicher Heilungsaussicht** ein **besseres funktionelles und kosmetisches Ergebnis** erwartet werden kann. Beispiele dafür sind maligne Lymphome, Hauttumoren an exponierten Körperstellen, Larynx- und Epipharynxkarzinome, begrenzte Mundhöhlen- und Zungengrundkarzinome, einige Hirntumoren, Prostatakarzinome, Analkarzinome, Zervixkarzinome ab Stadium IIA und Peniskarzinome.

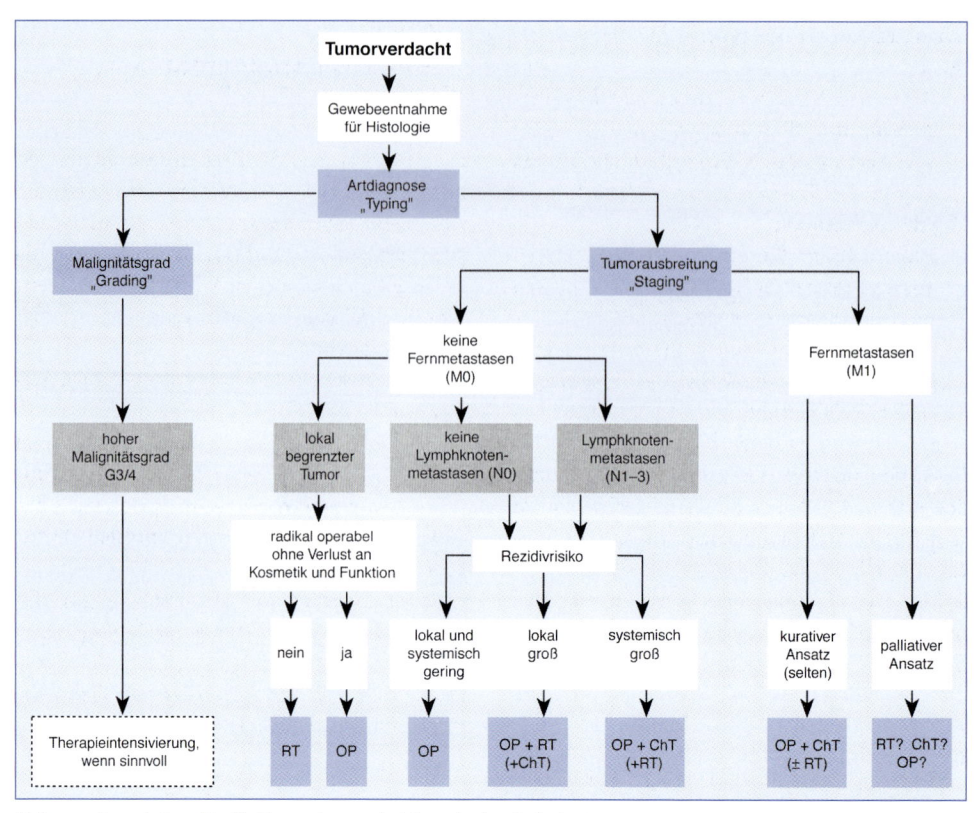

Abb. 9.1 Grundsätze für die Therapieentscheidung in der Onkologie. OP = Operation, RT = Radiotherapie, ChT = Chemotherapie.

Präoperative Radiotherapie

Die Bestrahlung vor der Operation hat folgende Ziele:
- Verkleinerung und bessere Abgrenzung des Tumors, um eine Operation im Gesunden (R0) zu ermöglichen.
- Zerstörung von bereits in die Nachbarschaft eingedrungenen Tumorausläufern, um Lokalrezidive zu vermeiden.
- Verminderung des Risikos der intraoperativen Tumorzellverschleppung infolge von Tumoreinschnitt und -einriss.
- Devitalisierung der Tumorzellen im Primärtumor und in seiner Umgebung, um im Fall ihrer Verschleppung ein Einnisten und die Entwicklung zu Metastasen zu verhindern.

Die präoperative Strahlentherapie wird besser vertragen als die postoperative und scheint wegen der noch intakten Blutversorgung auch biologisch effektiver als jene zu sein. Die Dosis beträgt ein Drittel (Kurzzeit-Vorbestrahlung) oder zwei Drittel (Langzeit-Vorbestrahlung) der sonst bei einer alleinigen Strahlenbehandlung notwendigen Tumorvernichtungsdosis. Die Operation folgt, abhängig von der applizierten Dosis, entweder nach wenigen Tagen (Kurzzeit-Vorbestrahlung) oder nach 4–6 Wochen (Langzeit-Vorbestrahlung).

Postoperative Radiotherapie

Die postoperative Radiotherapie wird zur Vermeidung von lokalen, regionären oder systemi-

schen Rezidiven in folgenden Situationen eingesetzt:
- Tumorreste sind im Operationsgebiet verblieben, d.h. Resektion histologisch (R1) oder makroskopisch (R2) nicht im Gesunden oder großer Tumor und/oder lokale Tumorzellverschleppung.
- Tumorzellabsiedlungen sind im regionären Ausbreitungsgebiet manifest oder müssen aufgrund allgemeiner Erfahrung dort vermutet werden. In Frage kommen hierbei regionärer Lymphabfluss, Liquorraum, Peritoneal- und Pleurahöhle.

Operation und Nachbestrahlung müssen zeitlich und räumlich gut aufeinander abgestimmt sein. Die Bestrahlung beginnt spätestens 6 Wochen nach der Operation. Die Dosis ist eine volle Tumorvernichtungsdosis von – je nach Tumorrest – 50–75 Gy; nur bei hoch strahlenempfindlichen Tumoren reichen 20–40 Gy aus.

> **MERKE**
> Im Fall einer R0-Resektion (Operation histologisch im Gesunden) kann man u. U. auf eine Zusatzbehandlung verzichten. Nach R1-Resektion (histologischer Tumorrest) und nach R2-Resektion (makroskopischer Tumorrest) ist die postoperative Strahlenbehandlung jedoch zwingend indiziert.

Konsolidierende Radiotherapie

Gemeint ist hier die umschrieben eingesetzte Strahlentherapie nach primärer systemischer Chemotherapie. Geläufig sind folgende Indikationen:
- Eine durch Chemotherapie erreichte Vollremission (CR) soll durch die zusätzliche Strahlentherapie „stabilisiert" oder u.U. erst erreicht werden. Beispiele sind das kleinzellige Bronchialkarzinom und maligne Lymphome.
- Organe, die von der Chemotherapie nicht oder nur unzureichend erfasst werden, sollen von Tumorzellen befreit werden. Beispiel: zentrales Nervensystem oder Hoden bei bestimmten Leukämieformen.

9.3 Palliative Strahlentherapie

Die Möglichkeiten der Palliativbestrahlung von fortgeschrittenen Tumorerkrankungen werden von Außenstehenden oft gering geschätzt und falsch verstanden. Doch gerade die nichtkurative Radiotherapie stellt ein wichtiges Instrumentarium in der Hand des Arztes dar.
Sie beabsichtigt
- einen beschwerdefreien Zustand zu erreichen,
- die Verbesserung der Lebensqualität durch Beseitigung von quälenden Tumorsymptomen, wie Blutungen, neurologischen Ausfällen, Schmerzen, Husten, Luftnot und Darmverschluss,
- die Prävention von tumorabhängigen Beschwerden, z. B. Frakturen und Blutungen.

Dabei unterscheidet man zwischen Stabilisierungs- und Schmerzbestrahlungen.

Stabilisierungsbestrahlung

Die Indikationen für eine Stabilisierungsbestrahlung sind:
- Instabilität von metastatisch durchsetzten Skelettabschnitten.
- Neurologische Ausfälle durch Hirnmetastasen oder primäre, inkurable Hirntumoren.
- Strahlenempfindliche Primär- oder Rezidivtumoren, die durch eine primäre Chemotherapie nicht beherrscht werden können.

Die Dosis beträgt etwa zwei Drittel der Tumorvernichtungsdosis. Sie kann in Einzelfällen, dann nämlich, wenn bei Solitär- und Spätmetastasen noch ein kurativer Anspruch besteht, auch höher gewählt werden.

Schmerzbestrahlung

Tumorbedingte Schmerzen lassen sich bereits mit niedriger Strahlendosis lindern, dauerhaft jedoch nur mit stabilisierenden Dosen beseitigen. Auf diese Weise können Schmerzmittel in beträchtlichem Maße eingespart werden.

Als Dosis reicht im Allgemeinen ein Viertel bis ein Drittel der Tumorvernichtungsdosis aus. Oft wird die Bestrahlung nur einzeitig, allenfalls in drei bis vier Fraktionen verabfolgt.

> **MERKE**
>
> Stabilisierende und schmerzlindernde Bestrahlungen sind, selbst wenn sie keine Heilung erreichen können, dankbare ärztliche und ökonomisch sinnvolle Aufgaben.

9.4 Zusatzmaßnahmen zur Strahlentherapie

Radiochemotherapie

Für den simultanen oder sequentiellen Einsatz von Radio- und Chemotherapie gibt es grundsätzlich die folgenden Indikationen:
- **Chemotherapie als adjuvante Maßnahme** bei hochmalignen Tumoren, die durch eine Lokalbehandlung wegen frühzeitig einsetzender Metastasierung nicht heilbar sind (z. B. kleinzelliges Bronchialkarzinom, maligne Lymphome, Knochen- und Weichteilsarkome).
- **Stabilisierende, sequentielle Radiotherapie** bei primär bereits metastasierenden Tumoren, bei denen eine durch Chemotherapie erreichte Vollremission konsolidiert werden soll (kleinzelliges Bronchialkarzinom, hochmaligne Lymphome) oder Organe behandelt werden müssen, die für eine Chemotherapie nicht zugänglich sind (ZNS-Bestrahlung bei Leukämie).
- **Simultane (zeitgleiche) Radiochemotherapie** von Tumoren zur örtlichen Wirkungsverstärkung der Strahlentherapie („Strahlensensibilisierung"), z. B. bei Blasen- und Analkarzinom, Hirntumoren, HNO-Karzinomen.
- **Palliative, sequentielle Chemo- und Radiotherapie** nach initialer Chemotherapie weit fortgeschrittener Tumoren, um sie nach Tumorverkleinerung in einen bestrahlbaren Zustand zu bringen.

Radiohyperthermie

Überwärmung (Hyperthermie) kann Tumorgewebe bei einer Temperatur von mehr als 41 °C für die Strahleneinwirkung sensibilisieren, bei über 42,5 °C sogar ohne Bestrahlung oder Chemotherapie zerstören (s. Kap. 14.6.3 und 17.6). Die Wirkung tritt nur im erwärmten Gewebe ein und ist somit lokal begrenzt. Hyperthermiebehandlungen erfolgen für gewöhnlich unmittelbar nach der Bestrahlung, selten und idealerweise auch simultan.

Andere strahlensensibilisierende Maßnahmen

Wie die simultane Radiochemotherapie oder die Radiohyperthermie haben diese Maßnahmen den Zweck, die örtliche Strahlenwirkung gegen den Tumor zu verstärken.

> **Beispiele**
>
> Als Beispiele seien hier angeführt:
> - **Strahlensensibilisierende Substanzen** im engeren Sinn (Misonidazol, Metronidazol u. a.).
> - **Sauerstoffüberdruckbeatmung** zum Zweck eines höheren O_2-Gewebespiegels im Tumor (vgl. Kap. 14.5.8).

FRAGEN

9.1 Welches sind die drei Säulen der Tumorbehandlung?
9.2 Was versteht man unter Kuration?
9.3 Was versteht man unter Palliation?
9.4 Welche Indikationsgebiete für die Radiotherapie gibt es ganz allgemein?
9.5 Nennen Sie Begriffe der palliativen Strahlentherapie.
9.6 Welche Zusatzmaßnahmen zur Wirkungsverstärkung einer Strahlentherapie kennen Sie?

10 Grundlagen der chirurgischen Tumortherapie

Radiotherapie und Chirurgie sind gezielte, nur lokal und ggf. lokoregional effektive Behandlungsmaßnahmen. In ihrer Zielsetzung haben sie viel Gemeinsames. Und zwischen Radiotherapeuten und Operateuren herrscht für gewöhnlich große Übereinstimmung des Denkens und Handelns.

Die in der Radioonkologie Tätigen sollten mit den Möglichkeiten, Indikationen und Grenzen der chirurgischen Fächer vertraut sein.

10.1 Diagnostische Operationen

Diagnostische Operationen dienen dazu, einen Tumorverdacht durch Gewebeentnahme zu erhärten (Tab. 10.1). Dazu reichen häufig einfache **Feinnadel-** oder **Stanzbiopsien** aus, die in örtlicher Betäubung durchgeführt werden. Manchmal muss man größere Gewebeanteile entnehmen, um eine genaue histologische Diagnose stellen zu können (Zangenbiopsie, Schlingenabtragung, Inzisionsbiopsie und diagnostische Exstirpation, Kap. 8.6). Nur in Einzelfällen sind größere Operationen erforderlich, um das genaue Ausmaß der Erkrankung festlegen (Staging) oder das Ansprechen einer Tumorerkrankung auf Radiotherapie oder Chemotherapie überprüfen zu können (Probelaparotomie, Second-Look-Operation).

10.2 Kurative Operationen

Von einer lokal kurativen (heilenden) Operation sprechen wir dann, wenn ein Tumor vollständig entfernt wurde und keine erkennbaren Tumorreste zurückgeblieben sind: sog. R0-Resektion. Der Pathologe bestätigt das durch histologisch freie Resektionsränder bzw. Resektionsflächen (Tab. 10.1).

Bis vor wenigen Jahren wurden fast immer **Radikaloperationen** durchgeführt, bei denen man das vom Tumor befallene Organ teilweise, oft ganz, und zusätzlich die regionären Lymphknoten entfernt. **Erweiterte Radikaloperationen** erfassen nicht nur die regionären und zusätzlich die juxtaregionären, also die fernen regionären Lymphknoten, sondern auch angrenzende Organe. Demgegenüber stellen **supraradikale operative Eingriffe** meist verstümmelnde Operationen dar mit Entfernung von Teilbereichen des Körpers (Hemipelvektomie, Beckenexenteration). Durch moderne Kombinationsbehandlungen werden derartige verstümmelnde Eingriffe weitgehend überflüssig; sie haben ihre Berechtigung nur noch in der Rezidivsituation, wenn alle anderen Maßnahmen versagen und lediglich durch eine supraradikale Operation eine letzte Heilungschance besteht.

In den letzten Jahren hat sich zudem gezeigt, dass Radikaloperationen häufig keine höhere Heilungswahrscheinlichkeit bringen, also nicht erforderlich sind. Kleine Tumoren, die nur einen Teil eines Organs befallen haben, können ohne Verlust an Heilungswahrscheinlichkeit organerhaltend operiert werden. Anschließend ist aber immer eine Nachbestrahlung angezeigt.

Chirurgische Radikalitätsprinzipien

Jeder Tumorchirurg hat die onkologischen Radikalitätsprinzipien zu verfolgen, wenn er einen Eingriff kurativ plant und durchführen möchte. Sie sind inzwischen weitgehend standardisiert:
- Entfernung des **gesamten Tumors „en bloc"** mit gesundem Umgebungsgewebe in seinen

Tab. 10.1 Beispiele für operative Eingriffe bei Tumorerkrankungen.

Diagnostische Operationen	• Staging-Laparotomie bei Morbus Hodgkin (zur histologischen Untersuchung von Milz und abdominalen Lymphknoten) • Second-Look-Operation nach Chemotherapie eines Ovarialkarzinoms, Kontroll-TUR (transurethrale Resektion) nach Radiotherapie eines Harnblasenkarzinoms • Probefreilegung (z. B. Probethorakotomie)
Kurative Operationen (vollständige Tumorentfernung)	*Radikaloperation mit Entfernung des erkrankten Organs* • Mammaamputation bei Brustkrebs • Laryngektomie (Kehlkopfentfernung) bei Kehlkopfkrebs • Zystektomie bei Blasenkrebs • Gastrektomie bei Magenkrebs • Rektumexstirpation mit künstlichem Anus praeter bei Enddarmkrebs • Gliedmaßenamputation bei Knochen- oder Weichteilsarkom *Organerhaltende Operationen (i.d.R. mit Nachbestrahlung)* • Tumorektomie bei Brustkrebs • Laserresektion bei Kehlkopfkrebs • Transurethrale Resektion (TUR) bei Blasenkrebs • Rektumresektion bei Enddarmkrebs • Tumorentfernung im Gesunden bei Sarkomen (im Gegensatz zu Amputationen oder Kompartimentresektionen)
Palliative Operationen zur Beseitigung von Tumorsymptomen	• Tubusimplantation oder Gastrostomie (künstlicher Magenzugang) bei stenosierendem Ösophaguskarzinom • Gastrektomie bei blutendem Magenkarzinom • Osteosynthese von Frakturen bei Knochenmetastasen • AV-Shunt bei Hirntumoren mit Hydrozephalus (Shunt = Liquorableitung über Ventil in die Blutbahn)

anatomischen Grenzen (meist) einschließlich der regionären Lymphbahnen und Lymphknoten. Einschnitte in den Tumor haben zu unterbleiben, Tumoreinrisse (bei großen Tumoren) sind zu vermeiden. Andernfalls sinkt die lokale Tumorkontrolle und steigt die Fernmetastasierungsrate.
- Anwendung der **„No-Touch"-Technik**, d.h. Entfernung des Tumors, ohne ihn zu berühren, mitsamt seinen Gefäßen (um eine Verschleppung von Tumorzellen zu vermeiden).
- Histologisch **freie Sicherheitsabstände** sind zu beachten („Clear Margins"). Diese sind bei den einzelnen Organtumoren teilweise bereits definiert: z. B. beim Mammakarzinom 1 cm; beim Rektumkarzinom 3 cm in longitudinaler und 2 cm in lateraler Ausrichtung; beim malignen Melanom unter besonderen Voraussetzungen 2 cm, sonst 5 cm.
- **Spülung des Operationsgebietes** mit zytotoxischen Substanzen.

Der **klinische Pathologe** untersucht das gesamte (!) Operationspräparat, vermisst Tumorgröße und Sicherheitsabstände, überprüft mikroskopisch die Resektionsränder und Resektionsflächen (!), zählt und untersucht eine festgeschriebene Mindestanzahl an entnommenen Lymphknoten und ordnet sie eographisch-anatomisch zu. Das Ergebnis wird mit der TNM-Formel klassifiziert und nach der R-Klassifikation als R0-, R1- oder R2-Resektion beschrieben (Kap. 5.7.1).

> **MERKE**
> Eine Operation ist nur als R0-Resektion lokal kurativ!

10.3 Palliative Operationen

Von palliativen Operationen spricht man, wenn sich eine radikale Tumorentfernung aufgrund lokaler oder internistischer Inoperabilität oder wegen Fernmetastasen verbietet. Sie zielen darauf ab, die durch das örtliche Tumorwachstum hervorgerufenen Symptome zu beseitigen oder solchen vorzubeugen. Sie sind aber nur angezeigt, wenn die Lebensqualität des Patienten für die noch verbliebene Lebenszeit verbessert werden kann (Beispiele Tab. 10.1). Man unterscheidet

- symptomatische chirurgische Eingriffe,
- Tumorverkleinerung („Debulking") und
- Metastasenchirurgie.

> **FRAGEN**
>
> 10.1 Welche Operationen sind kurativ?
> 10.2 Was haben wir von supraradikalen Eingriffen zu halten?
> 10.3 Welche Aufgabe hat der Klinische Pathologe?

11 Grundlagen der internistischen Tumortherapie

11.1 Allgemeines

Die internistische Onkologie beschäftigt sich speziell mit der medikamentösen, den gesamten Körper erfassenden (systemischen) Tumorbehandlung. Dazu gehören eine Vielzahl von zytotoxischen und zytostatischen Pharmaka, Hormone und körpereigene hormonähnliche Substanzen zur Immuntherapie, wie Interferone, Interleukin-2, Tumornekrosefaktor, hämatopoetische Wachstumsfaktoren und verschiedene Modulatoren der Medikamentenwirkung.

Grundsätzlich kommen die Chemotherapie, Hormon- und Immuntherapie bei allen bösartigen Neubildungen in Frage, sofern ein Tumoransprechen aufgrund von empirischer Chemosensibilität erwartet werden kann. Die systemische Therapie kann auch an die Stelle von Operation und Strahlentherapie treten, wenn die Tumoren einer radikalen Operation oder Strahlentherapie nicht zugänglich sind. Dies gilt für Leukämien, die fortgeschrittenen Stadien maligner Systemerkrankungen sowie für metastasierte solide Tumoren. Dabei sind die entscheidenden therapiebestimmenden Faktoren folgende:
- Behandlungsbedürftigkeit des Patienten.
- Ausreichender Allgemein- und Ernährungszustand.
- Chance des Therapieansprechens (Chemosensibilität).
- Lokalisation des Tumors, Größe und Anzahl der Metastasen.
- Verfügbarkeit von geeigneten Supportivmaßnahmen (Begleitbehandlung).
- Kompetenz des behandelnden onkologischen Teams.
- Kooperationswilligkeit und Kooperationsfähigkeit des Patienten.

Adjuvante Chemotherapie

So bezeichnet man eine Chemotherapie von hochmalignen Tumoren, die zwar zum Zeitpunkt der Diagnose lokalisiert und metastasenfrei erscheinen, aber mit einer Lokalmaßnahme allein nicht heilbar sind. Nach menschlichem Ermessen besteht bereits zu diesem Zeitpunkt eine frühe systemische Metastasierung. Die Chemotherapie wird nach einer Operation oder Bestrahlung, ggf. als simultane Radiochemotherapie, gegeben.

Neoadjuvante Chemotherapie bedeutet, dass die Chemotherapie bzw. Radiochemotherapie planmäßig vor einer Operation erfolgt.

> **MERKE**
>
> **Adjuvant** bezeichnet eine Zusatztherapie **nach** chirurgisch vollständiger Tumorentfernung (R0) oder nach einer lokoregionär vermutlich kurativen Radiotherapie bzw. Radiochemotherapie. Als **neoadjuvant** bezeichnet man eine Chemotherapie oder Radiochemotherapie **vor** einer Operation.

Kurative Chemotherapie

Die Behandlung hat das Ziel, den Patienten von seiner Erkrankung zu heilen. Dies gelingt mit der Chemotherapie aber leider nur bei nicht mehr als 5 % aller Tumorpatienten. Es handelt sich dabei um das metastasierte Chorionkarzinom der Frau, die metastasierten Hodentumoren, die akute lymphatische Leukämie, den Morbus Hodgkin im Stadium III und IV, das Burkitt-Lymphom, die Non-Hodgkin-Lymphome im Stadium II–IV, eine Reihe von Organtumoren im Kindesalter und mit sehr starken Vorbehalten auch um die akute myeloische Leukämie und das kleinzellige Bronchialkarzinom.

Palliative Chemotherapie

Sie bezweckt einen längerfristigen, günstigen Tumorverlauf durch Linderung von Beschwerden, praktisch relevante Tumorrückbildungen und Überlebensgewinn. In Frage kommen die schon bei der kurativen Chemotherapie genannten Tumorerkrankungen, zusätzlich die chronischen Leukämien, das Mammakarzinom, solide Tumoren im Kindesalter, das Ovarial- und Endometriumkarzinom.

Bei allen chemotherapeutischen Palliativindikationen kann man nicht kritisch genug sein: Alleiniges Kriterium ist, dass die Patienten bei geringer Toxizität tatsächlich einen echten Gewinn an Lebensqualität und Lebenszeit haben. **Ein beschwerdefreier Patient kann nicht beschwerdefreier werden**! Onkologische Therapie – gleichgültig ob Operation, Radiotherapie oder Chemotherapie – darf keine Verlegenheitslösung sein.

11.2 Zytostatika und zytotoxische Substanzen

Die Tumorerkrankung ist eine klonale Erkrankung, d. h., sie ist aus einer einzigen entarteten „Tumorstammzelle" hervorgegangen, deren unkontrolliertes Wachstum ab 10^9 Zellen zur Ausbildung eines klinisch fassbaren Tumors mit all seinen Folgen führt. Unterschiede im Wachstumsverhalten von gesunden und bösartigen Zellen machen den Einsatz von tumorhemmenden (zytostatischen) und tumorvernichtenden (zytotoxischen, tumoriziden) Medikamenten möglich.

11.2.1 Wirkungsweise

Wachstum ist Folge wiederholter Zellteilungen. Die Zellteilung ist zugleich der Anfang und das Ende einer Reihe von Entwicklungsstufen, die als Zellzyklus zusammengefasst werden (Kap. 14.1, Abb. 14.4, Abb. 11.1).

Unsere zytostatischen oder zytotoxischen Substanzen lassen sich in Bezug auf ihren Angriffspunkt im Zellzyklus (Abb. 11.1) in drei Gruppen unterteilen:
1. **Zyklusabhängige** und **phasenspezifisch wirkende Zytostatika** greifen die sich teilende Zelle an ganz bestimmten Stellen des Zellzyklus an, z. B. 5-Fluorouracil und Methotrexat in der S-Phase, Bleomycin in der G_2-Phase, Vinblastin und Vincristin in der M-Phase.
2. **Zyklusabhängige**, aber **phasenunspezifisch wirkende Zytostatika** greifen in allen Zellzyklusphasen nur proliferierende Zellen an, z. B. Actinomycin D und Cyclophosphamid.
3. **Zyklusunabhängig** wirkende Zytostatika greifen auch Zellen in der G_0-Phase an, die sich nicht teilen. Zu nennen sind hier z. B. Hormone und einige zytotoxische Antibiotika.

Die Wirkung dieser unterschiedlichen Zytostatika ist nun nicht gleich: Für die zyklusunabhängigen (3) und für die zyklusabhängigen, aber phasenunspezifisch wirkenden (2) Zytostatika besteht eine lineare Dosis-Wirkungs-Beziehung (Abb. 11.2a): Mit steigender Medikamentendosis sterben direkt proportional zur Dosis immer mehr Tumorzellen ab. Die Wirkung der phasenspezifisch wirkenden Substanzen hingegen (1) erreicht mit zunehmender Medikamentendosis schließlich ein Plateau, das nur noch durch eine längere Verweildauer der Substanz im Organismus weiter angehoben werden kann (Abb. 11.2b). In diesen Fällen ist also eine Dauerinfusion angezeigt.

Grundsätze der Zytostatikawirkung

- Alle Zytostatika hemmen oder verhindern die Zellproliferation und senken damit die Tumorzellzahl in einen Bereich, in dem die Körperabwehr, sofern noch intakt, die restlichen Tumorzellen definitiv beseitigen soll (Heilung, Abb. 11.3).
- Eine Stimulation der Zelldifferenzierung, d. h. eine Redifferenzierung von entarteten zu normalen Körperzellen, ist bis heute nicht

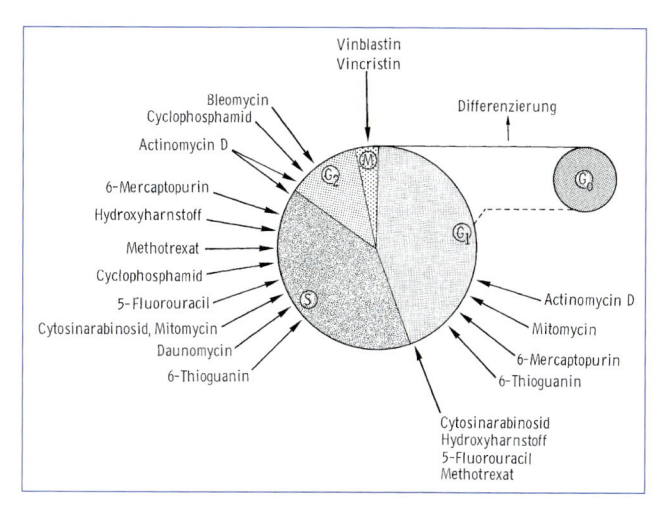

Abb. 11.1
Angriffspunkte verschiedener Zytostatika im Zellzyklus.

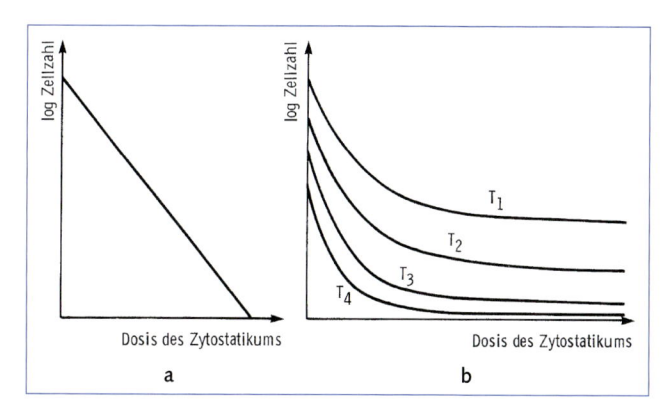

Abb. 11.2
a) Dosis-Wirkungs-Beziehung der zellzyklusabhängigen, aber phasenunspezifisch wirkenden Zytostatika und der zyklusunabhängigen Zytostatika. **b)** Wirkung der zellzyklus- und phasenabhängigen Zytostatika: Mit zunehmender Medikamentendosis nimmt die Wirkung nicht mehr zu. Das erreichte Plateau kann nur durch eine längere Verweildauer ($T_1 \rightarrow T_2$) gesenkt werden.

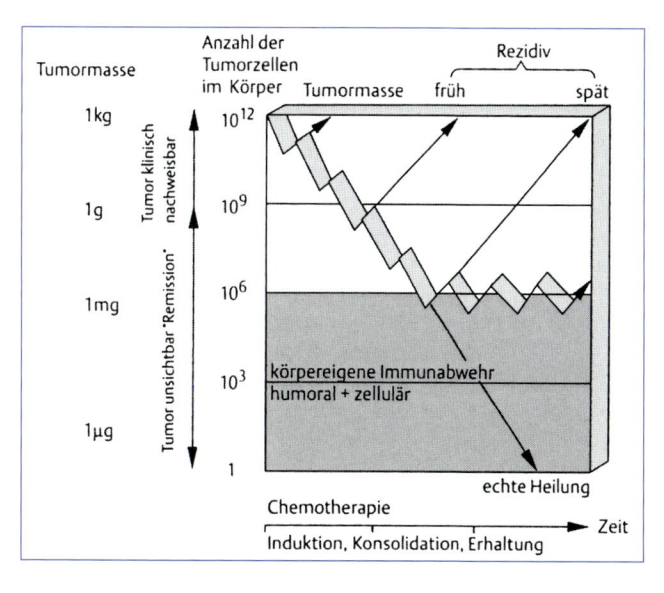

Abb. 11.3
Schematische Darstellung der Tumorzerstörung im Körper, semilogarithmischer Maßstab.

(oder genauer: nur durch wenige Medikamente und mit diesen auch nur theoretisch) erreichbar.
- Die medikamentöse Tumortherapie beruht auf zellkinetischen Unterschieden zwischen normalem und bösartigem Gewebe.
- Entscheidend für die Wirksamkeit der Zytostatika ist auch deren Pharmakokinetik: Zytostatika sollten alle Tumorzellen in ausreichend hoher Dosis erreichen können. Je nach Zielort und Membrangängigkeit werden sie deshalb oral, intravenös, intraarteriell, intrathekal (in den Liquorraum), intraperitoneal bzw. intrapleural oder direkt in ein Hohlorgan verabreicht.
- Zytostatika zerstören nicht eine bestimmte Tumorzellzahl, sondern stets nur einen bestimmten Prozentsatz der ursprünglichen Zellzahl. Der Tumor wird also günstigenfalls stufenweise verkleinert, im Erfolgsfall bis in den unsichtbaren Bereich hinein (**Kinetik 1. Ordnung**, Abb. 11.3).
- Vollremission bedeutet meist nur ein Verschwinden des Tumors unter die klinische Nachweisgrenze (10^6 Zellen und weniger). Aus dem unsichtbaren Anteil kann später wieder Tumor nachwachsen (Rezidiv).

Um mit Chemotherapie eine vollständige Tumorheilung erreichen zu können, müssten alle vorhandenen Tumorzellen zerstört werden. Dazu wären folgende Voraussetzungen zu erfüllen:
- Alle Tumorzellen müssen auf das eingesetzte Zytostatikum gleich empfindlich reagieren.
- Das Zytostatikum müsste alle Tumorzellen in ausreichend hoher Dosis erreichen.
- Phasenspezifisch wirkende Zytostatika müssten so lange appliziert werden, bis alle Tumorzellen die chemosensible Zyklusphase durchlaufen haben.
- Alle Tumorzellen müssten zerstört sein, bevor sich eine Resistenz gegen die Zytostatika ausbilden kann.

Resistenz

Wir unterscheiden verschiedene Resistenzmechanismen der Tumorzellen gegen Zytostatika:
- Primäre Resistenz: Der Tumor ist von Anfang an unempfindlich.
- Sekundäre (erworbene) Resistenz: Nicht alle Tumorzellen werden von einer wirksamen Dosis erreicht, überleben und entwickeln nun Reparaturmechanismen gegen die durch die Substanz gesetzten subletalen Schäden.
- Körpereigene Faktoren bedingen eine ungenügende Aufnahme des Medikaments im Tumor, eine ungenügende Aktivierung der Substanz z. B. in der Leber bzw. eine gesteigerte Inaktivierung.

11.2.2 Auswahl und Verabreichung von Medikamenten

Medikamentenauswahl

Die Medikamentenauswahl erfolgt nach der Erfahrung. Es besteht bis heute noch keine Möglichkeit, die Wirkung eines Zytostatikums auf den individuellen Tumor zu testen und so vorauszusagen.

Grundsätzlich werden mehrere Zytostatika miteinander kombiniert verabreicht (**Kombinationschemotherapie**). Mehrere Medikamente sollen, gleichzeitig oder kurz hintereinander verabreicht, über verschiedene Wirkmechanismen bzw. Angriffspunkte möglichst viele Zellen angreifen und eine Resistenzentwicklung verhindern.

> **MERKE**
> In einer Kombinations- bzw. Polychemotherapie kooperieren mehrere Chemotherapeutika über verschiedene Angriffsmechanismen gegen Tumorzellen. Grundsätzlich sind deshalb Polychemotherapien effektiver als Chemotherapien mit einer einzelnen Substanz (Monotherapie).

Es ist sehr unwahrscheinlich, dass eine Tumorzelle gegen mehrere und verschieden wirkende Zytostatika resistent ist (**Kreuzresistenz**). Einzelne Zytostatika wirken synergistisch (mehr als additiv) miteinander, die meisten additiv oder doch zumindest subadditiv (Kap. 14.6.3).

Medikamentenverabreichung

Man gibt Zytostatika stoßweise (**intermittierend**), um dem Körper im behandlungsfreien Intervall die Möglichkeit zur Erholung zu geben.

Zellzyklusabhängige und phasenspezifische Zytostatika entwickeln, in einer Dauerinfusion verabreicht, stärkere Wirkungen (Kap. 11.2.1) und andere, besser zu beherrschende Nebenwirkungen. Mit einer Dauerinfusion erreicht man auch einen gleichmäßigeren Wirkstoffspiegel im Blut und Gewebe. Dieser Mechanismus ist für die Radiochemotherapie wichtig. Sie bezweckt ja eine Addition der chemo- und radiotherapeutischen Effekte an der Tumorzelle durch ihren simultanen Einsatz.

Verschiedene Substanzen (z. B. Alkylanzien), Hormone und Antihormone werden **per os als Dauerbehandlung** gegeben.

Die Behandlung beginnt mit einer **Induktionschemotherapie**. Diese wird bis zum maximalen Effekt am Tumor (Ziel: komplette Remission) bzw. bis zur Toleranzgrenze des Patienten durchgeführt. Es folgt die sog. **Erhaltungschemotherapie**; niedriger dosiert soll sie das Ergebnis der Induktionschemotherapie über einen möglichst langen Zeitraum halten. Während eines Chemotherapiekurses und zwischen den Kursen wird dauernd die Verträglichkeit durch Bestimmung der kritischen Organfunktionen überprüft: Blutbildkontrollen, Nierenfunktion, Lungenfunktion etc.

11.2.3
Nebenwirkungen der Zytostatika

Eine medikamentöse Tumortherapie zeigt immer Nebenwirkungen, da sich die Wirkung der Zytostatika im molekularen und zellulären Bereich der Tumorzellen und normalen Zellen gleichermaßen abspielt. Jedes Medikament hat dabei sein eigenes Nebenwirkungsspektrum.

Akute Nebenwirkungen sind für gewöhnlich rückbildungsfähig: Störungen der Blutbildung, Anregung des Brechzentrums, Schleimhautdefekte, neurologische Störungen, Haarausfall, Beeinträchtigung der Nieren- und Leberfunktion, Herzrhythmusstörungen etc. sind z.T. stark belastend, bilden sich aber meist vollständig zurück.

> **MERKE**
> Die meisten Nebenwirkungen der Chemotherapie sind akut, wenige sind chronisch, also nicht rückbildungsfähig.

Chronische Nebenwirkungen (Spätfolgen) äußern sich in Schädigungen des Herzmuskels, der Geschlechtsorgane (meist irreversible Infertilität), in Lungenfibrose, Leukoenzephalopathie des Gehirns (Kap. 16.7) und Ausfällen der peripheren Nerven (Polyneuropathie).

Bei realistischer Heilungschance kann eine höhere Akuttoxizität in Kauf genommen werden als bei lediglich palliativen Indikationen.

11.3
Hormontherapie

Wie normales Gewebe steht auch das Wachstum einzelner Tumoren unter hormonellem Einfluss, z. B. Mammakarzinom, Prostatakarzinom und Endometriumkarzinom des Uteruskorpus. Auch lymphatisches Gewebe besitzt Rezeptoren für Glukokortikoide, Östrogen und Progesteron.

Hormone binden an die Zielzelle über spezifische **Rezeptoren** im Zytoplasma oder Zellkern. Der Gehalt solcher Rezeptoren im Tumorgewebe lässt sich laborchemisch bestimmen. So kann ein Mammakarzinom als östrogenrezeptorpositiv bzw. -negativ oder progesteronrezeptorpositiv bzw. -negativ eingestuft werden. Ein positiver Rezeptorstatus ist für gewöhnlich ein prognostisch günstiges Zeichen, weil die Zelle differenzierter ist. Die Ausschaltung des körpereigenen, mutmaßlich des das Tumorwachstum stimulierenden Hormons oder die Blockade der Rezeptorbindung mit einer Substanz führt zu einer Strukturänderung des Rezeptors und damit zu einer Unterdrückung von Synthese- und Wachstumsvorgängen in der Zelle. Dadurch ergeben sich sehr wirksame therapeutische Ansätze für hormonabhängige Tumorerkrankungen.

Ablative Hormontherapie

Darunter versteht man die Entfernung eines hormonproduzierenden Organs, z. B. des Ovars durch Ovarektomie (Eierstockentfernung), die Orchiektomie (Hodenentfernung) bei Männern sowie die Hypophysektomie.

Die **Antihormontherapie** entspricht der ablativen Hormontherapie, ist aber im Gegensatz zu dieser zeitlich zu begrenzen und reversibel. So gibt man Antiöstrogene, Antiprogesterone und Antitestosterone, die den entsprechenden Rezeptor an der Zielzelle besetzen und für natürliche Hormone unangreifbar machen. Einer Hypophysektomie entspricht der Einsatz von LHRH-Analoga (Substanzen, die dem Luteinisierungshormon oder den Releasinghormonen ähnlich sind). Sie erschöpfen den Rezeptor für das Luteinisierungshormon (LH) und für Releasinghormone (RH) in der Hypophyse, so dass deren Steuerungsfunktion der Sexualhormonproduktion nicht mehr wahrgenommen werden kann.

Additive Hormontherapie

Gegengeschlechtliche Hormone werden in sehr hoher Dosis zugeführt, um das Wachstum von hormonabhängigen Tumoren zu hemmen. Ein Beispiel ist die hoch dosierte Gestagentherapie bei Mamma-, Korpus- oder Ovarialkarzinomen. Auch die gegengeschlechtliche Östrogentherapie bei Prostatakarzinom entspricht diesem Wirkprinzip.

Eine Hormontherapie führt bei ca. 30 % aller Korpuskarzinome, bei 30–40 % aller Mammakarzinome und bei 80 % der Prostatakarzinome zur Tumorrückbildung, aber nicht zur endgültigen Tumorheilung.

11.4 Immuntherapie

Eine wirksame Immunabwehr der Tumorzellen setzt voraus, dass diese als körperfremd erkannt werden. Viele von ihnen unterscheiden sich von ihrem Ursprungsgewebe durch die sog. tumorassoziierten Antigene (TAG), gegen die der Wirtsorganismus Antikörper (AK = Abwehrstoffe) bilden kann. Damit aber aktivierte Lymphozyten die Tumorzellen völlig zerstören können, müssen nicht nur TAG auf der Tumorzelloberfläche exprimiert sein, sondern auch spezielle Rezeptoren der sog. Haupthistokompatibilitätsantigene Klasse I und II. Diese Rezeptoren sind membranständige, für jedes Individuum charakteristische Zucker-Eiweiß-Stoffe. Proteine der Klasse I kommen auf allen kernhaltigen Zellen vor und lassen sich in die Gruppen A, B und C unterteilen. Klasse-II-Proteine finden sich vorwiegend auf Lymphozyten und Makrophagen.

Zelluläre Immunmechanismen

Bei der Abwehr und Zerstörung von Krebszellen spielen zwei wesentliche zelluläre Immunmechanismen eine entscheidende Rolle, nämlich die spezifische und die unspezifische zellvermittelte Abwehr. Die **spezifische zellvermittelte Abwehr** wird durch T-Zellen ausgeführt, die **unspezifische zellvermittelte Abwehr** durch sog. natürliche Killer-(NK-)Zellen, lymphokinaktivierte Killer-(LAK-)Zellen und antikörperabhängige Killerzellen sowie Makrophagen.

Tumorzellen, die neben TAG auch den Klasse-I-Rezeptor exprimieren, werden von zytotoxischen Lymphozyten erkannt und zerstört. Tumorzellen, die einen Klasse-II-Rezeptor exprimieren, werden von T-Helfer-Zellen erkannt und beispielsweise von NK-Zellen zerstört.

11.4.1
Zelluläre und humorale Immunantwort

Das die Immunantwort des Körpers auslösende Signal „Fremd" oder „Eigen" wird gebildet durch die Bindung des jeweiligen Antigens (AG) an spezielle Rezeptoren der abwehrbereiten Lymphozyten. Wir unterscheiden zwei Arten von Lymphozyten: T- und B-Lymphozyten.

Zelluläre Immunantwort

Nach AG-Kontakt bilden sich aus T-Lymphozyten sog. Effektorzellen, die spezifische AG-Rezeptoren auf ihrer Oberfläche tragen und mit dem Blutstrom zirkulieren. Sie sind Träger der zellulären Immunantwort. Diese führt letztlich zur Zytolyse und Phagozytose von Bakterien, Tumorzellen usw.

Humorale Immunantwort

Der AG-Kontakt der B-Lymphozyten bewirkt deren Ausreifung zu Plasmazellen. Die Plasmazelle bildet spezifische, gegen das einzelne AG gerichtete Immunglobuline (Antikörper = AK) und gibt diese in das Blut ab. Die gebildeten AG/AK-Komplexe werden an Makrophagen gebunden und von diesen phagozytiert. In Abbildungen 11.3 und 11.4 finden sich die komplizierten Zusammenhänge dargestellt.

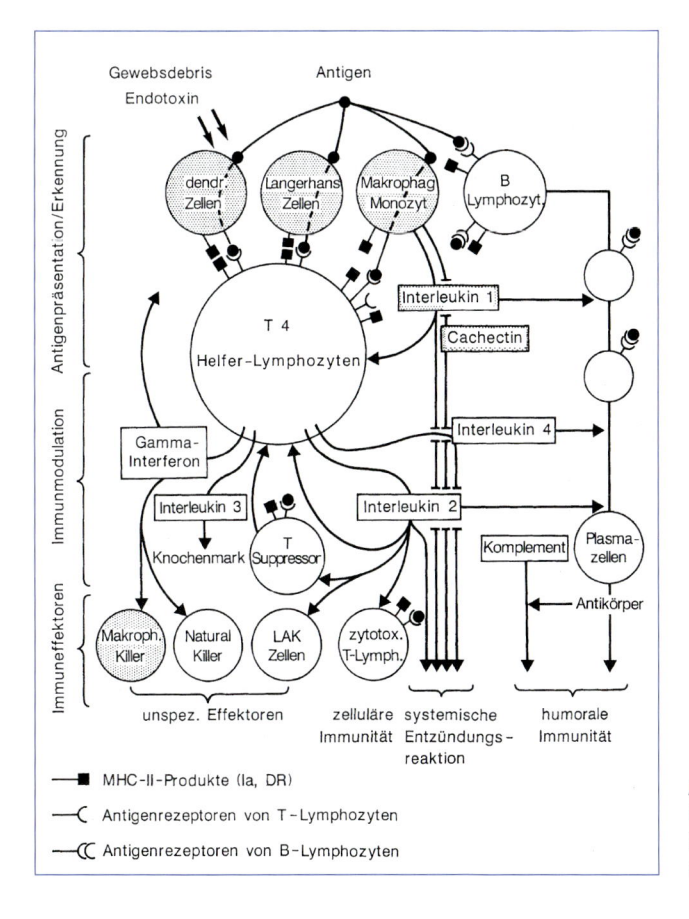

Abb. 11.4
Übersichtsschema der Zusammenhänge von zellulärer und humoraler Immunabwehr.

Mit der Entdeckung und gentechnischen Herstellung von Zytokinen und anderen Immunmodulatoren wurde es möglich, in die geschilderten, hier sehr vereinfacht dargestellten Vorgänge der Tumorzellzerstörung therapeutisch einzugreifen. Es handelt es sich um körpereigene, hormonähnliche Stoffe, die das Immunsystem aktivieren und regulieren. Einige wollen wir im Folgenden beschreiben.

11.4.2 Interferone

Es gibt drei Arten von Interferonen: Alpha-, Beta- und Gamma-Interferon. Alpha-Interferon wird durch Leukozyten gebildet, Beta-Interferon durch Fibroblasten und Gamma-Interferon durch aktivierte T-Zellen. Alpha- und Beta-Interferon wirken an der Zielzelle über denselben Rezeptor, Gamma-Interferon benötigt dagegen einen speziellen Rezeptor.

Alle Interferone hemmen die Proliferation von virusinfizierten Zellen und gelten als Regulatoren der NK- und Makrophagenaktivität sowie der B-Zell-Funktion.

Medikamentös zugelassene Indikationen zur Interferonbehandlung sind Nasopharynxkarzinome, das Kaposi-Sarkom und die Haarzell-Leukämie.

11.4.3 Interleukin-2 (IL-2)

Diese Substanz spielt für die Regulation der Proliferation und Differenzierung verschiedener Zelltypen im Immunsystem eine zentrale Rolle. Sie wird von T-Helfer-Zellen produziert und ermöglicht die Proliferation der T-Zellen. Diese werden durch AG-Kontakt aktiviert. IL-2 fördert darüber hinaus die Reifung von NK-Zellen, die Aktivierung von Makrophagen und die Proliferation von B-Zellen (über Induktion weiterer Zytokine).

Der klinisch-therapeutische Einsatz von Interleukin-2 beruht auf dessen Fähigkeit, bestimmte tumorzerstörende T-Lymphozyten (sog. lymphokinaktivierte Killerzellen, LAK) und tumorinfiltrierende Lymphozyten in ihrer Wirkung zu verstärken.

Das Blut wird dem betreffenden Tumorpatienten entnommen. Im Reagenzglas kann man die Killerzellen durch IL-2 aktivieren. Durch Retransfusion solcher Killerzellen in den Patienten ergaben sich beim Nierenzellkarzinom und beim malignen Melanom Tumorrückbildungen von bis zu 30 %.

11.4.4 Tumornekrosefaktor (TNF)

Aktivierte Makrophagen und aktivierte T-Zellen synthetisieren den TNF und setzen ihn frei. Er scheint eine Rolle im Rahmen der Entzündungs- und Immunreaktionen zu spielen. Im Tumor wird eine hämorrhagische Nekrose verursacht. Ähnlich wie die IL-2-Behandlung ist auch die TNF-Behandlung mit erheblichen Nebenwirkungen verbunden, wie Blutdruckabfall, Ödeme, Leukopenie.

Etwa 5 % von experimentell behandelten Patienten zeigten auf TNF-Behandlung objektivierbare Tumorrückbildungen, insbesondere solche mit kolorektalen Karzinomen und Nierenzellkarzinomen.

11.4.5 Hämatopoetische Wachstumsfaktoren

Hämatopoetische Wachstumsfaktoren, die inzwischen auch gentechnisch hergestellt werden können, regulieren die Bildung und Differenzierung von Blutzellen im Knochenmark. Es sind dies die koloniestimulierenden Faktoren Erythropoetin (Stimulation der Erythropoese), G-CSF (Granulozyten-koloniestimulierender Faktor), GM-CSF (Granulozyten- und Makrophagen-koloniestimulierender Faktor), das Interleukin-3 und neuestens auch das Thrombopoetin. Sie können die entsprechenden Vorläuferzellen im Knochenmark nach Schädigung durch Zytostatika oder Bestrahlung stimulieren und damit die gefährliche Myelosuppression überwinden. Leider wird ihr klinischer Einsatz dadurch begrenzt, dass sie die vielfach ebenfalls durch Zytostatika verursachte Thrombopenie nicht verhindern oder bessern können. Der die Thrombopoese stimulierende Faktor Thrombopoetin wurde zwar inzwischen synthetisiert, ist aber noch in präklinischer Testung. Wegen noch nicht vollständig entschlüsselter Nebenwirkungen dürfte mit seiner klinischen Zulassung auch noch nicht so bald gerechnet werden.

> **MERKE**
>
> Wachstumsfaktoren beschleunigen die Erholung von Hämatotoxizität infolge von Chemo- oder Strahlentherapie mit Ausnahme der Thrombozytopenie.

FRAGEN

11.1 Operation und Strahlentherapie sind örtliche (lokoregionäre) Therapiemaßnahmen. Welches Ziel hat die internistische Tumortherapie?
11.2 Welche hauptsächlichen Substanzfamilien werden eingesetzt?
11.3 Was ist der Unterschied zwischen adjuvanter und neoadjuvanter Chemotherapie?
11.4 Welche Grundregel gilt für jede palliative (lindernde) Chemotherapie?
11.5 Was kennen Sie für Grundlagen der Zytostatikawirkung?
11.6 Was versteht man unter Chemoresistenz von Tumorzellen?
11.7 Wie wählt man Chemotherapeutika aus?
11.8 Sind die Nebenwirkungen einer Chemotherapie akut (sofort auftretend und bald wieder abklingend) oder chronisch (dauerhaft)?
11.9 Welches ist die Voraussetzung, dass Hormone das Tumorwachstum stoppen oder Tumoren sogar weitgehend zurückdrängen können?
11.10 Welche Formen der Hormontherapie sind grundsätzlich denkbar?
11.11 Was ist Immuntherapie?
11.12 Was sind hämatopoetische Wachstumsfaktoren?

III Grundlagen der Strahlentherapie

12 Strahlenphysik 93

13 Dosisbegriffe und Dosiseinheiten 115

14 Strahlenbiologie 125

15 Grundlagen der Strahlenpathologie 167

16 Spezielle Organpathologie 193

17 Gerätekunde 207

12 Strahlenphysik

12.1 Strahlenarten

Die medizinische Radiologie nutzt die ionisierende Strahlung. Diese Strahlung ist im Gegensatz zu anderen Strahlenarten (Sonnenstrahlen, Wärmestrahlen) in der Lage, Elektronen aus einem Atom herauszulösen (**Ionisierung**).

Innerhalb der ionisierenden Strahlung kann man
- zwischen direkt und indirekt ionisierender Strahlung oder
- zwischen Korpuskularstrahlung (Teilchenstrahlung) und Photonenstrahlung (Wellenstrahlung)

unterscheiden.

> **MERKE**
> **Korpuskularstrahlung** besteht aus Teilchen mit Ruhemasse; sie sind geladen oder ungeladen.
> **Photonenstrahlung** ist elektromagnetische Strahlung, die aus Teilchen ohne Ruhemasse und ohne Ladung besteht.

- **Direkt ionisierende Strahlung**
  Elektrisch geladene Teilchen (z. B. Elektronen, Protonen, Deuteronen, Alphateilchen) geben ihre Energie unmittelbar durch Stöße an die Materie entlang ihrer Bahn ab.
- **Indirekt ionisierende Strahlung**
  erzeugt zunächst durch Wechselwirkung mit einem Atom des absorbierenden Materials ein geladenes Teilchen, das seinerseits durch Stöße Energie abgeben kann.

Eine Übersicht der ionisierenden Strahlenarten zeigt Tabelle 12.1.

12.1.1 Photonenstrahlung

Zur Photonen- bzw. **elektromagnetischen Wellenstrahlung** gehören
- die Höhenstrahlen,
- die Röntgen- und Gammastrahlung,
- die UV-Strahlung,
- das sichtbare Licht,
- die Wärmestrahlen,
- die UKW-, TV- und Radiowellen (Abb. 12.1).

Tab. 12.1 Einteilung der ionisierenden Strahlenarten.

Strahlenart	Direkt ionisierend (geladene Teilchen)	Indirekt ionisierend (ungeladene Teilchen)
Korpuskularstrahlung	Elektronen Protonen Deuteronen Alphateilchen Schwere Ionen π-Mesonen (Pionen)	Neutronen π-Mesonen (Pionen)
Photonenstrahlung		Röntgenstrahlen Gammastrahlen

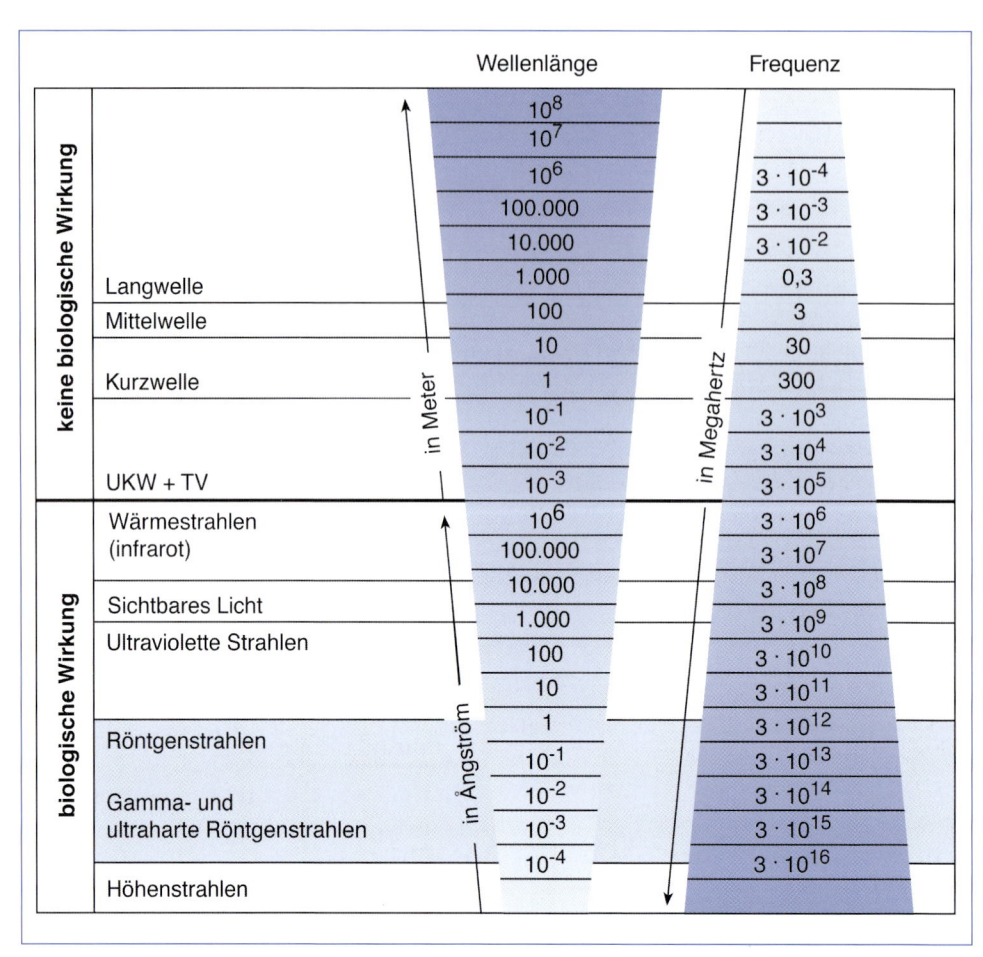

		Wellenlänge	Frequenz
keine biologische Wirkung		10^8	
		10^7	
		10^6	$3 \cdot 10^{-4}$
		100.000	$3 \cdot 10^{-3}$
		10.000	$3 \cdot 10^{-2}$
	Langwelle	1.000	0,3
	Mittelwelle	100	3
		10	30
	Kurzwelle	1	300
		10^{-1}	$3 \cdot 10^3$
		10^{-2}	$3 \cdot 10^4$
	UKW + TV	10^{-3} (in Meter)	$3 \cdot 10^5$ (in Megahertz)
biologische Wirkung	Wärmestrahlen (infrarot)	10^6	$3 \cdot 10^6$
		100.000	$3 \cdot 10^7$
		10.000	$3 \cdot 10^8$
	Sichtbares Licht	1.000	$3 \cdot 10^9$
	Ultraviolette Strahlen	100	$3 \cdot 10^{10}$
		10	$3 \cdot 10^{11}$
		1	$3 \cdot 10^{12}$
	Röntgenstrahlen	10^{-1}	$3 \cdot 10^{13}$
	Gamma- und ultraharte Röntgenstrahlen	10^{-2} (in Ångström)	$3 \cdot 10^{14}$
		10^{-3}	$3 \cdot 10^{15}$
		10^{-4}	$3 \cdot 10^{16}$
	Höhenstrahlen		

Abb. 12.1 Spektrum elektromagnetischer Wellenstrahlung (Photonenstrahlung): links die Wellenlänge, rechts die Frequenz. 1 Ångström (1 Å) = 10^{-8} cm.

Strahlung ist Energietransport. Dieser **Energietransport** erfolgt nicht kontinuierlich, sondern sprunghaft: Die Emission (Ausstrahlung) und Absorption (Aufsaugung) von Licht durch Atome, die Zu- oder Abnahme der Energie eines Elektrons beim Stoß auf ein angeregtes Atom sowie Ionisations- und Kernzerfallsvorgänge und dergleichen sind **Quantensprünge**. Dabei ändert sich die Energie um kleine, unteilbare Beträge, die **Quanten** oder **Photonen**. Bei der elektromagnetischen Wellenstrahlung spricht man vom Transport solcher Energiepakete. Deshalb bezeichnet man sie als **Photonenstrahlung** oder als **Quantenstrahlung**.

Die Ausbreitungsgeschwindigkeit c aller elektromagnetischen Wellenstrahlen ist gleich und beträgt recht genau 300 000 km/s im Vakuum. Sie ist gleich dem Produkt aus Wellenlänge λ und Frequenz ν:

$$c = \lambda \times \nu$$

Dabei verhalten sich Wellenlänge und Frequenz reziprok, d.h., mit zunehmender Wellenlänge nimmt bei gleich bleibender Energie die Frequenz ab und umgekehrt.

Die Energie E eines Photons (Quants) errechnet sich nach der „Quantentheorie" von Max Planck (1900) aus dem Produkt der Frequenz ν und einer Konstante h, der sog. Planck'schen Wirkungskonstante:

$$E = \nu \times h$$

Diese Energie wird in Elektronenvolt eV (Joule) gemessen. Ein Elektron, das durch die Spannung von 1 V beschleunigt wird, besitzt die Energie von 1 eV.

Unter den Photonenstahlen sind für uns die Röntgenstrahlen und die Gammastrahlen von Interesse:
- **Röntgenstrahlung** ist ionisierende Photonenstrahlung, die im Coulomb'schen Feld von Atomkernen oder in der Atomhülle entsteht (Kap. 12.2.4).
- **Gammastrahlung** ist ionisierende Photonenstrahlung, die von angeregten Atomkernen beim Übergang in einen Zustand niedrigerer Energie ausgesandt wird oder die bei Elementarteilchenprozessen entsteht (Kap. 12.2.3 und 12.2.4).

> **MERKE**
> Radioaktive, also aus dem Atomkern kommende Photonenstrahlung (= **Gammastrahlung**) unterscheidet sich von der Röntgenstrahlung
> 1. durch die Art der Entstehung,
> 2. durch ihr Linienspektrum (im Gegensatz zum Bremsspektrum der Röntgenstrahlung), aber nicht durch die Energie.

12.1.2 Korpuskularstrahlung

Korpuskularstrahlung besteht entweder aus
- geladenen Teilchen (Elektronen, Protonen, Deuteronen, Alphateilchen, π-Mesonen) oder
- ungeladenen Teilchen (Neutronen, π-Mesonen; Tab. 12.1).

Elektronen lassen sich in Teilchenbeschleunigern (Linear- oder Kreisbeschleuniger) erzeugen; Elektronen entstehen aber auch im Körper nach Wechselwirkung mit der einfallenden Strahlung.

Als **Betastrahlung** bezeichnet man die **Elektronenstrahlung**, die bei der Umwandlung von Atomkernen vom Kern ausgesandt wird. Elektronen können negativ (Negatronen) oder positiv (Positronen) geladen sein.

> **MERKE**
> Mit der Quantendynamik wurde der Dualismus zwischen Teilchen und Welle erkannt. Strahlung gleich welcher Art besteht somit aus Teilchen. Wir unterscheiden nur noch zwischen
> - **Teilchen mit Ruhemasse** m_0 (Korpuskeln), die auch ein ganzes Vielfaches der Elementarladung e beider Vorzeichen besitzen können und keine Lichtgeschwindigkeit erreichen, und
> - **Teilchen ohne Ruhemasse** (Photonen), die sich im Vakuum mit Lichtgeschwindigkeit c ausbreiten.

In Röntgendiagnostik und Strahlentherapie wird Strahlung mit einer Erzeugungsspannung von ca. 8 kV bis 45 MV verwendet. Man spricht von weicher Strahlung (im Energiebereich bis 100 keV), harter (100–1000 keV) und ultraharter Strahlung (über 1 MeV).

12.2 Wechselwirkung von Strahlung mit Materie

12.2.1 Aufbau eines Atoms

Ein Atom ist der kleinste Baustein eines Elements, der noch dessen Eigenschaften besitzt und chemisch nicht weiter zerlegt werden kann. Nach Niels Bohr (1913) besteht jedes Atom aus einem positiv geladenen **Kern** und einer negativ geladenen **Hülle** aus Elektronen (Abb. 12.2).

Der Atomkern besteht aus Nukleonen (**Protonen** und **Neutronen**). Heute ist man der Meinung, dass Protonen und Neutronen lediglich zwei verschiedene Zustände desselben Nukleons sind, nämlich der positiv geladene bzw. der neutrale Zustand.

Die **Ordnungs-** oder **Kernladungszahl (Z)** gibt die Anzahl der Protonen eines Kerns an und ist die Grundlage des Periodensystems der Ele-

und die Massenzahl (A), also durch eine bestimmte Protonen- und Neutronenzahl, eindeutig festgelegt ist (A = Z + N), bezeichnet man als **Nuklid**. Im periodischen System trägt jedes Nuklid links oben die Massenzahl A und links unten die Kernladungszahl Z ($^{A}_{Z}$Element$_N$).

Um den Atomkern kreisen in großem Abstand **Elektronen**. Es sind negativ geladene Elementarteilchen mit einer im Vergleich zum Kern verschwindend kleinen Masse (etwas mehr als 1/2000). Die Zahl der Hüllelektronen entspricht der Kernladungszahl. Damit ist das Gesamtatom nach außen elektrisch neutral. Die Elektronen kreisen auf unterschiedlichen Bahnen, die von innen nach außen als K-, L-, M-, N-, O-, P- und Q-Schale bezeichnet werden. Die K-Schale ist mit zwei Elektronen besetzt, die L-Schale mit acht und die M-Schale mit 18 Elektronen (Abb. 12.2).

Weitere Elementarteilchen sind:
- **Positron**: gleiche Masse wie Elektron, aber positiv geladen.
- **π-Meson**: Pion, 270-mal schwerer als ein Elektron, Ladung positiv, negativ oder ungeladen.
- **κ-Meson**: Kaon, 970-mal schwerer als ein Elektron, Ladung positiv oder negativ.
- **Neutrino**: Ruhemasse wahrscheinlich 0, keine Ladung.

Änderungen im Kern oder in der Hülle führen zu folgenden Ergebnissen:
- Abgabe oder Aufnahme eines Neutrons: **Isotop.**
- Änderung der Kernladungszahl durch Abgabe oder Aufnahme eines Protons: **anderes Element.**
- Änderung der Zahl der Hüllelektronen: **Ion.**

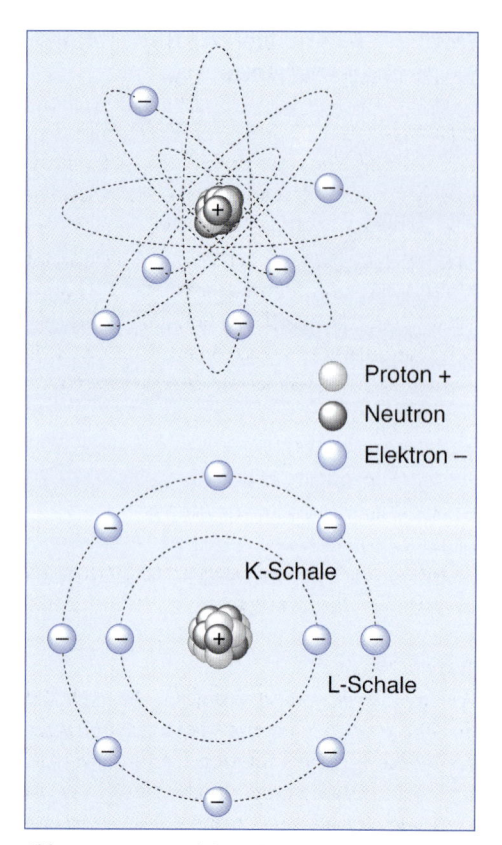

Abb. 12.2 Atommodell nach Niels Bohr. Der Atomkern besteht aus positiven Protonen (entsprechend der Anzahl der Hüllelektronen) und Neutronen, ist also positiv geladen. Die negativen Hüllelektronen kreisen auf unterschiedlichen Bahnen. Die K-Schale, als die innerste von ihnen, ist mit zwei Elektronen besetzt, die L-Schale mit acht Elektronen und die M-Schale mit 18 Elektronen.

mente (Dimitrij I. Mendelejew und Lothar Meyer, 1869). Sie charakterisiert die chemischen Eigenschaften eines Atoms und damit auch eines Elements.

Die Summe der Protonen und Neutronen bildet die Masse des Atomkerns (= Massenzahl A ≈ **Atomgewicht**). Die Zahl der Neutronen (N) entspricht bei leichten Elementen etwa der Zahl der Protonen. Schwere Elemente enthalten wesentlich mehr Neutronen als Protonen. Eine Atomart, die durch die Kernladungszahl (Z)

> **MERKE**
>
> Ein **Isotop** ist ein Nuklid, das dieselbe Protonenzahl, aber eine unterschiedliche Neutronenzahl hat als ein anderes Nuklid desselben Elements.
> **Radionuklid** ist ein Nuklid mit radioaktiven Eigenschaften.
> **Radioisotop** ist das Isotop eines Elements mit radioaktiven Eigenschaften.

12.2.2 Elementarprozesse der Ionisation

Anregung und Ionisation

Anregung

Durch von außen zugeführte Energie gelangt ein Atom vom Zustand niedriger Energie in einen solchen höherer Energie. Das kann

- durch Absorption eines Photons,
- durch Zusammenstoß mit einem energiereichen Elektron oder
- durch Kontakt mit einem anderen angeregten Atom

erfolgen. Dabei wird ein Hüllelektron aus einer inneren Schale des Atoms auf eine höhere Schale gehoben. Die Gesamtzahl der Elektronen bleibt dabei gleich. Der **angeregte Zustand** ist für gewöhnlich sehr kurz (im Mittel 10^{-8} s). Dann springt das Elektron in den Urzustand unter Abgabe von Energie (meist als elektromagnetische Wellenstrahlung) zurück.

Angeregte Atome sind reaktionsfreudiger als Atome im Grundzustand, weshalb sie chemische Reaktionen eingehen können, an denen sich nicht angeregte Atome nicht beteiligen.

Ionisation

> **MERKE**
> Wenn das Gleichgewicht der Ladungen zwischen Atomkern und Atomhülle durch Aufnahme oder Abgabe eines Elektrons gestört wird, bezeichnet man dies als Ionisation.

Ionisation kann geschehen durch
- **Stoßionisation:** Ein geladenes Teilchen stößt auf ein Atom und gibt dabei einen Teil seiner Energie ab (**direkte Ionisation**).
- **Absorption:** Elektromagnetische Wellenstrahlung oder Neutronen werden zunächst von einem Atom absorbiert. Dabei löst sich ein Elektron, das seinerseits ein anderes Atom durch Stoß ionisiert (**indirekte Ionisation**).

Wechselwirkung elektromagnetischer Strahlung mit Materie

Schwächung

Ionisierende Photonenstrahlung erfährt beim **Durchtritt durch Materie** eine Schwächung. Die durchgelassene Strahlung wird um den Betrag reduziert, der bei der Wechselwirkung mit Materie absorbiert und gestreut wird. Schwächung bedeutet also Absorption plus Streuung.

Grundsätzlich ist das Ausmaß der Schwächung bei gleich bleibender Energie der Photonen abhängig von

- der Körperdicke,
- der Körperdichte und
- der Kernladungszahl der Atome.

Umgekehrt nimmt mit steigender Strahlungsenergie die Schwächung ab.

Absorption

Absorption betrachtet lediglich die von der Strahlung auf die Materie übertragene Energie. Energetisch gesehen unterscheiden sich Absorption und Schwächung durch den Anteil an Streuung (Compton-Streuung und elastische Streuung, s. u.).

> **MERKE**
> Schwächung = Absorption + Streuung
> Absorption = Schwächung − Streuung

Photoeffekt (Photoionisation, Photoabsorption)

Bei der Photoionisation wird die Energie des einfallenden Photons von dem Atom des durchstrahlten Materials vollständig absorbiert, und das Atom emittiert ein Elektron (Abb. 12.3a). Ein Teil der Photonenenergie wird zur Überwindung der Bindungsenergie des emittierten Elektrons aufgewendet (**Photoelektron**), den Rest nimmt das Elektron als kinetische Energie mit. Die losgelösten Photoelektronen treten wiederum in Wechselwirkung mit anderen Atomen.

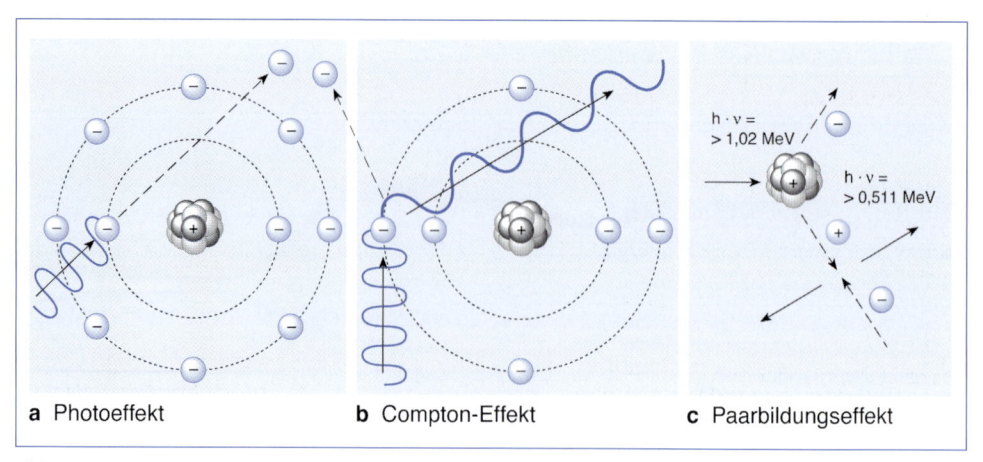

Abb. 12.3 Veranschaulichung der verschiedenen Ionisationsvorgänge.

Photoionisation findet hauptsächlich an den inneren Schalen der Atomhülle statt. Den frei werdenden Platz besetzt ein Elektron aus der äußeren Schale. Die bei der Wiederbesetzung der inneren Elektronenschale frei werdende Energie wird
- entweder in Form eines oder mehrerer Quanten emittiert (ausgesandt, als für das jeweilige Atom **charakteristische Strahlung**)
- oder auf ein Elektron einer weiter außen liegenden Schale übertragen, welches dann ebenfalls das Atom verlässt (**Auger-Effekt**).

Der Photoeffekt spielt vor allem im niedrigen Energiebereich der Röntgendiagnostik, d.h. bis etwa 100 keV, eine Rolle (Abb. 12.4). Eine hohe Ordnungszahl des durchstrahlten Gewebes und niederenergetische, weiche Strahlung begünstigen ihn. In der Röntgendiagnostik ist die Photoabsorption unter dem Gesichtspunkt der Bildqualität erwünscht, da sie **ohne Streuung** abläuft. Praktisch bedeutet dies, dass Materialien mit hoher Ordnungszahl (Knochen, Kontrastmittel) auf einem Röntgenfilm als stark absorbierend dargestellt werden.

> **MERKE**
> Der Photoeffekt spielt praktisch nur in der Röntgendiagnostik eine Rolle. Je höher die Ordnungszahl des durchstrahlten Materials ist, desto stärker die Photoabsorption.

Compton-Effekt (Compton-Streuung)
Der Compton-Effekt geschieht in einem Energiebereich, wo alle Hüllenelektronen als schwach gebunden oder als annähernd frei anzusehen sind. Deshalb besteht Abhängigkeit nur von der Elektronendichte des Materials und kaum von der Ordnungszahl Z. So löst ein einfallendes Photon ein schwach gebundenes äußeres Hüllelektron aus einem Atom ab, übergibt an dieses einen Teil seiner kinetischen Energie und wird in einem Winkel von 0–180° gestreut (Abb. 12.3b). Das Photon ist anschließend entsprechend energieärmer. Das Elektron (**Compton-Elektron**) entfernt sich in einem Winkel von 0–90° aus dem Atom und löst – ebenso wie die gestreute Primärstrahlung – **weitere Ionisationen** aus. Da seine Bindungsenergie nur schwach war, bleibt diese bei der Energiebilanz außer Betracht.

Der Compton-Effekt spielt im Energiebereich von Röntgendiagnostik und Röntgentherapie, d.h. ab etwa 30 keV, eine große Rolle; bei hohen Energien nimmt er wieder ab (Abb. 12.4).

In der Röntgendiagnostik mindert der Compton-Effekt Kontrast und **Bildgüte** wegen der auftretenden Streustrahlung. Der Strahlenschutz für den Patienten gebietet es, härtere (höherenergetische) Strahlenqualitäten zu verwenden, da weiche (niederenergetische) Strahlen zwar eine ausgezeichnete Bildgüte erbringen, aber in viel stärkerem Ausmaß vom Patienten

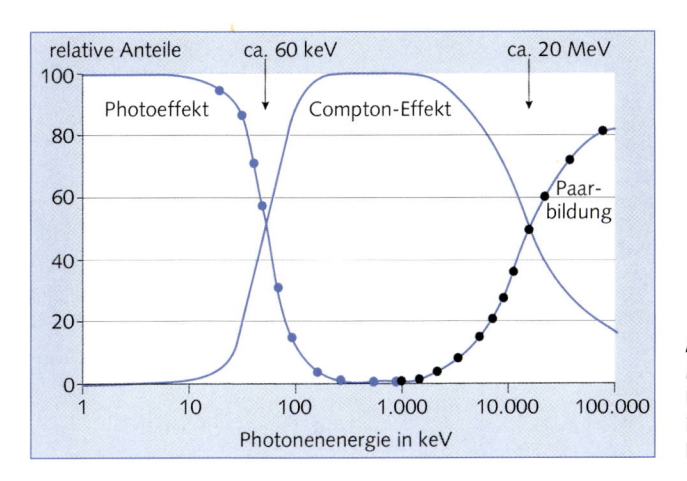

Abb. 12.4 Massen-Energieabsorptions-Koeffizient der Photonenstrahlung in Abhängigkeit von der Strahlungsenergie.

absorbiert werden und so den Film nicht erreichen. Sollen Organe mit großen Dichtesprüngen (Lunge) untersucht werden, empfiehlt sich die Verwendung harter, energiereicher Strahlung, da die Schwächung durch den Compton-Effekt in erster Linie von der Dichte des Absorbers Patient und weniger von der Ordnungszahl der einzelnen Körpergewebe abhängt. Um die negative Auswirkung der Compton-Strahlung auf die Bildgüte zu vermindern, werden in der Röntgendiagnostik sog. Streustrahlenraster eingesetzt (Kap. 12.3.4).

> **MERKE**
> Der Compton-Effekt spielt sowohl in der Röntgendiagnostik als auch in der Röntgentherapie eine große Rolle. **Die Schwächung der Strahlung hängt** (im Gegensatz zum Photoeffekt) **nicht von der Ordnungszahl, sondern von der Dichte des durchstrahlten Materials ab.**

Paarbildung/Paarvernichtung

Der Paarbildungseffekt beruht auf einer vollständigen **Energieabsorption** der einfallenden Photonenstrahlung. Er tritt erst bei Photonenenergien von mehr als 1,022 MeV auf. Das bedeutet, dass er im Bereich der Röntgendiagnostik und der Röntgentherapie (Orthovolttherapie bzw. Weichstrahl- oder Hartstrahltherapie) nicht vorkommt.

> **MERKE**
> Wichtig ist die Paarbildung in der **Hochenergie-Strahlentherapie** (Hochvolttherapie), und sie bildet auch die Grundlage der **Positronen-Emissions-Tomographie** (PET).

Das einfallende Quant tritt in der Nähe des Atomkerns mit dem elektrischen Kernfeld in Wechselwirkung. Dabei wandelt sich seine Strahlungsenergie in ein Teilchenpaar um, nämlich in ein Negatron (negativ geladenes Elektron) und in ein Positron (positiv geladenes Elektron). Beide regen weitere Atome an oder ionisieren sie.

In unmittelbarer Nähe vom Entstehungsort vereinigt sich das Positron mit einem Elektron (Abb. 12.3c). Dabei wird die Masse beider Teilchen in Strahlungsenergie umgewandelt (**Paarvernichtung**). Die Vernichtungsenergie von 1,022 MeV wird in zwei Gammaquanten (Photonen) von jeweils 0,511 MeV (Ruhemasse eines Elektrons) umgesetzt, die sich diametral, in entgegengesetzter Richtung, von ihrem Ursprungsort entfernen.

> **MERKE**
>
> Vernichtungsstrahlung ist Gammastrahlung von 0,511 MeV, die bei der Vereinigung eines Positrons mit einem Elektron entsteht, wobei beide ihre Masse aufgeben.
> Mit steigender Photonenenergie und zunehmender Ordnungszahl des durchstrahlten Materials nimmt die Wahrscheinlichkeit für das Auftreten des Paarbildungseffektes (Paarbildung, Paarvernichtung) zu.

Wechselwirkung geladener Teilchen mit Materie

Geladene Teilchen, die in Materie eindringen, treffen auf einen Wald von Ladungen, verlieren einen Teil ihrer Energie und werden abgebremst. Über das Coulomb-Feld können sie Impuls und Energie mit der Materie austauschen, was zu einer Reihe von Wechselwirkungseffekten führt. Bei **Elektronenstrahlung** spricht man von

- **Stoßbremsvermögen** (S_{col}): inelastische Streuung der Strahlung an Hüllenelektronen,
- **Strahlungsbremsvermögen** (S_{rad}): Erzeugung von Bremsstrahlung,
- **elastischer Streuung** im Kernfeld: einfache Richtungsänderung der Teilchen ohne Energieübertragung; elastische Streuung trägt also nicht zur Dosis bei,
- **inelastischen Zusammenstößen** mit dem Kern (Kernreaktion) mit Energieübertragung an den Stoßpartner.

Die weitaus wichtigsten Effekte für die Strahlentherapie sind das Stoßbremsvermögen und das Strahlungsbremsvermögen, da bei elastischer Streuung keine Energie übertragen wird und inelastische Kernreaktionen in diesem Energiebereich nicht wahrscheinlich sind.

Das gesamte Bremsvermögen S ist die Summe:

$$S = S_{col} + S_{rad}$$

S entspricht dem **Energieverlust pro Wegstück** und wird deshalb auch lineare Energieübertragung (Linear Energy Transfer, **LET**) genannt. Für den Energietransfer am Ort der Wechselwirkung mit der Materie ist nur S_{col} verantwortlich. Die erzeugte Röntgenstrahlung wird erst in weiterer Entfernung vom Ort der Wechselwirkung absorbiert. S_{rad} ist ein Maß für den Wirkungsgrad von Röntgenröhren.

> **MERKE**
>
> - Von den Wechselwirkungen geladener Teilchen mit Materie spielen für die Radiologie das **Stoßbremsvermögen** und das **Strahlungsbremsvermögen** die weitaus wichtigste Rolle.
> - Die Summe aus beiden (S = S_{col} + S_{rad}) wird als **linearer Energietransfer (LET)** bezeichnet.

Schwere geladene Teilchen (Ionen, Protonen, Alphateilchen, schwere Ionen) werden vor allem durch **Stoß gebremst** und übertragen dabei ihre Energie. Bei schweren Teilchen spielt also das Strahlungsbremsvermögen keine Rolle mehr, und sie werden weit weniger aufgestreut. Die Ionisationsdichten von Protonen und Alphateilchen, maßgebend für den Energieverlust pro Wegstrecke (LET), liegen 100- bzw. 1000-mal höher als bei Elektronen.

Wechselwirkung ungeladener Teilchen mit Materie

Neutronen können mangels Ladung nur mit dem Atomkern durch direkte Stöße (Radius ca. 10^{-15} m) in Wechselwirkung treten. Bei der Wechselwirkung von Neutronen mit Materie ergeben sich folgende Effekte:

- Elastische Streuung.
- Inelastische Streuung.
- Neutroneneinfang mit Gammaemission bei thermischen Neutronen.
- Neutroneneinfang mit Emission geladener Teilchen.
- Neutroneneinfang mit Mehrteilchenemission.
- Neutroneninduzierte Kernspaltung.

In wasserstoffreichem Material, wozu die gesamte Biomasse zählt, also auch der menschliche

Körper, überwiegt die **Streuung** der Neutronen **an den Wasserstoffkernen**. Die dosimetrische Größe für die übertragene kinetische Energie ist die sog. „Kerma" (Kinetic Energy Released in Material, Kap. 13.2); daraus kann auch die absorbierte Energie (Energiedosis) berechnet werden.

12.2.3 Radioaktivität

Radioaktivität beruht auf Instabilität von Atomkernen infolge eines Missverhältnisses von Protonen- und Neutronenzahl. Radioaktive Atomkerne verfügen potentiell über freie Energie. Diese kann entweder als **kinetische Energie** mit geladenen Teilchen abgegeben werden, oder sie liegt in Form **elektromagnetischer Strahlungsenergie** vor, die als Photonenstrahlung (Gammastrahlung) emittiert wird.

Radioaktiver Zerfall

Beim radioaktiven Zerfall, d.h. beim Übergang des instabilen Kerns in eine **stabile Konfiguration**, werden im Allgemeinen ein Teilchen und ein oder mehrere Photonen emittiert. Die potentielle Energie hängt vom Niveau des Anfangs- und des Endzustandes ab. Sie lässt sich durch sog. **Energieschemata** (oder auch **Zerfallsschemata**) darstellen.

> **MERKE**
> Die Radioaktivität einer Substanz ist definiert als die mittlere Anzahl der Zerfälle pro Zeiteinheit. Die im SI-System gültige Einheit ist das **Becquerel**: 1 Bq = 1 Zerfall/s.

Eine heute nicht mehr zulässige, aber ab und zu noch genannte Einheit ist das **Curie** (Ci). Ein Curie ist definiert als die Aktivität von 1 g ^{226}Ra, in dem pro Sekunde $3{,}7 \times 10^{10}$ Umwandlungen stattfinden. Damit ergeben sich folgende Zusammenhänge:

$1 \text{ Ci} = 3{,}7 \times 10^{10} \text{ Bq} = 37 \text{ GBq}$
$1 \text{ mCi} = 3{,}7 \times 10^{7} \text{ Bq} = 37 \text{ MBq}$
$1 \text{ μCi} = 3{,}7 \times 10^{4} \text{ Bq} = 37 \text{ kBq}$
$27 \text{ mCi} = 1 \text{ GBq}$
$27 \text{ μCi} = 1 \text{ MBq}$

> **MERKE**
> Eine Radioaktivitätsangabe ohne Nennung des zerfallenen Radionuklids ist sinnlos, da für die biologische Wirkung nicht nur die Anzahl der Zerfälle pro Zeiteinheit, sondern auch die physikalische Halbwertszeit und die Zerfallsart (α, β oder γ) entscheidend sind.

Angeregte Kerne gehen in der Regel nach kurzer Dauer durch Gammaemission wieder in ihren Grundzustand über. Bei einigen Radionukliden beträgt die Lebensdauer einige Stunden bis Jahre. Man bezeichnet solche Zustände als metastabil und den Übergang von einem instabilen Ausgangsniveau in einen **metastabilen** Zustand als **isomeren Übergang**.

> **MERKE**
> Isomere Übergänge spielen in der Nuklearmedizin eine große Rolle, da sich auf diese Weise Radionuklide mit Gammastrahlung und kurzer physikalischer Halbwertszeit aus Radionuklid-Generatoren gewinnen lassen.

Die **physikalische Halbwertszeit** (HWZ$_{ph}$ oder T$_{1/2}$) definiert die Zeitspanne, nach der nur noch die Hälfte der ursprünglich vorhandenen Atomkerne (N$_0$) vorhanden und die ursprüngliche Radioaktivität auf die Hälfte abgeklungen sind.

Die Anzahl der radioaktiven Atomkerne zum Zeitpunkt t wird durch das radioaktive Zerfallsgesetz beschrieben:

$$N = N_0 \times e^{-\lambda t}$$

N$_0$ Anzahl der radioaktiven Kerne zu Beginn
N Anzahl der radioaktiven Kerne zum Zeitpunkt t
λ Zerfallswahrscheinlichkeit bzw. Zerfallskonstante

Der Zusammenhang zwischen der Halbwertszeit $T_{1/2}$ und der Zerfallskonstante λ lautet:

$$\lambda = \frac{\ln 2}{T_{1/2}}$$

Die **effektive Halbwertszeit** (HWZ_{eff}) ist eine für die Dosimetrie wichtige Größe. In ihr ist neben der physikalischen Halbwertszeit (HWZ_{ph}) auch die **biologische Halbwertszeit** (HWZ_{biol}) berücksichtigt. Sie ist diejenige Zeitspanne, innerhalb derer eine radioaktive Substanz (z. B. eine markierte Substanz = Tracer) aus einem Lebewesen, einem Organ oder einem Kompartiment zu 50 % wieder eliminiert ist.

Zwischen diesen drei Halbwertszeiten besteht folgender Zusammenhang:

$$\frac{1}{HWZ_{eff}} = \frac{1}{HWZ_{ph}} + \frac{1}{HWZ_{biol}}$$

Tabelle 12.2 zeigt eine Zusammenstellung der wichtigsten klinisch genutzten Radionuklide in der Strahlentherapie und in der Nuklearmedizin (ohne Positronenstrahler).

12.2.4
Entstehung von Röntgenstrahlen

In der Elektronenhülle können sich die Elektronen nur auf ganz bestimmten Bahnen aufhalten. Wird aus einer inneren Schale ein Elektron entfernt, entsteht dort ein „**Elektronenloch**" (Abb. 12.5a). Da das Atom in diesem Zustand nicht existieren kann, wird das Loch sofort mit einem Elektron aus einer höheren Schale wieder aufgefüllt. Dieses „Herunterfallen" eines Elektrons aus einer höheren Schale ist der entscheidende Vorgang. Hierbei gibt das „fallende" Elektron Energie ab, und zwar in Form von elektromagnetischen Wellenquanten (Abb. 12.5b). Die Wellenlänge der so entstandenen Strahlung hängt vom Abstand der beiden Schalen ab. Da unterschiedliche Atome unterschiedliche „Abstände" haben, entstehen für jedes Element **charakteristische Strahlungen**.

Findet der Elektronensprung in den äußeren Schalen statt, entsteht **sichtbares Licht**. Erfolgt er weiter innen, entstehen **UV-Strahlung** und in den innersten Schalen **Röntgenstrahlung** (Abb. 12.6). Wegen des unterschiedlichen Abstands ihrer Elektronenschalen werden für die einzelnen Elemente charakteristische Röntgenstrahlungen erzeugt. Ihr Energiespektrum ist diskontinuierlich und auch in den Röntgenröhren für jedes Anodenmaterial charakteristisch (Abb. 12.7).

Meist entstehen Röntgenstrahlen jedoch nach einem zweiten Mechanismus: Gerät ein „fremdes" Elektron in die Nähe des Atomkerns, wird es als negativ geladenes Teilchen von dem positiv geladenen Atomkern abgebremst und gibt seine Bewegungsenergie teilweise oder auch ganz in Form von Strahlungsenergie ab, der sog. **Bremsstrahlung** (Abb. 12.8). Die Wellenlänge der Bremsstrahlung richtet sich nach dem Grad der Abbremsung: je stärker, desto kurzwelliger. Das Spektrum ist ebenfalls kontinuierlich mit

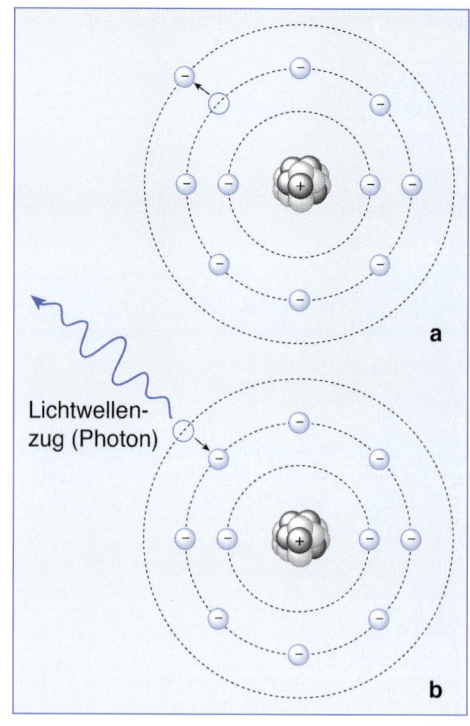

Abb. 12.5 Entstehung von charakteristischer elektromagnetischer Wellenstrahlung.
a) Wird ein Elektron aus einer inneren Schale entfernt, entsteht ein „Elektronenloch". **b)** Das „Elektronenloch" wird aus einer höheren Schale aufgefüllt. Hierbei gibt das Elektron Energie in Form elektromagnetischer Wellenstrahlung (Photonen) ab.

Tab. 12.2 Die wichtigsten klinisch genutzten Radionuklide in Strahlentherapie und Nuklearmedizin (β = Betastrahlung, γ = Gammastrahlung, a = Jahre, d = Tage, h = Stunden).

	Radionuklid	Strahlenart	Betaenergie	Gammaenergie	Halbwertszeit	Bemerkungen
Strahlentherapie	32-Phosphor	β	1,7 MeV	–	14,4 d	Offenes Nuklid zur Therapie von Skelettmetastasen bei Prostatakarzinom
	60-Cobalt	β + γ	0,33 u. 0,09 MeV	1,17 u. 1,33 MeV	5,3 a	–
	90-Strontium	β	0,55 u. 0,17 MeV	–	27,7 a	Dermaplatte
	90-Yttrium	β	2,27 u. 0,92 MeV	–	64,0 h	Offenes Nuklid zur Therapie von Zysten und Gelenken
	106-Ruthenium/ 106-Rhodium	β + γ	1,0 MeV	40–2400 keV	368 d	Plaque für Augenmelanome
	125-Jod	γ	–	32 keV	59,2 d	Seeds/Körner
	137-Caesium	β + γ	0,51 u. 1,18 MeV	662 keV	30,1 a Jahre	–
	192-Iridium	β + γ	0,24–0,67 u. 0,17 MeV	296–612 u. 375 keV	73,8 d	Häufigstes Nuklid in der Bradytherapie ± Afterloading
	198-Gold	β + γ	0,96 u. 0,31 MeV	410–680 u. 415 keV	2,7 d	Seeds/Körner
	226-Radium	β + γ	460 MeV	186 keV	1620 a	–
Nuklearmedizin	67-Gallium	γ	–	300 keV u. 80–900 keV	78 h	„Tumorgewebe-Sucher"
	99m-Technetium	γ	–	140 keV	6 h	Generatorprodukt
	111-Indium	γ	–	172 u. 247 keV	2,8 d	–
	123-Jod	γ	–	159 keV	13,6 h	–
	125-Jod	γ	–	32 keV	59,2 d	Nur für Radioimmunoassay
	131-Jod	β + γ	0,6 MeV	364 keV	8 d	Nur Therapie (Schilddrüse)
	133-Xenon	β + γ	1,0 MeV	30/50/80 keV	5,2 d	Inhalation des Gases (Lungenfunktion)

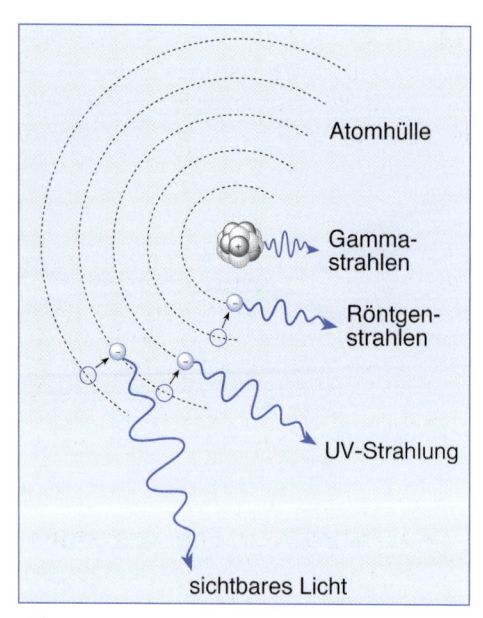

Abb. 12.6 Entstehungsorte verschiedener elektromagnetischer Strahlen innerhalb eines Atoms.

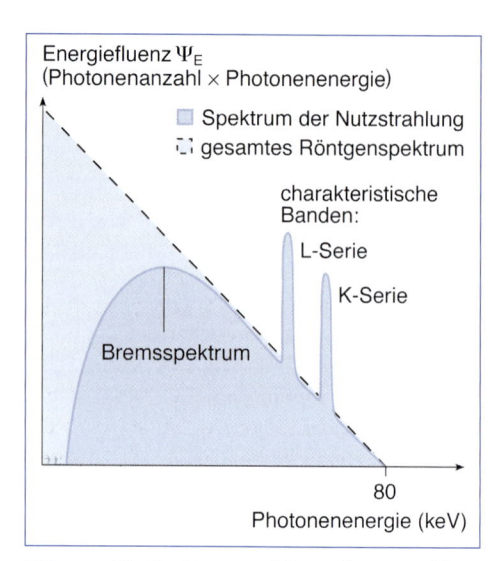

Abb. 12.7 Die Spektren von Röntgenbremsstrahlung und charakteristischer Röntgenstrahlung. Die unterbrochene Linie stellt das Gesamtspektrum der ursprünglich in der Anode entstehenden Bremsstrahlung dar. In der Anode selbst, in der Rückwandung und im Gehäuse werden die niederenergetischen Anteile absorbiert, es verbleibt die Nutzstrahlung (durchgezogene Linie). Die charakteristische Strahlung entsteht durch Herausschießen von Hüllenelektronen aus den Atomen des Anodenmaterials. Die fehlenden Hüllenelektronen werden durch thermische Elektronen wieder aufgefüllt, wobei ein für jedes Anodenmaterial charakteristischer Energiebetrag als Röntgenstrahlung frei wird (schmale Kurvenmaxima).

einem Maximum im niedrigen Energiebereich der Röntgenröhre (Abb. 12.7).

> **MERKE**
>
> In der Röntgenröhre entstehen Röntgenstrahlen durch zwei Mechanismen:
> - Entweder schlagen fremde Elektronen ein Elektronenloch in die innersten Schalen der Elektronenhülle mit der Folge einer **charakteristischen** Röntgenstrahlung,
> - oder die Elektronen werden vom Atomkern abgebremst und übertragen ihre Bewegungsenergie in **Röntgenbremsstrahlung**.
>
> Die „fremden" Elektronen stammen aus der **Kathode**, die Röntgenstrahlen werden in den Atomen des **Anoden**materials erzeugt.

12.2.5 Aufbaueffekt

Sekundärelektronen, die durch Röntgen-, Gamma- und Korpuskularstrahlen im Gewebe aus-

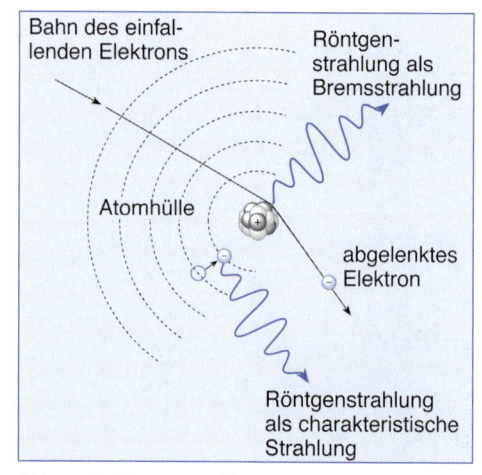

Abb. 12.8 Röntgenstrahlung entsteht entweder als Bremsstrahlung oder als charakteristische Strahlung.

gelöst werden, haben eine relativ große **Reichweite**. Sie hängt von der Energie der die Ionisation auslösenden Strahlung ab und beträgt z. B. in Wasser für ein 1-MeV-Elektron ca. 3 mm, für ein 10-MeV-Elektron ca. 3 cm.

Die Sekundärelektronen bewegen sich (vor allem bei harter Gamma- und ultraharter Röntgenstrahlung) ganz überwiegend in Richtung der einfallenden Photonenstrahlung weiter. Sie sind für die **Energieabgabe** (Dosis) an das Gewebe verantwortlich. Dabei treten zwei Prozesse miteinander in Konkurrenz: Einerseits werden mit zunehmender Eindringtiefe immer mehr Elektronen ausgelöst (Aufbaueffekt), andererseits „verarmt" die Primärstrahlung an Photonen.

Die Lage des **Dosismaximums** ist dabei bestimmt von der Reichweite der sekundär ausgelösten Elektronen im Gewebe und entspricht deren mittlerer Reichweite (Abb. 12.9). Mit zunehmender Strahlungsenergie verlagert sich das Dosismaximum immer mehr in die Tiefe.

Die Energieabgabe im Gewebe steigt oberflächlich zunächst steil an und sinkt nach Erreichen des Dosismaximums wieder langsam ab. Das führt bei hochenergetischer Photonenstrahlung zu einer Entlastung der Körperoberfläche. Die Verhältnisse bei Photonen- und Elektronenstrahlung sind in diesem Punkt unterschiedlich: Mit steigender Strahlungsenergie erhöht sich bei Elektronen die **Oberflächendosis**, während sie bei Photonenstrahlung abnimmt (Abb. 13.3 und 18.4).

> **MERKE**
>
> Mit zunehmender Energie verlagert sich das Dosismaximum von Photonen- und Elektronenstrahlen tiefer in das Gewebe. Bei Photonenstrahlen kommt es dabei zu einer Entlastung, bei Elektronenstrahlen zu einer stärkeren Belastung der oberflächlichen Gewebsschichten.

12.3 Erzeugung von Röntgenstrahlen

Bremsstrahlung oder Röntgenstrahlung entsteht bei der Beschleunigung geladener Teilchen. Das Abbremsen in einem dichten Medium ist die effektivste und technisch einfachste Methode der Beschleunigung (negative Beschleunigung). Bei den leichten Elektronen ist auch schon bei geringen Beschleunigungsenergien Bremsstrahlung nachweisbar (Kap. 12.2.4), bei schweren Teilchen dagegen kaum. Daher bedient man sich in der Diagnostik (**Röntgenröh-**

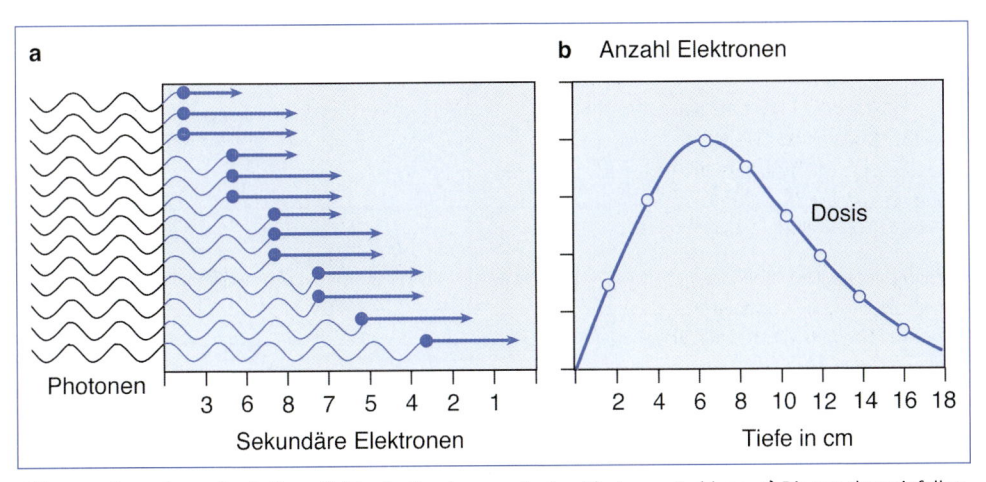

Abb. 12.9 Entstehung des Aufbaueffektes bei hochenergetischer Photonenstrahlung. **a)** Die von dem einfallenden Quant (Photon) ausgelösten Sekundärelektronen bewegen sich in Richtung des Primärstrahls weiter, geben auf ihrer Bahn Energie ab (Dosis) und haben eine unterschiedliche Reichweite. **b)** Die Lage des Dosismaximums wird von der mittleren Reichweite der Elektronen bestimmt.

re) und in der Therapie (**Linearbeschleuniger**) der Bremsstrahlungserzeugung durch schnelle Elektronen.

12.3.1
Röntgenanlagen

In einer Röntgenröhre wird elektrische Energie in elektromagnetische Strahlung (Röntgenstrahlung, Glühlicht, Wärmestrahlung) und Wärme umgewandelt. Die Röntgenanlage besteht aus folgenden Komponenten (Abb. 12.10):

- Der **Generator** erzeugt aus der eingespeisten Netzspannung die gewünschte Hochspannung von 30–150 kV geringer Welligkeit (geringe Amplitudendifferenz zwischen U_{max} und U_{min}).
- Die **Röntgenröhre** wandelt die elektrisch erzeugte kinetische Energie von Elektronen in Röntgenstrahlung und in Wärme um.
- Das **Schutzgehäuse** dient als Halterung, Abschirmung und Isolator für die Röhre und kann mit **Tiefenblende, Lichtvisier, Filter, Messkammer** für das **Flächen-Dosis-Produkt** und eventuell Tuben ausgestattet werden.
- Das **Stativ** trägt den **Strahler** (Röhre mit Schutzgehäuse) und lässt sich meist in Abstand und Winkel einstellen.
- Der **Patiententisch** bzw. die **Positionierungsvorrichtung** tragen den Patienten und leisten ihren Beitrag zu seiner stabilen Lagerung (Behinderung der Patientenbewegung).
- Das **Raster** filtert einen wesentlichen Teil der Streustrahlung (Compton-Streuung) vor dem Röntgenbild-Detektorsystem weg (Abb. 12.13)
- Die detektornahe **Messvorrichtung** sorgt z. B. mit einer automatischen Abschaltfunktion für eine konstante Filmdosis (optimale Schwärzung).
- Der **Detektor** ist das Empfängersystem für die diagnostisch verwertbare Information (Bildinhalt). Es gibt z. B. Filmkassetten mit Film-Folien-Kombinationen oder aber filmlose Detektorsysteme.
- Am **Schaltgerät** können die Geräteparameter vorgewählt werden (z. B. bei der Röntgenaufnahme die Spannung und das mAs-Produkt).

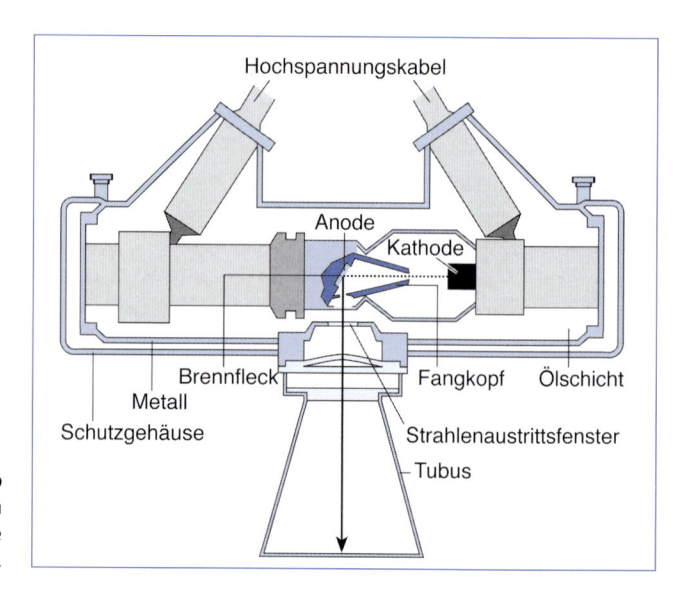

Abb. 12.10 Schematischer Schnitt durch einen Röntgenstrahler für die Tiefentherapie.

> **MERKE**
> Röntgenröhre und Schutzgehäuse zusammen werden in der Röntgenverordnung als Röntgenstrahler bezeichnet.

12.3.2 Aufbau einer Röntgenröhre

Kathode und Anode

Röntgenröhren werden meist aus Glas gefertigt, in das die gesamte Technik eingeschmolzen wird: **Glühkathode** mit **Fokussierungsvorrichtung** und **Stehanode** bzw. **Anodenteller** mit Anodenlager. Die Zuführungen für zwei Stromkreise müssen ebenfalls eingearbeitet sein: **Kathodenheizung** (Niederspannung) und **Hochspannung** für den Röhrenstrom (Abb. 12.10).

Um freie Elektronen zur Beschleunigung zu erzeugen, wird die Kathode elektrisch bis zum Glühen beheizt (Kathodenstrom). Bei den hohen Temperaturen werden Elektronen abgedampft, die im elektrischen Hochspannungsfeld zwischen Kathode (−) und Anode (+) beschleunigt werden. Die **kinetische Energie** E_{kin} aller Elektronen ergibt sich aus der Potentialdifferenz U:

$$E_{kin} = e \times U$$

Die **Grenzenergie** E_{max} der Röntgenquanten ist der Elektronenenergie gleich:

$$E_{max} = E_{kin}$$

Damit wird die **Strahlenqualität** („Härte") im Wesentlichen durch die Spannung U am Generator bestimmt. Treffen die schnellen Elektronen auf die Anode, werden sie meist durch „Stöße" mit den Hüllenelektronen der Anode hart abgebremst. Dabei verlieren die Elektronen an Energie, die im Energiebereich der Röntgendiagnostik überwiegend in Wärme (ca. 99 % Stoßbremsvermögen S_{col}) und zum kleineren Teil in Strahlung umgewandelt wird (1 % Strahlungsvermögen S_{rad}). Die Wechselwirkung der Elektronen wird mit dem linearen Energieverlust S beschrieben (englisch: Stopping Power, Kap. 12.2.2):

$$S = dE/dx = S_{col} + S_{rad}$$

dE/dx Energieverlust pro Wegstück

Aus dem Verhältnis von S_{rad} und S_{col} lässt sich der Wirkungsgrad η einer Röhre ableiten:

$$\eta \sim \frac{S_{rad}}{S(S_{rad} + S_{col})}$$

> **MERKE**
> In der Röntgenröhre existieren zwei Stromkreise: der Kathoden- oder Heizstrom (Niederspannung) und der Anoden- oder Röhrenstrom (Hochspannung).

Röhrenstrom und Röhrenspannung

Der **Kathodenstom** regelt indirekt über die Temperatur der Kathode den **Röhrenstrom**. Die im Brennfleck der Anode erzeugte Röntgen- oder Bremsstrahlung ist nicht monoenergetisch, sondern hat analog zum sichtbaren Sonnenlicht eine typische Energieverteilung (Spektrum). Für dicke Targets – das ist die Anode bei der Diagnostikröhre – kann theoretisch ein **Dreieckspektrum** vorhergesagt werden.

Beim Energiespektrum wird die sog. **spektrale Energiefluenz** der Photonen Ψ_E über der Photonenenergie E aufgetragen (Abb. 12.7 und 12.11). Die **Energiefluenz** Ψ entspricht der Zahl von Photonen n_γ, multipliziert mit ihrer Energie E_γ, die auf eine Fläche A treffen, und ergibt sich als Integral von Ψ_E über alle Energien E_γ. In Abbildung 12.11 wird Ψ als die Fläche unter der Dreiecksverteilung dargestellt. Ψ wird umgangssprachlich auch als Intensität bezeichnet. Es ist eine Größe, die dem Strahlungsfeld zugewiesen ist, unabhängig von den Eigenschaften der absorbierenden Körper. Ψ ist im Wesentlichen von dem **Röhrenstrom** I_A und der **Spannung** U und der **Kernladungszahl** des Anodenmaterials Z_A abhängig. Die Beschaffenheit und das Alter der **Anode** sowie der Anodenwinkel beeinflussen ebenfalls die Energiefluenz.

Die Verdopplung des Anodenstroms I_A bedeutet eine Verdopplung der beschleunigten und abgebremsten Elektronen. Daraus resultiert eine Verdopplung von Ψ (Abb. 12.11a). Die Grenzenergie E_{max} bleibt erhalten.

Bei einer Verdopplung der Spannung werden die Grenzenergie verdoppelt und die spektrale Energiefluenz bei allen Energien erhöht. Damit erhöht sich Ψ etwa quadratisch mit der Spannung (Abb. 12.11b). Mathematisch ergibt sich etwa der folgende Zusammenhang:

$$\Psi \sim I_A \times U^2 \times Z_A$$

Ψ Energiefluenz der Photonen (Intensität)
I_A Röhrenstrom
U Röhrenspannung
Z_A Kernladungszahl des Anodenmaterials

Die Energiefluenz wird durch die Gesamtfilterung der Anlage stark beeinflusst. Wegen der Energieabhängigkeit des Photoeffektes werden dabei vornehmlich die geringen Energien des Spektrums „herausgefiltert". Ψ wird auch mit dem Quadrat des Abstandes abgeschwächt. Somit ergibt sich für die Dosis an der Oberfläche des Patienten (Hautdosis) etwa folgender Zusammenhang:

$$D_{Haut} = \Psi(r_0) \times \mu/p \times (r_0/r_{Haut})^2$$

Dabei sind D_{Haut} die Dosis auf der Haut, r_0 ein Abstand, für den Ψ bekannt oder messbar ist, und μ der Energieabsorptionskoeffizient für Weichteile.

Ein reales Spektrum, wie es an einer Diagnostikröhre gemessen werden kann, ist inklusive der charakteristischen Strahlung in Abbildung 12.7 dargestellt.

> **MERKE**
> - Die Energiefluenz an der Oberfläche des Patienten wird durch das Quadrat des Abstandes, durch den Röhrenstrom (linear), durch das Quadrat der Spannung und wesentlich auch durch die Gesamtfilterung bestimmt.
> - Die Hautdosis ist proportional zu dieser Energiefluenz.

Kühlung der Röntgenröhre

Das Aufprallen der durch die angelegte Röhrenspannung stark beschleunigten Elektronen bewirkt an der Anode eine starke Wärmeentwicklung.

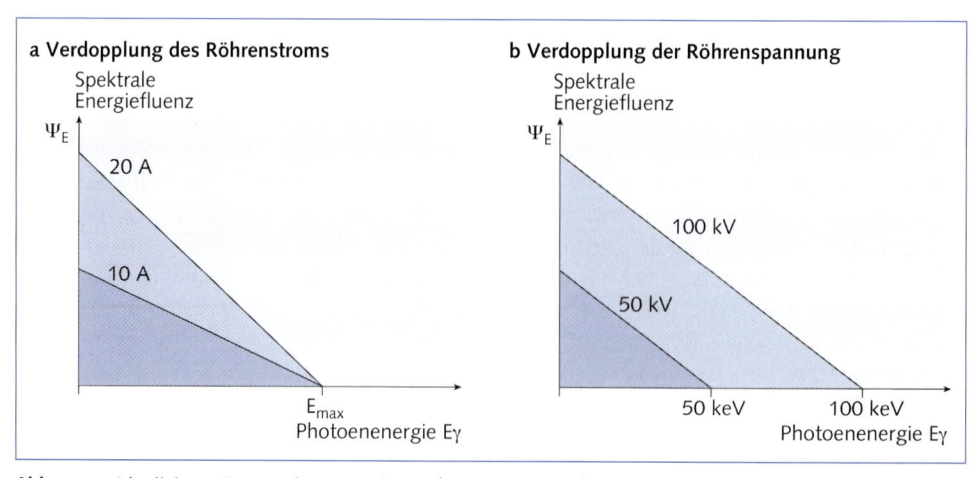

Abb. 12.11 Idealisierte Röntgenbremsspektren (Dreieckspektren) bei einem dicken Target (Anode). Es ist jeweils die spektrale Energiefluenz ψ_E in Abhängigkeit von der Photonenenergie E_γ aufgetragen. Die maximale Photonenenergie entspricht der Röhrenspannung. **a)** Zuwachs von ψ_E mit Verdopplung des Röhrenstroms I_A. **b)** Effekt einer Verdopplung der Röhrenspannung.

12.3 Erzeugung von Röntgenstrahlen

> **MERKE**
> 99 % der Abbremsenergie der Elektronen werden an der Anode als Wärme abgegeben, nur 1 % als Röntgenstrahlung oder sichtbares Licht.

> **MERKE**
> Der Verkleinerung des Brennflecks sind Grenzen gesetzt, wenn die Röhrenleistung hoch bleiben soll.

Um die Anode vor dem Schmelzen zu schützen, müssen verschiedene Vorkehrungen getroffen werden. Ein Kühlmedium entfällt, da sich die Anode im Vakuum befindet. Moderne Röntgenröhren verfügen über eine mit einem Elektromotor betriebene, scheibenförmige **Drehanode**. Sie wird während des Betriebes der Röhre mit 3000–9000 U/min rotiert, so dass sich der Brennfleck der Elektronen während der Aufnahme- oder Durchleuchtungszeit ringförmig auf dem Anodenteller verteilt.

Eine weitere technische Möglichkeit, die thermische Belastbarkeit der Anode zu verbessern, ohne dabei die Strahlenausbeute zu verringern, ist der Einsatz einer **Verbundanode.** Hier sind verschiedene Anodenmaterialien (Wolfram, Rhenium, Graphit) sandwichartig fest miteinander verbunden. Die Wolfram-Rhenium-Legierung ist wärmestabiler als reines Wolfram, und Graphit an der Unterseite des Anodentellers leitet die Wärme besonders gut ab.

Brennfleck

Brennfleck oder Fokus heißt der Teil der Anode, der vom Elektronenstrahl getroffen wird, an dem also Röntgenstrahlung entsteht.

Aus Gründen der Abbildungsgeometrie sollte in der **Röntgendiagnostik** der Fokus möglichst klein gehalten werden. Anders sind die Bedingungen in der **Röntgentherapie,** denn hier spielt die Bündelung des Strahls nicht dieselbe Rolle wie in der Diagnostik, und es kann mit größerem Brennfleck gearbeitet werden. Der Verkleinerung des Fokus in der Diagnostik sind aber wegen der Gefahr der Anodenüberhitzung Grenzen gesetzt. Auch eine ökonomisch vernünftige Mindestleistung muss bei der Konstruktion einer Röntgenröhre sichergestellt werden, um praktikable Aufnahmezeiten zu gewährleisten.

Die häufig eingesetzte technische Lösung dieses Problems ist der **Strichfokus**. Dabei macht man sich den Efkekt der perspektivischen Verkürzung zunutze: Die tellerförmige Drehanode ist zum Strahlenaustrittsfenster hin abgeschrägt; zum Objekt hin (Patient) erscheint der flächenhaft ausgedehnte Fokus dann aber strich- oder punktförmig.

In sog. **Doppelfokusröhren** sind die besprochenen konkurrierenden Einflussgrößen
- größtmögliche Abbildungsschärfe durch kleinen Fokus und
- große Röhrenleistung durch großen Fokus

je nach klinischem Erfordernis wahlweise umschaltbar. Zwei verschieden große Glühwendeln an der Kathode liegen unterschiedlich angeschrägte Brennfleckbahnen am Anodenteller gegenüber.

12.3.3 Zubehör

Strahlenschutzgehäuse

Vom Fokus breitet sich die Röntgenstrahlung nach allen Seiten gleichmäßig aus. Das Schutzgehäuse schirmt die zur Diagnostik oder Therapie nicht benötigte, also unerwünschte Strahlung nach oben und zu den Seiten hin ab, so dass die Strahlung nur in eine Richtung austreten kann. Zusätzlich umgibt ein Mantel aus Blei und anderen Abschirmmaterialien die Röhre (Abb. 12.10).

Tiefenblendensystem

Auch zur Patientenseite hin ist eine Eingrenzung des Strahlaustritts notwendig, da keinesfalls der ganze Patient durchstrahlt werden soll, sondern lediglich die interessierende Körperregion.

Dazu dient das Tiefenblendensystem. In ihm sind mehrere strahlenundurchlässige Bleiplatten kulissenartig in mehreren Ebenen übereinander angeordnet. Die horizontal bzw. vertikal angeordneten **Blenden** lassen sich mit Drehknöpfen am Blendenkasten unabhängig voneinander verschieben, so dass rechteckige **Nutzstrahlenbündel** beliebiger Dimension entstehen.

Daneben schirmt das Tiefenblendensystem auch die **extrafokale Strahlung**, die außerhalb des Fokus an der Glaswand der Röhre und an extrafokalen Anodenteilen entsteht und zu geometrischer Verzeichnung und Abbildungsunschärfe führen würde, ab. Durch diese Maßnahmen wird die ursprünglich erzeugte Röntgenstrahlung um den Faktor 100 vermindert: Nur 1 % der erzeugten Strahlung findet sich im Nutzstrahlenbündel wieder, der Rest ist ausgeblendet oder abgeschirmt.

> **MERKE**
> Das auf den Patienten eingestrahlte, eingeblendete Strahlenfeld heißt **Nutzstrahlenbündel** (nicht zu verwechseln mit dem „Strahlenfeld" oder dem „Primärstrahlungsbereich" der Bestrahlungsgeräte in der Strahlentherapie [Kap. 17.3]).

Lichtvisier

Auf der Röhrenseite des Tiefenblendensystems ist das Lichtvisier angebracht. Zur korrekten **Feldeinstellung** wird über einen klappbaren Spiegel seitlich ein Lichtstrahl eingespiegelt, der das (unsichtbare) Nutzstrahlenbündel simuliert und so vor der Bestrahlung die Feldbegrenzung am Patienten sichtbar macht.

Filter

Unterhalb des Blendenkastens können zusätzlich **Ausgleichsfilter** zur Untersuchung von Körperregionen unterschiedlicher Strahlendurchlässigkeit angebracht werden. Sie schwächen bei inhomogen gestalteten Körperregionen die Unterschiede in der Strahlenabsorption ab.

Flächendosis-Messkammer

Die in Strahlrichtung letzte Komponente des Röntgenstrahlers, bevor die Strahlung auf den Patienten trifft, ist eine Messkammer zur Ermittlung der Strahlendosis über die Fläche des Nutzstrahlenbündels (Flächendosis). Es handelt sich um eine durchsichtige Ionisationskammer aus Plexiglas, die immer vom gesamten Nutzstrahlenbündel durchstrahlt wird. Sie gibt die eingestrahlte Dosis in $Gy \times cm^2$ an.

> **MERKE**
> Die Durchführungsrichtlinie zur Röntgenverordnung schreibt monatliche Konstanzprüfungen der Röntgengeräte einschließlich der Röntgenröhre durch einen Physiker oder durch anderes fachkompetentes Personal vor.

Generator

Der Generator liefert die zur Strahlenerzeugung notwendige Hochspannung. Im Prinzip besteht ein Generator aus einem Transformator und einem Gleichrichter, der die Netzspannung von 380 V/50 Hz Wechselstrom in hochgespannten Gleichstrom umformt. Der Generator ist die zentrale Einheit für die Einstellung und **Regelung der Strahlungsparameter**. Über ihn werden Röhrenspannung, Röhrenstrom und Schaltzeit gewählt und geregelt.

Moderne Generatoren zeichnen sich dadurch aus, dass sie über die gesamte Schaltzeit hinweg eine gleichmäßige Hochspannung ohne Spannungseinbrüche erzeugen (12-Puls-Generator, Konverter-Generator, Gleichspannungsgenerator). Bei älteren Generatoren kann sich durch einen unerwarteten Spannungsabfall das erzeugte Strahlenspektrum in einen unerwünschten Bereich mit geringerer Energie verschieben.

> **MERKE**
> Über den Generator werden Strahlenqualität (durch Röhrenspannung) und Strahlenmenge (durch Röhrenspannung und Röhrenstrom) geregelt.

12.3.4 Gesichtspunkte in der Röntgendiagnostik

Die Röntgendiagnostik verwendet Röntgenstrahlung mit einer Energie von 28–120 keV. Folgende Parameter spielen für die Qualität der Abbildung und den Schutz des Patienten zusätzlich eine wichtige Rolle:
- Energiespektrum,
- Filterung,
- Abstand,
- Brennfleckgröße,
- Streustrahlung,
- Halbwertschichtdicke.

Einige werden im Folgenden angesprochen.

Filterung

Röntgenstrahlen enthalten einen relativ großen Anteil **energiearmer Strahlung**. Er verlässt zwar die Röntgenröhre und dringt in den Patienten ein, wird aber in den oberflächlichen Gewebeschichten nahezu völlig absorbiert. Diese niederenergetische Strahlung trägt zur Bildinformation nichts bei, belastet aber den Patienten unnötigerweise.

> **MERKE**
> Um dem Patienten eine zusätzliche Strahlenbelastung durch sehr weiche, energiearme Anteile zu ersparen, wird die aus der Röntgenröhre austretende Strahlung durch spezielle Filter „aufgehärtet".

Diese Filter absorbieren weiche, energiearme Strahlung in weit höherem Maß als harte und energiereiche. Es handelt sich um Aluminium- oder Kupferbleche von wenigen Millimetern Dicke. Die Röntgenverordnung schreibt je nach Gerätetyp und verwendeter Röhrenspannung Mindestfilterungen von 1,5–3,0 mm Aluminiumgleichwert vor (Sonderfall: Mammographie).

Abstandsquadratgesetz

Röntgenstrahlen breiten sich wie alle elektromagnetischen Strahlen geradlinig aus. Dabei gelten die geometrischen Regeln der Zentralprojektion. Für ein rechteckiges Nutzstrahlenbündel gilt, dass sich in doppeltem Abstand die Kantenlängen verdoppeln und die Fläche des Strahlenfeldes sich vervierfacht (Abb. 12.12). Für die Energiefluenz der Strahlung gilt das Abstandsquadratgesetz:

$$\Psi \sim \frac{1}{r^2}$$

r Fokus-Objekt-Abstand

Damit reduziert sich die Strahleneintrittsdosis bei einem Absorber (z. B. Patient) konstanter Fläche bei doppeltem Abstand auf ein Viertel, bei vierfachem Abstand auf 1/16 usw. Dies ist für die Strahlenbelastung von Patient und Personal von großer Bedeutung.

Streustrahlung

Neben den beschriebenen geometrischen Effekten, die eine geradlinig sich ausbreitende Strahlung kennzeichnen, tritt im Absorber Patient infolge des **Compton-Effektes** (Kap. 12.2.2) eine Richtungsänderung der Strahlen, also Streuung auf. Darunter leiden die Abbildungsschärfe und der Kontrast des Röntgenbildes. Streustrahlenraster sollen deshalb die unerwünschte Streustrahlung vor dem Auftreffen auf den Film absorbieren (Abb. 12.13). Die Streustrahlenraster befinden sich zwischen dem Patienten und dem Röntgenfilm, also in Untersuchungstischen und Wandstativen, und ebenfalls in Durchleuchtungsgeräten.

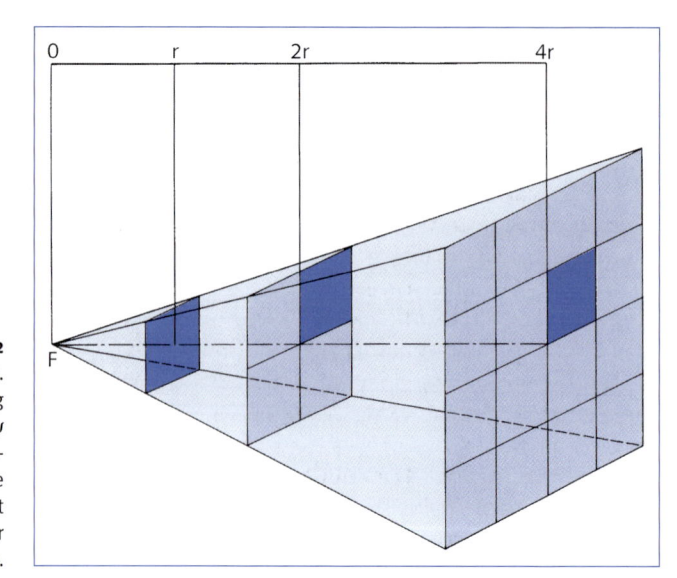

Abb. 12.12
Abstandsquadratgesetz. In der doppelten Entfernung verteilt sich die Energiefluenz ψ auf die vierfache Fläche, bei vierfacher Entfernung auf die 16fache Fläche. Die Energiefluenz nimmt also mit dem Quadrat der Entfernung ab.

Abb. 12.13
Schematische Abbildung eines Streustrahlenrasters. Zwischen Patient und Film sind dünne Bleilamellen angeordnet, deren Zwischenräume sich in ihrer Verlängerung im Brennfleck der Röhre treffen. Dadurch können nur diejenigen Strahlen das Raster passieren, die direkt und ungestreut von der Röhre kommen. Strahlen, die im Patient gestreut wurden und quer zu den Bleilamellen einfallen, werden von den Bleilamellen absorbiert. Während der Aufnahme wird das Raster quer zu den Lamellen bewegt, so dass die Lamellen nicht als Schatten auf dem Film erscheinen.

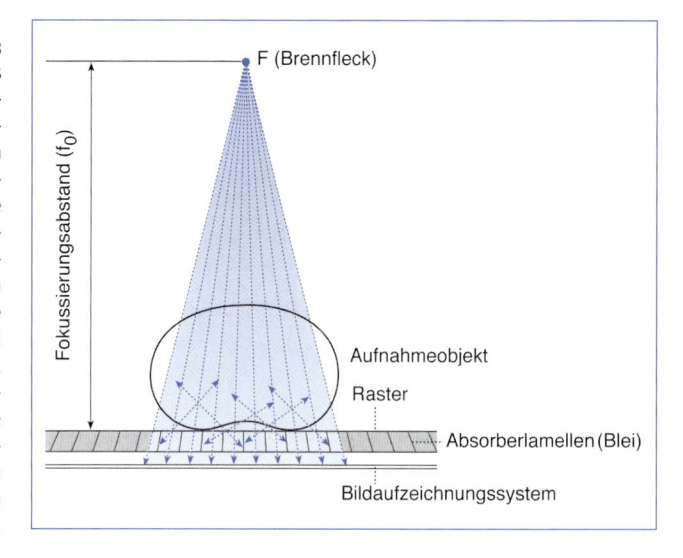

> **MERKE**
> Streustrahlenraster halten die im Patienten entstandene Streustrahlung ab, indem sie nur Strahlen passieren lassen, die aus dem Fokus kommen und nicht gestreut sind.

Halbwertschichtdicke

Wenn man von einem einfallenden Strahlenbündel mit der definierten Energiefluenz ψ_0 (vor Durchstrahlung des Absorbers) ausgeht, d.h. einer bestimmten Strahlenmenge pro Zeit, so lässt sich für die Energiefluenz $\psi_{(d)}$ (hinter dem Absorber) folgende Beziehung aufstellen:

$$\psi_{(d)} = \psi_0 \times e^{-\mu d}$$

d Schichtdicke bzw. Tiefe
o Ort, z. B. an der Oberfläche
μ Schwächungskoeffizient
e Euler'sche Zahl (eine Naturkonstante)

12.3 Erzeugung von Röntgenstrahlen

Die **Schwächung** der Strahlung im Absorber erfolgt exponentiell. Anschaulich heißt dies, dass es für jedes Absorbermaterial, also auch für den Körper des Patienten, eine gewisse Schichtdicke gibt, die die Strahlung auf die Hälfte vermindert. Diese Schichtdicke heißt Halbwertschichtdicke. Beachte, dass jede weitere Halbwertschichtdicke größer als die vorherige wird! Das ist Ausdruck der „Aufhärtung" der Strahlung beim Durchtritt durch Material. Nach Durchgang durch zwei Halbwertschichtdicken beträgt $\psi_{(d)}$ noch etwa 1/4 ψ_O, nach drei Halbwertschichtdicken noch etwa 1/8 ψ_O. Das heißt, dass es für Röntgenstrahlen – im Gegensatz zu Alpha- und Betastrahlen – keine exakt definierte endliche Reichweite gibt. Photonenstrahlung kann also nicht vollständig abgeschirmt, sondern nur mehr oder weniger wirksam geschwächt werden.

Der **Homogenitätsgrad** einer Strahlung lässt sich über Halbwertschichtdicken bestimmen. Er ist definiert als der Quotient aus der ersten und der zweiten Halbwertschichtdicke.

12.3.5 Gesichtspunkte in der Röntgentherapie

Auch für die Röntgentherapie bestehen die Röntgenanlagen aus
- Generator,
- Röntgenröhre,
- Röhrenschutzgehäuse,
- Stativ und
- Schaltgerät,

eventuell mit zugeordnetem Patientenbehandlungstisch (Abb. 12.14). Die Erzeugerspannungen variieren je nach Anwendungsgebiet sehr weit, nämlich zwischen 7 kV (Grenzstrahlen) und 300 kV. Der entsprechende Energiebereich von 7–300 keV lässt sich mit einer einzigen Therapieanlage nicht abdecken. Insbesondere muss

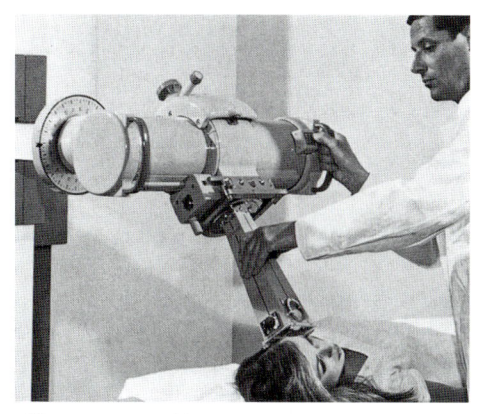

Abb. 12.14 Bestrahlungsgerät für die Hartstrahltherapie. Die Röntgenröhre mit dem Schutzgehäuse lässt sich horizontal, vertikal und um die Trägerachse drehen, zusätzlich kann der Tubus um die Röhrenachse geschwenkt werden.

die Konstruktion des Generators und der Röntgenröhre dem jeweiligen Verwendungszweck angepasst sein. Röntgenröhren und Generatoren zur
- Weichstrahltherapie,
- Oberflächentherapie und
- Hartstrahltherapie

unterscheiden sich jedenfalls wesentlich (Kap. 17).

Eine Anforderung erfüllen die Therapieanlagen gemeinsam: Sie erzeugen konstant und reproduzierbar eine hohe Dosisleistung im Dauerbetrieb. Das erfordert leistungsstarke Generatoren, hohe Röhrenströme (bis 30 mA) und ausreichende Kühlung.

> **MERKE**
>
> Da in der Röntgentherapie Abbildungsschärfe nicht gefordert ist, kann zur Erhöhung der Röhrenleistung mit einem größeren Brennfleck als in der Röntgendiagnostik gearbeitet werden.

Fragen

Strahlenarten
12.1 Was sagt die Quantendynamik über den Dualismus zwischen Teilchen und Welle?
12.2 Wie sind in diesem Zusammenhang Korpuskular- und Photonenstrahlen zu definieren?
12.3 Was ist ionisierende Strahlung?
12.4 Wird ionisierende Strahlung künstlich hergestellt, oder kommt sie natürlicherweise vor?
12.5 Welche ionisierenden Photonenstrahlen gibt es, und wie unterscheiden sie sich?
12.6 Wie verhalten sich Wellenlänge und Ausbreitungsgeschwindigkeit von Photonenstrahlen zueinander?
12.7 Nennen Sie den Unterschied zwischen Elektronen- und Betastrahlung.
12.8 Besteht Korpuskularstrahlung aus geladenen oder aus ungeladenen Teilchen?

Wechselwirkung von Strahlung mit Materie
12.9 Woraus besteht ein Atomkern?
12.10 Nennen Sie den Unterschied zwischen Ordnungszahl, Kernladungszahl (Z) und Atomgewicht.
12.11 Was ist ein Nuklid?
12.12 Was ist einem Radionuklid und einem Radioisotop gemeinsam?
12.13 Wie unterscheiden sich Isotop und Ion?
12.14 Wodurch ist ein Element charakterisiert?
12.15 Wie unterscheiden sich Absorption und Schwächung?
12.16 Welche Elementarprozesse der Ionisation sind Absorptions- und welche Streuungsvorgänge?
12.17 Welche Elementarprozesse sind in der Röntgendiagnostik von Interesse und welche in der Strahlentherapie?
12.18 Was ist Vernichtungsstrahlung, und in welchen Bereichen der Radiologie ist sie von Bedeutung?
12.19 Laufen bei Photonenstrahlung und bei geladenen Teilchen dieselben Interaktionen mit Materie ab?
12.20 Was versteht man unter linearem Energietransfer?
12.21 Definieren Sie Radioaktivität.
12.22 Was ist die Einheit für Radioaktivität, und wie ist sie definiert?
12.23 Was ist für die biologische Wirkung von Radioaktivität entscheidend?

Erzeugung von Röntgenstrahlen
12.24 Was ist der Unterschied zwischen Bremsstrahlung und charakteristischer Röntgenstrahlung?
12.25 Machen Sie sich die Begriffe Aufbaueffekt und Dosisaufbau vertraut!
12.26 Aus welchen Komponenten besteht eine Röntgenanlage?
12.27 Was ist ein Röntgenstrahler?
12.28 Welche Stromkreise existieren in einer Röntgenröhre, und welche Funktion haben sie?
12.29 Welchen Einfluss hat die Röhrenspannung auf das Energiespektrum der Röntgenstrahlung?
12.30 Was ist ein Nutzstrahlenbündel?
12.31 Wie hoch ist der Anteil der ursprünglich erzeugten Röntgenstrahlung, die sich im Nutzstrahlenbündel einer Röntgenröhre wiederfindet?
12.32 Welche Funktion hat die Flächendosis-Messkammer?
12.33 Wie häufig muss eine Röntgenröhre überprüft werden?
12.34 Aus welchen Komponenten besteht ein Röntgengenerator?
12.35 Was regelt der Röntgengenerator?
12.36 Was ist die Aufgabe eines Strahlungsfilters?
12.37 Nach welcher Gesetzmäßigkeit reduziert sich die Energiefluenz und damit auch die Dosis in einem divergierenden Nutzstrahlenbündel in einem bestimmten Abstand?
12.38 Auf welche Weise beeinflusst ein Streustrahlenraster die Abbildungsschärfe?
12.39 Was ist eine Halbwertschichtdicke?

13 Dosisbegriffe und Dosiseinheiten

Der **Dosisbegriff** in der Radiologie ist ähnlich definiert wie in der Pharmakologie, nämlich als verabreichte **„Menge" pro Gramm Materie**. Ziel ist es, mit der Dosis das Ausmaß der biologischen Wirkung vorhersehen zu können. Die biologische Wirkung ionisierender Strahlung hängt u.a. ab von

- der im Gewebe absorbierten Energie,
- der Dichte der Ionisierungsprozesse und
- die Strahlenwirkung modifizierenden Faktoren (z.B. der zeitlichen Dosisverteilung, individuellen Besonderheiten der Strahlenempfindlichkeit, strahlensensibilisierenden Substanzen u.a.).

Deshalb sind verschiedene Dosisbegriffe notwendig. Und weil innerhalb eines Strahlenfeldes bzw. innerhalb eines bestrahlten Volumens die Dosis ganz verschieden sein kann, definiert man sie für sehr kleine Massenbereiche oder Massenelemente.

Grundsätzlich interessiert bei der Strahlenexposition eines Körpers allein der von ihm absorbierte Anteil. Strahlen – Photonen oder Korpuskularstrahlen –, die ohne Wechselwirkung mit der Materie den Körper wieder verlassen, tragen nicht zur absorbierten Dosis bei. Sie sind für das bestrahlte Individuum belanglos.

Die wichtigsten Dosisgrößen sind:
1. **Ionendosis** (für die Physik).
2. **Energiedosis** (für den Patienten bzw. für die an ihm zu erwartenden Strahleneffekte).
3. **Äquivalentdosis** bzw. die **Effektive Äquivalentdosis** (für den Strahlenschutz).

13.1 Ionendosis

Einheit: Coulomb/kg (C/kg)

Die Ionisationsdosimetrie ist eine in der Praxis weitverbreitete Messmethode. Dabei wird die Anzahl der Ladungen (positiv bzw. negativ) pro Gramm Luft bestimmt. Das heißt, durch die in der Luft erzeugten Ionisationen wird die **Strahlung gemessen,** die in einem Raumelement vorhanden ist, die eine Strahlungsquelle (Röntgenröhre, Radioisotop) gerade aussendet und die einen Körper aktuell trifft. Sie sagt noch nichts über die absorbierte, also biologisch wirksame Dosis aus.

$$\text{Ionendosis} = \frac{\text{Ladung}}{\text{Masse}_{(\text{Luft})}}$$

Die **Standardionendosis** (SID) und die **Hohlraumionendosis** sind Dosisgrößen, die unter speziellen Strahlungsfeldbedingungen definiert wurden. SID (übrigens eine deutsche Spezialdosisgröße) ist diejenige Ionendosis, die an einem Punkt in einem beliebigen Material „frei Luft", d.h. ohne Streustrahlung aus dem Phantommaterial, gemessen wird (bzw. wenn so nicht messbar, müssen die Streuanteile aus der „Nicht-Luft-Umgebung" durch Korrekturen berücksichtigt werden). Wird die Ionendosis dagegen in einem luftgefüllten Hohlraum gemessen, bezeichnet man sie als Hohlraumionendosis.

Die Ionendosis verliert generell in der Praxis immer mehr an Bedeutung.

13.2 Energiedosis

Einheit: Gray (Gy)
Strahleneffekte sind abhängig von der Energiedosis. Die Energiedosis beschreibt die in einem beliebigen Material **absorbierte** Energie, bezogen auf die Masse des Materials (das Material ist anzugeben).

$$\text{Energiedosis} = \frac{\text{Energie}}{\text{Masse}_{\text{(des absorbierenden Materials)}}}$$

Die Energiedosis (D) ist, von Ausnahmen abgesehen (Kalorimetrie), nicht direkt messbar. Sie wird aus der Energiedosis in Luft (Ionendosis) unter Berücksichtigung der Absorptionskoeffizienten in den verschiedenen Materialien berechnet:

$$D_{(\text{Material 2})} = D_{(\text{Material 1})} \times k_{(E,M)}$$

D	Energiedosis
Material 1	Luft
Material 2	Gewebe
k	Umrechnungsfaktor, abhängig von Material (M) und Strahlungsenergie (E)

Der Dosisumrechnungsfaktor k ist dabei abhängig von den Materialsorten 1 und 2 und der Energie der Strahlung. Er unterscheidet sich für die einzelnen Körpergewebe erheblich (Abb. 13.1), vor allem bei Verwendung niedriger Strahlenenergien.

Da zur Bildung eines Ionenpaares eine bestimmte Menge Energie notwendig ist, lässt sich aus der Ionendosis die äquivalente Energiedosis berechnen. Für die Beschreibung des Energiebetrags wurde der spezielle Begriff „**Kerma**" (Kinetic Energy Released in Material) eingeführt.

Kerma (κ) beschreibt die auf geladene Sekundärteilchen übertragene Bewegungsenergie, bezogen auf die Masse des Materials.

$$\text{Energiedosis} = \frac{\text{Bewegungsenergie}}{\text{Masse}_{\text{(des absorbierenden Materials)}}}$$

Die Kerma wird aus messtechnischen und theoretischen Erwägungen bei niederenergetischer Photonen- oder Teilchenstrahlung und bei Neutronenstrahlungsfeldern der Energiedosis vorgezogen. Die Einheit ist auch das Gray.

Oberhalb von etwa 1 MeV unterscheiden sich die Quotienten der Absorptionskoeffizienten (Gewebe : Luft) nur noch wenig. Hier beginnt der für die Strahlentherapie günstige Energiebereich der **Hochenergie-Strahlentherapie, auch Hochvolttherapie** oder **Megavolttherapie** genannt (Abb. 13.2).

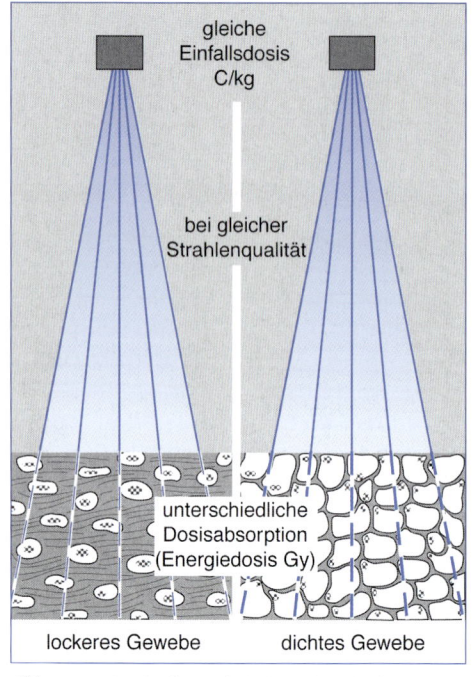

Abb. 13.1 Die gleiche Einfallsdosis bei gleicher Strahlenqualität führt zu unterschiedlicher Dosisabsorption in den verschiedenen Körpergeweben.

13.3 Äquivalentdosis

Einheit: Sievert (Sv)
Der Begriff Äquivalentdosis wird im **Strahlenschutz** verwendet. Dabei geht es um das Risiko, durch Strahleneinwirkung einen bösartigen Tumor („Krebs"), sei es einen soliden Tumor oder Leukämie, zu entwickeln (**Kanzerogenese**). Da sich gezeigt hat, dass dieselbe Dosis nicht immer

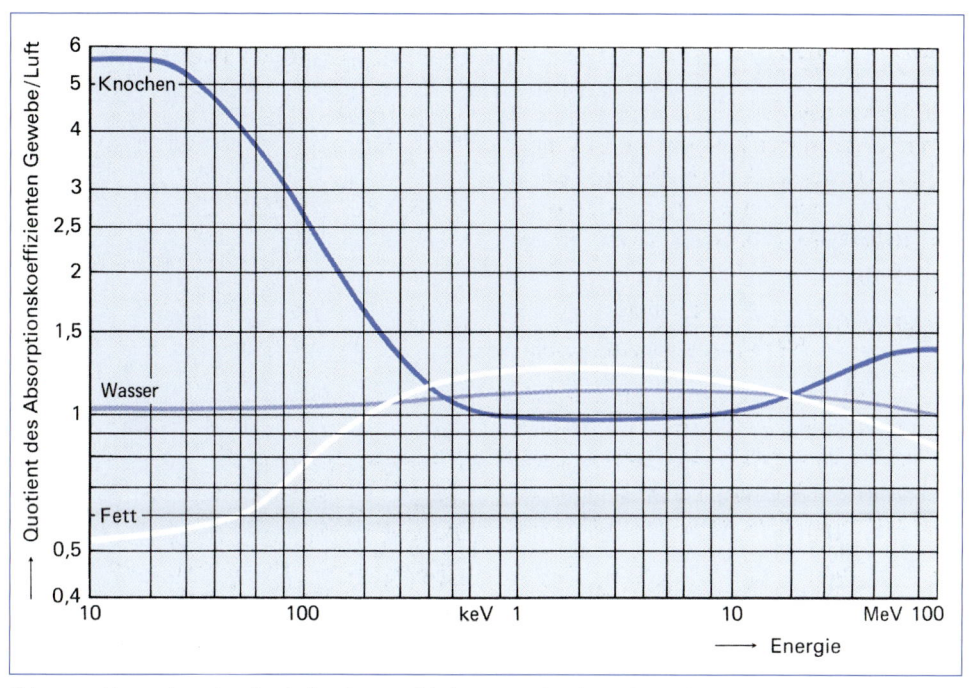

Abb. 13.2 Absorptionscharakteristika für verschiedene Gewebe als Funktion der Photonenstrahlungsenergie. Die für die Strahlentherapie optimale Energiespanne, bei der Wasser, Knochen und Fettgewebe in ähnlicher Weise Strahlung absorbieren, liegt zwischen 700 keV und 20 MeV.

die gleichen biologischen Veränderungen hervorruft, berücksichtigt die Äquivalentdosis die unterschiedlichen, von der jeweiligen Strahlenart abhängigen **Ionisationsdichten**. Nach der geltenden Strahlenschutzverordnung (2001) ist die Äquivalentdosis H das Produkt aus der Energiedosis D und einem Strahlungs-Wichtungsfaktor w_R:

$$H = D \times w_R$$

H Äquivalentdosis
D Energiedosis
w Strahlungs-Wichtungsfaktor (weight)
R Radiation

Die Werte für den Wichtungsfaktor w_R tragen der unterschiedlichen relativen biologischen Wirksamkeit (RBW) dicht und locker ionisierender Strahlung Rechnung. Sie werden jeweils anhand neuer strahlenbiologischer Erkenntnisse (bzw. Daten) durch entsprechende Übereinkunft in den Strahlenschutzkommissionen festgelegt.

Zwischen dem beschriebenen Wichtungsfaktor w_R und dem linearen Energietransfer (LET) besteht eine Beziehung. Mit steigendem LET nimmt nämlich der Wichtungsfaktor zu.

Beispiele

Beispiele für den Strahlungs-Wichtungsfaktor w_R sind:

- Röntgen- und Gammastrahlung, Betastrahlung, Elektronen und Myonen $w_R = 1$
- Protonenstrahlung $w_R = 1{,}3$
- Ionen leichter Elemente, z. B. ^{12}C $w_R = 5\text{–}50$
- Neutronen, 100 keV – 2 MeV (Reaktor) $w_R = 20$
  >2 MeV – 20 MeV (Generator) $w_R = 10$
- Alphateilchen, Spaltfragmente, schwere Kerne $w_R = 20$

Tab. 13.1 Die wichtigsten Einheiten in Dosimetrie und Strahlenschutz.

Dosisbegriff	Neue SI-Einheit Name	Einheit	Alte Einheit Name	Einheit	Beziehung
Ionendosis (I)	Coulomb/ Kilogramm	C/kg	Röntgen	R	1 R = 2,58 × 10^{-4} C/kg
Energiedosis (D)	Gray	Gy	Rad	rd	100 rd = 1 Gy (1 R in Luft ≈ 8,7 mGy)
Äquivalentdosis (H)	Sievert	Sv	Rem	rem	100 rem = 1 Sv
Effektive Äquivalentdosis (H_{eff})	Sievert	Sv	Rem	rem	100 rem = 1 Sv

Das heißt in praxis: Die Äquivalentdosis für 10 Gy Elektronen ist 10 Sv, für 10 Gy Neutronen dagegen 100–200 Sv.

Inzwischen wurde für die Belange des Strahlenschutzes die Äquivalentdosis durch die sog. effektive Äquivalentdosis ersetzt. Eine Zusammenstellung der wichtigsten Dosiseinheiten findet sich in Tabelle 13.1.

13.4 Effektive Äquivalentdosis

Einheit: Sievert (Sv)
Um das Risiko, bei einer Ganzkörper- oder Teilkörperbestrahlung „Krebs" zu erleiden, differenziert beurteilen zu können, wurde das Konzept der effektiven Äquivalentdosis eingeführt. Dabei wird berücksichtigt, dass einzelne Organe und Gewebe hinsichtlich Kanzerogenese (Krebsentwicklung) unterschiedlich empfindlich reagieren.

Die effektive Äquivalentdosis (H_{eff}) ist die Summe der Produkte sämtlicher Organdosen (H_T), jeweils mit einem dimensionslosen Wichtungsfaktor (w_T) multipliziert:

$$H_{eff} = {}_T\Sigma H_T \times w_T$$

T   Gewebe (tissue)
H_T Äquivalentdosis am Gewebe
w_T Wichtungsfaktor des Gewebes

Die **Wichtungsfaktoren** für die einzelnen Organe sind abgeleitet aus der zusätzlichen Sterblichkeit durch Leukämie und „Krebs" bei den Überlebenden von Hiroshima und Nagasaki (Kap. 15.6.1). Entscheidend war die Mortalität (Sterblichkeit), nicht die Inzidenz (Häufigkeit) der Erkrankungen. So fällt der Wichtungsfaktor w_T für die Schilddrüse überraschend gering aus: Die Inzidenz für Schilddrüsenkarzinome war nach der Atombombenkatastrophe zwar hoch, doch blieb die damit verbundene Sterberate gering.

In Tabelle 13.2 sind heute gültige Wichtungsfaktoren zusammengestellt (s.a. Strahlenschutz, Kap. 46.2).

13.5 Dosisleistung

Als Dosisleistung (DL) bezeichnet man die Ableitung der Dosis nach der Zeit, also die Angabe, ob eine bestimmte Strahlenmenge konzentriert (akut) in einer kurzen Zeiteinheit oder verdünnt über einen längeren Zeitraum gegeben wird. Wir werden sehen (Kap. 14.5.1, 14.5.2, 14.5.5, 14.5.7), dass im Hinblick auf die Ausbildung biologischer Effekte durch ionisierende Strahlung der **Zeitfaktor** von eminenter Bedeutung ist. Angaben zur Dosisleistung lassen sich natürlich für alle Dosisgrößen machen: **Ionendosisleistung, Energiedosisleistung, Äquivalentdosisleistung, Kerma-Leistung**. Bedeutung für

Tab. 13.2 In Deutschland gültige Organwichtungsfaktoren w_T zur Berechnung der effektiven Äquivalentdosis H_{eff} (nach ICRP 60, 1991).

Organ	Wichtungsfaktor			
Knochenoberfläche, Haut	Je 0,01		Gesamt	0,02
Schilddrüse, Brust, Speiseröhre, Leber und die hier nicht genannten restlichen Organe	Je 0,05		Gesamt	0,30
Rotes Knochenmark, Lunge, Magen und Dickdarm	Je 0,12		Gesamt	0,48
Keimdrüsen	Je 0,10		Gesamt	0,20
			Total	1,00

den Patienten hat die absorbierte Energiedosis pro Zeiteinheit, also die Energiedosisleistung:

$$\text{Energie-DL} = \frac{\text{Energie}_{(absorbiert)}}{\text{Zeit}}$$

Die Einheit für die Energiedosisleistung ist Gy/s oder Gy/min oder Gy/h.

13.6 Relative biologische Wirksamkeit

Die relative biologische Wirksamkeit (RBW) berücksichtigt (ähnlich wie der Wichtungsfaktor w_R) die bei gleicher Dosis ganz **unterschiedliche Wirkung** einer Strahlung, je nach Ionisatonsdichte und Dosisleistung, je nach Gewebetyp und dessen Entwicklungs- und Aktivitätszustand. Die relative biologische Wirksamkeit wird experimentell bestimmt. Sie ist die Grundlage für die Festlegung der Wichtungsfaktoren w_R (früher: q-Faktoren, Kap. 13.3).

Der RBW-Faktor ist der Quotient aus einer festgelegten Energiedosis unter Standardbedingungen und der Energiedosis der interessierenden Strahlung, die in einem Testsystem den gleichen biologischen Effekt auslöst. Bei einem solchen Testsystem sind Strahlenart, Dosisleistung, Art und Entwicklungszustand des biologischen Systems sowie als Untersuchungsendpunkt ein bestimmter Straheneffekt festgelegt.

$$\text{RBW} = \frac{D_{(\text{Standardstrahlung})}}{D_{(\text{Teststrahlung})}}$$

D Energiedosis

Als Standardstrahlung mit einem RBW-Faktor = 1,0 wird eine 200-kV-Röntgenstrahlung zugrunde gelegt. Der RBW-Faktor für hochenergetische Elektronenstrahlung beträgt beispielsweise 0,8–1,0 und für Protonen 1,1–1,3.

13.7 Weitere Dosisbegriffe in der Radiologie

Weitere spezielle Dosisbegriffe, die in Normen und Empfehlungen festgelegt wurden oder weithin gebräuchlich sind, werden nachfolgend aufgeführt:

- **Dosisleistungskonstante (Tγ)**
  Sie ist die Beziehung zwischen der Aktivität eines Radionuklids und der Gammadosisleistung. Sie ist nuklidspezifisch und wird meist für die Luft-Kerma-Leistung angegeben.

$$T\gamma = \frac{\text{Kerma-Leistung} \times r^2}{\text{Aktivität}}$$

r Abstand von einer punktförmigen Strahlenquelle
Einheit: (mGy/h) × (m²/GBq)

- **Kenndosisleistung**
Sie ist definiert als die Energiedosisleistung (Kerma-Leistung) bei Röntgen-, Gamma- und Elektronenbeschleunigereinrichtungen (oder umschlossenen Radionukliden für die Brachytherapie) in der Achse des Nutzstrahlenbündels im Abstand von 100 cm von der Strahlenquelle (= Fokus) bei einer Feldgröße von 10 × 10 cm².

- **Flächen-Dosis-Produkt (F)**
In der Röntgendiagnostik dient das F zur Kontrolle der Strahlenexposition des Patienten. Es ist das Flächenintegral der Kerma über eine Schnittfläche durch das Nutzstrahlenbündel der Röntgenröhre.
Einheit: Gy × m²

- **Einfallsdosis**
Sie ist die Dosis, die im Zentralstrahl innerhalb des Fokus-Haut-Abstands „frei Luft" (also ohne irgendwelche streuenden Körper) und im Elektronengleichgewicht gemessen wird. Die Rückstreuung vom Körper des Patienten bleibt dabei außer Betracht.

- **Streufaktoren bzw. Gewebeverhältnisse**
Zur Beschreibung des Tiefendosisverlaufs perkutaner Photonenstrahlung gibt es neben der relativen Tiefendosiskurve noch weitere relative Dosisgrößen, u.a. die sog. Streufaktoren und die verschiedenen Gewebeverhältnisse. Sie alle werden in Luft oder im Phantom gemessen.
Rückstreufaktor: Bei der Wechselwirkung von Photonenstrahlung mit Gewebe wird ein Teil der entstehenden Compton-Photonen in Rückwärtsrichtung unter Winkeln > 90° zur Strahlrichtung gestreut. Der damit verbundene Energiefluss verläuft entgegen der Strahlrichtung und erhöht deshalb die Messanzeige an einem bestimmten Messpunkt. Das Verhältnis der im Tiefendosismaximum eines Phantoms/Gewebes gemessenen Dosiswerte (oder Dosisleistungen) zu den frei in Luft gemessenen absoluten Dosiswerten (oder Dosisleistungen) bezeichnet man als Rückstreufaktor. Entsprechend der Rückstreuung gibt es natürlich auch Seitstreuung und entsprechende Streuzusätze.
Gewebe-Luft-Verhältnis: Das Verhältnis der Dosisleistung im Phantom (Körpergewebe gelte im übertragenen Sinn) mit vorgeschalteter Schicht (Wasser oder Phantomplatte) zur Dosisleistung in Luft unter sonst gleichen geometrischen Bedingungen bezeichnet man als Gewebe-Luft-Verhältnis. Es ist eine Verallgemeinerung der für eine Messtiefe/Schichtdicke definierten Rückstreufaktoren. Es hängt wie diese von der Feldgröße, der Dicke der Vorschaltschicht, der Art des Phantom-/Gewebematerials und der Strahlenqualität ab.

- **Streuzusatzdosis**
Sie ist die zusätzliche, durch Streuung in der durchstrahlten Materie auftretende Dosis, die sich zur Direktstrahlung (Einfallsdosis) addiert.

- **Oberflächendosis**
Sie ist der auf der Hautoberfläche der Strahleneintrittsseite wirksame Dosisbetrag (Gewebeoberflächendosis). Sie setzt sich aus Einfalls- und Streuzusatzdosis zusammen.

- **Maximaldosis (D_{max})**
Sie ist der höchste Energiedosisbetrag, der bei einer Strahlenbehandlung im durchstrahlten Volumen gemessen oder errechnet wird. Dieses Energiedosismaximum liegt immer an einem bestimmten Punkt („Hot Spot"), und zwar bei einem einzelnen Stehfeld auf oder unter der Haut (Hochvolttherapie), bei Mehrfeldertechnik oder Bewegungsbestrahlungen gewöhnlich im Zielvolumen (Isodosenplan erforderlich).

- **Zielvolumenosis (D_{min} = Herddosis)**
Sie ist die Energiedosis im Zielvolumen einer Strahlenbehandlung. Sie wird entweder an einem vom Arzt zu bestimmenden Punkt oder auf einer das Zielvolumen einschließenden Isodose kalkuliert. Sie ist die Mindestdosis im oder um das Zielvolumen.

- **Referenzdosis (D_{ref})**
Sie bezeichnet bei der Strahlentherapie die an einem bestimmten Punkt, dem **Referenzpunkt**, festgesetzte Energiedosis. Meist liegt der Referenzpunkt im Zielvolumen. Es gibt

keine präzisere Dosisangabe als an einem Punkt, deshalb werden die einzelnen Isodosen (in Prozent) und die Maximaldosis (in Prozent) auf die Referenzdosis (gleich 100 %) bezogen.
- **Isodosenlinien**
Diese verbinden im durchstrahlten Objekt alle Punkte mit gleicher Dosis. Isodosenkurven sind Schnitte durch das Strahlenbündel in verschiedenen Ebenen, die die räumliche Dosisverteilung darstellen. Sie werden entweder in Prozentwerten von der Referenzdosis (100 %) angegeben, z. B. als 90 %-Isodose, oder mit einem absoluten Dosiswert bezeichnet, z. B. 55-Gy-Isodose.
- **Dosisverteilung**
Es handelt sich in der Strahlentherapie für gewöhnlich um eine Verteilung der Energiedosis im dreidimensionalen Raum, bezogen auf ein bestimmtes Material, z. B. Wasser oder Muskelgewebe, Lungengewebe, Knochen. Üblich ist die Angabe von Dosisquerverteilungen oder Dosisquerprofilen in Ebenen oder auf Linien senkrecht zum Zentralstrahl des Strahlenbündels in beliebigen Gewebe- bzw. Phantomtiefen oder „frei Luft". Oder es erfolgt die Angabe von Tiefendosisverteilungen, entweder absolut oder normiert auf einen Referenzpunkt, auf dem Zentralstrahl oder auf einer Linie parallel zum Zentralstrahl des therapeutischen Strahlenbündels.
- **Tiefendosisverteilung**
Damit bezeichnet man die Dosisverteilung entlang der Achse des Nutzstrahlenbündels im Körper.
- **Die relative Tiefendosis $D_{rel(z)}$** bezeichnet das Verhältnis einer bestimmten Tiefendosis zu einem Referenzpunkt, z. B. dem Dosismaximum, in Prozent (Tab. 13.3):

$$D_{rel(z)} = \frac{D_{(z)}}{D_0}$$

$D_{(z)}$ Energiedosis in der Tiefe z
D_0 Bezugswert, z. B. $D_0 = D_{max}$

Abbildung 13.3 zeigt Tiefendosisverläufe für verschiedene Therapiestrahlungen.

- **Austrittsdosis**
Sie ist die an der Körperaustrittsseite noch wirksame Energiedosis. Sie nimmt mit steigender Strahlenenergie zu und kann u. U. die Oberflächendosis an der Körpereintrittsseite übersteigen.
- **Raumdosis oder Integraldosis**
Sie bezeichnet die Summe der gesamten, in den einzelnen Raumelementen des durchstrahlten Volumens absorbierten Energiebeträge in Gy × cm³. Die Integraldosis ist im physikalischen Sinn eigentlich keine Dosis, sondern eine Energie.

13.8 Tiefendosisverläufe

Der Verlauf der Dosisleistung von der Körperoberfläche an der Strahleneintrittsseite bis in die Tiefe hinein lässt sich durch Tiefendosiskurven darstellen. Die relativen Tiefendosiskurven für die wichtigsten Strahlungen wurden in der Literatur veröffentlicht (z. B. Wachsmann und Drexler, 1976). Tabelle 13.3 zeigt charakteristische Tiefendosiswerte in der Strahlentherapie, Abbildung 13.3 charakteristische Tiefendosisverläufe für verschiedene Strahlenarten in Wasser. Folgende Fakten sind dabei für die Strahlentherapie wichtig:
- Zunehmende Energie der Photonenstrahlung bedeutet ein tiefer gelegenes Dosismaximum und einen flacheren, günstigeren Tiefendosisverlauf.
- Ab einer Photonenenergie von 10 MeV wirkt sich eine weitere Erhöhung der Strahlenenergie zwar noch günstig auf den Aufbaueffekt aus (Kap. 12.2.5), aber kaum noch auf den Tiefendosisverlauf.
- Streuvorgänge im Gewebe laufen bei hoher Energie vorwiegend in Richtung des Primärstrahlenbündels ab. Dadurch bessert sich mit zunehmender Strahlungsenergie das Dosisquerprofil des Feldes. Der Dosisabfall am Feldrand wird steil im Vergleich zu niedrigen Energien, die einen flachen und unscharfen Feldrand haben.

Tab. 13.3 Charakteristische Tiefendosisverläufe für verschiedene Strahlenarten in der Strahlentherapie. Angegeben sind die Gewebetiefe für D_{rel} = 50 % und die Dosiswerte (%) in 10 cm Gewebetiefe. Die relative Tiefendosis D_{rel} errechnet sich aus dem Verhältnis zwischen der Dosis in einer bestimmten Gewebetiefe und dem Dosismaximum (D_{max}).

Strahlenart	Maximaldosis (D_{max})	D_{rel} 50 %	D_{rel}/10 cm	FHA (Fokus-Haut-Abstand)
200-kV-Röntgenstrahlung	Oberfläche	6 cm	30 %	40 cm
^{60}Co-Strahlung	0,5 cm	10 cm	52 %	60 cm
10-MV-Photonenstrahlung	2,5 cm	18 cm	72 %	100 cm
30-MV-Photonenstrahlung	5 cm	26 cm	87 %	100 cm
10-MeV-Elektronenstrahlung	2,5 cm	4–4,5 cm	0 %	100 cm
14-MeV-Neutronenstrahlung	0,5 cm	11 cm	53 %	100 cm

- Mit zunehmender Feldgröße nimmt auch der Streustrahlenanteil zu. Er stellt eine Zusatzdosis dar. So ist besonders in den tiefen Gewebsschichten eine günstigere Tiefendosis zu beobachten (Abb. 18.5). Diese Phänomen spielt jedoch nur bei der **konventionellen Röntgenstrahlung**, bei Elektronenstrahlen und in gewissem Umfang noch bei der Telekobalttherapie eine Rolle.
- Jede Vergrößerung des FHA verkleinert die Bezugsdosis, begünstigt aber den relativen Tiefendosisverlauf. Die Penetranz der Strahlung nimmt zu.
- Körperinhomogenitäten verändern (je nach verwendeter Strahlenart) die Tiefendosisverläufe beträchtlich (Abb. 18.12). Achte auf Lungen- und Knochengewebe!
- Die Energieabsorption gleicht sich in den unterschiedlichen Körpergeweben mit zunehmender Photonenenergie an. In Bezug auf die Masseneinheit liegt die Energieabsorption im Knochen mit 200 kV bis 6 MV sogar noch etwas unter der Absorption im Weichteilgewebe (Kap. 13.2 und Abb. 13.2).
- Elektronenstrahlung zeigt nach Erreichen des Dosismaximums einen steilen Dosisabfall. Somit lässt sich durch den Einsatz von Elektronenstrahlen tiefer gelegenes Gewebe schonen. Der flachere Kurvenauslauf ist durch Bremsstrahlung verursacht, die von den Elektronen in der Materie erzeugt, aber nur gering geschwächt wird („Bremsstrahlungsschwanz", Abb. 13.3).

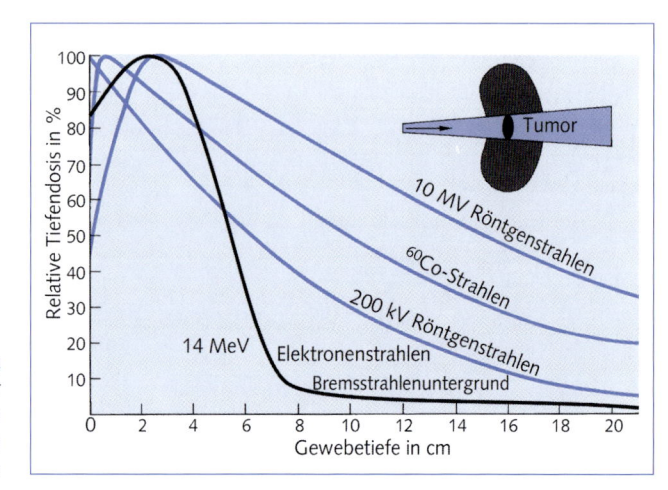

Abb. 13.3 Tiefendosisverläufe verschiedener Photonenstrahlen im Vergleich zu 14-MeV-Elektronenstrahlen in Wasser.

- Neutronenstrahlen haben einen ähnlichen Tiefendosisverlauf wie konventionelle, harte Röntgenstrahlen.

Auf die Modifizierungen des Verlaufs der Tiefendosiskurven, wie sie durch Härtungs-, Schwächungs-, Ausgleichs- und Streufilter möglich werden, ist hier nicht der Platz einzugehen. Diesbezüglich sei auf das Kapitel 18 (z. B. Abb. 18.9) verwiesen.

FRAGEN

13.1 Welche Dosis ist direkt messbar, welches ist ihre Einheit?
13.2 Welche Dosis wird in Gy (Gray) angegeben?
13.3 Definieren Sie effektive Äquivalentdosis im Vergleich zu Äquivalentdosis.
13.4 Was versteht man unter der relativen biologischen Wirksamkeit?
13.5 Wie unterscheiden sich die Tiefendosisverläufe von konventioneller Röntgenstrahlung, Telekobaltstrahlung und Linearbeschleuniger-Photonen?

14 Strahlenbiologie

14.1 Die Zelle

Die Zelltheorie von Schleiden und Schwann (1838) kennzeichnet die Zelle als strukturelle Organisationseinheit lebender Systeme. Die Zellgröße liegt bei 0,01–0,2 mm. Der Mensch besteht aus 10^{13}–10^{14} Zellen, nicht berücksichtigt die Blutzellen.

Zellen bestehen zu mehr als 80 % aus Wasser und zu 20 % aus Trockensubstanz. Dazu zählen organische Verbindungen, wie Kohlenhydrate, Lipide, Fette, Nukleinsäuren und Eiweiße. Betrachtet man die funktionelle Zusammensetzung, so kann man das Zytoplasma, den Kern mit dem Nukleolus und die verschiedenen Membranen unterscheiden (Abb. 14.1).

- **Zytoplasma**
  Es besteht aus **Zellorganellen**, z. B. Mitochondrien, Golgi-Apparat, endoplasmatischem Retikulum, Lysosomen, Ribosomen etc. Diese Organellen sind verantwortlich für die Energieproduktion, die Herstellung von Proteinen (Eiweißen), Kohlenhydraten, Lipiden (Fetten) usw.
  Als **Metaplasma** bezeichnet man Einlagerungen in die Zelle, die für spezifische Zellleistungen verantwortlich sind, z. B. Myofibrillen in Muskelzellen und Neurofibrillen in Nervenzellen.
- **Membranen**
  Sie liegen als Trennschicht zur Außenwelt bzw. zwischen Kern und Zytoplasma und bestehen im Prinzip aus einer zweimolekularigen Lipidschicht sowie einer Proteinschicht. Zellmembranen wirken als Barrieren. Sie kontrollieren den Stoffeintritt in die Zelle und den Stoffaustritt aus der Zelle. Auf ihnen sitzen Rezeptoren, die für die Kommunikation der Zellen untereinander verantwortlich sind.
- **Zellkern**
  Im Zellkern befinden sich die **Chromosomen** als Träger des genetischen Materials (Erbeigenschaften), des **Genoms**. Eine menschliche Zelle enthält 46 Chromosomen, 23 kommen von der Mutter und 23 vom Vater. Von den 23 Chromosomenpaaren sind 22 Paare Autosomen, und ein Paar besteht aus Geschlechtschromosomen (XX bei Frauen, XY bei Männern). Wesentlicher Bestandteil eines Chromosoms ist die DNA (Desoxyribonucleid Acid, englisch für **D**esoxyribo-**N**uklein-**S**äure).
- **DNA-Molekül**
  Eine DNA (oder deutsch: DNS) ist eine rechtsdrehende **Doppelspirale** aus zwei spiegelbildlich zueinander passenden Ketten von Desoxyribonukleotiden, die über Wasserstoffbrücken zwischen jeweils zwei Basen (= Basenpaar) miteinander verbunden sind (Abb. 14.2). Ein **Nukleotid** setzt sich aus Phosphorsäure, dem Zucker Desoxyribose und einer Base (entweder Adenin, Guanin, Cytosin oder Thymin) zusammen. Die korrespondierenden **Basenpaare**, welche die Kette A und die Kette B strickleiterartig miteinander verknüpfen, heißen Cytosin-Guanin und Adenin-Thymin (Abb. 14.2).

Die gesamte DNA einer Zelle, Träger des vollständigen Erbmaterials (**Genom**), enthält 6×10^9 solcher Basenpaare. Drei Basenpaare bilden ein **Triplett** und kodieren (verschlüsseln) genau eine Aminosäure (Eiweißbaustein). Als **Gen** bezeichnet man denjenigen Abschnitt auf der DNA-Doppelspirale, der ein Protein kodiert (1 Gen = 100 bis mehrere Tausend Tripletts).

Im Jahre 2001 wurde der genetische Code des Menschen entschlüsselt. Dabei fanden sich **30 000–33 000 Gene,** also deutlich weniger als

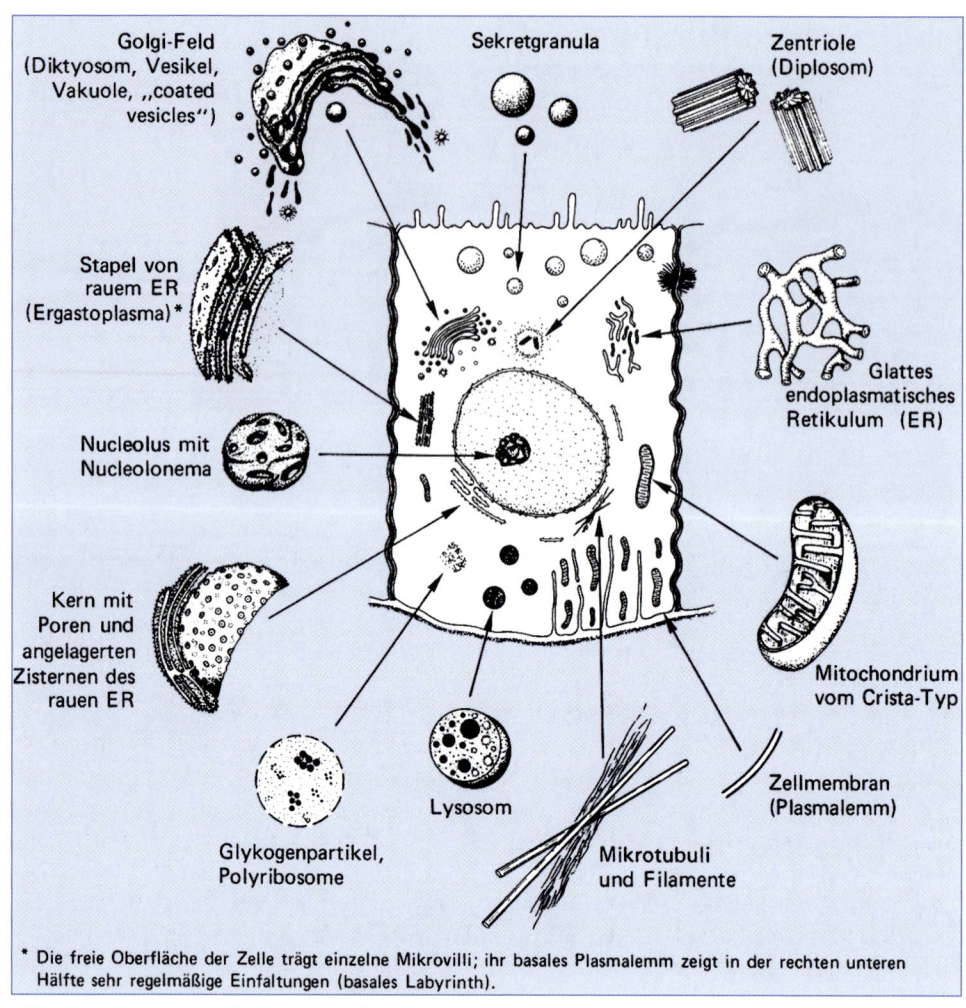

Abb. 14.1 Aufbau einer Zelle mit ihren Zellorganellen.

bisher angenommen (50 000–100 000) und unwesentlich mehr, als die Maus besitzt.

Die DNA einer einzelnen menschlichen Zelle ist 2 m lang, aber nur 2 nm dick. Im Zellkern ist sie als Doppelhelix um Histone, basische Proteine, gewunden und bildet dadurch eine 10 nm starke Faser. Diese Faser kann sich weiter kondensieren (zusammenfalten) und bildet dann in der **Metaphase** der Mitose (s.u.) eine im Mikroskop sichtbare, 30 nm starke, sehr kompakte Chromatinfaser.

> **MERKE**
> Die Gesamtheit der DNA einer Zelle enthält das gesamte Erbgut eines Individuums, das Genom.

Zellteilung

Zellen vermehren sich durch Teilung, beginnend mit den Chromosomen des Zellkerns. Zwischen zwei Teilungen durchlaufen die Zellen charakteristische Phasen: die M-Phase (Mitose) und die G_1-, S-(Synthese-) und G_2-(Teilungs-)Phase (Intermitosezyklus, Abb. 14.3). In der Mitose-

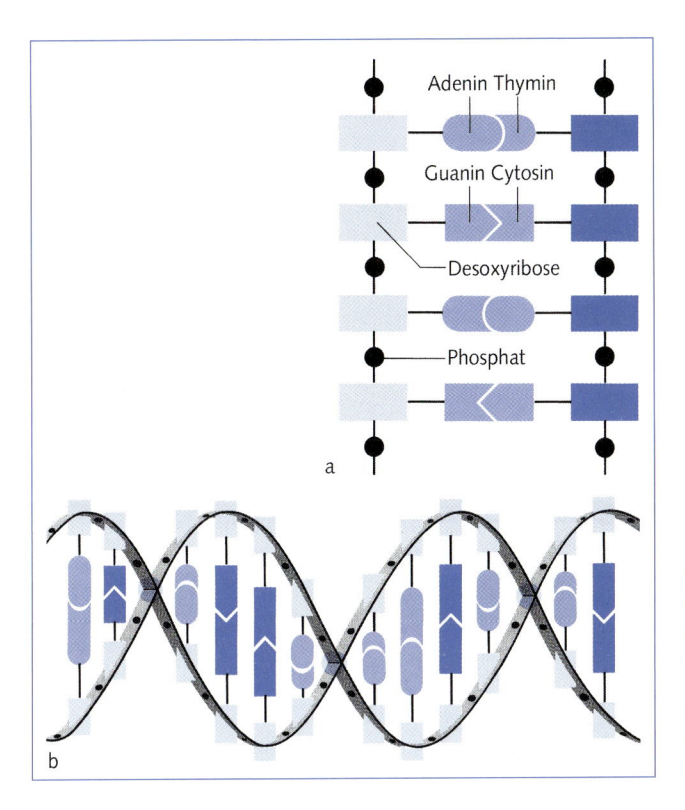

Abb. 14.2
Watson-Crick-Modell der DNA.
a) Anordnung der Bausteine. Man erkennt die jeweils korrespondierenden Basenpaare Cytosin-Guanin und Adenin-Thymin. **b)** Die Doppelhelix (gewundenes Strickleitersystem).

phase erfolgt die eigentliche Zellteilung (Abb. 14.4).

Die einzelnen Teilungsfiguren der **Mitose** lassen sich lichtmikroskopisch erkennen: Prophase, Metaphase, Anaphase und Telophase. In der Synthesephase verdoppelt sich der DNA-Gehalt der Zelle (Replikation). Die **G_1-Phase** (G für Gap = Lücke) liegt zwischen der Mitose- und der Synthesephase. Hier vergrößern die Zellen ihr Zytoplasma, und eine Kontrolle ihrer Intaktheit findet statt. Die **G_2-Phase** liegt zwischen der S-Phase und der Mitose. Hier finden wieder eine Überprüfung des Zustands der Zelle und die Synthese der für die Zellteilung erforderlichen Proteine statt, auch des sog. Spindelapparates (Abb. 14.4). Es gibt Zellen, die eine sehr lange G_1-Phase haben oder überhaupt nicht in die S-Phase eintreten. Diese Zellen werden als **G_0-Phase**-Zellen bezeichnet. In G_0 führen die Organzellen ihre jeweils spezifische Funktion aus (z. B. Leber-, Nieren- und Nervenzellen), oder Zellen ruhen in G_0, nehmen also nicht an der Zellproliferation teil (Tumorzellen). Der Ersatz von fehlenden Zellen muss durch Aktivierung von G_0-Phase-Zellen und durch eine Aktivierung des Zellzyklus erfolgen.

> **MERKE**
>
> Zwischen zwei Mitosen läuft der Intermitosezyklus ab. Er besteht aus G_1-, S- und G_2-Phase. Außerdem gibt es noch die G_0-Phase, in der die Zelle ihren Aufgaben nachkommt.

Die **Zellteilungsvorgänge** laufen **asynchron** ab, d. h., die proliferierenden Zellen befinden sich zufällig verteilt in den einzelnen Zyklusphasen. Als **Wachstumsfraktion** bezeichnet man denjenigen Zellanteil, der sich in M, G_1, S oder G_2 befindet. Bei Tumoren bestimmt die Größe der Wachstumsfraktion das Tumorwachstum.

Steuerung des Zellzyklus

Die Gefahr, dass sich aus einer Normal- eine Tumorzelle entwickelt, besteht dann, wenn die Regelkreisläufe zwischen Zellteilung und Zellinaktivierung gestört sind. Ein Tumor kann sowohl durch zu häufige Zellteilung als auch durch fehlenden programmierten Zelltod der entarteten Zellen (Kap. 14.5.6) entstehen. Die uns bekannten Sicherungsstrategien der Zelle sind alle mit der Zellzykluskontrolle verbunden, weil fehlende Zellen nur durch Aktivierung des Zellzyklus bereitgestellt werden können. Dafür sind Signale von außen und von der Zelle selbst notwendig. Worin besteht nun diese Sicherungsstrategie?

1. Der Zellzyklus wird nur in einer Richtung durchlaufen.
2. Während des Zyklus sind die spezifischen Steuerungsproteine in aktiviertem Zustand vorhanden, damit die jeweilige Zelle kontrolliert durch die verschiedenen Phasen des Zellzyklus voranschreiten kann.
3. Im Zellzyklus gibt es Kontrollpunkte, an denen die Zelle angehalten, getestet und u.U. vernichtet (inaktiviert) wird, die sog. **Checkpoints**.

In dem **vorwärts gerichteten Sicherungssystem** spielen die cyclinabhängigen Kinasen (Cyclin-Dependent Kinase, CDK) die Hauptrolle. Um aktiviert zu werden, benötigen sie jeweils einen spezifischen Bindungspartner, ein Cyclin. Gegenwärtig sind acht verschiedene CDKs bekannt mit jeweils spezifischen Cyclinen, die in den verschiedenen Phasen des Zellzyklus vorhanden und gebunden sein müssen. Demgegenüber gibt es ein **hemmendes System**, in dem Proteine die Bindung der CDKs an ihre jeweiligen Cycline verhindern.

Die Möglichkeit, den Zellzyklus an Kontrollpunkten (Checkpoints) anzuhalten, ist durch die klassischen Blöcke am Übergang der G_1- in die S-Phase (G_1-Block) und am Übergang der G_2-Phase in die Mitose (G_2-Block) verwirklicht (Abb. 14.3). In der Mitose gibt es zusätzlich als Kontrolle den Anaphase-Promoting-Komplex (APC).

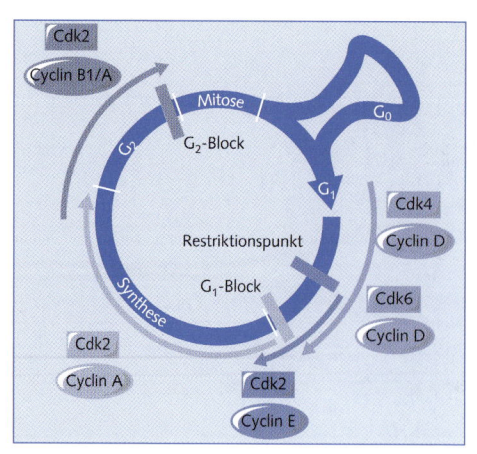

Abb. 14.3 Zellzyklus und seine Steuerung. Zellen in den Phasen G_1, S, G_2 und in der Mitose = Wachstumsfraktion, in G_0 = nicht proliferierende Zellen. Die Zellzykluskontrolle bzw. -steuerung erfolgt über CDK-Cyclin-Komplexe, die an den verschiedenen Checkpoints durch CIP/KIP-Komplexe mit den Vertretern p21, p27 und p57 bzw. durch INK4-Komplexe mit den Proteinen p15, p16, p18 und p19 inaktiviert werden können, was zur Arretierung der betreffenden Zellen an diesem Checkpoint führt. Am Restriktionspunkt G_1, gleich zu Beginn des Zellzyklus, entscheidet sich, ob die Zelle in den Zyklus eintreten darf. Die Strahlensensibilität der Zelle ist in G_2 und M am höchsten, auch am Übergang G_1/S durchaus noch gegeben. Die Phasen G_0 und S gelten als strahlenresistent.

> **MERKE**
>
> Als Wachstumsfraktion bezeichnet man die Zellen in der Teilungsphase, im Intermitosezyklus, ohne die Zellen in G_0.

Die Dauer der S-, G_2- und der Mitosephase ist bei Säugerzellen ziemlich einheitlich. Sie beträgt insgesamt etwa 8–20 h. Am längsten ist die S-Phase (8 h), am kürzesten die Mitose (1 h). Die Länge der G_1-Phase variiert allerdings für die verschiedenen Gewebe sehr stark. Darauf beruhen die außerordentlich unterschiedlichen Zykluszeiten der Gewebe und Tumoren (wenige Stunden bis ca. 1 Jahr).

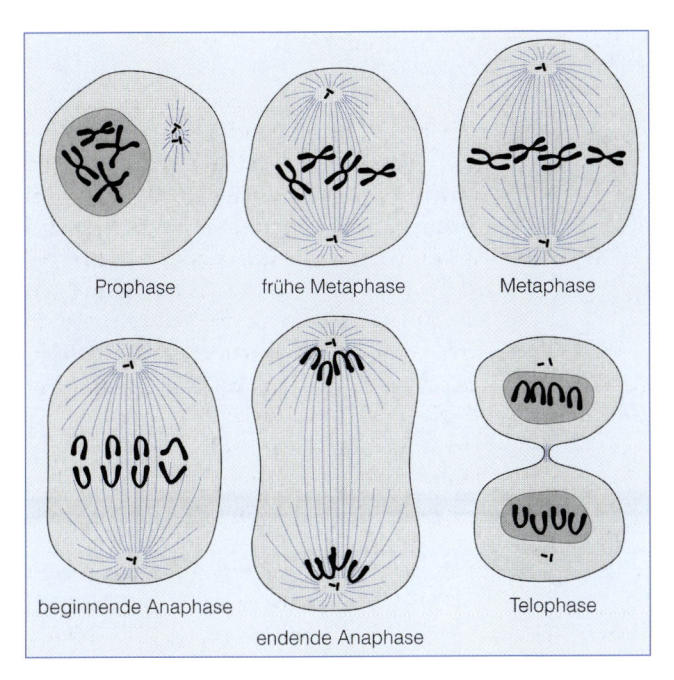

Abb. 14.4
Die Phasen der Mitose, die in wenigen Stunden ablaufen: Prophase, Metaphase, Anaphase, Telophase.

Obwohl der **G$_2$-Block** im Vergleich zum G$_1$-Block wesentlich bedeutsamer und nahezu bei allen Zellen durch ionisierende Strahlung induzierbar ist, war die Regulation des **G$_1$-Blocks** wesentlich früher bekannt. Das Protein p53 scheint an beiden Checkpoints eine zentrale Rolle zu spielen.

Diese beiden hemmenden Systeme des Zellzyklus sind im Hinblick auf eine Tumorentwicklung antimutagene bzw. antitumorigene Ereignisse. Die dafür verantwortlichen Proteine bzw. deren Gene, wie p53, p16 und p21, werden **Tumorsuppressorproteine** oder **Tumorsuppressorgene** genannt.

> **MERKE**
> Der Zellzyklusregulation stehen zwei Möglichkeiten zur Verfügung, um die Entwicklung einer Zelle mit DNA-Schäden zu verhindern:
> 1. Der Zellzyklus wird angehalten, um die aufgetretenen Schäden zu beheben. Diese Blockierung in der G$_1$- oder in der G$_2$-Phase ist über Stunden möglich, in der S-Phase und in der Mitose aber nur für Minuten.
> 2. Die Zelle wird inaktiviert, wenn das Schadensniveau als zu hoch erkannt wird. Bei Lymphozyten tritt dann vor allem der programmierte Zelltod (Apoptose) ein. In proliferierenden Geweben dagegen wird die Zellteilung der geschädigten Zellen verhindert, wobei häufig Übergänge zu differenzierten und damit teilungsunfähigen Zellen zu beobachten sind (sog. Redifferenzierung).

14.2 Grundsätzliches zum Ablauf der Strahlenwirkung

Energiereiche Strahlung tritt, das haben wir in Kapitel 12.2 gesehen, in physikalische Wechselwirkung mit der durchstrahlten Materie und überträgt dabei ihre Energie auf Atome und Moleküle. Dieser Vorgang benötigt etwa 10^{-18}–10^{-14} s (Abb. 14.5). Dabei kann ein Minimum an Energie ein Maximum an Wirkung entfalten.

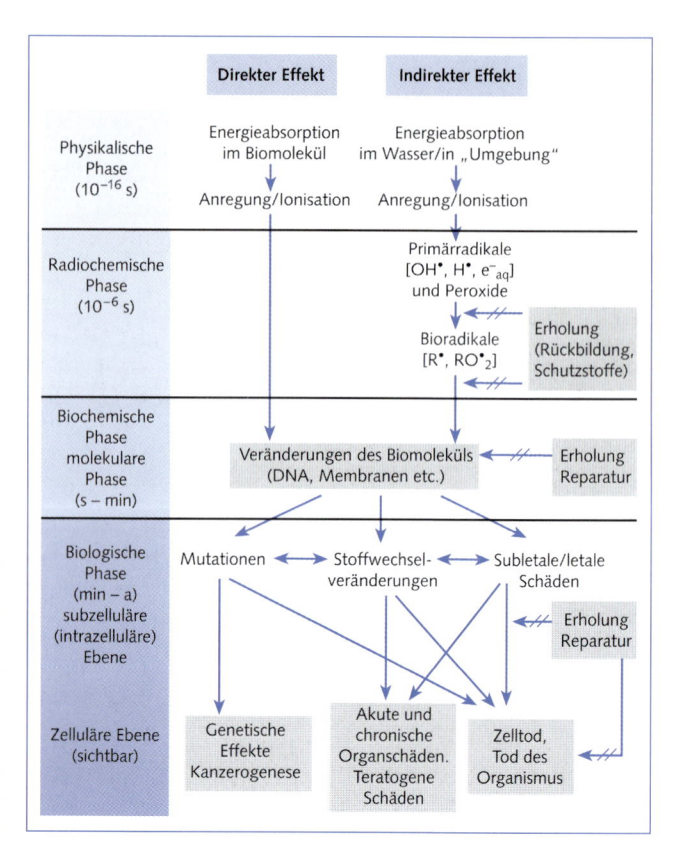

Abb. 14.5 Wechselwirkung ionisierender Strahlung mit biologischen Strukturen. Der Weg vom physikalischen Primärereignis der Energieabsorption zum biologischen Effekt kann unmittelbar und kurz sein, verläuft meist aber länger über verschiedene Zwischenreaktionen. Beachte, dass auf allen Ebenen Erholung/Reparatur möglich ist!

> **MERKE**
> Ionisierende Strahlung verursacht bei gleichem Energieäquivalent die meisten Schäden an der Zelle, verglichen mit allen anderen Zellgiften, wie z. B. Chemotherapeutika, Cyanid, Wasserstoffperoxid, Hitze oder ultraviolette Strahlung.

Die Wege, die vom physikalischen Primärereignis zum **biologischen Effekt** führen, sind unterschiedlich: entweder sehr kurz, wenn die Energiedeposition unmittelbar im Biomolekül erfolgt, oder – und das ist meist der Fall – bedeutend länger, indem verschiedene Zwischenwege bzw. Zwischenreaktionen durchlaufen werden (Abb. 14.5). Entsprechend unterscheidet man zwischen **direkten** und **indirekten Mechanismen** (Abb. 14.6) oder bezüglich des zeitlichen Ablaufs zwischen **Akut-** und **Spätschäden**. Mutationen stellen insofern eine Besonderheit dar, als sie zwar auch innerhalb von Minuten bis Stunden erzeugt und fixiert werden, aber gelegentlich erst nach langer Zeit in Erscheinung treten, u. U. erst nach Hunderten von Jahren.

Direkte Strahlenwirkung

Sie ist der dominierende Prozess bei Strahlungen mit hohem linearen Energietransfer (LET, Kap. 12.2.2), z. B. schweren Ionen, Neutronen, α-Teilchen.

Indirekte Strahlenwirkung

Die Strahlung interagiert zunächst mit Wasser. Dabei entstehen die freien Wasserradikale (Rajewski, 1931). Diese diffundieren weit genug, um das kritische Target erreichen und schädigen zu können (Abb. 14.6). Energieabsorption und Bio-

Quantitatives Verhältnis von Primär- und Folgeprozessen

Wird zu einem bestimmten Zeitpunkt ein biologischer Effekt festgestellt, lässt sich nicht erkennen, wie viele Primär- und wie viele Folgeereignisse ihm zugrunde liegen; die Mehrzahl von ihnen kann nämlich inzwischen repariert worden sein. Umgekehrt kann sich ein biologisches Primärereignis nachfolgend multiplizieren, und der **manifeste Effekt** geht auf weniger Primärvorgänge zurück als zu vermuten wäre. In der Strahlenbiologie müssen also, wenn bestimmte Wirkungen interpretiert werden sollen, Versuchsaufbau, Endpunkt der Untersuchung und der Zeitpunkt der Auswertung, kurz: alle Versuchsbe-dingungen bekannt sein und berücksichtigt werden.

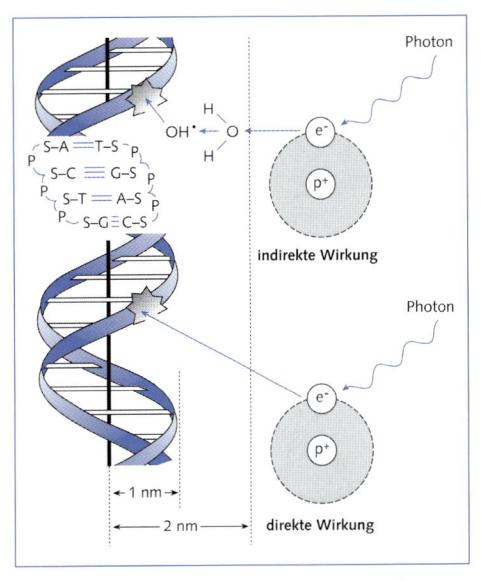

Abb. 14.6 Direkte und indirekte Strahlenwirkungen, die zur Veränderung eines Biomoleküls führen.

> **MERKE**
> Wenn ein strahlenbiologischer Effekt zu interpretieren ist, spielen der Aufbau des Experiments und der Beobachtungszeitpunkt eine wesentliche Rolle.

effekt erfolgen also in **unterschiedlichen Strukturen**. Die indirekte Strahlenwirkung ist der dominierende Vorgang bei Strahlungen mit niedrigem LET, der sog. locker ionisierenden Strahlung. Es sind dies Röntgen-, Gamma- und Elektronenstrahlen, die wir in der Klinik einsetzen; sie wirken zu 65–70 % auf diesem indirekten Wege. Die indirekte Strahlenwirkung wird durch Sauerstoff und verschiedene chemische Agenzien modifiziert.

Die multiplen und komplexen, miteinander interagierenden Ereignisse finden sich in Abbildung 14.5 dargestellt. Sie laufen auf drei Ebenen ab:

- **Radiochemische Vorgänge** (Kap. 14.3)
  Bildung von Primär- und Bioradikalen.
  Dauer: ca. 1 µs.
- **Biochemische Reaktionen** (Kap. 14.4)
  Veränderungen der Biomoleküle, z. B. DNA und Membranen.
  Dauer: Sekunden bis Minuten.
- **Biologische Folgen** (Kap. 14.5)
  Stochastische und deterministische (nichtstochastische) Effekte, und zwar genetische, teratogene, akute und chronische somatische Strahlenfolgen.
  Dauer: Stunden bis Jahrhunderte.

> **MERKE**
> Energieabsorption und Bioeffekt erfolgen bei direkter Strahlenwirkung im selben Biomolekül, bei indirekter Strahlenwirkung in unterschiedlichen Strukturen. Ihre Unterscheidung ist für die Strahlenbiologie allerdings nur von theoretischem Interesse, weil sich beide Effekte nicht differenzieren lassen.

14.3 Strahlenchemie

Radiochemie befasst sich mit der Bildung von Radikalen bzw. Bioradikalen. Diese sind Ursache und Ausgangspunkt für die weiteren biochemischen und biologischen Folgeprozesse bei der indirekten Strahlenwirkung und stellen den Schlüssel zum Verständnis kompliziert erscheinender Reaktionsabläufe dar.

Freie Radikale

Freie Radikale sind freie, d.h. ungebundene Intermediärprodukte (Atome, Biomoleküle), die auf der äußeren Bahn der Elektronenhülle ein unpaares Elektron tragen und dadurch hochreaktiv sind. Sie sind im Gegensatz zu Ionen elektrisch neutral. Normalerweise umkreisen die Elektronen paarweise den Atomkern; dabei drehen sie sich noch um die eigene Achse, das eine Elektron im, das andere entgegen dem Uhrzeigersinn (sog. Spin). Das gibt dem Atom bzw. dem Molekül ein hohes Maß an Stabilität. Im Verlauf der indirekten Strahlenwirkung nun entsteht ein freies Radikal dadurch, dass dem betroffenen Ausgangsmolekül Wasserstoff (ein Proton und ein Elektron) verloren ging – im Gegensatz zu einem Ion, das durch Elektronenabstraktion oder Elektronenaddition entsteht. Die H-Abstaktion bewirkt eine ungeradzahlige Elektronenhülle, und einem Elektron fehlt sein Spin-Partner. Dieser Status des Radikals bedeutet höchste chemische Reaktivität, d.h. Toxizität.

> **MERKE**
> Ein Radikal ist eine elektrisch geladene oder elektrisch neutrale Gruppierung, die auf der äußeren Elektronenbahn ein unpaares Spin-Elektron aufweist, wodurch es chemisch hochreaktiv ist. Radikale sind Intermediärprodukte der indirekten Strahlenwirkung.

14.3.1 Wasserradiolyse

Eine Zelle besteht zu etwa 80 % aus Wasser; der Rest sind Membranen, DNA und Proteine. Wenn Strahlung mit der Zelle interagiert, werden also 80 % der Strahlungsenergie zunächst vom Wasser absorbiert. Dabei kommt es zu zwei verschiedenen Prozessen: zur Anregung und zur Ionisation. Bei Energien oberhalb von 10 eV kommt es zur Ionisation der Wassermoleküle. Es entstehen Wasserradikal-Kationen ($H_2O^{\bullet+}$).

(1) $H_2O + \text{Strahlungsenergie} \rightarrow H_2O^{\bullet+} + e^-$

„+" oder „–" kennzeichnen das Molekül als elektrisch geladen, als Ion. Ein Punkt „•" kennzeichnet es als Radikal. In diesem Fall ist $H_2O^{\bullet+}$ sowohl ein Ion (elektrisch positiv geladen, weil es ein Elektron verloren hat) als auch ein freies Radikal (weil es nun ein unpaares Elektron auf seiner äußeren Schale besitzt). $H_2O^{\bullet+}$ ist damit hochreaktiv. Solche sog. Radikalionen haben mit ca. 10^{-10} s eine extrem kurze Lebensdauer; sie zerfallen, um wieder freie Radikale zu bilden. $H_2O^{\bullet+}$ ist eine starke Säure und gibt Protonen an das umgebende Wasser ab. Nach 10^{-14} s liegen dann $OH^{\bullet}$-Radikale vor, die sehr stark oxidieren.

(2) $H_2O^{\bullet+} + H_2O \rightarrow H_3O^+ + OH^{\bullet}$

Das Hydroxylradikal $OH^{\bullet}$ hat neun Elektronen und ist wegen des unpaaren Elektrons chemisch stark reaktiv. Es wird angenommen, dass zwei Drittel der durch Photonen erzeugten indirekten DNA-Schäden auf das Konto der $OH^{\bullet}$-Radikale gehen.

Die bei der Ionisation der Wassermoleküle frei gewordenen Elektronen können je nach der übertragenen Energie noch weitere Ionisationen auslösen.

(3) $e^- + H_2O \rightarrow H_2O^- \rightarrow OH^- + H^{\bullet}$

Erst wenn die Elektronen thermische Energien erreicht haben, umgeben sie sich mit einer Wasserhülle, und es entstehen in etwa 10^{-11} Sekunden die sog. **hydratisierten Elektronen** e^-_{aq}. Dabei richten sich die Dipole der Wassermoleküle im elektrischen Feld der Elektronen aus.

(4) $e^- + H_2O \rightarrow e^-_{aq}$

Die hydratisierten Elektronen wirken sehr stark reduzierend und reagieren mit Sauerstoff schnell zu Superoxidradikalen ($O_2^{\bullet -}$). Auch die $H^{\bullet}$-Radikale werden vom Sauerstoff abgefangen und bilden Hydroperoxidradikale ($HO_2^{\bullet}$), die wie die Superoxidradikale nur mäßig oxidierende Eigenschaften haben.

> **MERKE**
>
> Bei der Strahlenreaktion mit Wasser entstehen die drei äußerst aktiven Primärradikale $OH^{\bullet}$, $H^{\bullet}$ und e^-_{aq}. Diese erzeugen an der DNA Radikalstellen, welche zur Schädigung der DNA führen.

14.3.2 Sauerstoffeffekt

Durch die Anwesenheit von molekularem Sauerstoff wird die Zahl der Peroxide erhöht. Sauerstoff wirkt somit als Strahlensensibilisator:

(5) $H^{\bullet} + O_2 \rightarrow HO_2^{\bullet}$ **instabil**

   (a) $2\ HO_2^{\bullet} \rightarrow H_2O_2 + O_2$

   oder

   (b) $HO_2^{\bullet} + H^{\bullet} \rightarrow H_2O_2$

Das ebenfalls in der Radiolyse entstehende Radikal $OH^{\bullet}$ reagiert selbst nicht mit Sauerstoff. Es bewirkt aber an der DNA eine H-Abstraktion (20 %) oder an den Doppelbindungen der Basen eine H-Addition (80 %). Damit wird die DNA wieder zu einem DNA-Radikal ($DNA^{\bullet}$). Ist kein Sauerstoff anwesend, kann eine chemische Reparatur des DNA-Radikals stattfinden. Dies geschieht, indem von einem weiteren Molekül, vorwiegend von SH-Verbindungen (RSH), ein H abgegeben und damit die Radikalstelle unschädlich gemacht wird:

(6) $DNA^{\bullet} + RSH \rightarrow DNA + RS$

Ist dagegen Sauerstoff vorhanden, bindet dieser wegen seiner hohen Konzentration und Reaktionsgeschwindigkeit schneller mit der Radikalstelle als die SH-Verbindung. Damit fixiert Sauerstoff die Radikalstelle, die nicht mehr durch eine chemische Reparatur behoben werden kann.

(7) $DNA^{\bullet} + O_2 \rightarrow DNA-O_2^{\bullet}$

> **MERKE**
>
> Sauerstoffeffekt bezeichnet die Tatsache, dass Sauerstoff
> - die Bildung von Peroxidradikalen und Wasserstoffperoxid vermehrt und
> - die Radikalstellen an der DNA fixiert.
> - Dadurch ist der Bioeffekt von locker ionisierender Strahlung im Sauerstoffmilieu zwei- bis dreimal höher als in Anoxie.

14.3.3 G-Wert

Chemische Strahlenreaktionen werden in G-Einheiten gemessen. Der G-Wert gibt die Zahl der gebildeten Radikale, Bioradikale und Peroxidverbindungen für die absorbierte Energie von 1 J (Joule) in 1 dm^3 (Liter) Substanz an. In Wasser werden z. B. durch die in der Strahlentherapie häufig angewandten Dosis von 1,5–2 Gy 0,61 µmol Radikale und 0,12 µmol H_2- und H_2O_2-Moleküle gebildet bzw. 400 000 Radikale im Kern einer Zelle. Mit dem LET ist der G-Wert z. T. negativ korreliert, indem mit steigendem linearen Energietransfer die Radikalausbeute ab-, die Peroxidausbeute dagegen zunimmt.

14.3.4 Radiolyseprodukte und LET

Primärradikale, Peroxidradikale und Bioradikale sind zwar nicht unmittelbar ortsgebunden, ihre Diffusionsstrecke (im nm-Bereich) ist aber gering und ihre Überlebenszeit (im µs-Bereich) kurz. Das bedeutet, dass nach einer Energiedeposition Radikale lokal konzentriert am Ort ihrer Entstehung vorliegen und nicht zufällig überall im Raum. Diese **Topographie** scheint für die Bildung von Sekundärprodukten wichtig zu sein, indem Strahlung mit hoher Energiekonzentration, also hohem LET, Rekombinationen von Radikalen begünstigt, z. B.

(8) $OH^{\bullet} + OH^{\bullet} \rightarrow H_2O_2$

   oder

   $H^{\bullet} + H^{\bullet} \rightarrow H_2$

Die Radikalausbeute nimmt, wie bereits oben angeführt, bei hohem LET ab. Und die Produktion von Peroxiden nimmt zu und wird bei zunehmendem LET immer unabhängiger vom Sauerstoff: So wird z. B. H_2O_2 ungeachtet dessen gebildet, ob Sauerstoff vorhanden ist oder nicht. Bezüglich der biologischen Wirkung überwiegt in Summe allerdings die durch konzentrierte Radikalbildung geförderte Peroxidausbeute die abnehmende Bedeutung des Sauerstoffeffekts.

> **MERKE**
>
> Mit größer werdendem LET nehmen
>
> - die H_2O_2-Bildung zu,
> - der Sauerstoffeffekt ab,
> - die Radikalausbeute ab und
> - die Zahl der direkten Treffer, die vorzugsweise zu Bulky Lesions (Kap. 14.4.1) führen, zu.

14.3.5 Erholungseffekt

Nach einer zeitlich und räumlich verdünnten Bestrahlung können Radiolyseprodukte des Wassers inaktiviert werden. Radikale rekombinieren sogar so, dass sie sich gegenseitig neutralisieren. Im Laborversuch ist auch die Reaktion mit Verunreinigungen möglich. Als **Schutzsubstanz** erweist sich deshalb jedes Agens, welches der Lösung einer Biosubstanz zugesetzt, bevorzugt mit freien Radikalen reagiert (sog. **Radikalfänger**).

14.4 Strahlenbiochemie

Die Veränderungen der Biomoleküle als Folge der physikalisch-chemischen Strahlenreaktionen sind Gegenstand der molekularen, strahlenbiologischen Grundlagenforschung. Dabei erweist es sich als äußerst schwierig, Beobachtungen aus experimentellen In-vitro-Systemen auf den lebenden Organismus zu übertragen. Nach allgemeiner Übereinkunft ist hauptsächlich die DNA der Angriffspunkt für die ionisierenden Strahlen. Ihre Schäden sind für die meisten biologischen Folgeerscheinungen verantwortlich.

> **MERKE**
>
> Die Strahlenschäden an der DNA sind verantwortlich für die genetischen und die meisten somatischen und teratogenen Strahlenfolgen am Menschen.

14.4.1 DNA und ionisierende Strahlung

DNA-Schäden entstehen durch direkte Treffer und indirekte Strahlenwirkungen. Die indirekte Strahlenwirkung besteht vor allem in der Oxidation der DNA durch OH•-Radikale, die aus der Hydrathülle kommen. Die Reaktion beginnt zum größten Teil mit der Anlagerung der OH•-Radikale an die Doppelbindung der Basen (70–80 %) und mit der H-Abstraktion aus Zuckermolekülen (20–25 %). Durch Elektronentransfer können sich die Radikalstellen im DNA-Molekül verlagern. Bei Bestrahlung unter Luft lagert sich Sauerstoff an die DNA•-Radikale an und fixiert sie, zusätzlich werden Peroxidradikale und Peroxide gebildet. Alle diese Radikale sind wegen ihrer ungepaarten Elektronen sehr reaktionsfreudig und führen über weitere chemische Umlagerungen im Verlauf von Mikro- bis Millisekunden zu chemisch stabilen DNA-Veränderungen. Die häufigsten strahleninduzierten Veränderungen sind die Basenmodifikationen.

Insgesamt lassen sich folgende Schäden an der DNA experimentell feststellen (Abb. 14.7):
- Basenmodifikationen,
- Basenverluste,
- Veränderungen der Zuckermoleküle,
- Einzelstrangbrüche,
- Doppelstrangbrüche,
- DNA-Vernetzungen (DNA-DNA-Crosslinks),
- DNA-Protein-Vernetzungen (Crosslinks),
- Bulky Lesions („locally multiply damaged sites", LMDS, also Mehrfachereignisse).

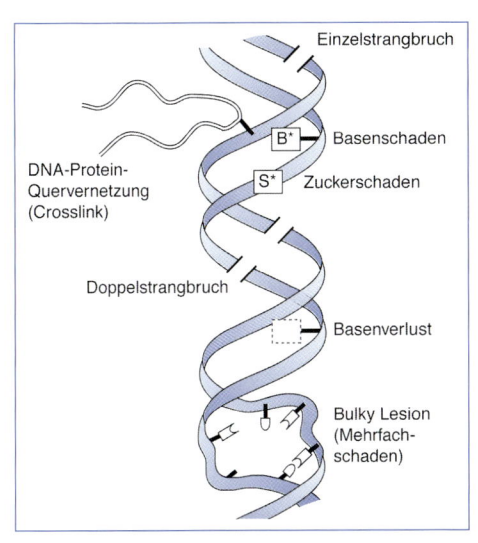

Abb. 14.7 DNA-Schäden durch ionisierende Strahlung.

Nach Bestrahlung mit einer Dosis von 1 Gy Röntgenstrahlung findet man pro Zelle
- 1000–2000 Basenveränderungen,
- 500–1000 Einzelstrangbrüche,
- 800–1600 Veränderungen der Zuckermoleküle,
- 150 DNA-Protein-Quervernetzungen,
- 50 Doppelstrangbrüche und Bulky Lesions.

Strangbrüche

Es gibt **Einzel-** und **Doppelstrangbrüche**. Doppelstrangbrüche entstehen durch den Durchschlag eines einzelnen Partikels durch beide Stränge der DNA oder durch die Kombination zweier benachbarter Einzelstrangbrüche, deren Ursache unterschiedliche Einzelereignisse sind. Bei locker ionisierender Strahlung beträgt das Verhältnis von Einzel- und Doppelstrangbrüchen etwa 20 : 1. Dicht ionisierende Strahlung verursacht häufiger Doppelstrangbrüche, oft überwiegen sie dabei sogar.

> **MERKE**
>
> Die Anzahl von **Einzelstrangbrüchen** nimmt mit dem Quadrat der Dosis, die Anzahl der **Doppelstrangbrüche** linear mit der Dosis zu.

Basenschäden

Basen werden verändert oder gehen verloren. Die Strahlenempfindlichkeit der Basen nimmt folgendermaßen ab: Thymin – Cytosin – Adenin – Guanin. Die bis zur nächsten Zellteilung nicht reparierten Schäden werden als Punkt-(Gen-)Mutationen an die Tochterzellen weitergegeben.

DNA-Vernetzungen (Crosslinks)

Die DNA-Crosslinks treten bei sehr hoher Strahlendosis auf. Hauptsächlich entstehen Verbindungen zwischen Thymin und Thymin, Cytosin und Cytosin sowie mit anderen Proteinen. Nicht reparierte Crosslinks können u. U. die DNA-Synthese blockieren und stellen dann Letalfaktoren dar, inaktivieren also die Zelle.

Bulky Lesions (Mehrfachereignisse)

Die bis hierher besprochenen Schäden sind nicht nur einzeln im DNA-Molekül zu finden, sondern treten auch miteinander kombiniert und gehäuft auf. Man bezeichnet diese Mehrfachereignisse als Bulky Lesions oder als „locally multiply damaged sites" (LMDS) und erklärt ihre Entstehung dadurch, dass Ionisationen im Gewebe ungleichmäßig in Form von Nestern erfolgen. Bulky Lesions sind meist irreparable Letalschäden und vermutlich für die hohe Zellinaktivierung der ionisierenden Strahlen verantwortlich (Tab. 14.1).

Tab. 14.1 Geschätzte Anzahl von DNA-Schäden pro Zelle, die zum Absterben von 63 % der exponierten Zellen in vitro führen. Bei der Exposition mit ionisierender Strahlung führen bedeutend weniger DNA-Schäden pro Zelle bereits zum Absterben als beim Kontakt mit anderen Zellgiften. Die Ursache ist eine höhere Anzahl irreparabler Schäden, z. B. sog. Bulky Lesions, durch ionisierende Strahlung.

Agens	DNA-Schäden	Schäden pro Zelle pro D_{37}*
Ionisierende Strahlung	Einzelstrangbrüche	1000
	Doppelstrangbrüche	50
	Basenschäden	200
	Protein-DNA-Quervernetzungen	150
	Bulky Lesions	450
UV-Licht	T=T-Dimere	400 000
	Einzelstrangbrüche	100
	Protein-DNA-Quervernetzungen	?
Aflatoxin, Benzpyren, Acetylaminofluoren, Methyl-Nitrosoharnstoff, H_2O_2 bei 0 °C		10 000 bis 2 600 000

*D_{37} = Dosis, die die Anzahl der überlebenden Zellen auf 37 % vermindert

> **MERKE**
>
> Ionisierende Strahlung verursacht an der DNA Strangbrüche (oft reparabel), Basenschäden (oft reparabel), Brüche von Wasserstoffbrücken (z.T. reparabel), DNA-Vernetzungen (fraglich reparabel) und sog. Bulky Lesions (oft irreparabel).

14.4.2 Reparatur der DNA-Strahlenschäden

Um die entstandenen Schäden an der DNA wieder zu beheben, gibt es in der Zelle ein komplexes Kontroll-, Regulations- und Reparatursystem. Dieses dient dazu, die Integrität der DNA zu erhalten, Mutationen zu verhindern und der Kanzerogenese zu begegnen. Der erste Schritt ist dabei die Erkennung des Schadens. Ihr folgen teils einfache, teils sehr komplexe Reparaturvorgänge, welche mehrere Enzyme und Proteine benötigen und u.U. recht zeitaufwendig sind. So spricht man vereinfachend von einer **„schnellen Reparatur"**, die in 10–20 min abgeschlossen ist, und einer **„langsamen Reparatur"**, die für die meisten Vorgänge gilt, 2 h dauert und nach 6–8 h abgeschlossen sein dürfte. Der Restschaden beträgt dabei nur < 5 %. Einige Reparaturmechanismen möchten wir im Folgenden kurz und vereinfachend vorstellen:

1. **Enzymatische Verknüpfung (sog. Housekeeping Function)**
   Einfache Schäden, wie DNA-Einzelstrangbrüche, können bereits durch eine einzelne Ligase behoben werden. Der korrespondierende gesunde DNA-Strang dient dabei als Matrize. Man spricht von enzymatischer Verknüpfung, von Transkription, von Rejoining.

2. **Exzisionsrepair**
   Die am häufigsten auftretenden Basenschäden, nämlich Verluste und Modifikationen, werden durch **Basen-Exzisions-Repair** (BER, = Herausschneiden und Ersatz der geschädigten Base) beseitigt. Dies ist ein mehrstufiger Prozess aus Erkennung (durch jeweils spezifische Glykosylasen), Exzision der modifizierten Base, Entfernung der Desoxyribose-Phosphat-Gruppe, Einsetzen eines neuen Nukleotids und Verknüpfung mit dem Zucker-Phosphat-Strang durch eine Ligase.

Der **Strang-Exzisions-Repair** (Nukleotid-Exzisions-Repair, NER) dient der Reparatur von mehrfachen Basenveränderungen in einem Strang, insbesondere auch der durch UV-Strahlung erzeugten Thymin-Dimeren. Durch NER ist eine fehlerfreie Reparatur möglich (Abb. 14.8).

Falls bei der Reparatur Fehler unterlaufen sein sollten, kann deren Korrektur durch **Mismatch-Repair** (MMR) erfolgen. MMR findet bereits auch ohne Bestrahlung während der S-Phase als Korrekturprogramm statt, um falsch eingesetzte Basen durch richtige zu ersetzen. Dabei können Basen als falsch erkannt werden, weil sie sich mit der Base auf dem korrespondierenden DNA-Strang nicht richtig paaren. Auch beim MMR erfolgen zunächst die Exzision des Strangabschnitts mit der falschen Base, dann dessen Resynthese nach der Matrize des gegenüberliegenden Strangs und schließlich dessen Verknüpfung mit Hilfe von Ligasen.

3. **Reparatur von Doppelstrangbrüchen (DSB)**
Bis in die 70er Jahre galten DSB als irreparabel und wurden als Ursache für die Zellinaktivierung angesehen. Heute weiß man, dass selbst Zellen, die mit sehr hoher Einmaldosis von bis zu 50 Gy bestrahlt worden sind, alle der dabei entstandenen etwa 2000 DSB bis auf etwa 60 reparieren können, und dies, obwohl alle Zellen inaktiviert sind. Die Reparaturleistungen scheinen sich dabei nicht zu erschöpfen: Der Restschaden bzw. Fehler beträgt immer < 5 %, und zwar unabhängig von der Dosis und der Zahl der DSB. Abbildung 14.9 zeigt ein entsprechendes Experiment an primären Hautfibroblasten.

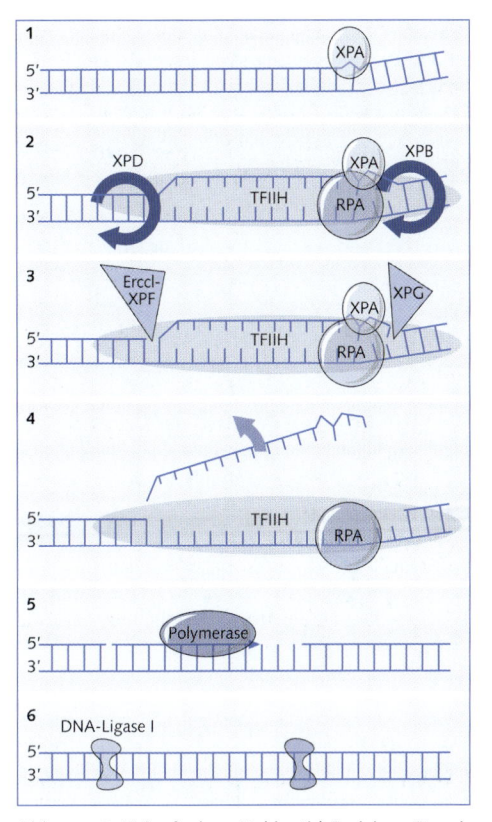

Abb. 14.8 Ablauf des Nukleotid-Exzisions-Repair (NER). Der Reparaturprozess beginnt damit, dass ein Protein XPA den entstandenen Schaden erkennt (1) und sich das Replikationsprotein (RPA) an die schadhafte Stelle bindet (2). Zwei Proteine, XPD und XPB, heben die Spiralisierung der DNA auf, und das Protein TFIIH löst die beiden DNA-Stränge voneinander ab (2). Danach schneiden die Endonukleasen Erccl-XPF und XPG auf beiden Seiten des geschädigten Stranges ein und entfernen den geschädigten DNA-Bereich (3 und 4). Eine Polymerase synthetisiert mit Hilfe des gegenüberliegenden ungeschädigten DNA-Strangs als Matrize den ursprünglichen DNA-Bereich neu (5). Ligasen schließen die verbleibenden Einschnitte zwischen der in der Reparatursynthese hergestellten DNA-Sequenz und dem bereits bestehenden Strang (6).

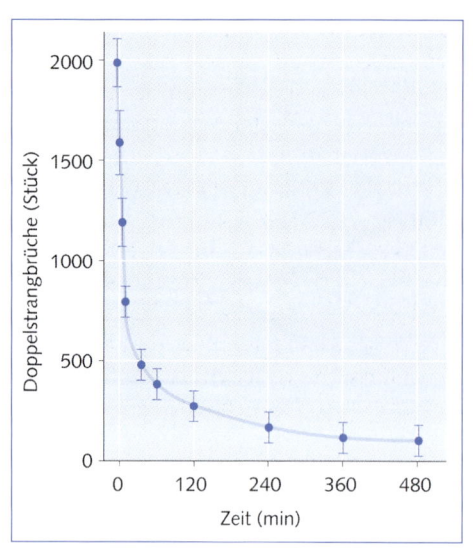

Abb. 14.9 Reparatur von Doppelstrangbrüchen. In-vitro-Experimente zeigen, dass von 2000 Doppelstrangbrüchen innerhalb von 4 h alle bis auf ca. 60 (3 %) repariert worden sind.

> **MERKE**
> 1. Misrepair von Einzelstrangbrüchen erzeugt Genmutationen (Kap. 15.4.2).
> 2. Falschreparatur von Basenschäden führt ebenfalls zu Genmutationen (Kap. 15.4.2).
> 3. Fehlende oder Falschreparatur von Doppelstrangbrüchen führt zu Chromosomenmutationen (Kap. 15.4.2).
> 4. Fehlende Reparatur von Mehrfachereignissen und Crosslinks bewirkt Chromosomen- und Genommutationen.
> 5. Alle diese Ereignisse können zum Zelltod oder zur Krebsentwicklung führen.

14.5 Zelluläre Strahlenbiologie

14.5.1 Zelltod, Zellinaktivierung

Zelltod und Proliferationshemmung werden oft als die schwerwiegendsten Strahlenfolgen an der Zelle bezeichnet. Bei ihrer Definition halten wir uns an Eric Hall (1994): **Zelltod** bezeichnet bei differenzierten Zellen, die als Funktionszellen nicht proliferieren, den **Verlust der spezifischen Funktion**. Es sind dies Zellen in der G_0-Phase, wie Nerven-, Muskel-, Nieren-, Hirn- und sekretorische Zellen.

Für proliferierende Zellen, z. B. hämotopoetische Stammzellen oder Zellen, die in der Kultur wachsen und Kolonien bilden, bedeutet Zelltod den Verlust der ununterbrochenen Teilungsfähigkeit, der reproduktiven Kapazität, auch als **reproduktiver Zelltod** bezeichnet. Diese Definition ist außerordentlich wichtig für das Verständnis radiobiologischer Phänomene und Befunde bei der klinischen Radiotherapie. Eine Zelle kann nämlich weiterhin mikroskopisch sichtbar sein, Proteine und DNA produzieren und noch eine oder zwei Mitosen mühsam überleben: Wenn sie ihre unbegrenzte Teilungsfähigkeit verloren hat, ist sie definitiv tot.

Des Weiteren ist der **Interphasetod** eine Möglichkeit der Zellinaktivierung: Die im intermitotischen Intervall tödlich (letal) getroffene Zelle stirbt innerhalb weniger Stunden ab und erreicht die nächste Mitose nicht.

Eine überlebende Zelle, die ihre reproduktive Kapazität behalten hat und große Klone oder Kolonien bildet, gilt als **klonogen**. Die **letale Strahlendosis**, welche die Funktion von nicht proliferierenden Zellen auslöscht, beträgt im Allgemeinen etwa 100 Gy. Dagegen beträgt sie für proliferierende Zellen bezüglich des Verlustes der proliferativen Kapazität oft weniger als 2 Gy. In der experimentellen Strahlenbiologie fasst man die verschiedenen Formen des Zelltodes wertneutral unter dem Begriff **Zellinaktivierung** zusammen.

> **MERKE**
> Der Begriff **Zellinaktivierung** bedeutet Zelltod. In der Strahlentbiologie fasst er wertneutral die verschiedenen Formen des Zelltodes zusammen:
> - **Funktionsverlust** (von Funktionszellen),
> - **reproduktiver Zelltod** (von proliferierenden Zellen = Verlust der Klonogenität),
> - **Interphasetod** (bei sich teilenden Zellen unmittelbar zwischen zwei Mitosen).

14.5.2
Erholungs- und Reparaturprozesse

In den Anfängen der biologischen Wirkungskette sind die Schäden reversibel, d. h., sie können neutralisiert werden: Toxische Produkte werden inaktiviert, Radikale neutralisiert, womit der endgültige Schaden vermieden wird. Ähnliches geschieht auf weiteren Ebenen, der biochemischen bzw. molekularen und selbst noch auf der zellulären (Abb. 14.5). Des Weiteren gibt es **Reparatur** bzw. **Repair**, d. h., dass ein bereits eingetretener Schaden in den Biomolekülen repariert wird; oder eine geschädigte Zelle wird durch Apoptose (Kap. 14.5.6) ausgesondert und ersetzt. Die Gesamtheit dieser Vorgänge nennt man **Erholung** bzw. **Recovery**. Auch auf zellulärer Ebene, d. h. an der von uns beobachteten Zelle, führt also längst nicht jeder Strahlenschaden auch zum Zelltod. Häufig kommt es nämlich zu subletalen bzw. potentiell letalen Strahlenschäden, und diese werden grundsätzlich repariert.

Die einzelnen Reparatursysteme arbeiten je nach Schwierigkeitsgrad mit verschiedenen Zeitkonstanten:
- Die sog. **schnelle Reparatur** läuft in 10–20 min ab.
- Die **langsame Reparatur** benötigt einige Stunden.
- **Interzelluläre Reparaturprozesse** dauern Stunden bis Tage.

> **MERKE**
> Für die Klinik gilt als Faustregel: Nach 2 h sind die meisten, nach 6–8 h alle möglichen Reparaturen im Normalgewebe abgeschlossen.

Potentiell letale und subletale Strahlenschäden

Wir unterscheiden bezüglich Zelltod und der Möglichkeit zur Reparatur von Strahlenschäden zwei Schadensfälle, den subletalen und den potentiell letalen Strahlenschaden.

Subletaler Strahlenschaden (SLD)
Der subletale, also noch nicht tödliche Strahlenschaden kann unter normalen Umständen innerhalb weniger Stunden repariert werden. Das setzt voraus, dass kein weiterer subletaler Schaden hinzukommt, wodurch sich beide zu einem letalen Schaden addieren würden. Die Reparatur subletaler Schäden ist dafür verantwortlich, dass die Zahl überlebender Zellen nach fraktionierter Bestrahlung im Vergleich mit einer Einmalbestrahlung größer ist (Kap. 14.5.7). Sie bestimmt die „Schulter" in den Zellüberlebenskurven (Abb. 14.10 bis 14.12).

Potentiell letaler Strahlenschaden (PLD)
Er ist die Komponente des Strahlenschadens, die durch Änderung des extrazellulären Milieus modifiziert wird. Zellen, die nicht proliferieren, können besser potentiell letale Strahlenschäden reparieren. Dies wird darauf zurückgeführt, dass durch den Stopp im Zellzyklus mehr Zeit für Erholungsvorgänge zur Verfügung steht, und erklärt die Strahlenresistenz nicht proliferierender Tumorzellen.

> **MERKE**
> Die Unterscheidung zwischen SLD und PLD ist rein formaler Natur, da die sie verursachenden Mechanismen letztendlich dieselben sind. Die Reparatur von subletalen Strahlenschäden ist verantwortlich für die Schulter in den Zellinaktivierungskurven nach Bestrahlung. Die Erholungsvorgänge sind zeitabhängig.

Einfluss des Zeitfaktors
Die Möglichkeit der Erholung bzw. der Reparatur von subletalen und potentiell letalen Strahlenschäden und die Tatsache, dass die einzelnen Reparatursysteme dafür Minuten bis Tage benötigen, macht konsequenterweise die meisten Strahlenwirkungen zeitabhängig. Das heißt, dass das Ausmaß eines Strahlenschadens davon abhängt, in welcher Zeitspanne eine **Dosis** eingestrahlt wird: **einmalig konzentriert** oder **über einen längeren Zeitraum „verzettelt"**. Dies ist bei locker ionisierender Strahlung besonders deutlich.

> **MERKE**
> - Dieselbe Dosis, fraktioniert oder protrahiert verabreicht, hat eine geringere biologische Wirkung als bei einer konzentrierten Einzeitbestrahlung.
> - Kleine Dosen wirken – bezogen auf dieselbe Strahlenqualität und Energie – meist geringer als größere Dosen.

Bei sehr hohen Dosen oder bei Bestrahlung sehr sensibler Zellsysteme kann eine gewisse **Sättigung** der Strahlenwirkung eintreten. Dies hat zur Folge, dass in bestimmten Systemen (z. B. Hoden oder Knochenmark) der Effekt einer protrahiert bzw. fraktioniert gegebenen Dosis bereits früher, d. h. bei geringerer Gesamtdosis auftreten kann als nach einer konzentrierten Einzeitbestrahlung.

Am **Patienten** und in der **nichtsynchronisierten Zellkultur** werden durch eine Bestrahlung die Zellen in ganz verschiedenen Zyklusphasen getroffen, in radiosensiblen und radioresistenten (s. Kap. 14.5.6). Zellen können also im Zyklus inaktiviert und arretiert werden, ihre Klonogenität (Teilungsfähigkeit) verlieren, oder sie durchlaufen den Zellzyklus unbeeinträchtigt. Auf jeden Fall tritt eine Umorganisation der Zellzyklusphasen ein: Strahlensensible Phasen werden durch strahlenresistente ersetzt, Blockierungen in G_1 oder G_2 bewirken u. U. eine Teilsynchronisation, möglicherweise finden sich mehr Zellen in einer resistenten Phase, als wenn sie „normal verteilt" wären. Dies macht die Betrachtungen zum Zeitfaktor komplex und ist der Grund, warum bisher alle Versuche zur therapieoptimierenden Steuerung des Zellzyklus gescheitert sind.

Bei Bestrahlungen mit hohem LET spielt der Zeitfaktor eine geringe bis gar keine Rolle mehr, der Fraktionierungs- und Protrahierungseffekt verschwindet. Ursache dafür sind die irreparablen Schäden, welche die Hoch-LET-Strahlungen an Zelle und Repairsystemen setzen.

14.5.3
Zellüberlebenskurven

Zellüberlebenskurven sind Dosis-Effekt-Beziehungen, die aus Zellkulturen gewonnen werden und die Zahl der überlebenden Zellen in Beziehung zur applizierten Strahlendosis setzen. Sie sind so grundlegend für das Verständnis radiobiologischer Zusammenhänge, dass sie hier etwas ausführlicher besprochen werden müssen.

Ganz praktisch: Etwa 100 in Trypsin isolierte Einzelzellen werden in einer Petri-Schale auf Nährmedium ausgesät. Nach einer Inkubationszeit von je nach Wachstumsgeschwindigkeit der Zellen 7–14 Tagen bildet jede „angegangene" klonogene Zelle einen Klon, eine Kolonie, die mit bloßem Auge sichtbar ist. Pro 100 Zellen bilden sich 50–90 Kolonien (Plating Efficiency = 50–90 %). Werden nun in einem Parallelversuch bestrahlte Zellen ausgesät und ebenso inkubiert, zeigt sich Folgendes: Einige Zellen haben sich nicht geteilt, sie sind inaktiviert, andere haben abortive, kleine Kolonien gebildet, wieder andere normale Kolonien. Dieser Befund lässt sich quantitativ und qualitativ auswerten und ergibt – für verschiedene Dosen ausgeführt – schließlich eine Dosis-Effekt-Beziehung und lässt sich als Kurve darstellen (Abb. 14.10). Die Zahl der nicht zu Kolonien proliferierten Zellen ist ein Maß für den **Zellkill** der eingestrahlten Dosis.

Im linearen Maßstab aufgetragen, verliefe die Zellüberlebenskurve sigmoidal (S-förmig). Gewöhnlich werden aber die überlebenden Zellen (Surviving Fraction) auf der Ordinate im logarithmischen Maßstab gegen die Dosis auf der Abszisse im linearen Maßstab aufgetragen (Abb. 14.10). Je nach untersuchtem System ergeben sich unterschiedlich stark gekrümmte Kurven. Bei locker ionisierender Strahlung, z. B. Röntgen- oder Gammastrahlung, starten sie im niedrigen Dosisbereich zunächst als flach verlaufende Linie, gefolgt von einer „Schulter", um bei hoher Dosis gerade, also exponentiell abzufallen. Im Gegensatz dazu verläuft die Kurve bei Hoch-LET-Strahlung, z. B. α-Teilchen, schweren Ionen oder Neutronen, von Anfang an gerade abwärts ohne „Schulter". Die sog. Schulter stellt

14.5 Zelluläre Strahlenbiologie

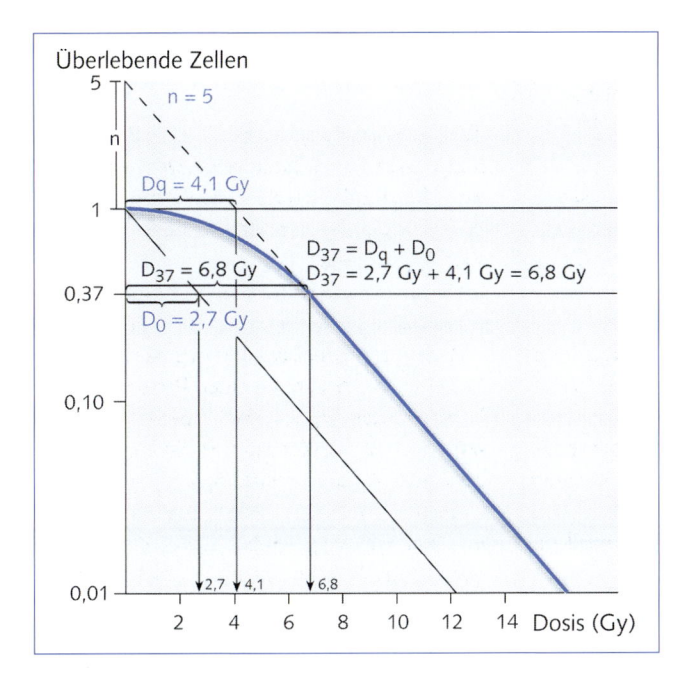

Abb. 14.10 Dosis-Effekt-Kurve und ihre Parameter (Erklärung s. Text).

das Maß für inzwischen abgelaufene Erholungs- und Reparaturprozesse dar.

Zur Erklärung der Kurvenform von Zellüberlebenskurven gibt es verschiedene Modelle. Möglicherweise liegen unterschiedliche Targets, d.h. verschiedene Subläsionen zugrunde. Wir besprechen hier zunächst das Multitarget-Modell und dann das linear-quadratische Modell.

14.5.4 Multitarget-Modell

Drei Parameter beschreiben die Schulterkurve: D_0, n und D_q (Abb. 14.10).

D_0: D_0 beschreibt die Dosis, die im geradlinigen, also exponentiellen Teil der Dosis-Effekt-Kurve die Zahl der jeweils noch überlebenden Zellen auf $1/e = 37\%$ vermindert.

n: Die Extrapolation des linearen Anteils der halblogarithmischen Dosis-Effekt-Kurve auf die Dosis 0 ergibt am Schnittpunkt mit der Ordinate die Extrapolationszahl n. n beschreibt die Zahl der empfindlichen Bereiche einer Zelle und charakterisiert die Breite der „Schulter". Oder anders ausgedrückt: Um die Zelle zu inaktivieren, müssen die n-Bereiche mindestens einmal getroffen werden. Ist n = 1, so erhält man in der halblogarithmischen Darstellung eine Gerade: Die Zellinaktivierung verläuft somit exponentiell, d.h., es findet keine Reparatur statt. Ist n = 5, müssen fünf Treffer gesetzt werden, um die Zelle zu töten: Die Reparaturleistung ist in diesem Fall hoch und ergibt eine Schulter.

D_q: Der Schnittpunkt der extrapolierten Gerade mit der 100%igen Überlebensrate 1 ergibt die Dosis D_q. Sie ist ebenfalls ein Maß für die Breite der Schulter.

Folgende Beziehung verknüpft diese drei Parameter:

$$D_q = D_0 \times \log n$$

Bei Säugetierzellen liegen die D_0-Werte in dem relativ engen Dosisbereich von 0,75–3 Gy, während die Werte für n oder D_q wesentlich stärker variieren.

> **MERKE**
>
> D_0 ist ein Maß für die Strahlenresistenz einer Zelle, charakterisiert durch die Steigung des linearen Kurvenanteils im halblogarithmischen Maßstab. D_q und n drücken die Reparaturfähigkeit einer Zelle aus, charakterisiert durch die Schulter einer Überlebenskurve.

14.5.5
Linear-quadratisches Modell (α/β-Modell)

Das linear-quadratische Modell erklärt die klinischen Befunde heute am besten. Es geht davon aus, dass für die Zellabtötung mindestens eine Interaktion von zwei Teilläsionen besteht. Die Überlebenskurve (Abb. 14.11) setzt sich damit aus wenigstens **zwei Komponenten** zusammen: einer linearen Komponente α für geringe bzw. fehlende Reparatur und einer quadratischen Komponente β für höhere Reparaturkapazität.

Die lineare Komponente (α-Term) ist direkt proportional zur Strahlendosis D:
$$\log S = -\alpha D$$
Die quadratische Komponente (β-Term) ist proportional zum Quadrat der Strahlendosis D:
$$\log S = -\beta D^2$$
S steht für den Anteil überlebender Zellen (Survival). α und β sind Konstanten, von denen α den Anfangsabfall der Kurve beschreibt, während β dann im höheren Dosisbereich überwiegt. Die Gesamtbeziehung lautet:
$$\log S = -(\alpha D + \beta D^2)$$
Die Konstanten, die bei der Zellinaktivierung proportional zur Dosis D (α) bzw. proportional zum Quadrat der Dosis (β) sind, haben denselben Wert, sind also gleich bei folgender Bedingung:
$$\alpha D = \beta D^2 \quad \text{oder} \quad D = \alpha/\beta$$

Dieser sog. α/β-**Wert** ist eine Dosis, ausgedrückt in Gy, und kann auf der Abszisse abgelesen werden. Das illustrieren Abbildungen 14.11 und 14.12.

Das linear-quadratische Modell impliziert, dass sich die Zellüberlebenskurve ununterbrochen biegt ohne geradlinigen Auslauf am Kurvenende. Dies entspricht so nicht der Realität und zeigt die Ungenauigkeit des Systems. Aber immerhin repräsentiert das α/β-Modell den Bereich der täglichen Einzeldosen in der klinischen Radiotherapie strahlenbiologisch recht genau.

> **MERKE**
>
> Das α/β-Modell gibt die Beobachtungen in der klinischen Radiotherapie recht zuverlässig wieder. Es gilt für die ersten beiden Dekaden des Zellüberlebens bis in den Bereich der täglichen Fraktionsdosen und gilt **nur** für konventionelle Fraktionierung, nicht aber für hohe Einzeldosen, Akzelerierungen, Hyperfraktionierungen und Bestrahlungspausen.

Die Kenntnis des α/β-Wertes weist den Kliniker auf das Risiko von Strahlenspätschäden an gesunden Körpergeweben hin. Werden durch den α/β-Wert Gewebe identifiziert, die eine hohe Reparaturleistung aufweisen, können und müssen diese durch sorgfältige Fraktionierung und

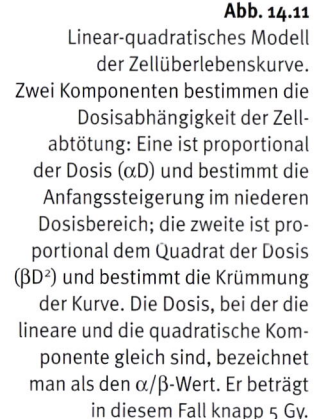

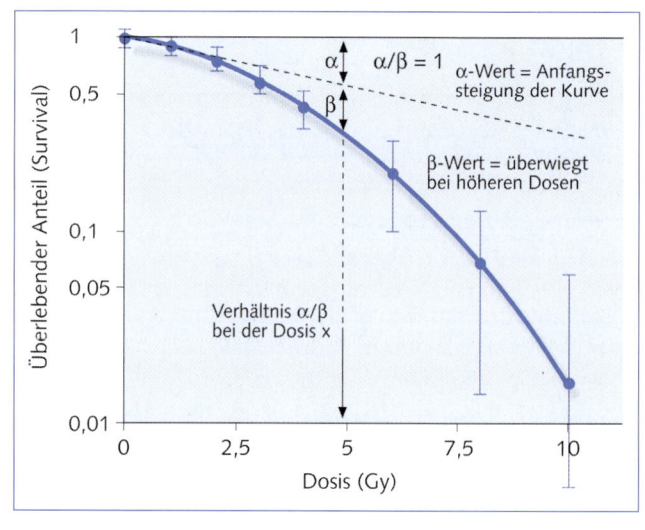

Abb. 14.11 Linear-quadratisches Modell der Zellüberlebenskurve. Zwei Komponenten bestimmen die Dosisabhängigkeit der Zellabtötung: Eine ist proportional der Dosis (αD) und bestimmt die Anfangssteigerung im niederen Dosisbereich; die zweite ist proportional dem Quadrat der Dosis (βD^2) und bestimmt die Krümmung der Kurve. Die Dosis, bei der die lineare und die quadratische Komponente gleich sind, bezeichnet man als den α/β-Wert. Er beträgt in diesem Fall knapp 5 Gy.

Tab. 14.2 Früh und spät reagierende Gewebe, unterteilt nach den α/β-Werten des linear-quadratischen Modells.

Früh reagierende Gewebe	α/β (Gy)	Spät reagierende Gewebe	α/β (Gy)
Dünndarm	6–13	Rückenmark	1,6–5
Dickdarm	10–12	Niere	0,5–5
Haut	9–19	Leber	1,4–3,5
Kallus	9–10	Lunge	2,5–6,3
Knochenmark	9	Haut	2,5–4,5
Spermatogonien	13	Schilddrüse	2,5–4,5
Tumoren			
Plattenepithelkarzinome	25		
Adenokarzinome	10–20		

Protrahierung geschützt werden (Tabelle 14.2). Die Gewebe des Körpers lassen sich nämlich grob in zwei Gruppen unterteilen, in solche mit hohem α/β-Wert (das sind sog. früh reagierende Gewebe) und solche mit niedrigem α/β-Wert (sog. spät reagierende Gewebe).

> **MERKE**
>
> **Früh reagierende** Gewebe sind durch α/β-Werte von 7–20 Gy gekennzeichnet. Dazu gehören die malignen Tumoren, aber auch die akut reagierenden Normalgewebe, wie Schleimhäute, Knochenmark und das Samenepithel. **Spät reagierende** Gewebe haben α/β-Werte von 1–5 Gy, darunter fallen u.a. das Gehirn, das Rückenmark, die Niere, das Lungengerüst, die Blase und die Haut (Abb. 14.12).

Bei **früh reagierenden** Geweben überwiegt im Verlauf der Schulterkurve der lineare Anteil α: Die Kurve nähert sich einer Geraden als Ausdruck einer relativ geringen Reparaturleistung (Abb. 14.12). Die Dosisfraktionierung und Protrahierung spielen hier für den biologischen Effekt eine nur untergeordnete Rolle. Bei Fraktionierung der Behandlung muss die Gesamtdosis nicht wesentlich erhöht werden, um denselben Effekt wie bei einer Einzeitbestrahlung mit gleicher Gesamtdosis zu erreichen. Entscheidend ist allein die Gesamtbehandlungszeit.

Bei **spät reagierenden** Geweben überwiegt am Anfang der Schulterkurve bereits der quadratische Term β, d.h., die Kurve ist durch eine starke Krümmung charakterisiert als Hinweis auf eine hohe Reparaturkapazität (Abb. 14.12). Hier sind die Protrahierungs- und Fraktionierungseffekte groß: Wird eine Dosis in viele kleine Fraktionen zerlegt bzw. protrahiert (verdünnt) gegeben, können die spät reagierenden Gewebe vor Strahlenspätschäden geschützt werden.

> **MERKE**
>
> Durch Fraktionierung oder Protrahierung lassen sich die spät reagierenden Normalgewebe vor Strahlenspätschäden schützen, also z.B. Gehirn, Rückenmark, Niere, Lunge, Bindegewebe. Das trifft nicht zu für früh reagierende Gewebe, z.B. Knochenmark und Dünndarmepithel. Maligne Tumoren gehören zu den früh reagierenden Geweben und werden durch Fraktionierung und Dosisprotrahierung nicht geschützt. Maßgeblich für den biologischen Effekt ist hier allein die Gesamtbehandlungszeit, in der eine verordnete Strahlendosis gegeben wird.

Mit Hilfe des α/β-Modells lässt sich theoretisch auch berechnen, wie hoch für einen gewünschten Effekt die Gesamtdosis sein muss, wenn die Einzeldosis pro Fraktion geändert wird. Die entsprechende Formel lautet:

$$D_{neu} = D_{alt} \times \frac{(\alpha/\beta + d_{alt})}{(\alpha/\beta + d_{neu})}$$

D_{neu} neue Gesamtdosis
D_{alt} alte Gesamtdosis
d_{neu} neue Einzeldosis
d_{alt} alte Einzeldosis

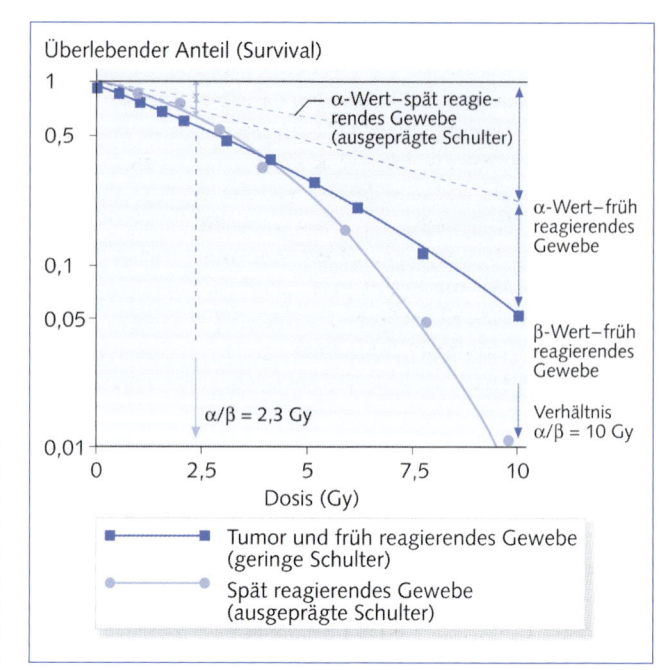

Abb. 14.12 Dosis-Effekt-Kurven von früh und spät reagierenden Geweben. Steilere Verläufe für spät reagierende Gewebe mit niedrigem α/β-Wert (hier etwa 2,5 Gy), flache Verläufe für Akutgewebe mit entsprechend hohem α/β-Wert (hier etwa 10 Gy).

14.5.6 Strahlung und Zellzyklus

Die Teilungsphase (Mitose, M-Phase) und die Intermitosephase, in der sich die Zelle auf die Mitose vorbereitet, bilden den **Zellzyklus** (Abb. 14.3). Der Intermitosezyklus ist ein sehr komplexes Geschehen mit – je nach Zellart – genau definiertem Zeittakt. Er gliedert sich in die G_1-Phase (präsynthetisches Intervall), die S-Phase (Synthesephase für die DNA) und die G_2-Phase (postsynthetisches Intervall). Zellen, die ihrer eigentlichen Funktion nachkommen, proliferieren nicht und bilden mit ruhenden Zellen (übrigens auch bei malignen Tumoren) die G_0-Phase. Die in den G_1-, S-, G_2- und M-Phasen proliferierenden Zellen bilden die **Wachstumsfraktion** (s.a. Kap. 14.1).

Die einzelnen Zyklusphasen und ihre Länge können **autoradiographisch** sichtbar gemacht werden. Das Prinzip ist folgendes: Zellen, die DNA synthetisieren, nehmen ³H-Thymidin auf und befinden sich in der S-Phase: fixiert und gefärbt sind sie einfach zu erkennen. Wenn Färbung und Autoradiographie erst einige Stunden nach dem Labeling (Markierung mit ³H-Thymidin) erfolgen, befinden sich einige Zellen bereits in der Mitose und sind dort zu beobachten. Neuerdings markiert man die Zellen mit **BUdR** (5-Bromdesoxyuridin). Über einen fluoreszierenden Antikörper wird die BudR-substituierte DNA im Fluoreszenzmikroskop deutlich und detailgetreu sichtbar. Zwei Vorteile hat die BudR-Markierung: Man benötigt kein radioaktives Material mehr, und die Untersuchungszeit ist kürzer. Beide Techniken haben die Radiobiologie revolutioniert: Es werden Zellen jeweils in der S-Phase markiert. Der Gap zwischen Mitose und DNA-Markierung, in dem keine markierende Substanz inkorporiert wird, ist G_1. Der Gap zwischen DNA-Synthese und Mitose ist G_2.

Ionisierende Strahlung erzeugt eine passagere oder permanente Zellteilungsstörung. Mit dem **Koloniebildungstest** können die Auswirkungen der Strahlung auf den Zellzyklus untersucht werden (Kap. 14.5.3).

Grundsätzlich sind die Zellen asynchron, d.h. rein zufällig über alle Phasen des Zellzyklus verteilt. Will man die **Radiosensibilität der einzelnen Zyklusphasen** untersuchen, benötigt man aber synchron sich teilende Zellkulturen. Dies kann man in der Zellkultur durch Zugabe von Hydroxyurea oder durch Entzug des Serums und der darin enthaltenen Wachstumsfaktoren erreichen. Hydroxyurea tötet alle sich in DNA-Synthese befindenden Zellen ab und setzt am Ende von G_1 einen Block. An ihm laufen die Zellen aus G_2, M und G_1 auf. Hebt man nun durch Auswaschen von Hydroxyurea den Block auf, durchschreiten alle aufgestauten Zellen die weiteren Zellzyklusphasen S, G_2, M etc. gemeinsam und synchron.

Strahlensensibilität und Zellzyklus

Die Strahlensensibilität einer Zelle ändert sich sehr stark, je nachdem, in welcher Phase des Zellzyklus sie sich befindet. Abbildung 14.13 zeigt **Inaktivierungskurven** von chinesischen Hamsterzellen, deren Proliferation synchronisiert und die dann in verschiedenen Zellzyklusphasen bestrahlt wurden. Dabei findet sich für die einzelnen Phasen des Zellzyklus, gemessen am Zelltod, eine ganz unterschiedliche Strahlenempfindlichkeit: Die Phasen M und G_2 sind am empfindlichsten, d.h., die Zellabtötung ist am stärksten; es folgen G_1 und die frühe S-Phase, während die späte S-Phase am resistentesten ist.

> **MERKE**
> - In der Mitose und in der G_2-Phase sind die Zellen am strahlenempfindlichsten.
> - In einer langen G_1-Phase sind die Zellen zunächst strahlenresistent, es folgt dann eine strahlensibleren Periode am Übergang von G_1/S.
> - In der S-Phase ist die Zelle am strahlenresistentesten (Abb. 14.13 und 14.14).

Bei Neutronenstrahlung hängt die Strahlensensibilität der Zelle ebenso davon ab, in welcher Phase des Zellzyklus sie sich befindet, wie bei Photonenstrahlung. Allerdings sind die Dosisunterschiede zwischen der sensibelsten und der resistentesten Phase nicht groß. Bei sehr hohem LET (z.B. Helium- oder Argonstrahlung) findet sich sogar überhaupt kein Unterschied der Ra-

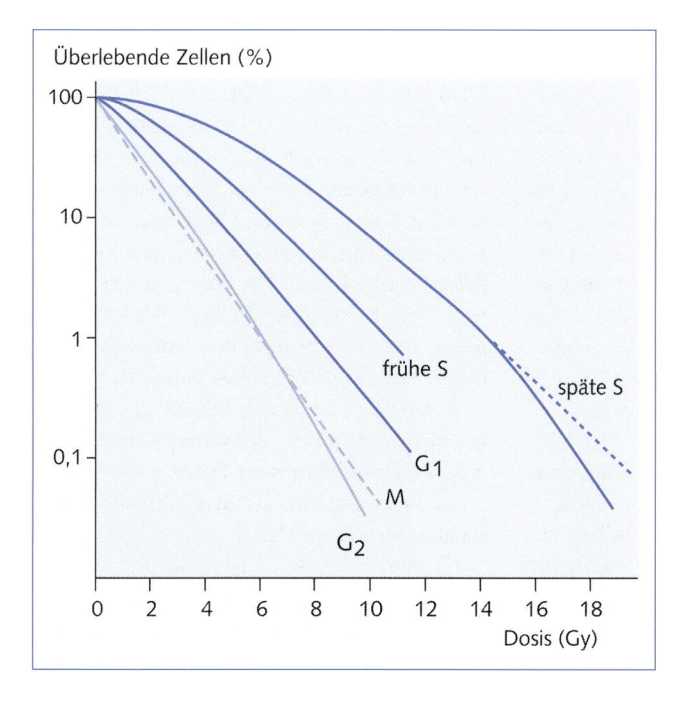

Abb. 14.13
Inaktivierungskurven von Zellkulturen chinesischer Hamsterzellen, deren Zellteilung synchronisiert und die dann in verschiedenen Zyklusphasen bestrahlt wurden.
G_1 = Präsynthesephase,
S = DNA-Synthesephase,
G_2 = Postsynthesephase,
M = Mitose.

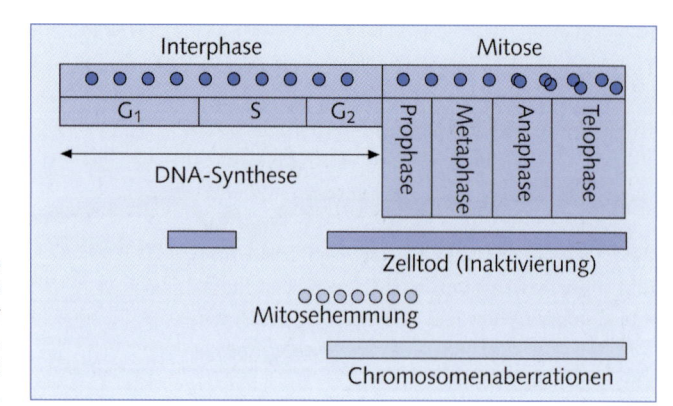

Abb. 14.14 Strahlensensible Phasen im Zellteilungszyklus für die Endpunkte Zelltod, Mitosehemmung und Chromosomenveränderungen.

diosensibilität in den einzelnen Zellzyklusphasen mehr. Das zeigt wiederum, dass Hoch-LET-Strahlung überwiegend irreparable Schäden an der Zelle setzt, so dass sich die unterschiedlichen Reparaturmöglichkeiten im Intermitosezyklus nicht mehr auswirken können.

> **MERKE**
>
> Apoptose ist der programmierte Suizid der Zelle wegen Alters oder irreparabler Schädigung. Sie ist der **Reparaturmechanismus auf Organebene** und stellt die Funktion des Gesamtorganismus sicher.

Apoptose

Der programmierte Zelltod ist ein Sicherungssystem der Zelle, welches nicht integre Zellen vor Eintritt bzw. vor Vollendung der Zellteilung vernichtet. Man bezeichnet ihn als Apoptose. Es ist der programmierte Suizid der Zelle, wenn „die Zeit reif" ist, also wegen Alters oder irreparabler Schädigung. Gesteuert wird er u. a. durch das p53-Gen. Apoptose sichert die Funktionstüchtigkeit eines Organismus: Zelluntergang als Voraussetzung für Zellerneuerung. Nur transformierte, immortale Zellen im Labor und manche Tumorzellen beherrschen nicht die Technik des programmierten Zelltods. Lichtmikroskopisch lässt sich die Apoptose von der zweiten Möglichkeit des Zelltodes, der „ungeordnet" verlaufenden Nekrose, unterscheiden. Veränderte Zellen, die am Checkpoint zwischen G_1 und S nicht erkannt werden und sich sozusagen an der Apoptose „vorbeimogeln", werden vom Immunsystem erkannt und vernichtet, sie können aber auch der Ursprung für eine Tumorentwicklung sein.

14.5.7 Fraktionierung und Protrahierung

Fraktionierung

Erholungs- und Reparaturvorgänge laufen sowohl in Normal- als auch in Tumorzellen ab. Die Erholungsfähigkeit von Normal- und Tumorgewebe ist jedoch ganz unterschiedlich; sie ist für Normalgewebe bedeutend größer und läuft rascher ab als im Tumorgewebe. Das ist die Rationale dafür, dass in der klinischen Strahlenbehandlung die ordinierte Bestrahlungsdosis in viele Einzelfraktionen unterteilt wird. Coutard beschrieb dieses Prinzip der Dosisfraktionierung 1930. In den Bestrahlungsintervallen kann sich das gesunde Normalgewebe erholen und aufgetretene Schäden reparieren. Abbildung 14.15 zeigt das Prinzip.

Fraktionierte Bestrahlungen in 24-stündigen Abständen ergeben in Zellkulturen folgendes Bild (Abb. 14.16):
- Zu Beginn wird mit jeder Bestrahlungsfraktion eine **Schulterkurve** durchlaufen.

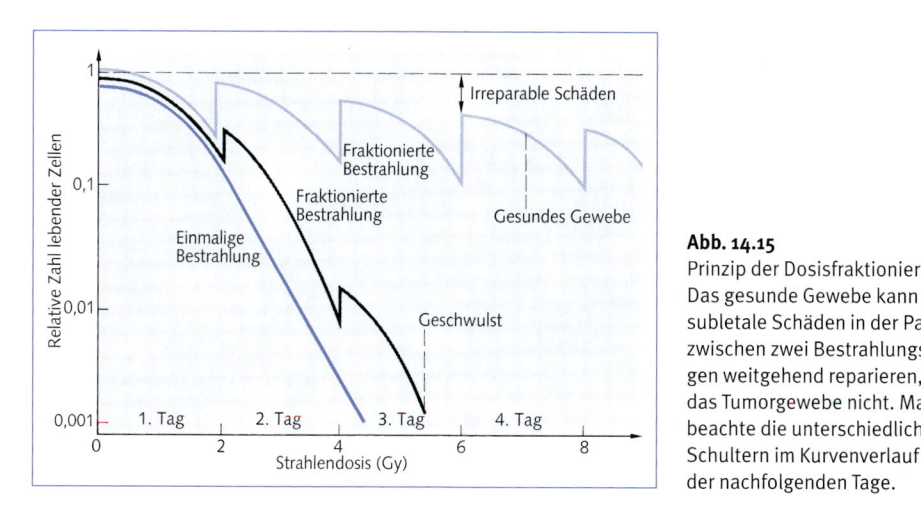

Abb. 14.15
Prinzip der Dosisfraktionierung. Das gesunde Gewebe kann subletale Schäden in der Pause zwischen zwei Bestrahlungssitzungen weitgehend reparieren, das Tumorgewebe nicht. Man beachte die unterschiedlichen Schultern im Kurvenverlauf der nachfolgenden Tage.

- Soll eine bestimmte Zellabtötungsrate erreicht werden, ist durch **Fraktionierung eine größere Gesamtdosis erforderlich** als bei Einzeitbestrahlung.

Daraus lässt sich schließen, dass in den Bestrahlungspausen zwischen den Fraktionen eine Erholung von subletalen und potentiell letalen Strahlenschäden stattfindet, die sog. **Elkind-Erholung**. Diesen Dosisunterschied, der zur Erzielung eines bestimmten Strahleneffektes bei fraktionierter Bestrahlung zusätzlich aufgebracht werden muss, quantifiziert der Fraktionierungsfaktor:

$$\text{Fraktionierungsfaktor} = \frac{\text{Dosis}_{(\text{fraktionierte Bestrahlung})}}{\text{Dosis}_{(\text{Einzeitbestrahlung})}}$$

> **MERKE**
> - **Fraktionierte Strahlentherapie** benötigt für denselben Strahleneffekt eine **höhere Gesamtdosis** als eine Einzeitbestrahlung.
> - Zur Beschreibung einer fraktionierten Strahlentherapie müssen Einzeldosis, Zahl und Abstand der Fraktionen, Gesamtdosis und die Gesamtbehandlungsdauer angegeben werden.

Protrahierung

Die Protrahierung (Verdünnung) der Bestrahlung bietet eine weitere Möglichkeit, die **unterschiedliche Erholungsfähigkeit** von Normal- und Tumorgewebe auszunutzen. Gemeint ist damit ein mehrstündiger bis mehrtägiger kontinuierlicher Bestrahlungsvorgang. Zum Vergleich der Wirkung mit dem einer Einzeitbestrahlung dient der entsprechende **Zeitfaktor**:

$$\text{Protrahierungsfaktor} = \frac{\text{Dosis}_{(\text{protrahierte Bestrahlung})}}{\text{Dosis}_{(\text{einmalige Kurzzeitbestrahlung})}}$$

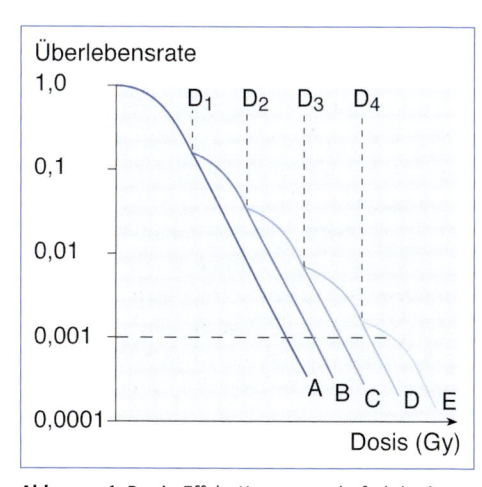

Abb. 14.16 Dosis-Effekt-Kurven nach fraktionierter Bestrahlung (D_1–D_4) einer Zellkultur. Kurve A entspricht der Überlebenskurve nach einer Einzeitbestrahlung, B–E den Überlebenskurven nach fraktionierten Bestrahlungen. Zur Absenkung der Zellzahl von 1,0 auf 0,001 ist im Fall E eine fast doppelt so hohe Gesamtdosis nötig wie im Fall A, da in den Bestrahlungspausen Reparaturmechanismen zur Erholung führen.

Der Protrahierungsfaktor gibt an, um wie viel die Dosis bei protrahierter Bestrahlung insgesamt erhöht werden muss, um denselben biologischen Effekt zu erzielen wie nach einer einmaligen Kurzzeitbestrahlung.

> **MERKE**
>
> Eine kurzfristig und **konzentriert verabreichte Strahlung ist biologisch wirksamer als eine verdünnte Bestrahlung** mit gleicher Dosis (Schwarzschild-Gesetz). Das Schwarzschild-Gesetz gilt nur für locker ionisierende Strahlung mit geringem linearen Energietransfer (LET), also für Photonen- und Elektronenstrahlung.

Das Prinzip der **Dosisprotrahierung** findet in der Brachytherapie (intrakavitäre und interstitielle Kontaktbestrahlung) immer häufiger Anwendung (Kap. 17.5 und 18.5). Dabei unterscheidet man drei Dosisleistungsbereiche:

- **Low Dose Rate (LDR)**
  Bis zu 1 Gy/h wurden in der Gynäkologie bei der intrakavitären Therapie mit ^{226}Radium, ^{137}Caesium und ^{60}Cobalt eingesetzt. Im nichtgynäkologischen Bereich ist die LDR bei der interstitiellen Therapie mit ^{198}Gold, ^{192}Iridium und ^{125}Jod immer noch unübertroffen.
- **Medium Dose Rate (MDR)**
  Die Dosisrate beträgt 1–10 Gy/h und findet z. B. bei der Radiojodtherapie der Schilddrüse mit ^{131}Jod Anwendung.
- **High Dose Rate (HDR)**
  Mehr als 10 Gy/h werden bei der Brachytherapie mit ^{192}Iridium (im Afterloading-Betrieb), übrigens auch bei der perkutanen Strahlentherapie mit Linearbeschleunigern und Telekobaltgeräten eingesetzt.

> **MERKE**
>
> Fraktionierung und Protrahierung der Strahlenbehandlung nützen die Reparaturfähigkeit des normalen Körpergewebes aus, ohne die Tumorzerstörung zu gefährden.

Zusammenfassend müssen folgende **Dosisleistungs- und Fraktionierungseffekte** bei der Strahlentherapie beachtet werden:
- Die Erholung des Normalgewebes vom subletalen Strahlenschaden kann mit abnehmender Dosisleistung und zunehmender Fraktionierung deutlich gesteigert werden.
- Wird die Dosis allerdings zeitlich zu stark verdünnt, kann es während der Bestrahlung bzw. zwischen den Fraktionen zu einer unerwünschten Proliferation von Tumorzellen kommen. Die Bestrahlung wird dann ineffektiv.
- Bei geringer Dosisleistung können ruhende Zellen aus der G_0-Phase in den Zellzyklus eintreten. Dies verstärkt den Bestrahlungseffekt am Tumorgewebe, weil sich dann mehr Tumorzellen in strahlensensiblen Zellzyklusphasen befinden.

14.5.8 Sauerstoffeffekt

Schon 1921 und 1923 stellten Holthusen und Petri fest, dass Zellen, die in Gegenwart von Sauerstoff bestrahlt werden, deutlich **strahlensensibler** sind als Zellen in Hypoxie oder Anoxie (Kap. 14.3.2). Abbildung 14.17 zeigt zur Illustration die Zellinaktivierungskurven in Milieus mit

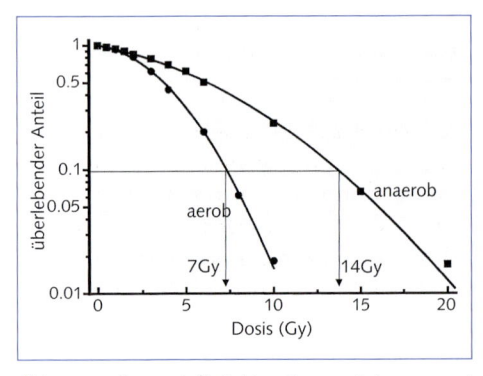

Abb. 14.17 Sauerstoffeffekt = Oxygen Enhancement Ratio (OER). Zellüberlebenskurven beim In-vitro-Experiment mit (aerob) und ohne (anaerob) Sauerstoff nach Bestrahlung. Um die Zellzahl auf 10 % zu reduzieren, braucht es unter aeroben Bedingungen 7 Gy und unter anaeroben Bedingungen 14 Gy. Der Sauerstoffverstärkungsfaktor ist in diesem Ansatz = 2.

verschiedenem Sauerstoffgehalt für locker ionisierende Strahlung in einer Zellkultur. Man erkennt, dass man im aeroben Milieu hier 7 Gy benötigt, um die Zellzahl auf 10 % zu senken (von 1 auf 0,1), im anaeroben (sauerstofffreien) Milieu dagegen 14 Gy.

Sauerstoffverstärkungsfaktor

Der **Sauerstoffverstärkungsfaktor OER** (Oxygen Enhancement Ratio) quantifiziert das Phänomen dieses sog. Sauerstoffeffektes:

$$OER = \frac{Strahlendosis_{(anaerobe\ Bedingungen)}}{Strahlendosis_{(aerobe\ Bedingungen)}}$$

In der Zellkultur wurden für verschiedene Säugetierzellen Sauerstoffverstärkungsfaktoren von 2–3 gefunden: Faktor 2 bei Röntgenstrahlung mit ≤ 2 Gy, Faktor 3 bei hohen Einzeitdosen. Das bedeutet, dass für denselben strahlenbiologischen Effekt, wie er unter normalen Sauerstoffbedingungen auftreten würde (Euoxie), bei Fehlen von Sauerstoff die zwei- bis dreifach höhere Dosis benötigt wird. Die Ursache für den OER ist in den frühen strahlenchemischen Vorgängen zu suchen (Kap. 14.3.2).

> **MERKE**
> In Gegenwart von Sauerstoff sind alle Gewebe um den Faktor 2–3 strahlenempfindlicher als in Anoxie.

Die Abhängigkeit des Straheneffekts vom Sauerstoffpartialdruck hat eminente klinische Bedeutung. Denn große Tumoren bei Mensch und Tier weisen schon primär bis 50 % anoxische Zellen auf. Vor allem in schnell wachsenden Tumoren hält die Gefäßversorgung mit dem Tumorwachstum nicht Schritt. Der Diffusionsweg für Sauerstoff von den Kapillaren zu den einzelnen Zellen wird länger, und es bilden sich Nekrosezonen (Abb. 14.18). Ein hoher Anteil hypoxischer Zellen gefährdet den Erfolg einer Strahlenbehandlung (Abb. 14.19).

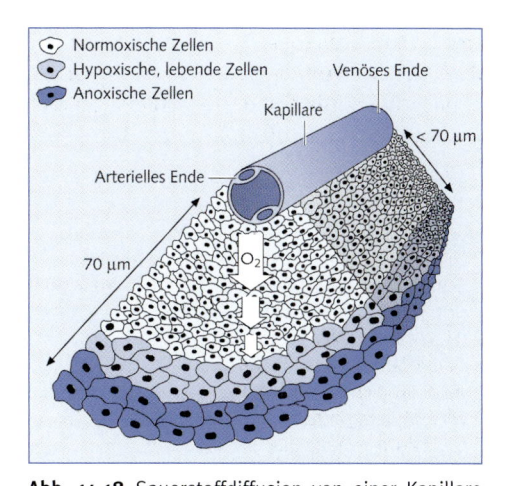

Abb. 14.18 Sauerstoffdiffusion von einer Kapillare durch das Tumorgewebe. Die Diffusionsstrecke ist hauptsächlich durch die Geschwindigkeit limitiert, mit der Sauerstoff von den Tumorzellen metabolisiert wird. Nahe der Kapillare finden sich gut oxygenierte Zellen (hellblau), in größerer Distanz hypoxische und schließlich nekrotische Zellen (dunkelblau). Im hypoxischen Areal reicht der Sauerstoff noch für das Überleben der Zellen aus, ist aber so gering vorhanden, dass die hypoxischen Zellen gegen ionisierende Strahlung relativ geschützt sind: Ihre Präsenz gefährdet die Radiokurabilität eines Tumors. Die Diffusionsstrecke für Sauerstoff beträgt am arteriellen Schenkel der Kapillaren etwa 70 μm, am venösen Schenkel aber weniger.

> **MERKE**
> Schlecht mit Sauerstoff versorgte Tumoren benötigen zur Sterilisierung zwei- bis dreifach höhere Strahlendosen als gut durchblutete. Umgekehrt zerstört eine für einen gut durchbluteten Tumor ausreichende Dosis nur 15–50 % der Zellen in einem hypoxischen Tumor.

Reoxygenierung

Neuere Untersuchungen an Experimentaltumoren legen den Schluss nahe, dass es nicht nur im Tierexperiment, sondern auch beim Menschen nach jeder Fraktion einer Strahlenbehandlung zur Reoxygenierung (Wiederversorgung mit Sauerstoff) der verbliebenen Tumorzellen kommen kann. Das heißt, vormals hypoxische Zellen werden wieder mit Sauerstoff

Abb. 14.19 Auswirkung des Sauerstoffeffekts bei der Strahlenbehandlung von Tumoren mit locker ionisierender Strahlung: Mit abnehmender Sauerstoffsättigung muss zur Abtötung desselben Tumorvolumens eine wesentlich höhere Strahlendosis aufgewendet werden.

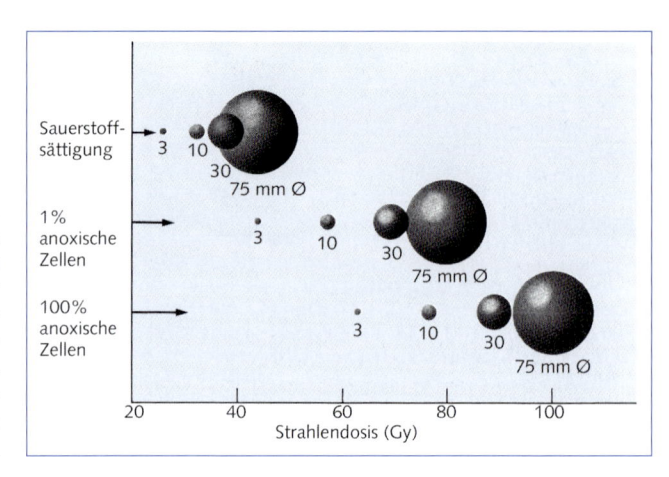

versorgt. Das steht im Gegensatz zu früheren Annahmen, dass der bestrahlte Tumor insgesamt hypoxischer würde, weil jede Bestrahlungsfraktion euoxische Tumorzellen abtöte. Folgende Erklärungen werden gegeben:

- Der **Oxygenierungsstatus eines Tumors** ist nicht statisch, sondern **dynamisch** und ständig wechselnd.
- Wenige Stunden nach einer Bestrahlung öffnen sich temporär verschlossene Gefäße und versorgen Zellen wieder, die sich vorher in akuter Hypoxie befunden hatten (**schnelle Komponente der Reoxygenierung**).
- Über längere Zeit erfolgt eine Revaskularisierung des Tumors dadurch, dass aufgrund der Abtötung euoxischer Zellen das Tumorgewebe schrumpft, die Gefäßdichte also relativ zunimmt und der Sauerstoffgradient von den Blutgefäßen zu den hypoxischen bzw. anoxischen Zellen abnimmt (**langsame Komponente der Reoxygenierung** von Zellen in chronischer Hypoxie).
- **Abgetötete Tumorzellen** verbrauchen keinen Sauerstoff.

Abbildung 14.20 zeigt den Vorgang der Reoxygenierung, Abbildung 14.21 den zeitlichen Ablauf nach einer hohen Einmaldosis bei einem transplantierten Sarkom der Ratte. Die Geschwindigkeit und das Ausmaß der Reoxygenierung variieren bei verschiedenen Experimentaltumoren mit 6–48 h erheblich. Sollte tatsächlich auch in menschlichen Tumoren Reoxygenierung so rasch und effizient ablaufen wie im Tierexperiment, dann wäre eine über eine lange Zeit fraktionierte Strahlentherapie das Beste, was man zur Überwindung der Tumorhypoxie tun kann. Wüsste man, ob ein individueller Tumor reoxygeniert, könnte man das Fraktionierungsmuster darauf abstellen. Dass in der Klinik viele Tumoren mit einer Gesamtdosis von 60 Gy, unterteilt in 30 Einzelfraktionen, geheilt werden, spricht sehr dafür, dass hier tatsächlich Reoxygenierung von hypoxischen Tumorarealen stattfindet; denn auch eine nur sehr kleine Zahl an verbliebenen hypoxischen Zellen würde eine vollständige Tumorvernichtung verhindern. Im Umkehrschluss ist die interessante Hypothese bedenkenswert, dass bestimmte Tumoren nur deshalb strahlenresistent sind, weil sie nicht rasch und effizient genug reoxygenieren (Hall, 1994).

> **MERKE**
> - Vieles spricht dafür, dass auch in menschlichen Tumoren Reoxygenierung nach jeder Bestrahlungsfraktion stattfindet.
> - Die Geschwindigkeit und das Ausmaß der Reoxygenierung schwanken schon bei Experimentaltumoren stark. Es lassen sich zwei Komponenten unterscheiden: eine schnelle (innerhalb von Stunden) und eine langsame (innerhalb mehrerer Tage) Reoxygenierung.

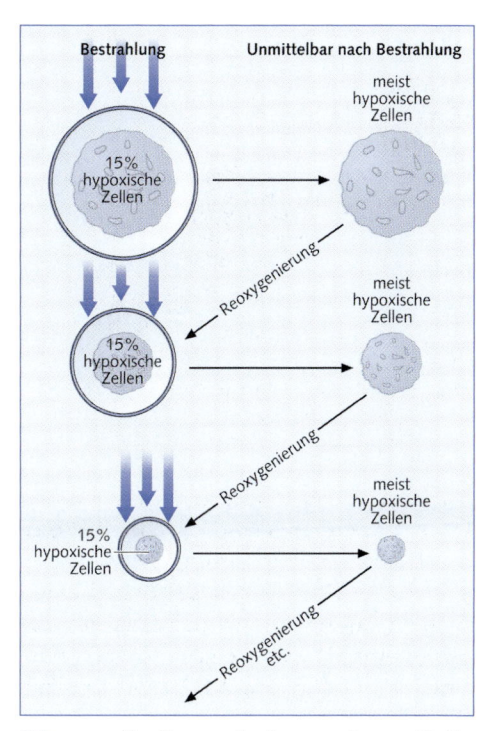

Abb. 14.20 Der Prozess der Reoxygenierung. Ein Tumor enthält beispielsweise 85 % euoxische und 15 % hypoxische Zellen. Eine Strahlendosis tötet mehr euoxische als hypoxische Zellen, wegen ihrer größeren Strahlensensibilität. Deshalb ist der Tumor unmittelbar nach Bestrahlung überwiegend hypoxisch. Aber der prätherapeutische Zustand stellt sich infolge von Reoxygenierung bald wieder ein. Wenn eine fraktionierte Bestrahlung durchgeführt wird, wiederholt sich dies nach jeder Fraktion, vorausgesetzt das Zeitintervall zwischen den Fraktionen ist groß genug, dass Reoxygenierung stattfinden kann. Dann beeinträchtigen die hypoxischen Zellen das Therapieansprechen nicht wesentlich.

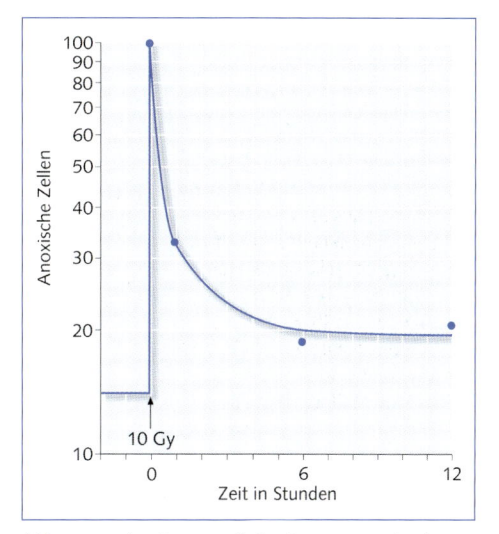

Abb. 14.21 In einem auf die Ratte transplantierten Sarkom beträgt unmittelbar nach einer Einmalbestrahlung mit 10 Gy der hypoxische Anteil der überlebenden Zellen 100 %; alle euoxischen Zellen sind abgetötet. 6 h später ist der prätherapeutische Zustand fast wieder erreicht (Kallman und Bleehan, 1968).

- Wenn Reoxygenierung rasch und effizient stattfindet, haben ursprünglich hypoxische Zellen kaum negativen Einfluss auf das Behandlungsresultat.
- Tumoren sind möglicherweise nur deshalb strahlenresistent, weil sie nicht oder nur ungenügend reoxygenieren.

Therapeutische Optionen

Im Gewebe wird ab einem Partialdruck von 60–70 mmHg Sauerstoff die Sauerstoffsättigung erreicht. Eine weitere Erhöhung des Sauerstoffpartialdrucks steigert die Strahlensensibilität bei gesunden Körperzellen nicht mehr (Abb. 14.22). Diese Beobachtung eröffnet für die Klinik zwei interessante therapeutische Optionen:

- **Strahlentherapie im hyperbaren Sauerstoffmilieu**
  Die Atmung von hyperbarem Sauerstoff während einer Bestrahlung könnte bewirken, dass im Tumor die Diffusionsstrecke zwischen Kapillaren und Tumorzellen durch ein erhöhtes Sauerstoffangebot erleichtert wird. Eine **Sensibilitätssteigerung** von hypoxischen Tumoren wäre die Folge. Der höhere Partialdruck im Normalgewebe lässt, wie gesagt, keine stärkeren Nebenwirkungen befürchten. Leider sind die klinischen Ergebnisse bisher enttäuschend.

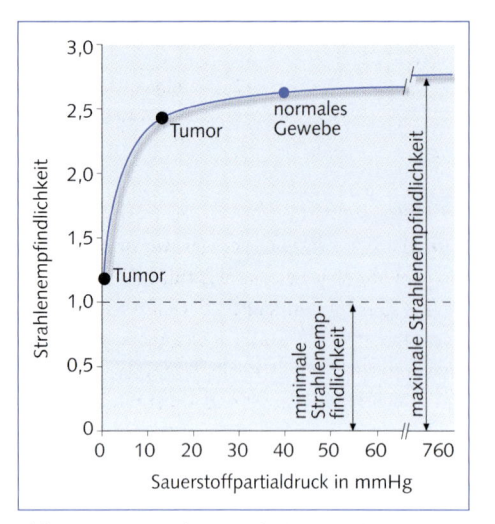

Abb. 14.22 Gesundes Gewebe ist normalerweise mit Sauerstoff gesättigt. Eine zusätzliche Steigerung der Sauerstoffzufuhr erhöht die Strahlenempfindlichkeit des Normalgewebes nicht, wohl aber die des Tumorgewebes.

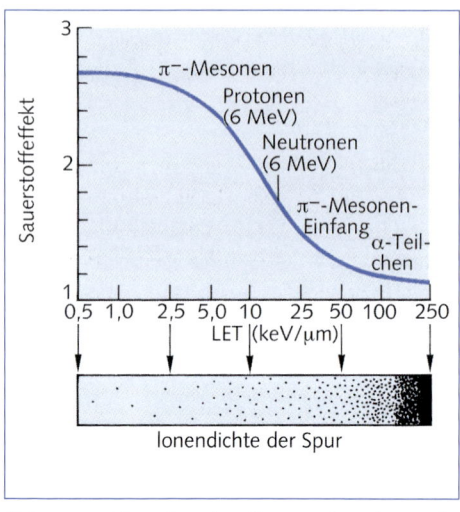

Abb. 14.23 Mit steigendem linearen Energietransfer (LET) nimmt der Sauerstoffeffekt ab.

- **Strahlentherapie in Hypoxie**
  Dieses Verfahren setzt nach Atmung eines Stickstoff-Sauerstoff-Gemisches mit nur 8 % Sauerstoffgehalt gesundes Körpergewebe vorübergehend in Hypoxie. Die Strahlung trifft also während des Bestrahlungsvorgangs auf hypoxisches Normalgewebe. Eine Senkung der Rate an unerwünschten Nebenwirkungen der Strahlentherapie könnte die Folge sein und dem Therapeuten die Möglichkeit eröffnen, insgesamt eine höhere Strahlendosis nebenwirkungsarm an das Tumorgewebe zu bringen. Wir selbst haben diesbezüglich ermutigende Erfahrungen.

Sauerstoffeffekt und LET

Mit zunehmendem LET nimmt die Bedeutung des Sauerstoffs immer mehr ab (Abb. 14.23). Während für locker ionisierende Strahlung ein Sauerstoffverstärkungsfaktor von 2–3 gefunden wird, beträgt er für Neutronen nur noch 1,6 und bei Alphastrahlung verschwindet er ganz.

> **MERKE**
> - Probleme mit dem **Sauerstoffeffekt** gibt es im anoxischen oder **hypoxischen Tumorgewebe**;
> - für das gesunde, ausreichend **durchblutete Körpergewebe** stellen sie sich nicht.
> - Umgekehrt lassen sich bei einer sehr hochdosierten Strahlentherapie **Normalgewebsreaktionen** vermindern, wenn in **Hypoxie** bestrahlt wird.

14.5.9 Relative biologische Wirksamkeit (RBW)

In diesem Zusammenhang ist allein die **Ionisationsdichte** einer Strahlenart, d. h. der lineare Energietransfer (LET), von Bedeutung. Es gilt die Regel, dass – bezogen auf dieselbe Dosis in Gray – die biologische Wirkung (RBW) mit steigendem LET zunimmt. Die Gründe sind folgende:
- Die Ionisationspunkte liegen bei Strahlung mit hohem LET bis zu 1000-mal dichter zusammen als bei dünn ionisierender Strah-

lung, wodurch die Trefferwahrscheinlichkeit zunimmt.
- Es überwiegen multiple Schadensereignisse, also Reaktionen, zu deren Realisierung mehrere Ereignisse zusammentreffen müssen und deren Reparatur schwierig, zeitraubend und vielleicht überhaupt unmöglich ist (Bulky Lesions).

Die Abhängigkeit der Strahlenwirkung vom LET wird mit dem Faktor der relativen biologischen Wirksamkeit (RBW) beschrieben. Mit zunehmendem LET steigen die RBW-Faktoren an
- im hypoxischen Milieu (fehlender Sauerstoffeffekt),
- bei kleinen Einzeldosen (z. B. 1 Gy),
- bei niedriger Dosisleistung und somit konsequenterweise
- bei Bestrahlung tieferer Gewebeschichten (weil in der Tiefe die Dosisleistung abnimmt; achte auf den Darm!).

Der Effektivitätszuwachs einer **Strahlung mit hohem LET** erfolgt aber nicht unbegrenzt: Bei gleicher Dosis steigt die Wirksamkeit bis zu einem Maximum, um dann bei weiter zunehmendem LET wieder abzunehmen (Abb. 14.24). Der Grund ist, dass die Hoch-LET-Strahlung hierbei mehr Energie im Gewebe deponiert, als zur Zellaktivierung nötig wäre (Overkill).

Tabelle 14.3 fasst die Unterschiede der Hoch-LET-Strahlung gegenüber locker ionisierender

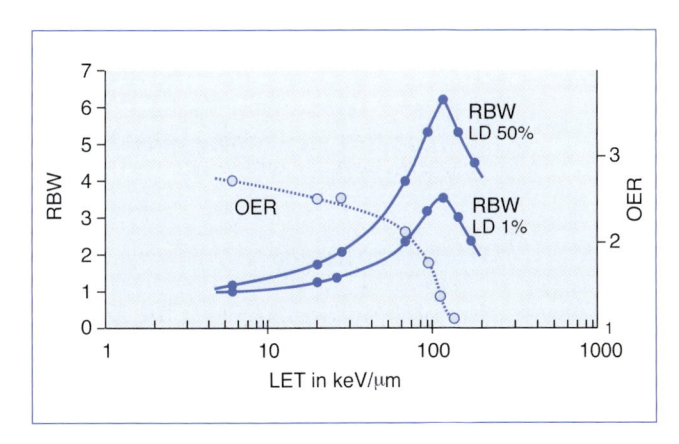

Abb. 14.24
Änderung der relativen biologischen Wirksamkeit (RBW) und des Sauerstoffverstärkungsfaktors (OER) in Abhängigkeit vom linearen Energietransfer (LET) (Überlebenskurven von Zellkulturen). Bezogen auf die gleiche Dosis steigt bei zunehmendem LET der RBW-Faktor zunächst an, fällt aber nach Erreichen der maximalen Energieaufnahmefähigkeit der Zellen wieder ab (Overkill). Der OER spielt bei steigendem LET eine zunehmend geringere Rolle.

Tab. 14.3 Unterschiede zwischen Strahlung mit niedrigem und hohem linearen Energietransfer.

Niedriger LET (< 10 keV/µm) (z. B. Photonen- und Elektronenstrahlung)	Hoher LET (≥ 10 keV/µm) (z. B. Neutronen- und schwere Ionen)
• Intra- und extrazelluläre Erholung (Reparatur) möglich	• Intra- und extrazelluläre Erholung (Reparatur) gestört oder fehlend)
• Zellüberlebenskurve mit Schulter, aus zwei Komponenten bestehend	• Zellüberlebenskurve exponentiell ohne Schulter
• Wirkungseinbuße durch Dosisfraktionierung und -protrahierung	• Fraktionierung von geringer Bedeutung
• Protrahierung und Fraktionierung schützen Normalgewebe	• Protrahierung und Fraktionierung schützen Normalgewebe kaum
• Sauerstoffeffekt hoch	• Sauerstoffeffekt niedrig (OER 1–1,6)
• Strahlenwirkung abhängig von Zellzyklusphasen	• Strahlenwirkung unabhängig von Zellzyklusphasen
• RBW-Faktoren niedrig (~1)	• RBW-Faktoren hoch
• Einsatz bei strahlenresistenten Tumoren problematisch	• Strahlenresistenz kann überwunden werden

Photonen- oder Elektronenstrahlung noch einmal zusammen.

> **MERKE**
> Hoch-LET-Strahlung hat eine höhere biologische Wirksamkeit, weil mehr irreparable Primärläsionen gesetzt werden. Im Gegensatz zur **Niedrig-LET-Strahlung** spielen Erholungsphänomene, der Sauerstoffeffekt und Zellzyklusphasen für die Strahlenempfindlichkeit des Gewebes eine nur geringe Rolle.

14.6 Biologische Grundlagen der Strahlentherapie von Tumoren

Ziel der Strahlentherapie ist die Zerstörung des bösartigen Tumorgewebes. Die Wirksamkeit wird nicht allein davon bestimmt, inwieweit es gelingt, proliferierende Tumorzellen zu inaktivieren, sondern auch dadurch, welche Dosis dem gesunden Gewebe zugemutet werden kann, ohne dass es mit gravierenden Strahlenfolgen reagiert. Diesen Zusammenhang bezeichnet man als **Elektivität der Radiotherapie**, in Experimenten mit quantifizierbaren Ergebnissen auch mit einem **Elektivitätsfaktor** beziffert:

$$\text{Elektivitätsfaktor} = \frac{\text{Strahleneffekt}_{(\text{am Tumorgewebe})}}{\text{Strahleneffekt}_{(\text{am Normalgewebe})}}$$

In der Praxis besteht insofern ein Dilemma, als die Dosis, die mindestens erreicht werden müsste, um jeden bösartigen Tumor zu zerstören, und die Dosis, die unterschritten werden sollte, um gesundes Gewebe nicht zu beeinträchtigen, sich überschneiden (Abb. 14.25).

> **MERKE**
> Die Beziehung zwischen Tumorzerstörung einerseits und Gewebetoleranz andererseits bezeichnet man als **Elektivität**. Der Elektivitätsfaktor quantifiziert den Zusammenhang und ist für jede Tumorentität und jede individuelle Patientensituation anders. Allgemein gesprochen, ist er bei **strahlensensiblen Tumoren** und unproblematischen Nachbargeweben groß und bei relativ **resistenten Tumoren** in der Nachbarschaft empfindlicher kritischer Organe klein.

14.6.1 Wachstum und Proliferation von Tumoren

Wachstumskurven

Wir haben in Kapitel 5.4 gelernt, dass es grundsätzlich drei Wachstumskuren eines Tumors geben könnte, nämlich für lineares, exponentielles und mehr S-förmiges Wachstum entsprechend der Gompertz-Kurve (Abb. 5.2). Menschliche

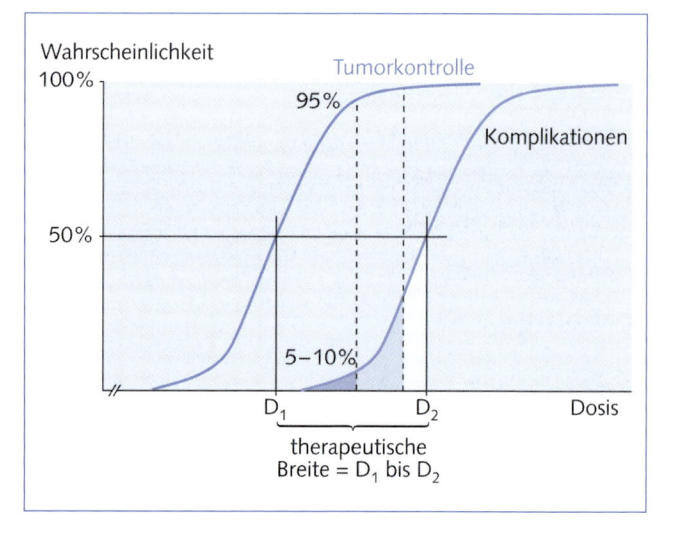

Abb. 14.25 Zusammenhang zwischen Tumorkontrolle und Komplikationsrisiko in Abhängigkeit von der Strahlendosis. Die Dosis-Effekt-Kurven verlaufen für die Tumorkontrollrate und die Nebenwirkungsrate sigmoidal und parallel. Beide überlappen sich im therapeutischen Bereich (D_1–D_2). Will man in jedem Fall eine Tumorkontrolle (100 %) erreichen, würden in bis zu 50 % Strahlenspätfolgen auftreten (D_2). Deshalb richtet man sich in der Klinik auf einen Wert ein, der 90–95 % der Tumorzellen eines bestimmten Typs sterilisiert. In diesem Fall treten 5 % bis allenfalls 10 % Strahlenspätfolgen auf.

Tumoren wachsen nach der Gesetzmäßigkeit eben dieser Gompertz-Kurve.

Bestimmung der Tumorproliferation

Bösartige Tumoren weisen eine ganz unterschiedliche Proliferationsaktivität auf, die sich grundsätzlich vom Normalgewebe unterscheidet (Tab. 14.4). Für den Kliniker wäre es hilfreich, diese zu kennen, um darauf die therapeutischen Optionen ausrichten zu können: Fraktionierung und Dosierung einer Strahlenbehandlung, vorgeschaltete oder simultane Chemotherapie, Operationszeitpunkt nach neoadjuvanter Radiotherapie etc.

Doch ist es beim Menschen nicht möglich, die Dauer des Zellzyklus von Tumoren bzw. die Dauer der G_1-, S-, G_2- und Mitosephasen direkt zu messen. Für die Messung der Wachstumsrate eines Tumors stehen nur indirekte Methoden zur Verfügung (s.a. Kap. 14.5.6):

BUdR-Markierungsindex
Bromdesoxyuridin und Joddesoxyuridin sind Pyrimidinanaloga, die während der S-Phase in die DNA eingebaut werden. Zellen, die nach In-vivo- oder In-vitro-Inkubation BUdR inkorporiert haben, können anschließend durch **Anti-BudR-Antikörper** sichtbar gemacht werden. Die Auswertung erfolgt mit Hilfe eines Durchflusszytometers oder eines Fluoreszenzmikroskops. Werden dem Tumor zwei Proben zu unterschiedlichen Zeitpunkten entnommen, lässt sich aus der Verschiebung des Anteils der BUdR-markierten Zellen und unter der Annahme einer konstanten Dauer der S-Phase die **potentielle Tumorverdopplungszeit** (T_{pot}) berechnen.

S-Phase-Anteil
Die Bestimmung erfolgt ebenfalls mit Hilfe der **Durchflusszytometrie**. Einzelzellsuspensionen von Tumoren werden mit einem geeigneten Fluoreszenzfarbstoff, der die DNA anfärbt, spezifisch markiert. Dann leitet man die Zellsuspension im laminaren Fluss an einem fokussierten Lichtstrahl vorbei. Das von jeder einzelnen Zelle emittierte Fluoreszenzlicht wird von einem Fotomultiplier gemessen. Da der DNA-Gehalt der Zellen in den einzelnen Zellzyklusphasen unterschiedlich ist (die G_2- und M-Phase-Zellen besitzen doppelt so viel DNA wie die G_1-Phase-Zellen; der DNA-Gehalt der S-Phase liegt dazwischen), lässt sich durch die Intensität der Fluoreszenz die Zahl der Zellen in den verschiedenen Zellzyklusphasen bestimmen.

Ki-67 und PCNA
Immunhistochemisch können bestimmte, während der Wachstumsphase exprimierte Proteine mit Hilfe monoklonaler Antikörper nachgewiesen werden. Die bekanntesten Proliferationsmarker sind Ki-67 (in Kiel entwickelter Antikörper Nr. 67) und der Antikörper gegen das PCNA (Proliferating Cell Nuclear Antigen).

Alle diese Methoden haben Vor- und Nachteile. Deshalb kann man ihre Ergebnisse nicht

Tab. 14.4 Mittelwerte der Proliferationsaktivität histologisch unterschiedlicher Tumoren.

Histologie	Tumorverdopplungszeit (Tage)	Markierungsindex (%)	Wachstumsfraktion (%)	Zellverlustfaktor (%)
Embryonale Tumoren	30	30	90	93
Maligne Lymphome	29	29	90	93
Mesenchymale Sarkome	41	4	11	68
Plattenepithelkarzinome	58	8	25	89
Adenokarzinome	83	2	6	71

ohne weiteres miteinander vergleichen. Reicht es aber aus, die Proliferationsaktivität lediglich in „hoch" oder „niedrig" einzuteilen, leisten die genannten Methoden wertvolle Dienste.

14.6.2
Strahlenempfindlichkeit und Strahlenresistenz von Tumoren

Ein bösartiger Tumor gilt klinisch als strahlenempfindlich, wenn er, ohne schwerwiegende Schäden am gesunden Gewebe anzurichten – Gefäße, Bindegewebe, Organfunktionen –, vernichtet werden kann. Hoch **strahlensensibel** sind lymphatische Leukämien, ein Großteil der malignen Lymphome, Thymome und Seminome (Tab. 14.5). Als **resistent** gelten Chondrosarkome, Fibrosarkome, Neurofibrosarkome, Osteosarkome und Glioblastome. Genau lässt sich die Strahlensensibilität erst nach Abschluss einer Radiotherapie beurteilen: Im Verlauf der folgenden Wochen wird sich herausstellen, ob eine komplette Remission eingetreten, ein Tumorrest verblieben oder bereits ein Rezidiv entstanden ist. Im ersten der Fälle lag ein strahlensensibler Tumor vor, in den beiden letzten eher ein strahlenresistenter.

Die **Geschwindigkeit** der Tumorrückbildung hat nichts mit Strahlensensibilität oder Strahlenresistenz zu tun. Auch langsam sich verkleinernde Tumoren können durchaus strahlenempfindlich und radiokurabel sein.

Das **histologische Bild** eines Tumors lässt nur sehr grob sein Ansprechen auf eine Strahlenbehandlung voraussagen. Es gibt sowohl resistente Lymphome, die sonst als sensibel gelten, als auch sensible Weichteilsarkome, die im Allgemeinen relativ resistent sind. Gegenwärtig beschäftigt sich die Strahlenbiologie mit Testsystemen, die es erlauben sollen, im Einzelfall die Therapieantwort vorherzusagen (prädiktive Assays).

Tab. 14.5 Strahlenempfindlichkeit von Tumoren: kurative Bestrahlungsdosen für verschiedene bösartige Tumoren.

Dosis	Tumor
20–30 Gy	Seminom
	Leukämie
30–45 Gy	Wilms-Tumor (Nephroblastom)
	Morbus Hodgkin (Lymphogranulomatose)
	Non-Hodgkin-Lymphome
	Neuroblastom
50–60 Gy	Medulloblastom
	Ewing-Sarkom
	Dysgerminom
	Mammakarzinom (mikroskopischer Befall)
	Plattenepithelkarzinom (mikroskopischer Befall)
	Adenokarzinom (mikroskopischer Befall)
60–70 Gy	Plattenepithelkarzinom (1–3 cm großer Tumor)
	Mammakarzinom
	Prostatakarzinom
	Weichteilsarkome (mikroskopischer Befall)
≥ 75 Gy	Glioblastom
	Knochensarkome
	Weichteilsarkome

Nach einer **Vorbehandlung** mit Radio- oder Chemotherapie kann Tumorgewebe strahlenresistenter werden. Als Gründe kommen in Betracht:
- Selektion von resistenten Tumorzellklonen, welche die Vorbehandlung überlebten und sich neu formierten.
- Gesteigerte Repopulierung von verbliebenen Tumorzellen durch proliferationssteigernde Mechanismen. Nach Zell- und Gewebsuntergängen, starker Tumorschrumpfung, Teilentfernung eines Tumors und bei sehr langer Behandlungsdauer regen proliferationssteigernde Mediatoren verbliebene Tumorzellen zu raschem Wachstum an.

Ursachen der Strahlenresistenz

Der Reihe nach kommen als Ursache für Strahlenresistenz folgende Faktoren in Frage:
- **Tumorvolumen**
  Allein schon ein mathematisches Problem, selbst wenn man die optimistische These der Strahlenbiologen übernimmt, dass eine Einzelfraktion von 2 Gy etwa 50 % der Tumorzellen inaktiviert.
- **Hypoxie**
  Die Stichworte lauten: akute und chronische Hypoxie, Sauerstoffverstärkungsfaktor, Reoxygenierung, Hämoglobinkonzentration im Blut.
- **Repopulierung und Repair**
  Die Stichworte lauten: gesteigerte Proliferation von Tumorzellen nach „Tumor Shrinking" (Tumorteilentfernung), Proliferationsanreiz nach Strahlentherapie mit 20–30 Gy, hohes Repairvermögen (= **intrinsische Strahlenresistenz**).
- **Geringe primäre Tumorproliferation**
  Stichwort: Nur wenige Zellen befinden sich in einer strahlensensiblen Phase des Zellzyklus.
- **Ungeeignete räumliche und zeitliche Dosisverteilung**
  Die Stichworte heißen: Dosisinhomogenität im Zielvolumen, falsches bzw. suboptimales Zielvolumen, ungeeignete Fraktionierung, Split Course (geplante oder ungeplante Unterbrechung der Bestrahlungsserie), zu lange Gesamtbehandlungszeit.
- **Individuelle Einflussgrößen**
  Die Stichworte heißen: Patientenalter, Allgemeinzustand, Begleiterkrankungen, Begleitmedikation, exogene Noxen (Alkohol, Nikotin, Medikamente).

Abbildung 14.26 stellt dar, dass die einzelnen Faktoren keine unabhängigen Parameter sind, sondern miteinander in Beziehung stehen.

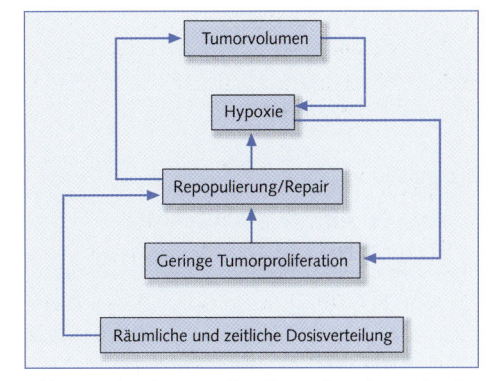

Abb. 14.26 Faktoren, die die Radioresistenz beeinflussen. Individuelle Einflussgrößen werden nicht berücksichtigt.

> **MERKE**
>
> Strahlenresistenz von Tumoren ist entweder durch die Tumorart vorgegeben (intrinsische Resistenz) oder durch Tumorgröße und Hypoxie verursacht. In der Klinik wird sie manchmal auch nur durch technisch-methodisches Unvermögen des Arztes vorgetäuscht.

Eine Gedächtnisstütze bieten auch die „**4 Rs in der Strahlenbiologie**". Sie zählen Faktoren auf, die die **Radiosensibilität** beeinflussen.
1. **Repair:** hohes Reparaturvermögen der Tumorzelle für subletale und potentiell letale Strahlenschäden.
2. **Repopulierung:** starke Tumorproliferation, um einen entstandenen Strahlenschaden wieder wettzumachen. Zellen aus G_0 treten in den Zyklus ein. Ergebnis: Tumorwachstum, größere Tumorzellzahl, größeres Tumorvolumen.
3. **Redistribution:** Bald nach einem Strahleninsult sind bei den überlebenden Zellen wieder alle Zyklusphasen normal verteilt. Damit trifft die Strahlung wieder resistente Zyklusphasen an.
4. **Reoxygenierung:** Nach jeder Bestrahlungsfraktion könnte hypothetisch der hypoxische Tumoranteil wieder reoxygenieren. Bleibt dies aus, besteht eine nur geringe Strahlensensibilität (Kap. 14.5.8).

> **MERKE**
> Hoher Repair, reaktive Steigerung der Tumorproliferation, resistente Zellzyklusphasen der Tumorzellen und mangelhafte Reoxygenierung verursachen Strahlenresistenz („4 Rs in der Strahlenbiologie").

> **MERKE**
> Das Gesetz von Bergonié und Tribondeau ist nur eine **Faustregel** für die Strahlenempfindlichkeit von Geweben. Man begegnet durchaus auch rasch proliferierenden und undifferenzierten Tumoren, die strahlenresistent sind.

Das Gesetz von **Bergonié und Tribondeau** (1906) geht auf die primäre Tumorzellproliferation und den histologischen Malignitätsgrad (Kap. 5.3.3) eines Tumors als Einflussgrößen auf die Strahlensensibilität ein. Es besagt, dass die Strahlenempfindlichkeit einer Zelle bzw. eines Gewebes mit steigender **Proliferation** (Teilungs- und Zellneubildungsrate) zunimmt und mit höherer **Zelldifferenzierung** (geringem Malignitätsgrad) abnimmt. Unreife, hochmaligne Gewebe sind demnach strahlensensibler und sollen rascher wachsen als ausdifferenzierte. Und langsam wachsende Tumoren sollen strahlenresistenter sein als rasch wachsende. Das trifft in dieser Verallgemeinerung sicher nicht zu.

14.6.3 Möglichkeiten zur Wirkungssteigerung der Strahlentherapie

In Tabelle 14.6 werden die wichtigsten Ursachen für klinische Strahlenresistenz den Möglichkeiten zu ihrer Überwindung gegenübergestellt.

Zeitliche Dosisverteilung (Fraktionierung)

Wie wichtig die Optimierung der zeitlichen Dosisverteilung ist, folgt aus der Tatsache, dass die **Tumorproliferation** je nach Tumorhistologie

Tab. 14.6 Ursachen für klinische Strahlenresistenz von Tumoren und mögliche therapeutische Ansätze.

Ursachen für Strahlenresistenz	Therapeutische Ansätze
Tumorvolumen	• Verkleinerung durch Operation oder Chemotherapie • Lokale Dosiserhöhung, u. a. durch interstitielle Strahlentherapie und Hoch-LET-Strahlung • Strahlensensibilisierung durch Radiosensitzer, Hyperthermie und onkologische Chemotherapeutika
Tumorhypoxie	• Geeignete Fraktionierungsmuster • Sauerstoffzufuhr (Sauerstoffüberdruckbehandlung) • Radiotherapie in Hypoxie (zur Schonung des Normalgewebes) • Radiosensitzer
Intrinsische Resistenz (durch hohe Repopulierung und Repair)	• Repair-Hemmer, wie Hyperthermie oder onkologische Chemotherapeutika • Optimierte Fraktionierungen
Räumliche oder zeitliche Dosisverteilung	• Intelligente biologische und physikalische Bestrahlungsplanung
Individuelle Faktoren	• Nikotin- und Alkoholabstinenz • Kritische Überprüfung der Arzneimitteleinnahme • Supportivtherapie

innerhalb einer großen Bandbreite variiert: Es gibt Zellverdopplungszeiten von wenigen Tagen (HNO-Plattenepithelkarzinome: 3–5 Tage) bis mehrere Wochen oder sogar Monate (Mammakarzinome, Hypophysenadenome). Ideal wären individuell abgestimmte Fraktionierungsrhythmen und Protrahierungskonzepte.

Einer der wichtigsten Prognosefaktoren im Hinblick auf lokale Tumorkontrolle ist die **Gesamtbehandlungszeit** der Strahlentherapie (s. früh reagierendes Gewebe, Kap. 14.5.5).

> **MERKE**
> - Fraktionierung und Protrahierung der Dosis müssen auf die Tumorproliferation abgestimmt sein.
> - Die Gesamtbehandlungsdauer sollte so kurz wie möglich sein. Grenzen setzt allerdings das gesunde Gewebe durch akute und chronische Strahlenfolgen.
> - Bestrahlungspausen (Split Course) sind zu vermeiden.
> - Unterbrechungen der Strahlentherapie an Feiertagen oder wegen Geräteausfall müssen durch anschließende Dosiserhöhung ausgeglichen werden (Faustregel: 0,7 Gy pro Tag bei konventioneller Fraktionierung).
> - Es sind Fraktionierungsschemata zu wählen, die die unterschiedlichen Erholungs- und Reparaturvorgänge im Tumor- und Normalgewebe ausnutzen.

Konventionelle Fraktionierung und alternative, individualisierte Fraktionierungsmuster

Die Abweichungen von der konventionellen Fraktionierung zeigt Abbildung 14.27.

Konventionelle Fraktionierung: 1,8–2,0 Gy Einzeldosis pro Tag, fünfmal wöchentlich, ergeben 9–10 Gy Wochendosis sowie eine Gesamtbehandlungszeit von 5–6 Wochen für 45–50 Gy bzw. 6–7 Wochen für 54–60 Gy. Das ist die übliche Fraktionierung in der Radiotherapie.

Akzelerierte Fraktionierung: Erhöhung der Tagesdosis durch höhere Einzeldosen (z. B. 3,5 Gy) oder mehrfache tägliche Fraktionen im konventionellen Bereich (z. B. 2 × 2 Gy). Die Gesamtdosis kann dann entsprechend von z. B. 60 Gy auf 35–40 Gy, die Gesamtbehandlungszeit von 6–7 Wochen auf 2–2,5 Wochen verkürzt werden.

Hyperfraktionierte Fraktionierung: Die täglichen konventionellen Einzelfraktionen werden geteilt in 2 × 1 – 1,2 Gy, die Gesamtbehandlungszeit ändert sich dadurch nicht (Abb. 14.27). Dieses Vorgehen soll dann, wenn eine besonders hohe Gesamtdosis gegeben werden muss, alle Reparaturmechanismen des Normalgewebes ausnützen.

Hyperfraktionierte, akzelerierte Fraktionierung: Durch mehrere Einzeldosen pro Tag (im Bereich von 1,4–1,6 Gy) werden die Gesamttagesdosis schonend erhöht und die Gesamtbehandlungszeit verkürzt (Abb. 14.27). Dieses Fraktionierungsschema ist gegenwärtig bei rasch wachsenden Tumoren besonders aktuell.

Sollen mehrere Bestrahlungen täglich gegeben werden, müssen die Pausen zwischen den Fraktionen 6–8 h betragen. Nur so können im Normalgewebe auch die langsameren Komponenten des Repairs ablaufen, und das Normalgewebe kann sich erholen.

Hypofraktionierte Fraktionierung: Erhöhung der Einzeldosis auf 3,5–5 Gy, ein- bis zweimal wöchentlich, zumeist aus ökonomischen Gründen für Patient und Klinikbetrieb, für gewöhnlich aber aus strahlenbiologischen Gründen nicht zu begründen und wegen der Gefahr von Spätfolgen am Normalgewebe nur ausnahmsweise vertretbar. Die Gesamtbehandlungszeit bleibt gegenüber der konventionellen Fraktionierung unverändert (Abb. 14.27).

Grundsätzlich kann von einer **Hyperfraktionierung** oder **hyperfraktionierten Akzelerierung** bei der Therapie von rasch proliferierenden Tumoren ein therapeutischer Gewinn erwartet werden. Eine nicht mehr täglich vorgenommene Bestrahlung mit 2 Gy oder eine Reduktion der täglichen Einzeldosis, beides mit der Folge einer längeren Gesamtbehandlungszeit, böte sich dann für langsam proliferierende Tumoren mit kleiner Wachstumsfraktion an. **Hyperfraktionierung** empfiehlt sich, wenn eine sehr hohe Gesamtdosis mit erträglicher Akuttoxizität und möglichst geringen Spätfolgen gegeben werden soll oder wenn ein Patient schon einmal im selben Zielgebiet bestrahlt worden ist,

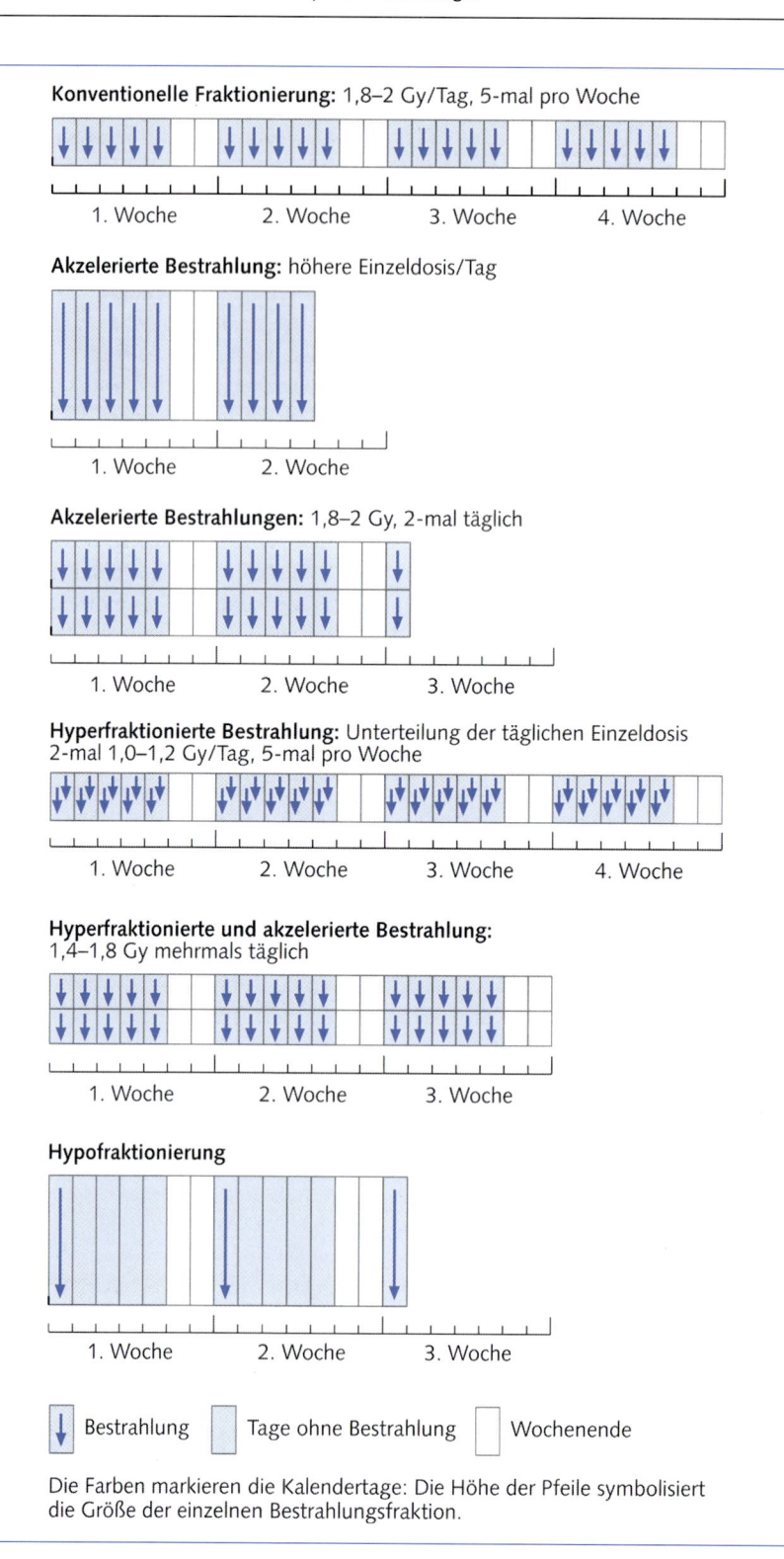

Konventionelle Fraktionierung: 1,8–2 Gy/Tag, 5-mal pro Woche

Akzelerierte Bestrahlung: höhere Einzeldosis/Tag

Akzelerierte Bestrahlungen: 1,8–2 Gy, 2-mal täglich

Hyperfraktionierte Bestrahlung: Unterteilung der täglichen Einzeldosis 2-mal 1,0–1,2 Gy/Tag, 5-mal pro Woche

Hyperfraktionierte und akzelerierte Bestrahlung: 1,4–1,8 Gy mehrmals täglich

Hypofraktionierung

↓ Bestrahlung   Tage ohne Bestrahlung   Wochenende

Die Farben markieren die Kalendertage: Die Höhe der Pfeile symbolisiert die Größe der einzelnen Bestrahlungsfraktion.

Abb. 14.27 Schematische Veranschaulichung verschiedener Fraktionierungsrhythmen. Zum Vergleich mit den unkonventionellen Schemata dient die übliche, konventionelle Fraktionierung mit fünf Bestrahlungen pro Woche (oberste Zeile). Man beachte die unterschiedliche Dosishöhe und die unterschiedlichen Behandlungszeiten.

◄

eine Wiederholungstherapie ansteht und dadurch starke Nebenwirkungen zu erwarten sind. **Dosisakzelerierung durch Hypofraktionierung** gilt als unzeitgemäß, weil gefährlich, und bedarf einer individuellen Begründung. Einzeldosen von > 2 Gy führen u.U. am Normalgewebe zu starken Spätfolgen (Kap. 14.5.5). Nur in palliativen Situationen kann die Dosisakzelerierung durch Hypofraktionierung gerechtfertigt sein, dann nämlich, wenn

- nur wenig gesundes Gewebe im durchstrahlten Volumen liegt,
- die Liegedauer des Patienten im Krankenhaus verkürzt werden soll und
- der Patient wegen kurzer Lebenserwartung die Spätfolgen einer palliativen Bestrahlung vermutlich nicht mehr erlebt.

> **MERKE**
> Um ein geeignetes Fraktionierungsschema auswählen zu können, müssen die Proliferationscharakteristika eines Tumors bekannt sein. Dabei sind Einzeldosen von >2 Gy unstatthaft wegen der Gefahr von inakzeptablen Spätfolgen am gesunden Gewebe, jedenfalls bei kurativem Therapieansatz.

Hyperthermie

Die Hyperthermie ist der am besten untersuchte Modifikator der Strahlenwirkung und sehr effektiv, sofern am Tumor zumindest 41,5 °C erreicht werden. Die Wirkung von Strahlung und einigen Chemotherapeutika wird erhöht, ohne zwangsläufig auch die Nebenwirkungen zu verstärken:

- 41,5–42 °C sensibilisieren Tumorgewebe für ionisierende Strahlung und onkologische Chemotherapeutika (**sensibilisierender Effekt**).
- 42,5 °C und mehr zerstören Tumorzellen schon allein ohne weitere onkologische Maßnahmen (**tumorizider Effekt**). Oberhalb von 42 °C ist die Zahl der letalen Effekte sowohl von der erreichten Temperatur als auch von der **Hyperthermiedauer** abhängig (Abb. 14.28). Beide stehen miteinander im Zusammenhang. Für jedes Grad höhere Temperatur kann, um denselben „Zellkill" zu erreichen, die Dauer der jeweiligen Hyperthermieapplikation halbiert werden.

Hyperthermie allein hat keinen Platz in der kurativen Tumorbehandlung. Das gilt sowohl für die oberflächliche als auch für die lokoregionale und Ganzkörperhyperthermie. Unter günstigen Umständen werden mit der lokalen Hyperthermie allein bei 10 % der Patienten komplette Remissionen erzielt, die nur von kurzer Dauer sind. Lokale Tumoren können nur durch sehr hohe Temperaturen sterilisiert werden, dies aber um den Preis erheblicher Nebenwirkungen am umgebenden Gewebe. Allgemein akzeptierte Behandlungsindikationen gibt es nur für die Palliativtherapie. Insbesondere rezidivierende

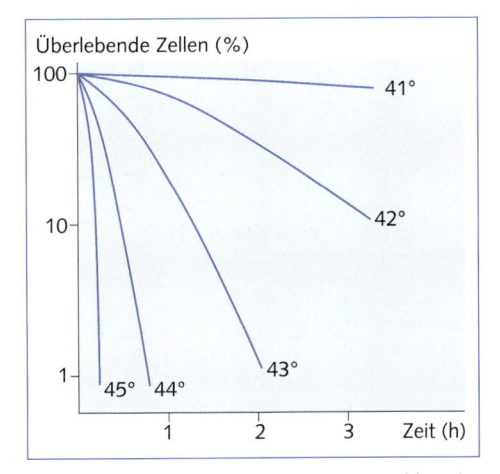

Abb. 14.28 Zelltod durch Hyperthermie in Abhängigkeit von Temperatur und Hyperthermiedauer (Mittelwerte verschiedener Experimente in der Zellkultur). Oberhalb von 42 °C kann, wenn die Temperatur um 1° erhöht wird, bei gleicher Wirkung die Behandlungsdauer halbiert werden.

Tumoren, für die sonst keine Behandlungsoption mehr besteht, rechtfertigen einen Therapieversuch mit der alleinigen Hyperthermie.

Die **Kombination von Hyperthermie und Strahlentherapie** (± Chemotherapie) eröffnet ein interessantes Betätigungsfeld. Es werden mehr komplette und partielle Remissionen erreicht als mit der Strahlentherapie allein. An einer Reihe von Normalgeweben, z. B. Haut, Knorpel, Magen-Darm-Epithel, und an transplantierten Tumoren wurden im Tierexperiment **Hyperthermieverstärkungsfaktoren TER**, Thermal Enhancement Ratio) zwischen 2 und 4 ermittelt. Das heißt, die Wirkung ionisierender Strahlung war in Verbindung mit Hyperthermie um die Faktoren 2–4 stärker. Dies ist für die verschiedenen Gewebetypen unterschiedlich und hängt auch von der zeitlichen Kooperation zwischen Bestrahlung und Hyperthermie ab. Der größte TER wird beobachtet, wenn die Hyperthermie unmittelbar und maximal bis 6 h vor der Bestrahlung erfolgt, während er nach der Bestrahlung bereits innerhalb von 2 h rasch verschwindet (Abb. 14.29).

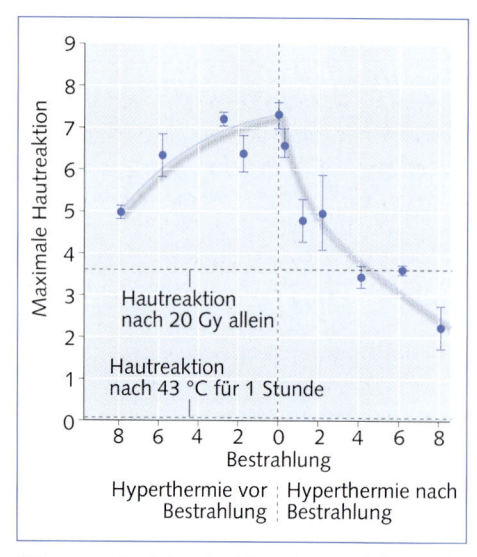

Abb. 14.29 Reaktion der Mäusehaut auf die Kombination von Strahlentherapie (20 Gy) und Hyperthermie (43 °C für 1 h). Die Hyperthermie war vor und nach der Bestrahlung gegeben worden mit verschiedenen Intervallen. Sie war unmittelbar vor der Bestrahlung am wirkungsvollsten.

Im Zusammenhang mit der Strahlentherapie sind folgende **biologische Wirkungen der Hyperthermie** interessant:
- Steigerung des Blutflusses im gesunden Gewebe, verbunden mit einer Erweiterung der kleinen Gefäße und Kapillaren, Öffnung von Shunts (Gefäßkurzschlüssen) und Erhöhung der **Permeabilität der Gefäßwände**.
- Tumorgewebe ist zu dieser Anpassung unfähig: Die Gefäßneubildungen werden geschädigt, Arteriolen und Venolen verschließen, die Blutzirkulation stagniert, Hitze wird nicht abtransportiert, die Temperatur im Tumorgewebe steigt z.T. beträchtlich an. Hyperthermie wird vor allem in **hypoxischen Tumorgeweben** angereichert und dort auch wirksam.
- Der Gewebe-pH sinkt. **Zellen in Azidose** und mit gestörter Ernährung sind für Hyperthermie besonders anfällig.
- Im Zellzyklus erhöht Hyperthermie die Strahlensensibilität: **S-Phase-Zellen,** sonst strahlenresistent, sind besonders thermosensibel. So kommt es zu additiven, vielleicht sogar sensibilisierenden Effekten.
- Hypoxie schützt Tumorzellen nicht vor Hitze, wie es für ionisierende Strahlung bekannt ist.
- Hitze schädigt ruhende und sich teilende Zellen gleichermaßen. Sie sterben vor Eintritt in die Mitose **während der Interphase** ab, häufiger als es nach Strahlenexposition der Fall ist.
- Hyperthermie hemmt die **DNA- und Proteinsynthese** und hemmt insbesondere die Reparatur bzw. die Erholung von subletalen und potentiell letalen Strahlenschäden (Radiosensibilisierung).
- Hyperthermie induziert Schäden sowohl am **Zellkern** als auch an der **Plasmamembran**.
- Hyperthermie bzw. Hitze sind **nicht kanzerogen**. Es wird sogar spekuliert, dass Hitze über den gesteigerten Zellkill das karzinogene Potential der ionisierenden Strahlung reduzieren könnte.

Interessanterweise erzeugt Hyperthermie selbst Thermotoleranz, d. h., die Wirkung einer zweiten Hyperthermieapplikation ist geringer als die der ersten. **Thermotoleranz** kann man im Blut objektiv durch sog. **Heat-Shock-Proteine** nachweisen. Sie entwickelt sich bei Temperaturen < 42,5 °C schon während, bei höheren Temperaturen erst nach der Hyperthermie. Das Phänomen der Thermotoleranz klingt nach 2–3 Tagen ab. In den meisten Behandlungsprotokollen wird deshalb, auch in Kombination mit der Strahlentherapie, eine nur einmal wöchentliche Hyperthermiebehandlung vorgeschlagen.

> **MERKE**
>
> Hyperthermie ist ein potenter Radiosensibilisator. 41,5–42,5 °C im Tumorgewebe müssen für 45–60 min aufrechterhalten werden. Höhere Temperaturen wirken schon für sich allein tumorzerstörend. Die Temperatur im Tumor- und umgebenden Nachbargewebe wird invasiv gemessen, heute aber auch schon nichtinvasiv mit Hilfe der Kernspintomographie (MRT).

14.6.4 Interaktion mit Medikamenten

Chemische Substanzen können die Strahlensensibilität der Gewebe sowohl steigern als auch senken. Im ersten Fall spricht man von **Strahlensensibilisatoren (Radiosensitizer)**, im zweiten von **Strahlenschutzsubstanzen (Radioprotektiva)**.

Strahlensensibilisierende Substanzen im engeren Sinn steigern die biologische Wirkung ionisierender Strahlung, haben aber bei alleiniger Anwendung selbst keinen tumortoxischen Effekt. Die bekanntesten Radiosensitizer, meist Nitroimidazole (Misonidazol, Metronidazol), agieren als Elektronenfänger und verstärken die Strahlenwirkung offenbar auf ähnlichem Wege wie Sauerstoff.

Im weiteren Sinne werden unter dem Begriff der Strahlensensibilisatoren auch solche Medikamente subsumiert, die eine ähnliche zytoreduktive oder zytostatische Wirkung wie ionisierende Strahlung haben und deren Effekt sich bei simultaner Gabe zu demjenigen der Bestrahlung addiert. Gemeint sind onkologische Chemotherapeutika.

Folgende **Interaktionen** (C) von chemischen Substanzen (A) mit ionisierender Strahlung (B) werden beobachtet:
- **Additiver Effekt:** Addition der Einzelwirkungen von Zytostatikum und Strahlung (C = A + B).
- **Subadditiver Effekt:** Gesamtwirkung geringer als die Summe der Einzelwirkungen (C < A + B).
- **Überadditiver Effekt:** Gesamtwirkung größer als die Summe der Einzelwirkungen (C > A + B). Nur hier ist u.U. erlaubt, von Sensibilisierung, ggf. Potenzierung der Wirkungen, zu sprechen.
- **Hemmung:** Gesamtwirkung kleiner als die wichtigste Einzelwirkung (C < A bzw. C < B).

> **MERKE**
>
> Sensibilisierung bedeutet, dass die Gesamtwirkung mehrerer Agenzien größer ist als die Summe der Einzelwirkungen. Im In-vitro-Experiment verläuft die Dosis-Effekt-Kurve steiler als diejenige bei Überaddition der Effekte, bei der es lediglich eine Parallelverschiebung der Dosis-Effekt-Kurve gibt.

Radiochemotherapie

Onkologische Chemotherapeutika und Bestrahlung werden in der Onkologie zunehmend häufiger miteinander kombiniert. Dies geschieht in unterschiedlicher Weise und mit unterschiedlichem Behandlungsziel (Abb. 14.30):
- **Adjuvante Chemotherapie:** Nach einer Operation im Gesunden oder Bestrahlung erhält der Patient eine Chemotherapie, um mögliche Mikrometastasen in anderen, nicht behandelten Organen zu bekämpfen (systemischer Effekt).
- **Sequentielle Radiochemotherapie:** Zunächst werden mehrere Kurse einer Chemotherapie gegeben, anschließend folgt die Bestrahlung (systemischer Effekt, vermutlich nur geringe lokale Wirkungsverstärkung).
- **Alternierende Radiochemotherapie:** Chemotherapie und Radiotherapie werden abwechselnd, in sequentiellen Therapieblöcken,

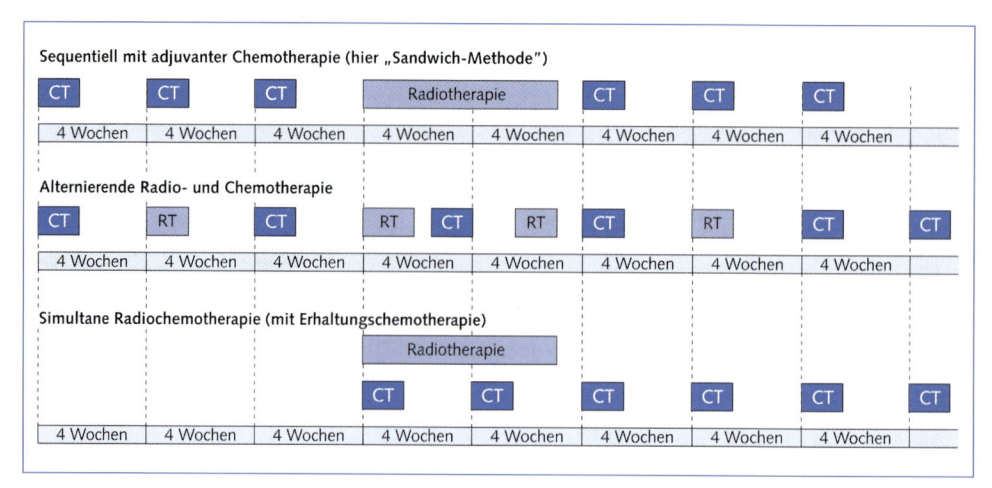

Abb. 14.30 Kombinationsmöglichkeiten von Radiotherapie (RT) und Chemotherapie (CT). Sequentiell mit adjuvanter Chemotherapie, alternierend und simultan (Radiochemotherapie ohne und mit Erhaltungschemotherapie).

verabfolgt (lokaler Effekt gesichert, systemische Wirkung in Diskussion).
- **Simultane Radiochemotherapie:** Chemotherapie und Radiotherapie werden sorgfältig aufeinander abgestimmt und simultan appliziert (kürzeste Behandlungsdauer, optimale lokale Wirkungsverstärkung, systemische Wirkung in Diskussion).

Als die derzeit erfolgversprechendste Therapieform gilt die **simultane Radiochemotherapie.** Dabei muss allerdings durch Auswahl geeigneter Substanzen sichergestellt sein, dass sich die Wirkungen von Strahlentherapie und Chemotherapie nur am Tumorgewebe addieren, nicht aber die Nebenwirkungen. Diese sind für gewöhnlich ganz unterschiedlicher Natur (Abb. 14.31). Ein überadditiver oder strahlensensibilisierender Effekt scheint gesichert zu sein bei Einzeldosen von ≤ 2 Gy und den Substanzen Actinomycin D, Doxorubicin, Cisplatin, Gemcitabin, BCNU und CCNU, Ara-C, Mitomycin C, Ifosfamid, Vincristin und Vindesin.

Nahezu alle **onkologischen Chemotherapeutika** beeinträchtigen das Blut bildende Knochenmark, sind also **hämototoxisch**, und zwar auch verstärkt in der Kombination mit Radiotherapie. Besonders mit Leukopenie und der unerfreulicheren, nämlich nur durch Thrombozytenkonzentrate behebbaren Thrombozytopenie muss gerechnet werden. Eine manchmal lebensbedrohliche Thrombozytopenie tritt vor allem nach Carboplatin, Gemcitabin, Ifosfamid und den Taxanen auf. Die Kombinationen von 5-FU und Strahlentherapie rufen u.U. eine starke Mukositis im Mund, Rachen und Magen-Darm-Trakt hervor.

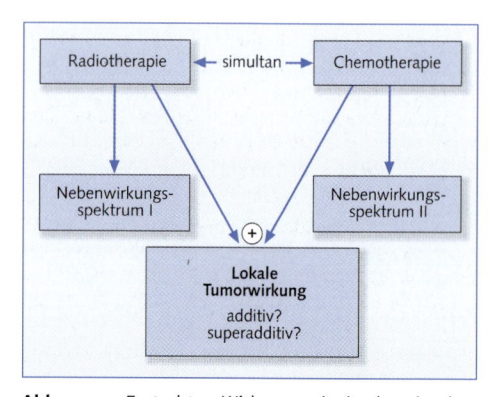

Abb. 14.31 Erstrebtes Wirkungsprinzip der simultanen Radiochemotherapie: Addition der Wirkungen von Radio- und Chemotherapie am Tumor, keine Addition der Nebenwirkungen am gesunden Gewebe (gespreizte Toxizität).

> **MERKE**
> Bei der Kombination von Radiotherapie und Chemotherapie sind die spezifischen Toxizitätsspektren zu beachten, die sich gegenseitig nicht verstärken sollen.

14.6.5 Weitere Therapieansätze

Der Vollständigkeit halber sei auf weitere Möglichkeiten der Effizienzsteigerung der Radiotherapie verwiesen, die in anderen Kapiteln ausführlicher besprochen werden. Eine detaillierte Darstellung würde hier den Rahmen sprengen.

- Wahl geeigneter Strahlenarten.
- Intrakavitäre und interstitielle Brachytherapie.
- Therapie mit offenen radioaktiven Stoffen.
- Hyperbare Sauerstofftherapie und Radiotherapie in Gewebshypoxie.

FRAGEN

Strahlenchemie
14.1 Wie unterscheiden sich direkte und indirekte Strahlenwirkung?
14.2 Was sind Radikale?
14.3 Welches sind die drei Primärradikale des Wassers?
14.4 Herrscht bei locker ionisierender Strahlung die direkte oder die indirekte Strahlenwirkung vor?
14.5 Was versteht man unter dem Sauerstoffeffekt?

Strahlenbiochemie
14.6 Welche Schäden verursacht ionisierende Strahlung an der DNA?
14.7 Wie ist der Zusammenhang zwischen Dosis und Strangbrüchen?
14.8 Was sind Bulky Lesions?
14.9 Kann die Zelle strahleninduzierte DNA-Schäden reparieren?
14.10 Wie lange dauern intrazelluläre Reparaturprozesse?
14.11 Was sind die Folgen von Misrepair der DNA-Schäden?

Zelluläre Strahlenbiologie
14.12 Auf einen Strahleninsult ausreichender Dosis reagieren die Zellen bzw. Gewebe mit Zellinaktivierung. Was ist darunter zu verstehen?
14.13 Was versteht man unter einer Zellüberlebenskurve?
14.14 Welcher Term in einer Zellüberlebenskurve beschreibt das Reparaturvermögen einer Zelle?
14.15 Welcher Term in einer Inaktivierungskurve (Überlebenskurve) beschreibt die Strahlenresistenz?
14.16 Warum verläuft eine Zellüberlebenskurve nach Hoch-LET-Strahlung vom Anfang an gerade, nämlich ohne Schulter?
14.17 Was bedeutet der α/β-Wert eines Gewebes nach dem linear-quadratischen Modell?
14.18 In welchem Bereich liegen die α/β-Werte von früh reagierenden Geweben?
14.19 Schonen Fraktionierung und Protrahierung früh oder spät reagierendes Normalgewebe?
14.20 Nennen Sie einige spät reagierende Gewebe.
14.21 Welche Phasen im Zellzyklus sind am strahlensensibelsten?
14.22 Wie viele Einzelstrangbrüche, Doppelstrangbrüche und Bulky Lesions verursacht 1 Gy dünn ionisierender Strahlung in jeder Zelle?
14.23 Worin besteht die Sicherungsstrategie bei der Zellzykluskontrolle?
14.24 Nennen Sie die bekanntesten Checkpoints im Zellzyklus.
14.25 Was versteht man unter Apoptose?

14.26 Wie wirkt sich der Zeitfaktor auf die biologische Strahlenwirkung aus?
14.27 Welche Rolle spielt der Zeitfaktor der biologischen Strahlenwirkung durch Hoch-LET-Strahlung?
14.28 Was versteht man unter Elkind-Erholung?
14.29 Was versteht man unter dem Fraktionierungsfaktor?
14.30 Was sagt das Schwarzschild-Gesetz?
14.31 Was versteht man unter dem Sauerstoffverstärkungsfaktor?
14.32 Wie hoch ist der Sauerstoffverstärkungsfaktor bei locker ionisierender Strahlung und bei dicht ionisierender Strahlung?
14.33 Wie stellt man sich Reoxygenierung nach einer Bestrahlungsfraktion vor?
14.34 Welche Hypothesen liegen der Strahlentherapie im hyperbaren Sauerstoffmilieu zugrunde und welche der Strahlentherapie in Hypoxie?
14.35 Welcher Zusammenhang besteht zwischen LET und der Schulter einer Zellüberlebenskurve?

Biologische Grundlagen der Strahlentherapie von Tumoren
14.36 Was versteht man unter dem Elektivitätsfaktor?
14.37 Wie ist die ideale Dosierung in der klinischen Strahlentherapie vor dem Hintergrund des Zusammenhangs zwischen Tumorkontrolle und Komplikationsrisiko?
14.38 Nach welcher Gesetzmäßigkeit erfolgt das Tumorwachstum?
14.39 Warum wächst ein Tumor nicht exponentiell?
14.40 Wie lässt sich die Proliferation eines Tumors bestimmen?
14.41 Welcher Zusammenhang besteht zwischen der Geschwindigkeit einer Tumorrückbildung und der Strahlensensibilität?
14.42 Gibt das histologische Bild eines Tumors Aufschlüsse über seine Strahlensensibilität?
14.43 Nennen Sie Ursachen für die Strahlenresistenz eines Tumors.
14.44 Worauf beruht intrinsische Strahlenresistenz?
14.45 Was besagt das Gesetz von Bergonié und Tribondeau?
14.46 Nennen Sie die vier Rs in der Strahlenbiologie, die zelluläre Strahlenresistenz bedingen.
14.47 Wie wirkt sich die Repopulierung von Tumorzellen auf die Strahlensensibilität aus?
14.48 Was hat Reoxygenierung von Tumorzellen mit Strahlenresistenz zu tun?
14.49 Wie sieht die konventionelle Fraktionierung einer Strahlenbehandlung aus?
14.50 Was ist Hyperfraktionierung und was akzelerierte Fraktionierung?
14.51 Welchen Einfluss haben Gesamtbehandlungsdauer, Bestrahlungspausen und akzelerierte Fraktionierungsrhythmen auf die Tumorkontrolle?
14.52 Welche Einzeldosis pro Bestrahlungsfraktion sollte bei kurativem Therapieansatz nicht überschritten werden?
14.53 Welche Temperaturen wirken strahlensensibilisierend?
14.54 Welche biologischen Wirkungen der Hyperthermie sind bekannt?
14.55 Welche Temperatur muss bei der Hyperthermie wie lange aufrechterhalten werden, um radiosensibilisierend zu wirken?
14.56 Was sind strahlensensibilisierende Substanzen im engeren Sinn?
14.57 Was ist der Unterschied zwischen additiven Straheneffekten und einer Strahlensensibilisierung?
14.58 Welches ist die lokal wirksamste Kombinationsform von Chemotherapie und Strahlentherapie?
14.59 Welches sind die Hauptziele der Kombination von Radiotherapie und Chemotherapie?
14.60 Welchen Vorteil hat die Neutronentherapie gegenüber einer dünn ionisierenden Strahlung?
14.61 Welchen therapeutischen Reiz haben Protonen und schwere Teilchen (Protonen, schwerer Kohlenstoff) im Vergleich zu elektromagnetischer Wellenstrahlung?

15 Grundlagen der Strahlenpathologie

15.1 Quellen der Strahlenexposition

Der menschliche Organismus kann radioaktiver Strahlung von außen ausgesetzt sein und radioaktives Material mit der Atmung oder der Nahrung aufnehmen. Entsprechend unterscheidet man folgende drei Expositionspfade:
- **Externe Exposition**
  - durch natürliche Strahlenexposition aus Kosmos und Erdboden (kosmische und terrestrische Strahlung),
  - aus künstlichen Strahlenquellen (inklusive Medizin und Forschung),
  - durch Reaktorunfälle, Kernwaffenversuche etc.
- **Inhalation**
  - der natürlichen Radongase ^{222}Rn (Radon) und ^{220}Rn (Thoron) in gemauerten Häusern, in Bädern, Radonquellen etc.,
  - von ^{210}Pb und ^{218}Po (Polonium) durch das Tabakrauchen,
  - von ^{14}C, ^{131}I, ^{137}Cs (Caesium) und ^{134}Cs nach Strahlenunfällen.
- **Ingestion**
  - von natürlichem ^{14}C in der Nahrung,
  - von ^{137}Cs, ^{90}Sr (Strontium), ^{131}I etc. nach Strahlenunfällen bzw. Kernwaffentests.

Welche Körperorgane von der Strahlenexposition besonders betroffen sind, richtet sich nach den chemischen Eigenschaften des Radioisotops, seinem physikalischen Zustand und der Partikelgröße. Die Art der ausgesandten Strahlung spielt dabei keine Rolle. Jod reichert sich in der Schilddrüse an, Strontium und Plutonium im Knochen, Caesium und Kalium im ganzen Körper. Plutonium und das ebenfalls radioaktive Zerfallsprodukt ^{90}Y (Yttrium) des ^{90}Sr gehen nach Inkorporation in eine kolloidale Form über und werden vom retikuloendothelialen System der Leber, der Milz und des Knochenmarks gespeichert. Man spricht von der **speziellen Organaffinität**.

Besondere Vorsicht ist beim Verzehr von landwirtschaftlichen Produkten geboten, die zum Zeitpunkt des radioaktiven Niederschlags noch nicht geerntet oder zubereitet waren. Innerhalb der sog. **Nahrungskette** können sich durch Stoffwechselprozesse ursprünglich unbedenkliche Konzentrationen des radioaktiven Materials in Pflanze und Tier bzw. in einzelnen Pflanzenbestandteilen und Tierorganen anreichern.

Tabelle 15.1 gibt die **Strahlenexposition** der Bevölkerung in der Bundesrepublik Deutschland wieder. Sie beträgt ca. 4 mSv pro Jahr. 61 % davon oder 2,4 mSv entfallen auf die natürliche Strahlenexposition, 39 % auf die künstliche Strahlenexposition, wobei die Medizin mit 1,5 mSv den weit überwiegenden Teil ausmacht.

> **MERKE**
> Gut 60 % der Strahlenexposition in der Bundesrepublik Deutschland kommen aus der Natur.

Strahlenexposition durch Radon

Etwa die Hälfte der natürlichen Strahlenexposition des Menschen, nämlich 1,3 mSv (Tab. 15.1), entfällt auf die Inhalation der Radongase, insbesondere von Thoron. Diese Gase sind radioaktive Zerfallsprodukte von Thorium und Uran, welche im Wesentlichen für die Radioaktivität der Gesteine, der meisten Baumaterialien sowie der Gewässer verantwortlich sind. Die Edelgase ^{222}Rn (Radon) und ^{220}Rn (Thoron) gelangen hauptsächlich aus dem Bauuntergrund in die Innenluft von Häusern; der Beitrag durch die Baumaterialien selbst und das Leitungswasser

Tab. 15.1 Strahlenexposition der Bevölkerung der Bundesrepublik Deutschland im Jahr 1988.

Mittlere effektive Dosis		Ca. 4 mSv
Natürliche Strahlenexposition: 61 %		
Kosmische Strahlung		0,3 mSv
Terrestrische Strahlung		0,5 mSv
Aufenthalt in Häusern (Radoninhalation)		1,3 mSv
Körpereigene Strahlung		0,3 mSv
	Summe ca.	2,4 mSv
Künstliche Strahlenexposition: 39 %		
Medizin		Ca. 1,5 mSv
Forschung/Technik		< 0,02 mSv
Fallout		< 0,01 mSv
Kerntechnische Anlagen		< 0,01 mSv
Beruf		< 0,01 mSv
Unfall im Kernkraftwerk Tschernobyl		ca. 0,04 mSv
	Summe ca.	1,6 mSv

spielt eine untergeordnete Rolle. Die physikalische Halbwertszeit ist mit 3,8 Tagen (^{222}Rn) bzw. 1 min (^{220}Rn) sehr gering. Als Edelgase werden sie im Körper nicht angereichert; durch ihren Zerfall entstehen aber Metalle, z.T. wiederum Radionuklide (^{218}Po, ^{210}Pb, ^{214}Bi [Wismut]), die sich an Luftpartikel anlagern und so eingeatmet werden können. Es handelt sich um Alphastrahler, die die Bronchialschleimhaut exponieren.

> **MERKE**
> Die Bedeutung des Radons und seiner Folgeprodukte für die Strahlenexposition des Menschen wurde lange unterschätzt, dabei macht sie für viele Menschen den Hauptteil der Strahlenexposition aus.

Die Konzentration der Radonzerfallsprodukte in der Luft schwankt beträchtlich. Im Freien ist sie noch am geringsten. Die höchsten Werte wurden in Kellern, Erdgeschossen und Bädern (in der Duschkabine während des Duschens!) gemessen. In gut isolierten Häusern mit luftdichten Fenstern und schlechter Belüftung enthält die Raumluft hohe Konzentrationen (Paradebeispiel ist das beliebte Holzhaus in Skandinavien auf felsigem Untergrund).

> **MERKE**
> Das Radon stammt aus natürlichen Quellen, doch die Radonexposition ist zivilisatorisch bedingt. Gute Raumbelüftung ist aktiver Strahlenschutz.

15.2 Stochastische und deterministische Strahlenfolgen

Zum Verständnis der biologischen Strahlenfolgen bzw. Strahlenschäden auf zellulärer Ebene, auf Organebene und am Gesamtorganismus ist es hilfreich, zunächst eine Systematik vorzugeben, die heute allgemein benutzt wird, und zwar von Biologen, Klinikern, Strahlenschutzärzten und internationalen Kommissionen: die Unterscheidung von stochastischen (zufälligen) und nichtstochastischen (besser nach ICRP: deterministischen) Prozessen (Abb. 15.1).

Stochastische Prozesse geschehen nach dem Zufallsprinzip. Es ist stets ein Entweder-Oder. Entweder es tritt ein Ereignis ein oder nicht. Hierzu gehören die Mutationen (genetische Defekte) und die Kanzerogenese. Eine „unschädliche Dosis" gibt es nicht. Auch kleine Dosen können Schäden verursachen; allerdings ist dabei die Wahrscheinlichkeit ihres Auftretens gering.

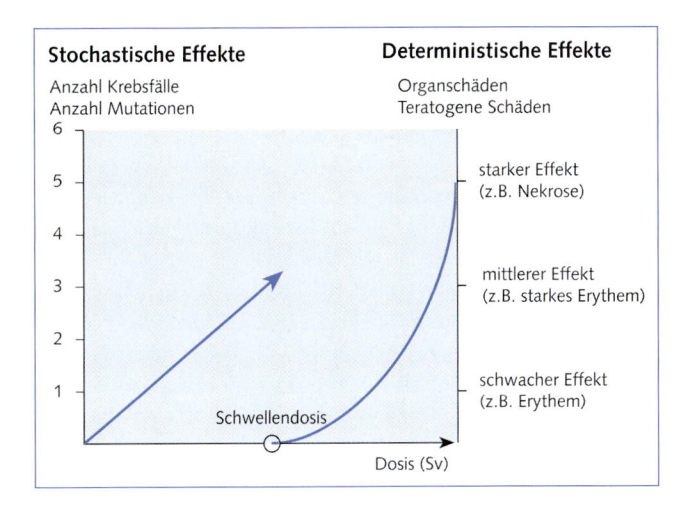

Abb. 15.1
Stochastische und deterministische Prozesse als Folge ionisierender Strahlung. Die Wahrscheinlichkeit stochastischer Prozesse nimmt mit der Dosis zu, nicht ihr Schweregrad. Deterministische Prozesse treten erst nach Überschreiten einer Schwellendosis auf, ihr Schweregrad nimmt mit der Dosis zu.

Mit steigender Dosis nimmt die Wahrscheinlichkeit stochastischer Prozesse zu.

Deterministische Prozesse (nichtstochastische) treten erst nach Überschreiten einer Schwellendosis auf (Abb. 15.1). Früh- und Spätschäden an Organen und Geweben sowie die teratogenen Strahlenfolgen, jeweils ausgenommen die Krebsinduktion, gehören dazu. **Mit steigender Dosis nimmt der Schweregrad des Schadens zu.**

> **MERKE**
> Stochastische Effekte erfolgen zufällig, die **Wahrscheinlichkeit** ihres Auftretens ist dosisabhängig, nicht der Schweregrad. Im Gegensatz dazu treten deterministische (nichtstochastische) Effekte erst nach Überschreiten einer **Schwellendosis** auf. Die Dosis bestimmt den Schweregrad der Effekte, nicht die Wahrscheinlichkeit ihres Auftretens.

Auf **stochastischer Gesetzmäßigkeit** beruhen
- genetische Veränderungen bzw. Defekte,
- die Induktion von Tumorerkrankungen (Kanzerogenese).

Auf **deterministischer Gesetzmäßigkeit** beruhen
- die akute Strahlenkrankheit,
- alle akuten Strahlenreaktionen an Geweben und Organen,
- alle chronischen Strahlenfolgen an Geweben und Organen mit Ausnahme der Kanzerogenese,
- alle Fehlbildungen und Wachstumsbehinderungen.

15.3 Hormesis

Ionisierende Strahlung kann im niedrigen Dosisbereich auch Zellfunktionen anregen. Dieser **stimulierende Effekt**, Hormesis genannt, ist die Grundlage der Entzündungs- und Reizbestrahlung bei gutartigen Erkrankungen, der Rheumabehandlung in Bergwerkstollen, der wohltuenden Wirkung von radonhaltigen Bädern etc. Bekannt wurden auch die Wachstumsförderung von Pflanzen, die Ertragssteigerung nach Bestrahlung des Saatguts, die Vitalitäts- und Proliferationssteigerung bei Einzellern und Insekten, die Lebensverlängerung bei Säugetieren, die Resistenzsteigerung gegenüber Krankheiten. Hormesis könnte sich durch verschiedene Phänomene erklären lassen:
- Regulatorische Überkompensation.
- Anregung von Abwehrmechanismen.
- Anregung von Reparatur.
- Anpassungsprozesse.

Neuere Untersuchungen geben Anlass zu der Vermutung, dass die Vorbehandlung mit kleinen Strahlendosen Zellen resistenter gegenüber letalen und mutagenen Schäden macht (Olivieri et al., 1984; Shadley und Wolf, 1987; UNSCEAR, 1994). Dieses Phänomen wird als adaptive Antwort bezeichnet. Bestätigten sich diese experimentellen Befunde, dass kleine Strahlendosen Reparaturmechanismen anregen, wäre so etwas wie eine Resistenzentwicklung gegenüber ionisierender Strahlung (wie es sie gegenüber Chemotherapeutika gibt) denkbar.

Die Frage einer möglichen Förderung der Reparaturmechanismen durch eine stimulierende Vorbehandlung berührt auch die Geschichte der Evolution. „Es wäre durchaus möglich, dass durch eine ständige Exposition der Lebewesen mit natürlicher energiereicher Strahlung während der Evolution Zellen mit lebenstüchtigen Reparaturmechanismen selektioniert wurden, die zur heute festgestellten großen Reparaturkapazität geführt haben" (Fritz-Niggli, 1997).

15.4
Strahlengenetik – genetische Strahlenfolgen

Genetische Strahlenfolgen beruhen auf Veränderungen des genetischen Materials (**Mutationen**); sie sind vererbbar. Die Gesamtheit des genetischen Materials einer Zelle bezeichnet man als **Genom**; es besteht aus 6×10^9 Basenpaaren. Derjenige Abschnitt auf einer DNA, der für ein Protein oder verschiedene verwandte Proteine kodiert, ist ein **Gen**. Der Mensch besitzt 30 000– 33 000 Gene, deutlich weniger, als bis zum Jahre 2001 angenommen (s. Kap. 14.1).

15.4.1
Mutationen

Mutationen sind bleibende Veränderungen des genetischen Codes einer Zelle (des Genoms). Übertragungsfehler, eventuell schon auf der Stufe der Transkription (Übertragung des Codes auf die RNA) oder später, während und nach der Translation, heißen **Modifikationen** (Fritz-Niggli, 1997). Modifikationen betreffen stets den somatischen Bereich.

Somatische Mutationen betreffen die Körperzellen (Somazellen), **Keimzellmutationen** die Keimzellen. Somatische Mutationen sind im Gegensatz zu den Keimzellmutationen nicht vererbbar. Für die Beurteilung der gesundheitlichen Strahlenrisiken bedeutet dies, dass somatische Mutationen die Einzelperson gefährden, während genetische Mutationen sowohl das Individuum betreffen als vor allem auch die Population Mensch (die Nachkommenschaft). Die Übertragung von verändertem Erbmaterial auf spätere Generationen und die dabei bestehende Möglichkeit der Multiplikation dieser Veränderungen machen die genetische Strahlenwirkung zu einem gefährlichen Strahlenrisiko unserer ganzen Gesellschaft.

Die Entstehungsmechanismen von somatischen und von Keimzellmutationen sind dieselben. Beide stellen nach heutigem Verständnis stochastische Strahlenfolgen dar. Es ist auch nicht sinnvoll, die genetischen den somatischen Schäden gegenüberzustellen, weil somatische Strahlenwirkungen, so die Kanzerogenese, stets im Zusammenhang mit genetischen Mutationen der Somazellen gesehen werden müssen: Mutationen sind der Auslöser von stochastischen somatischen Strahlenfolgen. Ein großer Teil der während des Lebens entstandenen Mutationen bleibt für gewöhnlich unentdeckt. Andere werden durch bedeutende Veränderung der Zelleigenschaften und Zellfunktionen sichtbar (**Veränderung des Phänotyps**), verändern den Stoffwechsel (**biochemische Mutationen**) oder bilden **Letalfaktoren**.

Außer durch ionisierende Strahlen entstehen Mutationen auch spontan oder werden durch verschiedene chemische und physikalische Noxen ausgelöst. Alle verursachenden Noxen erhöhen aber lediglich die Zahl der ohnehin schon spontan auftretenden Mutationen; sie erhöhen die spontane, d. h. die natürliche Mutationsrate. Die Ursache bzw. der auslösende Faktor einer Mutation ist ihr später nicht mehr anzusehen. Aber im Gegensatz zu manchen spezifisch wirkenden Chemikalien erzeugt Strahlung ein breites Spektrum von Mutationen mit praktisch allen Möglichkeiten der Gen- und Chromosomenveränderungen. Mutationen sind irreversibel. Während sich Vormutationszustände, gemeint sind DNA-Veränderungen, reparieren können, bleibt die einmal **fixierte Mutation** im Erbgut erhalten, es sei denn, sie mutiere zufälligerweise spontan oder durch erneute äußere Einwirkung zurück.

> **MERKE**
> - Genetische und somatische Mutationen können spontan, durch Kontakt mit chemischen Agenzien, durch ionisierende Strahlung oder durch Krankheit entstehen. Die Ursache einer Mutation ist ihr nicht mehr anzusehen.
> - Als Strahlenfolge gehören Mutationen zu den stochastischen Effekten.

Zwischen der Zahl der beobachteten Mutationen und der Dosis besteht ein direkter Zusammenhang. Das Maß ist die **Mutationsverdopplungsdosis.** Gemeint ist damit jene Strahlendosis, die ebenso viele Mutationen erzeugt wie die spontane Mutationsrate ist. Sie wird für den Menschen mit 0,6 Gy (Mittelwert 0,02–2 Gy) angenommen. Und daraus ergab sich der in der Strahlenschutzgesetzgebung seinerzeit als genetisch unbedenklich angenommene Grenzwert von 0,05 Sv pro Jahr für eine beliebige Person aus der Bevölkerung. Die Berechnung erfolgte 1977 folgendermaßen: Die Mutationsverdopplungsdosis sollte in der weiblichen Bevölkerung während einer 12-jährigen Generationszeit zwischen dem 18. und 30. Lebensjahr nicht überschritten werden. Daraus ergibt sich: 0,6 Sv dividiert durch 12 Jahre = 0,05 Sv pro Jahr. Im Jahre 2001 wurde dieser Grenzwert auf 0,001 Sv/Jahr (1 mSv) herabgesetzt. Er sollte mit den Risiken in anderen Bereichen, z. B. in verschiedenen Industriezweigen, vergleichbar sein.

> **MERKE**
> - Ionisierende Strahlung verursacht keine für sie typischen Mutationen, sondern erhöht lediglich die Inzidenz derjenigen Mutationen, die ohnehin schon spontan entstehen.
> - Die Mutationsverdopplungsdosis beträgt 0,6 Sv.

15.4.2
Systematik der genetischen und somatischen Mutationen

Chromosomen liegen während des Zellzyklus gelöst vor, sind also unsichtbar. Nur in der Metaphase kondensieren sie und können lichtmikroskopisch betrachtet werden. Je nach Beschaffenheit des beteiligten genetischen Materials unterscheidet man:

- **Genmutationen**
  Strukturelle **Änderung der Gene**, die teils dominant, meist aber rezessiv vererbt werden. Es sind dies die Punktmutationen und andere intragenische Mutationen (innerhalb eines Gens), wie Deletion, Inversion, Insertion und Duplikation von DNA-Sequenzen (Abb. 15.2). Im Lichtmikroskop unsichtbar, bestehen sie aus subtilen chemischen Veränderungen der DNA oder aus minimalen Fehlern der Basenfolge. Diese sind deshalb besonders fatal, weil eine solche Veränderung eines Tripletts (Kap. 14.1) bei der Transkription auf die RNA nicht als falsch erkannt, sondern fehlerhaft übernommen wird. Dadurch kommt es u.U. zu einer sog. Leserasterverschiebung auf dem gesamten folgenden DNA-Strang. Verursachte Krankheiten: u.a. Polydaktylie, Chorea Huntington, Retinoblastom, Sichelzellanämie, Farbenblindheit, Hämophilie, bösartige Tumoren („Krebs").

- **Chromosomenmutationen**
  Änderung der Chromosomenstruktur (Abb. 15.3): Es handelt sich z. B. um Translokationen, terminale Deletionen (Stückverluste), Ringformen, dizentrische Chromosomen mit azentrischen Fragmenten. 60–80 % dieser Mutationen überstehen die nächste Zellteilung nicht; sie sind Letalfaktoren. Die überlebenden Mutationen sind u.U. sehr gefährlich, vor allem die Translokationen.

- **Genommutationen**
  Änderung der Chromosomenzahl oder Änderung ganzer Chromosomensätze, z. B. Trisomie 21 (3× Chromosom 21 = Down-Syndrom), Turner-Syndrom der Frau (X0, d.h. Verlust eines X-Chromosoms), Klinefelter-Syndrom des Mannes (XXY, also ein zusätzli-

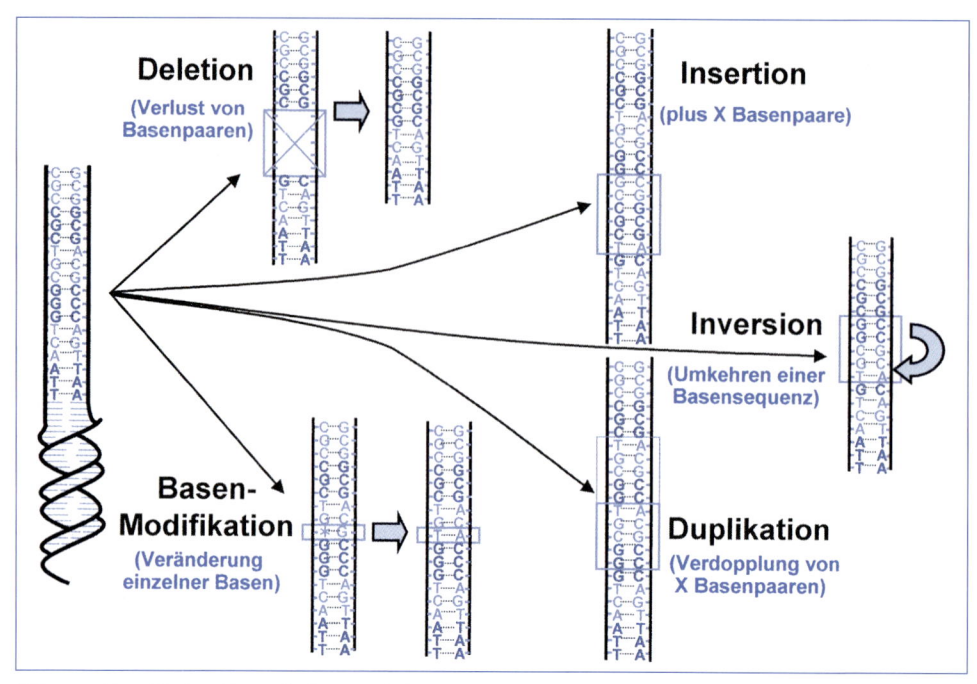

Abb. 15.2 Verschiedene Typen der intragenischen Mutationen. Jeweils drei Basenpaare ergeben ein Triplett. Bei der Transkription wird immer triplettweise abgelesen. Liegen z.B. Deletionen, Insertionen oder bestimmte Duplikationen vor, wird nicht nur der betreffende Fehler übertragen, sondern es kommt zu einer Leserasterverschiebung auf dem ganzen folgenden Strang.

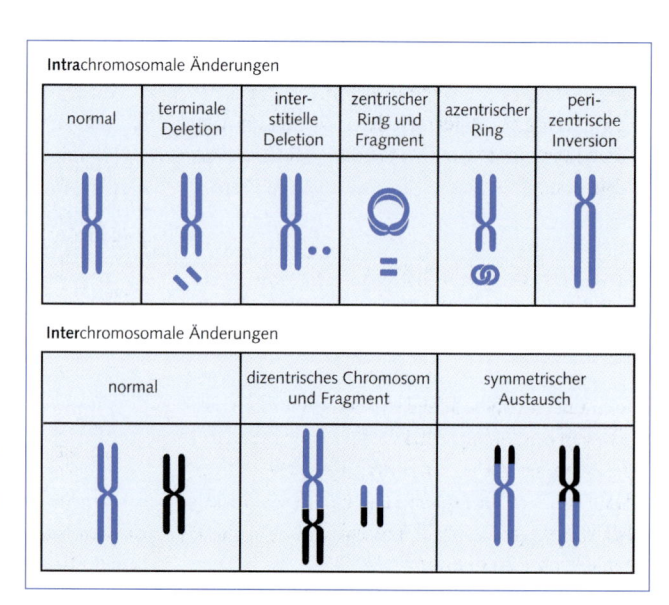

Abb. 15.3 Chromosomenaberrationen, die nach einem Strahleninsult bei einer Chromosomenanalyse an Lymphozyten in der Metaphase sichtbar werden können.

ches „weibliches" X-Chromosom). Nach der Zahl der Chromosomensätze unterscheidet man hier außerdem:
- **Euploidie** = normaler Chromosomensatz,
- **Aneuploidie** = nicht ganzzahlige Veränderung des Chromosomensatzes (Vervielfachung oder Verminderung),
- **Polyploidie** = ganzzahlige Vervielfachung des Chromosomensatzes.

Mechanismen der Mutationsentstehung

Nach heutigem Verständnis gehören die strahleninduzierten Mutationen zu den stochastischen Strahlenfolgen. Zumindest drei Mechanismen kommen in Frage:
- **DNA-Schaden** durch direkte oder indirekte Strahlenwirkung (Kap. 14.2), aber auch spontan oder aus anderer Ursache.
- **Misrepair:** Fehlreparatur eines DNA-Schadens. In Mikroorganismen z. B. sind die meisten Mutationen Folge einer solchen Fehlreparatur.
- **Bewegliche Chromosomenteile** wandern von einer Chromosomenstelle zu einer anderen (Fritz-Niggli, 1997), wodurch ebenfalls die Aktivität der Gene und somit der genetische Code verändert werden. Möglicherweise beruhen spontane Mutationen auf diesem Mechanismus.

Krankheiten mit erhöhter DNA-Empfindlichkeit bzw. eingeschränktem DNA-Reparaturvermögen

Die meisten DNA-Schäden werden normalerweise repariert (Kap. 14.4.2). Dieses Reparaturvermögen der Zelle kann durch Krankheiten geschwächt oder behindert sein. In diesen Fällen besteht gesteigerte Strahlensensibilität. Folgende Beispiele sind zu nennen:
- **Xeroderma pigmentosum (XP):** rezessiv-autosomal vererbte Störung der Nukleotidexzisionsreparatur (NER). Symptome: Sonnenlichtüberempfindlichkeit, Hauttumoren, neurologische Defizite.
- **Cockayne-Syndrom:** rezessiv-autosomal vererbte Störungen der Postreplikationsreparatur. Symptome: Zwergwuchs, Oligophrenie, Netzhautentzündung, Schwerhörigkeit, Sonnenlichtüberempfindlichkeit.
- **Bloom-Syndrom:** rezessiv-autosomal vererbte symmetrische Chromosomenaberrationen (mitotische Rekombinationen) und Chromatidaustausch. Symptome: Sonnenlichtüberempfindlichkeit, proportionierter Minderwuchs.
- **Ataxia teleangiectatica (AT):** rezessiv-autosomal vererbte, erhöhte Sensibilität für Strahlung (ionisierende Strahlen, Sonnenstrahlen). Symptome: erweiterte oberflächliche Hautgefäße, Koordinationsstörungen. Das Gen kommt zwar relativ selten in der homozygoten Konstellaton vor; wichtig für die klinische Strahlentherapie aber ist, dass man es bei Patienten häufiger heterozygot, also unbemerkt antrifft. In beiden Fällen fällt eine besonders starke Strahlenreaktion auf.
- **Fanconi-Anämie:** rezessiv-autosomal vererbte Neigung zu vermehrten Chromosomenbrüchen, dadurch extreme Empfindlichkeit gegenüber chemischen Noxen. Symptome: Wachstumsverzögerung, Mikrozephalie, kindliche Knochenmarkserkrankungen.

> **MERKE**
>
> Einige Krankheiten beruhen auf einer defekten Reparaturkapazität der Zelle für DNA-Schäden. Dadurch besteht eine hohe Empfindlichkeit der DNA gegenüber einer Vielzahl von Noxen, auch gegenüber ionisierender Strahlung.

15.4.3 Somatische Mutationen

Mutationen des genetischen Codes der Somazellen (Körperzellen) lassen sich in bestrahlten Zellen relativ einfach feststellen und sind deshalb von hohem Interesse.
- So dienen Lymphozytenkulturen dazu, strahleninduzierte somatische Mutationen

bei strahlenexponierten Personen aufzudecken. Solche treten schon nach 0,1–0,2 Sv auf. Praktisch wird so vorgegangen, dass Lymphozyten der Untersuchungsperson in der G_0- oder G_1-Phase zu mitotischer Aktivität stimuliert, in der Mitose mit Colchicin arretiert und dann in der Metaphase mikroskopiert werden. Da – wie gesagt – somatische Mutationen bereits durch relativ kleine Strahlendosen auszulösen sind, bietet sich ihre Analyse als Strahlendosimeter an; z. B. zur Schätzung der von der Person absorbierten Dosis nach Ganzkörperbestrahlung bei Reaktorunfällen, Strahlenunfällen im Labor etc. Man spricht geradezu von einen **biologischen Strahlendosimeter**. Auch nach Radiojodtherapie, retrograder Urographie, langen Durchleuchtungszeiten und nach beruflicher Strahlenexposition lassen sich noch nach Jahren Chromosomenaberrationen in den Lymphozyten feststellen.

- In Frage stehende mutagene Substanzen unserer Umwelt lassen sich in vitro an Säugerzellen auf ihr tatsächliches Gefährdungspotential hin untersuchen.
- Auch lässt sich wissenschaftlich untersuchen, ob bestimmte somatische Mutationen mit der Entwicklung und ggf. Häufung bestimmter Krankheitsbilder im Zusammenhang stehen, beispielsweise mit Tumorerkrankungen, Entwicklungsstörungen und immunologischen Erkrankungen.
- Zu bedenken ist allerdings, dass vergleichende Analysen mit zahlreichen Fehlermöglichkeiten belastet sind. Auch nimmt die spontane Mutationsrate mit dem Alter zu ($1,7 \times 10^{-4}$ pro Zelle alle 10 Jahre), ebenfalls nach Infektionskrankheiten (Grippe, Masern, Windpocken, Hepatitis), nach Medikamenteneinnahme etc.

> **MERKE**
>
> Da somatische Mutationen schon durch relativ kleine Strahlendosen ausgelöst werden können, bietet sich die Zytogenetik als biologisches Strahlendosimeter an. Genetische Mutationen lassen sich lichtmikroskopisch nicht erkennen, sondern allenfalls an Folgegenerationen wegen veränderter Merkmale vermuten.

Abbildung 15.3 zeigt eine Auswahl von Chromosomenaberrationen, die – wie gesagt – in der Metaphase der Mitose lichtmikroskopisch sichtbar werden. Sie beruhen auf einer Fusion nicht zusammengehöriger Chromosomenbruchstücke nach einem **Bruch** infolge Chromosoneninstabilität. Es entstehen zum Teil bizarre Formen. Typisch für die strahleninduzierten Mutationen ist die Häufung von **dizentrischen Chromosomen** mit **azentrischen Fragmenten**, von **Ringchromosomen** und **Translokationen** (Austausch von Chromosomenfragmenten). Dizentrische und Ringchromosomen sind Letalfaktoren für die Zelle. Diese stirbt also ab, so dass an und für sich gefährliche Mutationen ausgeschieden werden. Azentrische Fragmente gehen verloren. Stabil und deshalb besonders gefährlich sind die Inversionen und Translokationen. Sie sind eine wesentliche Ursache der Kanzerogenese!

Homologe (gleichartige) Chromosomen können auch Stücke austauschen, eine besondere Form der Translokation. Es entstehen u.U. neue Genkonfigurationen, die bedeutungsvoll werden können: Heterozygote Merkmale in den Zellen können sich so zu homozygoten herausmendeln, rezessive Merkmale dadurch plötzlich manifest werden. Diese Umstellungen der Chromosomenstruktur werden auch durch Stückaustausch von Schwesterchromatiden erreicht (**Schwesterchromatidenaustausch**).

Nach Bruch eines Chromosoms können auch zusammengehörige Fragmente wieder zusammenkommen und verheilen. Dann bleibt der Bruch unbemerkt. Man spricht von **Restitution**.

15.4 Strahlengenetik – genetische Strahlenfolgen

> **MERKE**
> - Es gibt ab > 25 mSv eine eindeutige Dosis-Effekt-Beziehung bezüglich der Zahl von beobachteten somatischen Mutationen nach Strahleneinwirkung.
> - Die Zahl der instabilen Chromosomenaberrationen nimmt nach Strahleneinwirkung rasch ab. Stabile Aberrationen sind noch nach Jahren nachweisbar.
> - Wie bei allen anderen Strahlenfolgen auch spielen der Zeitfaktor und der lineare Energietransfer eine Rolle: weniger Mutationen bei fraktionierter oder protrahierter Bestrahlung, mehr Mutationen bei größerer Ionisationsdichte.

Kanzerogenese durch Mutationen

Die Zellproliferation und die Zelldifferenzierung stehen unter ständiger positiver (aktivierender) und negativer (hemmender) Kontrolle (Kap. 14.1). Krebs entsteht durch das Zusammenspiel verschiedener Mechanismen, wobei sowohl Mutationen von Protoonkogenen als auch Mutationen von Tumorsuppressorgenen vorkommen. Das heißt, die Aktivierung von Onkogenen, der Verlust an Tumorsuppressorgenen oder beides führt zu Krebs.

- **Protoonkogene** befinden sich in jeder Zelle. Dazu gehören Wachstumsfaktoren und deren Rezeptoren auf der Zelloberfläche; Proteine, die im Zellinnern an der Weiterleitung von Wachstumssignalen beteiligt sind; Transkriptionsfaktoren, die im Zellkern die Expression von Genen steuern, die für das Zellwachstum und die Zellteilung wichtig sind. Protoonkogene können über drei Mechanismen aktiviert und dadurch zu Krebs erzeugenden Genen (Onkogenen) mutiert werden: 1. durch Punktmutation bzw. intragenische Mutationen, wie Deletion, Inversion, Insertion und Duplikation, 2. durch Chromosomenmutation, vor allem durch Translokation (so dass der normale Ein- und Ausschaltmechanismus der Protoonkogene „umgeschaltet" wird, Abb. 15.4), und 3. durch Genamplifikation (Genvermehrung). In diesem Fall erzielt bereits die Mutation eines einzelnen Allels der beiden vom Vater oder der Mutter stammenden Gene die onkogene Wirkung, z. B. die Beschleunigung der Zellproliferation (= **dominante Mutation**). Das entstandene Onkogen auf einem Allel wirkt also bereits dominant bei der Ausprägung des malignen Phänotyps (Erscheinungsbild).
- **Tumorsuppressorgene**, z. B. p53 (der „Wächter des Genoms"), üben in dem hochkontrollierten Zusammenspiel der Zellteilung eine

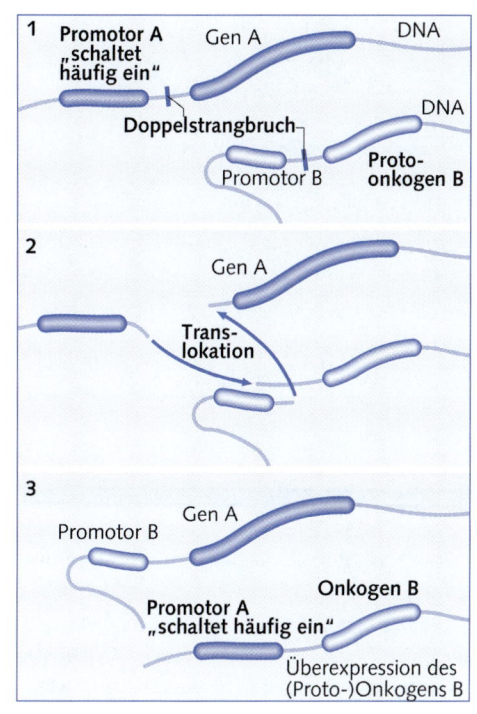

Abb. 15.4 Protoonkogen-Aktivierung durch Translokation.
(1) Gen A mit Promotor A, der häufig „einschaltet", und Gen B (ein Protoonkogen) mit seinem Promotor B, der nur selten „einschaltet". Durch Doppelstrangbrüche werden beide Gene von ihren spezifischen Promotoren getrennt.
(2) Es findet ein Misrepair im Sinne einer Translokation statt, d. h., es kommt zu einer Verknüpfung mit falschen Promotoren.
(3) Die Verbindung des Protoonkogens (B) mit dem „häufig einschaltenden" Promotor (A) aktiviert es zum Onkogen. Dadurch ist eine Voraussetzung für die Karzinogenese erfüllt.

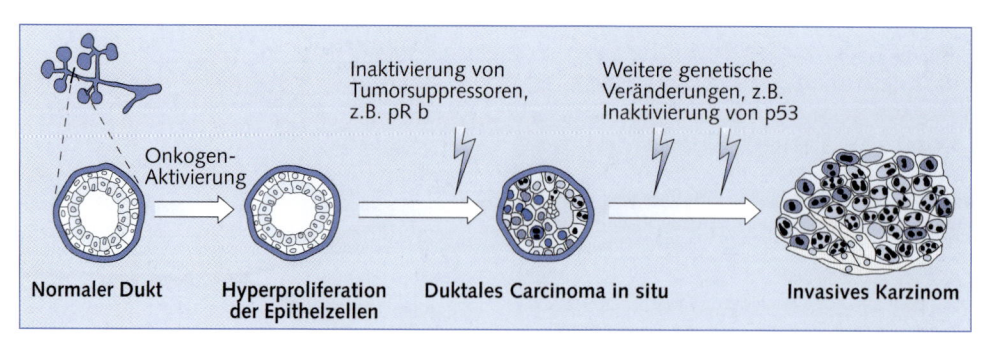

Abb. 15.5 Tumorprogression am Beispiel des Mammakarzinoms. Eine initiale genetische Veränderung, z. B. die Aktivierung eines Onkogens, führt zur Hyperproliferation einer Epithelzelle. Durch weitere genetische Veränderungen kommt es zum nichtinvasiven Tumor, dem duktalen Carcinoma in situ. Weitere genetische Veränderungen führen zum invasiven Mammakarzinom.

hemmende Regulatorfunktion aus. Entfällt diese negative Regulation, kommt es im Zusammenwirken mit aktivierten Onkogenen zur unkontrollierten Zellproliferation. Zunächst entsteht ein gutartiger Tumor, der durch weitere genetische Veränderungen maligne entartet (= **Progression**) und dann seinen angestammten Gewebeverband verlässt (Abb. 15.5). Man nimmt heute an, dass diese Progression der Normalzelle zur Krebszelle durch etwa sieben Mutationen hervorgerufen wird. Anders als bei der Aktivierung von Protoonkogenen müssen zur funktionellen Inaktivierung eines Tumorsuppressorgens beide Allele des Gens mutiert sein. Wäre nämlich nur eines von beiden ausgeschaltet, bliebe das zweite aktiv und würde die Inaktivierung des Suppressorgens verhindern (= **rezessive Mutation**). Das Retinoblastom war der erste Tumor, bei dem der Verlust eines Suppressorgens als Ursache für die Tumorentstehung nachgewiesen werden konnte.

- **Reparaturdefiziente Syndrome** (s.o.), von denen die Ataxia teleangiectatica (AT) das bekannteste ist, bedingen, dass die Zelle unfähig oder stark behindert ist, DNA-Schäden zu reparieren. Sowohl AT-Homozygote als auch AT-Heterozygote zeigen eine erhöhte spontane Krebsrate. Obwohl AT-Heterozygote nur 1 % der Bevölkerung ausmachen, werden ihnen 20 % aller Mammakarzinome angelastet, vor allem bei jungen Frauen. Es wird auch angenommen, dass AT-Heterozygote besonders sensibel für strahleninduzierte Tumoren sind; dies ist aber bisher nicht bewiesen.

> **MERKE**
>
> Das gefährlichste Risiko von strahleninduzierten, stabilen somatischen Mutationen für den Menschen ist die **Kanzerogenese**. Protoonkogene können zu Onkogenen aktiviert werden, wobei bereits die Mutation auf einem Chromosom (Allel) ausreicht (= **dominante Mutation**). Für die **Inaktivierung** von **Tumorsuppressorgenen** ist eine Mutation auf beiden Allelen erforderlich (= **rezessive Mutation**). Gene im heterozygoten Zustand können sich durch **mitotische Rekombination** herausmendeln und homozygot werden (beim Retinoblastom vermutet), und Patienten mit **reparaturdefizienten Erkrankungen** haben eine bedeutend höhere Krebserwartung als Normalpersonen.

15.4.4 Genetische Mutationen an den Keimzellen

Im Gegensatz zu den genetischen Mutationen an den Somazellen, die ein individuelles Risiko definieren, betreffen genetische Mutationen in den Keimzellen die **Population Mensch**: Sie werden vererbt, sind u.U. nach Tausenden von Jahren noch existent und stellen somit die schwerwiegendste Strahlenwirkung für die

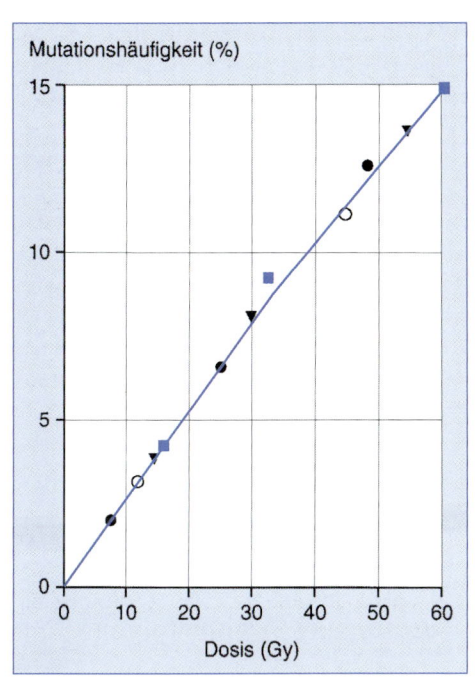

Abb. 15.6 Mutationsauslösung im X-Chromosom der Taufliege Drosophila durch verschiedene Strahlenarten geringer Ionisierungsdichte: ○ 10-kV-Röntgenstrahlen; ● 160-kV-Röntgenstrahlen; ▼ γ-Strahlen; ■ β-Strahlen.

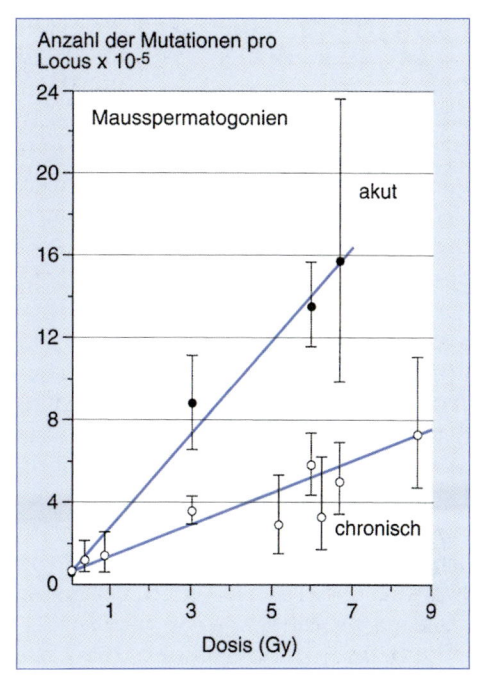

Abb. 15.7 Mutationsauslösung in Mäusen nach Bestrahlung männlicher Tiere mit hoher Dosisleistung (akut, 900 mGy/min) und geringer Dosisleistung (chronisch, < 8 mGy/min).

Menschheit dar. Die Mutationsentstehung ist eigentlich nicht neu. Menschliches Erbgut zeichnet sich durch zahlreiche, spontane Mutationen aus, und neben ständig neu entstehenden scheiden permanent Mutationen aus. Überwiegt der Mutationsdruck und werden Lebewesen durch neue Genkonfigurationen geänderten Umweltbedingungen angepasst, spricht man von Evolution. Die biologischen Systeme können andererseits genetische Veränderungen in großem Umfang reparieren. Dies garantiert die hohe **Stabilität des Erbmaterials**.

Informationen zu strahlengenetischen Effekten stammen ausschließlich aus dem Tierexperiment. Auch hier gilt, dass Strahlung nicht einzigartige neue Mutationen setzt, sondern lediglich bekannte, sowieso spontan auftretende Mutationen gehäuft auftreten lässt (wie Translokationen, Stückausfälle, Inversionen etc.). Das ist seit 1927 aus den Experimenten mit der Fruchtfliege Drosophila bekannt. Die Häufigkeit von genetischen Mutationen nimmt linear mit der Strahlendosis zu (Abb. 15.6). Entsprechende Beobachtungen machte man auch bei Bakterien, Hefen und vielen anderen Mikroorganismen.

> **MERKE**
>
> Es ist äußerst problematisch und deshalb nicht zu empfehlen, von Befunden an Mikroorganismen, Insekten oder Mäusen Rückschlüsse auf den Menschen zu ziehen. Genetische Tests an Säugetieren gestalten sich sehr kompliziert. Lediglich Vermutungen sind zulässig.

Das Ehepaar Russel führte in den 50er Jahren ein gigantisches Experiment an 8 Mio. Mäusen durch („**Mega-Maus-Projekt**") und suchte nach sieben verschiedenen Arten von Mutationen, beginnend mit dem Merkmal Fellfarbe bis hin zu verkrüppelten Ohren. Die Dosis betrug ca.

1–8,5 Gy. Es bedurfte dieser gewaltigen Menge von Mäusen, um die beobachtete sehr geringe Mutationsrate mit hinreichender Sicherheit darstellen zu können. Abbildung 15.7 zeigt, dass die Mutationsrate wiederum mit der Dosis linear zunahm. Mutationen konnten repariert werden, und zwar vor allem dann, wenn mit geringer Dosisleistung bestrahlt wurde. So war bei chronischer Bestrahlung über längere Zeiträume die Mutationsrate dreimal geringer als bei akuter Bestrahlung. Sorgfältige Beobachtungen von strahlenexponierten Personen lassen vermuten, dass Menschen für genetische Effekte auf keinen Fall sensibler sind als Mäuse; eher das Gegenteil wird vermutet: In Japan wurden 63 034 Kinder von Überlebenden der Atombombenabwürfe auf Hiroshima und Nagasaki systematisch nachuntersucht. Dabei wurden zwischen 1948 und 1990 zwar Veränderungen der Serumproteine und chromosomale Aberrationen in Lymphozyten und Granulozyten beobachtet, bis heute aber keine Häufung von Keimzellmutationen, geschweige denn genetisch bedingten Krankheiten einschließlich Krebs. Interessanterweise war die Sensibilität bei Männern größer als bei Frauen.

> **MERKE**
>
> Genetische Mutationen und Veränderungen des Phänotyps bzw. „Erbkrankheiten" durch ionisierende Strahlung wurden an Mikroorganismen, Insekten und Mäusen beobachtet. Für den Menschen wurde Ähnliches nicht beobachtet, geschweige denn wissenschaftlich überprüfbar nachgewiesen.

Aus den Daten des Mega-Maus-Projekts hat die Kommission BEIR (Committee on the Biological Effects of Ionizing Radiation) für den Menschen die Verdopplungsdosis für genetische Mutationen mit etwa 1 Sv (0,5–2,5 Sv) angesetzt. Diese Dosis soll also die Anzahl spontan ohnehin auftretender Mutationen verdoppeln. Die internationale Kommission UNSCEAR (United Nations Report: Scientific Committee on the Effects of Atomic Radiation) schätzt das Risiko für das Auftreten schwerer genetischer Schäden in allen zukünftigen Generationen mit 1 % pro 1 Sievert (Sv). Dieser Wert ist damit fünfmal niedriger als das Risiko für radiogene, tödlich verlaufende Tumorerkrankungen.

Die Dosis von 1 Sv als zusätzliche Belastung der Keimdrüsen durch eine zivilisatorisch bedingte Strahlenexposition ist als völlig unrealistisch einzustufen. Hinzu kommt Folgendes: Die Rate an spontanen Mutationen nimmt allein schon mit dem Alter des Vaters – sofern älter als 40 Jahre – um das Mehrfache zu ($1{,}7 \times 10^{-4}$ pro Zelle alle 10 Jahre). Eine nur geringe Zunahme von Kindern älterer Väter würde somit die Zahl spontaner Mutationen in der Bevölkerung stärker ansteigen lassen als jede unter vernünftigen Annahmen denkbare Strahlendosis.

15.5 Teratogene Strahlenfolgen

Hierunter versteht man die Strahlenschäden am ungeborenen Kind. Folgende prinzipielle Effekte sind zu nennen (Abb. 15.8 und Tab. 15.2):
- **Tod**, pränatal oder neonatal (vor oder nach der Geburt).
- **Organfehlbildungen**, vor allem Schäden des Zentralnervensystems.
- **Wachstumsstörungen** ohne Organfehlbildungen.
- **Normale Entwicklung** ohne Schäden.

> **MERKE**
>
> Vom Zeitpunkt der Schwangerschaft – besser: vom Alter des Embryos bzw. Fetus –, von der Dosis und der Dosisrate hängt ab, welcher teratogene Strahlenschaden zu erwarten ist und ob überhaupt ein solcher befürchtet werden muss.

Blastogenese (Präimplantationsperiode)

In den ersten 8–9 Tagen nach der Konzeption, also vor der Nidation des befruchteten Eis in der Uterusschleimhaut, ist der Embryo am strahlenempfindlichsten. Bereits nach 0,05 Sv wurden

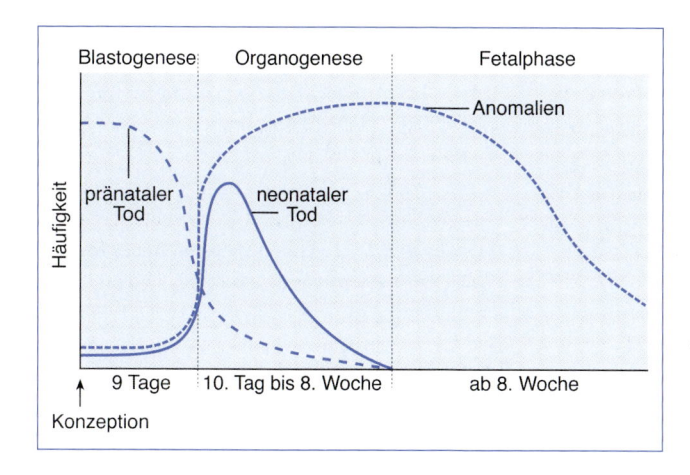

Abb. 15.8
Häufigkeit teratogener Schäden in Abhängigkeit vom Zeitpunkt der Strahlenexposition während der Schwangerschaft.

Tab. 15.2 Wachstums- und Entwicklungsstörungen (teratogene Schäden) ohne Karzinogenese.

Entwicklungsstadium	Zeitraum	Effekt
Blastogenese (Präimplantationsperiode)	7–9 Tage	Intrauteriner Fruchttod (Resorption) oder ungeschädigte Embryonen
Organogenese (Organdifferenzierung)	10.–60. Tag	Anomalien: Kleinwuchs, Skelettanomalien, geistige Retardierung, Mikro- und Anenzephalie, Hydrozephalus, Mikro- und Anophthalmus, pränataler Fruchttod
Fetalperiode (Wachstumsperiode)	Ab 8. Woche	Minderwuchs, Mikroenzephalie, Intelligenzeinbuße, Gleichgewichtsstörung, Sterilität, neonataler Fruchttod
Postnatalperiode	Postnatal	Wachstumsverzögerung, Fehlbildungen von Augen, Zähnen, weiblicher Brust und Zentralnervensystem

an der Maus Todesfälle festgestellt. Stirbt der Embryo nicht, so entwickelt er sich ganz normal weiter („Alles-oder-Nichts-Gesetz"). Am Menschen liegen Beobachtungen verständlicherweise nicht vor. Bestrahlte Präimplantationsembryonen von Mäusen zeigen aber durchaus bleibende Mutationen und unmittelbar pränatal eine gegenüber dem Normalen erhöhte Strahlenempfindlichkeit. Bei ihnen soll auch das Risiko, im „späteren Leben" einen bösartigen Tumor zu entwickeln (Kanzerogenese), erhöht sein. Die Bestätigung dieser Befunde für den Menschen steht noch aus.

Organogenese (Periode der Organbildung)

Eine Strahlenexposition 10–60 Tage nach der Konzeption verursacht am Tier Fehlbildungen der Organe, in erster Linie Entwicklungsstörungen des **zentralen Nervensystems** (Tab. 15.2). Mit dem Einsetzen der Organbildung – also in den ersten 2 Wochen – ist die Empfindlichkeit für Fehlbildungen und für die Neugeborenensterblichkeit am größten, nimmt dann aber stetig ab. Am Menschen wurden außer Mikroenzephalie und geistiger Unterentwicklung (Retardierung) im Gegensatz zum Tier keine weiteren Organfehlbildungen gefunden (z. B. bei überlebenden Atombombenopfern in Japan, die in utero bestrahlt worden waren). Eine Dosis bis 0,05 Sv gilt als unbedenklich. Würde ein Embryo im Mutterleib einer Strahlendosis von 1 Gy ausgesetzt, rechnet man mit einem Risiko für Fehlbildungen von 50 %.

Fetogenese (Wachstumsphase)

Nach dem 61. Tag nimmt die Fehlbildungsgefährdung der Feten drastisch ab. Eine Ausnahme bildet die **Hirnentwicklung**. Überhaupt ist das sich entwickelnde Gehirn für teratogene Wirkungen wesentlich empfindlicher als die meisten anderen embryonalen und fetalen Gewebe. Das Schadensrisiko des Vorderhirns mit der Gefahr schwerer geistiger Retardierung ist zwischen der 8. und 15. Schwangerschaftswoche am höchsten, vor der 8. Woche offenbar noch gering, hält aber bis zur 25. Woche an (Tab. 15.2 und Abb. 15.8). Beim Menschen nicht beobachtet, aber im Tierexperiment dokumentiert sind Effekte am hämatopoetischen System, an Leber und Niere. Auch besteht der dringende Verdacht, dass eine Strahlenexposition in der Fetalphase das Krebsrisiko nach 10–15 Jahren um den Faktor 1,5–2 erhöht. Diese Vermutung wurde allerdings bei den japanischen Überlebenden der Atombombenkatastrophe nicht bestätigt.

Als **kritische Dosis** gelten für die ganze Schwangerschaft 0,5 Sv mit einem Limit pro Monat von 0,05 Sv. Das zusätzliche Krebsrisiko wird mit 6 % pro 1 Sv (6 % × Sv^{-1}) angesetzt.

Postnatale Periode

Bis zum Abschluss des Wachstums bleiben das zentrale Nervensystem, Skelett, Augen, Zähne und Brustdrüse weiterhin gefährdet, allerdings mit ständig abnehmender Empfindlichkeit.

> **MERKE**
>
> Neben dem differenzierten Risiko für Fehlbildungen durch Strahlenexposition in der Schwangerschaft wird vermutet, dass ionisierende Strahlung während der ganzen Embryonal- bzw. Fetalentwicklung das Risiko des Kindes erhöht, im postnatalen Leben einen bösartigen Tumor zu entwickeln. Für diese Vermutung fehlen allerdings Belege, z. B. aus Hiroshima und Nagasaki.

15.6 Somatische Strahlenfolgen

15.6.1 Stochastische somatische Schäden (Kanzerogenese)

> **MERKE**
>
> Das wichtigste Strahlenrisiko für den Menschen ist die Krebsentwicklung (Kanzerogenese). Es ist in der Röntgendiagnostik, Strahlentherapie und Nuklearmedizin gleichermaßen zu bedenken. Die wesentliche Ursache ist die Transformation der Somazelle (normale Körperzelle) infolge somatischer Mutationen.

Offensichtlich gibt es für die Kanzerogenese keine unschädliche Schwellendosis. Und ionisierende Strahlung fördert die Entwicklung bösartiger Tumoren in allen Organen. Dabei sind Magen-Darm-Trakt, Lunge, weibliche Brust und Knochenmark besonders gefährdet. Es folgen Schilddrüse, Speiseröhre, Leber und Niere (Tab. 15.3).

Unsere Kenntnisse von der strahleninduzierten Kanzerogenese stammen aus Beobachtungen an unfreiwillig oder beruflich **exponierten Menschen**: Es sind dies

- Atombombenopfer in Japan (Hiroshima und Nagasaki),
- Bewohner der Marshall-Inseln, die durch Kernwaffenversuche exponiert wurden,
- Patienten, die in der Medizingeschichte vielfach geröntgt oder wegen gutartiger Krankheiten bestrahlt wurden (Röntgenaufnahmen bei Lungentuberkulose, Behandlung des

Tab. 15.3 Geschätzte Lebenszeitrisiken für somatische Spätschäden*.

Organ	Risikoschätzung zusätzlicher Krebsfälle	
	Deutsche Bevölkerung	Amerikanische Bevölkerung
Rotes Knochenmark	52	48
Knochenhaut	1	2
Brust	80	87
Lunge	90	138
Gastrointestinaltrakt	224	189
Schilddrüse	17	7
Andere	38	96
Summe (pro 0,01 Sv/1 Mio.)	502	567

* gemittelt über die deutsche und amerikanische Bevölkerung (bei einer angenommenen Exposition von 1 Mio. Einwohnern mit 0,01 Sv). Bei Lunge, Gastrointestinaltrakt und Schilddrüse geringfügig abweichende Risikoschätzung (linearer Ansatz, ICRP, 1990).

Morbus Bechterew mit konventionellen Röntgenstrahlen etc.),
- Radiologen der Pionierzeit, die ohne ausreichende Strahlenschutzmaßnahmen durchleuchteten,
- Bergleute in Silber-, Kohle- bzw. Uranbergwerken (Schneeberger Lungenkrebs) u. a.

Einen **typischen** Strahlenkrebs gibt es nicht. Ionisierende Strahlung vermehrt lediglich die Inzidenz der natürlicherweise schon vorkommenden bösartigen Tumoren. Durch verhältnismäßig kleine Strahlenmengen entstehen
- **Leukämien**
Vorwiegend akute und chronische myeloische Leukämien, keine chronisch lymphatischen Leukämien; höchste Empfindlichkeit bei unter 15-Jährigen; Latenzzeit 2–25 Jahre (Maximum nach 7–8 Jahren); nach 25 Jahren sinkt das Risiko wieder auf das natürliche Niveau ab.
- **Brustkrebs**
Im Alter von 10–19 Jahren bestrahlte Mädchen mit höchstem Risiko; Latenzzeit 15–40 Jahre.
- **Schilddrüsenkrebs**
Nach Strahlenunfällen (Tschernobyl 1986) durch Ingestion und Inhalation von Jod-Radionukliden, in der Klinik nur nach externer Bestrahlung. Nach Radiojodtherapie bisher nicht beobachtet; Latenzzeit 10–40 Jahre.
- **Lungenkrebs**
Das durch ionisierende Strahlung verursachte Krebsrisiko wird vor allem der mit dem Zigarettenrauchen verbundenen Radoninhalation zugeschrieben (Kap. 15.1); Interaktion mit Tabakrauch vermutet; Latenzzeit 10–15 Jahre, dann sinkt bei Exrauchern das Risiko für Lungenkarzinome wieder ab, ohne jedoch das Risiko des Nichtrauchers jemals wieder ganz zu erreichen.

Nach hoch dosierter Radiotherapie wurden Osteo-, Fibro-, Myo- und Chondrosarkome sowie Glioblastome beschrieben. Die Rate liegt allerdings deutlich unter 1 %, und bei Kindern ist das Risiko am größten.

> **MERKE**
>
> Auch kleinste Strahlendosen können bösartige Tumoren induzieren. Die häufigsten sind Karzinome des Magen-Darm-Traktes, Lungenkarzinome, Brustkrebs und Leukämien. Die Latenzzeit bis zu ihrem Auftreten beträgt Jahrzehnte.

Auslösender Mechanismus und Dosisabhängigkeit

Der auslösende Mechanismus der Kanzerogenese wurde in Kapitel 15.4.2 ausführlich erläutert. Darauf sei hier verwiesen. Strahlung scheint im

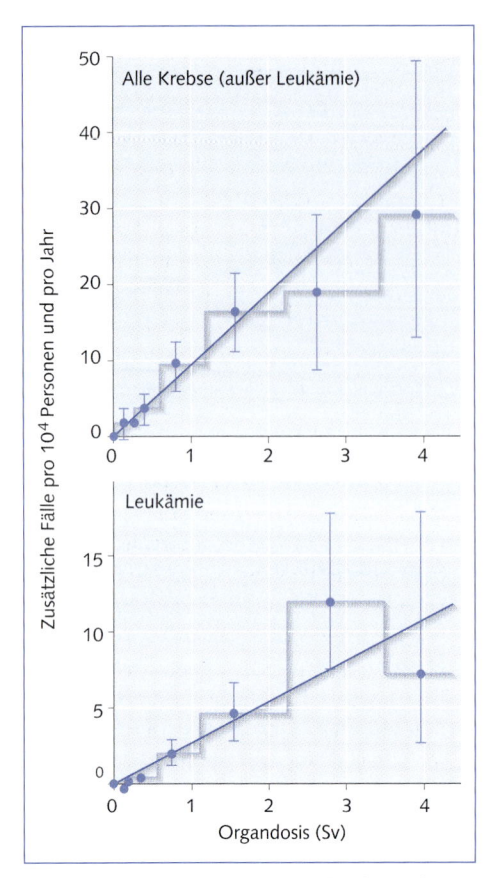

Abb. 15.9 Dosis-Wirkungs-Kurven für das Auftreten von strahleninduzierten Tumoren und Leukämie. Aufgetragen ist die zusätzliche Krebsrate bei den Überlebenden der Atombombenexplosionen von Hiroshima und Nagasaki (Fehlerbalken: 90 %-Vertrauensbereich). Die durchgezogene Linie beschreibt die Dosisabhängigkeit als eine lineare Funktion.

(nicht bewiesenen) Annahme berechnet werden, dass die Dosis-Wirkungs-Beziehung linear bis hinunter zum Nullpunkt weiterbesteht und dass es keinen Schwellenwert für die Kanzerogenese gibt.

> **MERKE**
>
> Dass kleine und kleinste Strahlendosen Krebs auslösen können, ist eine Annahme, die auf mehreren Vermutungen basiert. Auf jeden Fall ist ein solch geringer Anteil an strahleninduzierten Neoplasien durch keine statistische Methode qualitativ und quantitativ zu erfassen, geschweige denn zu beweisen.

Tabelle 15.3 zeigt die derzeit gültigen Risikozahlen, wie sie von der Internationalen Strahlenschutzkommission (ICRP) 1991 veröffentlicht wurden. Die Annahme lautet: Erhielten 1 Mio. Personen eine Ganzkörperdosis von 0,01 Sv, würden 500 Personen im Verlauf ihres Lebens an einem strahleninduzierten Krebs versterben. Das ergibt einen individuellen Risikokoeffizienten von 5 % pro Sievert (5 % × Sv^{-1}). Das Leukämierisiko beträgt nur ein Zehntel des gesamten Strahlenkrebsrisikos, nämlich 0,5% × Sv^{-1}. Diese beiden Zahlen sollte man sich merken.

Wesentlichen die Tumorerkrankung nur auszulösen. Die Tumorprogression, der Verlauf und das klinische Bild werden durch andere, stark altersabhängige Faktoren bestimmt.

Abbildung 15.9 zeigt die Dosis-Wirkungs-Kurven für das Auftreten von strahleninduzierten soliden Tumoren und Leukämien. Die Fehlergrenzen sind ziemlich groß, und die Zahlenwerte sind erst für Strahlendosen von über 200 mSv statistisch vom Nullwert verschieden. Dies zeigt die zentrale Problematik des Strahlenschutzes im Bereich kleiner Strahlendosen. Hier kann das Risiko nämlich nur aufgrund der

> **MERKE**
>
> Das Risiko, an einem soliden bösartigen Tumor durch Strahlen zu sterben, beträgt lebenslang 5 % pro Sievert Ganzkörperdosis (5000 von 100 000), und eine Leukämie zu bekommen, 0,5 % pro Sievert Ganzkörperdosis (500 von 100 000). Das entspricht etwa 13 % des natürlichen Risikos, eine bösartige Tumorerkrankung zu erleiden.

Beobachtungen nach den Atombombenabwürfen auf Hiroshima und Nagasaki

Am 6. August 1945 fiel die erste Atombombe (15 kt) auf Hiroshima, am 9. August 1945 eine weitere (21 kt) auf Nagasaki. Die gesamte freigesetzte Energie entlud sich zu 50 % als Druckwel-

15.6 Somatische Strahlenfolgen

le, zu 35 % als Hitze und zu 15 % als ionisierende Strahlung. 500 m vom Isozentrum entfernt wurden 35 Gy als Gammastrahlung und 6,04 Gy als Neutronenstrahlung geschätzt, 2 km vom Isozentrum entfernt 0,07 Gy bzw. 0 Gy. In Hiroshima waren 350 000 Bewohner betroffen, 114 000 von ihnen wurden unmittelbar oder bis zum Jahre 1990 getötet.

Wichtig für die Abschätzung eines jeden Strahlenrisikos sind die Befunde, die bei den Überlebenden bis heute erhoben werden konnten [Quellen: Hiroshima International Council for Medical Care of the Radiation-Exposed (ed.): A-Bomb Radiation Effects Digest. Bunkodo Co., Tokyo, 1993, Pierce et al., Radiat. Res. 146, 1996]:

- **Bösartige Tumoren („Krebs"):** Das relative Risiko für einige Malignome erhöhte sich, z.T. dosisabhängig: Leukämie (außer chronisch lymphatischer Leukämie, CLL), Schilddrüsenkrebs, Brustkrebs, Lungenkrebs, Magenkrebs, Kolonkarzinom, Ovarialkarzinom, nicht aber Osteosarkom. Von 86 572 Personen, bei denen die Dosiswerte retrospektiv exakt ermittelt werden konnten, verstarben bis heute insgesamt 7578 an Krebs (ohne Leukämie). Da in einer ähnlich zusammengesetzten unbestrahlten Bevölkerung Japans 7244 Todesfälle durch Krebs zu erwarten waren, sind also die zusätzlichen **334 Fälle auf die radioaktive Strahlung der Atombombe zurückzuführen**. 248 Personen verstarben an Leukämie; davon sind **87 Fälle von Leukämie** auf die Strahlung zurückzuführen. Abbildung 15.10 zeigt die Dosisabhängigkeit, Abbildung 15.11 die Latenzzeiten der Kanzerogenese.
- **Organschäden:** Erhöht war die Rate an Katarakten, Chromosomenveränderungen in Lymphozyten und Granulozyten, Mikrozephalie (bei intrauterin Bestrahlten), gutartigen Schilddrüsenknoten, an Hypothyreoidismus, Hypoparathyreoidismus und Wachstumsverzögerungen.
- **Nicht vermehrt beobachtet** wurden CLL, Osteosarkom, beschleunigtes Altern und Infertilität. Bei 63 034 Kindern strahlenexponierter Eltern wurden im Vergleich mit

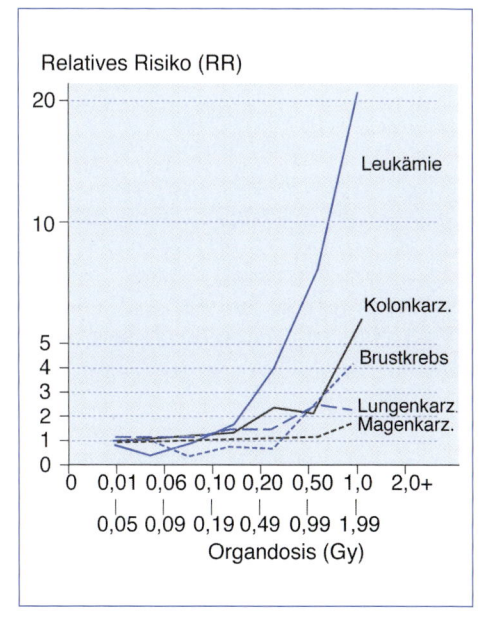

Abb. 15.10 Zu erwartendes relatives Risiko der Kanzerogenese nach Strahlenexposition in Abhängigkeit von der Dosis.

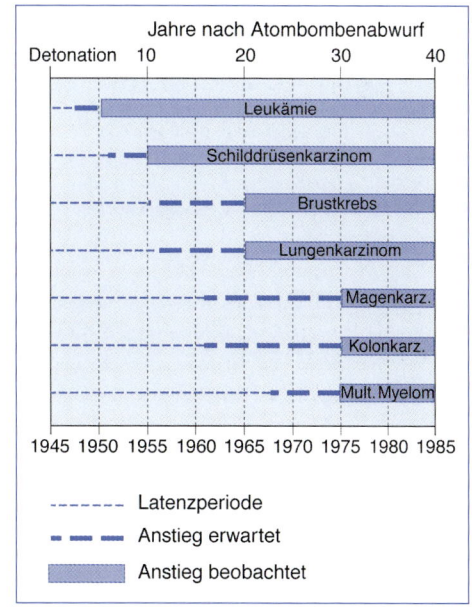

Abb. 15.11 Latenzperiode nach Strahlenexposition bis zur Entwicklung eines malignen Tumors.

55 870 Kontrollen niemals genetische Defekte, chromosomale Aberrationen, Krebserkrankungen und Todesfälle vermehrt gefunden, aber uncharakteristische Eiweißveränderungen im Blut.

> **MERKE**
> Als Folge der Atombombenabwürfe auf Hiroshima und Nagasaki verstarben bis heute 334 Personen zusätzlich an einem soliden Tumor und 87 Personen zusätzlich an Leukämie.

Risikobewertung des Einsatzes ionisierender Strahlen in der Medizin

Die Diskussion um unerwünschte Wirkungen ionisierender Strahlung wird nicht nur in der Radiologie geführt, sondern auch in der Öffentlichkeit. Sie mündet zwangsläufig in eine Risikobewertung. Diese geht bei der diagnostischen Anwendung von anderen Kriterien aus als in der Strahlentherapie, wo im Allgemeinen bösartige Tumorerkrankungen behandelt werden. Über das Verhältnis von **Nutzen und Risiko** in der Röntgendiagnostik herrschen bei einem großen Teil der Öffentlichkeit Unwissenheit und Desinformationen vor, die leider immer wieder zur Verunsicherung von Patienten und deren Angehörigen führen.

Risikokoeffizient für das Lebenszeit-Krebsrisiko

Eine Neubewertung des Strahlenkrebsrisikos durch die ICRP (International Commission on Radiological Protection) auf der Basis aktueller Erhebungen bei den Überlebenden der Atombombenabwürfe von Hiroshima und Nagasaki führte zu dem Ergebnis, dass – wie wir eben lasen – der individuelle **Risikokoeffizient** für das zusätzliche Lebenszeit-Krebsrisiko mit tödlichem Ausgang (Mortalität) mit 0,05 pro Sv angegeben werden kann. Wendet man diese Abschätzung zunächst auf die natürliche Strahlenexposition an (Schwankungsbreite 1–6 mSv pro Jahr, Mittelwert 2,4 mSv pro Jahr in Deutschland mit 80 Mio. Einwohnern), so ergeben sich $(0{,}05/Sv) \times (2{,}4 \times 10^{-3}\ Sv) \times 80\,000\,000 = 9600$ Krebstote pro Jahr in der Bundesrepublik Deutschland durch **natürliche Strahlenexposition**.

Da schätzungsweise 220 000 Bundesbürger jährlich einem Krebsleiden erliegen, lässt sich somit davon ein Anteil von 4,4 % der natürlichen Strahlenexposition zuschreiben. Etwa die Hälfte dieses Risikos geht auf das Radongas zurück, welches ausschließlich Lungenkrebs hervorruft. Der Dosisbeitrag des Radons könnte somit für 5–10 % aller auftretenden Lungenkarzinome verantwortlich sein.

Erhebungen des Bundesministeriums für Umwelt, Naturschutz und Reaktorsicherheit beziffern die Summe der **zivilisatorischen Strahlenexposition** mit 1,6 mSv pro Jahr, die überwiegend auf die Anwendung von Röntgenstrahlen (1,2 mSv) und radioaktiven Stoffen in der Nuklearmedizin (0,2 mSv) zurückgeht (Kap. 15.1). Wendet man hier nun die Risikobewertung nach ICRP an, so resultiert die röntgendiagnostische bzw. nuklearmedizinische Anwendung ionisierender Strahlen in $(0{,}05/Sv) \times (1{,}2 \times 10^{-3}\ Sv) \times 80\,000\,000 = 4800$ Krebstoten pro Jahr durch röntgendiagnostische Strahlenexposition bzw. $(0{,}05/Sv) \times (0{,}2 \times 10^{-3}\ Sv) \times 80\,000\,000 = 800$ Krebstoten pro Jahr durch nuklearmedizinische Strahlenexposition.

Es gibt umfangreiche epidemiologische Erhebungen, nach denen die Hälfte aller röntgendiagnostischen und nuklearmedizinischen Untersuchungen an Patienten über 65 Jahre durchgeführt wird. Da die Latenzzeit des strahleninduzierten Karzinoms im Allgemeinen länger ist als die Lebenserwartung dieser Patienten, würde sich die hypothetische Zahl an strahleninduzierten Karzinomtoten von 5600 auf etwa die Hälfte reduzieren.

Die medizinische Anwendung ionisierender Strahlung könnte man demnach für weniger als 1,5 % aller tödlich verlaufenden Krebsfälle in Deutschland verantwortlich machen. Die Richtigkeit dieser Berechnungen wird sich allerdings niemals nachprüfen lassen. Es ist nicht möglich, einen solch kleinen Anteil durch eine statistische Methode zweifelsfrei darzustellen.

15.6 Somatische Strahlenfolgen

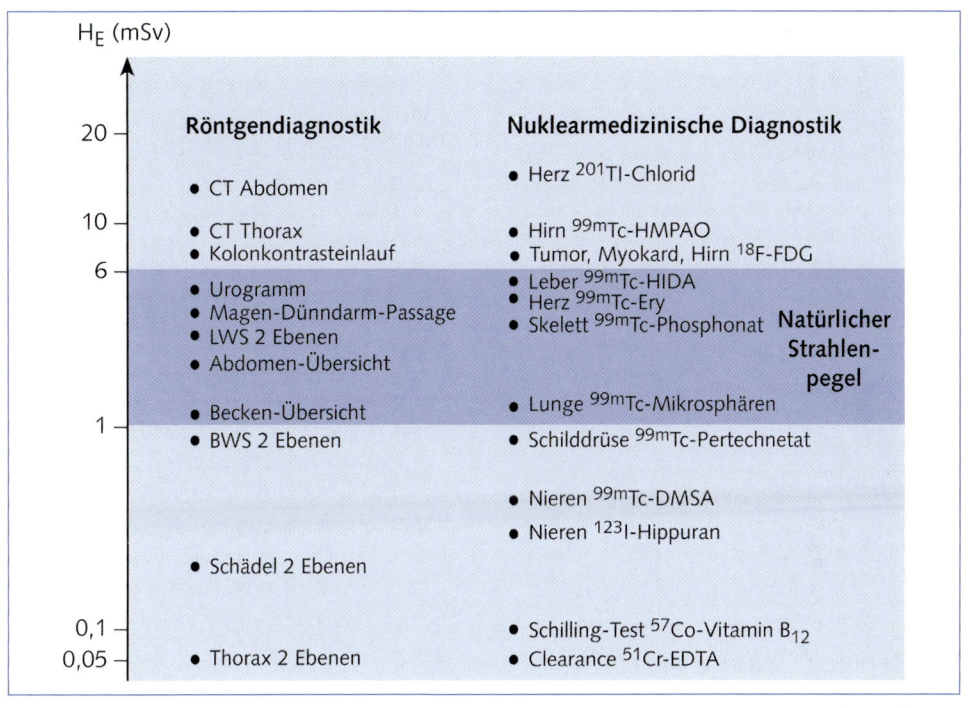

Abb. 15.12 Effektive Dosen von Untersuchungen in der Röntgendiagnostik und Nuklearmedizin (in mSv), nach Reiners. Die natürliche Strahlenexposition beträgt 1–6 mSv (dunkler Bereich).

H_E (mSv)

Röntgendiagnostik
- CT Abdomen (20)
- CT Thorax (10)
- Kolonkontrasteinlauf
- Urogramm (6)
- Magen-Dünndarm-Passage
- LWS 2 Ebenen
- Abdomen-Übersicht
- Becken-Übersicht (1)
- BWS 2 Ebenen
- Schädel 2 Ebenen
- Thorax 2 Ebenen (0,05)

Nuklearmedizinische Diagnostik
- Herz ^{201}Tl-Chlorid
- Hirn ^{99m}Tc-HMPAO
- Tumor, Myokard, Hirn ^{18}F-FDG
- Leber ^{99m}Tc-HIDA
- Herz ^{99m}Tc-Ery
- Skelett ^{99m}Tc-Phosphonat
- Lunge ^{99m}Tc-Mikrosphären
- Schilddrüse ^{99m}Tc-Pertechnetat
- Nieren ^{99m}Tc-DMSA
- Nieren ^{123}I-Hippuran
- Schilling-Test ^{57}Co-Vitamin B_{12} (0,1)
- Clearance ^{51}Cr-EDTA

Natürlicher Strahlenpegel

Zur besseren Einschätzung des mit einer diagnostischen Anwendung möglicherweise verbundenen Risikos wurden die **effektiven Dosen** der Untersuchungen in der Röntgendiagnostik und der Nuklearmedizin der **natürlichen Strahlenexposition** gegenübergestellt (Abb. 15.12). Ein großer Teil dieser Untersuchungen liegt im Schwankungsbereich der natürlichen Strahlenexposition, nur ein kleiner Teil darüber.

Verlust an individueller Lebenserwartung
Der Erwartungswert des mit einer röntgendiagnostischen bzw. nuklearmedizinischen Untersuchung verbundenen Risikos der strahleninduzierten Malignominduktion mit tödlichem Ausgang (0,05 pro Sv) lässt sich rein rechnerisch zu Risiken des täglichen Lebens in Beziehung setzen. Hierzu bietet sich ein **Risikokatalog** an, der von US-amerikanischen Versicherungsgesellschaften erarbeitet wurde und verschiedene Risiken des täglichen Lebens in „Verlust an Lebenserwartung in Tagen" ausdrückt (Tab. 15.4).

Tab. 15.4 Vergleich der statistischen Änderung an individueller Lebenserwartung (LE) durch ionisierende Strahlung mit anderen Risiken des täglichen Lebens.

Ursache	Δ LE (Tage)
Alkoholismus	−432
Ledig bleiben ♂	−350
Rauchen ♂	−240
Ledig bleiben ♀	−1600
Rauchen ♀	−1425
30 % Übergewicht	−130
Passivrauchen	−50
Strahlung	
1 mSv pro Jahr, lebenslang	−19
10 mSv einmalig	−3
3 mSv einmalig	−1
1 mSv einmalig	−0,5
Anlegen von Sicherheitsgurten	+50
Verfügbarkeit von Notarztwagen	+125

Diese Zahlen machen deutlich, wie wenig eine diagnostische Anwendung ionisierender Strahlen für den individuellen Verlust an Lebenserwartung verantwortlich ist. Die hypothetische Zahl von einem einzigen Tag an verlorener Lebenserwartung durch die Strahlenexposition einer Magen-Darm-Passage bzw. eines Skelettszintigramms (jeweils 3 mSv) muss dem erwiesenen Nutzen dieser Maßnahmen im Rahmen einer Therapie gegenübergestellt werden.

> **MERKE**
>
> Die hypothetische und durch keine statistische Methode beweisbare Zahl von Krebstoten durch die Anwendung ionisierender Strahlung in der **Medizin** steht in keinem Verhältnis zum erwiesenen Nutzen dieser Maßnahmen.

15.6.2 Deterministische somatische Strahlenfolgen

Hier interessieren in erster Linie die akuten und chronischen Strahlenfolgen nach Strahlentherapie, also die Strahlenreaktionen von früh und spät reagierenden Geweben. In Röntgendiagnostik und diagnostischer Nuklearmedizin gibt es keine akuten oder chronischen Strahlenfolgen, sollte es jedenfalls nicht geben. Die Grenze zwischen akuten und chronischen Strahlenfolgen ist nach internationaler Übereinkunft der 90. Tag nach Strahlentherapie. **Akute Strahlenreaktionen** entwickeln sich bis zum 90. Tag, **chronische Strahlenfolgen** danach. Wahrscheinlichkeit und Ausmaß ihres Auftretens hängen von folgenden Faktoren ab:

- **Bestrahlungsvolumen:** Großvolumige Bestrahlungen erzeugen mehr Nebenwirkungen als kleinvolumige mit sorgfältig kollimierten Zielvolumina.
- **Dosis-Zeit-Verhältnis:** Eine in kurzer Zeit verabfolgte Dosis, z. B. als Einmalbestrahlung oder akzelerierte Bestrahlung, wirkt biologisch stärker als eine über einen längeren Zeitraum fraktioniert bzw. protrahiert gegebene.
- **Strahlenqualität:** Hochenergetische Strahlung belastet das Gewebe weniger – wegen ihrer geringeren Absorption in Knochen und Weichteilen, ihrer größeren Eindringtiefe und geringeren Streustrahlung – als Röntgenstrahlung. Strahlungen mit hohem LET machen stärkere Strahlenraktionen als solche mit niedrigem LET, also unsere Photonen- und Elektronenstrahlung.
- **Bestrahlungstechnik:** Einzelfeldbestrahlungen belasten stärker als Mehrfelder- oder Bewegungsbestrahlungen.
- **Organsensibilität:** Die Tabellen 16.1–16.3 zeigen die unterschiedliche Strahlenempfindlichkeit von Organen und Geweben, ausgedrückt als TD 5/5 (s. u.).
- **Individuelle Faktoren:** Hier sind Lebensalter, Ernährungszustand, Durchblutungsverhältnisse, Blutdruck, Entzündungen und endokrine Faktoren zu nennen und zu beachten.
- **Exogene Noxen:** Die Strahlenwirkung am Gewebe wird durch Arzneimittel (z. B. onkologische Chemotherapeutika, Folinsäure, Antibiotika, Koffein, Verapamil), durch Alkohol und Tabakrauch verstärkt.

Im Laufe der Zeit wurden aufgrund der in der Literatur zusammentragenen Daten und in Verbindung mit systematischen Tierexperimenten die Toleranzdosen (TD) für die einzelnen Organe ermittelt. Sie gelten – mit von Ausnahmen abgesehen – für fraktionierte Bestrahlungen, genauer: für konventionell fraktionierte Bestrahlungen (5 × 1,8–2 Gy/Woche). 1968 wurden die Begriffe **Toleranzdosis TD 5/5** und **TD 50/5** geprägt. TD 5/5 bezeichnet diejenige Strahlendosis, die mit einer Wahrscheinlichkeit von bis zu 5 % innerhalb von 5 Jahren eine klinisch relevante, eindeutig definierte Strahlenfolge hervorruft. Sie gilt für den klinischen Gebrauch als Schwellendosis bzw. allgemeine Toleranzgrenze eines Gewebes oder Organs. Die TD 50/5 gilt entsprechend für eine 50%ige Schadenswahrscheinlichkeit in 5 Jahren. Diese Toleranzdosen verstehen sich als Inzidenzbereiche, d. h. TD 5/5 als TD 1–5/5 und TD 50/5 als TD 25–50/5. Ent-

Tab. 15.5 Pathophysiologie akuter Strahlenfolgen.

Betroffenes Gewebe	Schädigung
Stammzellen und strahlensensible Endzellen	Stammzellverlust und Verlust strahlensensibler Endzellen in Mausergeweben.
Kleine Gefäße	Mikrozirkulationsstörungen durch Vasodilatation der Kapillaren und Konstriktion der Venolen. Permeabilitätssteigerung von Kapillaren und postkapillären Venolen.

sprechend findet man die Tabellen 16.1, 16.2 und 16.3 aufgebaut.

Akute Strahlenfolgen

Sie treten wenige Minuten bis 90 Tage nach der Strahleneinwirkung auf und betreffen die **akut reagierenden Gewebe**, wie Knochenmark, Lunge, Mund- und Darmschleimhaut (Mausergewebe). Die Veränderungen entsprechen einer sterilen Entzündung. Angriffspunkte sind die Stammzellen der Gewebe, die Arteriolen und Venolen bzw. deren Innervation (Tab. 15.5). Ihre Kennzeichen sind ein hoher α/β-Wert von 9–13 und ein rasches Repopulierungsvermögen. Ähnlich verhalten sich bösartige Tumoren. Allein die **Behandlungsdauer** entscheidet über die Ausprägung der akuten Strahlenreaktion, nicht so sehr die Größe der Einzelfraktion (s. Kap. 14.5.5). Durch Protrahierung, Fraktionierung und durch Bestrahlungspausen (Split Course), also durch eine Verlängerung der Gesamtbehandlungszeit bei gleicher Dosis, lassen sich akute Strahlenreaktionen vermindern. Dies hat allerdings keinen Einfluss auf die Strahlenspätfolgen. Cave: Die Verlängerung der Gesamtbehandlungszeit schont auch den Tumor!

Chronische Strahlenfolgen (Spätfolgen)

Strahlenfolgen, die ≥ 90 Tage nach einer Strahlentherapie auftreten, bezeichnet man als Spätfolgen. Angriffspunkte sind die Stammzellen der **spät reagierenden** Gewebe, die Fibroblasten und das Gefäßsystem (Tab. 15.6). Betroffen sind z.B. Gehirn, Rückenmark, Niere, Leber, Lunge, Darmwand, Haut, Bindegewebe, Muskulatur und Knochen.

Kennzeichen dieser Gewebe sind ein kleiner α/β-Wert von 0,5–5 (Kap. 14.5.5), eine geringe Repopulierungs- und Proliferationsaktivität, aber – und das ist wichtig – ein hohes Erholungs- und Reparaturvermögen für subletale und potentiell letale Strahlenschäden. Entscheidender Faktor für die Ausprägung der Strahlenspätfolgen ist die **Höhe der Einzeldosis** pro Fraktion, weniger die Gesamtbehandlungszeit. Einzeldosen von ≥ 2,5 Gy verstärken Strahlenspätfolgen. Umgekehrt kann durch Verminderung der Einzeldosis auf ≤ 2 Gy das Auftreten von Strahlenspätfolgen abgeschwächt werden.

> **MERKE**
>
> Eine **kurze Gesamtbehandlungszeit** erhöht die Wirkung am Tumor, aber auch die Strahlenfolgen an den rasch proliferierenden Normalgeweben. **Niedrige Einzeldosen** schonen das spät reagierende Gewebe und vermindern die gefürchteten Strahlenspätschäden.

Akutes Strahlensyndrom (Strahlenkrankheit)

Werden mehr als 30 % des Körpers mit mehr als 1 Gy bestrahlt, kommt es zur akuten Strahlen-

Tab. 15.6 Pathophysiologie chronischer Strahlenfolgen.

Betroffenes Gewebe	Schädigung
Stammzellen (und strahlensensible Endzellen)	Stammzell- und Endzellschaden an Dauergeweben
Bindegewebe	Vermehrung (Fibrose) durch beschleunigte Ausreifung der Fibroblasten
Kapillaren und postkapilläre Venolen	Atonie, Teleangiektasien
Kleine und mittlere Arterien	Intimafibrose, Lipidablagerung, Wandsklerose und Lumeneinengung
Sekundäreffekte	Nekrosen und Ulzera

krankheit. Dieser **Schwellenwert** von etwa 1 Gy ist für den Menschen typisch. Die Strahlenkrankheit wurde erstmals nach den Atombombenabwürfen auf Hiroshima und Nagasaki 1945 einer breiteren Bevölkerung in ihrer ganzen Tragweite bewusst und dann auch systematisch untersucht. Aber auch die friedliche Nutzung der Kernenergie kann uns durch Unfälle mit der Strahlenkrankheit konfrontieren. Dies geschah durch den Reaktorunfall in Tschernobyl am 26. April 1986.

Etwa 5–15 min nach dem Strahleninsult treten unspezifische Reaktionen auf wie Übelkeit, Erbrechen, Schweißausbrüche und Flüssigkeitsverlust (**Prodromalsyndrom**). Die weitere Krankheitsentwicklung und die Überlebenswahrscheinlichkeit hängen von der verabreichten, wirksamen Ganzkörperdosis ab (Tab. 15.7).

Im Bereich zwischen 2 und 10 Gy nimmt die **Überlebenszeit** mit der Dosis rasch ab, bedingt durch hämatologische und gastrointestinale Symptome. Nach 10–100 Gy sterben alle Betrof-

Tab. 15.7 Klinik und Verlauf des akuten Strahlensyndroms.

Typ	Schwellendosis	Latenzperiode	Morphologische Ursache	Charakteristisches Krankheitsbild	Todeszeitpunkt nach Exposition (ohne Therapie)
Hämatopoetisches Syndrom	1 Gy	2–3 Wochen	Hypoplasie des Knochenmarks	Blutungen, Purpura, Infektionen	20–60 Tage
Gastrointestinales Syndrom	5 Gy	3–5 Tage	Schäden des Darmepithels mit Ulzera	Fieber, Durchfall, Erbrechen, Elektrolytverlust, Infektionen	10–14 Tage
Zentralnervöses Syndrom	20 Gy	0,25–3 h	Gefäßveränderungen, Nekrosen der Neurone, Ödem	Krampfanfälle, Somnolenz, Tremor, Koma	14–36 h

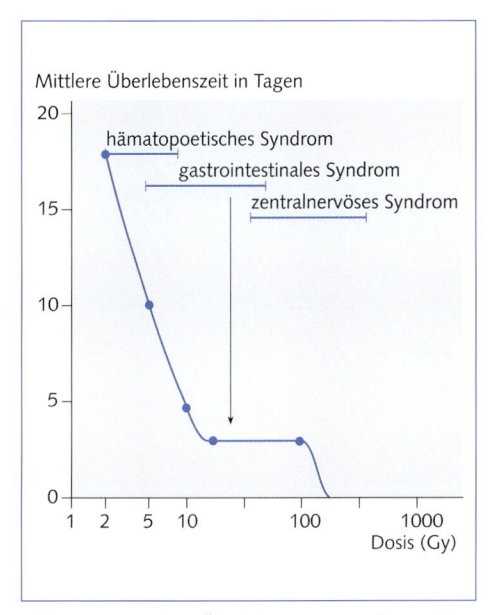

Abb. 15.13 Mittlere Überlebenszeit totalbestrahlter adulter Mäuse in Abhängigkeit von der Dosis.

fenen innerhalb von 3–4 Tagen („3,5-Tage-Phänomen"). Nach 1000 Gy tritt der Tod innerhalb weniger Sekunden durch ZNS-Schäden ein (Abb. 15.13).

Hämatopoetisches Syndrom (Grenzdosis > 1 Gy)

Durch Schädigung der sehr strahlenempfindlichen Knochenmarkstammzellen (Vorläuferzellen der Erythrozyten, Leukozyten und Thrombozyten) und der Lymphozyten fällt im peripheren Blut die Zahl der Granulozyten und Lymphozyten (Leukopenie), der Thrombozyten (Thrombopenie) und gelegentlich auch der Erythrozyten (Anämie) ab (Kap. 16.1).

Gastrointestinales Syndrom (Grenzdosis > 5 Gy)

Zusätzlich zum hämatopoetischen Syndrom wird das Darmepithel geschädigt. Resorptionsstörungen für Fette, Kohlenhydrate, Proteine, Mineralien und Wasser sowie Flüssigkeits- und Elektrolytverlust, Erbrechen und Blutungen sind die Folge.

Zentralnervöses Syndrom (Grenzdosis > 20 Gy)

Zusätzlich zu den hämatopoetischen und gastrointestinalen Syndromen werden die Nerven- und Gliazellen sowie das Gefäßsystem so geschädigt, dass mannigfaltige neurologische Ausfälle wie Konfusion, Somnolenz, Erbrechen, Tremor und Konvulsionen auftreten. In diesem Krankheitsstadium besteht keine Heilungsaussicht mehr.

> **MERKE**
>
> Nach 4 Gy Ganzkörperbestrahlung sterben 50 % der unbehandelten Erwachsenen innerhalb von 30 Tagen an der akuten Strahlenkrankheit (LD 50/30 = **mittlere Letaldosis**). Die **Letaldosis**, nach der alle Betroffenen sterben, beträgt 6 Gy.

Fragen

Natürliche und zivilisatorische Strahlenexposition

15.1 Nennen Sie die Expositionspfade des Menschen für Radioaktivität, und unterscheiden Sie nach natürlicher und künstlicher Strahlenexposition.
15.2 Welcher Anteil entfällt auf die natürliche und welcher auf die künstliche Strahlenexposition?
15.3 Woher stammt mehr als die Hälfte der natürlichen Strahlenexposition?

Stochastische und deterministische Strahlenwirkungen

15.4 Welche genetischen Strahlenfolgen wurden beim Menschen beobachtet?
15.5 Definieren Sie stochastische und deterministische Straheneffekte.
15.6 Welche Effekte beruhen auf stochastischer Gesetzmäßigkeit?
15.7 Welche Effekte beruhen auf deterministischer Gesetzmäßigkeit?
15.8 Was ist Hormesis?

Strahlengenetik

15.9 Was sind Mutationen?
15.10 Unterscheiden Sie zwischen somatischen Mutationen und Keimzellmutationen.
15.11 Wie sieht man einer Mutation ihre Ursache an?
15.12 Was versteht man unter Mutationsverdopplungsdosis, und wie hoch ist sie?
15.13 Unterscheiden Sie Genmutationen, Chromosomenmutationen und Genommutationen.
15.14 Inwiefern sind Krankheiten, die auf einem defekten Reparaturvermögen für DNA-Schäden beruhen, für die Strahlentherapie interessant?
15.15 Welches ist das wichtigste Strahlenrisiko des Menschen?
15.16 Erklären Sie die Kanzerogenese durch Mutationen.
15.17 Auf welchen Tatsachen beruht die Abschätzung des genetischen Risikos?

Teratogene Strahlenfolgen

15.18 Nennen Sie teratogene Strahlenfolgen.
15.19 Was ist für die Art des teratogenen Strahlenschadens entscheidend?
15.20 Sind alle Phasen der Schwangerschaft gleich strahlenempfindlich?
15.21 Wie lange kann die Hirnentwicklung des Fetus durch ionisierende Strahlung beeinträchtigt werden?

Somatische Strahlenfolgen

15.22 Wie hoch ist die Schwellendosis für stochastische somatische Strahlenfolgen?
15.23 Wie kann man das stochastische somatische Strahlenrisiko berechnen?
15.24 An welchen Organen besteht das höchste Lebenszeitrisiko für strahleninduzierte Malignome?
15.25 Gibt es Hinweise, dass durch Radiojodtherapie ein Schilddrüsenkrebs hervorgerufen werden kann?
15.26 Wie hoch ist alles in allem die Rate an Sekundärmalignomen nach Strahlentherapie?
15.27 Was sind deterministische somatische Strahlenfolgen?
15.28 Welche Zellsysteme sind für ionisierende Strahlen im Hinblick auf eine deterministische Strahlenfolgen besonders sensibel?
15.29 Was ist TD 5/5?
15.30 Nennen Sie das pathologisch-anatomische Substrat von akuten und chronischen Strahlenfolgen ganz allgemein.
15.31 Wie wirken sich bei einer Strahlenbehandlung die Höhe der Einzeldosis einer Strahlenbehandlung und die Gesamtbehandlungszeit auf die Ausprägung von akuten und chronischen Strahlenfolgen aus?
15.32 Was ist ein akutes Strahlensyndrom, und wann tritt es auf?
15.33 Wann haben wir in der jüngsten Zeit ein akutes Strahlensyndrom in größerem Ausmaß erlebt?
15.34 Welches ist die Schwellendosis für das akute Strahlensyndrom? Welches ist dabei die LD 50/30?

15.35 Wie hoch war der Anteil ionisierender Strahlung an der Gesamtenergie, die sich am 6. August 1945 infolge des Atombombenabwurfs auf Hiroshima entlud?

15.36 Wie hoch schätzen Sie die Zahl der zusätzlichen Krebserkrankungen infolge des Atombombenabwurfs auf Hiroshima ein?

16 Spezielle Organpathologie

Auf ionisierende Strahlen reagieren die verschiedenen Normalgewebe unterschiedlich (Tab. 16.1–16.3). Man spricht von **spezieller Organtoxizität** bzw. **Organsensibilität**. Auch innerhalb desselben Organs laufen unterschiedliche Prozesse ab. An der Niere reagieren z. B. die Stammzellen des Glomerulusendothels und des Tubulusapparats stärker auf ionisierende Strahlung als die kleinen und größeren Blutgefäße, das Bindegewebe und die Nierenkapsel. Auch die Lunge besteht aus früh und aus spät reagierenden Geweben; d. h., nach Bestrahlung treten sowohl akute als auch chronische Reaktionen auf: ein sehr komplexes Geschehen (s. u.).

- Am gefährdetsten sind solche Gewebe, deren **Stammzellen** und **reife Endzellen** strahlenempfindlich sind, wie das lymphatische System.
- An zweiter Stelle der Gefährdungsskala stehen Organe mit **sensiblen Stammzellen** und relativ unempfindlichen Endzellen, wie Hoden und Knochenmark.
- Zellsysteme mit **kurzlebigen Endzellen** (z. B. Dünndarmepithel) brechen ebenfalls nach Strahlenexposition rasch zusammen.

Tab. 16.1 Hoch strahlensensible Zellsysteme (Schwellendosis < 5 Gy).

Gewebe	Betroffene Zellart	TD 5/5*
Embryo, Fetus	Embryonale (fetale) Zellen	5 cGy
Gonaden: Testes,	B-Spermatogonien	20 cGy
Ovar	Primäre Oozyten	200–600 cGy
Lymphatisches System	Lymphozyten	70–80 cGy
Hämatopoetisches System	Pluripotente Stammzellen des Knochenmarks	100–200 cGy
Dünndarmepithel	Stammzellen des Dünndarmepithels	150–300 cGy

*Toleranzdosis TD 5/5: Effekt bei 5 % der Individuen innerhalb von 5 Jahren

Tab. 16.2 Mäßig strahlensensible Organe (Schwellendosis ≤ 25 Gy).

Organ	Betroffene Zellart	TD 5/5*
Augenlinse	Linsenepithel	3–5 Gy
Kindliche Brust	Drüsenepithel	3–6 Gy
Haarfollikel	Stratum germinativum	3–6 Gy
Talg- und Speicheldrüsen	Drüsenepithel	3–6 Gy
Schweißdrüsen	Drüsenepithel	6–8 Gy
Haut	Stratum basale und Stratum spinosum	8–10 Gy
Gefäße	Endothelzellen	10 Gy
Kindlicher Knorpel	Chondroblasten	10 Gy
Lunge	Alveolarepithel	17,5 Gy
Kindlicher Knochen	Osteoblasten	20 Gy
Niere	Tubulusepithel	24 Gy
Leber	Leberzellen	25 Gy

*Toleranzdosis TD 5/5: Effekt bei 5 % der Individuen innerhalb von 5 Jahren

Tab. 16.3 Gering strahlenempfindliche Organe (bei fraktionierter Bestrahlung Schwellendosis 40–50 Gy).

Organ	Betroffene Zellart	TD 5/5*
Herz	Herzmuskelzellen	40 Gy
Dünndarm	Dünndarmepithel	40 Gy
Dickdarm, Magen	Schleimhaut	45 Gy
Schilddrüse	Thyreozyten	45 Gy
Stammhirn, Rückenmark	Gliazellen/Gefäßendothel	45 Gy
Blutgefäße	Gefäßendothel	45 Gy
Hornhaut	Descemet-Membran	50 Gy
Speiseröhre, Harnblase	Schleimhaut, Gefäßendothel	50 Gy

Weitgehend strahlenresistent:
Knorpel, Knochen, Enddarm, Fett, Bindegewebe, Gefäßwände, periphere Nerven

*Toleranzdosis TD 5/5: Effekt bei 5 % der Individuen innerhalb von 5 Jahren

- Gefährdet sind auch **Systeme, die sich nicht mehr erneuern können**, wie die Oozyten im reifen Ovar.

Die spezielle Organtoxizität wird durch die Schwellendosis bzw. die Toleranzdosis (TD 5/5) beschrieben.

> **MERKE**
> **Toleranzdosis** (Schwellendosis) ist diejenige Strahlenmenge, die bei bis zu 5 % der Individuen/Gewebe/Zellen innerhalb von 5 Jahren einen Effekt bewirkt (TD 5/5).

16.1 Hämatopoetisches System

Knochenmark

Im Knochenmark ist die pluripotente Knochenmarkstammzelle als gemeinsame „Urzelle" für die Erythro-, Granulozyto-, Thrombozyto- und Lymphopoese hoch empfindlich (Abb. 16.1). Mit der weiteren Determinierung (Zweckbestimmung) und Differenzierung der Vorläuferzellen nimmt die Strahlensensibilität ab. Die Zellen im peripheren Blut sind mit Ausnahme der Lymphozyten weitgehend strahlenresistent.

> **MERKE**
> Die Knochenmarkstammzellen und die mittelgroßen Lymphozyten sind die strahlensensibelsten Zellen des hämatopoetischen Systems.

Lymphozyten

Die Lymphozyten aus Thymus, Knochenmark, Milz und Lymphknoten sind unterschiedlich strahlenempfindlich. Bereits 0,05 Gy haben Zelluntergänge zur Folge. Mittlere Lymphozyten reagieren empfindlicher als kleine und diese wiederum sensibler als große. Die Proliferation immunkompetenter Lymphozyten wird bereits mit 0,7–0,8 Gy gehemmt.

Veränderungen im peripheren Blut

Die Veränderungen im Blutbild nach einer Ganzkörperbestrahlung bzw. einer intensiven Strahlentherapie sind charakteristisch (Abb. 16.2):
- Lymphopenie (Abfall der Lymphozyten) nach 2–3 Tagen.

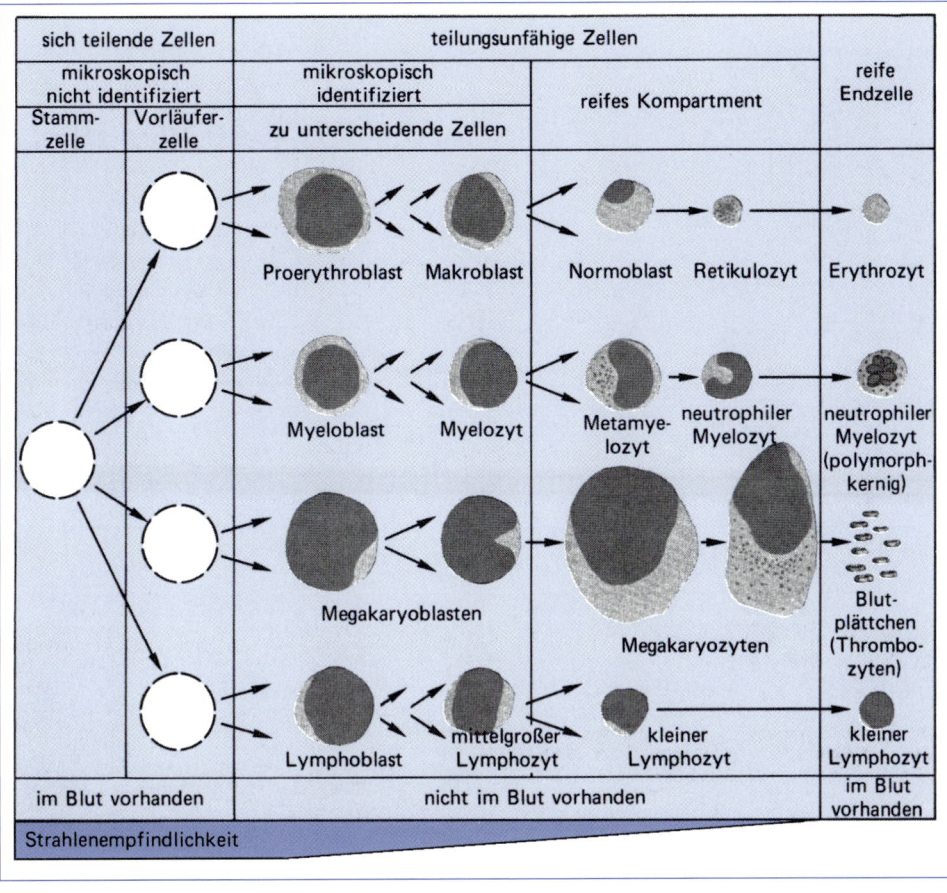

Abb. 16.1 Bildung der Blutzellen aus einer gemeinsamen pluripotenten Knochenmarkstammzelle.

- „Linksverschiebung" der Granulozyten nach 3–4 Tagen (Vermehrung der unreifen Zellen = Gegenreaktion der Knochenmarkzellen auf die Strahlenwirkung).
- Granulozytopenie (Abfall der Granulozyten) nach 4–6 Tagen. Das Risiko besteht in einer erhöhten Infektanfälligkeit. Kam die Leukopenie unter Strahlentherapie zustande, muss diese so lange unterbrochen werden, bis wieder 1000 Granulozyten/mm^3 erreicht sind. Eine Chemotherapie ist wieder ab 2500/mm^3 möglich.
- Thrombopenie (Abfall der Blutplättchen) nach 4–6 Tagen. Risiko: Blutungen. Die kritische Thrombozytenzahl, bei der eine Radiotherapie unterbrochen werden muss, beträgt 20 000/mm^3.
- Anämie (Abfall der Erythrozyten). Wegen ihrer langen Lebensdauer (100 Tage) und praktischen Strahlenresistenz fällt die Zahl der Erythrozyten im peripheren Blut erst sehr spät oder gar nicht ab.

> **MERKE**
>
> Die Entwicklung weißer Blutzellen und deren Ausschwemmung aus dem Knochenmark benötigen mindestens 4–6 Tage. Deshalb zeigen sich erst dann die **Auswirkungen eines Strahleninsults** im **peripheren Blut**.

Umgekehrt vergeht ungefähr 1 Woche, bis nach der Erholung des Knochenmarks (z. B. nach Chemo- oder Strahlentherapie) peripher wieder

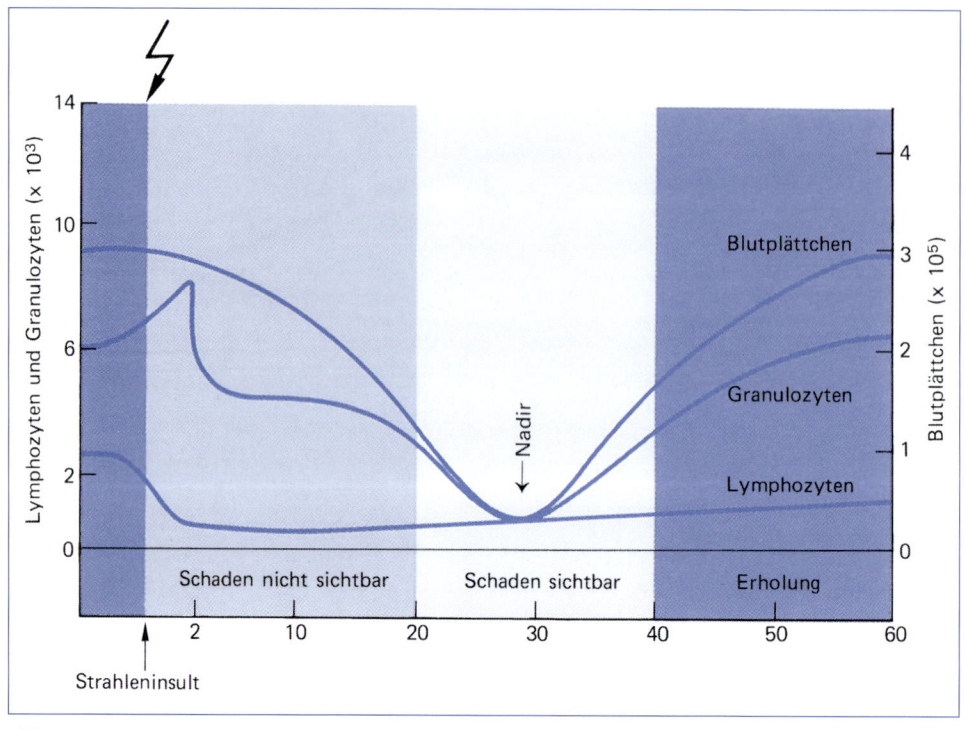

Abb. 16.2 Blutbildveränderungen nach Ganzkörperexposition (ca. 3 Gy).

reife Blutzellen erscheinen und das Blutbild sich normalisiert.

16.2 Haut und Schleimhäute

Radiodermatitis

Die Radiodermatitis ist Ausdruck eines komplizierten Schadens aus Zelluntergang, gestörtem Nachschub, Repopulation und Gefäßstörung. Aus der Stammzellschicht der Haut, dem Stratum basale, ist der Zellnachschub in das Stratum spinosum gestört. Dieser dauert normalerweise 21–45 Tage. So zeigt sich 2–3 Wochen nach einem Strahleninsult eine Zellverarmung des Stratum spinosum (Radiodermatitis sicca = trockene „Röntgenhaut"). Kommen noch Permeabilitätsstörungen der Hautgefäße durch die Freisetzung gefäßaktiver Substanzen hinzu, entsteht das Bild der Radiodermatitis exsudativa (= feuchte Radiodermatitis).

Die **akute Radiodermatitis** äußert sich als:
- Rötung (Erythem) nach ca. 8×2 Gy.
- Trockene Schuppung, Epilation, Schäden von Talg- und Schweißdrüsen (Radiodermatitis sicca) nach ca. 20×2 Gy.
- Feuchte Epitheliolyse (Radiodermatitis exsudativa) nach ca. 30×2 Gy.
- Blutungen, Nekrosen (Radiodermatitis gangraenosa) nach ca. 35×2 Gy.

Die **chronische Radiodermatitis** (Strahlenspätfolge) ist gekennzeichnet durch:
- Pigmentverschiebung (Hyper- oder Depigmentierung).
- Dauerepilation (dauerhafte Enthaarung im bestrahlten Bereich).
- Hautatrophie (dünne, leicht verletzliche, trockene und unelastische Haut mit wenig oder keinen Talg- und Schweißdrüsen).

- Teleangiektasien (weit gestellte, nicht mehr reagierende Blutgefäße der Haut).
- Subkutane Fibrose, Elastizitätsverlust und Schrumpfung (durch Verminderung des subkutanen Fettgewebes und Vermehrung des Kollagens).
- Ulzera und Narben.

> **MERKE**
> Pigmentverschiebungen, Hautatrophie, Teleangiektasien, Fibrose und Narben/Ulzera sind die Merkmale des **chronischen Radioderms**.

Mundhöhle und Rachen

Die **akute Mukositis** (Schleimhautentzündung) in Mundhöhle und Rachen hat denselben Pathomechanismus wie die akute Radiodermatitis. Sie äußert sich in Geschmacksverlust, Mundtrockenheit, Verschleimung, schmerzender Schleimhautrötung (Enanthem) und oberflächlichen Schleimhautdefekten. Häufig ist die akute Mukositis superinfiziert, z. B. mit Pilzen (Soor-Stomatitis).

Bei der chronischen Mukositis bleiben durch einen irreversiblen Speicheldrüsenschaden (2/3 der Speichelproduktion stammen aus der Glandula submandibularis und Glandula sublingualis) Mundtrockenheit, Schleimhautatrophie, Parodontose und Karies als Spätfolgen zurück. Die subkutane Fibrose der Halsweichteile bedingt eine Lymphabflussstörung aus den Wangen und dem Mundboden, ein Lymphödem.

> **MERKE**
> Die Strahlenspätfolgen im Mund-Hals-Bereich sind charakterisiert durch Schleimhautatrophie, irreversiblen Speicheldrüsenschaden, Zahnfleischretraktion mit nachfolgender Parodontose und Karies.

Darm

Die Schleimhaut von Zwölffinger- und Dünndarm weist eine hohe Strahlenempfindlichkeit auf (Strahlenenteritis). Die Sensibilität ist geringer bei Dickdarm- (Strahlenkolitis), Magen- (Strahlengastritis) und Ösophagusschleimhaut (Strahlenösophagitis).

Die **Strahlenenteritis** äußert sich in Übelkeit, Durchfällen, Erbrechen, Meteorismus (Blähungen), Tenesmen sowie Blut- und Schleimabgängen. Besonders ausgeprägt ist sie bei großvolumigen Abdominalbestrahlungen und in Kombination mit Chemotherapie. In der Folge nimmt die Resorption von Fetten und Kohlenhydraten ab und sistiert schließlich. Zusätzlich gehen Wasser, Elektrolyte und Eiweiß über den Darm verloren. Histologisch zeigt sich eine Teilungshemmung bzw. ein **Verlust von Stammzellen** am Grund der Darmkrypten. Der Zellnachschub für die Darmzotten reicht nicht mehr aus, die Zellabstoßung überwiegt, die Zotten werden atrophisch. Auch die Becherzellen entleeren sich, so dass reichlich Schleim in das Darmlumen abgegeben wird und sich entleert. Abbildung 16.3 zeigt schematisch die chronische Enteritis: Zottenatrophie, Fibrose von Submukosa und Darmwand, chronischer Gefäßschaden (s. u.).

> **MERKE**
> Die akute Strahlenenteritis wird durch den Stammzellschaden des Kryptenepithels bestimmt und von Tonus- und Motilitätsstörungen der Darmwand begleitet. Die Folgen sind Schleimabgänge, Resorptionsstörungen sowie Wasser-, Eiweiß- und Elektrolytverlust.
> Bei Radioenteritis rechtzeitig an parenterale Ernährung denken!

Die **Strahlenproktitis** (Strahlenreaktion des Rektums) äußert sich in häufigen schleimigen und u. U. blutigen Stuhlentleerungen sowie schmerzhaften Spasmen des Enddarms. Die Toleranzdosis beträgt 45 Gy. Spätfolgen sind Geschwüre und Strikturen. Sie treten fraktionsabhängig und volumenabhängig nach 60–65 Gy auf.

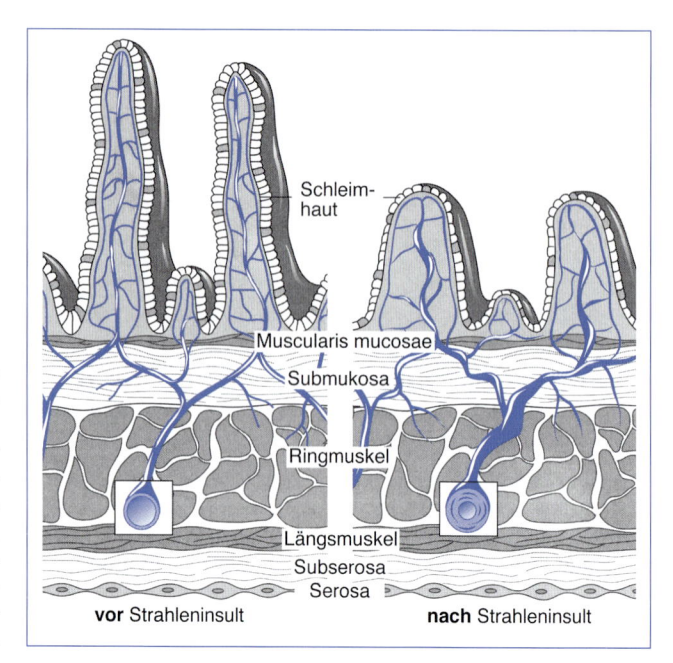

Abb. 16.3 Strahleneffekte am Dünndarm. Sie betreffen hauptsächlich den Gefäßapparat: Die kleinen Arterien und Arteriolen sind sklerosiert, später sekundär erschlafft. Die herabgesetzte Blutzirkulation führt zu Minderdurchblutung des Darmepithels, zu Ulzerationen, Narben und Strikturen. Hinzu kommen Epithelatrophie, auch im noch durchbluteten Bereich, und Fibrose.

16.3 Akute und chronische Strahlenpneumopathie

Die Lunge wird bei der Radiotherapie von Lungenkarzinomen, Ösophaguskarzinomen, Mammakarzinomen, Mediastinaltumoren und der Lymphogranulomatose durchstrahlt. Dabei können u.U. eine akute Strahlenpneumopathie und 8–12 Wochen später als Spätfolge eine Lungenfibrose auftreten. Die TD 5/5 beträgt bei Bestrahlung der ganzen Lunge 18 Gy (1/3 : 45 Gy, 2/3 : 30 Gy), die TD 50/5 (50 % Schäden innerhalb von 5 Jahren) 24,5 Gy (1/3 : 65 Gy, 2/3 : 40 Gy). Diese kritischen Dosen hängen von der verwendeten Dosisleistung und der Einzeldosis ab. Bei Einzeitbestrahlung beträgt die TD 5/5 nur noch 12 Gy.

Vom **bestrahlten Volumen** hängt auch ab, ob die Strahlenpneumopathie klinisch symptomatisch wird oder nicht. Von allen Strahlenpneumopathien bzw. Strahlenfibrosen treten nur 20 % auf dem Röntgenbild in Erscheinung, nur 1 % ruft klinische Symptome hervor.

Die **akute Strahlenpneumopathie** (fälschlich auch Strahlenpneumonitis genannt) tritt 4–6 Wochen nach einer Strahlentherapie auf; damit ist sie keine eigentliche Frühreaktion. Ihre Symptome gleichen einer atypischen viralen Pneumonie mit unproduktivem Husten, subfebrilen Temperaturen und Kurzatmigkeit. Auf dem Röntgenbild zeigt sich eine streifig-fleckige Verdichtung, die auch das Bestrahlungsfeld überschreiten kann.

Pathomorphologischer Angriffspunkt sind die Pneumozyten Typ II, die Kapillarendothelzellen und die Fibroblasten mit typischen Akut- und Spätveränderungen (Abb. 16.4). Die Pneumozyten Typ II fungieren als Stammzellen für die die Alveolen auskleidenden Pneumozyten Typ I, stellen aber auch eine oberflächenaktive Substanz zur Verfügung, den Surfactant (Anti-Atelektase-Faktor). Er kleidet die Oberfläche der Lungenalveolen aus und ist für die Oberflächenspannung der Alveolen verantwortlich. Ein akuter Strahlenschaden verursacht deshalb – neben Gefäßveränderungen – einerseits eine Zellverarmung des Alveolarepithels (durch fehlenden Nachschub für die Pneumozyten Typ I), andererseits einen Kollaps der Alveolen und einen Funktionsverlust der Membranen. Dieser äußert sich mit Flüssigkeitsaustritt in das Lungen-

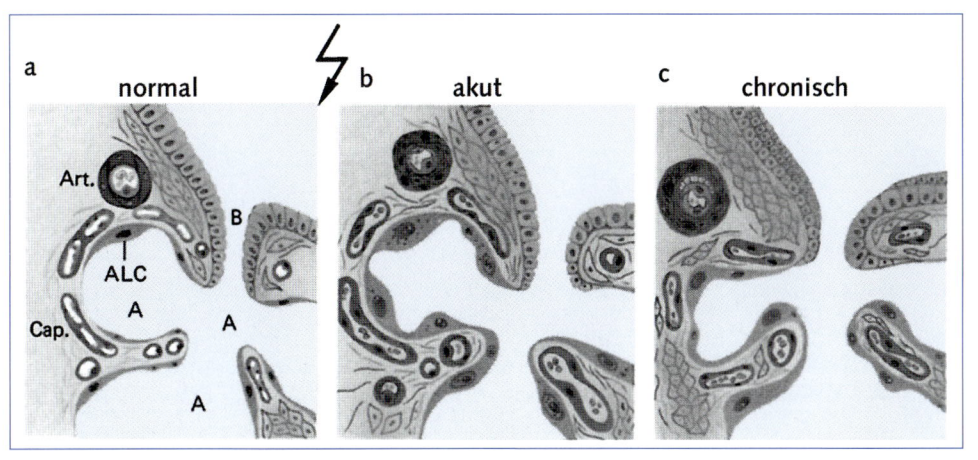

Abb. 16.4 Strahlenspätschäden am Lungenparenchym. **a)** Normalgewebe: Alveole (A), Pneumozyt, Typ I [Alveolarepithelzelle (ALC)], Arterie (Art.), Kapillare (Cap.), Bronchiolus (B). **b)** Akute Pneumopathie: Kapillarerweiterung, Endothelschwellung, interstitielles Ödem. Eiweißverlust in den Alveolen führen zu hyalinen Membranen. **c)** Chronische Pneumopathie (= Lungenfibrose): ausgeprägte Sklerose der Arteriolen, schwere Fibrose der Alveolarsepten, Metaplasie des Bronchusepithels.

gerüst (interstitielles Ödem) und durch Eiweißexsudation in die Alveolen (Abb. 16.4b).

Die **chronische Strahlenpneumopathie** ist eine Fibrose des Lungengerüstes (**Lungenfibrose**). Sie ist irreparabel und wird von einer Fibrose der Interalveolarsepten, einer Degeneration des Alveolarepithels sowie chronischer Gefäßklerose und -obstruktion bestimmt (Abb. 16.4c).

Kapillarendothelien und Pneumozyten haben die Charakteristika spät reagierender Zellen, nämlich eine Zellzykluszeit von etwa 80 Tagen und eine gute Reparaturkapazität. Somit kann die Lunge durch Fraktionierung (auf ≤ 1 Gy) sehr effektiv geschont werden.

> **MERKE**
>
> Die einzige zuverlässige Prävention der Strahlenpneumopathie bzw. Strahlenfibrose besteht in einer Beschränkung des Bestrahlungsvolumens, der Dosis und der Dosis pro Fraktion.

16.4 Niere

Auf die Niere achtet der Radiotherapeut bei abdominellen Bestrahlungen ganz besonders. Die TD 5/5 wird mit 10–12 × 2 Gy angegeben. Drei Angriffspunkte kommen für einen Strahlenschaden in Betracht:

- **Tubulusepithel:** Die Folgen sind Zell- und Funktionsverlust, Epithelhypoplasie und -atrophie, sekundäre Atrophie der Glomeruli (Gefäßknäuel/Kapillarschlingen der Nierenrinde).
- **Gefäßendothel:** Es resultieren fibrinoide Ablagerungen im Mesangium, Zelluntergänge, Lumeneinengung und Obliteration der kleinen Gefäße.
- **Fibroblasten:** Ihre beschleunigte Ausreifung führt zur interstitiellen Fibrose.

Das klinische Bild der **Strahlennephritis** besteht aus:

- Proteinurie (Eiweißausscheidung mit dem Urin).
- Zylindrurie (abgeschilferte Zylinderepithelien im Urin als Entzündungszeichen der ableitenden Harnwege).

Tab. 16.4 Unterschiedliche Reaktionen männlicher und weiblicher Keimdrüsen auf ionisierende Strahlung.

	Hoden	Ovar
Schwellendosis der sensibelsten Zellen	0,2 Gy	1,7–6 Gy
Einfluss der Fraktionierung/ Protrahierung	Förderung der Strahleneffekte	Keiner
Empfindlichstes Fertilitätsstadium	B-Spermatogonien, Fetus und Säugling	Primäre Oozyten, Fetus ab 5. Monat, Beginn der Pubertät
Empfindlichkeit des genetischen Materials	Abnahme mit dem Reifungsprozess	Zunahme mit dem Reifungsprozess
Zusammenhang von Sensibilität und Lebensalter	Abnahme im Alter	Anstieg im Alter
Nachproduktion aus frühen Entwicklungsstadien	Möglich	Nicht möglich
Hormonbildung	Relativ resistent, unabhängig von der Keimzellschädigung	Sensibel, abhängig von der Keimzellschädigung

- Polyurie (Harnflut).
- Isosthenurie (fehlende Konzentrationsfähigkeit der Niere, Urin mit geringerem osmotischen Gewicht).
- Hypertonie (Bluthochdruck).

16.5 Hoden und Ovar

Erwachsene männliche und weibliche Keimdrüsen reagieren ganz unterschiedlich auf ionisierende Strahlung (Tab. 16.4). Auch zwischen den verschiedenen Entwicklungsstadien der Keimzellen bestehen große Empfindlichkeitsunterschiede.

> **MERKE**
> Die strahlenbedingten Beeinträchtigungen des Keimepithels, des genetischen Materials und der Hormonbildung unterliegen eigenen Gesetzmäßigkeiten und müssen nicht parallel verlaufen.

Hoden

Im Hoden liegen drei Zelltypen vor: Geschlechtszellen in verschiedenen Reifungsstadien, Sertoli-Zellen und Leydig-Zellen. **Sertoli-Zellen** befinden sich an der Basalmembran der Samenkanälchen und stellen das Mikromilieu für die Entwicklung, Reifung und Freisetzung der Keimzellen bereit. **Leydig-Zellen** bilden das Testosteron. Beide Zelltypen gelten als relativ strahlenresistent.

Das **Samenepithel** des Hodens ist extrem strahlenempfindlich. Bereits nach 0,3–0,5 Gy wird eine vorübergehende Azoospermie (Erholung nach 48 Monaten) und nach 3–4 Gy eine 100%ige, nicht reversible Azoospermie beobachtet. Dabei ist – im Gegensatz zu nahezu allen anderen biologischen Systemen – die fraktionierte Bestrahlung effektiver, schädigender, d.h. für das gesunde Gewebe gefährlicher, als die Einzeitbestrahlung.

Am empfindlichsten sind die **frühen Entwicklungsstufen**, nämlich die B-Spermatogonien, die Stammzellen der Spermatogenese (kritische Dosis: 0,2 Gy), weniger die Spermatozy-

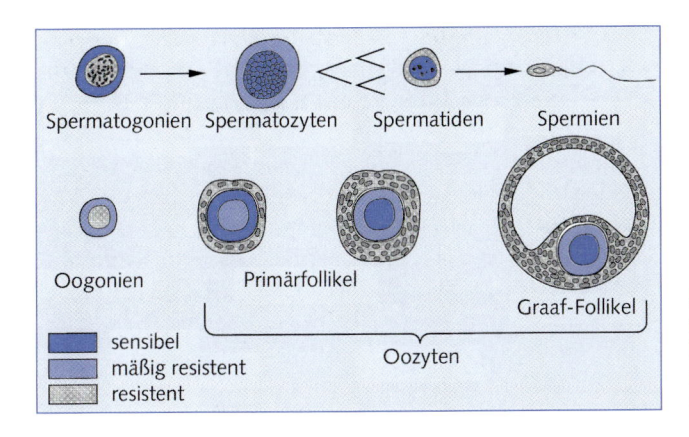

Abb. 16.5 Strahlensensibilitätsmuster der männlichen und weiblichen Keimzellen (Außenkreis) und ihrer genetischen Materialien (Innenkreis).

ten (Abb. 16.5). Spermatiden und **reife Spermien** sind dagegen relativ strahlenresistent. Hier sieht man bis 500 Gy praktisch keine Effekte. Die Zeugungsfähigkeit kann also nach einem Strahleninsult noch eine Zeitlang erhalten bleiben, so lange nämlich, bis sich der Nachschub aus den geschädigten Spermatogonien und Spermatozyten erschöpft hat. Die Entwicklungszeit von Stammzellen zu Spermatozoen (Spermien) beträgt übrigens 67 Tage.

Anders verhält es sich mit dem **genetischen Material**. Es erreicht seine größte Strahlenempfindlichkeit im Spermatidenstadium, während Spermatogonien und Spermien sehr widerstandsfähig gegen strahlenbedingte Mutationen sind (Abb. 16.5).

Die Spermatogenese weist eine beachtliche Erholungsfähigkeit auf. Eine strahlenbedingte Azoospermie kann deshalb erst nach 3 Jahren als irreversibel eingestuft werden. Hinsichtlich der **Beratung von Männern** mit Kinderwunsch ist folgendermaßen vorzugehen:

- Während der Strahlenbehandlung ist eine Konzeption unbedingt zu vermeiden. Die Spermien könnten, wenn sie aus bestrahlten Spermatiden hervorgegangen sind, genetische Defekte enthalten.
- Es reicht aus, sich über einen Zeitraum von 6 Wochen nach einer Strahlentherapie gegen ungewollte Konzeption zu schützen.
- Nach 6 Wochen, auch nach vorübergehender Sterilität, ist gegen eine Konzeption nichts einzuwenden. Die wiedereinsetzende Spermienproduktion stammt dann aus Spermatogonien, die, als sie bestrahlt worden sind, gegen Mutationen weitgehend resistent waren.

Im Vergleich mit dem Samenepithel sind die Sertoli-Zellen und die Leydig-Zellen nur mäßig strahlenempfindlich: Nach 1–2 Gy kann man zwar bereits Erhöhungen der FSH- und LH-Werte (der stimulierenden Hormone aus dem Hypophysenvorderlappen) als erstes Zeichen einer abgeschwächten Hormonbildung aus den Leydig-Zellen finden und nach 3–4 Gy erstmals verminderte Testosteronspiegel im Blut. Doch sind die Hormonausfälle erst nach > 24 Gy beträchtlich, wenn auch reversibel. Wir haben damit selbst im therapeutischen Bereich eine weitgehend strahlenresistente **Hormonproduktion**: volle Erhaltung des Geschlechtstriebes und der Geschlechtskraft trotz strahlenbedingter Sterilität (Impotentia generandi).

Ovar

Weniger strahlenempfindlich als das Samenepithel des Hodens sind die Ovarien. Aber im Gegensatz zur Spermatogenese sind die **reifen Eizellen** (Oozyten), d.h. die großen reifen Follikel, strahlensensibler als die Oogonien (Ureier) und Oozyten in reifenden Follikeln (Abb. 16.5). Die Schwellendosis beträgt je nach Alter bei Einzeitbestrahlung 1,7 Gy (temporäre Störungen) bis 6,25 Gy. Fraktionierung beeinflusst die

Strahlenwirkung vermutlich wenig. Auch das **genetische Material** zeigt, anders als beim Mann, eine zunehmende Sensibilität mit dem Reifungsprozess.

Da die Anlage der Oogonien und damit das Stammzellreservoir für die Oozytenbildung bereits mit dem 5. Fetalmonat abgeschlossen sind und der Oozytenvorrat sich im Verlauf des Lebens erschöpft, sinkt mit dem Alter auch die Fähigkeit, einen Strahlenschaden durch das Nachreifen unbeteiligter Oozyten zu kompensieren. Die Strahlenempfindlichkeit der Eierstöcke nimmt dadurch im Alter zu. Unter Umständen treten bei jungen Frauen noch nach einer Dosis von 20 Gy Konzeptionen ein. Das wäre bei einer 40-Jährigen völlig undenkbar (Tab. 16.4).

Im Gegensatz zum Mann gehen bei der Frau Infertilität und das Sistieren der Produktion von Geschlechtshormonen (Östrogen und Progesteron) Hand in Hand. Darauf beruht die Wirkung der Radiomenolyse, mit der aus onkologischen Gründen die Ovarialfunktion mit 30–40 Gy ausgeschaltet werden kann.

> **MERKE**
>
> Hoden und Ovar reagieren auf ionisierende Bestrahlung unterschiedlich. Schwellendosis, empfindlichstes Fertilitätsstadium, Fraktionierungseffekt, Einfluss des Lebensalters und die Sensibilität des genetischen Materials unterscheiden sich.
> Mit Dosen im therapeutischen Bereich lässt sich bei der Frau die Hormonproduktion stoppen, beim Mann aber nicht ohne weiteres.

16.6 Herz und Gefäßsystem

Herz

Das Herz galt lange Zeit als strahlenunempfindlich. Heute sieht man nach großvolumigen **Mediastinalbestrahlungen** bemerkenswerte Störungen: Intimafibrose der Herzkranzgefäße mit der Gefahr des Herzinfarkts, dazu Kardiomyopathie und Myokardfibrose, Schädigungen des Reizleitungssystems mit der Folge von Extrasystolie und Tachykardie, Perikarderguss und fibröse Perikarditis. Nach 10×2 Gy können erste EKG-Veränderungen auftreten, nach 20×2 Gy (= TD 5/5) Perikarditis und Kardiomyopathie.

Verschiedene **Chemotherapeutika**, z. B. Anthracycline (kumulative Schwellendosis für Adriamycin: 400–550 mg/m^2), sind auch kardiotoxisch und verstärken sowohl bei simultaner als auch sequentieller Gabe die unerwünschten Strahlenfolgen am Herzmuskel und Perikard.

Gefäße

Die **großen Gefäße** werden von therapeutischen Dosen kaum beeinträchtigt. Histologisch finden sich zwar Intimafibrosen und Wandsklerosen, doch fallen sie für gewöhnlich funktionell nicht ins Gewicht.

Die **kleineren Gefäße** und **Kapillaren** reagieren dagegen ausgeprägt mit Früh- und Spätveränderungen, die die **Hauptursache** für die mannigfaltigen Organschäden nach Bestrahlungen darstellen. Haut- und Schleimhauterythem sind als Akutreaktion auf eine Gefäßerweiterung und eine erhöhte Permeabilität der Gefäßwände zurückzuführen. Folgende Veränderungen werden beobachtet:
- Störung der Gefäßinnervation; es folgt eine Weitstellung der kleinen Gefäße (Erythem),
- Endothelschwellung und erhöhte Kapillarpermeabilität, Eiweißaustritt in das Interstitium, Ödem,
- Austritt von Blutzellen in die Umgebung durch Instabilität der Kapillarwände.

Erste Effekte sieht man nach 6–8 Gy, Spätveränderungen nach 25–30×2 Gy.

Die **Strahlenspätfolgen** an den kleinen Blutgefäßen sind Endothelschaden, Intimafibrose, Wandsklerose und Fibrose der Adventitia (Abb. 16.6). Sie engen im Zusammenspiel mit Thromben das Gefäßlumen stark ein und verschließen es u. U. sogar völlig. Arterien verschließen eher als Venen.

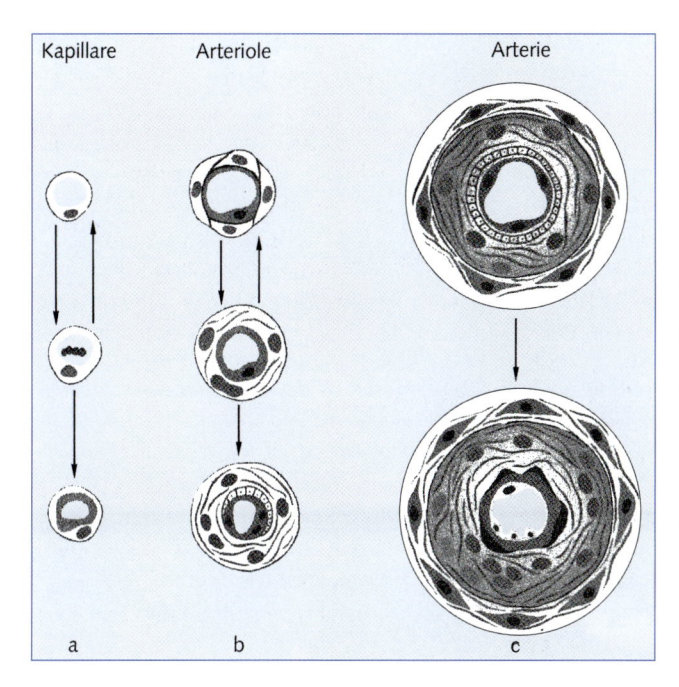

Abb. 16.6 Strahlenfolgen am Gefäßsystem. **a)** Kapillaren: Gefäßverengung durch Schwellung der Endothelzellen und Sklerose der Gefäßwand. Später kann ein Thrombus das Lumen komplett verschließen. **b)** Arteriolen: grundsätzlich die gleichen Veränderungen wie an den Kapillaren. **c)** Kleine Arterien: Frühveränderungen nicht sehr ausgeprägt. Später Endothelschaden und Sklerose sowie Elastizitätsverlust der Gefäßwand. Fibrose der Adventitia.

> **MERKE**
>
> Die Strahlenspätfolgen an Gehirn, Rückenmark, Darmlumen und weiteren Organen lassen sich primär durch den Gefäßschaden mit nachfolgender Minderdurchblutung erklären.

16.7 Nervensystem

Bei den Strahlenfolgen am Nervensystem (NS) unterscheidet man zwischen verschiedenen Formen der
- Strahlenenzephalopathie (Gehirn),
- Strahlenmyelopathie (Rückenmark) und
- Strahlenneuropathie (peripherer Nerv).

Die **Strahlensensibilität** der einzelnen NS-Abschnitte ist unterschiedlich. Es handelt sich um spät reagierende Gewebe mit guter Reparaturfähigkeit, also ausgeprägtem Fraktionierungseffekt (s. Kap. 14.5.5). Auf eine schonende Fraktionierung bei Bestrahlungen des Gehirns und Rückenmarks ist deshalb höchster Wert zu legen. Da Nervengewebe nicht repopuliert, sind Bestrahlungspausen sinnlos. Die Toleranzdosis (TD 5/5) für das **Gehirn** beträgt 50 Gy in 25 Fraktionen über 5 Wochen oder 54 Gy in 30 Fraktionen über 7 Wochen. Für das **Rückenmark** wird eine TD 5/5 von 45 Gy angenommen, wobei allerdings kleine Abschnitte, die nicht mehr als fünf Rückenmarksegmente umfassen, bis 55 Gy in 7 Wochen tolerieren können. Die TD 5/5 für die peripheren Nerven liegt im Bereich von 60–65 Gy in 7 Wochen.

> **MERKE**
>
> Außer in palliativen Situationen mit sehr begrenzter Lebenserwartung darf die Einzeldosis an Gehirn, Rückenmark und peripheren Nerven 2 Gy nicht überschreiten.

Die Strahlenschäden am Nervensystem treten in drei Phasen auf: einer akuten Frühreaktion (wenige Stunden nach Strahleneinwirkung), einer frühen Spätreaktion (Wochen bis Monate später) und einer späten Spätreaktion (nach Monaten bis Jahren). Bis auf die späte Spätreaktion sind diese Nebenwirkungen grundsätzlich reversibel, können allerdings auch in die jeweils nächste, immer ernsthaftere Strahlenfolge übergehen.

Akute Frühreaktionen

Akute Strahlenreaktionen treten 3–4 h nach der Bestrahlung auf. Die Symptome sind uncharakteristisch: Kopfschmerz und Zeichen des erhöhten Hirndrucks, wie Somnolenz, Übelkeit und Erbrechen.

Die **akute Strahlenenzephalopathie** und **Strahlenmyelopathie** sind hauptsächlich durch ein Ödem verursacht und vollständig rückbildungsfähig.

Eine **akute Strahlenmyelopathie** äußert sich nur, wenn eine extra- oder intraspinale Raumforderung vorliegt. Ein beginnender Querschnitt kann dann in eine komplette Querschnittläsion übergehen.

Frühe Spätreaktionen

Durch eine **subakute Enzephalopathie** und **Myelopathie** zeigen sich mehrere Wochen bis Monate nach der Strahlentherapie uncharakteristische, nicht lokalisierbare neurologische Symptome. Sie können sich nach Monaten klinisch zurückbilden. Neuropathologisch finden sich ein örtlicher Untergang der Myelinscheiden in der weißen Substanz, lymphozytäre und plasmazelluläre Infiltrationen um die Gefäße, Schäden des Gefäßendothels und der Blut-Hirn-Schranke, ferner ein Ödem und umschriebene kleine Blutungen und Nekrosen.

Bei Kleinkindern tritt schon nach 20–25 Gy eine **Leukoenzephalopathie** auf, beim Erwachsenen erst nach 35–40 Gy. Ein erhöhtes Risiko besteht, wenn vorher oder nachher auch chemotherapiert werden soll. Die üblichen Symptome sind Lethargie, Somnolenz, intellektuelle Defizite, psychomotorische Störungen und (wenn das hypothalamisch-hypophysäre System bestrahlt wurde) Störungen der hypothalamisch-hypophysären Regulation der endokrinen Organe. Zusätzlich können Übelkeit, Erbrechen, Gangunsicherheit, horizontaler Nystagmus und Gliederschmerzen auftreten.

> **MERKE**
>
> Die Leukoenzephalopathie ist die Ursache für intellektuelle, psychosomatische und hormonelle Defizite nach einer Strahlentherapie im **Kindesalter** (meist nach Radio- und Chemotherapie).

Die typische subakute Strahlenreaktion des **Rückenmarks** ist das sog. **Lhermitte-Zeichen**: Am Schultergürtel und an den Extremitäten treten Missempfindungen, wie Kribbeln und Elektrisieren, auf, wenn das Rückenmark und die dort austretenden Nervenwurzeln durch Rumpfbeugen, Kopfbeugen oder durch Anheben der Beine gestreckt werden.

> **MERKE**
>
> Das Lhermitte-Zeichen ist eine subakute Strahlenreaktion des Rückenmarks und seiner Nervenwurzeln, die nach Mitbestrahlung langstreckiger Rückenmarkabschnitte auftritt. Die Symptome bilden sich nach Wochen bis Monaten vollständig zurück.

Späte Spätreaktion

Die **Radionekrose** als schwerste Folge einer Strahlenbehandlung tritt mehrere Monate bis Jahre nach einer Strahlentherapie auf. Sie imponiert klinisch und radiologisch als Raumforderung mit weitem, die Nekrose umgebendem und auch über das Bestrahlungsvolumen hinausreichendem Ödem. Radionekrosen sind nicht rückbildungsfähig, sondern für gewöhnlich progressiv und haben eine schlechte Prognose.

Pathogenetisch dominiert der Gefäßprozess. Hinzu treten direkte Schäden an den Gliazellen und immunologische Veränderungen. Es gibt Hinweise dafür, dass die Veränderungen im Gehirn, im Rückenmark und am peripheren Nerv gleichartig ablaufen.

> **MERKE**
> Die Strahlenfolgen am Nervensystem zeigen eine akute Frühphase (wenige Stunden nach Strahleneinwirkung), eine frühe Spätreaktion (Wochen bis Monate später) und eine späte Spätreaktion (nach Monaten bis Jahren).

16.8 Auge

Bei den Strahlenfolgen am Auge sind die verschiedenen anatomischen Abschnitte zu unterscheiden:
- **Strahlenkonjunktivitis:** Es handelt sich um eine Conjunctivitis sicca durch Funktionsverlust der Becherzellen und Fibrose der großen Tränendrüsen (TD 5/5 = 20 × 2 Gy).
- **Strahlenkeratitis:** Hornhauttrübung und Hornhauterweichung (ab 25 × 2 Gy).
- **Strahlenkatarakt:** Linsentrübung (grauer Star) durch degenerative Veränderungen des Linsenepithels, dadurch grobvakuoläre Aufquellung der Fasern. Die Strahlenkatarakt beginnt peripher und schreitet subkapsulär fort (TD 5/5 = 3–5 Gy bei Einzelbestrahlung).
- **Glaskörperschrumpfung:** durch Permeabilitätserhöhung (ab 25 × 2 Gy).
- **Strahlenretinopathie:** Auslöser ist wahrscheinlich der Gefäßschaden, aber ebenso direkte Strahlungseinflüsse auf die Sinneszellen (TD 5/5 = 25–28 × 2 Gy).

16.9 Skelett

Reifer Knorpel und **ausgewachsener Knochen** gehören zu den strahlenresistentesten Körpergeweben überhaupt. Deshalb sind Radionekrosen des reifen und intakten Knochens oder Knorpels ungewöhnlich. Sie beruhen dann auf einem Gefäßschaden und werden durch Infektionen, traumatische Läsionen und Operationen begünstigt. Dabei finden sich die Osteoblasten stärker als die Osteozyten und Osteoklasten geschädigt. Das Mesenchym differenziert nicht mehr zum Osteoblasten, sondern stattdessen zum Fibroblasten bzw. Fibrozyten.

Die TD 5/5 für Hüftkopfnekrosen und radiogene Schenkelhalsfrakturen beträgt 50–52 Gy, auch für pathologische Rippenfrakturen nach Brustwandbestrahlungen. Im Tierexperiment zeigt sich ein ausgesprochener Fraktionierungseffekt (Abb. 16.7).

Wachsender Knorpel und **wachsender Knochen** sind verhältnismäßig sensibel, wobei proliferierende Chondroblasten empfindlicher sind als Osteoblasten. Bereits nach 4–6 Gy treten Störungen der Mitoseaktivität der Chondroblasten auf. Später kommen Zelldystrophie, Zelltod sowie Schäden an der Knorpel-Knochen-Wachstumszone hinzu. Höhere Dosen führen zu Kapillarschäden und Extravasaten von Erythrozyten. Folge ist die Reduktion, u.U. das völlige Sistieren des Knochenwachstums. Dadurch ent-

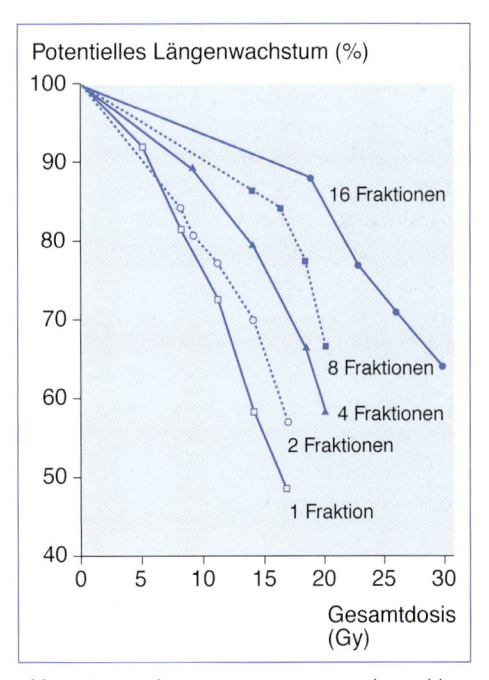

Abb. 16.7 Wachstumsstörungen von bestrahlten Rattenoberschenkeln in Abhängigkeit von der Dosis und Fraktionierung. Bei gleicher Dosis wird das Längenwachstum weniger beeinträchtigt, wenn die Dosis in mehreren Fraktionen eingestrahlt wird statt in wenigen.

wickeln sich nach Bestrahlungen im Kindes- und Jugendalter radiogene Deformationen am Schädel, an der Wirbelsäule (Skoliose), am Rumpf (Thorax- und Beckenasymmetrien) und an den Extremitäten. Für die Epiphysenfugen und die wachsende Wirbelsäule wurden je nach Lebensalter kritische Dosen von 15–25 Gy ermittelt.

> **MERKE**
>
> Im Gegensatz zum adulten Knorpel und Knochen sind die Epiphysenfugen und der wachsende Knochen hoch strahlensensibel. Das muss bei Strahlenbehandlungen im **Kindesalter** bedacht werden.

FRAGEN

16.1 Welches sind die strahlenempfindlichsten Zellen der Hämatopoese?
16.2 Wann zeigen sich die Auswirkungen eines Strahleninsults (auch der Strahlentherapie) im peripheren Blut?
16.3 Nennen Sie die Zeichen der akuten Radiodermatitis.
16.4 Nennen Sie die Zeichen der chronischen Radiodermatitis.
16.5 An welchen Organen tritt eine Radiomukositis auf?
16.6 Wie kommt es zu radiogener Parodontose und Karies nach Strahlentherapie?
16.7 Was ist der Unterschied zwischen einer Strahlenpneumopathie und einer Strahlenfibrose der Lunge? Welches ist das pathologisch-anatomische Substrat?
16.8 Welches ist die strahlensensibelste Struktur der Lunge?
16.9 Wie äußert sich eine Strahlennephritis? Wie hoch ist die TD 5/5 für die Niere?
16.10 Welche unterschiedlichen Reaktionen auf ionisierende Strahlung zeigen Hoden und Ovar des Erwachsenen?
16.11 Wie hoch ist die Sterilisierungsdosis am Ovar?
16.12 Nennen Sie die strahlensensiblen Strukturen des Herzens.
16.13 Welches sind die Strahlenspätfolgen an den kleinen Blutgefäßen?
16.14 In welchen Phasen läuft die Strahlenreaktion des Nervensystems ab?
16.15 Welches ist das pathologisch-anatomische Substrat des Strahlenspätschadens am zentralen Nervensystem?
16.16 Nennen Sie frühe Spätreaktionen am Gehirn und Rückenmark.
16.17 Welche Vorkehrungen trifft der Strahlentherapeut, um Spätreaktionen am zentralen Nervensystem so weit als möglich zu vermeiden?
16.18 Nennen Sie Strahlenreaktionen am Auge.
16.19 Wann sind Strahlenspätfolgen am Knochen zu erwarten, und wie sehen sie aus?

17 Gerätekunde

17.1 Röntgentherapie

Die Strahlentherapie mit Röntgenbestrahlungseinrichtungen bezeichnet man als Röntgentherapie oder auch als **konventionelle Therapie** (früher: Orthovolttherapie).

> **MERKE**
>
> Die Röntgentherapie ist wegen der Unmöglichkeit, in größeren Zielvolumina eine befriedigende Dosisverteilung zu erreichen, nur zur Behandlung von **degenerativen Skeletterkrankungen** (wo wegen geringer Gesamtdosis Dosisspitzen in Kauf genommen werden können), von **kleinen Hauttumoren** (die im Maximum der absorbierten Energie an der Oberfläche liegen) und **oberflächlich gelegenen Metastasen** indiziert. Die kurative und die palliative Tumortherapie erfolgen heute mit Teilchenbeschleunigern, Gammabestrahlungseinrichtungen und den verschiedenen Verfahren der Brachytherapie.

Der technische Aufbau einer Röntgenanlage ist in Kapiteln 12.3.2 und 12.3.3 beschrieben. Entsprechend dem breiten Anwendungsgebiet variieren die Röhrenspannungen zwischen 7 kV (Grenzstrahlen) und 300 kV. Dieser breite Bereich kann mit einer einzigen Anlage nicht abgedeckt werden. Insbesondere werden die Konstruktionen des Generators und der Röntgenröhre dem Verwendungszweck angepasst.

Weichstrahltherapie

Die Weichstrahltherapie wird zur Behandlung ganz oberflächlicher Läsionen eingesetzt. Abbildung 17.1 zeigt einen Längsschnitt durch eine typische Weichstrahlröhre. Die Röhrenspannung liegt zwischen 10 und 50 kV, die Eigenfilterung der Röhre (Aufhärtung der Strahlung durch Röhrenfenster) wird durch ein hauchdünnes Berylliumfenster möglichst gering gehalten. Der Fokus-Haut-Abstand beträgt in der Regel nicht mehr als 30 cm.

Röhrenspannungen bis 100 kV liefern eine härtere Strahlung für die Oberflächentherapie. Auch hier wird überwiegend mit kurzen Fokus-Haut-Abständen gearbeitet. Der Körper des Patienten wird mit einer Blei-Gummi-Schürze geschützt. Für die Behandlung von Läsionen in Körperhöhlen gibt es spezielle Röhren, z. B. die Hohlanodenröhre nach Chaoul. Abbildung 17.2 zeigt schematisch eine transanale Applikation bei Rektumkarzinom.

> **MERKE**
>
> Um in der Oberflächentherapie eine hohe Hautbelastung und nach wenigen Millimetern Gewebstiefe einen scharfen Dosisabfall zu erreichen, verwendet man
> - weiche Röntgenstrahlung (10–50 kV),
> - ein dünnes Berylliumblech als Strahlenaustrittsfenster, damit die Eigenfilterung durch die Röhre möglichst gering ist,
> - einen kurzen Fokus-Haut-Abstand, indem die Röhre unmittelbar auf die Haut aufgesetzt und innerhalb der Röhre der Röhrenfokus möglichst nahe am Strahlenaustrittsfenster konstruiert wird.

Hartstrahltherapie

Für die Hartstrahltherapie (auch Orthovolttherapie) dienen Röhrenspannungen von 100–400 kV (Abb. 12.14). Angewendet wird die Hartstrahltherapie zur Behandlung degenerativer Gelenk- und Wirbelsäulenerkrankungen. In den Entwicklungsländern stellt sie oft neben der Chirurgie das einzige Mittel zur Tumorbehandlung dar. Die härtere Strahlqualität verlangt

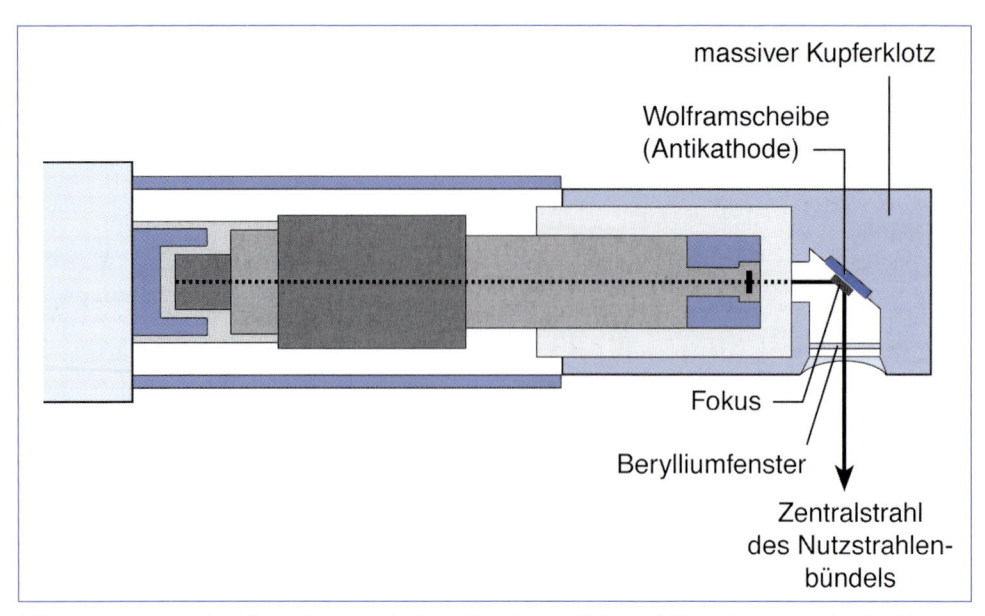

Abb. 17.1 Schematischer Längsschnitt durch eine Röhre für die Weichstrahltherapie, nah an das Strahlenaustrittsfenster herangebrachter Fokus (Brennfleck), hauchdünnes Strahlenaustrittsfenster aus Berylliumblech, niedrige Röhrenspannung.

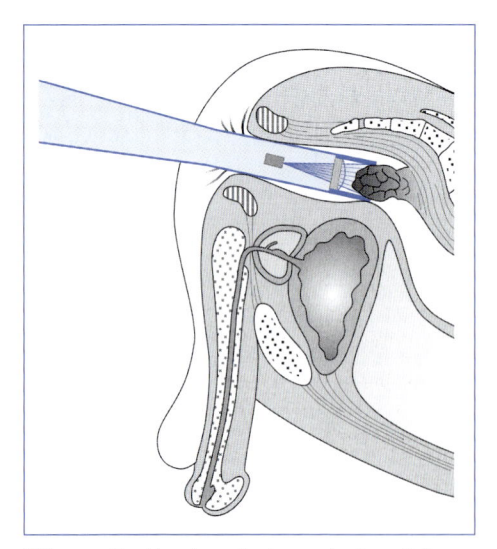

Abb. 17.2 Strahlentherapie eines polypösen Rektumkarzinoms mit einem in den Enddarm eingeführten Körperhöhlenrohr.

größere Sicherheitsvorkehrungen und einen aufwendigeren baulichen Strahlenschutz. Zum Gerät gehört ein Satz geeigneter Filter, die durch einen Sicherheitskreis kontrolliert werden.

Qualitätssicherung

Für Röntgeneinrichtungen zur Behandlung von Menschen hat die Röntgenverordnung u. a. Folgendes festgelegt:
1. Messung der Dosisleistung vor Inbetriebnahme im üblichen Normalbetrieb und nach Änderung der Betriebsbedingungen, welche die Dosisleistung im Nutzstrahlenbündel beeinflussen kann.
2. Prüfung der Übereinstimmung der Dosisleistung im Nutzstrahlenbündel mit den Angaben der Aufzeichnung.
3. Die Messungen nach (1) und (2) und deren Aufzeichnung entfallen, wenn die Dosis während der Therapie fortlaufend gemessen wird.
4. Die Aufzeichnungen nach (1) und (2) sind 30 Jahre aufzubewahren.
5. Die Ortsdosisleistung bei geschlossenem Strahlenaustrittsfenster in 1 m Abstand vom Brennfleck darf nicht höher sein als 1 mSv/h (bis 100 kV) bzw. 10 mSv/h für Röntgenanlagen über 100 kV.

17.2 Hochenergie-Strahlentherapie (Hochvolttherapie)

17.2.1 Telegammatherapie

Die Telegammatherapie (Telecurietherapie) nutzt die Gammastrahlung, die beim Zerfall des radioaktiven Isotops ^{60}Co entsteht.

Mit dem im Kernreaktor durch Neutronenbeschuss des inaktiven ^{58}Co künstlich erzeugten ^{60}Co bestand in den 50er Jahren erstmals die Möglichkeit zur Hochenergie-Strahlentherapie (Hochvolt- oder Megavolttherapie). Tief liegende Tumoren konnten eine ausreichend hohe Strahlendosis erhalten und die Haut entlastet werden, weil das Dosismaximum der Strahlung erst in 0,5 cm Tiefe liegt. Die physikalischen Eigenschaften des Nuklids ^{60}Co finden sich in Tabelle 17.1 aufgelistet.

Tab. 17.1 Physikalische Eigenschaften des Nuklids ^{60}Co und typische Bestrahlungsparameter der Telekobaltgeräte.

^{60}Cobalt	Eigenschaften
Halbwertszeit	5,3 Jahre
Gammaenergie	1,17 und 1,33 MeV
Spezifische Aktivität	42,2 TBq/g (1,14 kCi/g)
Halbwertschicht in Wasser für 10 × 10 cm² Feldgröße bei 80 cm Fokus-Achs-Abstand	11–12 cm
Quellenstärken	150–300 TBq (4000–8000 Ci)
Quellendurchmesser	1–2 cm
Fokus-Achs-Abstand	80–100 cm

> **MERKE**
> Telekobaltgeräte (Abb. 17.3) waren die ersten Geräte für eine wirkliche Hochenergie-Strahlentherapie. Sie arbeiten weitgehend störungsfrei und sind aufgrund der einfachen Technik wartungsarm.

Anwendungsgebiete

Grundsätzlich lassen sich mit einem modernen Telekobaltgerät die meisten Indikationen in der Radioonkologie umsetzen. Dazu müssen folgende Bedingungen erfüllt sein:
- Fokus-Achs-Distanz ≥ 80 cm,
- Möglichkeit der isozentrischen Bestrahlung,
- Realisierung von unregelmäßigen Bestrahlungsfeldern (Individualkollimation),
- Verwendung von Keil- und Ausgleichsfiltern,
- Dosismaximum (D_{max}) < 120 %, bezogen auf den Referenzpunkt RP_{ref} (100 %) gemäß ICRU 50 (Kap. 18).

Entscheidend ist die Dosisverteilung im Zielvolumen, nicht die Festschreibung eines Indikationskatalogs! Gerade bei Bestrahlungen im Kopf-Hals-Bereich und bei der Therapie des Mammakarzinoms sind – eine differenzierte Planung vorausgesetzt – Telekobaltgeräte, welche die oben genannten Bedingungen erfüllen, unübertroffen.

Aufbau einer Telekobaltanlage

- **Strahlerkopf**
  Der Strahlerkopf (Abb. 17.3 und 17.4) enthält die Strahlenquelle, den Quellenschieber, Abschirmmaterial (Blei), das Blendensystem aus Wolfram und Haltevorrichtungen für Keilfilter und Satellitenblenden sowie Trimmer zum individuellen Formen der Bestrahlungsfelder. Optische Vorrichtungen für die Feldbegrenzung (Lichtvisier), den Zentralstrahl und den Fokus-Haut-Abstand machen aus der Telekobaltanlage ein modernes Bestrahlungsgerät.

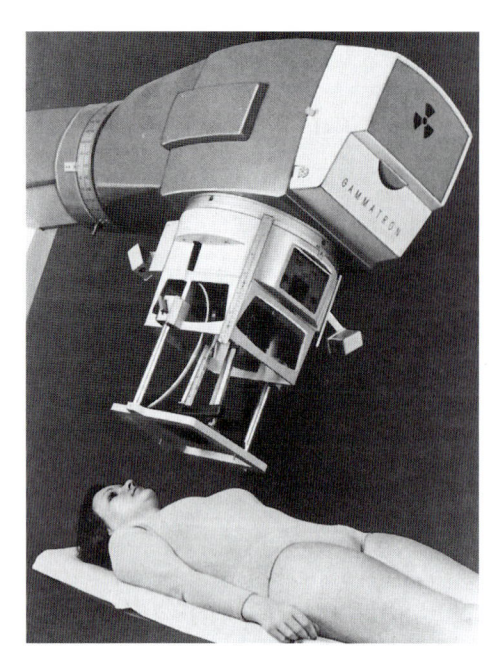

Abb. 17.3 Telekobaltgerät. Man erkennt die Bewegungsmöglichkeiten, außerdem das Blendensystem mit integriertem ausziehbaren Halbschattentrimmer.

- **Strahlenquelle**
Die Strahlenquelle besteht aus einem mit ^{60}Co-Kügelchen voll gepackten Zylinder von 2–4 cm Länge und einem Durchmesser von 1–2 cm. Die Stirnseite des Zylinders wird bei der Bestrahlung dem Patienten zugekehrt und definiert die Fokusgröße. Die Quelle ist in einem Quellenschieber aus Wolfram oder angereichertem Uran (^{238}U) fixiert. Durch Verschieben oder Drehen des Quellenschiebers (Abb. 17.4) wird die nicht abgeschirmte Seite der Quelle dem Bestrahlungsfenster und damit dem Patienten zugewandt. Die Öffnung des Quellenschiebers erfolgt gegen die Kraft einer Stahlfeder, die die Quelle auch bei Stromausfall jederzeit wieder in Ruhestellung zurückführt.
- **Stativ**
Das Stativ ist für die isozentrische Bestrahlungstechnik ausgestattet und erlaubt es, einen raumfesten Achspunkt (Isozentrum) von allen Winkelpositionen aus bis auf 2 mm genau zu treffen. Der Achsabstand kann zwischen 80 und 100 cm betragen. Die Einstellgenauigkeit wird durch seitliche und frontale Laserkoordinaten unterstützt.
- **Schaltgerät**
Da die radioaktive Quelle permanent strahlt, bedarf es beim Umgang mit der Telekobaltanlage besonderer Sorgfalt und zusätzlicher technischer, baulicher und organisatorischer Strahlenschutzvorkehrungen.
- **Sicherheitsmaßnahmen**
Die Betriebszustände (Anlage eingeschaltet, Strahlung ein/aus usw.) und Aktionen (Stehfeldbestrahlung, Rotation) werden in einer zentralen Einheit, dem Schaltgerät, kontrolliert und angezeigt. Doppelte Zeitmessung ist obligat. Selbstverständlich wird großer Wert auf die Kontrolle der Position des Quellenschiebers gelegt. Beim Öffnen des Schiebers ertönt im Behandlungsraum und am Schaltgerät zusätzlich ein akustisches Signal. Zur weiteren Sicherheit befindet sich im Raum ein geräte- und netzunabhängiges Strahlungsmessgerät, das über große Signalleuchten Strahlung im Raum anzeigt.
Der Quellenschieber lässt sich nur dann in Strahlungsposition bewegen, wenn konsistente Bestrahlungsparameter am Schaltgerät eingegeben worden sind. Eine nachträgliche Änderung dieser Parameter während der Bestrahlung ist nicht möglich. Im Falle einer nicht geplanten Unterbrechung der Behandlung müssen sämtliche Bestrahlungsparameter (abgelaufene Zeit, Winkel, Feldgröße, Filter) erkennbar sein und aufgezeichnet werden.
Auch die regelrechte Beendigung einer Behandlung muss von der MTAR quittiert werden, erst dann nimmt das Schaltgerät wieder neue Bestrahlungsparameter für die folgende Behandlung an.
Im Behandlungsraum und am Schaltgerät befinden sich „Not-Aus-Tasten", die das Gerät immer vom Netz trennen können und die automatische Rückkehr des Quellenschiebers in die Ruheposition bewirken.

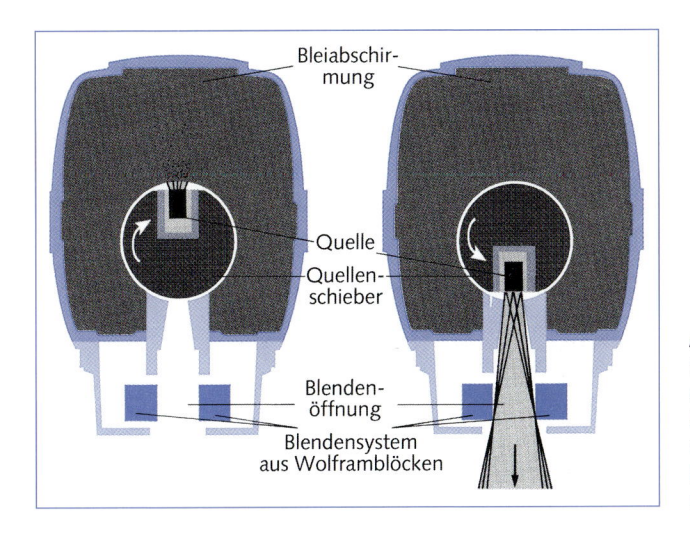

Abb. 17.4
Schematischer Schnitt durch den Strahlerkopf eines Telekobaltgeräts in Verschluss- und Bestrahlungsposition, links verschlossen, rechts geöffnet.

> **MERKE**
>
> Telekobaltgeräte bestechen in der Hochenergie-Strahlentherapie durch ihre unkomplizierte und weitgehend störungsfreie Arbeitsweise. Nachteilig ist, dass die Quelle (wegen abnehmender Aktivität) etwa alle 3 Jahre ausgetauscht und entsorgt werden muss.

17.2.2 Beschleuniger

Grundsätzlich kommen für die Strahlentherapie alle geladenen und ungeladenen Teilchen (Tab. 17.2) in Frage. Tatsächlich aber werden heute für die klinische Routine ausschließlich **Elektronen** beschleunigt, um mit den Beschleunigern **ultraharte Röntgenstrahlen** zu erzeugen – die Basis der modernen Strahlentherapie. Sie können jedoch auch direkt für die Therapie genutzt und dafür aus den Beschleunigern ausgelenkt werden. Bis vor 20 Jahren wurden negative **π-Mesonen** und **Neutronen** für die Strahlentherapie getestet. Die mit dem hohen LET dieser Strahlungen verbundenen strahlenbiologischen Hoffnungen, z.B. die geringere Abhängigkeit vom Sauerstoff (Abb. 14.23), ließen sich aber für die Patienten nicht gewinnbringend umsetzen. Deshalb ist heute der Einsatz dieser Strahlenarten auf ganz wenige Standorte beschränkt.

Neuerdings sind **Protonen** und **Ionen leichter Elemente**, z.B. ^{12}C (Kohlenstoff), im Gespräch und auch in Deutschland kurz vor dem klinischen Einsatz. Die Gründe dafür liegen in ihrer faszinierenden Weise der Energieabgabe im Gewebe (Abb. 17.5). Protonen und ^{12}C-Ionen geben nämlich im Gewebe auf ihrer Wegstrecke zum Zielgebiet relativ wenig Energie ab, sondern deponieren diese dort am Ende als sog. Break Peak. Somit lässt sich die Energiedeposition über die Wahl der Strahlungsenergie sehr genau steuern, und zwar exakt in das Zielvolumen hinein. Die Verfügbarkeit solcher Bestrahlungseinrichtungen hätte den Vorteil, dass bösartige Tumoren – beispielsweise im Hirnstamm, im Auge, in der Lunge, also inmitten von hoch strahlensensiblen Geweben – sehr hoch dosiert bestrahlt werden könnten, ohne das umgebende Normalgewebe nennenswert zu belasten. Protonen haben zudem den Vorteil, fast die gleiche RBW wie Röntgenstrahlen zu haben, die man sehr genau kennt. Dadurch würde es auch kein Risiko bei der biologischen Bestrahlungsplanung geben.

Die Erzeugung und Bereitstellung von Protonen- und Ionenstrahlungen sind an große Beschleunigungsanlagen gebunden, deren Investitionskosten die Möglichkeiten der Refinanzierung über die Routine-Patientenversorgung weit übersteigen. Die Therapie mit solchen Strahlungen wird deshalb auf ein kleines, sehr spezielles Segment der Strahlentherapie beschränkt bleiben.

Tab. 17.2 Charakterisierung von geladenen und nicht geladenen Teilchen, die in der Strahlentherapie verwendet werden.

Teilchen	Ladung	Massen im Vergleich zum Elektron	Energie für Reichweite 10 cm (in MeV)	Halbwertschicht (in MeV)
Elektronen e^-	−1	1*	≈ 20	–
π-Mesonen π^-	−1	273	≈ 50	–
Neutronen n	0	1839	–	≈ 15
Protonen p^+	+1	1836	≈ 100	–
Alphateilchen α^{++}	+2	7294	≈ 150	–
6-Kohlenstoff ^{6+}C	+6	≈ 20 000	≈ 200	–

*Eine Elektronenmasse entspricht 0,51 MeV oder $9{,}1 \times 10^{-31}$ kg

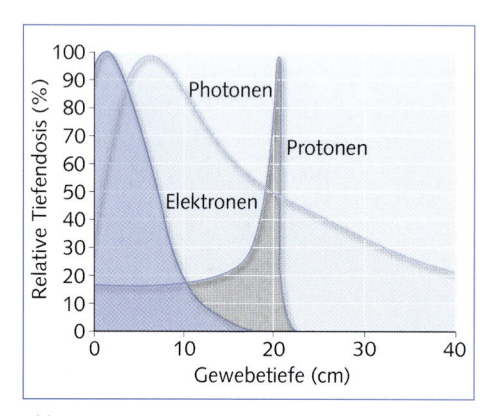

Abb. 17.5 Tiefendosisverläufe von Elektronenstrahlen (dunkelblau), Photonenstrahlen (hellblau) und Protonenstrahlen (grau) im Vergleich. Die Kurven sind idealistisch stark vereinfacht. Die darunter liegenden farbigen Flächen symbolisieren die absorbierte Integraldosis im durchstrahlten Gewebe.

> **MERKE**
>
> Verschiedene Prinzipien der Mehrfachbeschleuniger wurden zu technischer Reife entwickelt. Dabei gibt es Bauarten mit geradliniger (linearer) Beschleunigungsstrecke und Teilchenbahn (**Linearbeschleuniger**) und mit kreisförmiger oder spiralförmiger Teilchenbahn (**Kreisbeschleuniger**).

Kreisbeschleuniger

Abbildung 17.6 skizziert die Bauprinzipien. In der klinischen Praxis arbeiten das Betatron, das Zyklotron und das Synchrotron in verschiedenen Varianten.

> **MERKE**
>
> Das Betatron ist im Bauprinzip ein Transformator, dessen Sekundärspule aus freien Elektronen besteht, die in einem evakuierten Ring (Vakuumröhre) bis auf annähernd Lichtgeschwindigkeit beschleunigt werden.

Die Idee wurde bereits 1922 von Wideroe und 1933–35 von Steenbeck formuliert. Das erste funktionstüchtige **Betatron** nahm Kerst 1941 in Betrieb. Im Betatron werden folgende physikalische Phänomene genutzt:

- Freie geladene Teilchen (der Bremsgeschwindigkeit v) beschreiben in einem statischen Magnetfeld B (B senkrecht zu v) Kreisbahnen.
- Im zeitlich veränderten Magnetfeld (dB/dt) wirkt auf geladene Teilchen die beschleunigte Lorentz-Kraft.

Bei geeigneter Abstimmung von B und dB/dt (Betatronbedingung) werden Elektronen auf einer Sollkreisbahn beschleunigt. Die klinischen Betatrons arbeiten gewöhnlich mit der Frequenz der Netzspannung. Da die Beschleunigung nur

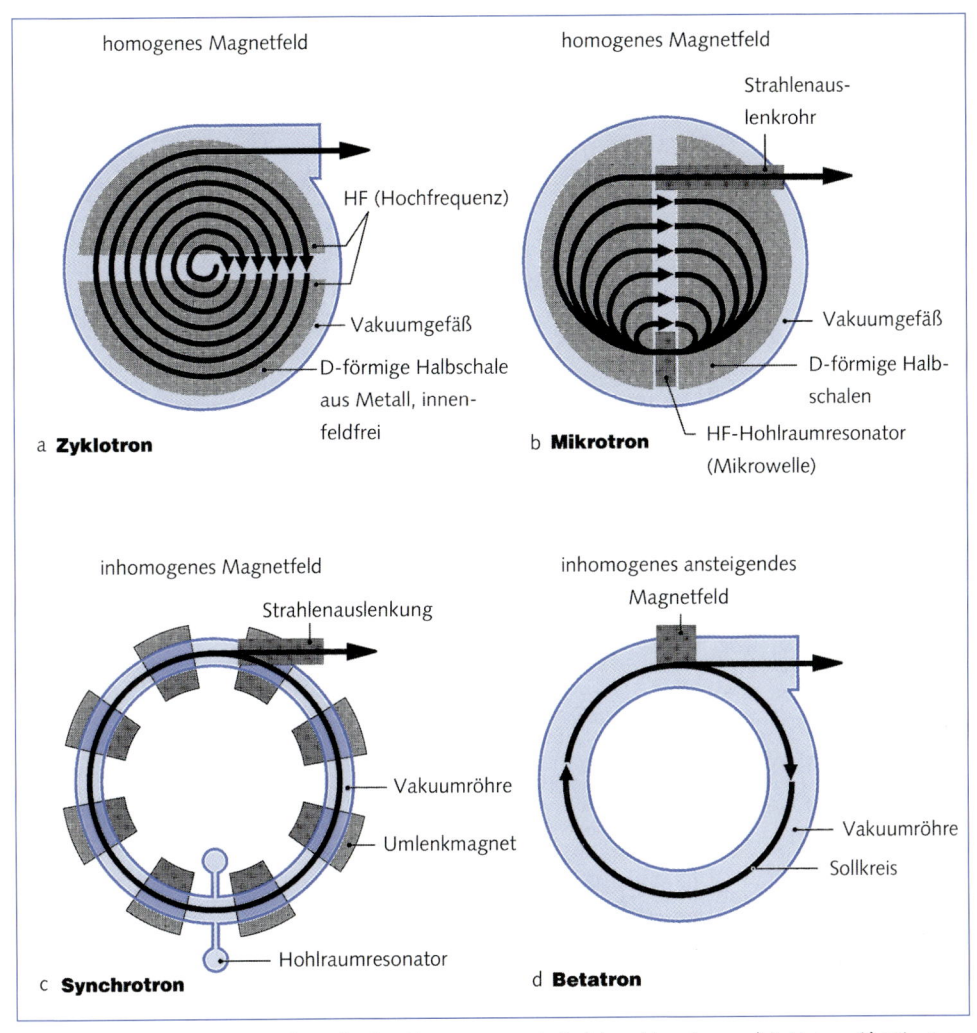

Abb. 17.6 Schematische Darstellung der Strahlenerzeugung in Kreisbeschleunigern: **a)** Zyklotron, **b)** Mikrotron, **c)** Synchrotron, **d)** Betatron.

während der Phase des konstant ansteigenden Induktionsstroms erfolgt, ist auch die Dauer eines Beschleunigungspulses kurz. Der Energiezuwachs pro Umlauf beträgt 10–100 eV. Daher sind entsprechend viele Umläufe und lange Strecken (100–1000 km) während der sehr kurzen Beschleunigungszeit zurückzulegen, um Energien von 15–45 MeV zu erreichen. Abbildung 17.7 zeigt das in Deutschland gebaute große Betatron 500 A.

In den 60er und 80er Jahren arbeiteten die meisten klinischen Elektronenbeschleuniger nach dem Betatronprinzip. Die eigentliche Beschleunigungsstrecke war dabei im Verhältnis zu der zurückgelegten Teilchenbahn kurz. Um höhere Energien zu erreichen, wurden große Bahnradien, stärkere Umlenkmagneten und somit insgesamt mehr Masse erforderlich. Die Kosten dafür standen in keinem Verhältnis zur angestrebten Energie der beschleunigten Teilchen. Neben den Kosten fielen weitere Gründe negativ ins Gewicht:

- die geringen Dosisleistungen (0,25–1 Gy/min in 1 m Bestrahlungsabstand),

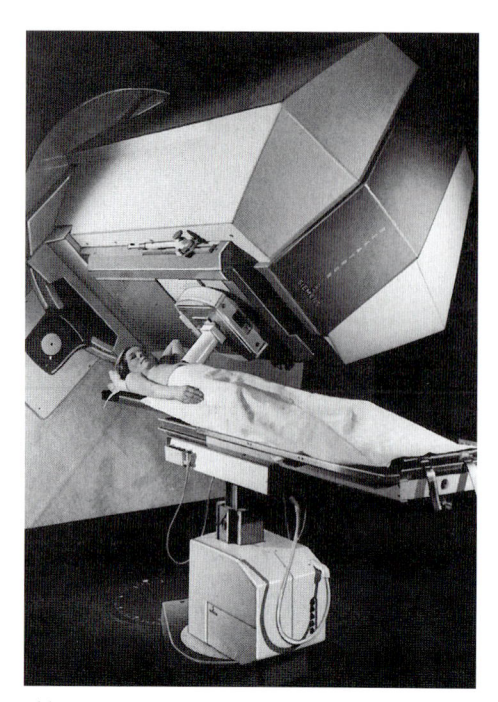

Abb. 17.7 Das „große" Betatron 500 A mit kontinuierlich variabler Energie von 5–43 MeV.

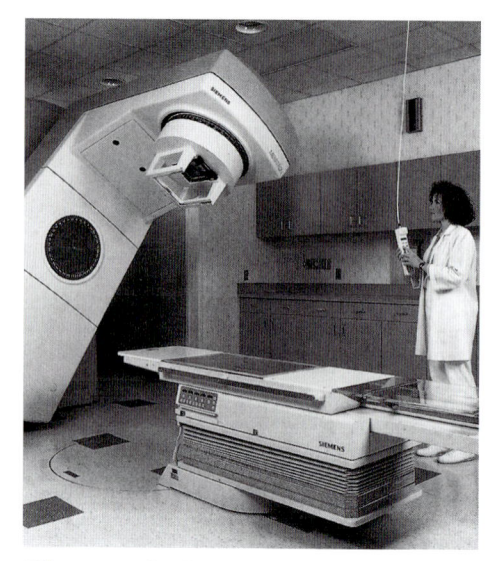

Abb. 17.8 Stehwellen-Linearbeschleuniger mit Patientencouch.

- die kleinen Feldgrößen (oft nur 25 × 25 cm²),
- die schlechte Feldhomogenität und
- die sehr instabile Dosisleistung.

Deshalb wurden in den vergangenen 20 Jahren die Betatrons nach und nach aufgegeben und durch leistungsstärkere Linearbeschleuniger ersetzt.

Linearbeschleuniger (Linac)

Auch das Prinzip des Linearbeschleunigers geht auf Wideroe (1928/30) zurück. Es nutzt zur Beschleunigung der Elektronen das elektrische Feld, das zwischen einer Reihe von Ringkondensatoren durch ein hochfrequentes Wechselfeld aufgebaut wird. In den heutigen Linearbeschleunigern ist die Beschleunigungsröhre als eine Reihe von Hohlraumresonatoren (englisch: Cavities) zu verstehen, in der (zeitlich richtig abgestimmt auf die Geschwindigkeit der Elektronen) jeweils eine Komponente des elektrischen Feldes in axialer Richtung beschleunigt wird. Dieses hochfrequente elektrische Feld hat eine Frequenz von 3 GHz; es ist eine Radarschwingung mit einer Wellenlänge im Vakuum von 10 cm.

Medizinisch genutzte Beschleuniger (Abb. 17.8) sind hochautomatische, rechnergesteuerte und rechnerüberwachte Systeme. Sie bestehen aus fünf Komponenten (Abb. 17.9):

- **Modulator**
  mit Hochfrequenzgenerator (Magnetron, Klystron), der sich entweder im Stativ oder in einem Schaltschrank befindet.
- **Energieversorgung**
- **Beschleunigungseinheit**
  in der Gantry (Tragarm) mit Elektronenquelle (Injektor, Elektronenkanone), Kühlaggregat, Vakuumpumpe und Beschleunigungsrohr.
- **Strahlerkopf**
  mit Umlenkmagnet, Photonentarget, Feldausgleichsfilter, Kollimatorsystem, Lichtvisier und Strahlmonitor (Abb. 17.13).
- **Bedienungspult**
  mit Verifikationssystem zur automatischen Protokollierung der Bestrahlungsparameter.

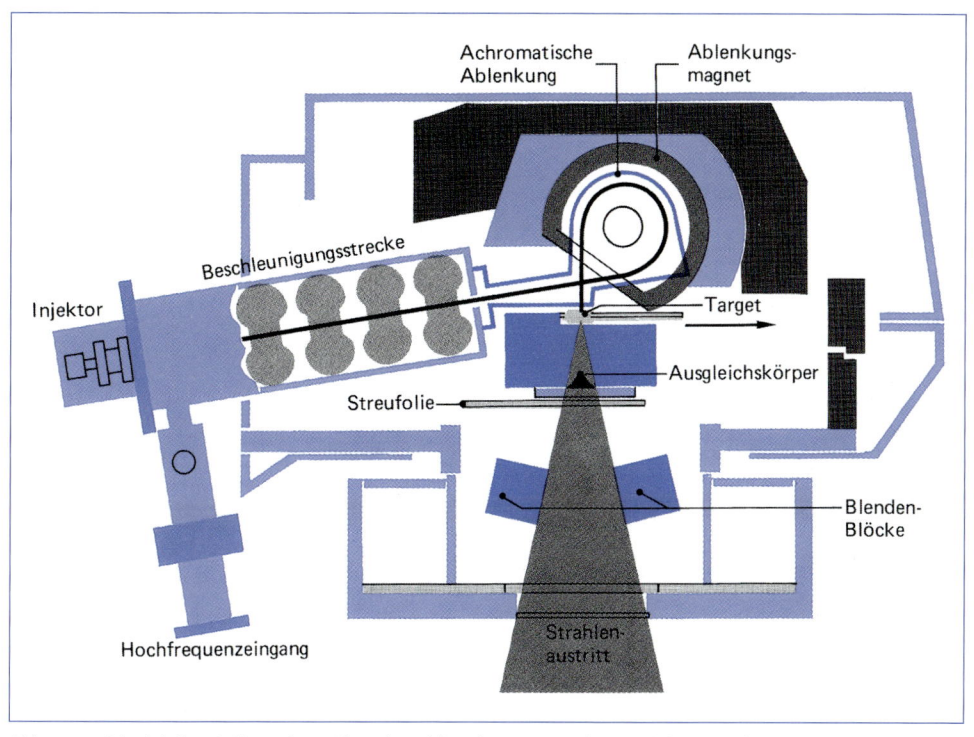

17.2 Hochenergie-Strahlentherapie (Hochvolttherapie)

Abb. 17.9 Prinzipieller Aufbau eines Linearbeschleunigers: Von einem Injektor werden Elektronen in die Beschleunigungsstrecke (Wave Guide) eingeschossen. Nach ihrem Austritt erleben sie (je nach Fabrikat) eine Umlenkung von 270° oder 90°. Schiebt man ein Target in das Strahlenbündel ein, entsteht ultraharte Röntgenbremsstrahlung. Das Kollimatorsystem begrenzt das Strahlenbündel auf die gewünschte Feldgröße.

> **MERKE**
>
> Man unterscheidet bei Linearbeschleunigern zwischen dem Wanderwellen- und dem Stehwellenprinzip.

Wanderwellenbeschleuniger: Der Wanderwellenbeschleuniger lässt sich am einfachsten mit dem Bild des „surfenden" Elektrons erklären. In das Beschleunigungsrohr (Abb. 17.9 und 17.10) wird von links die Hochfrequenz, d. h. eine elektrische Welle, über den Hohlleiter eingespeist (dasselbe geschieht grundsätzlich auch beim Stehwellenbeschleuniger). Darauf schießt der Injektor die zu beschleunigenden Elektronen ein. Bei phasenrichtiger Injektion finden sich die Elektronen kurz vor dem Kamm der elektrischen Welle wieder und werden in Richtung Strahlenaustrittsfenster getrieben, ähnlich also den Wellenreitern, die sich mit den Wellenkäm-

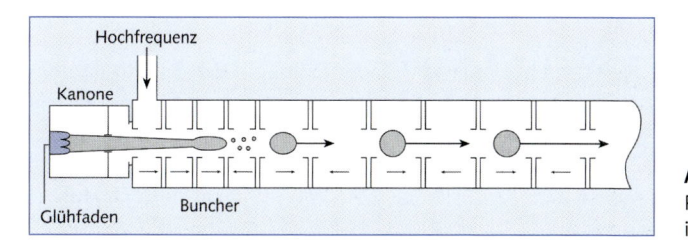

Abb. 17.10 Prinzip des Elektronen-Bunchings im Wanderwellenbeschleuniger.

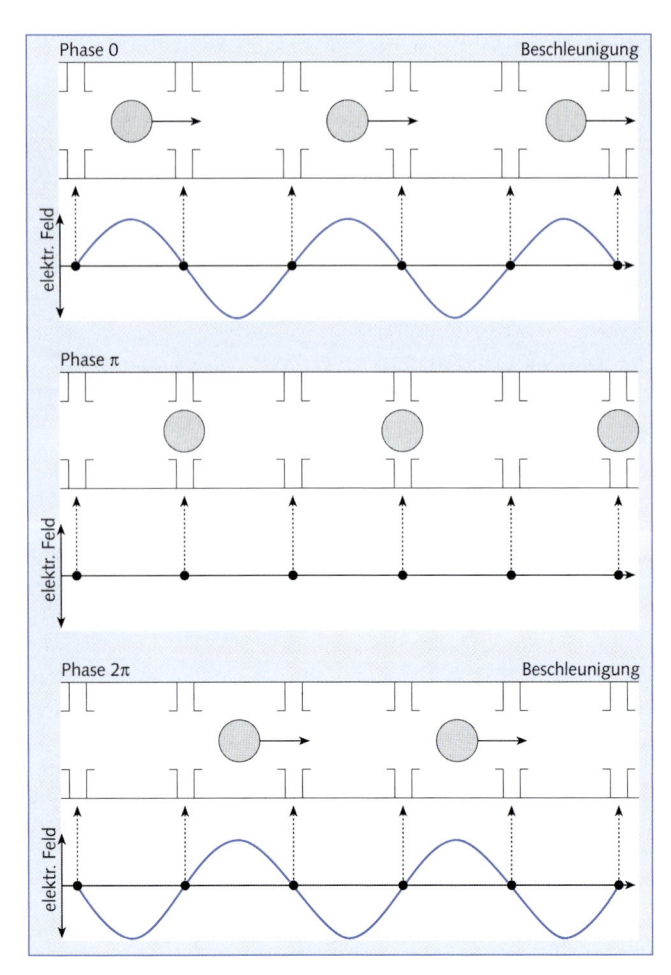

Abb. 17.11 Schematische Phasenbilder im Stehwellenbeschleuniger für eine einfache Sinuswelle.

men Richtung Strand treiben lassen. Durch dieses Mitziehen der anfangs noch langsamen Elektronen durch die Wanderwelle erreichen sie ca. 99 % Lichtgeschwindigkeit. Die Elektronen sind jedoch noch nicht alle gleich schnell bzw. noch nicht „phasenstabil". Das besorgt jetzt der Buncher (Bündeler, Abb. 17.10).

Damit beim Wanderwellenprinzip die einlaufende Welle nicht am „Fenster" reflektiert wird und durch Interferenzen die Beschleunigung stört, muss dort ein „Wellensumpf" zugeschaltet werden, der, ähnlich wie in der Natur der Sandstrand, die Hochfrequenzenergie der elektrischen Welle absorbiert. Klinische Wanderwellenbeschleuniger haben Rohrlängen von ca. 2 m. Auf dieser kurzen Strecke muss also dieselbe Energie auf die Elektronen übertragen werden wie beim Betatron über eine Strecke von etwa 400 km. Dies benötigt während der Beschleunigungspulse die enorme Leistung von einigen Megawatt. Die dazu notwendigen Hochfrequenzgeneratoren (**Magnetron** oder **Klystron**) und Hochfrequenzverstärker wurden erst durch die technische Entwicklung leistungsstarker Radarsender verfügbar.

Magnetrons können Mikrowellen von einigen Kilowatt Dauerleistung erzeugen, im Pulsbetrieb sogar bis zu 10 Megawatt. Für kleine und mittlere Elektronenenergien in den Linacs werden sie bevorzugt. Sie sind preiswerter als ein Klystron, haben aber auch eine deutlich kürzere Lebensdauer.

Klystrons werden für höhere Elektronenenergien, d.h. bei „großen Linacs" eingesetzt, vor allem die Zweikammerklystrons. Durch gepulste Bündelung des eigentlich kontinuierlichen Elektronenstroms werden wesentlich stärkere Hochfrequenzschwingungen möglich.

Stehwellenbeschleuniger: Beim Stehwellenbeschleuniger wird die Hochfrequenzenergie am Ende des Beschleunigungsrohrs nicht vernichtet, sondern reflektiert. Auf der gesamten Strecke des Beschleunigerrohrs bildet sich damit eine stehende Welle wie bei den Schwingungen einer Saite (Abb. 17.11). Da die Wellentäler nicht nur nichts zur Beschleunigung beitragen, sondern im Gegenteil die Elektronen mit gleicher Energie in die rückwärtige Richtung beschleunigen würden, haben trickreiche Konstruktionen diese Täler der HF-Welle in sog. Kopplungsresonanten (Coupling Cavities) verlagert. Sie liegen damit außerhalb der eigentlichen Beschleunigungsstrecke. Nun werden die von der Elektronenkanone (Elektroneninjektor) eingeschossenen Elektronen durch die wechselnden Schwingungsimpulse der stehenden Welle rückwärts in Vorwärtsrichtung beschleunigt, bis sie fast Lichtgeschwindigkeit erreichen.

Die Vorteile sind im Vergleich zur Wanderwelle ein geringerer Energiebedarf und größere Feldstärken zur Beschleunigung. Ein weiterer Vorteil liegt darin, dass die Baulänge der Beschleuniger um etwa 40 % verringert werden kann. Allerdings sind die Feldstärken in den Beschleunigungsrohren wesentlich höher als beim Wanderwellenprinzip. Dadurch kann es (selbst bei geschlossener Elektronenkanone) wegen Feldemission von Elektronen zu einem unerwünschten „Dunkelstrom" von Elektronen kommen. Auch ist die Gefahr von Hochspannungsüberschlägen bei sehr hohen Feldstärken groß: Stehwellenbeschleuniger müssen deshalb mit deutlich stabilerem Vakuum betrieben werden als Wanderwellenbeschleuniger.

> **MERKE**
>
> Das **Stehwellenprinzip** ermöglicht eine wesentlich kompaktere Bauweise der Linacs im Vergleich mit dem Wanderwellenprinzip. Der Preis dafür sind außerordentlich **hohe Feldstärken**, die in den Beschleunigungsrohren aufrechterhalten werden müssen. Die Folge können Elektronendunkelstrom (Abhilfe: größere Sorgfalt bei der Oberflächenbearbeitung der Innenflächen der Rohre) und Hochspannungsüberschläge (Abhilfe: **stabiles Vakuum**) sein.

Strahlerkopf

Der Strahlerkopf eines Linacs, gleich ob Stehwellen- oder Wanderwellenbeschleuniger, birgt eine Reihe von sehr wichtigen Funktionen (Abb. 17.12–17.14).

- **Umlenkung**

    des horizontal herangeführten Elektronenstrahls in Richtung Patient bzw. Isozentrum, d.h. um 90° oder 270°, mit magnetischen Umlenksystemen. Einfache 90°-Umlenkmagnete sind kaum noch in Gebrauch, da die Möglichkeiten zur Fokussierung eines heterogenen Elektronenstrahls unzureichend sind. Am häufigsten werden **270°-Systeme** verwendet, die aus einer Kombination verschiedener Magnetfelder bestehen (Abb. 17.12).

- **Erzeugung von Bremsstrahlung**

    für den Photonenbetrieb mit Hilfe eines oder mehrerer **Bremstarget(s)**. Sie bestehen aus einem oder mehreren sandwichförmig angeordneten Metallen mit hoher Ordnungszahl Z (z.B. Wolfram). Dann ist die Ausbeute an Bremsstrahlung besonders hoch (~ 50 %). Dickere Targets bringen eine besonders gute Bremsstrahlenausbeute, werfen aber beachtliche Kühlungsprobleme auf. Die Targetkühlung ist aus Sicherheitsgründen in das Sicherungssystem der Beschleuniger integriert (Abb. 17.14). Hinter dem Target und vor dem Photonenausgleichskörper befindet sich ein Elektronenfänger (Beam Stopper), der im Target entstandene Compton-Elektronen oder durch das Target durchgetretene Elektronen aus dem Photonenstrahl herausfiltert.

- **Feldausgleich/Homogenisierung**
Das primäre Elektronenstrahlbündel, das den Umlenkmagneten verlässt, ist etwa 3 mm breit, also fein gebündelt, und eignet sich zur nicht Therapie. Es wird über eine oder mehrere **Streufolien** oder im Scan-Verfahren auf die gewünschte Feldgröße aufgeweitet und geglättet. Dies wird als Feldausgleich bzw. Feldhomogenisierung bezeichnet (Abb. 17.13 und 17.14). Die **Scanning-Methode**, die auch in der Kathodenstrahlröhre oder im Fernsehapparat genutzt wird, verstreicht den feinen Elektronenstrahl über das Bestrahlungsfeld. Gegenüber der Streufolie hat sie den Vorteil, dass:

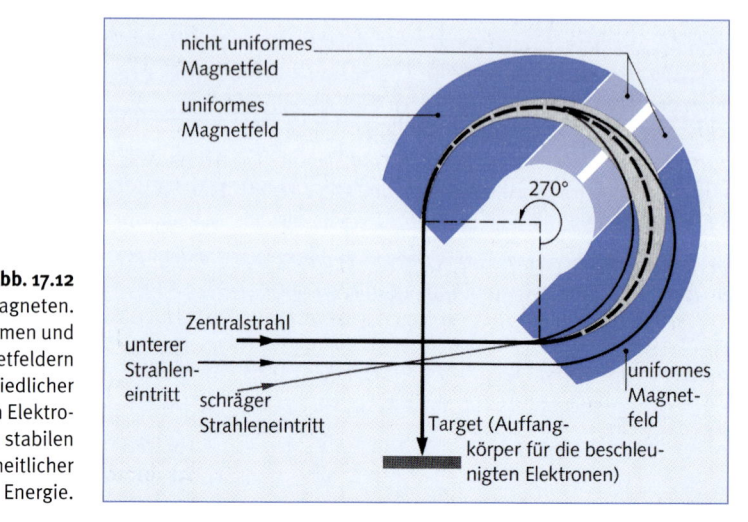

Abb. 17.12
Funktion des Bending-Magneten. Der Wechsel von uniformen und nichtuniformen Magnetfeldern korrigiert die mit unterschiedlicher Energie einstrahlenden Elektronenbündel auf einen stabilen Zentralstrahl mit einheitlicher Energie.

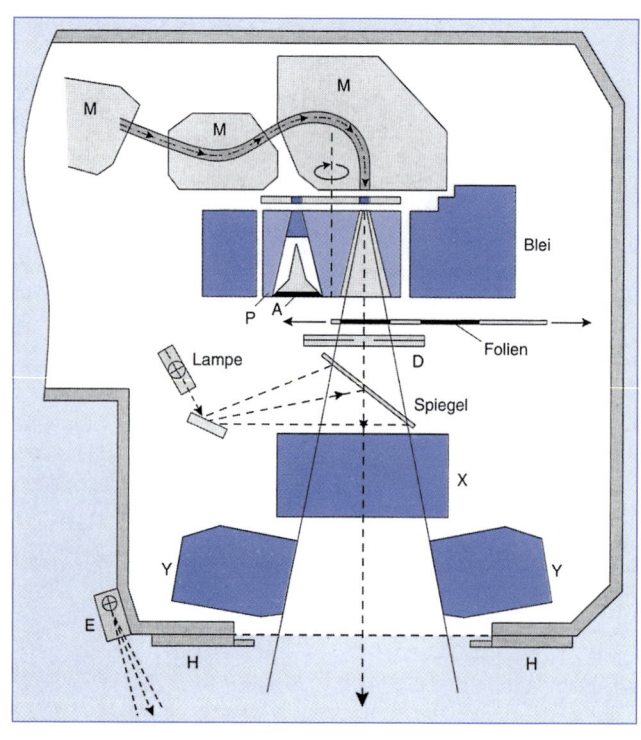

Abb. 17.13
Strahlerkopf eines Linearbeschleunigers. M: Slalommagnete für die Strahlumlenkung, D: Doppeldosismonitor, P: Primärkollimator, A: Photonenausgleichskörper mit vorgeschaltetem Beam Hardener und Elektronenfänger, Folien: Ausgleichsfolien für Elektronen, E: Entfernungsmesser, H: Halter für Tubusse und Filter, X, Y: Kollimatorblenden, Lampe und Spiegel (Lichtvisier).

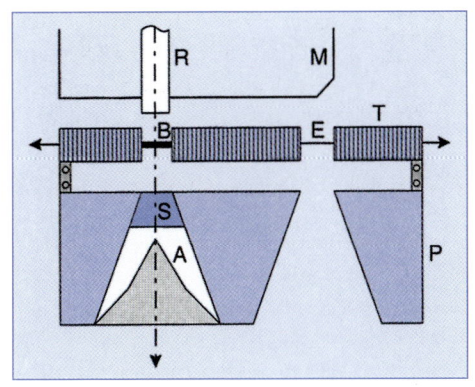

Abb. 17.14 Bremsstrahlungserzeugung im Strahlerkopf von Linearbeschleunigern. R: Strahlrohr, M: Umlenkmagnet, B: Bremstarget aus Wolfram, E: Primärstreufolie für den Elektronenbetrieb, T: Targethalterung mit Anschluss an eine Wasserkühlung, P: Primärkollimator, A: Ausgleichskörper für den Photonenbetrieb, S: Elektronenfänger. Die das Bremstarget passierenden Elektronen werden im Elektronenfänger (Beam Stopper) aufgefangen, der gleichzeitig als Beam Hardener verwendet wird. Primärkollimator und Targethalterung werden beim Wechsel der Strahlungsart gemeinsam verschoben.

1. die spektrale Verteilung der primären Elektronen nicht verändert wird und
2. keine Bremsstrahlung durch den Feldausgleich entsteht. Sie ist aber technisch aufwendiger und erschwert die Dosimetrie.

Für den Photonenbetrieb erfolgt der Feldausgleich über einen kegelförmigen Ausgleichskörper. **Photonenausgleichskörper** haben fünf Auswirkungen auf die Formung und auf die Strahlenqualität des Bremsstrahlenbündels: 1. Aufstreuung des Strahlenbündels, 2. Absorption weicher Strahlungsanteile (Aufhärtung), 3. Schwächung, 4. Erniedrigung der mittleren Photonenenergie durch Compton-Streuung und Paarbildung sowie 5. Kontamination des Strahls mit Elektronen und eventuell Neutronen. Je nach Dicke und Ordnungszahl Z dominiert der eine oder der andere Effekt. Photonenausgleichskörper mit niedriger Ordnungszahl (Aluminium, Eisen etc.) oder hoher Ordnungszahl Z haben beide Vor- und Nachteile; sie bestehen deshalb heute aus computeroptimierten Sandwichanordnungen aus Aluminium, Eisen, Nickel, Wolfram und Blei, die auf die jeweiligen Energien eingestellt sind. Sie härten den Photonenstrahl vor allem in der Feldmitte auf (Beam Hardening), vermindern aber die Paarbildung und die Bildung von Compton-Elektronen weitgehend, die den Tiefendosisverlauf ungünstig beeinflussen und dadurch die Hautbelastung des Patienten unnütz erhöhen würden.

- **Kollimation („Einblendung")**
des Therapiestrahls, und zwar sowohl für Elektronen als auch für Photonen. In beiden Fällen sind die Systeme unterschiedlich und komplex. Am einfachsten ist noch das „Zuschneiden" der Feldgrößen für Photonen mit einstellbaren Photonenkollimatoren, individuell gegossenen Metallblöcken oder Multileaf-Kollimatoren. **Multileaf-Kollimatoren** besitzen bis zu etwa 80 schmale, parallel verlaufende Wolframlamellen von 3–10 mm Dicke, die entweder manuell oder rechnergesteuert motorisch bewegt werden. Sie sind die Voraussetzung für die dynamische Therapie.

- **Strahlmonitoring**
Das Monitorsystem befindet sich für den Elektronenbetrieb unterhalb der Streufolien und für den Photonenbetrieb unterhalb des Ausgleichskörpers. Es besteht aus zumindest zwei unabhängigen, räumlich getrennten Durchstrahl-Ionisationskammern (= **Doppelmonitorsystem**). Beide Monitorsignale werden vom internen Sicherheitskreis ständig miteinander verglichen. Größere Abweichungen in der Monitoranzeige lassen das Interlocksystem den Strahlungsvorgang unterbrechen. Die Summensignale von je zwei der insgesamt vier D-förmigen Halbkammern der Monitore dienen der Dosismessung und steuern die Dosisleistung des Gerätes. Strahlmonitore werden als offene und geschlossene Ionisationskammern betrieben. Offene Kammern verändern ihre Anzeige bei Wechsel von Temperatur und Luftdruck, schwächen aber den Strahl weniger. Geschlossene Ionisationskammern sind stabil gegenüber Temperatur- und Luftdruckschwankungen, verändern aber das

Strahlenbündel durch Absorption, Streuung und Veränderung des Strahlenspektrums.

> **MERKE**
>
> Der Sicherheitsüberwachung dienen folgende Maßnahmen:
> - Abschaltung des Strahls bei Abweichungen in den Anzeigen des Doppelmonitorsystems.
> - Akustische Überwachung der Monitorimpulse, die an der Bedienkonsole an einem elektromechanischen Zähler angezeigt werden.
> - Eine Quarzuhr überwacht die Bestrahlungszeit, die aus der Vorgabe der Monitoreinheiten und der Solldosisleistung des Linacs berechnet wird.

- **Lichtvisier**
  für den Photonenmode, das auch bei der Einstellung von Elektronenfeldern zugeschaltet werden kann.
- **Keilfilter für Photonenfelder**
  Die Gerätehersteller liefern **externe Keilfilter** (allgemein gebräuchlich), die von außen am Strahlerkopf unten angebracht werden, **motorische Keilfilter** (in den Strahlerkopf integriert) und sog. **dynamische Keilfilter** (gerade zur Serienreife gelangt). Dynamische oder virtuelle Keilfilter funktionieren durch das dynamische Verstellen der Halbblenden des Photonenkollimators während der Strahlzeit; sie bestehen also nicht aus Absorbermaterial und sind kein Bauteil.

> **MERKE**
>
> Im Strahlerkopf eines Linacs werden sieben Aufgaben gelöst:
> 1. Umlenkung des Elektronenstrahls um 270 °C,
> 2. Erzeugung von Photonenstrahlung durch Bremstargets,
> 3. Feldausgleich und Feldhomogenisierung durch Streufolien oder Scanning oder Photonenausgleichskörper,
> 4. Strahlkollimierung,
> 5. Messung der Dosis und der Dosisleistung über ein Doppelmonitorsystem,
> 6. Ausleuchtung des Therapiestrahls mit einem Lichtvisier und
> 7. Keilfilterung.

17.2.3 Geräte zur Neutronenerzeugung

Neutronengenerator

Im Neutronengenerator werden Kerne des schweren Wasserstoffs (Deuterium) mit relativ bescheidenen Energien zwischen 150 und 500 keV auf ein Target aus überschwerem Wasserstoff (Tritium) geschossen. Es werden entweder **Gas-Targets** verwendet, also ein kontinuierlicher Strom von Tritium, oder **metallische Targets** aus Titan- oder Aluminiumfolien, in die Tritium hineindiffundiert wurde. Durch Kernverschmelzung nach der Gleichung:

$$d + t \rightarrow {}^4He + n + \text{Energie}$$

d   Deuterium
t   Tritium
He Helium
n   Neutronen

entstehen Neutronen der Energie, die der Kernreaktion entsprechen, nämlich zwischen 2 und 15 MeV. Es werden Dosisleistungen bis 0,1 Gy/min in 1 m Abstand erreicht. Das metallische Tritiumtarget wird bei der Reaktion verbraucht und muss nach 20–200 Strahlstunden ausgetauscht werden (Abb. 17.15).

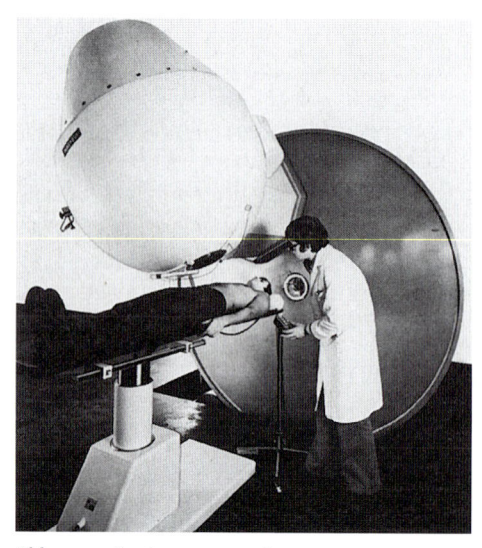

Abb. 17.15 Neutronengenerator.

Zyklotron

Zur Neutronengenerierung wird auch das sog. Isochronzyklotron benutzt, mit dem Protonen, Deuteronen, ^{3}He- und ^{4}He-Kerne beschleunigt werden können. Das Zyklotron ist ein Kreisbeschleuniger, dessen Prinzip in Abbildung 17.6 skizziert ist. Im Gegensatz zum Neutronengenerator mit nur einer Energie werden hier Kernreaktionen gewählt, bei denen die erzeugte Neutronenenergie von der Energie der eingeschossenen Teilchen abhängt, also wählbar ist. Die Reaktion erfolgt nach der Gleichung:

$$d_{(Zyklotron)} + Be \rightarrow n_{(E)}$$

d Deuterium
Be Beryllium
$n_{(E)}$ Neutronen einer bestimmten Energie

Damit sind einerseits die gewonnenen Neutronen nicht mehr monochromatisch (Nachteil), andererseits kann ihre Maximalenergie weit über 15 MeV hinaus gesteigert werden (Vorteil). Ein weiterer Vorteil gegenüber den Generatorneutronen ist die Vorwärtsbündelung der Neutronen, wodurch sich eine deutlich höhere Dosisleistung (0,75 Gy/min) ergibt.

Die die Teilchen beschleunigende Hochfrequenz lässt sich auf zwei Wegen steuern. Wird die Frequenz verändert, so handelt es sich um ein **Synchronzyklotron**, weil die Frequenz mit der Teilchenenergie „synchronisiert" wird. Zyklotrons, bei denen das Magnetfeld für höhere Teilchenenergien, also nach außen hin, zunimmt, heißen **Isochronzyklotron**. Neben der Produktion von Neutronen dienen Zyklotrons der Herstellung kurzlebiger Radionuklide für die Nuklearmedizin und von Positronenstrahlen für Medizin und Forschung.

> **MERKE**
>
> Die hohen Erwartungen, die in die Neutronentherapie aufgrund ihrer günstigen strahlenbiologischen Eigenschaften am Tumorgewebe gesetzt wurden, haben sich nicht erfüllt. Ausschlaggebend dafür sind der trotz hoher Investitionskosten doch unbefriedigende Tiefendosisverlauf der Neutronen im Körper einerseits und die starken Nebenwirkungen der Hoch-LET-Strahlung am gesunden Gewebe andererseits (Kap. 14.5.9).

17.3 Charakterisierung von Strahlenbündeln in der Strahlentherapie

Wie das Skalpell in der Hand des Chirurgen, kann auch bei der Tele- oder Brachytherapie der Strahl geschickt und kunstvoll vom Radioonkologen geführt werden. Hier ist für Begriffsbestimmung zu sorgen. Im Folgenden beschreiben wir die Charakteristika und Definitionen des Therapiestrahls bei der perkutanen Strahlentherapie.

Definitionen (nach DIN 6814-8)

- **Strahlenfeld** (kurz: Feld)
  Gesamtheit aller vom Fokus ausgehenden Strahlen innerhalb des Raumes, der durch die von den Kanten des Blendensystems vorgegebenen Randstrahlen begrenzt wird (Abb. 17.16). Das Strahlenfeld wird durch die Feldgröße beschrieben. Es ersetzt den früher gebräuchlichen Begriff „Nutzstrahlenbündel" der Röntgenröhre (s. Kap. 12.3.3).

- **Primärstrahlungsbereich**
  (nicht: Nutzstrahlenbereich)
  Raum innerhalb der von der Primärstrahlenquelle ausgehenden und über die wirksamen Kanten des Blendensystems hinaus verlaufenden geometrischen Strahlen. Die Primärstrahlenquelle hat nämlich in praxi nie einen punktförmigen Fokus (s. Strahlenfeld), sondern stets eine endliche Ausdehnung. Der Bereich ist also weniger fokussiert als das

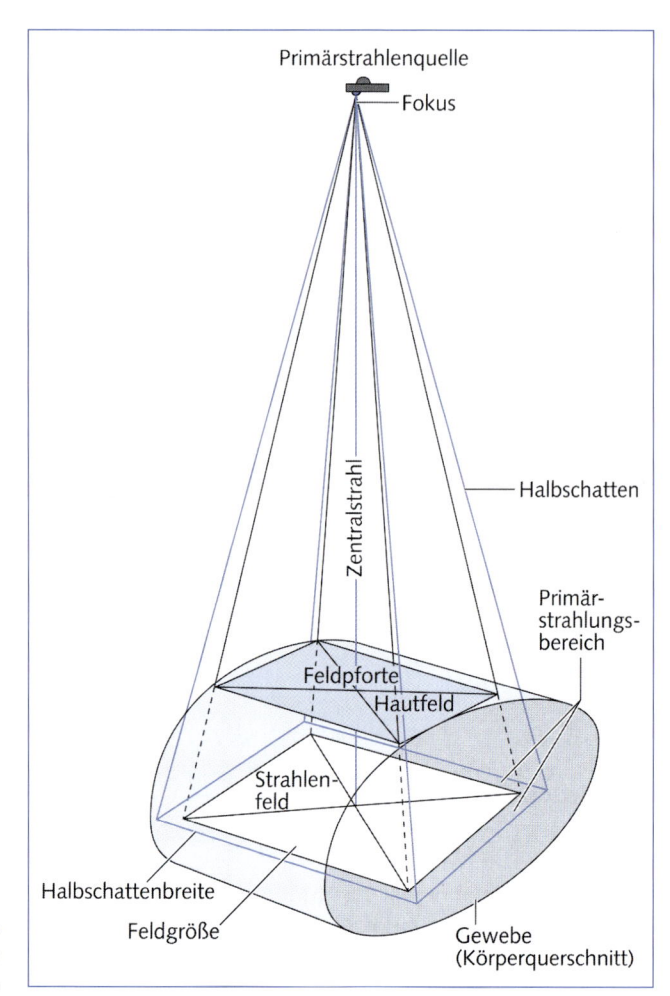

Abb. 17.16 Definition von Strahlenbündeln und Strahlenfeldern.

Strahlenfeld, in seitlicher Ausdehnung stets größer und weist eine geringere Dosisleistung als das Strahlenfeld auf. Die größere seitliche Ausdehnung wird als **Halbschatten** bezeichnet.

- **Strahlenfeldachse**
  Geometrischer Strahl, der vom Fokus ausgehend durch die geometrische Mitte der Feldfläche verläuft.
- **Zentralstrahl**
  Geometrischer Strahl, der vom Fokus ausgehend durch den Mittelpunkt der Feldfläche des **größten einblendbaren Strahlenfeldes** verläuft. Bei symmetrisch eingeblendeten Feldern fällt der Zentralstrahl mit der Strahlenfeldachse zusammen.
- **Halbschattenbreite**
  Abstand zweier Punkte, die auf einer die Strahlenfeldachse schneidenden Geraden in einer Feldebene liegen und zwischen denen am Rand des Primärstrahlungsbereiches die relative Dosis (von einem Referenzwert) auf einen zu spezifizierenden Wert abnimmt.
- **Fokus** (in der Strahlentherapie)
  Als punktförmig idealisierte Primärstrahlungsquelle, von der also die Strahlung ausgeht. Der Fokus einer **Röntgenröhre** liegt auf dem Brennfleck des Anodentellers; man unterscheidet zwischen thermischem und optischem Brennfleck. Bei **Gammabestrahlungseinrichtungen** lässt sich der Fokus in der 1–2 cm durchmessenden Strahlenquelle

wegen der vergleichsweise schlechten Strahlgeometrie nur sehr arbiträr-geometrisch lokalisieren. In den **Elektronenbeschleunigern** wird der Fokus beim Elektronenmode auf der Streufolie (oder bei Verwendung von Mehrfachstreufolien zwischen Primär- und Sekundärfolie) zu idealisieren sein, beim Photonenmode im Bremstarget.

- **Feldebene**
  Ebene senkrecht zum Zentralstrahl, anzugeben im Abstand vom Fokus.
- **Feldfläche**
  Schnittfläche des Strahlenfeldes mit einer Feldebene.
- **Feldgröße**
  Die Größe des Strahlenfeldes wird in einer anzugebenden Feldebene beschrieben, wenn möglich unter Verwendung der X- und Y-Koordinaten.
- **Nennfeldgröße**
  Geometrische Feldgröße bei normalem Bestrahlungsabstand im Isozentrum.
- **Feldpforte**
  Schnittfläche eines Strahlenfeldes mit der Körperoberfläche. Bei Bewegungsbestrahlungen gesamte, vom Strahlenfeld überstrichene Fläche auf der Körperoberfläche. Entsprechend sind Eintrittsfeldpforte und Austrittsfeldpforte definiert.
- **Isozentrum**
  Raumfester Punkt, in dem sich die vertikalen und die horizontalen Dreh- bzw. Symmetrieachsen schneiden. Es ist der Mittelpunkt der kleinsten Kugel, durch den der Zentralstrahl eines symmetrisch eingeblendeten Strahlenfeldes bei Einbeziehung aller Tragarmrotationswinkel des Gerätes, aller Blendendrehwinkel sowie aller Strahlungsarten und -energien verläuft.
- **Fokus-Isozentrum-Abstand**
  Abstand zwischen Fokus und Isozentrum.
- **Fokus-Achs-Abstand**
  Abstand zwischen Fokus und Rotationsachse des Tragarms (Gantry).
- **Fokus-Oberflächen-Abstand**
  Abstand zwischen Fokus und Patientenoberfläche, gemessen im Zentralstrahl (auch: Fokus-Haut-Abstand).

17.4 Therapiesimulator

Es handelt sich um eine speziell und ausschließlich für die Bestrahlungsplanung entwickelte Röntgenanlage (Abb. 17.17). Ihr Zweck ist die Lokalisation, Simulation und Dokumentation der Bestrahlungsbedingungen. Dazu gehören die Festlegung des Isozentrums, der Bestrahlungsfelder, ihrer Einstrahlrichtung und Anpassung an anatomische Strukturen, die Einstellung des Fokus-Haut-Abstands, ggf. auch die des Fokus-Achs-Abstands gemäß dem physikalischen Bestrahlungsplan.

Der Therapiesimulator besteht aus:
- **Tragarm** (Gantry) mit **Strahlerkopf**, der die Röntgenröhre umschließt; Ersterer ist um eine horizontale Drehachse, Letzterer um eine vertikale Drehachse drehbar.
- **Bildempfänger** in Opposition zur Röntgenröhre mit Kassettenhalterung, koplanar in der X- und Y-Achse verfahrbar.
- **Patientencouch** mit horizontaler Tischplatte, die ebenfalls horizontal „frei schwimmend" oder motorisch in der X- und Y-Achse zu bewegen und um eine vertikale Drehachse rotierbar ist. Die Tischsäule ist auf einer drehbaren Bodenplatte exzentrisch montiert, um eine Tischverschiebung in Z-Form zu ermöglichen.
- **Generator** und **Schaltpult**. Alle Funktionen des Gerätes können aus Gründen des Strahlenschutzes fernbedient werden, aber auch von der Arbeitsposition aus, unmittelbar neben dem Patienten.

Bei der Lokalisation der Bestrahlungsfelder hat es sich bewährt, Knochenstrukturen während der Durchleuchtung als **anatomische Orientierungspunkte** (Landmarken) aufzusuchen und zu den Feldgrenzen, dem Zentralstrahl und damit zum Zielvolumen in Beziehung zu bringen. Kontrastmittelfüllungen der Hohlorgane wie Ösophagus, Magen, Dickdarm, Nierenbecken, Ureter und Harnblase erleichtern Orientierung und Dokumentation.

Eine Messblende im Strahlerkopf wird auf den Simulations-Röntgenaufnahmen abgebil-

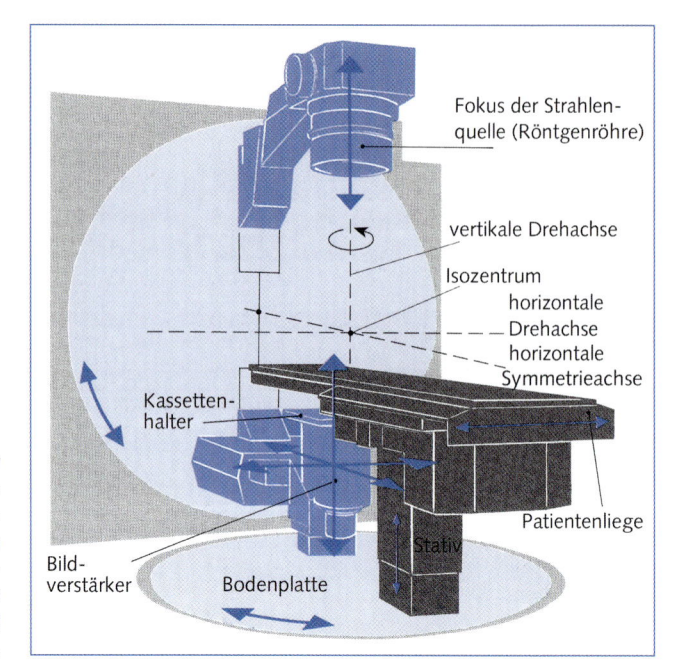

Abb. 17.17
Therapiesimulator mit diagnostischer Röntgenröhre für Durchleuchtung und Röntgenaufnahmen sowie Bildverstärker. Eingezeichnet sind die verschiedenen Bewegungsmöglichkeiten und das Isozentrum.

det. Sie markiert als Schattenbild die Feldbegrenzung, das Durchleuchtungsfeld und identifiziert den Zentralstrahl über ein diagonales Fadenkreuz. Der eingeblendete Maßstab erleichtert die Berechnung des **Vergrößerungsfaktors**, mit dem die anatomischen Strukturen und die Feldgeometrie auf der Aufnahme abgebildet sind. Die Angabe bezieht sich auf die **Achsfeldgröße**, d.h. die Feldfläche, die senkrecht zum Zentralstrahl durch die Drehachse des Gerätes verläuft.

> **MERKE**
> Der Therapiesimulator ist eine speziell für die Bestrahlungsplanung konstruierte Röntgenanlage. Sie unterscheidet sich von anderen Röntgengeräten
> - durch die Simulations- und Dokumentationsmöglichkeit aller denkbaren Einstrahlrichtungen der Bestrahlungsfelder am liegenden und von all dem unbehelligten Patienten,
> - durch die im Strahlerkopf integrierte Messblende, die Durchleuchtungsfeld, Feldgröße und Feldmittelpunkt angibt,
> - durch die Tatsache, dass alle von der Nullposition abweichenden Drehungen, Längs-, Quer- oder Höhenverstellungen optisch abgelesen und somit jederzeit reproduziert werden können.

17.5 Brachytherapie im Nachladeverfahren (Afterloading)

Die Platzierung radioaktiver Strahler direkt am Tumor empfiehlt sich immer, wenn eine umschriebene Erhöhung der Bestrahlungsdosis (Boost) vorgenommen oder ein Tumorvolumen allein ohne die Ausbreitungswege bestrahlt werden soll. Man spricht darin von **Brachytherapie** (Kurzdistanz-Radiotherapie).

Die vor einigen Jahren noch herkömmliche Technik der intrakavitären, interstitiellen und der Kontakttherapie brachte eine unverhältnismäßig hohe Strahlenbelastung für Arzt und Personal mit sich, vor allem für Hände, Gesicht, aber auch für den ganzen Körper. Und so waren es Gründe des Strahlenschutzes, die Henschke

1960 die Afterloading-(AL-)Technik entwickeln und einführen ließen. Es begann im gynäkologischen Bereich, dem damaligen Schwerpunkt der Brachytherapie (Abb. 17.18); hier löste die Afterloading-Methode die herkömmliche Radiumtherapie (das sog. manuelle Radium) ab. Abbildungen 17.19–17.21 zeigen Afterloading-Geräte für den klinischen Einsatz.

Heute verwendet man für das Afterloading nahezu punktförmige oder kurze linienförmige Gammastrahler (Punkt- bzw. Linienquellen) von nur wenigen Millimetern Länge und 1 mm Durchmesser. Mit ihnen sind heute selbst die Koronargefäße zugänglich. Bevorzugt sind ^{192}Iridium-Strahler. Für die intraluminale Brachytherapie der Herzkranzgefäße kommen auch Betastrahler (^{90}Yttrium, ^{125}Jod) zum Einsatz. Sehr selten sind noch ^{60}Cobalt- und ^{137}Caesium-Quellen in Gebrauch.

Nachladeverfahren gibt. Aufgrund der sich jetzt ergebenden Geometrie und des gewünschten Zielvolumens erstellen Arzt und Physiker gemeinsam einen Bestrahlungsplan, der die Anzahl, Lage und Liegedauer der Präparate bzw. die Haltepunkte mit der entsprechenden Aufenthaltsdauer der AL-Quelle enthält. Erst dann schiebt das AL-Gerät die Quelle(n) ferngesteuert durch Hohlsonden in Position. Man spricht hier von **automatischem Afterloading** (Abb. 17.19 und 17.20). Das Personal befindet sich zu diesem Zeitpunkt außerhalb des strahlengeschützten Raums. Der Strahler führt nun kontinuierliche oder diskontinuierliche Bewegungen zu den vorbestimmten Positionen durch. Da optimaler Strahlenschutz gewährleistet ist, können selbst hohe Aktivitäten appliziert und die Liegedauer der Patienten u. U. beträchtlich reduziert werden.

Technik

Zunächst werden die nichtaktiven Applikatoren (Tuben, Hülsen) in die gewünschte Position gebracht, mit Röntgenaufnahmen auf korrekten Sitz hin überprüft und fixiert. Abbildung 17.22 zeigt das Prinzip des manuelle Afterloadings, welches in gleicher Weise für das automatische

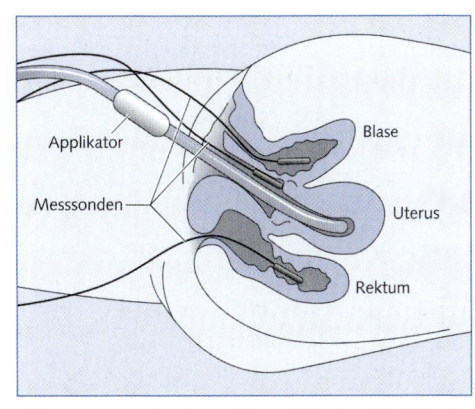

Abb. 17.18 Nachladeverfahren (Afterloading) in der gynäkologischen Strahlentherapie. Längsschnitt durch das weibliche Becken mit Applikator in der Uterushöhle. Verschiedene Messsonden registrieren die Strahlendosis an den benachbarten Organen Vagina, Blase und Rektum.

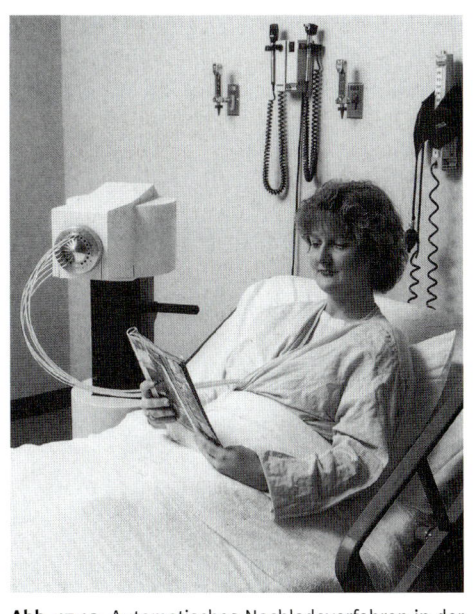

Abb. 17.19 Automatisches Nachladeverfahren in der gynäkologischen Strahlentherapie. Die Applikatoren sind gelegt und über Schläuche mit dem Tresor verbunden, der das radioaktive Material enthält. Außerhalb des Raumes, hinter einer Strahlenschutzwand, befindet sich das Bedienungspult. Von hier aus wird die Strahlenquelle aus dem Tresor in die Applikatoren gesteuert und wieder zurückgezogen.

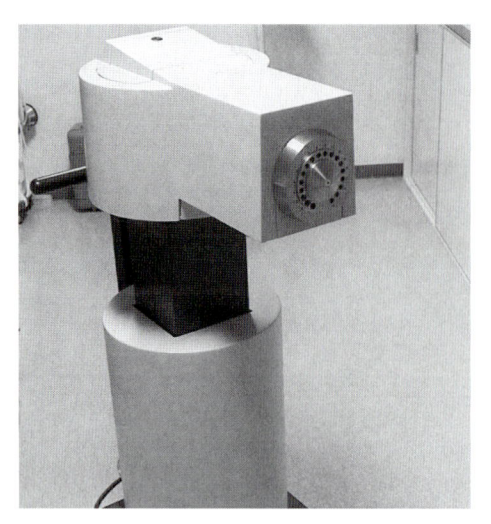

Abb. 17.20 Afterloading-Gerät mit ^{192}Iridium-Quelle (Gammastrahler) zur intrakavitären, interstitiellen und Kontakt-Brachytherapie im HDR- und PDR-Verfahren (s.a. Abb. 17.19).

> **MERKE**
>
> Das Nachladeverfahren im Kontaktbereich, bei der intrakavitären und interstitiellen Brachytherapie gewährleistet gegenüber der herkömmlichen Brachytherapie
> 1. eine prospektive Dosimetrie und Bestrahlungsplanung,
> 2. eine optimale und korrigierbare Positionierung der Strahler bzw. der Haltepunkte der Quelle,
> 3. eine Verkürzung der Liegedauer des Patienten im Strahlen-Operationsbereich,
> 4. die Eliminierung jeglicher Strahlenexposition für Arzt und Personal.

Dosisleistungs-(DL-)Bereiche

In der Brachytherapie stehen dem Arzt drei Dosisleistungs-(DL-)Bereiche zur Auswahl (s.a. Kap. 14.5.7):

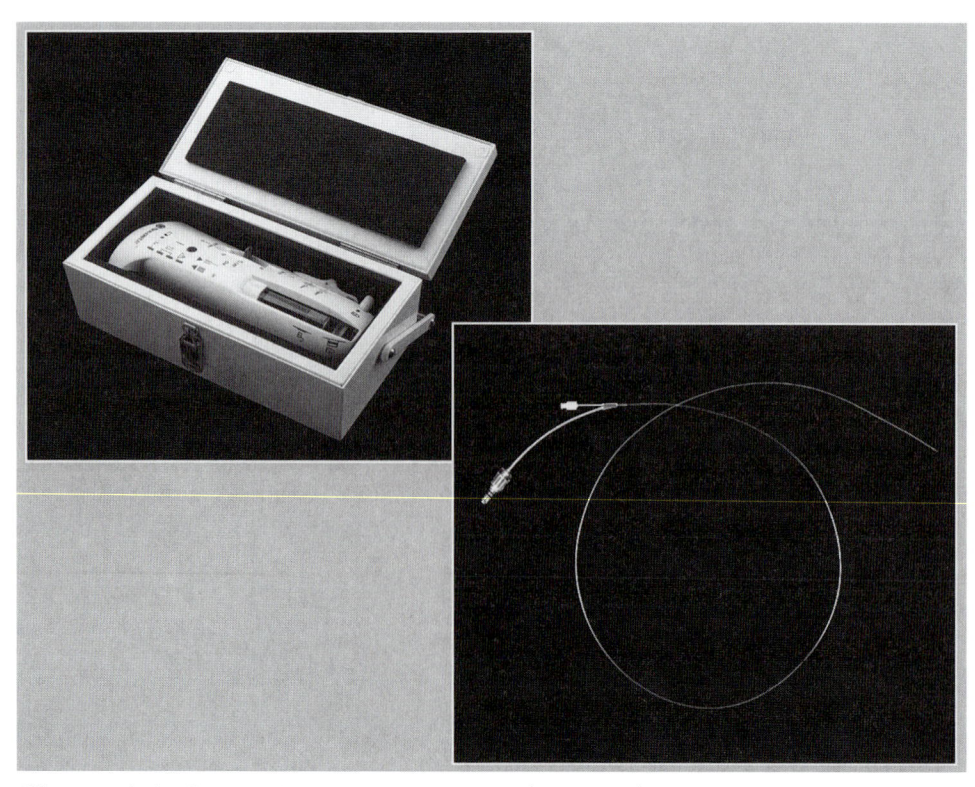

Abb. 17.21 Afterloading-„Handgerät" mit ^{90}Yttrium-Quelle (Betastrahler) einschließlich Bestrahlungskatheter für die intrakoronare Brachytherapie.

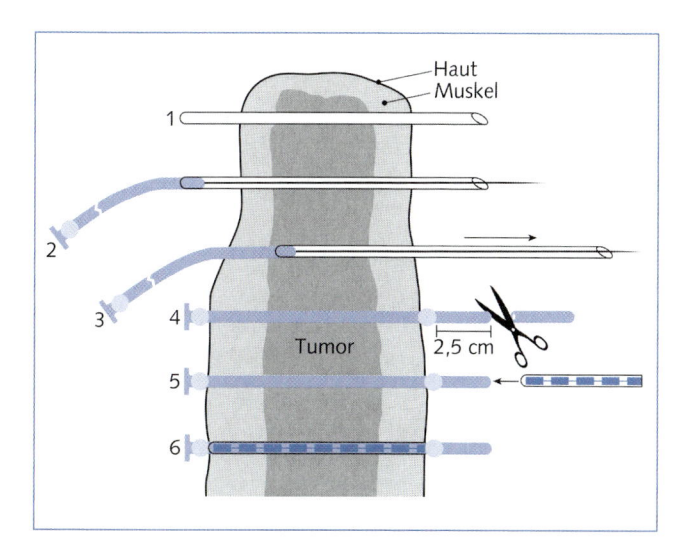

Abb. 17.22
Interstitielle Therapie mit ¹⁹²Iridium-Drähten nach dem Afterloading-Verfahren: 1. Eine Kanüle aus rostfreiem Stahl wird eingeführt. 2. Ein Nylonschlauch wird an das stumpfe Nadelende angesetzt und mit einem durch die Kanüle gezogenen Führungsfaden fixiert. 3. Durch Entfernen der Nadel wird der Plastikschlauch in den Tumor eingezogen. 4. Fixierung des Plastikschlauchs an der Körperoberfläche mit zwei aufgesetzten Knöpfen. 5. Der ¹⁹²Iridium-Draht wird mit einer Pinzette in den Plastikschlauch eingeführt. 6. Aktiver ¹⁹²Iridium-Draht in Bestrahlungsposition.

1. LDR (Low Dose Rate)
< 1 Gy/h.
Herkömmlicher DL-Bereich in der Gynäkologie und bei Kopf-Hals-Tumoren.

2. MDR (Medium Dose Rate)
1–10 Gy/h.
In der Nuklearmedizin Radiojodtherapie der Schilddrüse.

3. HDR (High Dose Rate)
> 10 Gy/h.
Häufigster Einsatz im Afterloading-Betrieb und bei der perkutanen Teletherapie.

Das **PDR-Verfahren** (Pulsed Dose Rate) stellt eine Sonderform der HDR-Therapie dar und imitiert eine LDR-Therapie. Es steht somit zwischen HDR und LDR. Die Applikatoren bleiben für mehrere Stunden bis Tage im interstitiell gespickten Gebiet. Die Bestrahlungspulse (z. B. 0,5 Gy) erfolgen meist einmal pro Stunde durch automatisches Ein- und Ausfahren der Quelle in das Gewebe. Abbildung 17.23 zeigt zur Veranschaulichung eine schematische Zusammenstellung von HDR, LDR und PDR.

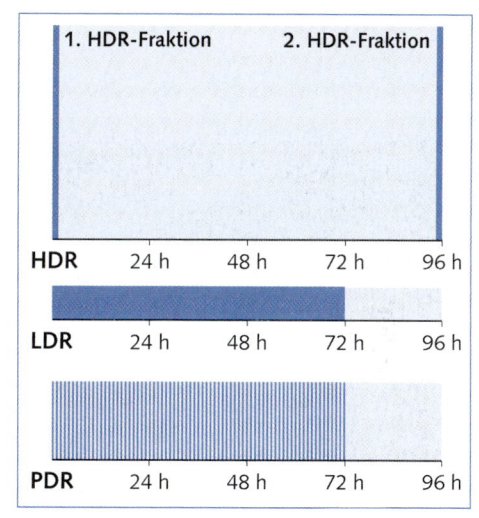

Abb. 17.23 HDR-, LDR- und PDR-Brachytherapie in der Übersicht. HDR = 1 × 5–10 Gy pro Fraktion, alle 5–8 Tage; LDR = kontinuierliche RT von 30 Gy/3 Tage; PDR = 72 Pulse à 1 Gy in 72 h.

17.6 Hyperthermie

Eine Überwärmung der Tumorzellen verändert sie bis hin zu ihrer vollständigen Zerstörung. Eine Temperatur von 41,5–42 °C macht die Tumorzellen für ionisierende Strahlen und Chemotherapeutika empfindlicher (**sensibilisierender Effekt**). Deshalb setzt man die Hyperthermie in Verbindung mit der Strahlentherapie und seltener mit der Chemotherapie in der kurativ und palliativ ausgerichteten Tumorbehandlung ein. Temperaturen von 42,5–43 °C und höher zerstören die Tumorzellen (**tumorizider Effekt**).

17.6.1
Ganzkörperhyperthermie

Es gab Versuche mit der sog. Ganzkörperhyperthermie. Der Tumorpatient wird in einer abgeschlossenen Kammer mit Heißluft, Heißwasser oder Mikrowellen überwärmt. Diese Behandlung war zur Sensibilisierung von Tumorzellen gegenüber einer systemischen Chemotherapie konzipiert. Sie belastet den Patienten jedoch sehr stark, ist risikoreich, nur begrenzt anwendbar und erst seit kurzer Zeit wieder ein Forschungsschwerpunkt der Internistischen Onkologie. In den vergangenen Jahren spielte sie praktisch keine Rolle mehr.

17.6.2
Regionale Hyperthermie

Es ist die örtliche umschriebene Hitzeanwendung von außen durch die Haut hindurch. Man könnte auch von perkutaner Hyperthermie sprechen. Sie hat sich in den vergangenen 30 Jahren einen definierten Platz in der Onkologie gesichert – wenigstens an dafür spezialisierten Zentren, und da vorzugsweise in der Radioonkologie.

Die Wärme wird durch elektromagnetische Wellenstrahlung erzeugt (s. Abb. 12.1). Dafür stehen Mikrowellen bis 1 GHz, Kurzwellen mit einer Frequenz in der Größenordnung von 10 MHz (und Wellenlängen von 20–30 m) und auch Ultraschallwellen zur Verfügung. Eigentümlich für den radiologisch Gebildeten ist, dass langwellige Strahlung mit niedriger Frequenz tiefer in das Gewebe eindringt als kurzwellige Hochfrequenz, ganz im Gegensatz zur ionisierenden Strahlung – allerdings dort auch stärker gestreut wird.

Verschiedene Hersteller bieten Geräte an mit verschiedenen Frequenzbereichen und Wellenlängen für die
- **Oberflächenhyperthermie** (Rotlichtstrahler),
- **Halbtiefenhyperthermie** (therapeutischer Bereich bis 4 cm Gewebetiefe, Abb. 17.24),
- regionale **Tiefenhyperthermie** für Abdominal- und Beckentumoren (Abb. 17.25).

Dabei bietet die Bereitstellung der Hochfrequenz wenig Schwierigkeiten, dafür aber die Ankopplung der Elektroden an die Körperoberfläche und deren Kühlung umso mehr. Denn immer ist die Haut einschließlich des subkutanen Fettes das kritische Organ bei der **perkutanen Hyperthermie**. Wegen ungünstiger Elektrodenlage und dadurch zu hoher Hauttemperatur äu-

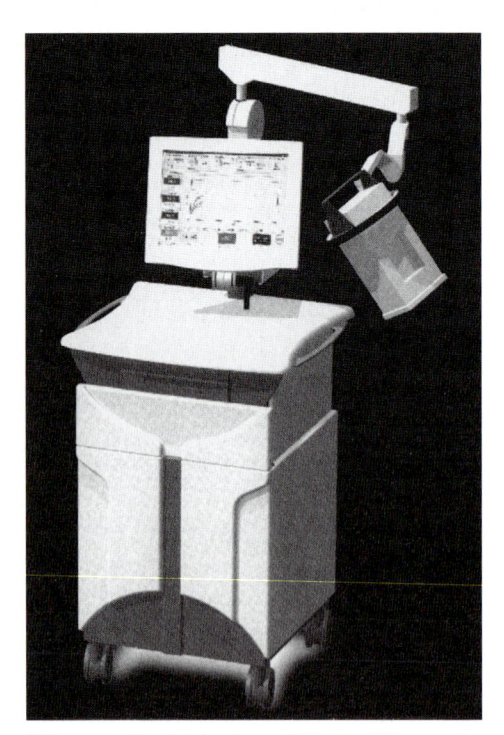

Abb. 17.24 Oberflächenhyperthermiesystem der neuesten Generation. Das System kann mit verschiedenen Oberflächenapplikatoren oder mit bis zu 16 interstitiellen Applikatoren für die Kombination mit der HDR-Brachytherapie betrieben werden. Die Systembedienung erfolgt benutzerfreundlich über einen berührungssensitiven Bildschirm.

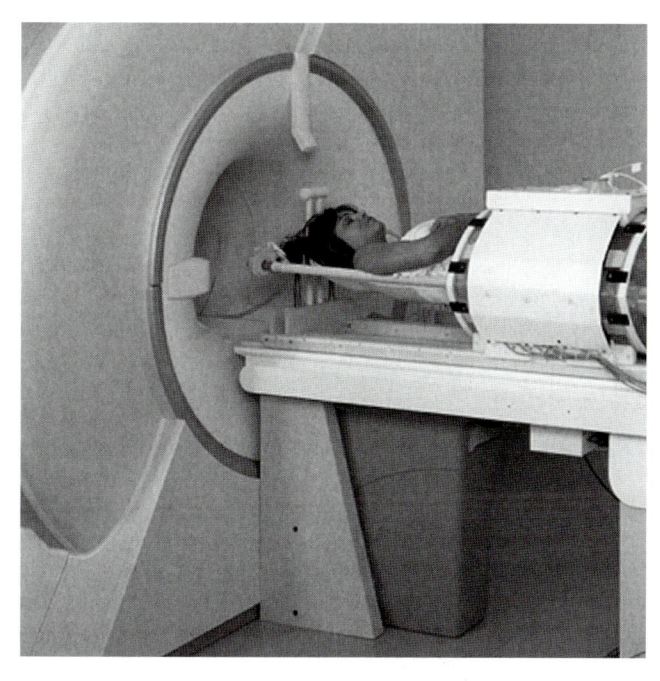

Abb. 17.25 Modernes Hybridsystem zur regionalen Tiefenhyperthermie. Das System besteht aus dem regionalen Tiefenhyperthermie-System BSD 2000•3D/MRI und einem 1,5-T-Magnetresonanztomographen (Siemens Magnetom Symphony) zum nichtinvasiven Therapie-Monitoring. Die Patientin wurde im ellipsoidalen Applikator für eine Hyperthermiebehandlung im Beckenbereich gelagert. Die Applikatorinnenseite ist mit drei parallelen Ringen von jeweils acht Antennen belegt, welche durch einen 12-Kanal-Verstärker jeweils paarweise gespeist werden. Die Energie kann durch geeignete Phasen- und Amplitudensteuerung dreidimensional fokussiert werden, und es wird eine Konformation von Tumor- und Zielareal erreicht. Zur Durchführung der Therapie wird die Patienteneinheit, bestehend aus Lagerungssystem und Applikator, in den Tunnel des MRI-Systems eingefahren. Die nichtinvasive Therapiekontrolle mittels spezieller MRI-Sequenzen und entsprechender Bildnachbearbeitung erfolgt simultan zur Hyperthermieanwendung. Die Auswertung der Bilder ergibt eine dreidimensionale Darstellung der Temperatur- und Perfusionsänderungen während der Therapie.

ßert der Patient Schmerzen, und Verbrennungen treten auf. Besonderer Aufwand und besondere Sorgfalt sind deshalb zu betreiben bei der
- Konstruktion der Hyperthermie-Applikatoren (Elektroden),
- Entwicklung und Integrierung des geeigneten Bolusmaterials (als Kontaktvolumen zwischen Applikator und Körperoberfläche),
- Handhabung, Lagerung und Anpassung der Applikatoren am Patienten durch MTAR und Arzt; dazu gehört die gewissenhafte und repräsentative Positionierung der Wärmemesssonden in der Haut und ggf. im tiefen Gewebe.

Die **regionale Tiefenhyperthermie** machte dank gezielter Forschungsförderung gerade in Deutschland einige Fortschritte. Trotzdem können die Probleme, die mit der homogenen Überwärmung von definierten Zielvolumina im Thorax, im Abdomen und Becken verbunden sind, noch nicht als gelöst betrachtet werden. Insbesondere das Erreichen und Aufrechterhalten einer therapeutisch effektiven Temperatur von $\geq 41{,}5\,°C$ bereiten Schwierigkeiten. Verwendet werden großflächige Applikatoren zur kapazitiven Ankopplung (für sehr schlanke Menschen in Japan, China und in Entwicklungsländern), bevorzugt aber Ringapplikatoren, die das das Zielvolumen tragende Körpergebiet umschließen (Abb. 17.24).

Praktisch diffizil gestaltet sich zudem die **Temperaturmessung** in tief liegenden Organen. Die Messungen können nur invasiv und punktuell über eingestochene Messsonden vorgenommen werden; Messungen in der gefüllten Harnblase, im Zervixkanal des Uterus oder im Rektumlumen geben zwar gewisse Anhaltswerte, aber nicht die gewünschte Gewebetemperatur wieder.

Wegweisende Entwicklungen sind bei der **nichtinvasiven Temperaturmessung** im Gange. Sie erfolgt über Simulations- und Rechnerprogramme für bestimmte Zielvolumina auf der Basis invasiver Punktmessungen und von Verände-

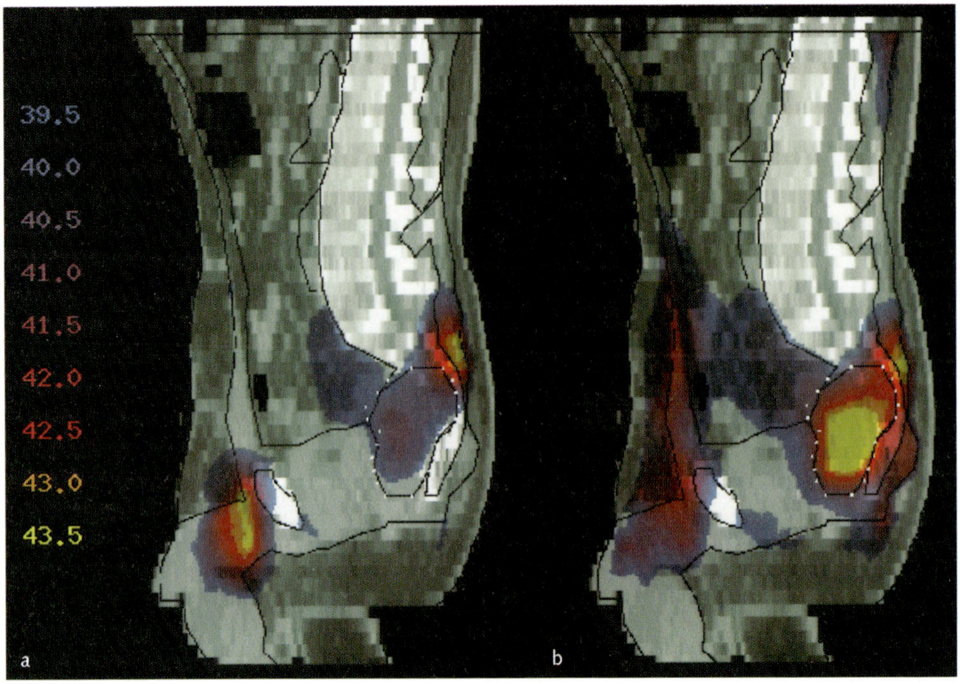

Abb. 17.26 Temperaturverteilung bei der Tiefenhyperthermie eines Rektumkarzinoms (Sagittalschnitt, Colour-Wash-Verfahren) **a)** Ungünstige Temperaturmaxima an der Symphyse und am Kreuzbein. **b)** Die Behandlung wurde optimiert. Im Tumor herrscht eine Temperatur von über 43 °C.

rungen der Gewebestruktur auf zellulärer Ebene; diese können während der Hyperthermiebehandlung mit der MRT (Magnetresonanztomographie) nachgewiesen werden (Abb. 17.26).

17.6.3
Interstitielle Hyperthermie

Für die definierte Überwärmung tief liegender Tumoren eignet sich die **interstitielle Hyperthermie** besonders. Vergleichbar der interstitiellen Radiotherapie (Kap. 17.5) werden über Kunststoffschläuche oder -nadeln Mikrowellenantennen, Implantate für Radiowellenerzeugung oder heiße bzw. erhitzbare Metall-Seeds direkt in und um den Tumor plaziert. In gleicher Weise werden ebenfalls interstitiell die Messsonden gelegt. Die simultane Temperaturmessung kontrolliert und steuert die Behandlung. Auf diese Weise erreicht man zuverlässig eine gleichmäßige Überwärmung umschriebener Gewebebezirke. Wir setzen diese Verfahren in Verbindung mit der interstitiellen Brachytherapie besonders häufig und regelmäßig ein.

Fragen

17.1 Nennen Sie die Synonyma für Röntgentherapie. Für welche Bestrahlungsindikationen ist sie heute noch gebräuchlich?
17.2 Wie erreicht man mit Röntgenstrahlung eine hohe Hautbelastung und einen steilen Dosisabfall zur Tiefe hin?
17.3 Ab welcher Energie spricht man von Hochvolt- bzw. Hochenergie-Strahlentherapie?
17.4 Welche Radionuklide werden in der Telegammatherapie verwendet?
17.5 Wo liegt das Dosismaximum bei einer Stehfeldbestrahlung mit einem Telekobaltgerät?
17.6 Warum sind in der Teletherapie nur noch Telekobaltgeräte mit einem Fokus-Achs-Abstand von zumindest 80 cm zulässig?
17.7 Wann strahlt die Quelle eines Telekobaltgerätes am stärksten: bei offener oder bei geschlossener Blende?
17.8 Was wird in einem Linearbeschleuniger beschleunigt?
17.9 Wie unterscheiden sich Linear- und Kreisbeschleuniger?
17.10 Nennen Sie einige Kreisbeschleuniger.
17.11 Welche Elektronenenergien liefert heute ein Linearbeschleuniger für den medizinischen Einsatz?
17.12 Welche Kenngrößen charakterisieren den Tiefenverlauf eines Elektronenstrahls?
17.13 Wie werden in einem Elektronenbeschleuniger ultraharte Röntgenstrahlen (Photonenstrahlen) erzeugt?
17.14 Nennen Sie die Aufgaben eines Therapiesimulators.
17.15 Was ist ein Isozentrum?
17.16 Was versteht man unter Brachytherapie?
17.17 Unterscheiden Sie Kontakttherapie, intrakavitäre und interstitielle Therapie mit radioaktiven Isotopen.
17.18 Was ist der Vorteil der Brachytherapie?
17.19 Warum kann man oberflächliche Hautläsionen bzw. Tumoren der Konjunktiva besonders elegant mit einem ^{90}Strontium-Applikator bestrahlen?
17.20 Welche Strahler werden heute zur Behandlung von Aderhautmelanomen des Auges verwendet?
17.21 Warum wurde die manuelle Radiumeinlage bei gynäkologischen Tumoren durch Afterloading-Verfahren ersetzt?
17.22 Welche Gammastrahler sind beim Afterloading gebräuchlich?
17.23 Definieren Sie die Dosisleistungsbereiche LDR, MDR und HDR.
17.24 Was bezweckt Hyperthermie?
17.25 Welche Applikationsformen der Hyperthermie kennen Sie?
17.26 Welche Applikationsform der Hyperthermie hat sich in der Klinik durchgesetzt?
17.27 Bei welcher Applikationsform der Hyperthermie ist die Temperaturverteilung im Gewebe am homogensten und am genauesten überprüfbar?

IV Die Strahlenbehandlung

18 Bestrahlungsplanung 235

19 Die tägliche Strahlenbehandlung 295

20 Psychologische Begleitung des Patienten . . 321

21 Notfallmaßnahmen 327

18 Bestrahlungsplanung

Die Strahlentherapie beginnt mit der Aufstellung eines individuellen, die jeweilige Krankheitssituation berücksichtigenden Bestrahlungsplans.

> **MERKE**
> Die Bestrahlungsplanung umfasst alle medizinischen, physikalisch-technischen, biologischen und organisatorischen Vorbereitungsschritte für eine Radiotherapie.

Der Bestrahlungsplan beinhaltet (Abb. 18.1):
- Sicherung der Tumordiagnose und der Tumorausbreitung (Typing, Grading und Staging).
- Erarbeitung einer Behandlungsstrategie.
- Erstellung von Patientenquer- und -längsschnitten mit den modernen Schnittbildverfahren CT, MRT und Ultraschall.
- Markierung des Tumorvolumens (GTV); Definition des klinischen Zielvolumens (CTV) I., II. und evtl. III. Ordnung, des Pla-

„Die 6 Schritte"

I. Diagnose gesichert?
   Klinik — Histologie — Ausbreitung

II. Behandlungsstrategie
    Alleinige Radiotherapie? — Prä- oder postoperative Radiotherapie? — Kombinationsbehandlung bei Systemerkrankungen?

III. Radiotherapeutische Technik?
     Perkutane RT — Brachytherapie — Stereotaxie — Intraoperative RT — Ganzkörper-/Ganzhaut-RT

IV. Bestrahlungsplanung
    Physikalisch-technisch
    Biologisch

V. Lokalisation/Simulation

VI. Therapie
    Ambulante Therapie ↔ Supportiv-Therapie ↔ Psychologische Betreuung ↔ Stationäre Therapie

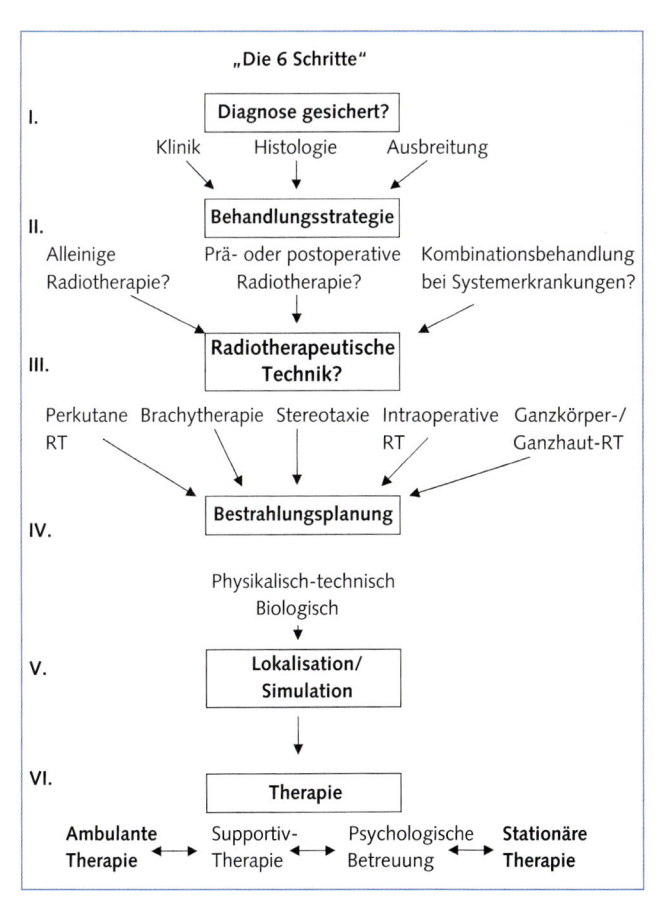

Abb. 18.1
Ablauf der Bestrahlungsplanung.

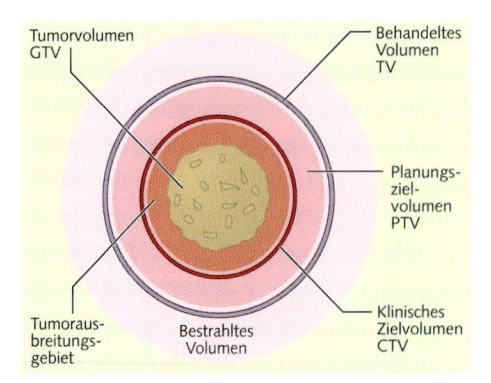

Abb. 18.2 Veranschaulichung der onkologischen Volumina (Beschriftung links) und der strahlentherapeutischen Volumina (Beschriftung rechts und unten).

nungszielvolumens (PTV) und des bestrahlten (durchstrahlten) Volumens einschließlich der kritischen Organe (Abb. 18.2).
- Lokalisation der Bestrahlungsfelder oder Verifikation der radioaktiven Strahler am Therapiesimulator.
- Festlegung der Dosis im Zielvolumen (D_{ZV} bzw. D_{min}) und der höchstzulässigen Dosis an den kritischen Organen.
- Physikalisch-technischen Bestrahlungsplan, im Allgemeinen erstellt mit einem computerunterstützten Bestrahlungsplanungssystem.
- Verifizierung des Zentralstrahls, des Strahlenfeldes, des Bestrahlungsvolumens und der Bestrahlungstechnik sowie ggf. Optimierung der Bestrahlungsparameter.

18.1 Behandlungsstrategie

Bevor der Patient oder die Patientin den Simulatorraum betritt, sollte die Behandlungsstrategie festliegen und zwischen Arzt, Physiker und MTAR abgestimmt sein (Planungsbesprechung).
Folgende Fragen sind zunächst zu klären:
- Besteht eine kurative oder eine palliative Behandlungsindikation?
- Ist eine alleinige Radiotherapie oder eine Kombinationsbehandlung vorgesehen?
- Soll prä- oder postoperativ bestrahlt werden?
- Welches ist (sind) das (die) Zielvolumen (-volumina)?
- Ist eine Teletherapie (von außen) oder eine Brachytherapie (von innen) vorgesehen?
- Welche Bestrahlungsmethode ist vorgesehen?
- Ist eine Radiochemotherapie oder eine Radiohyperthermie geplant?
- Soll die Behandlung ambulant oder stationär erfolgen?
- Ist eine supportive (unterstützende) Therapie erforderlich?
- Lassen Ernährungs- und Allgemeinzustand des Patienten überhaupt die Behandlung zu?
- Wurde der Patient über die vorgesehene Behandlung ausreichend aufgeklärt, und ist er einverstanden?

18.2 Zielvolumenkonzept – onkologische und strahlentherapeutische Volumina

Zielvolumina werden Körperbereiche genannt, die behandelt werden müssen, wenn eine Strahlentherapie erfolgreich sein soll. Die Bestrahlungsplanung hat dafür zu sorgen, dass alle diese Bereiche genau die ordinierte Dosis in möglichst schonender Weise erhalten. Im Allgemeinen werden im Rahmen einer kurativen Strahlentherapie mehrere Zielvolumina definiert. Sie sollen in Abhängigkeit von der Wahrscheinlichkeit, Tumorzellen zu enthalten, auch mit einer unterschiedlichen Dosis belegt werden.

Die Definitionen der klinischen Volumina basieren auf der Deutschen Norm „Begriffe und Benennungen in der radiologischen Technik" (DIN 6814-8 von 1998) und dem ICRU-Report 50 „Prescribing, Recording and Reporting Photon Beam Therapy" von 1993, die allerdings nicht ganz deckungsgleich sind. Zu unterscheiden sind onkologische und strahlentherapeutische Volumina (Abb. 18.2).

18.2 Zielvolumenkonzept – onkologische und strahlentherapeutische Volumina

> **MERKE**
> Die strahlentherapeutischen Volumina richten sich nach den onkologischen Volumina.

Onkologische Volumina

Tumorvolumen: Volumen, in dem mit diagnostischen oder operativen Methoden Tumorgewebe einschließlich Metastasen in lokoregionären Lymphknoten nachweisbar ist. Der ICRU-Report 50 bezeichnet dieses Volumen als Gross Tumor Volume (GTV). Die Klassifizierung erfolgt nach den Konzepten der UICC (TNM; Ann Arbor etc. s. Kap. 5.7)

Tumorausbreitungsgebiet: Volumen außerhalb des sichtbaren Tumorvolumens, von dem angenommen werden muss, dass es Tumorzellen enthält, obwohl diese nicht nachgewiesen sind (auch: Tumorsaum). Es handelt sich z. B. um subklinische Infiltrationszonen am Tumorrand, aber auch die regionären Lymphabflusswege oder präformierte Hohlorgane, in die Tumorzellen abgesiedelt sein können, z. B. der Liquorraum bei Medulloblastom. Das radiotherapeutische klinische Zielvolumen CTV muss dieses Tumorausbreitungsgebiet umschließen (Abb. 18.2).

Strahlentherapeutische Volumina (Abb. 18.2)

Die folgenden Definitionen gelten für die Strahlentherapie bösartiger Erkrankungen. Sinngemäß können sie auch für die Strahlentherapie gutartiger Erkrankungen angewandt werden.

Klinisches Zielvolumen (CTV): Volumen, das räumlich zusammenhängende onkologische Volumina umschließt, in denen ein bestimmtes radioonkologisches Behandlungsziel erreicht werden soll (englisch: Clinical Target Volume, CTV). Ist beabsichtigt, in diesen Volumina unterschiedliche Energiedosen zu verabreichen, so werden entsprechend unterschiedliche klinische Zielvolumina festgelegt. Dies sind die Zielvolumina I., II. und III. Ordnung:

- I. Ordnung: **Tumorvolumen** mit Sicherheitssaum.
- II. Ordnung: **typisches Tumorausbreitungsgebiet**, also subklinische Infiltrationszonen und benachbarte regionäre Lymphknoten.
- III. Ordnung: **potentielles Tumorausbreitungsgebiet**, entfernte Gebiete, für die die Wahrscheinlichkeit der Tumorzellabsiedlung geringer ist als für das typische Tumorausbreitungsgebiet, also juxtaregionäre Lymphknoten (entspricht N3 nach der TNM-Klassifikation), Körperhöhlen, zerebrospinaler Liquorraum.

Planungszielvolumen (kurz: Zielvolumen): klinisches Zielvolumen I., II. oder III. Ordnung mit zusätzlichem Sicherheitssaum für Veränderungen, die sich während der Strahlentherapie ergeben können, z. B. durch Lageänderungen, unterschiedlichen Füllungszustand der Hohlorgane, Gewichtsabnahme oder nicht exakte bzw. nicht sicher reproduzierbare Patientenpositionierung (Abb. 18.2). Das Planungszielvolumen (englisch: Planning Target Volume, PTV) ist in der Regel größer als das klinische Zielvolumen (CTV).

Behandeltes Volumen (TV): Volumen, das sich ergibt, wenn das Planungszielvolumen von derjenigen Isodosenfläche abgedeckt wird, welche als ausreichend für das Erreichen eines Behandlungsziels angesehen wird. Für gewöhnlich wird hier die minimale Dosis D_{min} im Zielvolumen gewählt (= Zielvolumendosis D_{ZV} oder D_{min}, s. Kap. 13.7). Das behandelte Volumen ist größer oder zumindest gleich groß wie das Planungszielvolumen. Im Idealfall sollten beide Volumina deckungsgleich sein (Abb. 18.2).

Bestrahltes Volumen: Körpervolumen, das unvermeidbar durchstrahlt wird, dessen Mitbestrahlung aber eigentlich unerwünscht ist (Restvolumen).

Risikobereich: Normalgewebe innerhalb des bestrahlten Volumens, für das ein Risiko von Nebenwirkungen oder Spätfolgen durch die Mitbestrahlung beachtet werden muss. Wenn der Risikobereich einem Organ entspricht, wird dieses als **Risikoorgan** bezeichnet.

> **MERKE**
>
> Das klinische Zielvolumen (CTV) entspricht dem onkologischen Tumorvolumen (GTV) plus dem typischen Tumorausbreitungsgebiet. Das Planungszielvolumen (PTV) berücksichtigt zusätzlich einen weiteren Sicherheitssaum und sollte im Idealfall auch das behandelte Volumen (TV) sein.

Abbildung 18.3 veranschaulicht die onkologischen und strahlentherapeutischen Volumina ergänzend zu Abbildung 18.2 an einem Beispiel aus der Klinik.

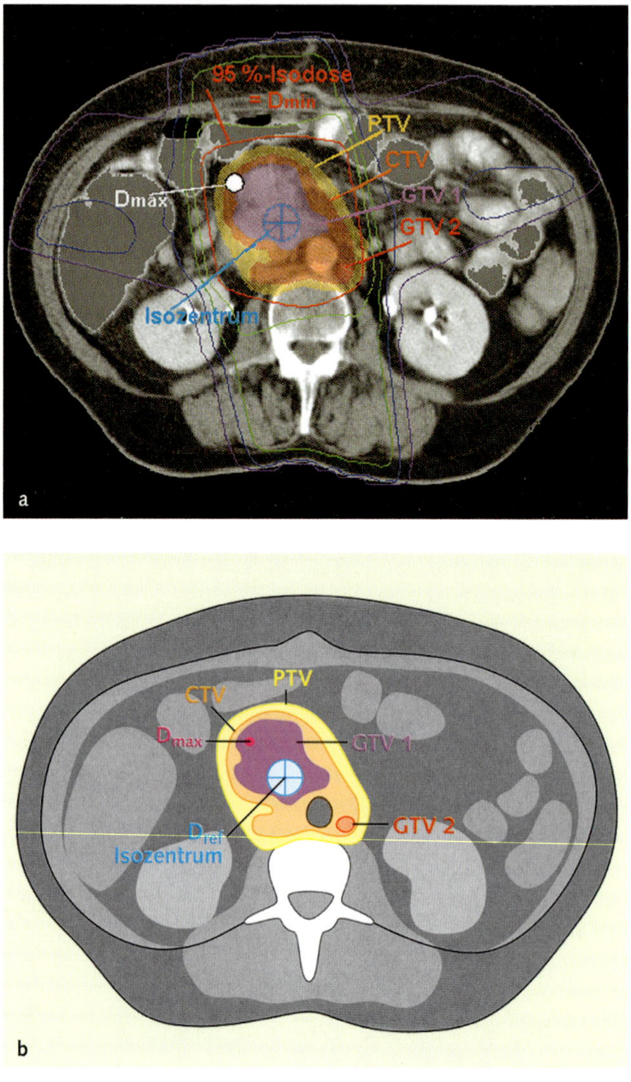

Abb. 18.3
Bestrahlungsplanung bei einem Karzinom des Pankreaskopfes: Das **Isozentrum** (Schnittpunkt der Drehachsen der Bestrahlungsanlage) liegt im Zentrum des Tumors, es kann damit zugleich auch als **Referenzdosispunkt** D_{ref} herangezogen werden. Aus klinischer Sicht wurden vier Volumina segmentiert, weitere zwei Volumina ergeben sich aus der Bestrahlungstechnik und der Dosisverteilung:

- **GTV 1** (Gross Tumor Volume), der im CT erkennbare **Primärtumor** (violett).
- **GTV 2**, ein regional befallener Lymphknoten paraaortal (rot).
- **CTV** (Clinical Target Volume), das **klinische Zielvolumen** enthält die erkennbare Tumormasse inkl. suspekter Bereiche, einen Sicherheitssaum zur Erfassung subklinischer Metastasierung und Infiltration sowie regionale, klinisch nicht befallene Lymphknoten je nach Staging und Grading (orange).
- **PTV** (Planning Target Volume), das **Planungszielvolumen** umschließt das CTV und berücksichtigt zusätzlich die geometrische Unsicherheit durch Organ- bzw. Patientenbewegung und die Ungenauigkeit der Einstellung selbst (gelb).
- Das **Behandlungsvolumen** (Treated Volume) ist hier ganz gut durch die Isodose mit 95 % von D_{ref} beschrieben.
- Schließlich wird das Volumen, das von der Nutzstrahlung exponiert wird, als **bestrahltes Volumen** bezeichnet (Irradiated Volume), da es klinisch relevante Dosen erhalten kann. Das ist hier der Bereich innerhalb der dunkelblauen Isodose mit 20 % von D_{ref}.

18.3 Grundsätzliche Einteilung strahlentherapeutischer Methoden

Teletherapie (perkutane Strahlentherapie")

Die Strahlenbehandlung erfolgt von einer Strahlenquelle außerhalb des Körpers. Definitionsgemäß spricht man von Teletherapie, wenn der Fokus-Haut-Abstand 10 cm und mehr beträgt. Zur Teletherapie zählen die
- **Röntgentherapie** (Weich- und Hartstrahltherapie),
- **Telegammatherapie** (mit ^{60}Cobalt) und
- **Hochenergietherapie** (Megavolttherapie, **Hochvolttherapie**) mit Linear- oder Kreisbeschleunigern.

Brachytherapie (Kurzdistanztherapie)

Die Strahlenbehandlung des Zielvolumens erfolgt aus sehr kurzer Distanz, sozusagen aus unmittelbarer Nähe. Definitionsgemäß beträgt der Abstand zwischen Strahlungsquelle und klinischem Zielvolumen weniger als 10 cm. Wir denken spontan an bestimmte Formen der Weichstrahltherapie mit Röntgenstrahlen (Kap. 17.1), insbesondere an transanale Applikationen mit der Hohlanodenröhre oder an intraoperative Weichstrahltherapie. Im eigentlichen Sinn versteht man aber unter Brachytherapie die Therapie mit umschlossenen Strahlern. Dazu gehören:
- **Kontakttherapie:** Die umschlossene Strahlenquelle bzw. der Applikator wird in Kontakt mit der äußeren oder inneren Oberfläche des Patienten gebracht (Haut, Epipharynx, Augapfel, intraoperative Radiotherapie).
- **Intrakavitäre Therapie:** Ein Bestrahlungstubus oder ein offener bzw. umschlossener Strahler wird in eine Körperhöhle eingebracht (Gebärmutterhöhle, Scheide, Blase). Hierher gehört auch die intraluminale Therapie (Radiotherapie in einem schlauchförmigen Lumen, z. B. Ösophagus, Gallengang).
- **Interstitielle Therapie:** Die Strahlungsquelle oder der Applikator wird direkt in das Tumorgewebe und das unmittelbare Nachbargewebe implantiert.

18.3.1 Teletherapie: Einflüsse auf die Dosisverteilung

Die Intensität einer Primärstrahlung nimmt mit der Eindringtiefe infolge Ausbreitung, Abbremsung und Streuung ab. Der Tiefendosisverlauf wird von den Faktoren Strahlenart, Feldgröße, Fokus-Haut-Abstand, Filterung, Körperinhomogenitäten und Bestrahlungstechnik beeinflusst.

Strahlenart

Der Tiefendosisverlauf ist für Korpuskular- und Photonenstrahlung unterschiedlich. Für **Photonenstrahlung** gilt Folgendes:
- Mit steigender Strahlenenergie nimmt die Tiefendosis zu (Abb. 13.3, 18.4).
- Streuvorgänge im Gewebe laufen bei hoher Energie vorwiegend in Richtung des Primärstrahlenbündels ab. Dadurch bessert sich mit zunehmender Strahlungsenergie das Dosisquerprofil des Feldes. Der Dosisabfall am Feldrand wird steil im Vergleich zu niedrigen Energien, die einen flachen und unscharfen Feldrand haben.
- Die Energieabsorption gleicht sich in den unterschiedlichen Körpergeweben mit zunehmender Photonenenergie an. In Bezug auf die Masseneinheit liegt die Energieabsorption im Knochen zwischen 200 keV und 6 MeV sogar noch etwas unter der Absorption im Weichteilgewebe (Abb. 13.2).

Im Gegensatz zur Photonenstrahlung erfolgt die Energieabgabe einzelner geladener **Korpuskularteilchen** beim Eintritt in Materie nicht „zufällig", sondern kontinuierlich. Damit besitzen die Korpuskularstrahlen auch eine be-

stimmte, genau definierbare Eindringtiefe, d.h. Reichweite. Der Tiefendosisverlauf von Korpuskularstrahlung ist abhängig von
- der kinetischen Energie des Teilchens,
- der Masse des Teilchens,
- der Zahl der positiven oder negativen Ladungen des Teilchens,
- der Dichte des absorbierenden Materials und
- der Ordnungszahl des absorbierenden Materials.

Prinzipiell würde man für **Elektronen** einen ähnlichen Tiefendosisverlauf wie für Protonen und Neutronen erwarten. Dies ist aber nicht der Fall (Abb. 13.3, 17.5, 18.4).

> **MERKE**
> 1. Bei energiereichen schweren Teilchen nimmt die Eindringtiefe der Strahlung in das Gewebe mit der Energie zu, mit der Masse der Teilchen und mit der Dichte bzw. Ordnungszahl des absorbierenden Materials jedoch ab. Die Energieabgabe nimmt bei Protonen und schweren Ionen mit der Eindringtiefe sogar zu (bis zum „Bragg Peak").
> 2. Bei Elektronen nimmt die gemessene Tiefendosis mit der Eindringtiefe sehr viel rascher ab als bei energiereichen schweren Teilchen.

Die energiereichen Elektronen erfahren beim Eindringen in das Gewebe zunächst nur eine geringfügige Abbremsung. Wegen ihrer kleinen Masse werden sie jedoch aus ihrer Bahn abgelenkt. Infolge der dadurch bedingten „schrägen" Bahnen erhöht sich die Energieabgabe pro Längeneinheit in Richtung des primären Strahlenbündels. Die Dosis steigt unmittelbar nach dem Eindringen in die Materie an (Dosisaufbau, nicht zu verwechseln mit dem Aufbaueffekt bei Photonenstrahlung, bei dem eine „Wolke" von Sekundärelektronen aufgebaut wird, Kap. 12.2.5). Dieser Effekt wird durch die Erzeugung von energiereichen Sekundärelektronen noch verstärkt.

Anders als bei energiereichen schweren Teilchen nimmt die gemessene Tiefendosis mit zunehmender Eindringtiefe ab. Da die Wege der meisten Elektronen nicht mehr geradlinig in die Materie hineinlaufen, gelangen nur wenige

a Tiefendosisverteilung für verschiedene Photonenenergien

b Tiefendosisverteilung für verschiedene Elektronenenergien

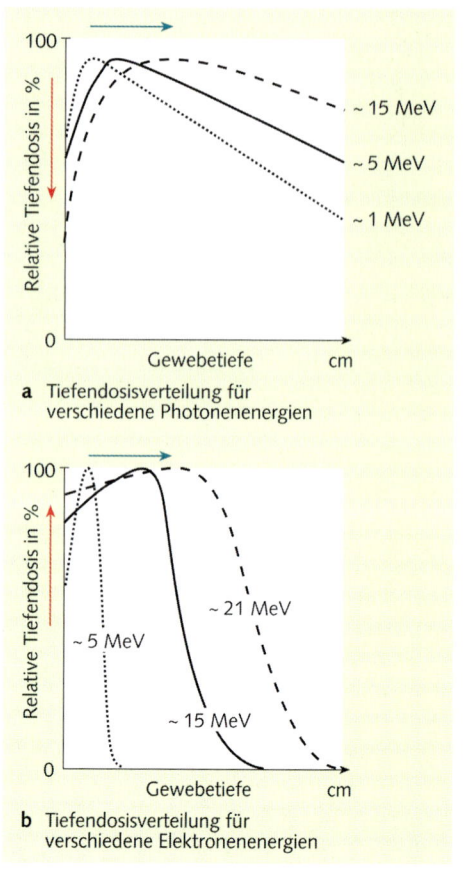

Abb. 18.4 Tiefendosisverläufe im Gewebe für Photonen- und Elektronenstrahlung im Vergleich. Photonen **(a)**: Mit steigender Energie wandert das Dosismaximum in die Tiefe, die Oberflächendosis sinkt durch den Aufbaueffekt. Elektronen **(b)**: Mit steigender Energie wandert das Dosismaximum auch in die Tiefe, aber die Oberflächendosis nimmt zu.

Elektronen an Orte, die der maximalen Reichweite der Elektronen bei geradliniger Bahn entsprechen. Mit abnehmender Energie nimmt diese Streuung stark zu.

Bei Elektronen ist zusätzlich meist ein sog. **Bremsstrahlenuntergrund** zu beobachten. Er ist durch die von Elektronen in der Materie erzeugte Bremsstrahlung verursacht, die nur wenig geschwächt wird (Abb. 13.3).

Der **Tiefendosisverlauf** von Elektronen ist charakterisiert durch die **Lage des Dosismaximums** (D_{max}, in cm Gewebetiefe ausgedrückt etwa = 1/6 des „Nennwertes" der Strahlungsenergie; Beispiel: D_{max} von 18 MeV etwa in 3 cm Gewebetiefe), die **50 %-Tiefe** ($D_{50} \approx 2\ D_{max}$), die **therapeutische Reichweite** (D_t, vom Arzt festzulegen: 80–95 %) und die **praktische Reichweite** ($D_p \approx 3\ D_{max}$).

> **MERKE**
> Mit steigender Elektronenenergie erhöht sich (im Gegensatz zur Photonenstrahlung) die Oberflächendosis, während sich das Dosismaximum (wie bei der Photonenstrahlung) in die Tiefe verschiebt (Abb. 18.4).

Feldgröße

Mit zunehmender Feldgröße nimmt – jedenfalls bei relativ weicher Strahlung – auch der Streustrahlenanteil zu. Er stellt eine Zusatzdosis dar. So ist besonders in den tiefen Gewebsschichten eine günstigere Tiefendosis zu beobachten (Abb. 18.5).

Dieses Phänomen spielt nur bei der **konventionellen Röntgenstrahlung**, stark bei Elektronenstrahlen und in gewissem Umfang noch bei der Telekobaltstrahlung eine Rolle. Aber auch hier ist der Streuzusatz ab einer Feldgröße von 200 cm² praktisch zu vernachlässigen. In der Hochenergietherapie (Hochvolttherapie) mit ultraharter Röntgenstrahlung gibt es wegen der sehr geringen Streuung energiereicher Photonenstrahlung keine Streuzusatzdosis.

> **MERKE**
> In der Hochenergietherapie wird bei **ultraharter Röntgenstrahlung** der Tiefendosisverlauf von der Feldgröße kaum noch beeinflusst, weil es keine Streuzusatzdosis mehr gibt.

Für **Elektronenstrahlen** gilt, dass mit kleiner werdendem Strahlenfeld das Dosismaximum mehr und mehr an die Oberfläche wandert und der Dosisabfall zur Tiefe hin weniger steil erfolgt. Nur bei im Verhältnis zur Elektronenreichweite genügend großen Feldern bilden sich ausreichend gestaltete Isodosenkurven aus. Kleine Feldgrößen eignen sich also nur für die Bestrahlung ganz oberflächlicher Zielvolumina.

Feldbegrenzung

Bei der Bestrahlung mit **Photonenstrahlung** des unteren und mittleren Energiebereichs, wie Röntgen- und Kobaltstrahlung, beobachten wir eine Randunschärfe am Rand des Strahlenfeldes (Abb. 17.16, 18.6). Dieser sog. Halbschatten bedeutet, dass die Dosis an der Feldgrenze nicht

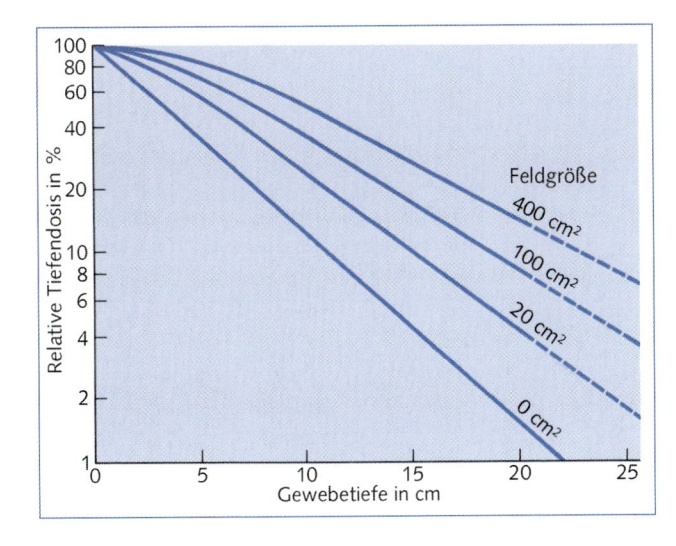

Abb. 18.5
Bei konventioneller Röntgenstrahlung (Halbwertschicht 1 mm Cu) wird der Tiefendosisverlauf mit zunehmender Feldgröße günstiger.

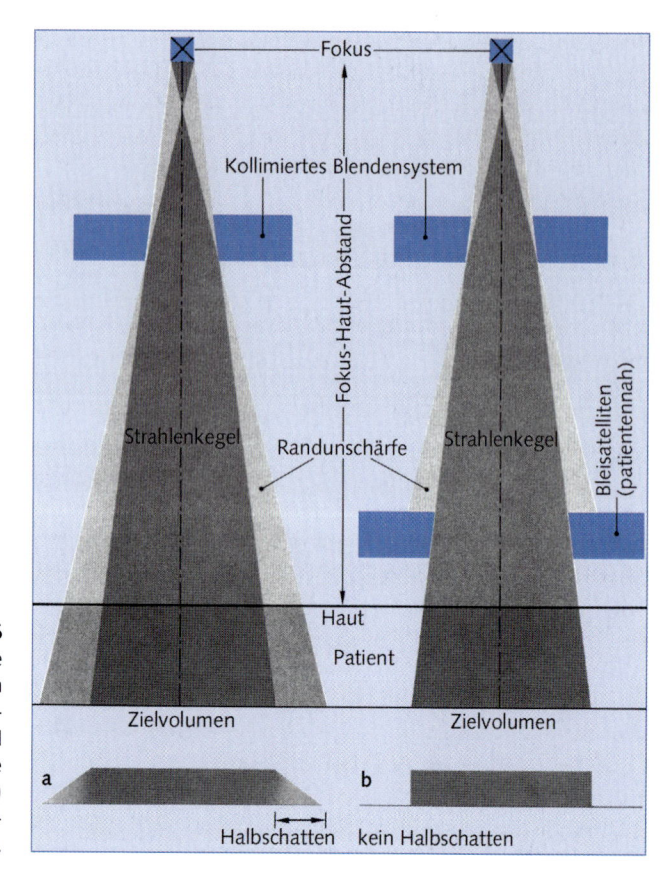

Abb. 18.6
Bei nicht punktförmiger Quelle wird der Strahlenkegel vom Blendensystem des Bestrahlungsgerätes nicht ausreichend eingeblendet **(a)**. Der entstehende Halbschatten (Randunschärfe) muss patientennah durch Bleisatelliten abgedeckt werden **(b)**.

scharf abfällt, sondern mehr oder weniger „ausläuft". Das hat zwei Gründe:

1. Die **Strahlenquelle** ist nicht punktförmig, sondern hat eine endliche Größe im Bereich von mm^2 bzw. cm^2. Den Fokus als (idealisierte) punktförmige Primärstrahlenquelle gibt es ja nicht. Je größer die Strahlenquelle, desto auffälliger die Randunschärfe des Feldes. Kein Kollimatorsystem wird den Strahlenkegel ausreichend einzublenden vermögen (Abb. 18.6). In der modernen Telecurietherapie setzt man deshalb möglichst kleine Strahlenquellen ein, um den Halbschatten schmal zu halten.

2. **Strahlung niedriger Energie streut** im Gewebe stark. Damit wird, im Gegensatz zur höherenergetischen Photonenstrahlung, die Feldbegrenzung unscharf. Diese Unschärfe nimmt zu, je tiefer man in das Gewebe eindringt. Die Randunschärfe eines Strahlenfeldes beeinträchtigt natürlich den Isodosenverlauf und die Homogenität der Dosisverteilung im Zielvolumen. Die Konsequenz muss deshalb sein, mit möglichst kleiner Strahlenquelle und hoher Photonenenergie zu arbeiten.

> **MERKE**
> An den Feldrändern entstehen Halbschatten, weil die Strahlenquelle kein punktförmiger Fokus ist und niederenergetische Strahlung im Gewebe stark gestreut wird. Halbschatten sind insbesondere bei der Röntgentherapie, bei der Elektronentherapie (s.u.) und bei der Telekobalttherapie zu beachten.

Bei **schnellen Elektronen** ist das Problem des Dosishalbschattens am Feldrand besonders groß. Die Isodosenlinien zeigen eine charakteristische seitliche Ausweitung über den Feldrand hinaus, die Pinsel- oder Flaschenform hat (Abb. 18.7).

Um eine stärkere Bündelung des Elektronenstrahls zu erreichen, bedient man sich nach unten offener **Tubusse**. Sie müssen fest auf die Haut aufgesetzt werden. Trotzdem bleibt das Ergebnis unbefriedigend: Die Bezugsisodose von 90–95 % wird erst innerhalb des Tubusses, 1–2 cm vom Tubusrand entfernt, erreicht (Abb. 18.7 und 18.8). Dieses Problem des Halbschattens von Elektronenfeldern wird in der Praxis oft nicht genügend bedacht. So wählt man, bezogen auf das Zielvolumen, häufig zu kleine Elektronentubusse aus.

Eine **sekundäre Feldkollimation** zur Individualisierung der Bestrahlungsfelder macht, wenn sie patientenfern, also auf oder in dem Elektronentubus angebracht wird, den Tiefendosisverlauf unkalkulierbar. Zusätzlich wird hierbei Bremsstrahlung erzeugt. Ähnlich wirken **patientennahe Individualkollimatoren**, allerdings weniger einschneidend wegen der hier besseren Kollimierung. Beide Verfahren machen also den ordinierten Tiefendosisverlauf zunichte. Oft liegt die Maximaldosis D_{max} bereits in der Haut, und die Randbereiche des Strahlenfeldes werden unterdosiert. Vorsicht ist deshalb beim Einbringen von Absorbern in oder auf die geräteseits angebrachten Elektronentubusse geboten, wenn damit die Feldkonfiguration verändert werden soll!

> **MERKE**
>
> Bei der Bestrahlung mit individuell eingeblendeten (kollimierten) Elektronenfeldern sollte man immer zuerst vom Physiker eine fallbezogene Elektronendosimetrie durchführen lassen!

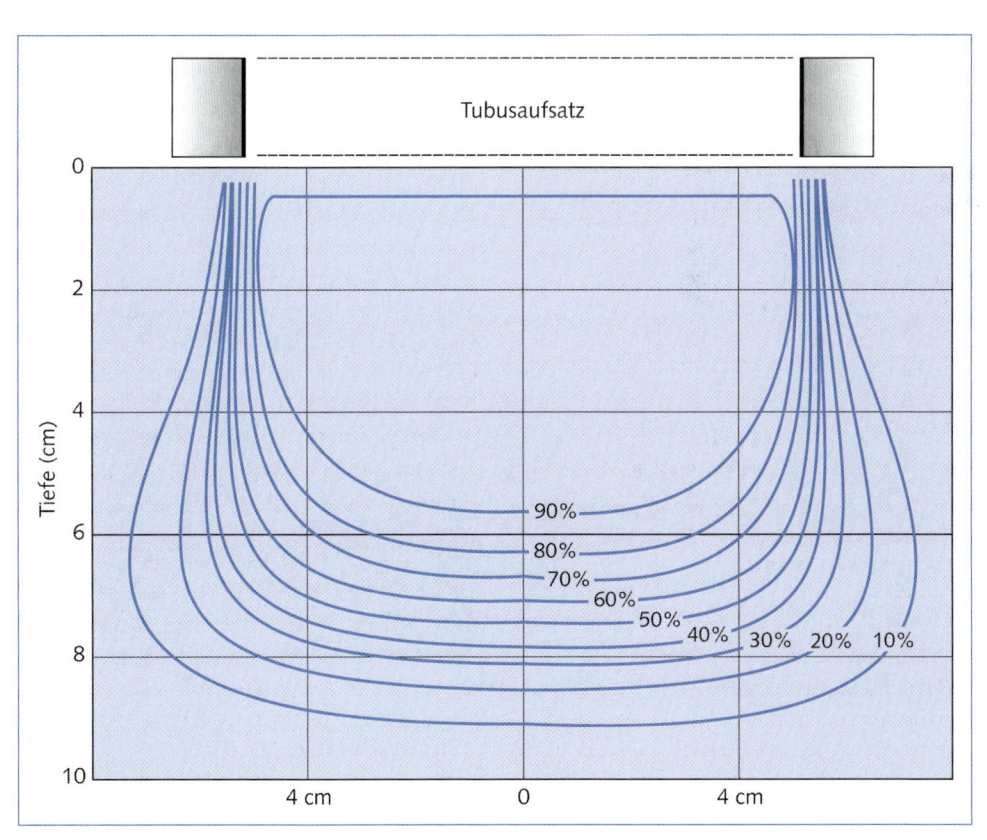

Abb. 18.7 Pinselförmiger Isodosenverlauf von 18-MeV-Elektronen, gemessen in Wasser. Feldgröße 10 × 10 cm, Fokus-Oberflächen-Abstand 100 cm. Deutlich ist die Aufstreuung der Isodosen zur Tiefe hin.

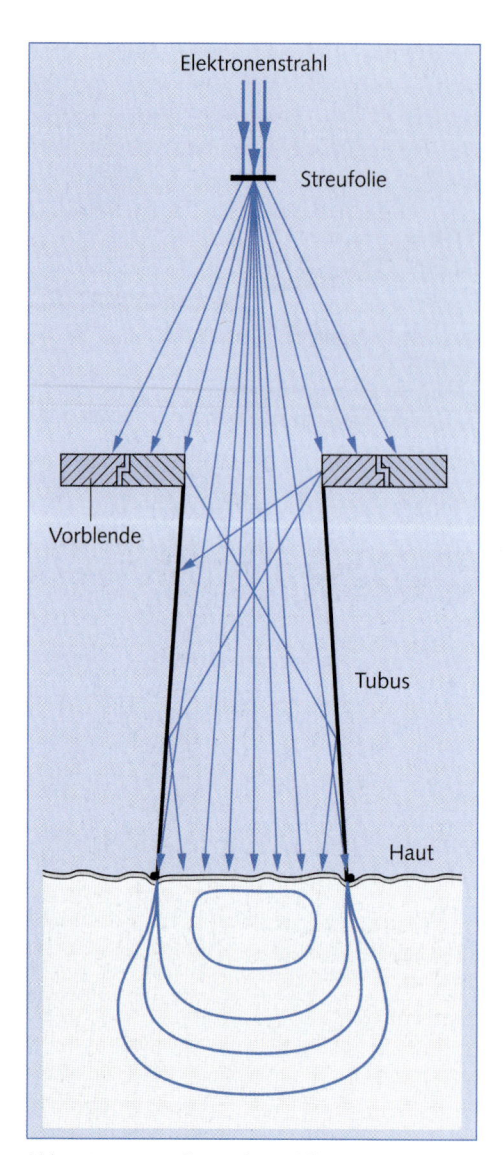

Abb. 18.8 Darstellung der Feldbegrenzung durch einen Elektronentubus und der Streuung der Elektronen an den Tubuswänden.

Fokus-Haut-Abstand (FHA)

Die Dosisleistung einer Strahlung nimmt mit dem Quadrat der Entfernung (r) von der Strahlenquelle ab (Abb. 12.12). Man bezeichnet diese Gesetzmäßigkeit als Quadratabstandsgesetz: Dosisleistung $\sim 1/r^2$.

Beispiele

Die praktische Relevanz zeigen die folgenden drei Beispiele:
1. Vergrößert man den FHA nur um 1 cm von 100 auf 101 cm, nimmt die Oberflächendosis um 2 % ab:
   $D_{100}/D_{101} = 100^2/101^2 = 0{,}98$.
2. Beträgt der ursprüngliche FHA dagegen nur 10 cm und wird wiederum um 1 cm, nämlich auf 11 cm, vergrößert, fällt die Dosis an der Körperoberfläche aber um etwa 17 % ab:
   $D_{10}/D_{11} = 10^2/11^2 = 0{,}83$.
3. Wird der FHA um 1 cm auf 9 cm verkleinert, vergrößert sich die Dosis um 23 %:
   $D_9/D_{10} = 10^2/9^2 = 1{,}23$.

MERKE

Die Vergrößerung des FHA (bei gleich bleibender Dosisleistung der Strahlenquelle)
- vermindert die Dosisleistung im Gewebe am Strahleneintritt des Körpers, aber
- verbessert den Tiefendosisverlauf im Gewebe, da die Penetranz der Strahlung zunimmt.

Umgekehrt wird bei Verkleinerung des FHA die Referenzdosis zwar größer, der Tiefendosisverlauf aber ungünstiger, nämlich steiler. Die Penetranz der Strahlung nimmt ab. Für die Einstellpraxis bedeutet dies: **Kleine Ungenauigkeiten bei der Einstellung das Feldabstands** sind bei großen Fokus-Achs-Abständen zu vernachlässigen, haben bei kleinen Abständen dagegen u.U. verheerende Auswirkungen.

Bei niedrigen Strahlenenergien und bei Elektronenbestrahlungen spielt auch die Absorption in Luft eine Rolle, und zwar praxisrelevant bei größeren Fokus-Haut-Abständen. Die weichen Komponenten der Strahlung werden dabei durch Luft weggefiltert: Dadurch wird die Dosisleistung zwar kleiner, der Tiefendosisverlauf der so aufgehärteten Strahlung aber flacher, d.h. günstiger. Bei ultraharter Röntgenstrahlung dagegen ist die Aufhärtung der Strahlung durch Luft zu vernachlässigen.

Filterung

In der Strahlentherapie werden zur Modifizierung der Dosisleistung verschiedene Filter verwendet: Härtungs-, Schwächungs- und Streufilter. Durch Filterung nimmt die Dosisleistung ab.

- **Härtungsfilter**
  Sie haben den Zweck, durch Absorption weicher Strahlungsanteile die mittlere Photonenenergie anzuheben. Sie schwächen die niederenergetischen Komponenten stärker als die hochenergetischen (Abb. 18.9). Die niederenergetischen Strahlen sind therapeutisch nutzlos und würden nur zu einer unerwünschten Hautbelastung führen. Deshalb wird sowohl in der konventionellen Röntgentherapie als auch in der Röntgendiagnostik die Anwendung von (Härtungs-)Filtern vorgeschrieben.

> **MERKE**
> Härtungsfilter machen die Strahlenqualität homogener und härter, wodurch allerdings die Dosisleistung abnimmt. Die Grenzwellenlänge bleibt hingegen unverändert (Abb. 18.9).

- **Schwächungsfilter**
  Ganz allgemein verändern diese die Photonenflussdichte (Energiefluenz) über die Feldfläche hinweg und verformen damit die Isodosenlinien der Dosisverteilung.
- **Keilfilter** haben den Zweck, einen Neigungswinkel der Isodosenlinien hervorzurufen (Abb. 18.10). Der Winkel, den die 50 %-Isodose mit der Horizontalen bildet, bezeichnet

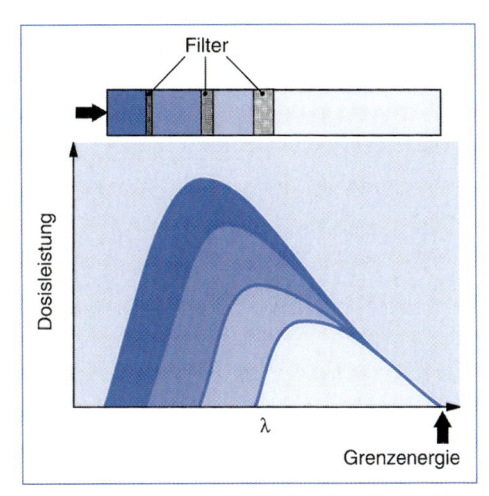

Abb. 18.9 Filterung: Sie bewirkt, dass die Strahlenqualität homogener und härter, die Dosisleistung geringer, die Grenzenergie (rechte Kurvenseite) jedoch nicht verändert wird.

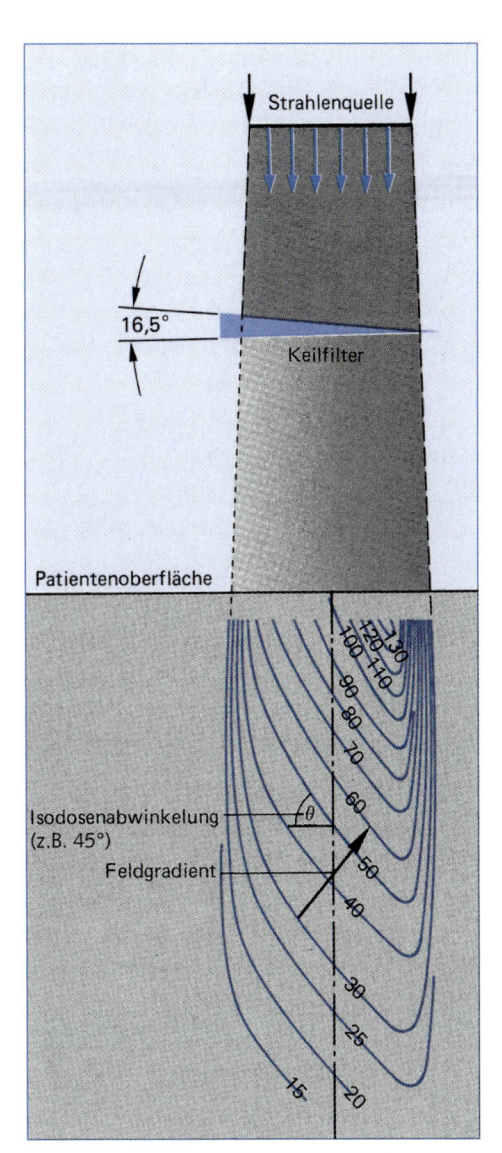

Abb. 18.10 Abwinkelung des Isodosenverlaufs einer ^{60}Co-Strahlung im Gewebe durch Keilfilter.

die Keilfilterstärke: z. B. 15°-, 30°-, 45°-Keil etc. Als Material verwendet man Blei oder Messing, auch Legierungen aus anderen Materialien mit hoher Ordnungszahl Z. Neben manuellen (von außen einschiebbaren) und motorischen (im Kopf des Beschleunigers integrierten) Keilfiltern bieten die Linac-Hersteller heute auch „dynamische Keilfilter" an (Kap. 17.2.2). Deren Wirkung beruht auf dem Vorschieben und Zurückziehen der Lamellen in einem Multileaf-Kollimator, die sonst zur Feldkonfiguration verwendet werden. Soll die Strahlung nicht nur über die Feldbreite, sondern auch über die Feldlänge geschwächt werden, benutzt man einen sog. Doppelkeil, der in zwei Richtungen abgeschrägt ist, bzw. eine entsprechende Funktion des Multileaf-Kollimators. Eine solche Auslenkung von Isodosenlinien ist dann erwünscht, wenn bei Kreuzfeuerbestrahlung unzulässige Dosisspitzen auftreten würden (Abb. 18.11).

- **Ausgleichsfilter** gleichen Verzerrungen der Tiefendosisverteilung aus, die bei der Bestrahlung von unregelmäßigen Körperkonturen, -querschnitten sowie bei ungünstigem Strahleneinfall auftreten würden. Sie werden aus Knetmasse, Wachs, Plexiglas oder Metallplättchen gefertigt. Im Idealfall bilden sie das genaue Negativ der Körperoberfläche.

> **MERKE**
> Schwächungsfilter (Keil- und Ausgleichsfilter) vermeiden örtliche Dosisspitzen durch Homogenisierung der Dosisverteilung im Zielvolumen. Sie tragen zu einer nebenwirkungsarmen Strahlentherapie bei.

- **Streufilter**
  Sie finden sich bereits in den Bestrahlungsgeräten integriert und garantieren eine homogene Teilchenflussdichte über die Feldfläche, z. B. die Streufolie(n) im Strahlerkopf eines Linearbeschleunigers zur Auffächerung des schmalen Elektronenstrahls nach dessen Austritt aus der Beschleunigungsstrecke (Kap. 17.2.2).

Körperinhomogenitäten

Körperinhomogenitäten spielen für die Dosisverteilung im Röntgenbereich und bei der Elektronentherapie eine beträchtliche Rolle (Abb. 18.12).

Konventionelle Röntgentherapie: In Abhängigkeit von der Energie kann die im Knochen absorbierte Dosis deutlich über der im Weichteilgewebe liegen. Und hinter dem stark belasteten Knochen (Gefahr der Osteoradionekrose!) bildet sich ein Schatten aus. Grund ist die Photoabsorption. Die Wahrscheinlichkeit der Photoabsorption wächst mit der dritten Potenz der Ordnungszahl Z. Mit steigender Strahlenenergie nehmen dagegen die Absorptionsunterschiede zwischen Knochen, Muskelgewebe und Fett ab (Abb. 13.2).

Elektronenstrahlung: Auch Elektronenstrahlung wird vor allem im niedrigen Energiebereich vom Knochen stark absorbiert. Von Bedeutung ist das bei oberflächlich gelegenen Knochenabschnitten, wie Brustbein und Rippen, wo es an der Seite des Strahleneintritts zu relevanten Dosisspitzen, sog. Hot Spots kommen kann. In der Tiefe werden die Elektronen größtenteils von ihrer ursprünglichen Bahn abgelenkt und somit gestreut; hier spielt die erhöhte Knochenabsorption der Elektronen keine so große Rolle mehr. Die durch Streuung im Knochen erzeugte Dosis addiert sich zur Dosis im Weichteil- und Knochengewebe (Streuzusatzdosis).

> **MERKE**
> - Bei Verwendung von Röntgen- und Elektronenstrahlen bewirkt die relativ hohe Energieabsorption im Knochen nicht nur einen Dosisschatten hinter dem Knochen, sondern auch ein Risiko für Osteoradionekrosen wegen unkalkulierbarer Dosisspitzen (Abb. 18.12).
> - Die mit Luft gefüllte Lunge stellt wegen ihrer geringen Strahlenschwächung an die Bestrahlungsplanung besondere Anforderungen. Ohne Berücksichtigung entsprechender Korrekturfaktoren käme es zu einer erheblichen Überdosierung des Lungenparenchyms und der benachbarten Strukturen.

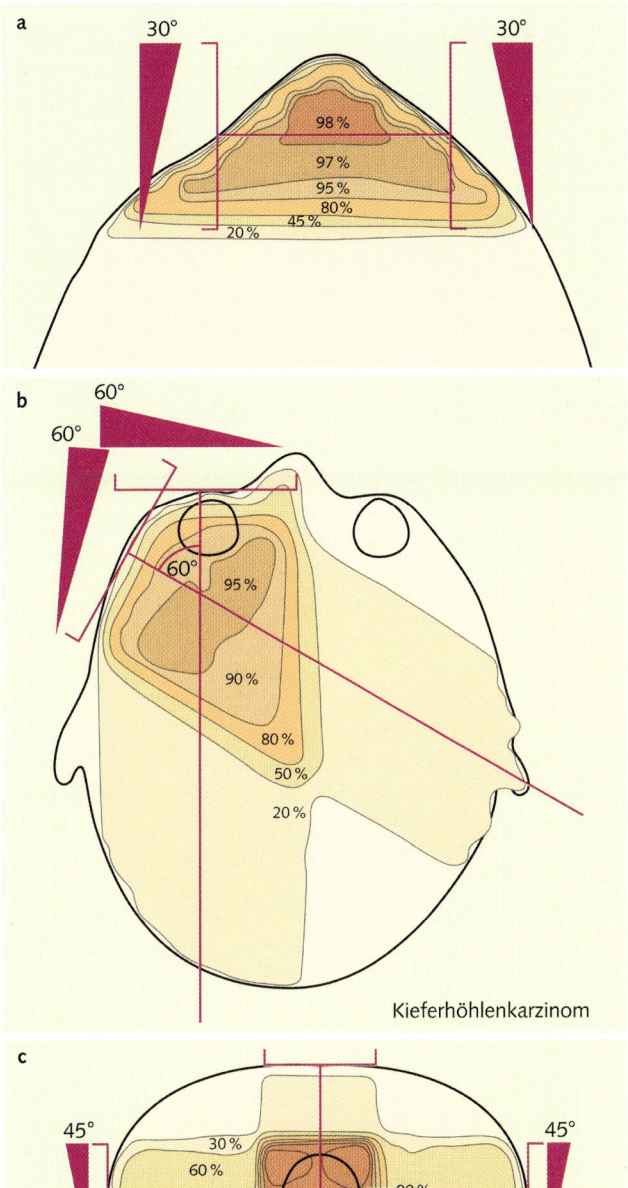

Abb. 18.11
Keilfilteranwendungen:
a) bei stark abfallender Körperkontur (Gegenfeldbestrahlung),
b) bei spitzen Abwinkelungen der Zentralachsen und
c) bei ungleicher Verteilung der Felder über den Körperumriss (Kreuzfeuerbestrahlung).
Hier: 3-Felder-Box.

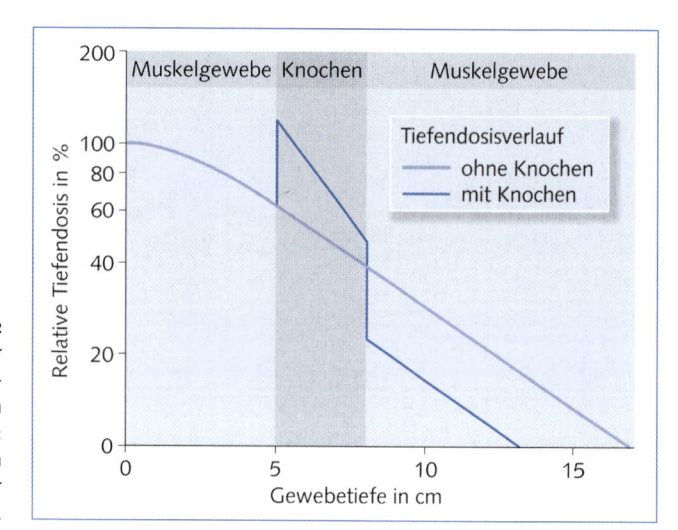

Abb. 18.12 Tiefendosisverlauf einer niederenergetischen Photonenstrahlung bei Einlagerung von Knochen in Muskelgewebe: hohe Strahlenabsorption im Knochen, Dosiseinbruch hinter dem Knochen.

18.3.2 Modifizierung und Individualisierung von Strahlenfeldern

Die Bestrahlungsgeräte liefern im Allgemeinen optimal kollimierte und so gut als möglich fokussierte, nichtsdestotrotz aber **rechteckige Strahlenbündel** mit der Folge von rechteckigen Strahlenfeldern. Rechteckige Felder aber entsprechen bei der überwiegenden Zahl der Indikationen nicht mehr dem therapeutischen Standard. Eine **sekundäre Kollimation** der Strahlenfelder wird notwendig. Der Therapeut sollte seinen ganzen Ehrgeiz einsetzen, um die Strahlentherapie zu individualisieren, d. h. möglichst komplexe Mehrfelder- und Bewegungstechniken mit individuell geformten (kollimierten) Strahlenfeldern zu realisieren.

Photonenmodus

Für die sekundäre Kollimation des Strahlenfeldes kommen sog. Standardblöcke, Individualkollimatoren und Multileaf-Kollimatoren in Betracht.

Standardblöcke („Trimmer") aus Schwermetall-Legierungen werden am Gerät bajonettartig eingehängt oder als Würfel, Quader, Dreiecke etc. an einer **Satellitenblende** befestigt (Abb. 18.13). Standardblöcke sind nicht fokussiert gearbeitet und kollimieren deshalb das Bestrahlungsfeld nur unvollständig.

Multileaf-Kollimatoren wurden bereits bei der Gerätekunde (Kap. 17.2.2) besprochen. Die einzelnen Lamellen des Blendensystems lassen sich manuell oder computergesteuert bewegen. Aufgrund ihrer Führung auf einem Kreissegment sind sie hervorragend fokussiert. Allerdings erzeugen sie treppchenförmige Konturen der Felder, die nicht befriedigen bei diffizilen Feldformungen in der Nähe kritischer Strukturen, z.B. im Kopf-Hals- und Prostatabereich (Abb. 18.14).

Individualkollimatoren (Individualblenden), z.B. nach einem Vorbild aus Styropor aus einer Metall-Legierung gegossen, stellen an Fokussierung das Optimum des heute Erreichbaren dar. Dabei hat die Legierung aus Wismut, Blei und Zinn mit 70–80 °C einen erstaunlich niedrigen Schmelzpunkt und ist damit einfach zu verarbeiten. Abbildung 18.15 zeigt das Prinzip, Abbildung 18.16 den Einsatz bei einer Großfeldbestrahlung. Die Blöcke werden auf Trägerplatten aus dünnem, 4–6 mm starken Polykarbonat justiert und dann fest montiert. Während der Bestrahlungsserie sichern regelmäßige Verifikationsaufnahmen den korrekten Sitz.

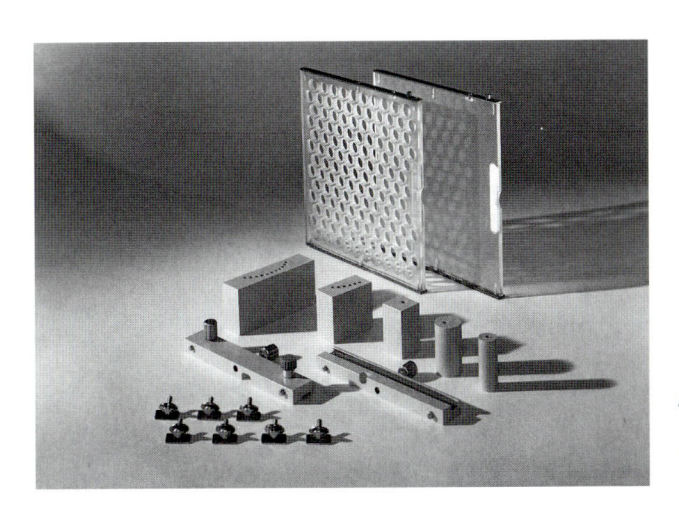

Abb. 18.13
Satellitenblende eines Telekobaltgeräts mit anschraubbaren Bleisatelliten („Bleiklötze").

> **MERKE**
> Bei der sekundären Kollimation von Photonenfeldern lautet die Optimierungssequenz: Standardsatelliten < Multileaf-Kollimator < Individualkollimatoren.

Elektronenmodus

Hier folgt die Individualkollimation (Sekundärkollimation) demselben Prinzip wie bei Photonenfeldern. Nur sollten die Abdeckungen in der Regel aus zwei Materialien bestehen, nämlich zuoberst aus einem mit niedriger Ordnungszahl Z (z. B. Wachs) zur Absorption der Elektronen und darunter aus einem mit hoher Ordnungszahl Z, um die in der oberen Schicht entstandene Röntgenbremsstrahlung zu schwächen. Diese Abdeckungen werden patientennah in den Elektronentubus eingesetzt. Aber erst wenn dieser Kollimator individuell dosimetriert worden ist, darf mit der Therapie begonnen werden (Kap. 18.3.1).

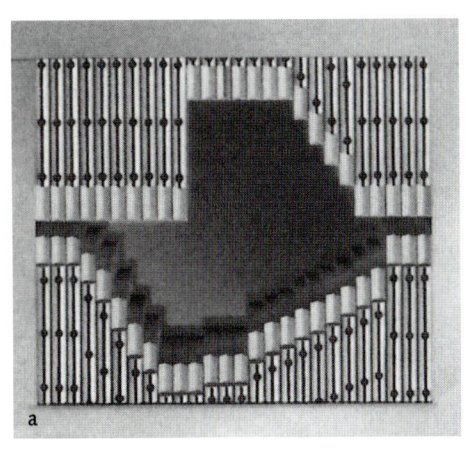

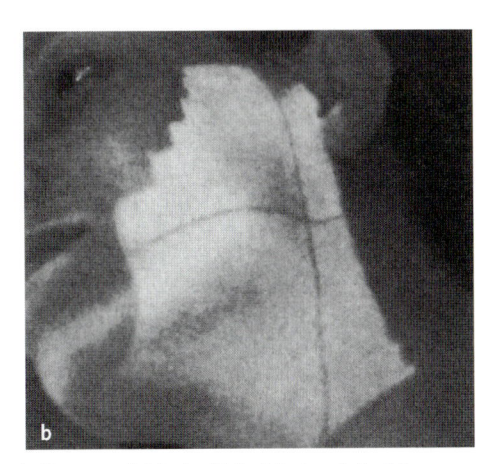

Abb. 18.14 Individuelle Feldformung mit einem Lamellenkollimator. **a)** Prinzip. **b)** Praktisches Beispiel: ausgeleuchtetes Feld bei Tonsillenkarzinom.

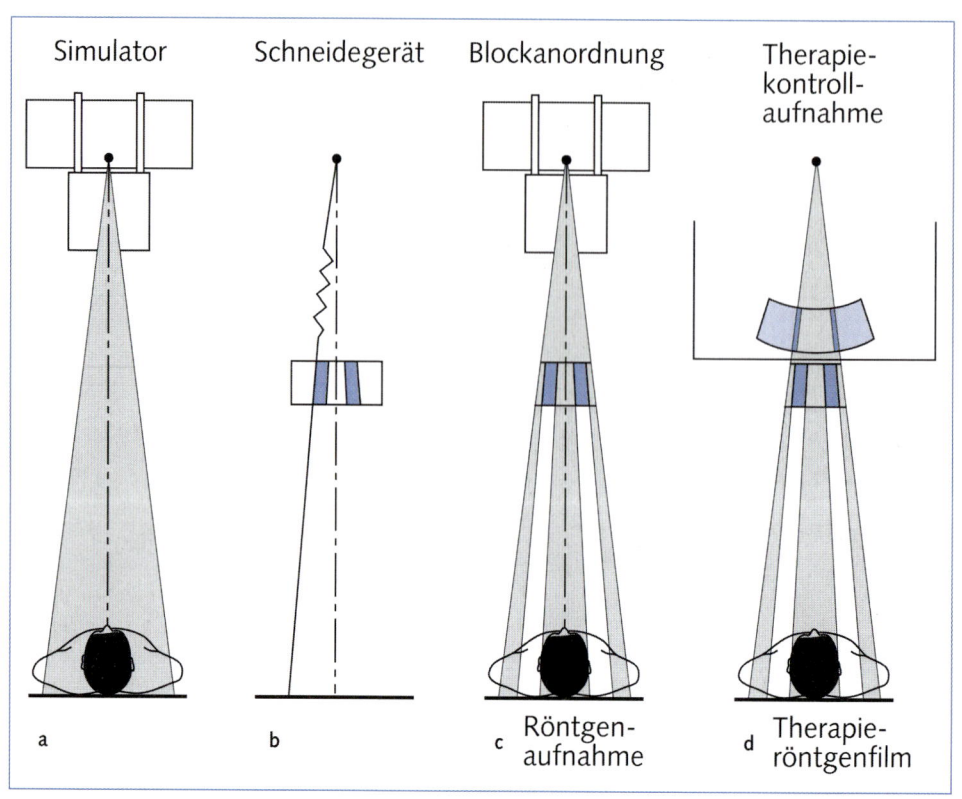

Abb. 18.15 Herstellung von Individualabsorbern (Individualkollimatoren). **a)** Großfeldaufnahme am Simulator, **b)** Ausschneiden der Gussform in Bestrahlungsgeometrie, **c)** Einpassen des Absorbers am Simulator, **d)** Einschub am Bestrahlungsgerät und Verifikationsaufnahme.

18.4 Bestrahlungstechniken der Teletherapie

Die Bestrahlungstechnik bestimmt die Dosisverteilung im Gewebe. Hier und bei der biologischen Bestrahlungsplanung, nämlich bezüglich der Formung der Zielvolumina, der Fraktionierung und Protrahierung erweist sich die hohe Schule der Strahlentherapie.

18.4.1 Einzelstehfeld-Bestrahlungen

Einzelstehfelder sind für die Oberflächen- und Halbtiefentherapie bis maximal 3 cm Tiefe eine adäquate Bestrahlungstechnik. Das Dosismaximum D_{max} liegt entweder in der Haut, wie bei der Weichstrahl- und Oberflächentherapie mit Röntgenstrahlen, oder in 5 mm bei Telekobalttherapie bis mehr als 3 cm Tiefe bei Elektronenstrahlen eines Linacs. Einzelstehfelder mit Linearbeschleuniger-Photonen sind nur ausnahmsweise einmal indiziert.

Indikationen: Hauterkrankungen, hyperproliferative Erkrankungen des oberflächlichen Binde- und Stützgewebes (z. B. Morbus Dupuytren), oberflächennah gelegene Metastasen sowie Lymphknotenbestrahlungen – supraklavikulär, retrosternal und in der Leiste –, Elektronenbestrahlung der Neuroachse bei Medulloblastom.

18.4 Bestrahlungstechniken der Teletherapie

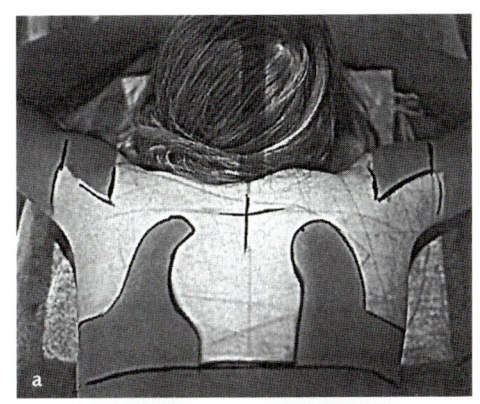

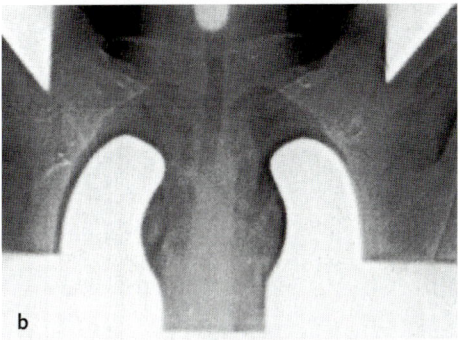

Abb. 18.16 Individuelle Kollimation bei der Großfeldbestrahlung des Morbus Hodgkin. **a)** Patientin unter dem Großfeld in Bauchlage. Humerusköpfe, Lungen und untere Thoraxwand wurden abgedeckt. **b)** Verifikationsaufnahme (Portalfilm) mit der Therapiestrahlung des Linearbeschleunigers.

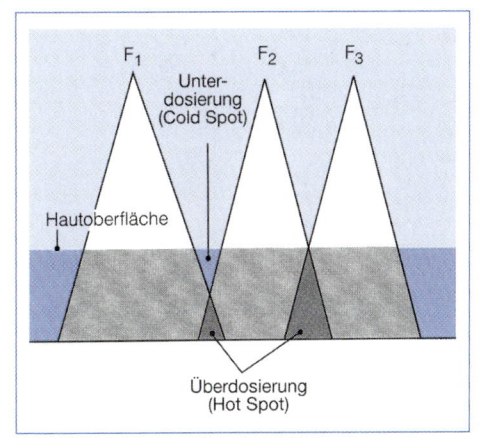

Abb. 18.17 Beim Aneinandersetzen von Bestrahlungsfeldern gibt es unter der Haut Über- oder Unterdosierungen.

Einstellung

Stehfelder werden entweder mit festem Fokus-Haut-Abstand (Linac: 100 cm oder Telekobaltgerät: 80 cm) eingestellt (= sog. **Festfeld**) oder seltener als **isozentrische Einstellung**. Das heißt: Sobald das Isozentrum festgelegt ist, ergibt sich ein individueller Fokus-Haut-Abstand; liegt beispielsweise das Isozentrum in 15 cm Tiefe, ergibt sich bei vorgegebenem Fokus-Achs-Abstand von 100 cm ein Fokus-Haut-Abstand von 85 cm [= **isozentrisches (Achs-)Stehfeld**].

Schwierigkeiten können sich beim **Aneinandersetzen mehrerer Stehfelder** ergeben (Abb. 18.17): Die Divergenz der Strahlung verursacht entweder durch Überschneidung der Strahlenbündel in der Tiefe eine Dosisüberhöhung (Hot Spot), oder es zeigt sich an den oberflächlichen Gewebsschichten ein Dosiseinbruch (Cold Spot), wenn die Felder auf der Haut nicht unmittelbar aneinander gesetzt werden.

Möglichkeiten für Feldanschlüsse sind in Abbildung 18.18 zusammengestellt:
- Die Feldbegrenzungen berühren sich erst im Zielvolumen bzw. an seiner oberflächlichsten Begrenzung. Die Folgen sind Über- und Unterdosierungen im Zielvolumen sowie Überdosierungen im darunter gelegenen „bestrahlten Volumen" (Abb. 18.18a und b).
- Täglich verschobene Feldanschlüsse (Abb. 18.18c) verwischen die Unter- und Überdosierungen über einen größeren Bereich; man spricht von „Verschiebetechnik".
- Abdeckungen der halben Strahlenfelder in der Feldmitte mit Hilfe eines „Half Beam Block" sorgen an den Feldbegrenzungen (Zentralstrahl der ausgeblockten Felder bzw. am Feldanschluss beider abgeblockter Felder) für senkrecht einfallende Randstrahlen, so dass ein überschneidungsfreier Feldansatz gelingen sollte (Abb. 18.18d).
- Ausbildung eines Halbschattens an den Feldanschlüssen durch individuell gefertigte Schwächungsfilter, die dem Überscheidungs- und potentiellen Überdosierungsbereich angepasst sind (Abb. 18.18e). Beim Anein-

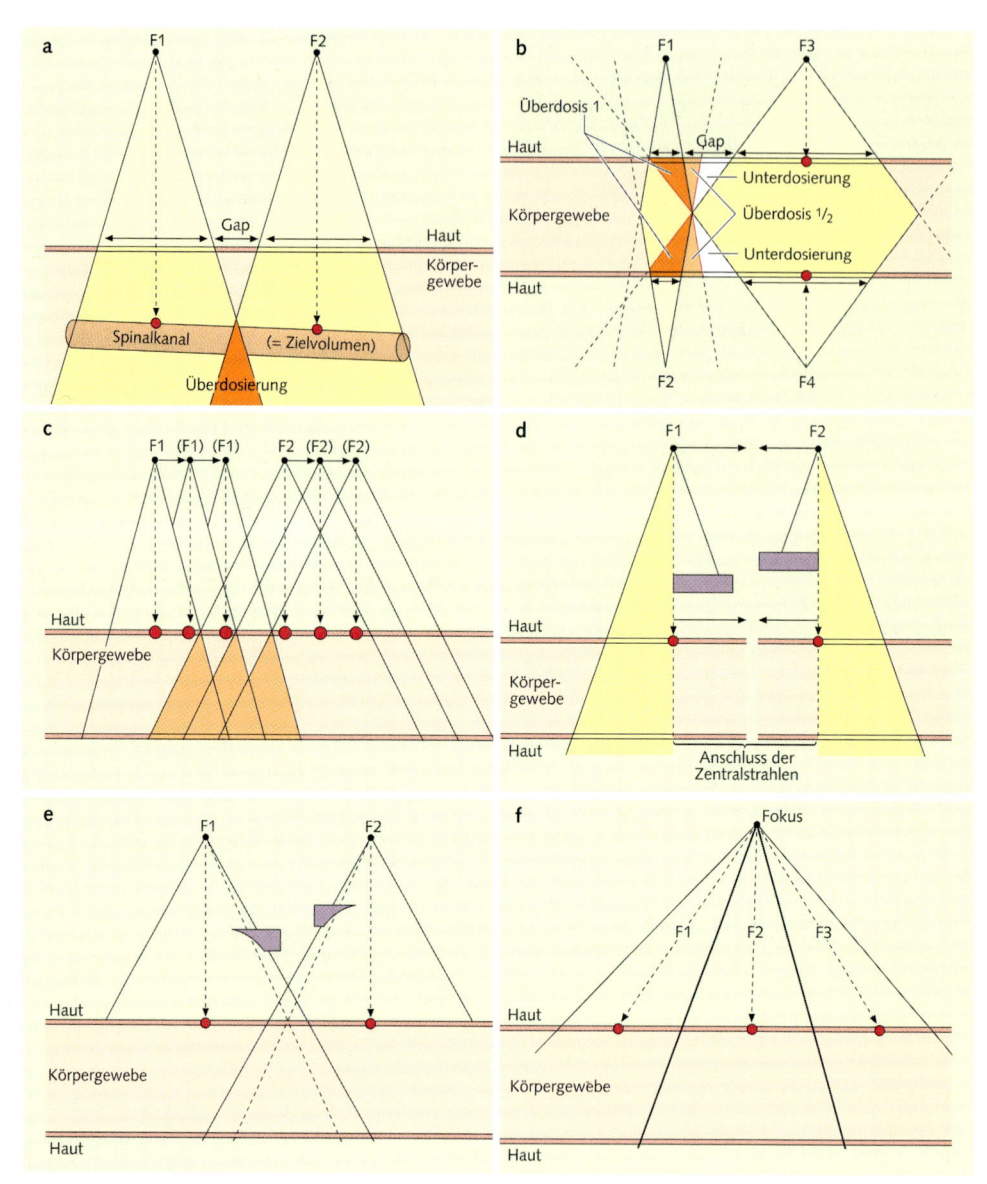

Abb. 18.18 Möglichkeiten für Feldanschlüsse. **a)** Feldanschluss am Zielvolumen. Überdosierung im und unterhalb des Zielvolumens. **b)** Überdosierung unterschiedlicher Ausprägung bei opponierenden Stehfeldern trotz „Gaps" auf der Haut. **c)** Verschiebetechnik der Feldanschlüsse, dadurch tägliche Verschiebung auch der Überdosis (Hot Spot). **d)** Halbfeldausblendungen (Half Beam Blocks), danach Anschluss der Zentralstrahlen beider Felder. Über- und Unterdosierungen entfallen bei exaktem Anschluss. **e)** „Halbschattenverstärkung" mit individuell gefertigten Absorptionsfiltern, die dem Überschneidungsbereich in ihrer Konfiguration angepasst sind. Bei exakter Positionierung keine Über- oder Unterdosierungen. **f)** Auslenkung der anzusetzenden bzw. anzuschließenden Felder entsprechend der Divergenz ihrer Randstrahlen. Im Gewebe „verstreicht sich die Dosis", so dass bei korrekter Positionierung keine Überdosierungen und nur unwesentliche Unterdosierungen auftreten.

andersetzen der Stehfelder werden die jetzt entstandenen Halbschatten überlagert. Mit dieser intelligenten Methode lassen sich wohl Dosisüberhöhungen an Feldanschlüssen am sichersten vermeiden.

- Auslenken der angesetzten Felder um den doppelten Betrag ihrer Strahlendivergenz (Abb. 18.18f). Die Dosis verwischt sich im Gewebe, und Unter- und Überdosierungen fallen nicht ins Gewicht. Häufig wird diese Technik bei der Bestrahlung des Mammakarzinoms verwendet, wenn das supraklavikuläre Feld nach kranial aus der „Brustwandzange" (und damit auch aus der Lungenspitze) heraus geschwenkt wird.

> **MERKE**
> Über- und Unterdosierungen lassen sich beim Aneinandersetzen von Einzelstehfeldern durch überlegte Feldanordnungen weitgehend vermeiden.

18.4.2 Mehrfelderbestrahlungen

Gegenfeldbestrahlung

Die Felder sind exakt opponierend angesetzt, so dass die beiden Zentralstrahlen ineinander verlaufen (Abb. 18.11a, Abb. 18.18b und 18.21). Man bezeichnet diese Feldanordnung auch als koaxial oder koplanar. Es resultiert eine homogene Durchstrahlung der entsprechenden Körperregion, also nicht nur des Zielvolumens, sondern auch des gesunden Körpergewebes, das überflüssigerweise auch mit derselben Dosis bestrahlt wird.

Bei Gegenfeldbestrahlungen von größeren Körperdurchmessern „hängen" die Summationsdosen in der Körpermitte durch. Das bedeutet, dass für gewöhnlich im klinischen Zielvolumen die geringste Dosis vorhanden ist, während auf den Strahleneintrittsseiten unterhalb der Feldpforten (sinnloserweise) die höchste Dosis auftritt. Diese Dosismaxima lassen sich erst mit hohen Photonenenergien abbauen (Abb. 18.19).

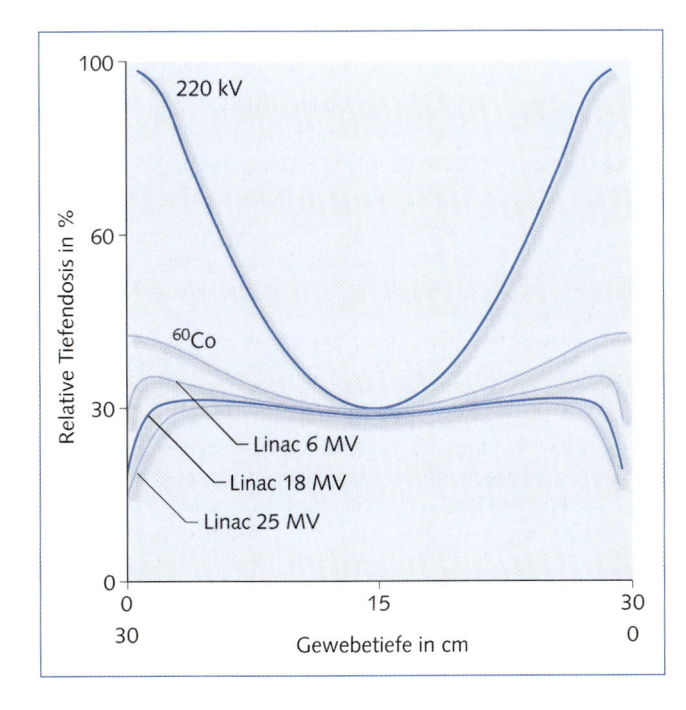

Abb. 18.19
Dosisverteilung bei parallel opponierenden Stehfeldern: Isodosen-„Durchhang" bei niedriger Energie; entsprechend oberflächlich gelegene Dosismaxima. Bei hohen Energien nur noch unwesentliche Dosisüberhöhung nahe der Oberfläche.

Kreuzfeuerbestrahlung

Gemeint ist die Bestrahlung mit zwei oder mehreren Einzelstehfeldern, deren Zentralstrahlachsen gegeneinander abgewinkelt, aber auf den Tumor im Körperinnern bzw. das Isozentrum (Kap. 17.3) gerichtet sind (Abb. 18.11, 18.20, 18.21). Auf diese Weise wird im Zielvolumen eine hohe Dosis erreicht. Im umgebenden gesunden Gewebe und an den Strahlenein- und -austrittsseiten ist die Strahlenbelastung gering. Das Dosismaximum liegt im Zielvolumen. Abbildung 18.20 zeigt das Prinzip. Und zwar nimmt die Dosis in 10 cm Gewebstiefe, auf die die Strahlen gerichtet sind, immer mehr zu, je mehr Strahlenfelder bestrahlt werden; bei Einsatz nur eines einzelnen Stehfeldes hätten wir die Maximaldosis an der Körperoberfläche. Die 10-cm-Gewebstiefe steht hier repräsentativ für die Tumorlage, d. h. das Zielvolumen.

Im Bereich spitzer Winkel und bei ungleicher Verteilung der Felder über die Körperzirkumferenz bilden sich im Isodosenverlauf sog. Hot Spots aus. Deshalb bestrahlt man in diesen Fällen nicht mit „offenen Feldern", sondern setzt Keilfilter in den Strahlengang, welche die Isodosenverläufe so modifizieren, dass wieder eine homogene Dosisverteilung im Zielvolumen ohne intolerable Maxima erreicht wird (Abb. 18.11 und 18.21).

Die **Einstellung** der zwei, drei, vier oder noch mehr Felder erfolgt isozentrisch mit festem Fokus-Achs-Abstand, also variablem Fokus-Haut-Abstand. In praxi bedeutet das, dass nach Justierung des „Einstellfeldes" auf das Isozentrum die Gantry (Tragarm mit Strahlerkopf) nur noch im vorgegebenen Winkel geschwenkt zu werden braucht. Stehen sich die Stehfelder jeweils 2 : 2 koplanar gegenüber, spricht man von einer **Vier-Felder-Box**, sind es nur zwei, und ein drittes steht im rechten Winkel dazu, von einer **Drei-Felder-Box** (Abb. 18.11 und 18.21).

18.4.3 Bewegungsbestrahlungen

Die Bewegungsbestrahlung ist eine Form der Mehrfelder-Kreuzfeuer-Technik. Die Strahlenquelle bewegt sich auf einem Kreisbogen bzw. einem Kugelschalensegment um den Patienten herum (Abb. 18.22). Die Konfiguration der Isodosenlinien hängt von der Strahlenenergie, vom Fokus-Achs-Abstand (Bewegungsradius), vom Ablaufwinkel, von der Achstiefe und von der Feldgröße ab. Da heute Bewegungsbestrahlungen nahezu immer mit Linearbeschleunigern durchgeführt werden, bleibt der Fokus-Achs-Abstand mit 100 cm immer gleich (Telekobaltgeräte werden ja in Mitteleuropa nur noch selten verwendet).

Der **Ablaufwinkel der Maschine** ist der Winkelbereich, der vom Zentralstrahl durchlaufen wird. Bewegung um 360° nennt man Vollrotation, die Bestrahlung eines Segments Segment- oder Winkelrotation, die mehrerer Segmente zwei- oder viersegmentale Rotation. Monoaxiale (Bewegung um eine Achse), biaxiale (Bewegung um zwei Achsen) und mehraxiale Bewegungsbestrahlungen sind denkbar und durchaus üblich. Die Wahl des Winkels richtet sich nach der Konfiguration des Zielvolumens und der

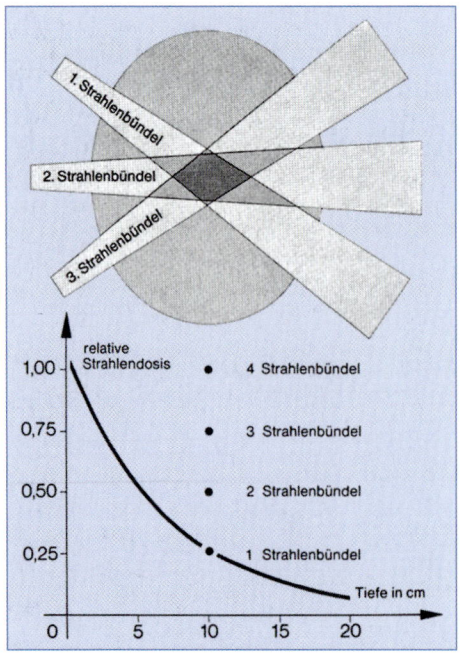

Abb. 18.20 Prinzip der Mehrfeldertechnik: Das Dosismaximum liegt im Zielvolumen, außerhalb davon nimmt die Dosisbelastung ab.

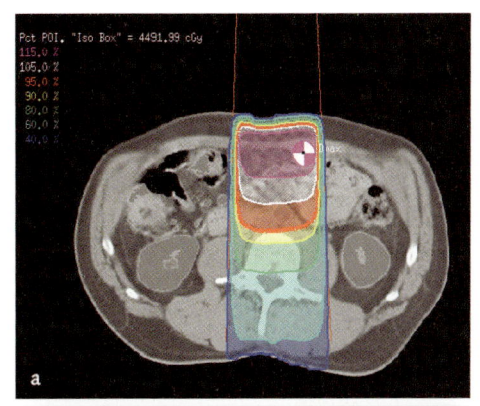

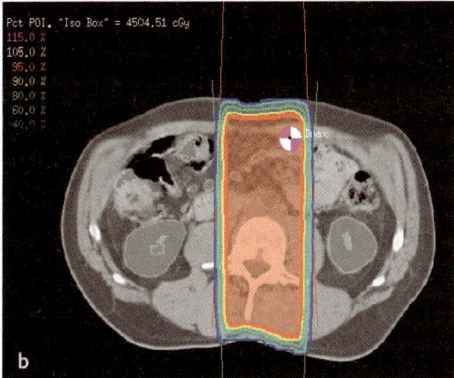

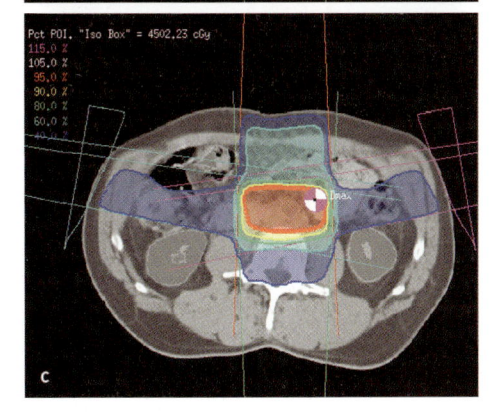

Abb. 18.21 Beispiele der Dosisverteilungen bei der Bestrahlung paraaortaler Lymphknoten; Normierung auf einen Referenzpunkt im Zielvolumen D_{ref} = 100 %; das Maximum D_{max} ist als weiß-violetter Punkt eingezeichnet; die 95 %-Isodose (rot) soll möglichst das Zielvolumen komplett erfassen; das Volumen mit Dosen über 105 % ist weiß schattiert, das über 115 % violett.
a) Im Vergleich zu den anderen Bestrahlungstechniken zeigt das Stehfeld ein nicht tolerables Maximum; D_{ref} = 45 Gy in 25 Fraktionen à 1,80 Gy; D_{max} = 58 Gy (129 % von D_{ref}).
b) Zielvolumen und Referenzpunkt sind beibehalten; traditionelle, aber überholte Bestrahlungstechnik mit zwei opponierenden Stehfeldern: Der gesamte „Kanal", beginnend an der Bauchwand bis hin zur Rückenhaut, wird mit der Zielvolumendosis D_{min} (rot) homogen durchstrahlt.
D_{ref} = 45 Gy;
D_{max} = 48 Gy (106 % von D_{ref}).
c) Drei Stehfelder von ventral und seitlich; die seitlichen Felder sind mit Keilfiltern versehen Die Zielvolumendosis D_{min} umschließt das Zielvolumen. Das durchstrahlte Volumen erhält eine viel geringere Dosis als in b).
D_{ref} = 45 Gy;
D_{max} = 48 Gy (~107 % von D_{ref}).

Lokalisation kritischer Organe. Abbildung 18.23 zeigt eine biaxiale quadrosegmentale Rotation (= zwei Achsen, vier Segmente).

Weitere Formen der Bewegungsbestrahlung:
- **Tangentialrotation:** Der Zentralstrahl ist nicht auf die Drehachse gerichtet, sondern nach lateral ausgelenkt (Abb. 18.24). Auf diese Weise können schalenförmige Zielvolumina an der Oberfläche (beispielsweise an der Brustwand) und in der Körpertiefe (beispielsweise um die paraaortalen Lymphknoten) ideal bestrahlt werden.
- **Telezentrische Kleinwinkelrotation:** Das Isozentrum ist hier hinter dem Körper gelegen (Abb. 18.25), der Zentralstrahl auf die Drehachse gerichtet (auch: exzentrische Bewegungsbestrahlung). Verwendet werden Elektronen- und Photonenstrahlen. Anwendungen: schalenförmige Zielvolumina an der Thoraxwand, Bauchwand etc.
- **Konvergenzbestrahlung:** Sie bezeichnet eine Bewegungsbestrahlung, bei der aus verschiedenen Richtungen im Raum konvergierend auf einen Punkt innerhalb des Patienten eingestrahlt wird. Abbildung 18.26 zeigt das Prinzip der **Kegelkonvergenz**. Bei der **Pendeltranslation** wird zusätzlich zu dem Bewegungsablauf des Strahlerkopfes eine Trans-

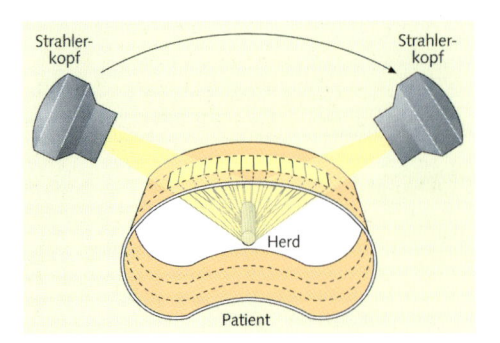

Abb. 18.22 Prinzip der Rotationsbestrahlung: Dosiskonzentration im Herd, geringe Belastung des umgebenden Gewebes.

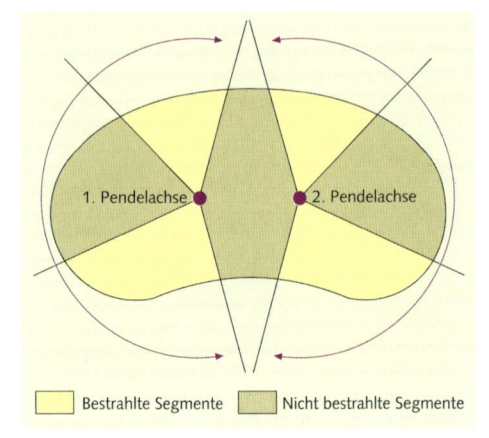

Abb. 18.23 Prinzip einer zweiaxialen (biaxialen), viersegmentalen (quadrosegmentalen) Bewegungsbestrahlung.

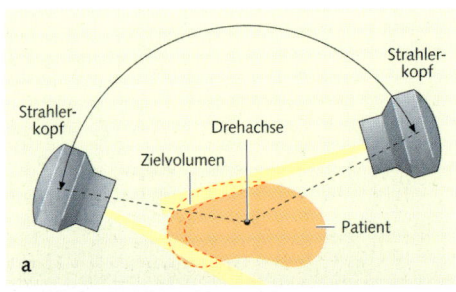

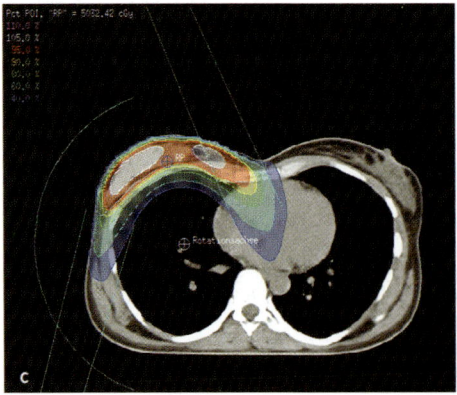

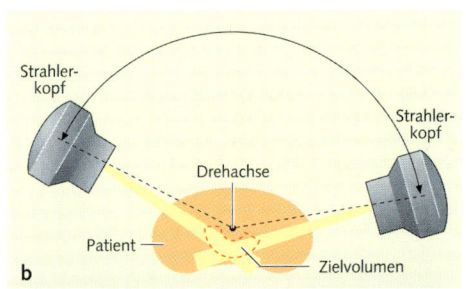

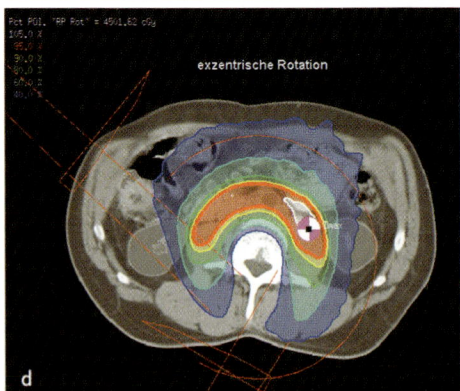

Abb. 18.24 Prinzip der Tangentialrotation am Linearbeschleuniger. **a)** Schalenförmiges Zielvolumen an der Körperoberfläche. **b)** Schalenförmiges Zielvolumen im Körperinnern. **c)** Klinisches Beispiel: Exzentrische, tangentiale Rotationsbestrahlung an der Thoraxwand – eine beliebte Technik der Kobaltära: Die Rotationsachse liegt mitten in der rechten Lunge, meist muss das Rotationsfeld an den Enden durch Stehfelder ergänzt werden. **d)** Klinisches Beispiel: Bestrahlung von paraaortalen und prävertebral gelegenen Lymphknoten mit einem exzentrischen Rotationsfeld, die in der Ära der Gammabestrahlungsgeräte mit Kobalt-60 häufiger eingesetzt wurde;

$D_{ref} = 45$ Gy;
$D_{max} = 50$ Gy (~ 111 % von D_{ref}). Die Dosisnormierung entspricht Abbildung 18.21.

lationsbewegung des Patienten vorgenommen, d.h. eine Tischverschiebung in dessen Längs- oder Querrichtung. Diese Bestrahlungstechniken haben in jüngster Zeit als stereotaktische Konvergenz- bzw. Konformationsbestrahlung wieder Eingang in die Strahlentherapie gefunden. Dabei wird die Kegelkonvergenz durch Tischdrehung während des Bestrahlungsvorgangs realisiert.

Abb. 18.25 Telezentrische Kleinwinkelbestrahlung mit Elektronen: schalenförmiges Zielvolumen an der Körperoberfläche, Drehachse hinter dem Körper gelegen, Zentralstrahl auf die Achse gerichtet.

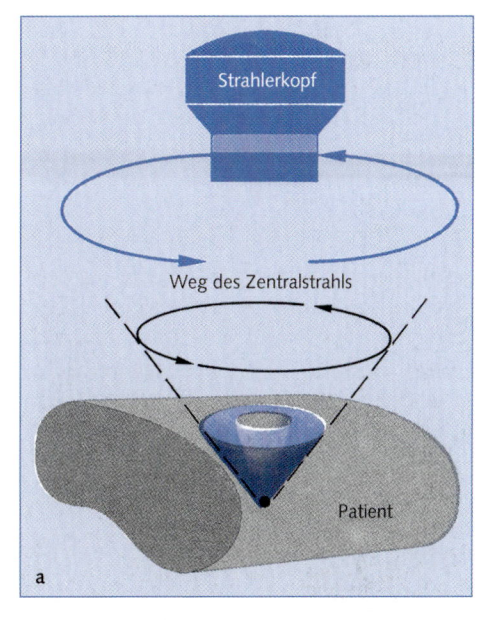

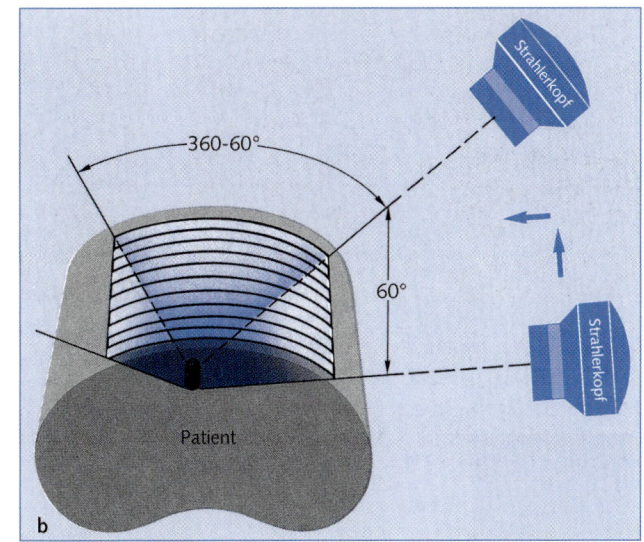

Abb. 18.26 Möglichkeiten der Konvergenzbestrahlung:
(a) Kegelkonvergenz,
(b) Pendeltranslation.

18.4.4
Konformierende Strahlentherapie

Namensgebend ist die Absicht, ein **komplex gestaltetes Zielvolumen** in der Nachbarschaft strahlensensibler Strukturen besonders gewebeschonend mit einer konformierenden **Bezugsisodose „zu überziehen"**. Es geht hier zunächst nur um die Geometrie – im Gegensatz zur dynamischen Radiotherapie, bei der neben der Geometrie auch noch die Energiefluenz ψ (Kap. 12.3.2) verändert wird. Hierzu werden alle in den modernen Apparaturen vorgehaltenen neuen Techniken ausgeschöpft. Der planerische Aufwand und die Durchführung der Bestrahlung selbst sind z.T. höchst aufwendig, sehr kompliziert und dadurch recht kostenintensiv. Sie machen die hohe Schule der Strahlenbehandlung aus. Konformierende Strahlentherapie, wie sie vor 25 Jahren mit der Einführung der Individualkollimation (Individualblöcke) begann, ist deshalb noch lange nicht klinische Routine. Sie sollte aber immer dann angeboten werden, wenn ein kritisch gelegenes, kompliziertes Zielvolumen mit einer so hohen Dosis belegt werden muss, wie dies unter herkömmlichen Bedingungen, ohne Schäden am umgebenden Normalgewebe hervorzurufen, nicht möglich wäre.

Gegenwärtig werden konformierende Techniken z.B. bei gutartigen Hirntumoren (auch arteriovenöse Fehlbildungen), bei Epipharynxkarzinomen, Mediastinal- bzw. Lungentumoren, beim Pankreaskarzinom, Prostatakarzinom u.Ä. eingesetzt.

Konformation lässt sich auf folgenden Wegen erreichen:
- Durch individuelle Kollimierung herkömmlich angesetzter Strahlenfelder (sog. 2½-d-Bestrahlung, Abb. 18.27).
- Durch Mehrfeldertechniken, deren Strahlenbündel nicht koplanar angeordnet sind und durch Individualblöcke oder Multileaf-Kollimatoren jeweils individuell am Patienten kollimiert werden (Abb. 18.27).
- Durch mehraxiale, evtl. auch mehrsegmentale Bewegungsbestrahlungen, die von Stehfeldtechniken ergänzt werden.
- Zusätzlich werden diese Techniken ergänzt durch die Methode der sog. dynamischen Strahlentherapie und
- durch Intensitätsmodulation des Therapiestrahls (IMRT, Abb. 18.30 und 18.31).

Gegenwärtig gelten folgende Definitionen für die verschiedenen Möglichkeiten der konformierenden Strahlentherapie:
- **Konformation** (ganz allgemein): jede Form der individuellen Kollimierung (des „Zuschneidens") von rechteckigen bzw. runden Bestrahlungsfeldern, zwei- oder dreidimensional. Aber eben individuell für die jeweilige Tumorkonfiguration bzw. das jeweilige klinische Zielvolumen. Es ist eine fraktionierte Strahlentherapie mit speziellen Lagerungstechniken. Indikationen: Prostatakarzinom, Pankreaskarzinom, Mediastinaltumoren etc.

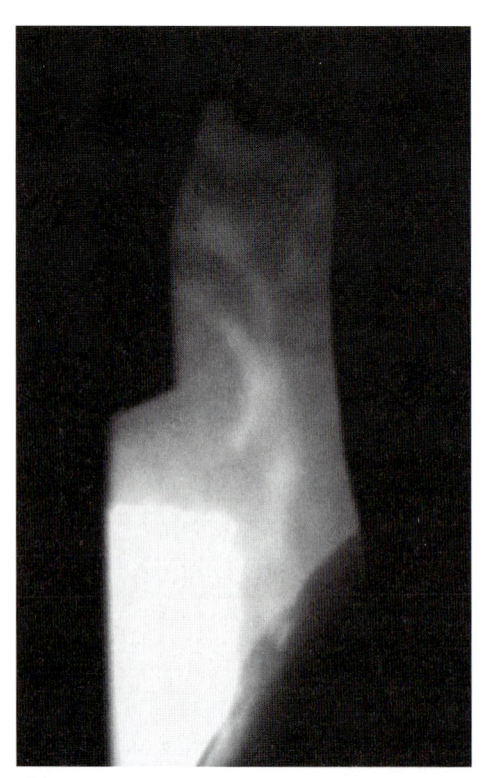

Abb. 18.27 Portalfilm eines „seitlichen Halsfeldes" bei einem Patienten mit Nasopharynxkarzinom. Kollimation mit Individualblöcken.

- **Stereotaxie:** Stereotaxie ist eine hoch entwickelte, besonders komplexe Spielart der Konformationstherapie. Angegangen werden kleine Hirntumoren, Rückenmarkstumoren und weitere diffizile Zielvolumina im Bereich des Körperstamms (Abb. 18.28 und 18.29). Die Neurochirurgen sprechen auch von **Radiochirurgie**. Wie bei einer diagnostischen oder therapeutischen neurochirurgischen stereotaktischen Operation werden Körper und Kopf besonders fest fixiert. Dazu dienen spezielle Stereotaxieringe und Masken, die z.T. im knöchernen Schädel verschraubt bzw. mit Bolzen verankert sind (Abb. 19.22 und 19.23).
- **Dynamische Strahlentherapie** bedeutet die Veränderung eines oder mehrerer Bestrahlungsparameter während des Bestrahlungsvorgangs: Feldgröße, (virtuelle) Keilfilter, Feldkontur (mit Multileaf-Kollimator), Tischposition, Gantry-(Tragarm-)Drehung, Dosisleistung des Gerätes. Erste Versuche

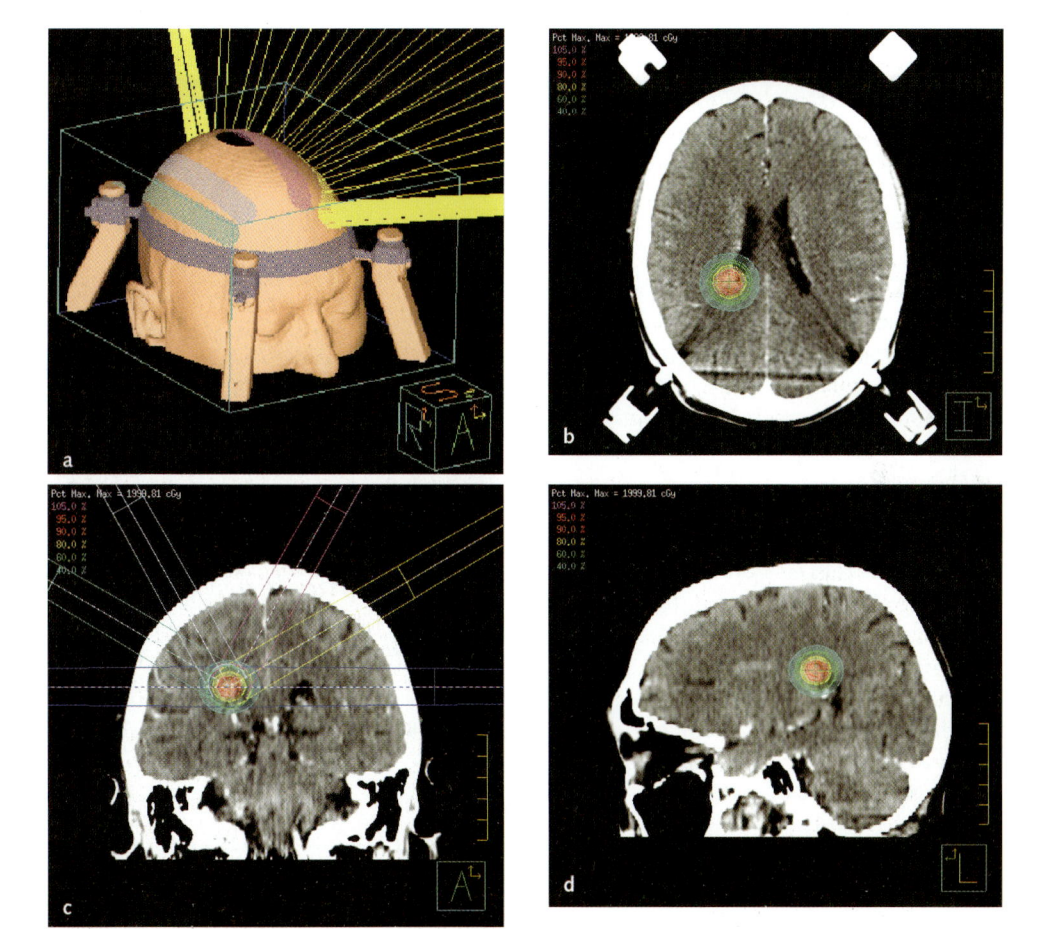

Abb. 18.28 Beispiel einer stereotaktischen Bestrahlung wegen einer solitären Hirnmetastase eines hypernephroiden Nierenzellkarzinoms. **a)** Darstellung der Eintrittspforten einer Mehrfelder-Rotationsbestrahlung (englisch: Multi Arc). Das Bild entsteht durch eine 3-d-Rekonstruktion aus dem CT-Datensatz der Bestrahlungsplanung. **b)** Transversalschnitt durch das Zielvolumen bei der stereotaktischen Bestrahlung mit farbkodierten Isodosen. **c)** Koronarschnitt durch das Zielvolumen bei der stereotaktischen Bestrahlung mit farbkodierten Isodosen und angedeuteter Strahlführung. **d)** Sagittalschnitt.

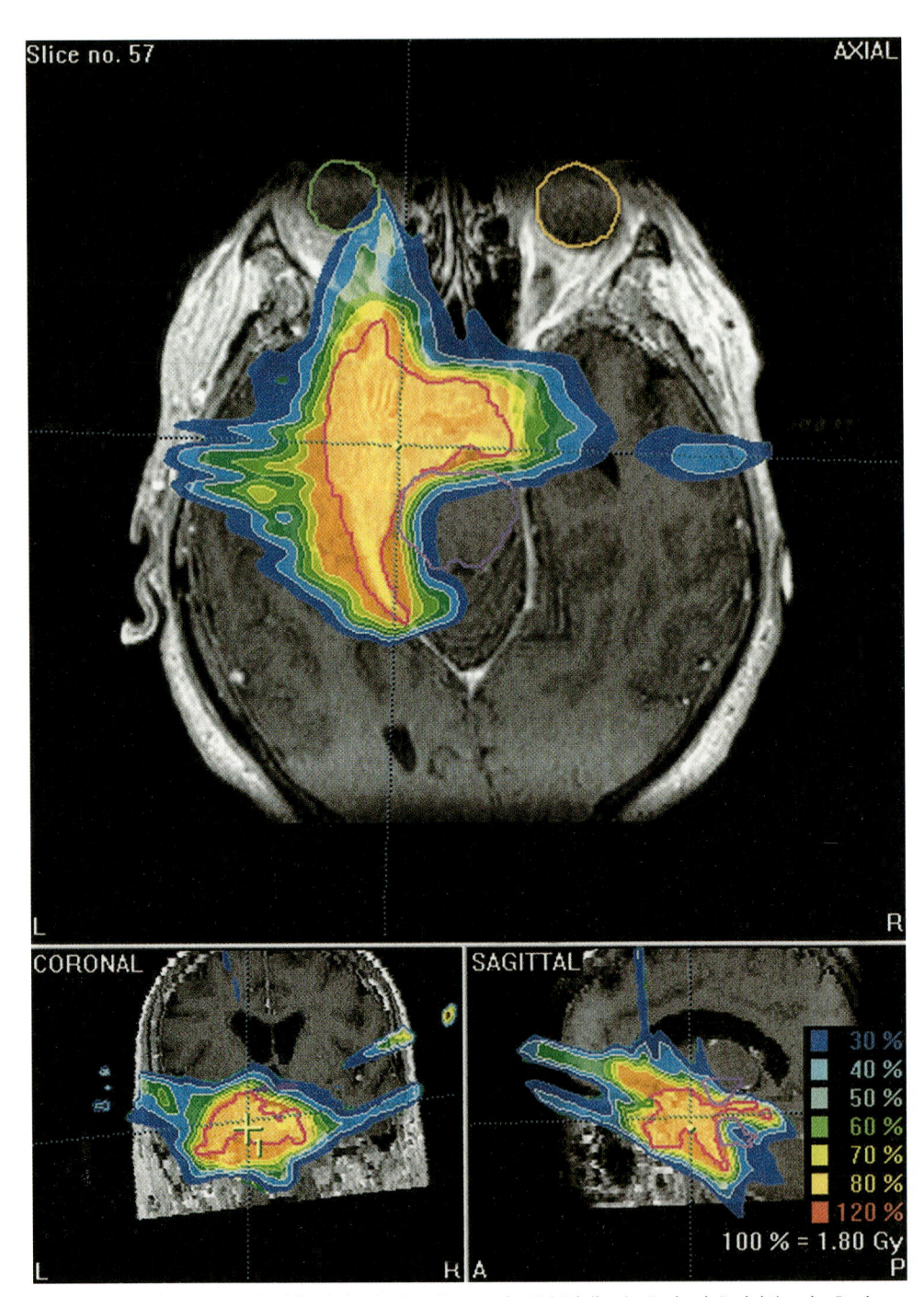

Abb. 18.29 Hochpräzisions-Strahlentherapie eines Tumors der Schädelbasis. Dadurch Reduktion der Dosis um das Planungszielvolumen PTV (Fa. BrainLAB 2002).

wurden bereits 1937 unabhängig voneinander in Deutschland, Japan und der Türkei unternommen. Die dynamische Strahlentherapie dient auch der Konformationstherapie.

- **Intensitätsmodulierte Strahlentherapie (IMRT):** Diese ganz neue Behandlungsmethode wird ermöglicht durch eine Option der jüngsten Linearbeschleuniger, das Strahlungsfeld in viele kleine Teilbereiche zu zerlegen und diese mit unterschiedlicher Intensität zu bestücken. Sie ist eine Form der dynamischen Strahlentherapie. So wird das Tumorvolumen quasi Punkt für Punkt mit jeweils unterschiedlicher Intensität bestrahlt: Eine hohe Intensität trifft das Tumorgewebe, strahlensensibles gesundes Gewebe kann „abgedunkelt" werden. Bewährt hat sich diese Technik bereits bei Tumor- bzw. Zielvolumina mit konkaver Einbuchtung (Abb. 18.30), auch bei Kopf-Hals-Tumoren, die rückenmarknah liegen, Tumoren der Schädelbasis (Abb. 18.29) und beim Prostatakarzinom (Abb. 18.31).

> **MERKE**
>
> **Stereotaktische Strahlentherapie** bezeichnet eine hoch entwickelte, besonders komplexe Form der Konformationstherapie, welche sehr kleine Tumoren im Gehirn, im Rückenmark, auch im Körperstammbereich so gezielt angeht, dass damit umgebendes Risikogewebe optimal entlastet wird. Geläufig dafür ist auch der Begriff Radiochirurgie. Definitonsgemäß handelt es sich um eine Einzeitbestrahlung, doch werden in jüngster Zeit auch fraktionierte Bestrahlungen vorgenommen. Eingesetzt werden speziell aufgerüstete Linearbeschleuniger und weitere Spezialgeräte wie „Gammaknife" (Abb. 18.32) und das „Novalis Shaped Beam Surgery System" (Abb. 18.33).

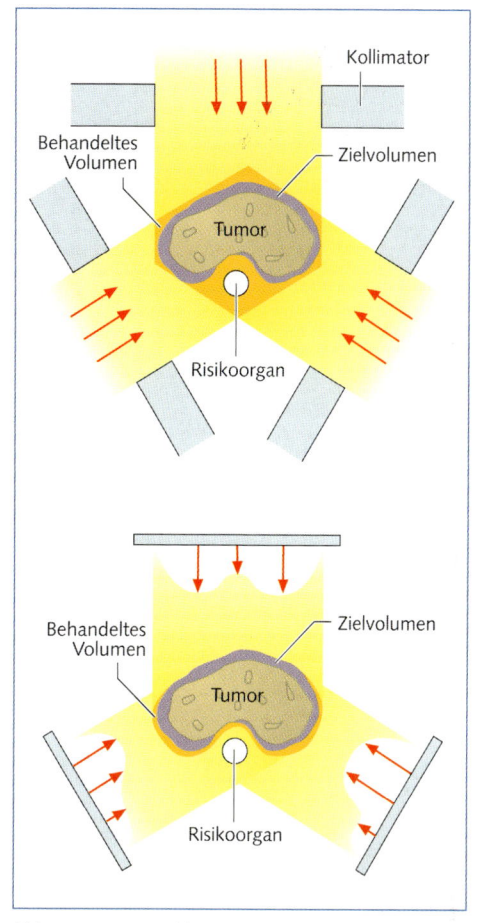

Abb. 18.30 Bestrahlung eines Tumors mit konkaver Einbuchtung, in der ein Risikoorgan liegt. Oben: Dosisverteilung mit der konventionellen Konformationstherapie. Unten: deutlich überlegene Dosisverteilung mt der intensitätsmodulierten Therapie.

18.4.5 Intraoperative Bestrahlung (IORT)

Zur Vernichtung intraoperativ verbliebener Tumorreste wird das **Operationsfeld** noch während der Operation via Linearbeschleuniger mit einer Strahlenqualität begrenzter Reichweite bestrahlt. Dazu werden der Operationssitus dargestellt und die kritischen Strukturen, wie Darm bzw. Lunge, aus dem Bestrahlungsbereich herausluxiert. Auf das nun dargestellte Risikogebiet wird ein Bestrahlungstubus aufgesetzt und an einen Linearbeschleuniger angeschlossen (Abb. 18.34). Die Strahlung soll eine genau bestimmbare Reichweite haben und das hinter dem Zielvolumen befindliche Gewebe schonen. Dadurch lässt sich am Ende einer Operation eine sehr hohe Dosis gewebeschonend auf das Risikogebiet einstrahlen.

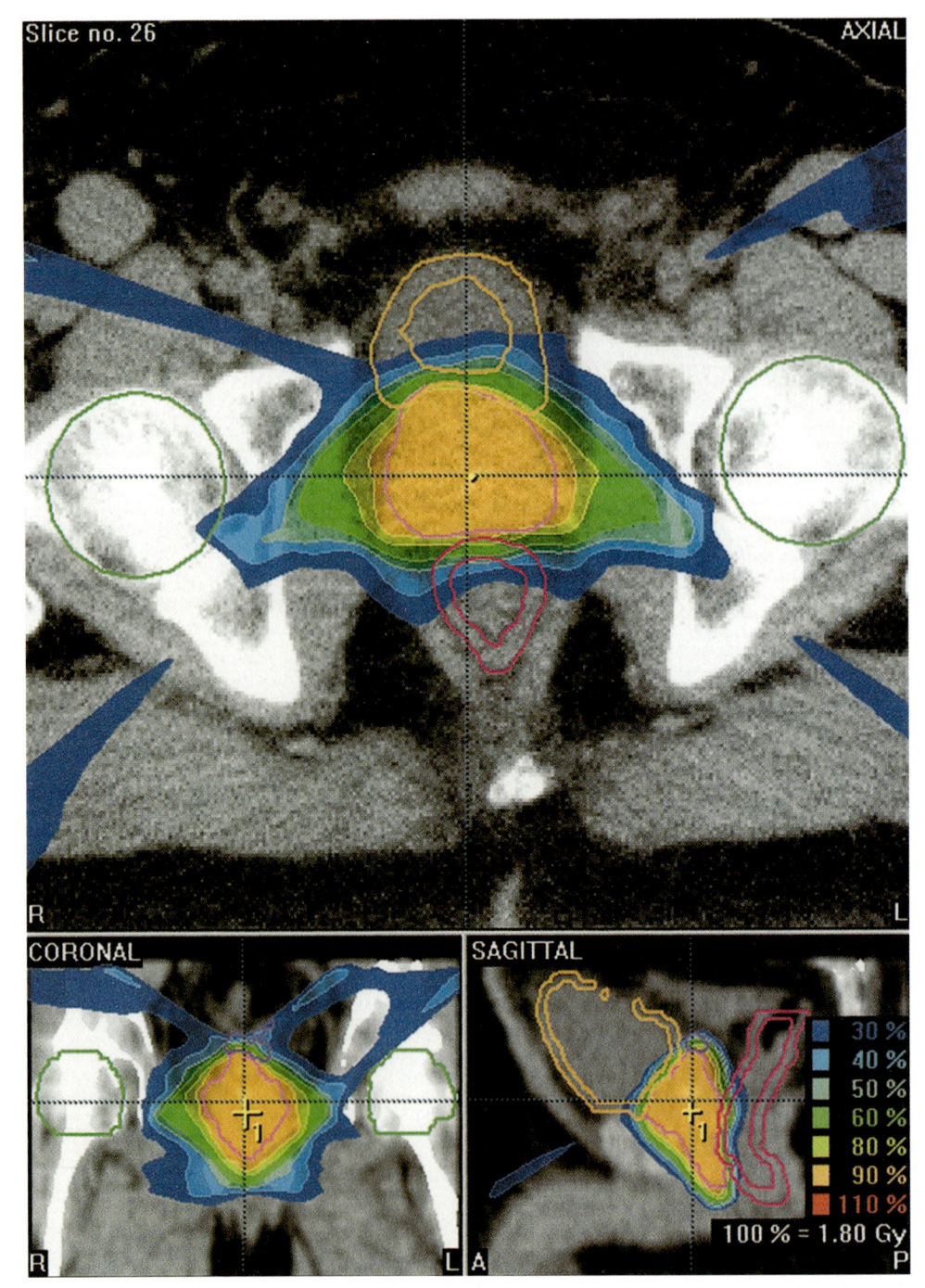

Abb. 18.31 Bestrahlung eines Prostatakarzinoms mit einem für die Stereotaxie dedizierten Linearbeschleuniger (Fa. BrainLAB 2002), Intensitätsmolulation und inverse Planungsoptimierung. Das Ergebnis ist eine gute Konformation mit Schonung von Enddarm (rote Markierung) und Blase (orange skizziert).

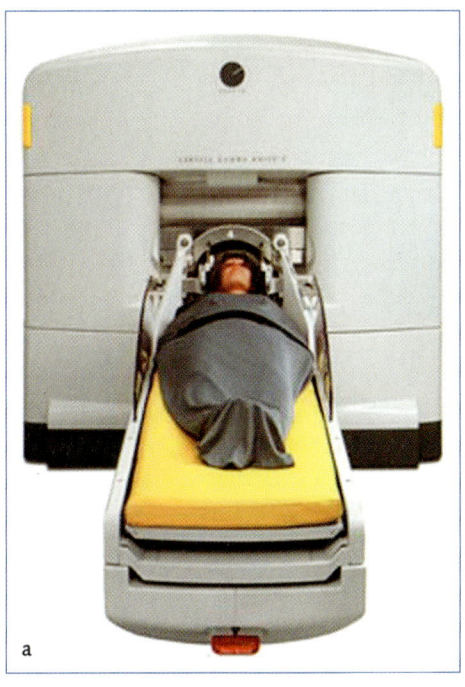

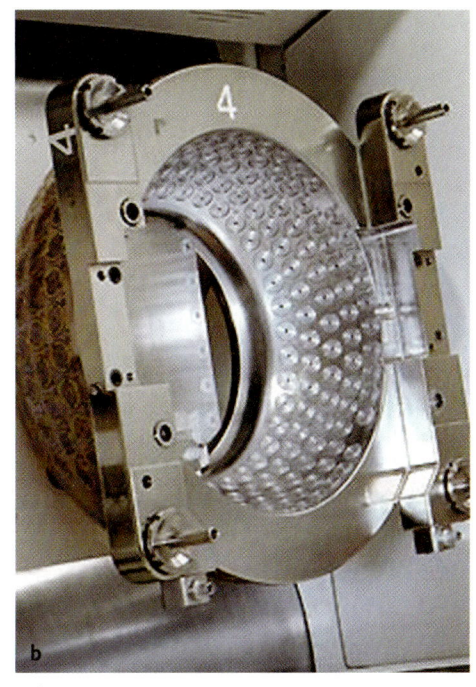

Abb. 18.32 Gammaknife zur stereotaktischen Bestrahlung. **a)** Das sog. Gammaknife von Lexell nutzt bis zu 200 Kobaltquellen zur stereotaktischen Bestrahlung kleiner intrakranieller Läsionen. **b)** Der Kollimator des Gammaknife mit den entsprechenden Bohrungen für die Kobaltquellen.

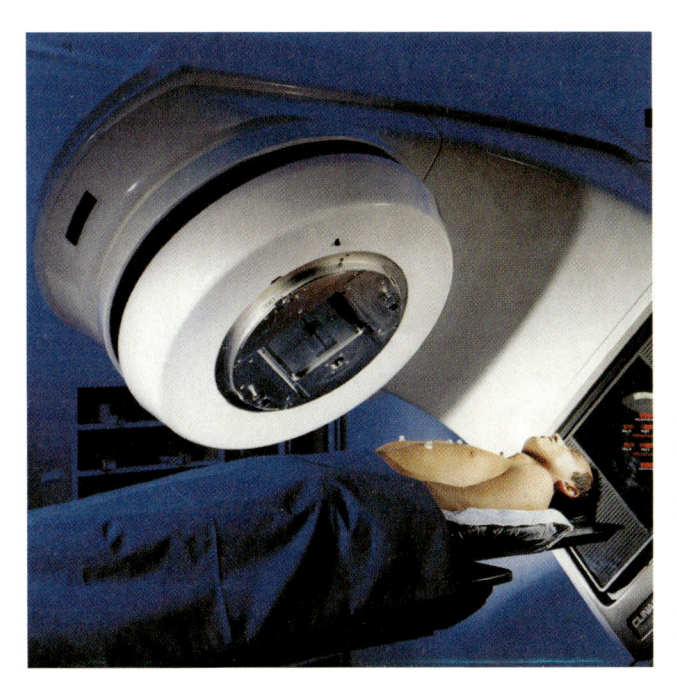

Abb. 18.33
Novalis Shaped Beam Surgery System von BrainLAB, ein speziell für die Stereotaxie dedizierter Linearbeschleuniger (s.a. Abb. 18.29 und 18.31). Beachte auch die am Körper angebrachten „Bottoms" zur halbautomatischen Patientenpositionierung.

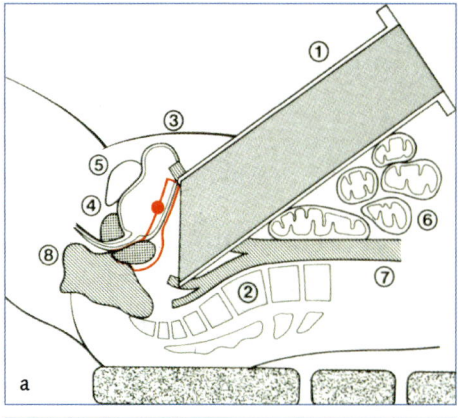

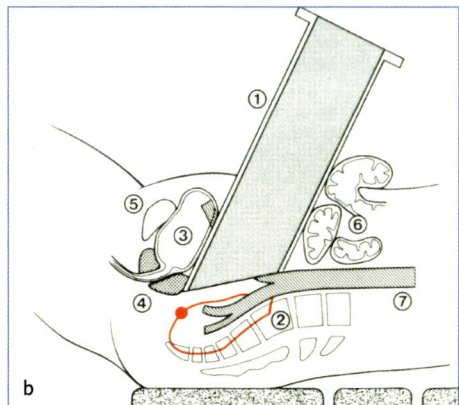

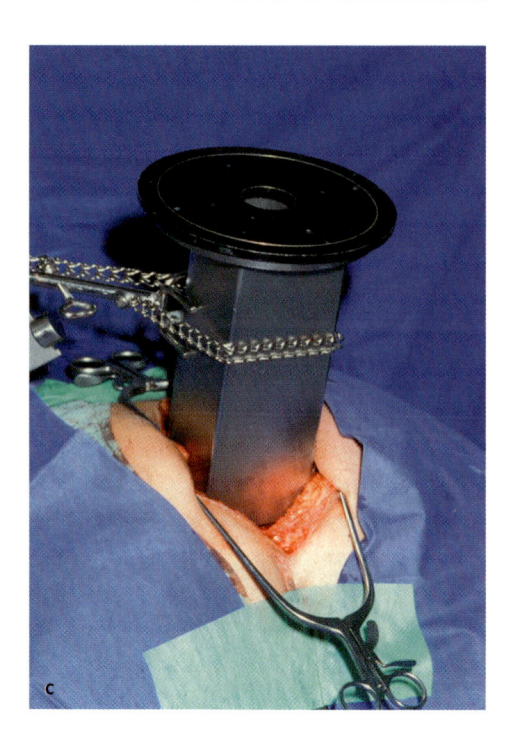

Abb. 18.34 Intraoperative Radiotherapie (IORT) nach Resektion eines Beckentumors. Die Schemazeichnungen zeigen den in die Bauchhöhle eingeführten Elektronentubus; er ist u. U. angeschrägt, so dass er je nach Risikogebiet ideal platziert werden kann: oben **(a)** für Tumorreste im Blasen- und Prostatabereich, unten **(b)** für die präsakrale Region. ① Tubus, ② Kreuzbein (1. Sakralwirbel), ③ Harnblase mit intravesikalem Dosimeter, ④ Prostata, ⑤ Symphyse, ⑥ herausluxierter Darm, ⑦ Aorta, ⑧ Enddarm. Rote Markierung = Zielvolumen mit Dosimeter. **(c)** Originalphoto eines durch die Bauchwand eingeführten und von außen fixierten Elektronentubus eines Linearbeschleunigers.

Man benutzt für gewöhnlich **Elektronenstrahlen** eines Beschleunigers mit wählbarer Energie, selten einmal 100-kV-Röntgenstrahlung. **Moulagen** mit integrierten Strahlern, die peri- oder postoperativ im Afterloading-Verfahren von extern eingeführt werden, stellen eine elegante Alternative dar. Mit dieser Moulagentechnik ist auch eine postoperative fraktionierte Bestrahlung möglich (sog. Flab-Technik, Abb. 18.35).

Indikationen: lokal nicht radikal operabel erscheinende Tumoren des Magens, des Pankreas, des Kolorektums, aber auch bestimmte Bronchialkarzinome und Hirntumoren.

18.4.6
Großfeldbestrahlungen

Sie dienen der Bestrahlung ausgedehnter Zielvolumina „in einem Stück" (Abb. 18.16) mit dem Ziel, das Feldanschlussproblem (Abb. 18.17, 18.18) mit den dabei auftretenden Unter- oder Überdosierungen zu lösen. Unabdingbarer, integraler Bestandteil der Großfeldbestrahlungen sind individuell gefertigte Abdeckungen kritischer Organe, wie Lunge, Blut bildendes Knochenmark, Nieren, Herz, Leber etc.

Folgende Großfeldtechniken sind onkologisch-taktisch zu unterscheiden:
- **Primärtumor** (Zielvolumen ZV I. Ordnung) und große Abschnitte des **Lymphabflussgebietes** (ZV II. und III. Ordnung) sollen im Zusammenhang behandelt werden (Beispiele: Ösophaguskarzinom, Rektumkarzinom).
- Bei **lymphoretikulären Systemerkrankungen** (Morbus Hodgkin, Non-Hodgkin-Lymphome) sollen die befallene Lymphknotenstation und die benachbarten Lymphknotenstationen als ein Zielvolumen bestrahlt werden („Extended Field"). Wir nennen die Begriffe **Mantelfeld** und **umgekehrtes Y-Feld** (Abb. 18.16).
- Ganzkörper- und Teilkörper-/Halbkörperbestrahlungen zur systemischen Strahlentherapie: **Ganzkörperbestrahlung** zur Vernichtung von restlichen Leukämiezellen und Knochenmarkstammzellen zur Konditionierung (Vorbehandlung) vor einer Knochenmarktransplantation; **Teilkörperbestrahlung** zur Immunsuppression bei Autoimmunkrankheiten; **Abschnittsbestrahlungen** (Halbkörper) zur Schmerzbehandlung ausgedehnter Metastasierungen.
- **Ganzhaut-Elektronentherapie** bei Mycosis fungoides und anderen kutanen Lymphomen (Abb. 34.4 und 34.5). Diese Technik ist sehr aufwendig, entstehen doch trotz der Vielfelderfernbestrahlung mehrere Schattenzonen am Körper, die alle lokal geboostet (zusätzlich bestrahlt) werden müssen: Schulter, Achselhöhlen, Leisten, Hand- und Fußflächen, Analfalte, Submammärbereich.

> **MERKE**
>
> Konformierende Strahlentherapie einschließlich Stereotaxie ist radiotherapeutischer und onkologischer Standard. Die dynamische Strahlentherapie mit ihrer Spielart der IMRT und die IORT befinden sich noch im klinisch-experimentellen Stadium.

18.5 Techniken der Brachytherapie

Die Therapie mit umschlossenen Strahlern eignet sich für Geschwülste, die an der Körperoberfläche, in Hohlorganen oder sonst leicht zugänglich sind oder operativ freigelegt werden können. Sie hat auch in der Ära der Hochvolttherapie ihre Berechtigung behalten und wird sogar in den letzten Jahren wieder vermehrt eingesetzt. Bezüglich der technischen Voraussetzungen sei auf Kapitel 17.5 verwiesen.

Vorteile:
- Gewährleistung einer hohen Integraldosis (Volumendosis) im Zielvolumen bei geringer Volumenbelastung des Patienten insgesamt.
- Nur geringfügige Belastung des gesunden Gewebes wegen raschen Dosisabfalls zur Peripherie hin außerhalb des Zielvolumens.
- Optimale Voraussetzungen für eine tumoradaptierte biologische Bestrahlungsplanung durch die verschiedene Formen der Dosisprotrahierung (Kap. 17.5).

Anwendungsbereiche:
- Intrakavitäre Therapie von Karzinomen des Uteruskorpus, der Uteruszervix und der Scheide als Alternative zur Radikaloperation (die bei fortgeschrittenen Stadien sinnlos ist).
- Prostatakarzinom: interstitielle Therapie als Alternative zur Prostatektomie.

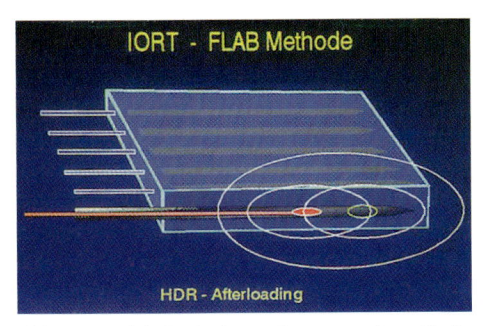

Abb. 18.35 Flab-Methode zur intraoperativen Strahlentherapie. In einen weichen „Lappen" (englisch: flab) sind Applikatorschläuche eingeführt, die an ein Afterloading-Gerät angeschlossen werden sollen. Der Flab kann bereits während der Operation beschickt werden oder erst nach dem Transport des Patienten in einen strahlengeschützten Raum, den sog. Strahlen-Op.

- Mammakarzinom: zur lokalen Dosisaufsättigung des Tumorbetts nach Tumorektomie im Gesunden, verbunden mit einer Homogenbestrahlung der Brust.
- Kopf-Hals-Bereich: Mundhöhlen-, Zungen-, Lippen- und Nasopharynxkarzinome sowie Lymphknotenmetastasen.
- Hirntumoren.
- Intraabdominale Primärtumoren und Tumorrezidive, z. B. an der Beckenwand.
- Extremitätentumoren.
- Intraluminale Radiotherapie bei Ösophagus-, Gallengangs- und Bronchialkarzinomen: in kurativer Intention als umschriebene Dosiserhöhung (Boost) zur perkutanen Teletherapie.
- Intraarterielle Therapie nach Angioplastie, Stentimplantation oder nach Endarteriektomie in Koronarien und peripheren Gefäßen zur Stenoseprophylaxe.

> **MERKE**
>
> Bei der **Oberflächenkontakttherapie** legt man einen Gamma- oder Betastrahler direkt auf die Körperoberfläche. Zur **intrakavitären Therapie** führt man die radioaktiven Präparate in natürliche oder künstliche Hohlräume ein. Bei der **interstitiellen Therapie** werden die radioaktiven Präparate direkt in den Tumor selbst eingebracht („Spickung").

18.5.1 Oberflächenkontakttherapie

^{90}Sr-Präparate

Liegt das Zielvolumen so oberflächlich, dass die Strahlung nur wenige Millimeter eindringen muss (z. B. in der Dermatologie und Ophthalmologie), verwendet man Betastrahler. Die Dosis fällt zur Tiefe hin besonders steil ab. Abbildung 18.36 zeigt eine dem Bulbus oculi aufgesetzte Augenschale. Die Präparate ^{90}Strontium/^{90}Yttrium sind meist in Silberblech eingewalzt, das von einer 0,1 mm dicken Silberschicht umgeben ist. Zum Korrosionsschutz wird dieses Präparat mit Gold bedampft. Es befindet sich in einem Applikator aus Plexiglas oder Metall, der an der Strahlenaustrittsseite etwas übersteht, um den direkten Hautkontakt zu vermeiden. An seiner Rückseite kann der Applikator mit einer Spezialzange an einem Griff gefasst werden. Diese enthält zum Schutz der Hand des Arztes an ihrem Schaft eine 1 cm dicke Plexiglasplatte (Abb. 18.37).

Von der Energie, der Halbwertszeit und der spezifischen Aktivität (Aktivität pro Masse) her eignet sich ^{90}Sr/^{90}Y besonders. ^{90}Strontium zerfällt mit einer Halbwertszeit von 28 Jahren in ^{90}Yttrium, mit dem es nach kurzer Zeit im radioaktiven Gleichgewicht steht. Therapeutisch

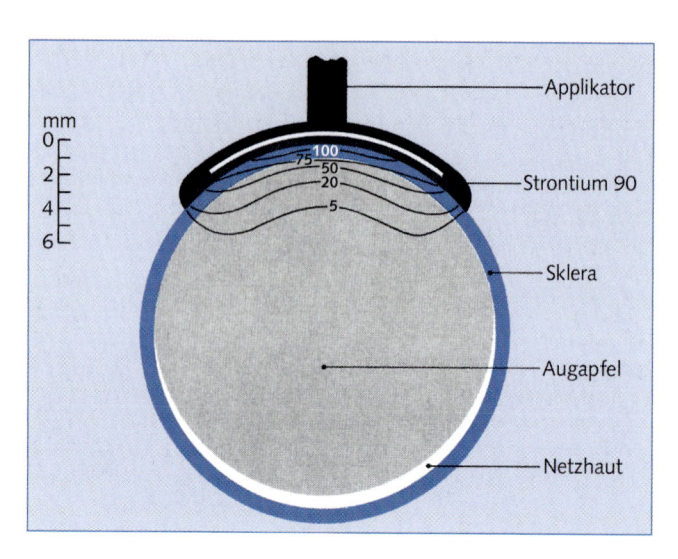

Abb. 18.36 Position einer Dermaplatte (^{90}Sr/^{90}Y-Präparat) am Auge mit Isodosenverlauf.

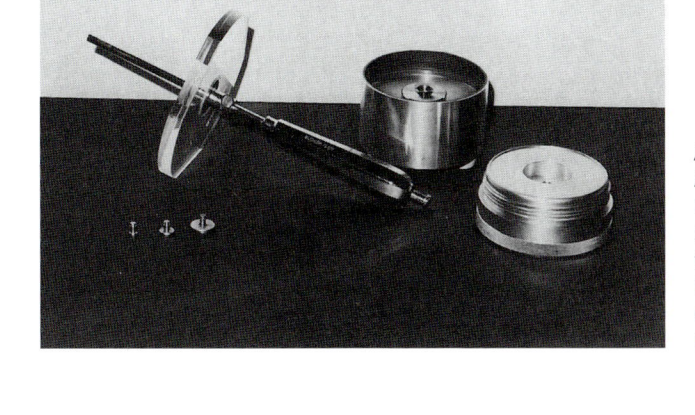

Abb. 18.37
Applikator für ^{90}Strontium-Dermaplatten mit Strahlenschutzscheibe. Daneben aufgeschraubter Tresor für radioaktives Material. Im Vordergrund links drei radioaktive Dermaplatten unterschiedlicher Größe.

genutzt wird lediglich die Betastrahlung des ^{90}Yttrium (Energie 2,25 MeV).

^{106}Ru/^{106}Rh-Plaques

Attraktiv an dem Betastrahler ^{106}Ruthenium/^{106}Rhodium mit seinen 1–2 % Gammaanteil ist die relativ große therapeutische Reichweite von etwa 7 mm. ^{106}Ru/^{106}Rh-Plaques werden deshalb zur Kontaktbestrahlung von Aderhautmelanomen des Auges bis zu einer maximalen Tumordicke von 5 mm eingesetzt.

Die schalenförmigen Augenapplikatoren (Abb. 18.38) werden operativ von außen auf den Bulbus aufgesetzt, dort vernäht und nach 2–6 Tagen wieder entfernt. Sie sind 1 mm dünn, der radioaktive Teil selbst 0,2 mm, und bestehen ansonsten aus Reinsilber. Der Boden ist 0,7 mm dünn und sorgt dafür, dass nur noch etwa 3 % der Dosis nach hinten abstrahlen. Auch die vorderen Augenabschnitte werden nur noch von einer unwesentlichen Dosis getroffen.

Man appliziert 100–150 Gy an der Tumorspitze, was an der Tumorbasis einer Maximaldosis von 1000–1200 Gy entspricht. Wir überschreiten eine Maximaldosis von 1000 Gy allerdings nie. Die Dosisleistung beträgt 6–8 Gy/h.

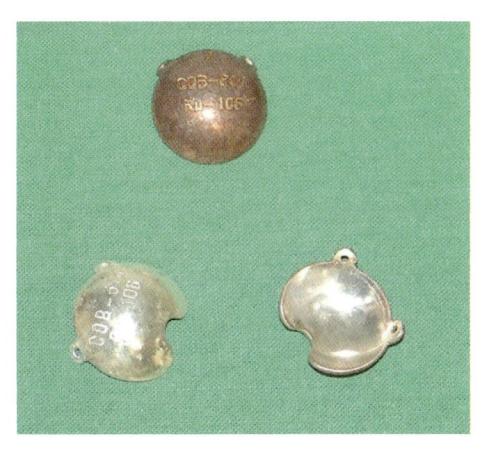

Abb. 18.38 Sog. ^{106}Ruthenium-Plaques zur Bestrahlung von malignen Melanomen der Aderhaut des Auges. Diese Präparate enthalten das ^{106}Ru/^{106}Rh in eine Platinhülle eingewalzt und können mehrere Tage an der Sklera des Augapfels angenäht bleiben.

Moulagen

In plastisch formbares Material (Plastilin, Schaumgummi o.Ä.) können Gammastrahler (^{192}Iridium-Drähte oder Radiojod-Seeds) eingebettet und direkt der Hautoberfläche aufgelegt werden. Moulagen lassen sich auch dem Rachendach ideal anpassen. Die maximale Eindringtiefe der therapeutisch nutzbaren Strahlung beträgt 10 mm. Auch der Flab zur IORT (Abb. 18.35) ist letzten Endes eine Moulage.

18.5.2
Intrakavitäre Therapie

Herkömmliche Applikation

Das ^{226}Radium wurde bereits kurz nach seiner Entdeckung im Jahre 1898 in die Therapie eingeführt. Seine Halbwertszeit von 1620 Jahren gewährleistete eine konstante Aktivität. ^{226}Radium liegt meist als wasserunlösliches Sulfat vor.

Zum Schutz gegen Kontamination und gegen das Entweichen von Radongas waren die Präparate in Platin-Iridium-Röhrchen eingekapselt. Die gebräuchlichsten Radiumpräparate enthielten 5–10 mg Radium. Mehrere solcher Röhrchen wurden in einem Träger aufgereiht, der je nach seinem Verwendungszweck als Zylinder, Ei, Platte oder Stift geformt war. ^{226}Radium wurde vorwiegend zur intrakavitären Strahlentherapie von Karzinomen des Uterushalses, des Uteruskörpers und der Scheide verwendet (z. B. Abb. 18.39). Seine etwa 90-jährige Tradition in der gynäkologischen Radiotherapie endete vor 20 Jahren, als es auch in den deutschsprachigen Ländern aus Strahlenschutzgründen durch das Afterloading-Verfahren ersetzt wurde (Kap. 17.5). So erstaunt es nicht, dass sowohl die Grundsätze des Verfahrens, die Formung der Applikatoren, deren Handhabung und vor allem die Behandlungsergebnisse mit ^{226}Radium bis heute der goldene Standard in der gynäkologischen Strahlentherapie geblieben sind. Und es sieht fast so aus, als wären noch immer die Ergebnisse der Radiumära denjenigen des heutigen Afterloadings überlegen.

> **MERKE**
>
> Aus Strahlenschutzgründen wurde vor 20 Jahren das Nachladeverfahren eingeführt und hat seitdem nach und nach die „gute alte Radiumtherapie" vollständig abgelöst. Trotzdem sind die Radiumergebnisse aus 90 Jahren gynäkologischer Strahlentherapie bis heute der „Goldstandard" geblieben, an dem sich die Ergebnisse der Afterloading-Technik messen lassen müssen.

Bestrahlungsplan und Dosimetrie

Die Bestrahlungsplanung bei der intrakavitären und intraluminalen Brachytherapie ist relativ einfach und richtet sich
- nach der Anatomie des betreffenden Hohlorgans und
- der Größe bzw. Dicke des Bestrahlungskatheters.

Entsprechend wird die Referenzdosis spezifiziert entweder in einer bestimmten Gewebstiefe oder in einer bestimmten Distanz vom Applikator. Hier einige Beispiele:
- Vaginale „Einlage" nach Operation wegen Korpus- oder Zervixkarzinoms der Gebärmutter: Dosierung auf 5 mm Gewebstiefe standardisiert oder besser: Bestimmung der Wanddicke der Vagina mit dem transvaginalen Ultraschall.
- Einlage in einen verschlossenen Bronchus wegen Karzinoms: Dosierung auf 10 mm Gewebstiefe, gemessen ab Applikatormitte.

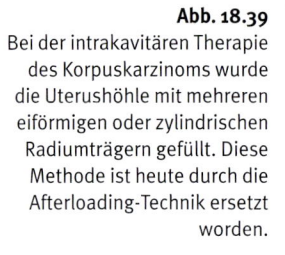

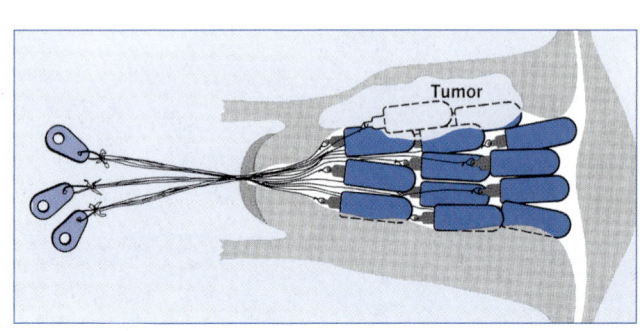

Abb. 18.39 Bei der intrakavitären Therapie des Korpuskarzinoms wurde die Uterushöhle mit mehreren eiförmigen oder zylindrischen Radiumträgern gefüllt. Diese Methode ist heute durch die Afterloading-Technik ersetzt worden.

- Intraluminale Dosisaufsättigung bei Speiseröhrenkarzinom: Dosierung auf 5 mm, gemessen ab Applikatoroberfläche; sonst, wenn es der Befund erfordert, individuelle Definition der Referenztiefe aufgrund von CT-Schnitten.
- Intraluminale Bestrahlung bei Gallengangskarzinom: Dosierung auf 10 mm Tiefe, gemessen ab Applikatormitte.
- Intrakoronare Strahlentherapie zur Stenoseprophylaxe: Mit dem intravasalen Ultraschall (IVUS) wird die Wanddicke des Herzkranzgefäßes bis zur Adventitia bestimmt und auf diese Grenzschicht dosiert. Das sind in unserem Krankengut im Mittel 2,3–2,4 mm Gewebstiefe.

Als Nuklid findet überwiegend ^{192}Iridium Verwendung und für die intrakoronare Bestrahlung zusätzlich ^{125}Jod, ^{60}Phosphor und ^{90}Strontium/^{90}Yttrium.

> **MERKE**
> Idealerweise erfolgt die Dosierung bei der intrakavitären Brachytherapie auf eine vorher bestimmte Gewebstiefe, gemessen ab Schleimhautoberfläche. Bei Verwendung von sehr dünnen Applikatoren und ungeklärtem Wandkontakt des Applikators dosiert man auf einen Referenzbereich in einigen Millimetern Entfernung von der Applikatormitte. Zur Anwendung kommt meist ^{192}Iridium als Strahlenquelle, bei einigen Indikationen auch ^{125}Jod, ^{60}Phosphor und ^{90}Strontium/^{90}Yttrium.

18.5.3 Interstitielle Therapie

Für die interstitielle Brachytherapie werden die Strahler direkt in das Gewebe eingebracht, und zwar in das Tumorgewebe und u.U. auch in einen Saum umgebenden gesunden Gewebes. Früher waren das **Nadeln mit eingefülltem ^{226}Radium**, die „frei Hand" eingestochen und nach Ablauf der Bestrahlungszeit mit den am Nadelende befindlichen Fäden wieder entfernt werden konnten: eine temporäre Implantation (Abb. 18.40) mit nicht unerheblicher Strahlenbelastung des Operateurs. Auch dürfte wegen dieses Umstandes und dem damit verbundenen Zwang zu raschem Arbeiten bei der Implantation die Dosisverteilung nicht optimal gewesen sein.

Heute stehen mehr Techniken zur Verfügung: grundsätzlich zunächst einmal die Temporärimplantate und dann die Permanentimplantate mit den entsprechenden Radionukliden. Deren physikalische Eigenschaften finden sich in Tabelle 12.2 in Kapitel 12.2.3 zusammengestellt.

Temporäre Implantationen

Je nach Dosisleistung (Kap. 17.5) bleiben die Strahler einige Minuten bis mehrere Tage im Gewebe. Sie werden direkt eingebracht, meist aber über Röhrchen oder Schläuche im **Afterloading-Verfahren**. Dies hat den Vorteil, dass vor dem eigentlichen Bestrahlungsvorgang die Lokalisation

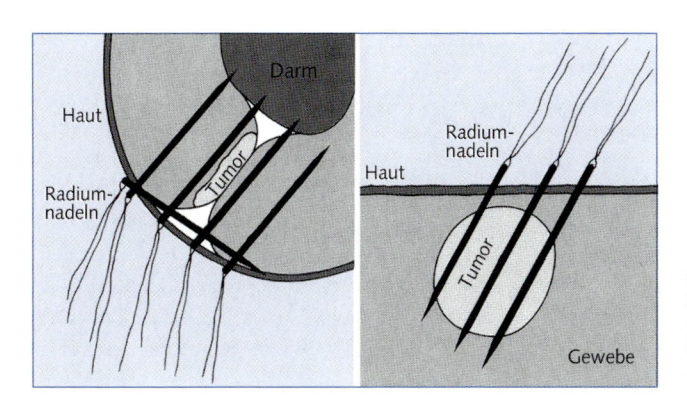

Abb. 18.40
Historische interstitielle Therapie mit sog. Radiumnadeln (besser: ^{226}Radium enthaltenden Nadeln) zur temporären Implantation.

der später einzubringenden Strahler genau festgelegt und prospektiv die Dosimetrie und der Bestrahlungsplan erstellt werden können.

Abbildung 17.22 zeigt das Prinzip des **manuell** durchgeführten Nachladeverfahrens: Einstechen der Kanüle – Durchzug des Applikatorschlauches (Tubes) – dabei Entfernung der Kanüle – Fixierung des Nylon-Tubes – Röntgenkontrolle – manuelles Einbringen der Strahler (Seed-Kette, Iridium-Drähte, Kobalt-Kügelchen) – Arzt und Personal verlassen den strahlenabgeschirmten Raum. Wegen der Strahlenbelastung des Operateurs wird man Strahlenquellen mit niedriger Dosisleistung verwenden, also eine Low-Dose-Rate-(LDR-)Behandlung durchführen (Dauer: einige Tage).

Beim **automatischen Afterloading** (AL) wird prinzipiell gleich vorgegangen, nur mit dem Unterschied, dass die Strahlenquelle automatisch eingefahren wird und nicht mehr mit der Hand und dass **eine** Strahlenquelle alle Applikatorschläuche nacheinander abfährt. Favorisiert wird aus ökonomischen Gründen eine HDR-Applikation mit ^{192}Iridium. Nach dem Bestrahlungsvorgang zieht das AL-Gerät die Quelle(n) in den Tresor zurück.

> **MERKE**
> **Manuelles Afterloading:** Positionierung der Strahler bzw. Drähte mit den Händen, mehrere Strahlenquellen, Strahlenbelastung für Hände und Körper des Operators.
> **Automatisches Afterloading:** automatischer Vorschub des Strahlers, eine Strahlenquelle, keine Strahlenbelastung für Operator und Personal.

Grundsätzlich eignet sich das automatische AL selbstverständlich auch für Behandlungen mit MDR (mittlerer Dosisrate) oder LDR (niedriger Dosisrate). Erstere ist aber heute selten, und Letztere wird mit dem PDR (gepulste Dosisrate) weitgehend ersetzt. Man verwendet somit **bei temporären Implantaten** im automatischen AL-Verfahren **Strahler mit hoher Aktivität** (da durch die Schutzmaßnahmen eine Strahlenexposition des Personals ausgeschlossen ist) und **mit langer Halbwertszeit**, also langer Verwendungsmöglichkeit (aus wirtschaftlichen Gründen).

Abbildungen 18.41, 18.42 und 27.3 zeigen Beispiele von Indikationen zur temporären Implantation: Halslymphknoten, Mundboden, Gebärmutterhals, Prostata und Brustdrüse, jeweils wegen Karzinoms. Man erkennt die starren Nadeln, die im Fall des Zervix- und Prostatakarzinoms über eine Schablonenplatte geführt werden, ein sog. Template. In Abbildung 18.41 sind bereits die Schläuche (Tubes) eingezogen und die Nadeln entfernt worden.

Bestrahlungsplan und Dosimetrie von temporären Implantaten

Der erste wichtige Schritt der Bestrahlungsplanung ist, dass der Operateur die Nadeln exakt parallel setzt. Ein schlechtes Implantat führt nie zu einer befriedigenden Dosisverteilung. Alle Tricks der Physik machen aus einem schlechten Implantat kein gutes. Der Abstand der Nadeln zueinander sollte etwa 10 mm betragen, auf jeden Fall nicht weniger als 5 mm und nicht mehr als 15 mm.

Der nächste Schritt ist die Lokalisation der Nadeln bzw. Tubes am Therapiesimulator mit Röntgenaufnahmen in zwei Ebenen. Oft sind Computertomographie oder Sonographie (Ultraschall) hilfreich. Anhand dieser Informationen erstellt der Medizinphysiker ein dreidimensionales Bild des Implantats (Abb. 18.43), wie es als strahlentherapeutisches Zielvolumen später beim Einfahren der Strahlenquelle realisiert werden soll (PTV = Planungszielvolumen, hier: Referenzdosisleistung D_{ref}).

Im Gegensatz zur perkutanen Strahlentherapie weist die Dosisverteilung in der Brachytherapie starke Inhomogenitäten auf. Als Folge des inversen Abstandsquadratgesetzes für die Dosisleistung der einzelnen Quellen bestehen hohe Dosisspitzen in unmittelbarer Nähe der Quellen, Bereiche mit geringem Dosisgradienten zwischen den Quellen und eine mehr oder weniger steile Abnahme der Dosis außerhalb des Implantats. Damit stellt sich die Frage, welche Isodose als Referenzisodose gewählt werden soll, um einerseits das klinische Zielvolumen ausreichend mit Dosis zu versorgen, andererseits aber auch Areale, die von hohen Isodosenlinien um-

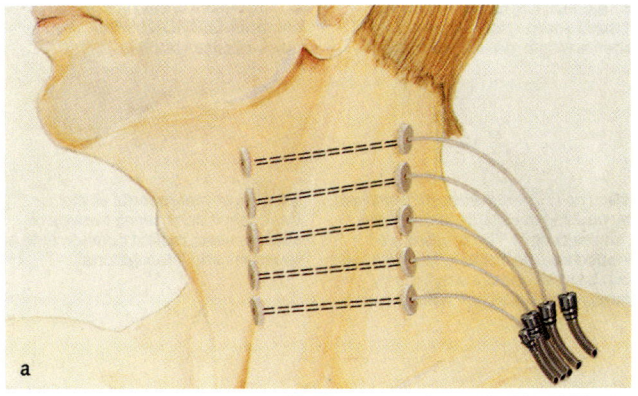

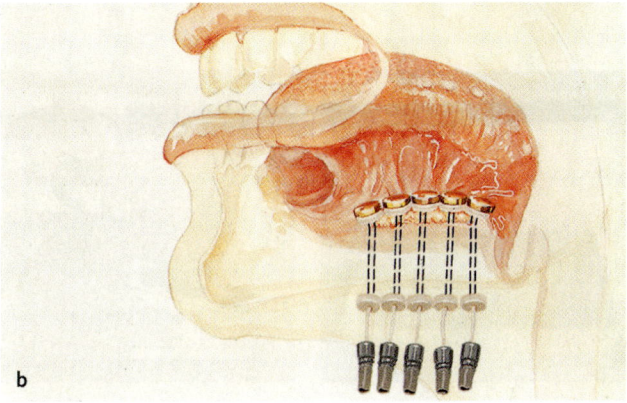

Abb. 18.41
Temporäre Implantate am Hals **(a)** wegen Lymphknotenmetastase und im Mundboden **(b)** wegen Karzinoms.

schlossen werden, möglichst klein zu halten (Abb. 18.44 und 18.45).

Damit die Auswahl der Referenzisodose nicht der reinen Willkür überlassen ist, wurden in der Vergangenheit verschiedene Dosierungs- und Applikationssysteme eingeführt. Das gängigste, das leicht modifiziert bis heute für die Dosisspezifikation von Volumenimplantaten Anwendung findet, ist das sog. **Paris-System**. Es wurde in den 60er Jahren des letzten Jahrhunderts von B. Pierquin und Mitarbeitern in Villejuif/Paris entwickelt. Das Paris-System macht Angaben zur Anordnung der ^{192}Iridium-Quellen und definiert charakteristische Dosisgrößen:
- Die Tubes bzw. Drähte sind in regelmäßigen Abständen parallel anzuordnen.
- Bei mehreren Ebenen folgt die Querschnittsanordnung regelmäßigen geometrischen Figuren, wie gleichseitigen Dreiecken oder Quadraten (Abb. 18.44).
- Grundlage für die Ermittlung der Referenzisodose ist die Bestimmung der Basaldosis(leistung) D_{bas}. D_{bas} ist in der Zentralebene definiert und liegt in der Mitte von Dreiecken, die von den Applikatoren bzw. Tubes bzw. später von den Strahlenquellen gebildet werden (Abb. 18.44). Hier besteht ein relativ flacher Dosisleistungsgradient; damit haben kleine Abweichungen der Ortsdosisleistung einen nur geringen Einfluss auf die Dosisberechnung. Derartige Bereiche eignen sich immer für die Dosisspezifikation. Die mittlere basale Dosis MCD (englisch: Mean Central Dose) entspricht dem Mittelwert aller einzelnen Basaldosen.
- Die Referenzisodose D_{ref}, auf der die vorgegebene Dosis gelten soll, wird auf 85 % der mittleren Basaldosis festgelegt ($D_{ref} = 85$ % von D_{bas}).

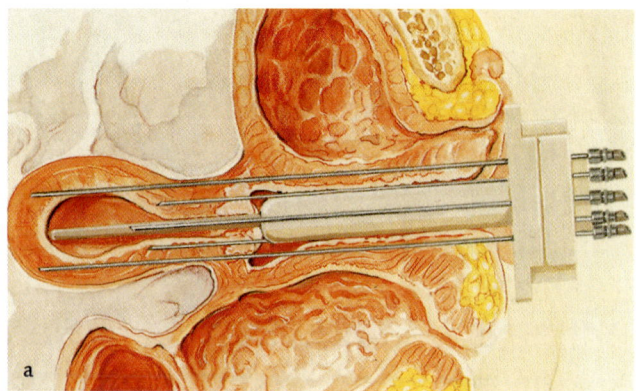

Abb. 18.42
Temporäres Implantat wegen Zervixkarzinoms, das sich auf die Vagina ausgebreitet hat **(a)**. Die Nadeln wurden über ein Template, das durch einen Führungsstab in der Scheide ausgerichtet ist, in die Vaginalwand und in die Gebärmutter eingeführt. **b)** Temporäres Prostataimplantat, auch geführt über ein Template zur parallelen Ausrichtung der Nadeln.

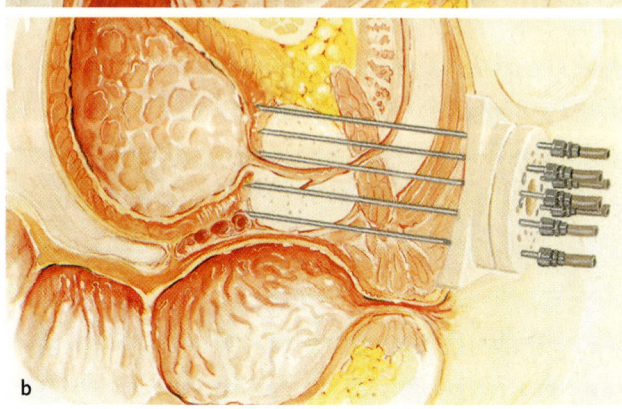

Schließlich überprüft der Arzt, ob die festgelegte Referenzisodose auch tatsächlich das PTV umschließt. Abbildung 18.45 zeigt einen realen Fall. Das Paris-System wird vielerorts als Grundlage für die Dosisspezifikation von Volumenimplantaten herangezogen (ICRU-Report 58 von 1997). Allerdings ist die Einhaltung der starren Geometrie durch die Möglichkeit der computergestützen Rekonstruktion eines Implantates anhand bildgebender Verfahren und durch Verwendung von schrittmotorgesteuerten kleinvolumigen Quellen, welche eine Optimierung der Haltezeiten ermöglichen, nicht mehr zwingend vorgeschrieben.

Permanente Implantationen

Einmal eingebracht, bleiben die Strahler zeitlebens im Gewebe („in situ"). Die Nutzung permanenter Implantate ist mit den breiten Möglichkeiten des Afterloading-Verfahrens weltweit stark zurückgegangen. Sie sind bei der Brachytherapie des Prostatakarzinoms mit ^{125}Jod und ^{103}Palladium, des Pankreaskarzinoms und gelegentlich von Hirntumoren mit ^{125}Jod noch gebräuchlich (Abb. 18.46). Der Patient bleibt so lange in einem strahlenabgeschirmten Raum des Krankenhauses, bis die Aktivität des Radionuklids so weit abgeklungen ist, dass die den Körper verlassende Strahlung die Freigrenze erreicht hat. Da die AL-Technik nicht in Betracht kommt, die Implantate also manuell eingebracht werden und somit Operator und Assistenzpersonal ionisierender Strahlung ausgesetzt sind, verwendet man **Strahler mit geringer Aktivität**, **weichen Strahlungseigenschaften** (kurze Reichweite) und **kurzer Halbwertszeit** zur Verkürzung der Liegedauer des Patienten. Permanentimplantationen bedingen immer eine Low-Dose-Rate-Behandlung.

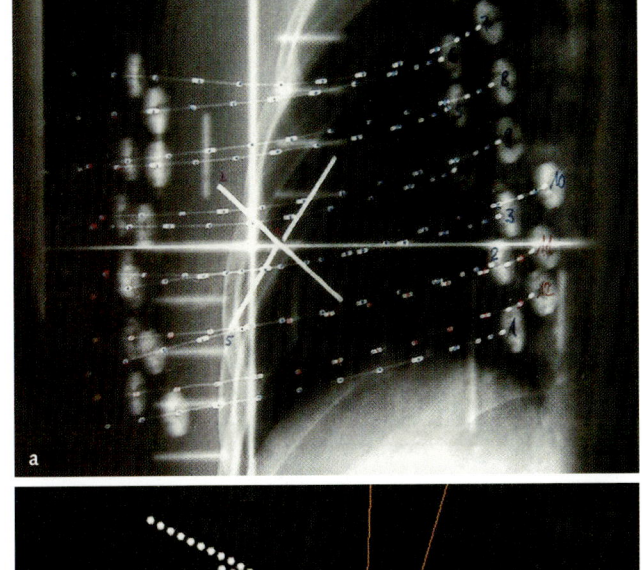

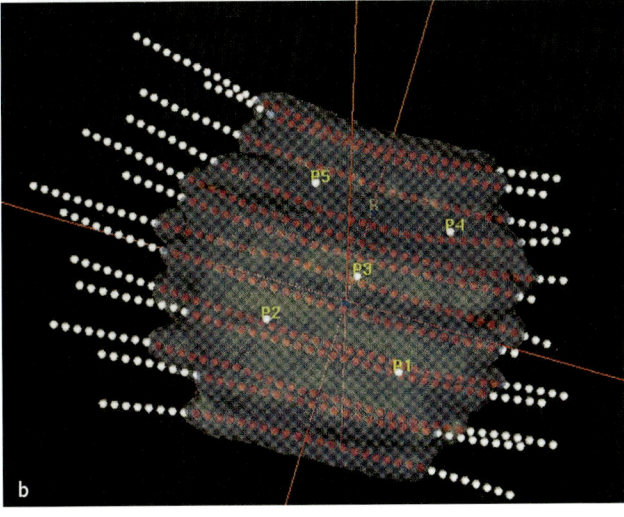

Abb. 18.43
Interstitielles Implantat in der Brustdrüse zur örtlichen Dosisaufsättigung des Tumorbettes nach externer Strahlentherapie wegen Karzinoms.
a) Flexible Tubes (Schläuche), jeweils auf der Haut mit Knöpfen fixiert und mit der Markierung möglicher späterer Haltepunkte der Quelle (weiße Punkte).
b) Darauf aufbauend eine dreidimensionale Darstellung des Implantats (rote Punkte = Haltepunkte der Quelle).

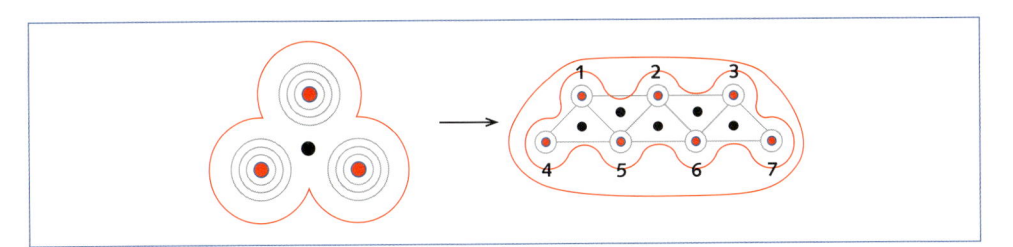

Abb. 18.44 Dosimetrie für interstitielle Volumenimplantate nach dem sog. Paris-System.
● ^{192}Iridium-Draht bzw. -Quelle mit Isodosenlinien. ● Zentrale Punkte in der Mitte von Dreiecken, die von den Tubes/Applikatoren bzw. Strahlenquellen gebildet werden. Das Mittel der Dosisleistung an diesen Punkten D_{bas} ergibt die mittlere Basis-Dosisleistung MCD (Mean Central Dose). — Referenz- bzw. Bezugsisodose D_{ref}, definitionsgemäß 85% der mittleren Basaldosisleistung D_{bas}.

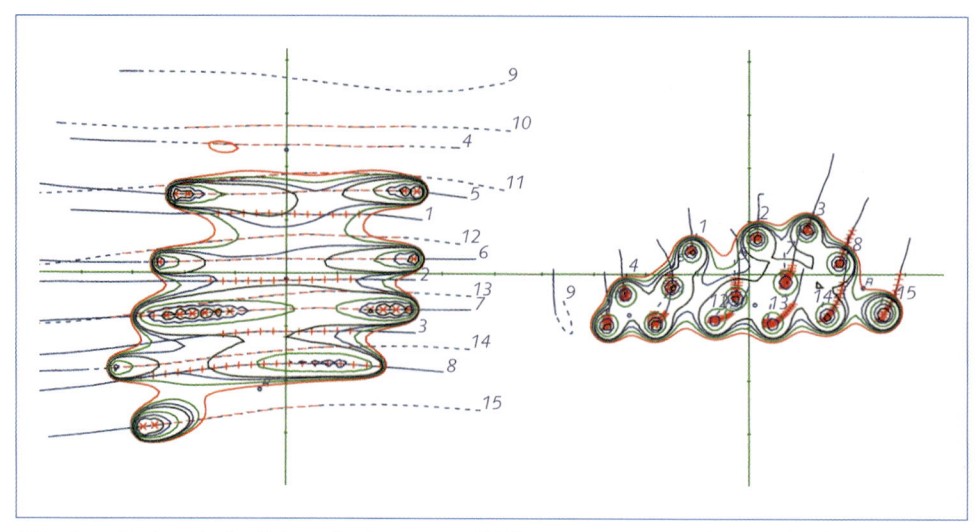

Abb. 18.45 Dosimetrie des Volumenimplantats von Abbildung 18.43. Nummerierte Schläuche, ausgewählte Isodosenlinien, Hot Spots unmittelbar um die Haltepunkte der Quelle. Links frontale Ebene, rechts sagittale Ebene durch das Implantat hindurch.

Für die **Bestrahlungsplanung einschließlich Dosimetrie** gelten dieselben Anforderungen wie für die interstitiellen Temporärimplantate. Das Paris-System könnte entsprechend modifiziert als Richtschnur gelten. Der **Nachteil** der permanenten Implantate gegenüber temporären Implantaten besteht darin, dass –wenn die Seeds einmal eingebracht sind – keine Optimierung der Dosisverteilung mehr möglich ist. Seeds können auch nicht wie Nadeln wieder entfernt und besser platziert werden. Auch lässt sich die Verweildauer der Strahlenquelle, wie bei temporären Implantaten üblich, nicht verändern. Seeds aus der Prostata können obendrein mit dem Urin verloren gehen (= Strahlenschutzproblem) oder über die Blutbahn in das Kapillargebiet der Lunge gelangen (= Hot Spots in der Lunge). Aus diesen Gründen verbietet sich bei permanenten Implantaten die Spickung über die Organgrenzen hinaus, was aber bei kapselüberschreitendem Tumorwachstum durchaus nötig wäre.

> **MERKE**
> - Zur **temporären Implantation** benutzt man die AL-Technik und setzt Radionuklide mit hoher spezifischer Aktivität und – aus ökonomischen Gründen – langer Halbwertszeit (HWZ) ein. Dafür kommt heute nur ^{192}Iridium in Betracht. Auch können u.U. Tumoren mit organüberschreitendem Wachstum so behandelt werden.
> - Bei der **permanenten Implantation** von Strahlenquellen wird manuell vorgegangen. Dabei sind die Auflagen des Strahlenschutzes für Operateur und Personal jeweils fallbezogen streng zu beachten. Man verwendet deshalb Radionuklide mit relativ weicher Strahlung, geringer Aktivität (Strahlenschutz!) und – zur Verkürzung der Verweildauer der Patienten im Krankenhaus – kurzer HWZ. Dafür kommen ^{125}Jod und ^{103}Palladium in Betracht.
> - Folgende **Radionuklide** finden heute in der Brachytherapie Anwendung:
> ^{192}Iridium für temporäre Implantate (HDR, MDR, LDR, PDR),
> ^{125}Jod und ^{103}Palladium für permanente Implantate (LDR).

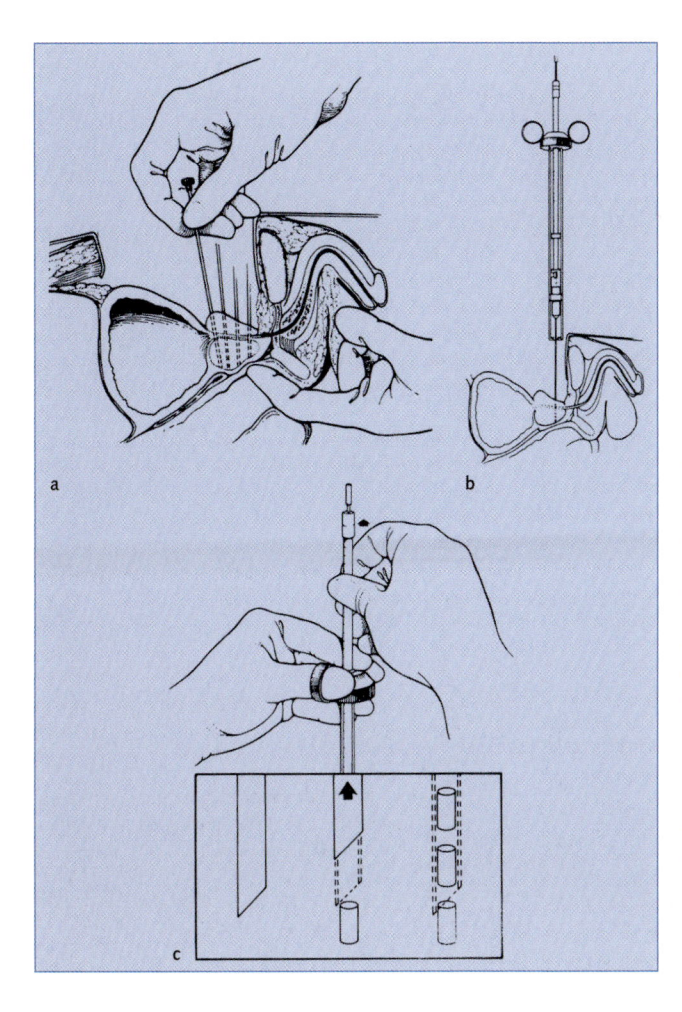

Abb. 18.46
Applikation von ^{125}Jod-Seeds beim Prostatakarzinom.
a) Mehrere Kanülen werden im Abstand von 1 cm eingeführt.
b) Ein Applikator, der eine mit ^{125}I-Seeds geladene Kartusche enthält, wird nacheinander an jede Kanüle gesetzt.
c) Nach Implantation der ersten Seeds werden die Kanülen bei gleichzeitigem Ausstoß weiterer Seeds in regelmäßigen Abständen zurückgezogen, bis der Tumor vollständig mit Seeds durchsetzt ist (Permanentimplantation). Statt ^{125}Jod wird heute auch ^{103}Palladium wegen seiner größeren therapeutischen Reichweite eingesetzt.

18.5.4 Applikatoren und Radionuklide in der Brachytherapie

Die Applikatoren für die intrakavitäre bzw. intraluminale Brachytherapie sind entweder starr oder flexibel. Abbildung 18.47 zeigt einige unserer gebräuchlichsten starren Applikatoren. Es sind Edelstahlrohre mit oder ohne Distanzkörper bzw. mit oder ohne Bougies. Mit einer Bougie lassen sich Lumina (Innenräume von Hohlorganen) aufweiten. Dadurch kommt der eigentliche Applikator mittig zu liegen, und die Innenwand des betreffenden Organs wird von ihm distanziert: Beachte in Abbildung 18.47 die Bougie am Applikator für den Nasenrachenraum. Der häufig benutzte Ringapplikator, der die aus der Radiumära herübergekommene Stift-Platten-Kombination zur intrakavitären Brachytherapie des Gebärmutterhalskarzinoms imitiert, findet sich hier nicht abgebildet. Wir ziehen nämlich den sog. Fletcher-Applikator für die gynäkologische Brachytherapie vor (benannt nach dem französischstämmigen, amerikanischen Radiotherapeuten Gilbert Fletcher). Damit lässt sich das Scheidengewölbe aufspreizen und dadurch die Dosisverteilung besser an die jeweiligen anatomischen Verhältnisse der Frau anpassen.

^{192}Iridium-Quellen der Afterloading-Geräte sind metallische Zylinder mit einem Durchmesser von 0,5 mm und einer Länge von 1,6–

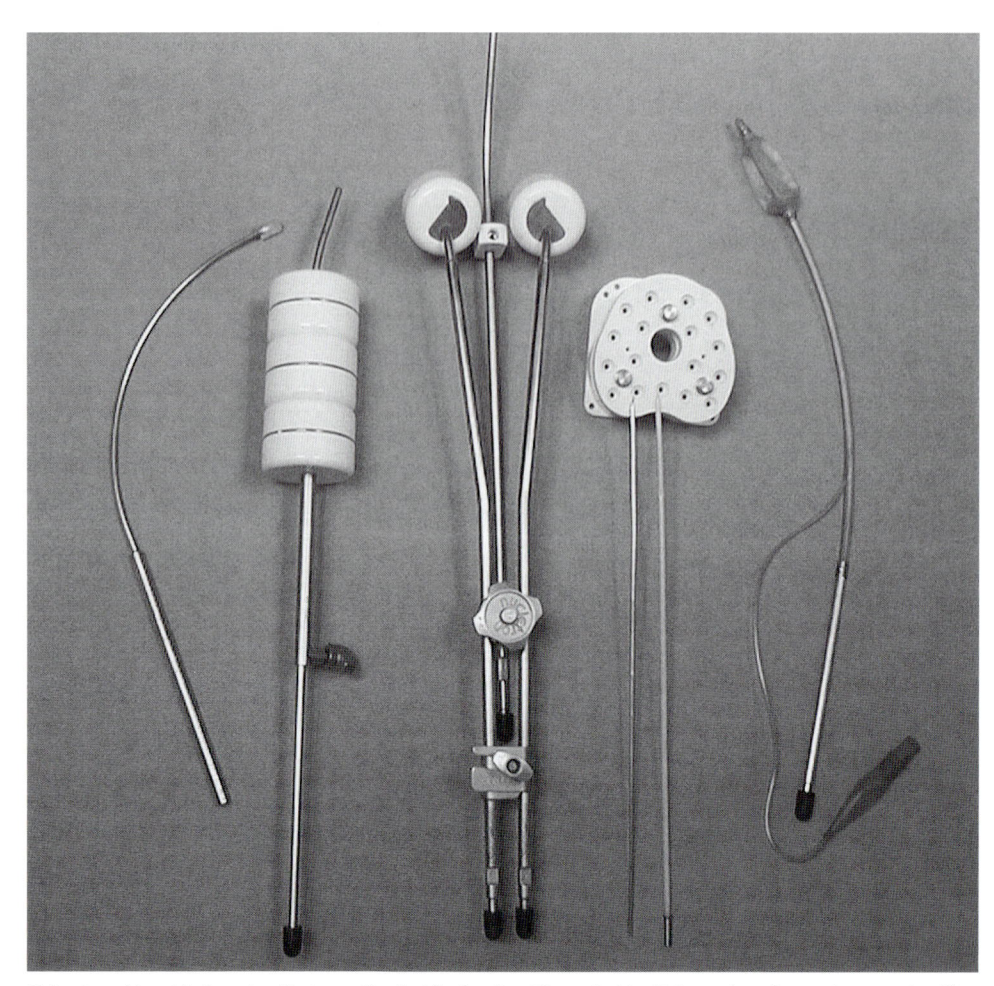

Abb. 18.47 Verschiedene Applikatoren für die Afterloading-Therapie. Von links nach rechts: gebogener Applikator für die Tonsillenspickung, Vaginalapplikator mit intrauteriner Sonde, Uterovaginalapplikator, Template mit zwei Nadeln zur Prostataspickung, Nasopharynxapplikator.

3,6 mm (z. B. bei der Firma Nucletron BV), auch als ^{192}Iridium-Pellets bezeichnet. Ein solches Pellet wird von einer zylindrischen Edelstahlkapsel mit einer Wandstärke von 0,2–2 mm umhüllt. Der Strahlerdeckel, also der Kapselboden, wird auf ein verdrilltes Stahlseil von 1–2 m Länge aufgesetzt und verschweißt.

^{192}**Iridium-Wires** sind Iridiumdrähte oder -ketten, Letztere mit aufgereihten ^{192}Iridium-Seeds. Sie werden im Zentraltresor gelagert, vor einer interstitiellen Spickung individuell zugeschnitten und können bei allen Indikationen für temporäre interstitielle Implantate eingesetzt werden, z. B. bei Kopf-Hals-Tumoren, Lymphknotenmetastasen und Mammakarzinomen. Es handelt sich jeweils um manuelle Implantate mit einer zu beachtenden Strahlenexposition für Operateur und Personal.

Radiojod-Seeds bestehen aus einer Titankapsel, die an ihren beiden Enden radioaktives ^{125}Jod an ein Ionenaustauscherharz absorbiert enthält. In der Mitte des Seeds befindet sich eine inaktive Goldkugel; mit ihr lässt sich das Seed unter Röntgendurchleuchtung erkennen. Die Seeds werden operativ über exakt parallel platzierte Hohlnadeln eingebracht. Nach Implantation der ersten Seeds werden die Hohlnadeln in kontrollierten Schritten zurückgezogen, wobei schrittweise über jede Hohlnadel jeweils ein weiteres Seed abgesetzt wird (Abb. 18.46).

^{103}**Palladium-Seeds** werden seit wenigen Jahren den ^{125}Jod-Seeds vorgezogen. Wie ^{125}Jod ebenfalls ein Betastrahler, hat die Strahlung von ^{103}Palladium eine größere therapeutische Reichweite. Es sind deshalb weniger Seeds für eine Prostataspickung erforderlich. Das Seed besteht aus einem Titanrohr und enthält zwei Pellets aus Grafit, die mit ^{103}Pd beschichtet und durch einen röntgendichten Marker aus Blei voneinander getrennt sind. Insgesamt ist ein Seed 0,8 mm breit und 4,5 mm lang, hat also nahezu dieselbe Dimension wie ein ^{125}Jod-Seed.

Umgang mit radioaktiven Präparaten

Gegenüber der Radiumära sind die Dinge sehr viel einfacher geworden. Umständliche **Präparationen** hinter einer „Bleiburg" entfallen – es sei denn, ^{192}Iridium-Drähte sollen für eine manuelle Applikation zurechtgeschnitten werden. Auch entfallen die Dichteprüfung der Präparate und deren Sterilisation.

In der modernen Brachytherapie erfolgen nahezu alle Applikationen im automatischen Afterloading-(AL-)Verfahren. Das heißt, die Strahler/Quellen befinden sich nicht mehr in einem **zentralen Tresor** außerhalb des unmittelbaren Operationsbereiches, sondern die AL-Geräte sind jeweils selbst der **Tresor** für die Quellen.

Bei **Gerätedefekten** wird der Strahlenschutzbeauftragte die erforderlichen Maßnahmen einleiten. Häufigster Defekt: Der Quellentransport versagt. MTAR, Schwester oder Arzt sollten zunächst schleunigst klären: Wo ist die Quelle – im Tresor, auf dem Weg zum Patienten oder noch im Patienten?

Radionuklide und deren Präparationen, die nicht mit Hilfe des automatischen AL eingesetzt, sondern manuell manipuliert werden, befinden sich auch heutzutage noch im **Zentraltresor**. Über dessen Bestand ist genau Buch zu führen mit Ein- und Ausgängen, um sicherzustellen, dass kein Seed (Körnchen) oder Drahtstück zum oder vom Patienten verloren geht, z.B. in der Wäsche oder auf dem Fußboden.

18.6 Patientenquer- und -längsschnitte

Ein äußerst wichtiger Schritt und Voraussetzung für die physikalische Bestrahlungsplanung ist die Anfertigung der Patientenquerschnitte mit Körperumriss, detaillierter Anatomie, Organkonturen, Körperinhomogenitäten und der Angabe des Tumor- und klinischen Zielvolumens. Gleichgültig, auf welche Weise solche Patientenquerschnitte (oder -längsschnitte) angefertigt werden – wichtig ist, dass sich der Patient jedes Mal in Bestrahlungsposition befindet, d.h. auf einer Tischplatte, die derjenigen des Bestrahlungstisches entspricht. Andernfalls stimmt die anatomische Topographie bei der Bestrahlungsplanung nicht mit derjenigen während der Bestrahlung überein. In vielen Fällen müssen im Verlauf der Strahlenbehandlung neue Schnitte erstellt und der physikalisch-technische Bestrahlungsplan angepasst werden, dann nämlich, wenn sich der Tumor verkleinert oder der Patientenquerschnitt wegen Gewichtsabnahme u.U. verändert hat. Regelhaft müssen zwischen Ober- und Unterrand des Zielvolumens mehrere Querschnitte in meist 10 mm Abstand erstellt werden, bei der stereotaktischen Bestrahlung sogar in 1 mm Abstand.

Für die Abnahme bzw. Anfertigung von Körperquerschnitten eignen sich grundsätzlich:
- Umrisszeichengerät, heute nur noch zu Lehrzwecken verwendet (Abb. 18.48),
- Sonographie (Ultraschalltomographie, Abb. 18.49 und 18.50), vor allem aber
- Computertomographie (Abb. 18.52 und 18.53) und
- Magnetresonanztomographie (Abb. 18.56 ff.).

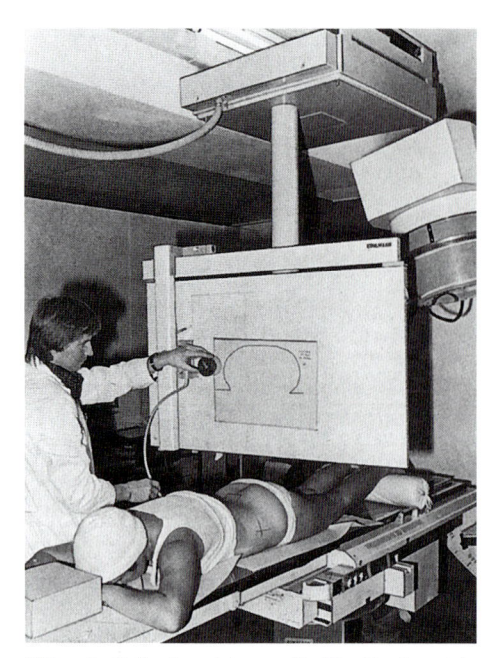

Abb. 18.48 Umrisszeichengerät. Die Umrisszeichnung der ausgewählten Körperquerschnitte stellt die Grundlage für die weitere individuelle Bestrahlungsplanung dar (im Zeitalter von CT, MRT und Sonographie kaum mehr gebräuchlich).

Im ersten Fall mussten die Organe über Maßstabaufnahmen oder anhand von anatomischen Atlanten in den Körperumriss gezeichnet werden – ein kompliziertes, zeitraubendes und nach heutigen Maßstäben obendrein ungenaues Verfahren.

Computertomographie (CT) und Magnetresonanztomographie (MRT) liefern nahezu verzerrungsfreie Querschnitte für jede Körperregion. Die Bildinformationen können manuell mit dem Stift, halbautomatisch mit Hilfe eines Datenträgers (Diskette) oder direkt (online) in den Rechner zur Planung übernommen werden. Diese Techniken gewährleisten höchste Präzision und bedeuten eine beträchtliche Zeitersparnis, zumal es seit kurzem auch möglich ist, CT- und MRT-Daten zu „matchen", also ineinander zu projizieren und zu verschmelzen.

18.6.1
Sonographie (Ultraschalltomographie)

Bei der Sonographie werden Reflexionen von Schallwellen zur Bildgebung genutzt (Abb. 18.49). Ein Schallkopf, auf die Körperoberfläche aufgesetzt und mit einem speziellen Gel „akustisch angekoppelt" (Abb. 18.50), sendet Schallsignale aus, die von den verschiedenen Organen und Geweben unterschiedlich reflektiert, gestreut oder absorbiert werden. Das reflektierte Signal erreicht wieder den Schallkopf, der nicht nur Sender, sondern auch Empfänger ist. Es regt dort elektrische Impulse an, die nach elektronischer Verarbeitung ein Bild entstehen lassen.

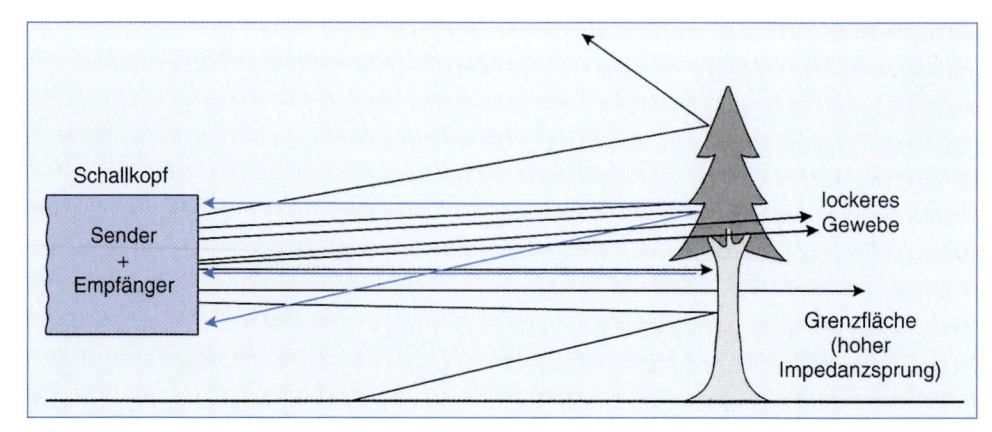

Abb. 18.49 Prinzip der Sonographie. Ausgesandte Schallwellen werden an Grenzschichten reflektiert oder passieren das Gewebe oder werden gestreut. Reflektierte (blaue) Schallwellen treffen wieder auf den Schallkopf, der nicht nur Sender, sondern auch Empfänger ist.

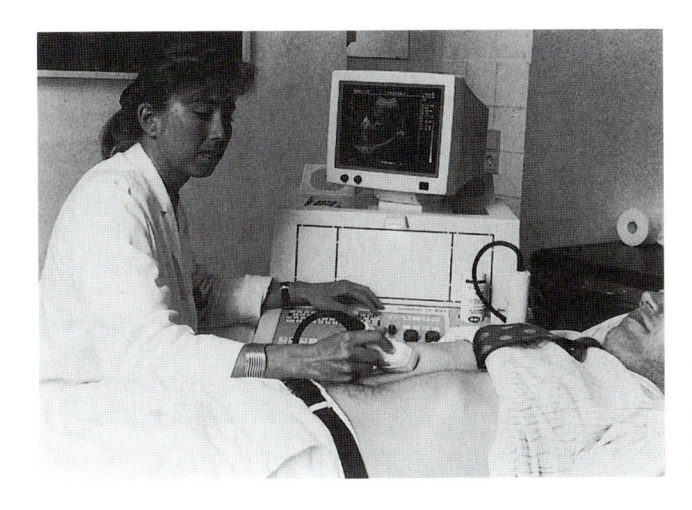

Abb. 18.50
Ultraschall-B-Scanner zur Unterstützung der manuellen Erstellung von individuellen Patientenquerschnitten.

- Es entsteht ein bewegtes Bild auf dem Bildschirm, das als
- statisches Bild festgehalten und weiterverarbeitet werden kann.

Diese sog. Real-Time-Sonographie (B-Mode) wird am häufigsten in der Abdominaldiagnostik, am Hals oder an den Extremitäten eingesetzt. Eine Sonderform ist die (transluminale) Endosonographie. Neben einer solchen zweidimensionalen Darstellung als **B-Bild** gibt es noch die in der Bestrahlungsplanung nicht direkt gebräuchliche eindimensionale **A-Mode**-Darstellung. Hierbei werden die registrierten Echos als vertikale Auslenkung des Elektronenstrahls als Kurve auf dem Oszilloskop abgelesen. Beispiele: Echoenzephalographie, transossäre Untersuchung der Nasennebenhöhlen, Untersuchung der Netzhaut in der Augenheilkunde.

> **MERKE**
>
> Ultraschall entsteht durch Umwandlung elektrischer Schwingungen in mechanische Schwingungen: Anstoßen eines Teilchens zu Schwingungen um seine Ruhelage, Anstoßen eines Nachbarteilchens und damit Weitergabe von kinetischer Energie. Die Ultraschallausbreitung ist also an Materie gebunden (Abb. 18.51).

Im diagnostischen Ultraschall werden Frequenzen zwischen 1 und 15 MHz verwendet. Dieser Frequenzbereich lässt keine biologischen Nebenwirkungen erwarten. Tabelle 18.1 stellt den Zusammenhang mit anderen Schallbereichen her.

Zwischen Geweben mit sehr hohen Impedanzunterschieden (z. B. Wasser/Luft, Weichteile/Knochen) ist nahezu keine Schall-Leitung

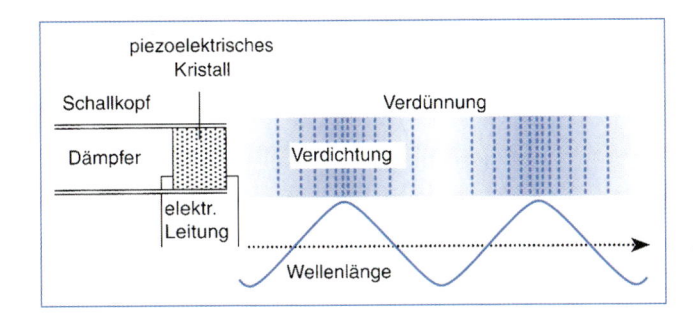

Abb. 18.51
Funktionszeichnung der Ultrasonographie.

Tab. 18.1 Schallbereiche in Schwingungsphasen pro Zeiteinheit (Hertz = Hz).

Infraschall:	< 16 Hz (unterhalb der akustischen Wahrnehmbarkeitsgrenze)
Hörbarer Schall:	16–20 000 Hz (menschlicher Wahrnehmbarkeitsbereich)
Ultraschall:	> 20 000 Hz (> 0,02 MHz) (oberhalb der menschlichen Wahrnehmbarkeitsgrenze)
Hyperschall:	> 10 000 MHz

Tab. 18.2 Stellenwert der Sonographie in der Bestrahlungsplanung.

Vorteile:	• Billig, jederzeit einsetzbar und wiederholbar • Unproblematische Ausmessung von Lymphknoten, Zysten und der Brustwanddicke (bei Mammakarzinombestrahlungen) • Differenzierung von Zysten und soliden Prozessen • Leichte Erlernbarkeit
Nachteile:	• Strahlrichtung (transversal, sagittal oder schräg) sehr schwierig oder nicht reproduzierbar • Geometrische Verzeichnung der Organe und der Topographie • Keine vollständige Querschnitterstellung möglich

möglich. So werden luft- oder gasgefüllte Organe, wie die belüftete Lunge oder gashaltige Darmschlingen, ebenso wie Knochen nicht durchschallt: Sie stellen eine Barriere für den Ultraschall dar. Deshalb muss auch der Schallkopf mit Gel an die Körperoberfläche luftfrei „akustisch angekoppelt" werden.

> **MERKE**
> Je höher der Impedanzsprung zwischen zwei Geweben ist, desto mehr Energie wird reflektiert, und desto weniger Energie wird weitergeleitet.

Für die Bestrahlungsplanung weniger interessant sind weitere Einsatzmöglichkeiten des Ultraschalls: **Doppler- und Farbduplexsonographie** (dem B-Bild wird eine farbliche Kodierung der Flussrichtung und -geschwindigkeit in Gefäßen hinzugefügt) und die **Endosonographie** (durch die Ösophaguswand bei Ösophaguskarzinom oder Herzdarstellungen; transrektal bei Prostata- und Rektumkarzinom; transvaginal zur Untersuchung des kleinen Beckens der Frau).

Tabelle 18.2 fasst die Bedeutung der Sonographie für die Bestrahlungsplanung zusammen.

18.6.2 Computertomographie (CT)

Die Computertomographie zerlegt den menschlichen Körper in Scheiben von 1–10 mm Dicke. Im Gegensatz zur Übereinanderprojektion der Gewebestrukturen bei der konventionellen Röntgenaufnahme und der geometrischen Verzerrung der Bilder beim Ultraschall sind die Querschnitts- und Organdarstellungen frei von projektionsbedingten Verzerrungen.

Aufbau und Funktionsweise

Die CT (Hounsfield 1967, Nobelpreis für Medizin 1979) stellt ein Röntgenschichtverfahren dar, das zum Bildaufbau einen Computer verwendet. Strahlung einer Röntgenröhre passiert den menschlichen Körper und wird von Organen unterschiedlich geschwächt. Das resultierende Bild ist eine dreidimensionale Rekonstruktion. Dazu werden Körperquerschnitte mit einem Fächer von Röntgenstrahlen abgetastet (Abb. 18.52). Für jeden Querschnitt rotiert die Röntgenröhre um die Körperlängsachse. Ein gegenüberliegender Kranz von elektronischen **Strahlendetektoren** (xenongefüllte Ionisations-

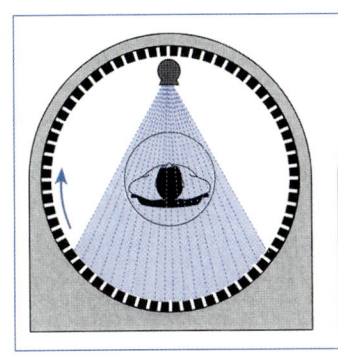

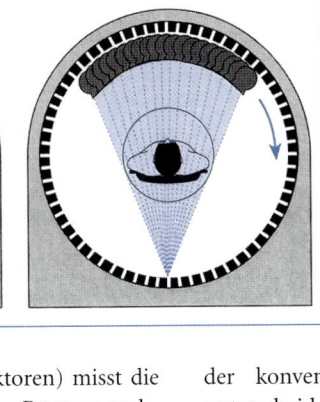

Abb. 18.52
Funktionszeichnung der Computertomographie. Die wichtigsten Bestandteile eines CT-Gerätes sind eine schnell rotierende Röntgenröhre, eine Vielzahl von elektronischen Strahlendetektoren und ein Computer. Der Patient liegt auf einem Tisch zwischen Röntgenröhre und Detektoren, und die Röntgenröhre rotiert um den Patienten.

kammern oder Halbleiterdetektoren) misst die Abnahme der Energiefluenz der Röntgenstrahlung hinter dem Patienten. Diese ist durch die ganz unterschiedliche Strahlenabsorption der verschiedenen Gewebsanteile bestimmt. Ein Computer stellt Millionen von Messungen der verschiedenen Absorptionen in kleinen Volumeneinheiten des Körpers an und fügt sie zu einem Schnittbild zusammen (Abb. 18.53 und 18.54).

Bei der herkömmlichen **Einzelschichttechnik** (Inkrementaltechnik) werden nach jedem Schnittbild der Tisch mit dem zu untersuchenden Patienten um einige Millimeter in Längsrichtung (eben um die gewählte Schichtdicke) verschoben und nach demselben Prinzip ein weiteres Schnittbild angefertigt. Die Scheiben sind je nach Informationsbedarf 1–8 mm dick. Und statt der drei Dichtegruppen, die man bei der konventionellen Röntgennativdiagnostik unterscheiden kann (Luft/Fett, Wasser, Knochen), werden über 2000 verschiedene Dichtewerte erfasst und in bis zu 20 Graustufen abgebildet.

Bei der **Spiral-CT** (Abb. 18.55) rotiert die Röhre ebenfalls koninuierlich um den Patienten, z.B. einmal pro Sekunde. Doch wird dabei der Tisch in Körperlängsachse kontinuierlich verschoben. Der erhaltene Volumendatensatz wird dann mit einer speziellen Projektion wieder auf Querschnittsbilder zurückgerechnet. Da der Patient während einer Untersuchung den Atem anhalten kann, lässt sich ein **lückenloses dreidimensionales Bild**, das durch keine Atemexkursionen verzeichnet ist, rekonstruieren – Voraussetzung für moderne Präzisionsbestrahlungen und deren Planung.

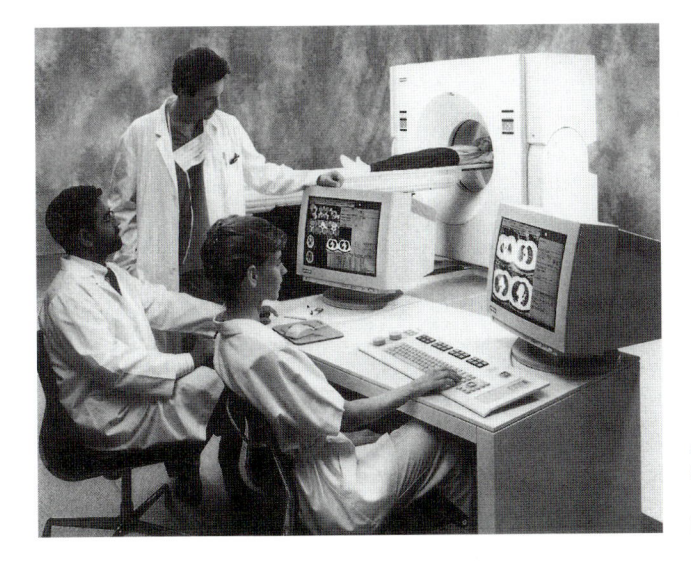

Abb. 18.53
CT-Gerät mit Lagerungstisch (halbverdeckt), Bedienungskonsole und Auswerteplatz.

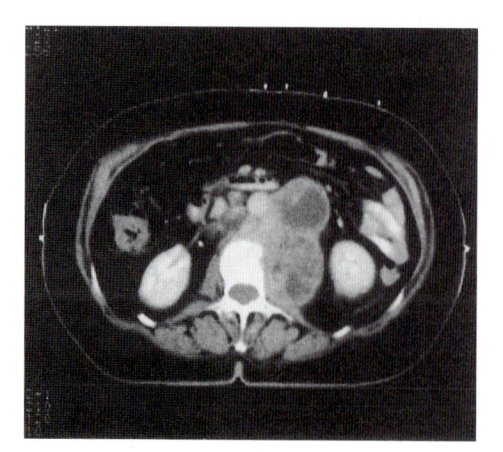

Abb. 18.54 CT-Querschnitt in Höhe der unteren Nierenpole mit großen Tumorknoten links vor und neben der Wirbelsäule.

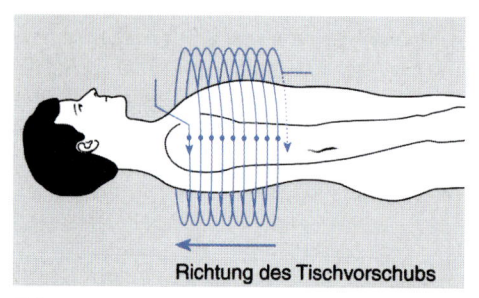

Abb. 18.55 Skizze des Bildaufbaus bei der Spiralcomputertomographie.

Die **Mehrschicht-CT** (Multislice-CT) verwendet statt eines Detektors mehrere Detektoren gleichzeitig, um eine schnellere Bildfolge und höhere Auflösung zu erreichen.

Tumorlokalisation am CT

Gewöhnlich bringt der Patient CT-Bilder mit, die unter diagnostischen Bedingungen angefertigt worden sind. Sie müssen Tumorvolumen und Tumorausbreitungsgebiet eindeutig erkennen lassen. Anderenfalls ist eine neue CT-Untersuchung unter optimalen diagnostischen Bedingungen vor Beginn der Planung anzufordern. Die folgenden Planungsschritte laufen in den einzelnen Institutionen unterschiedlich ab. Bei uns hat sich folgende Vorgehensweise bewährt:

1. Lokalisation von Zentralstrahl, Isozentrum und erster Vorschlag zu(r) Feldgröße(n) am **Therapiesimulator**. Dokumentation mit Lokalisationsaufnahmen in Bestrahlungsgeometrie.

2. **Planungs-CT**, idealerweise an einem Spiral-CT bzw. einem CT der modernsten Version, wobei die Tischplatte der Patientencouch derjenigen am Simulator und am Bestrahlungsgerät entspricht. Die **CT** erfolgt in Bestrahlungsposition, also beispielsweise in Bauchlage mit erhobenen Armen oder aufgesetzter Maske und justiert im Laserkoordinatensystem. Feldmittelpunkt, Feldgrenzen und die Laseranzeichnung markieren wir auf der Haut mit Angiographiekathetern oder Fäden, die mit Röntgenkontrastmittel getränkt wurden, oder mit Kontrastmittelpaste. Ist dann die Untersuchung gefahren, projizieren wir nachträglich in die Schnittbilder Linien hinein, die die Zentralstrahlen der Felder und die Feldränder anzeigen. Moderne Softwareprogramme berücksichtigen die Divergenz der Randstrahlen. Man kann auch bereits die Feldgrößen direkt in den **„CT-Simulator"** eingeben.

3. Definition des Tumorvolumens und des Tumorausbreitungsgebietes am Bildschirm auf den CT-Bildern durch Arzt, Physiker und Planungs-MTAR. Daraus resultieren klinisches Zielvolumen und die Ansprache von kritischen Organen.

4. Erarbeitung des Planungszielvolumens und der Bestrahlungstechnik einschließlich Feldgrößen und Feldkonfigurationen durch den Physiker am Bestrahlungsplanungssystem. Der Bestrahlungsplan gibt nun auch das bestrahlte Volumen und die Dosisbelastung von Risikoorganen an (Abb. 18.2, 18.3 und 18.21).

5. Herstellung von Individualkollimatoren, sofern Multileaf-Kollimatoren nicht geeignet sind. Absprache zwischen Physiker und Arzt.

6. Definitive Lokalisation der Bestrahlungsfelder mit Einpassung der Kollimatoren am Therapiesimulator durch Planungs-MTAR und Arzt.

> **MERKE**
> Das Planungs-CT ersetzt den Therapiesimulator nicht.

Qualitätsanforderungen an die CT-Simulation

- Beste Abbildungsqualität, individuelle und auf die Situation ausgerichtete Schichtdicke (keine Kompromisse an die Bildgüte bei der Definition des Tumorausbreitungsgebietes!).
- Radioonkologe und Planungs-MTAR führen in eigener Regie und unter Kenntnis der Behandlungsstrategie das Planungs-CT durch.
- Der Patient befindet sich in Bestrahlungsposition inkl. Lagerungshilfen auf einer Untersuchungscouch, die in ihren geometrischen Gegebenheiten der Patientenliege am Therapiegerät entspricht.
- Es wird der gesamte Körperumfang im Bestrahlungsbereich abgebildet.

18.6.3 Magnetresonanztomographie (MRT)

Die Querschnittsbilder bei der MRT kommen durch die Relaxation von künstlich aufgerichteten H^+-Dipolen zustande; die Schnittebenen sind frei im Raum wählbar; es werden keine Röntgenstrahlen benötigt.

Funktionsweise

1. Wasserstoff (H^+) ist ein schwach positiver Magnet. Der Körper als Ganzes ist aber nicht magnetisch, weil die Milliarden an kleinen **Dipolen** im Körper ungeordnet vorliegen (Prinzip: Chaos). Wird der Körper in ein sehr starkes Magnetfeld gebracht (Abb. 18.56), richten sich diese „Kleinstmagneten" parallel oder antiparallel aus (Abb. 18.57). Ein riesiger **Ringmagnet**, Herzstück des MRT-Gerätes, erzeugt diese enorme Feldstärke, die ca. um den Faktor 10 000 stärker als das Erdmagnetfeld ist.

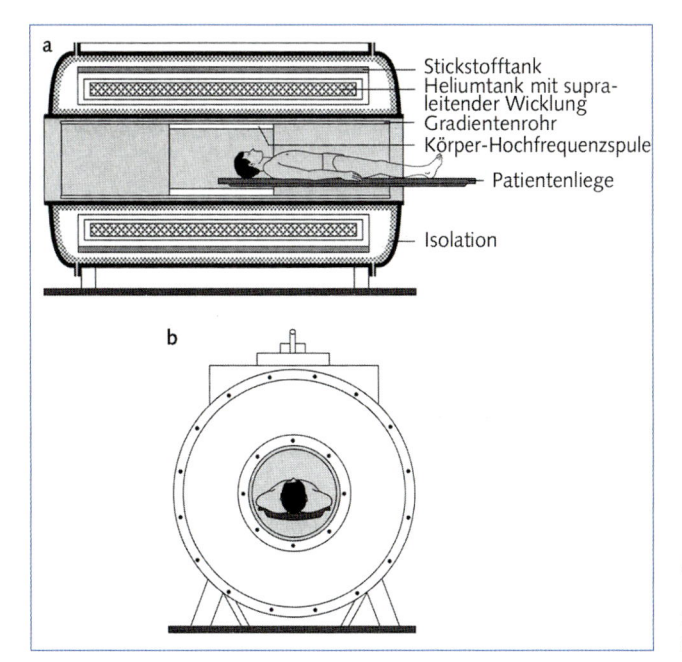

Abb. 18.56 Funktionszeichnungen zur Magnetresonanztomographie. **a)** Längsschnitt. **b)** Querschnitt.

2. Jetzt drehen sich die Protonen (H⁺) wie ein Kreisel (Abb. 18.58) um die eigene Achse (**Spin**), jedes mit unterschiedlicher Geschwindigkeit. Diese wird durch die Umgebung bestimmt.

> **MERKE**
>
> Das äußere Magnetfeld richtet die H⁺-Dipole auf und bewirkt die Beschleunigung und Gleichschaltung. Diese Ordnung ist Voraussetzung für weitere Phänomene, z. B. das der Resonanz.

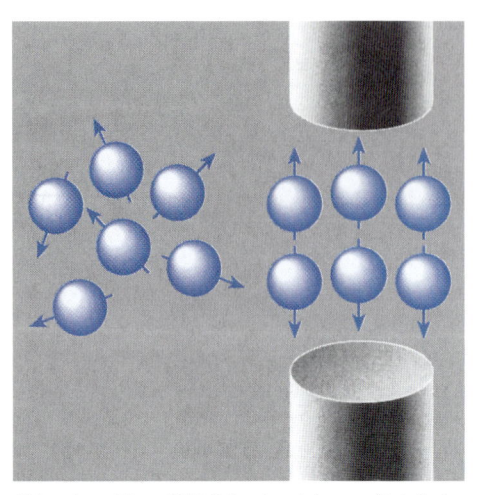

Abb. 18.57 Die willkürliche Ausrichtung (links) der Protonen ändert sich im starken externen Magnetfeld (rechts): Sie richten sich parallel oder antiparallel aus.

3. Treffen nun Impulse mit derselben Frequenz, mit der sich die Dipole drehen (42 MHz), auf die Protonen, lösen sie **Resonanz** aus (vgl. das Klirren von Gläsern bei bestimmten Geräuschen bzw. Schwingungen im Raum). Die Protonen senden ihrerseits registrierbare Schwingungen aus; es findet ein Energieaustausch statt (Abb. 18.59). Die Hochfrequenzimpulse stammen von Hochfrequenzspulen (Gradientenspulen) im Innern des Hauptmagneten; sie senden und empfangen Impulse. Das Resultat kann ein Übergang von mehr Protonen in den energiereichen antiparallelen Zustand sein (Umklappen der Spins um die Z-Achse oder Kippung auf 90° etc.).

4. Nach der Anregung verlieren die angeregten Objekte ihre Energie wieder und bewegen sich auf zweierlei Wegen in den Ausgangszustand zurück. Sie strahlen dabei Energie in Form elektromagnetischer Wellen ab. Dieser Vorgang heißt **Relaxation** und wird durch die Zeitkonstanten T1 und T2 beschrieben. T1 (longitudi-

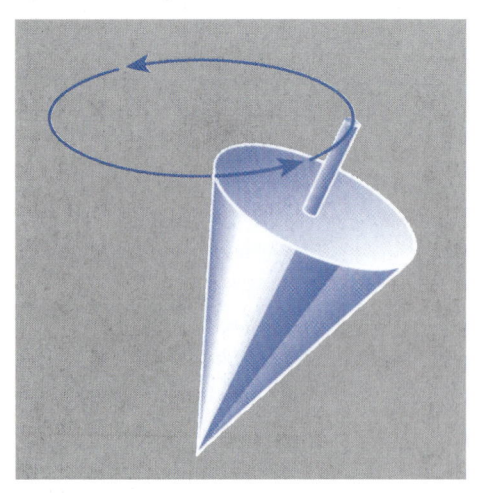

Abb. 18.58 Ein rotierender Kreisel fängt an zu taumeln, wenn er angestoßen wird. Die Protonen in einem starken Magnetfeld führen dieselbe Art von Bewegung aus, die als Präzession bezeichnet wird.

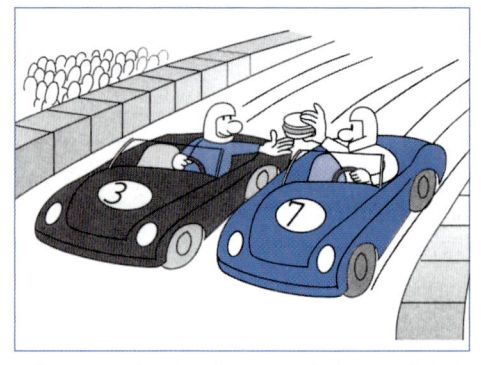

Abb. 18.59 Ein Energieaustausch kann erfolgen, wenn Protonen und Hochfreqenzimpuls dieselbe Frequenz haben.

nale Relaxationszeit, etwa 500 ms) spiegelt die Erholung der Längsmagnetisierung wider; sie ist gewebeabhängig, bei Fett z. B. sehr viel kürzer als bei Wasser. T2 (transversale Relaxationszeit = Querrelaxation, 40–50 ms Dauer) spiegelt die Erholung von der Transversalmagnetisierung wider; sie verläuft ohne Energieaustausch und ist auch gewebeabhängig.

5. Der **Detektor** funktioniert wie ein Rundfunkempfänger, der die vom Patienten ausgesendeten Signale (Radiowellen) empfängt, verstärkt und die den Signalen aufgeprägte Ortskodierung entschlüsselt. Diese Daten werden zu Schwarzweißbildern verarbeitet. Die MRT hat ihre großen Vorzüge in der Weichteildiagnostik und in der Neuroradiologie unter Beweis gestellt (Abb. 18.60, Kap. 8.4).

Abbildung 18.61 zeigt einen Kerspintomographen (MRT) mit Lagerungstisch und Auswerteeinheit.

MRT in der Bestrahlungsplanung

Die **MRT** ziehen wir bei Hirntumoren, Prozessen an der Schädelbasis, Rückenmarkprozessen und Weichteilsarkomen vor. Die Angiographiekatheter werden hierbei mit Gadolinium, einem ferromagnetischen Kontrastmittel, gefüllt. Dann entspricht das Vorgehen demjenigen bei der CT-Simulation. Zu beachten ist allerdings, dass vor allem in der sagittalen Projektion und an den Bildrändern die Geometrie bis zu mehr als 15 % verzerrt ist. Manchen Prozess wird man deshalb unter Umständen noch einmal am CT überprüfen müssen. Bei der **stereotaktischen Präzisionsbestrahlung** bedienen wir uns – um die geometrische Verzerrung zu vermeiden – der CT und beziehen uns dabei auf die Kontrastmittel aufnehmenden Tumoranteile.

Neuerdings lassen sich diese Nachteile der MRT relativieren, indem man die MRT-Daten

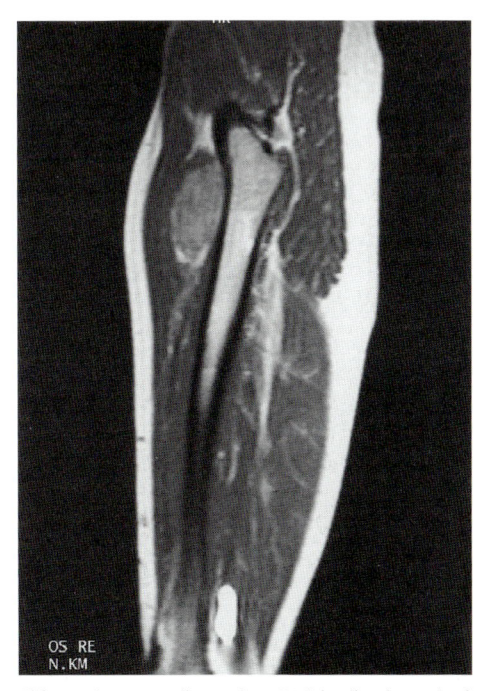

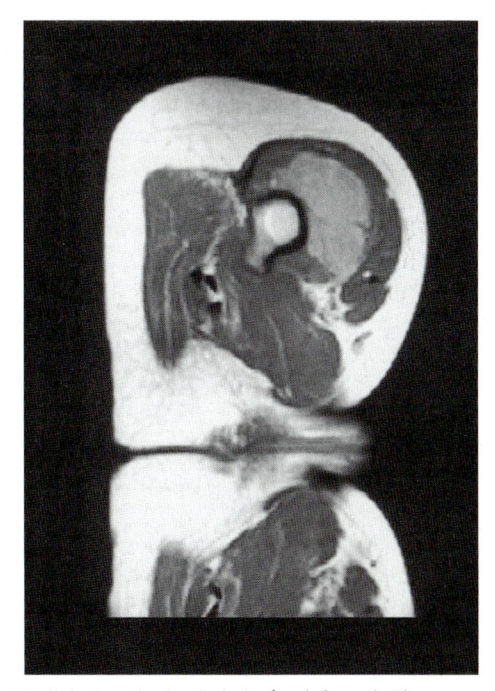

Abb. 18.60 Darstellung eines Weichteilsarkoms in der MRT, links Longitudinalschnitt (auch frontale Ebene genannt), rechts Querschnitt. Der Prozess ist 7 cm lang und 6 cm breit, was ohne die zweite Ebene nicht erkennbar wäre. Neben dem Tumor ist die (helle) Markhöhle des Oberschenkelknochens angeschnitten; der umgebende schwarze Saum ist die Kortikalis des Knochens.

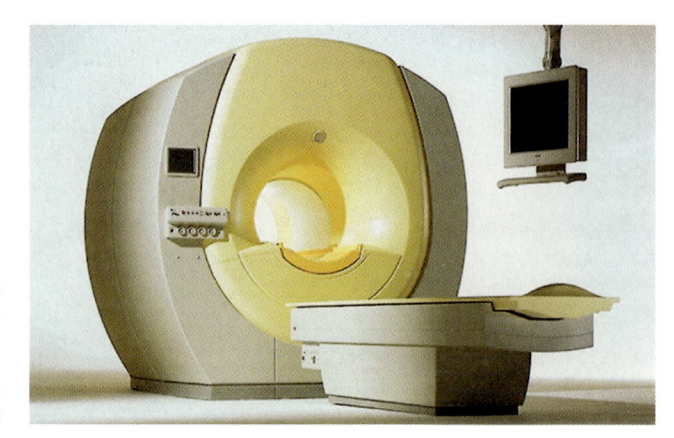

Abb. 18.61 MRT-Gerät mit einer Feldstärke von 3,0 Tesla und Lagerungstisch. Beachte die Dimension des Gerätes, das den riesigen Ringmagneten enthält!

mit denen des CT fusioniert: Das Ergebnis ist ein Summationsbild aus CT und MRT.

18.7 Arbeitsweise am Therapiesimulator

Simulation oder **Lokalisaton** bezeichnet die Einstellung der Strahlenfelder (Feldgröße und -form) mit ihren Zentralstrahlen am Patienten entsprechend dem Bestrahlungsplan. Aufbau und Funktionsweise eines Therapiesimulators wurden bereits in Kapitel 17.4 beschrieben.

Die Lagerung auf der Patientencouch erfolgt wie später bei der Strahlenbehandlung auch (Kap. 19.5) in entspannter Position mit Lagerungshilfen und ausgerichtet auf die Laserkoordinaten (Abb. 19.9). Doch zunächst klären wir den Patienten noch einmal über den Sinn der Lokalisation sowie über den Arbeitsablauf auf.

Bevor man beginnt, werden alle Funktionen in die Nullposition gefahren. Wurden die Feldgröße, die Blendendrehung und die Einstrahlrichtung schon festgelegt, werden zuerst der Zentralstrahl, dann der Umriss des Bestrahlungsfeldes und schließlich die Laserkoordinaten auf der Haut des Patienten (ggf. auf einer Bestrahlungsmaske oder einem anderen Hilfsmittel) mit Tinte, Markerstift oder als Tätowierung aufgezeichnet. In unserem Haus geschieht dasselbe mit den Konturen der Blöcke (Individualkollimatoren) bzw. der Multileaf-Kollimation. Im Planungsprotokoll vermerkt die Planungs-MTAR alle eingestellten Parameter.

> **MERKE**
> Nach Beendigung einer jeden Feldlokalisation und bevor der Patient die Liege verlassen hat. **nicht vergessen**:
> - Protokollierung von Fokus-Achs-Abstand, Fokus-Haut-Abstand, Tischhöhe und Tiefe des Isozentrums (Plausibilitätskontrolle);
> - Protokollierung der Gantry-Drehung, Blendendrehung, Tischdrehung, Position der Bodenplatte;
> - Protokollierung von Längs- oder Querverschiebungen;
> - Protokollierung der Feldgröße und der Feldeinschübe;
> - Protokollierung aller Hilfsmittel inkl. Kissen und Armhaltung;
> - Überprüfung der Anzeichnungen auf Haut oder Maske;
> - Terminvereinbarung für die erste Bestrahlung. Vermerken auf dem Terminkärtchen!

Beispiele

Fall I: Erstsimulation vor Durchführung des Planungs-CT: Wir begnügen uns mit einem Vorschlag für die Lage des Isozentrums und zeichnen am Patienten nur das Zentralkreuz (für den Zentralstrahl) und die Laserkoordinaten ein. Im Übrigen: s. Kapitel 18.6.2.

Fall II: Endsimulation nach fertiggestelltem und optimiertem Bestrahlungsplan:
1. Korrektur der Markierungen für die Laserkoordinaten nach Einstellung der Tischhöhe bzw. des Fokus-Haut-Abstands.
2. Korrektur oder Bestätigung der Markierungen von Zentralstrahl und Feldaußenkonturen.
3. Einpassen der Blöcke. Markierung auf der Haut. Die Konfiguration des Multileaf-Kollimators zeichnen wir erst am Bestrahlungsgerät ein.
4. Entsprechendes gilt für die Positionierung der Lagerungshilfen.

18.8 Physikalisch-technischer Bestrahlungsplan

Er beinhaltet die vollständige räumliche Dosisverteilung im Körper, wobei sämtliche Wechselwirkungen der Primär-, Streu- und Sekundärstrahlung mit der Materie berücksichtigt werden. Entsprechend den unterschiedlichen technischen Möglichkeiten und den Anforderungen an Genauigkeit gibt es unterschiedliche Näherungsmethoden. Man unterscheidet grob zwischen 2-d- und 3-d-Algorithmen.
- **Zweidimensionale Algorithmen** berechnen die geometrische Dosisverteilung in einer Ebene (= zweidimensional) unter der Annahme, dass in dieser Ebene die Zentralstrahlen aller Felder liegen. Dabei werden Form und Größe des Körperabschnitts außerhalb dieser Ebene nicht berücksichtigt.
- **Dreidimensionale Algorithmen** berücksichtigen zusätzlich vor allem die Streustrahlungsbeiträge aus dem ganzen bestrahlten Körpervolumen. Voraussetzung ist die Kenntnis aller Körperstrukturen, die auf die Dosisverteilung Einfluss nehmen. 3-d-Algorithmen sind sehr rechenintensiv; die genaueste Berechnung ermöglicht das sog. Monte-Carlo-Simulationsverfahren. Erst die modernen leistungsfähigen Rechner machen eine 3-d-Planung bzw. -Berechnung möglich.

18.8.1 Bestrahlungsplanungssysteme

Das computergestützte Bestrahlungsplanungssystem (Abb. 18.62) besteht aus Geräten (Hardware) und Programmen (Software). Es ist sinnvollerweise in mehrere Netze der elektronischen Datenverarbeitung (EDV) eines Klinikums integriert:
- zu bildgebenden Systemen wie CT, MRT und Simulator,
- zum Krankenhaus-Informations-System (KIS), d.h. zur Patientenverwaltung,
- zur speziellen Dokumentation und Verifikation von Patienten- und Therapiedaten in der Strahlentherapie,
- zur Steuerung der Bestrahlungsanlagen,
- zur Vernetzung mehrerer Planungsstationen in der Klinik bzw. Abteilung.

Hardware

Die Planungssysteme sind heute so aufgebaut, dass von mehreren Eingabestationen der Klinik aus auf alle Funktionalitäten zugegriffen werden kann. Häufig werden zu günstigeren Preisen auch einfachere Stationen eingebunden, die nur

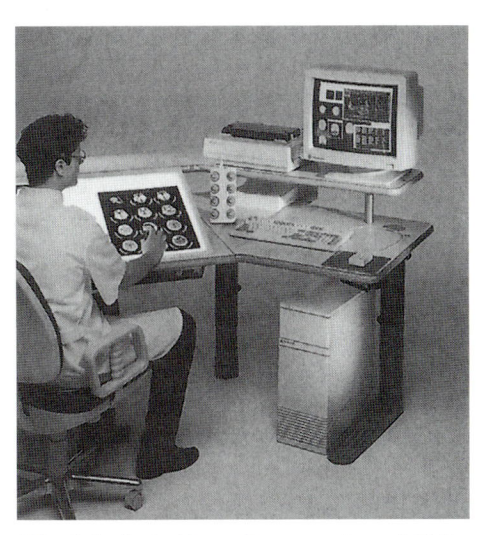

Abb. 18.62 Bestrahlungsplanungssystem mit Digitalisierungstableau, Tastatur, Rechner, Sichtschirm, Floppylaufwerk und Maus.

zum Betrachten der Planungsvorschläge oder zum Segmentieren von Organen bzw. zum Konturieren von Volumina (z. B. Planungszielvolumen, PTV) geeignet sind. Neben der typischen Computerausstattung ist oft noch ein Lichtkasten mit Digitalisierlupe vorhanden, mit dem von CT-Schnitten oder anderen Bildformaten Konturen (Patientenquerschnitte, Blockkonturen) in die Patientendatei eingegeben werden können.

> **MERKE**
> Ein Bestrahlungsplanungssystem ist ein Computer und besteht aus einer zentralen Rechnereinheit, einem oder mehreren Monitoren, einem Digitalisierungstableau mit Maus und einem Ausgabegerät (Drucker und Plotter). Hinzu kommt natürlich die geeignete Software.

Software

Zur Berechnung von Dosis und Dosisverteilungen im Patienten bedarf es eines geeigneten „Patientenmodells", das jeweils digital im Rechner repräsentiert wird, und ebenso adäquater Berechnungsalgorithmen, die es erlauben, Dosisverteilungen im Patienten zu simulieren. Das Modell des Patienten muss die Wechselwirkungseigenschaften des Gewebes für ionisierende Strahlung (Photonen bzw. Elektronen) enthalten oder in guter Näherung berechenbar machen.

Bei der CT werden im betrachteten Querschnitt die einzelnen Werte des Absorptionskoeffizienten für die verwendete Strahlenqualität (120–140 kV) rekonstruiert und entsprechend der Hounsfield-Skala in Grauwerten kodiert und bildlich dargestellt. Diese Werte lassen sich hervorragend in ein digitales „Patentenmodell" umwandeln. Aus den Intensitätsverteilungen des MRT dagegen lassen sich keine vergleichbaren Daten gewinnen. Daher kann die MRT niemals ohne ein zusätzliches CT zur Planung eingesetzt werden.

Die Software zur Berechnung von Dosis und Dosisverteilungen im Patienten setzt sich aus mehreren Komponenten zusammen:

- Benutzeroberfläche,
- Hilfsprogramme zur Eingabe oder Online-Übernahme der Basisdaten der Bestrahlungsgeräte und der verwendeten Strahler in der Brachytherapie,
- Hilfsprogramme zur Strukturierung dieser Daten,
- Hilfsprogramme zum Einlesen und Bearbeiten von Bilddaten der Patienten (CT, MRT),
- Rechenalgorithmen zur Simulation von Dosisverteilungen auf der Basis von CT-Informationen,
- Hilfsprogramme zum Festlegen der optimalen Lage von Lamellenkollimatoren (Multileaf-Kollimatoren),
- Hilfsprogramme zur Optimierung der Lamellenpositionen und der Monitorwerte für Feldsegmente bei der sog. intensitätsmodulierten Strahlentherapie (IMRT),
- Hilfsprogramme zur Festlegung der Haltepunkte bzw. Positionierung von Strahlenquellen in der Brachytherapie, z. B. aus orthogonalen Röntgenaufnahmen.

> **MERKE**
> Trotz der Fortschritte und des großen Rechenaufwandes bei der Bestrahlungsplanung besteht für die globale Dosisangabe immer noch eine Unsicherheit bis > 3 %. Örtlich können je nach Körperregion und Algorithmus sogar Abweichungen von über 10 % auftreten. Dabei sind die Bereiche starker Gradienten an den Feldrändern noch nicht einmal berücksichtigt.

Biologische Bewertung eines Bestrahlungsplans

Die oben angesprochenen Berechnungen liefern eine angenähert genaue Referenzdosis D_{ref} und Dosisverteilung im Patienten. Dies sind zunächst rein physikalische Größen. Die Strahlentherapie zielt aber auf biologische Effekte. So strebt die Tumortherapie die Vernichtung aller malignen Zellen an. Das Ergebnis wird als Tumorheilungswahrscheinlichkeit (englisch: Tumor Control Probability, TCP) bezeichnet. Andererseits muss in der Strahlentherapie auch mit akuten und späten Nebenwirkungen gerechnet werden; man spricht von Nebenwirkungswahrscheinlichkeit (englisch: Normal Tissue Complication Probability, NTCP). Die Kunst des Strahlentherapeuten besteht darin, bei der Behandlung beide Größen im Auge zu haben und verantwortungsbewusst gegeneinander abzuwägen. Er sollte die TCP maximieren und die NTCP möglichst niedrig halten.

In die biologische Bewertung gehen sehr viele weitere Parameter ein, von denen für die perkutane Therapie hier die wichtigsten genannt seien:
- die Gesamtdosis, Referenzdosis D,
- die Fraktionsdosis d,
- die Behandlungszeit T,
- die Zeit zwischen den Fraktionen Δt,
- das bestrahlte Volumen ΔV,
- und die belasteten Organe.

> **MERKE**
>
> Der Bestrahlungsplan besteht aus einem Datenblatt mit den vollständigen Bestrahlungsparametern sowie einem Isodosenplan, der Tumorvolumen (GTV), klinisches Zielvolumen (CTV), evtl. Planungszielvolumen (PTV), behandeltes Volumen (TV), bestrahltes Volumen und die kritischen Organe enthält (Abb. 18.3a und b).

18.8.2
Bestrahlungsplan und -protokoll

Der **Bestrahlungsplan** enthält alle für eine korrekte Durchführung der Strahlbehandlung notwendigen Angaben. Er liegt entweder in herkömmlicher Weise auf einem Formular in Schriftform vor oder befindet sich bereits im Strahlentherapienetz. Von dort ist er jederzeit abrufbar, und die Einstellungs- und Bestrahlungsparameter jedes Feldes können mit ihm abgeglichen werden.

Das **Bestrahlungsprotokoll** dokumentiert die abgelaufenen einzelnen Bestrahlungsfraktionen und dabei auch den korrekten Vollzug des Bestrahlungsplans. Arzt und Physiker haben den physikalisch-technischen Inhalt gemeinsam erarbeitet und unterschrieben; damit ist er ein Dokument. Nicht autorisierte Änderungen, wie Überschreiben, Ausstreichen, Ausradieren etc., haben zu unterbleiben. Der niedergeschriebene bzw. ausgedruckte Bestrahlungsplan sollte aus Praktikabilitäts- und Sicherheitsgründen immer beim Bestrahlungsprotokoll in der Krankengeschichte aufbewahrt werden; wir haben beide zu einem Formblatt vereinigt (Abb. 18.63). In unserer Klinik protokollieren die MTAR trotz automatischer Maschinenprotokollierung weiterhin die Bestrahlungsdaten zusätzlich per Hand. Grund: Sicherheitsbedürfnis durch Plausibilitätskontrolle.

> **MERKE**
>
> Der Bestrahlungsplan einschließlich Isodosenplan, Lokalisations- und Verifikationsaufnahmen (= Feldkontrollaufnahmen am Bestrahlungsgerät), ferner die der Bestrahlungsplanung dienenden Röntgen-, CT- und MRT-Bilder und -Befunde sowie das Bestrahlungsprotokoll sind 30 Jahre aufzubewahren.

Bevor der Patient zum ersten Mal, nämlich zur Ersteinstellung am Gerät und zur ersten Bestrahlung, den Bestrahlungsraum betritt, sollten MTAR, Physiker und Facharzt sich mit dem Bestrahlungsplan vertraut gemacht haben. Sein Inhalt und die darin geforderten Angaben zur Dokumentation wurden in Veröffentlichungen der ICRU (Internationale Kommission für radiologische Einheiten und Messungen) und des DIN-Ausschusses für Radiologie festgelegt. Es sind dies
- bestrahlende Institution,
- Name, Vorname und Geburtsdatum des Patienten,
- Diagnose,
- Bestrahlungsgebiet,
- Patientenlage und Lagerungshilfen,
- Bestrahlungsgerät und Strahlenqualität,
- Bestrahlungsmethode,
- Feldbezeichnung und Feldnummer,
- Feldgröße in der X- und Y-Achse,

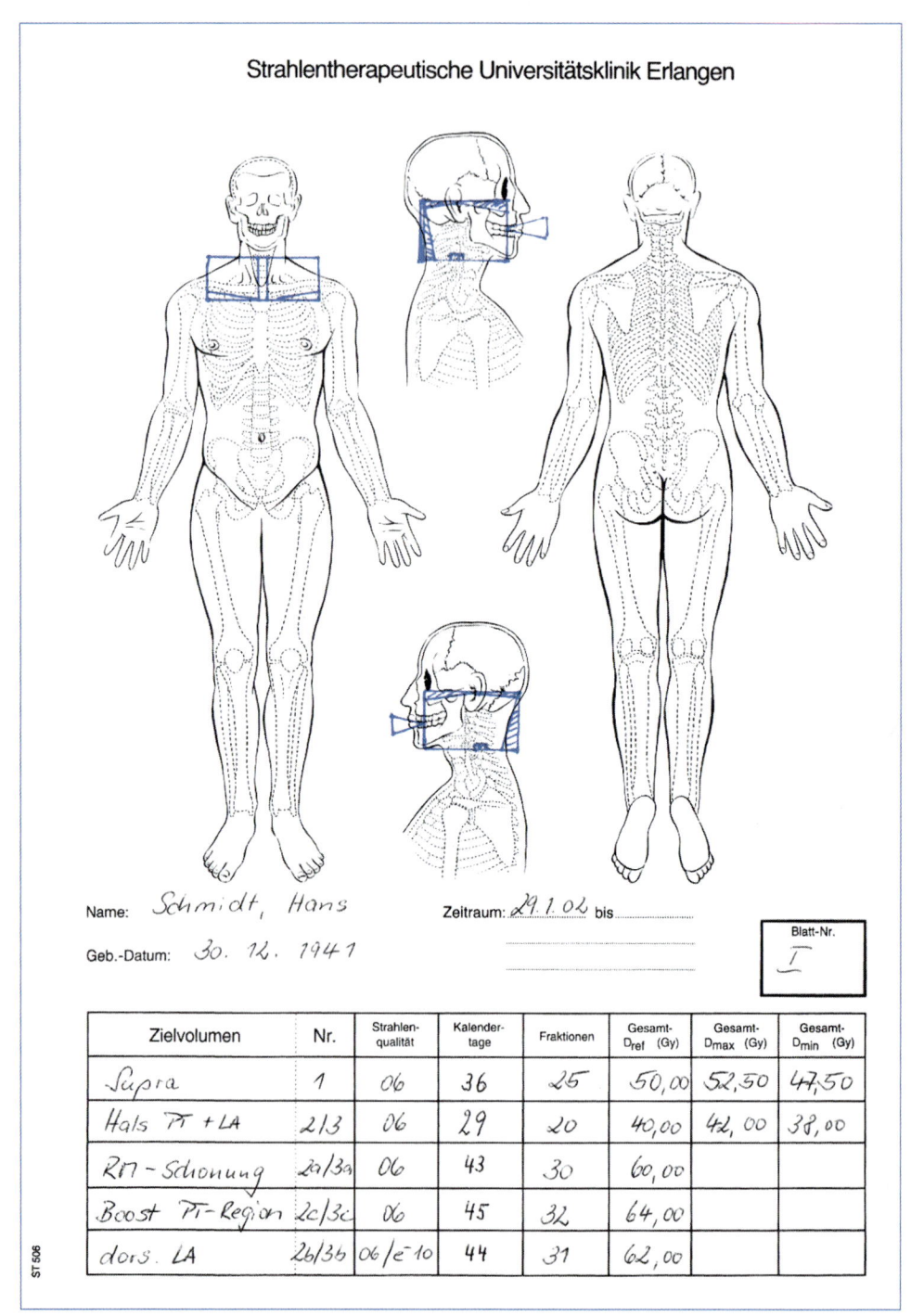

Strahlentherapeutische Universitätsklinik Erlangen

Name: Schmidt, Hans
Geb.-Datum: 30. 12. 1941
Zeitraum: 29.1.02 bis
Blatt-Nr.: I

Zielvolumen	Nr.	Strahlen-qualität	Kalender-tage	Fraktionen	Gesamt-D_{ref} (Gy)	Gesamt-D_{max} (Gy)	Gesamt-D_{min} (Gy)
Supra	1	06	36	25	50,00	52,50	47,50
Hals PT + LA	2/3	06	29	20	40,00	42,00	38,00
RM - Schonung	2a/3a	06	43	30	60,00		
Boost PT-Region	2c/3c	06	45	32	64,00		
dors. LA	2b/3b	06/e⁻10	44	31	62,00		

Abb. 18.63 Der Bestrahlungsplan und das Bestrahlungsprotokoll enthalten alle erforderlichen physikalisch-technischen Angaben für die Strahlenbehandlung.

Bestrahlungsplan

☐ Mevatron KD
☐ Mevatron XE
☒ Primart
☐ Konventionelle Therapie

Diagnose: Mundboden-, Zungenrand-Ca

Histologie/Cytologie: verhornendes Plattenepithel-Ca

Tumorstadium: pT2 pN1 (1/17) R0 M0 G2

Feldnummer	1	2	3	2a/3a	2b/3b	2c/3c
Zielvolumen (-Nummer)	vd Supra	sd Hals PT + LA	ds	sd/ds RM-Schg.	sd/ds dors. LA	sd/ds Boost
Patientenlage Strahlrichtung	RL	RL	RL	RL	RL	RL
Photonen / Elektronen (MeV)	06 MV Photonen			06	e⁻ 10	06
Keilfilter Filterung / Einschübe	— / LS	— / MLC	— / MLC	— / 1E	— / —	— / —
Fokus-Haut-Abstand* (Isoz., MfG)	100	91,5 cm iso	91,5	100		
Tischhöhe / Tischdrehung	— / —	— / —	— / —	— / —	— / —	— / —
Gantry-Winkel	0°	90°	270°	90°/270°	90°/270°	
Kollimator-Winkel	0°	0°	0°	0°		
Rotation Startwinkel / Gesamt	— / —	— / —	— / —	— / —	— / —	
Blendeneinstellung längs*/quer* Tubus	21 x 8	15 x 10	15 x 10	10 x 10		
Hautfeldgröße längs*/quer*					6 x 10	
Durchmesser* im Zentralstrahl		⌀ 17 cm				
Achstiefe* / Referenztiefe*	3 cm	8,5 cm	8,5 cm			
Tabellenrechnung (TMR, PDD)						
Referenzdosis D_{ref} (Gy)	2,00	2,00	2,00	2,00	2,00	
Maximaldosis D_{max} (Gy) / (%)	2,1 / 105	2,1		105		
Minimaldosis D_{min} (Gy) / (%)	1,9 / 95	1,9		95		
Bestrahlungszeit Kiks	204	114	114			
Fraktionierung	5 x wöchentlich					
Referenzdosis gesamt (Gy)	50,00	40,00		20,00	22,00	4,00
Maximaldosis gesamt (Gy)	52,50	42,00				
Minimaldosis gesamt (Gy)	47,50	38,00				

(I)ndividualblock * in cm   Datum: 27.1.02   28.1.02
(S)tandardblock
(E)inschub   Unterschriften: Borchert   R. freen
(P)lexiglasplatte   (Arzt, Physiker)
(L)ochplatte
(M)oulage

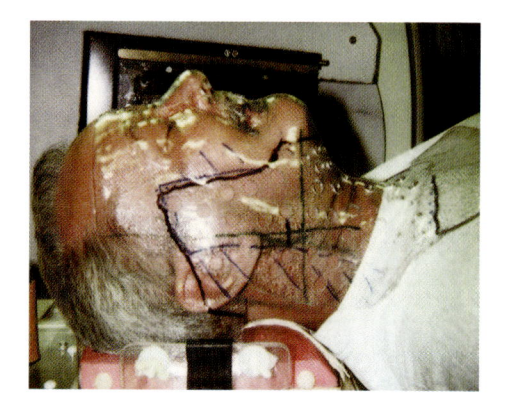

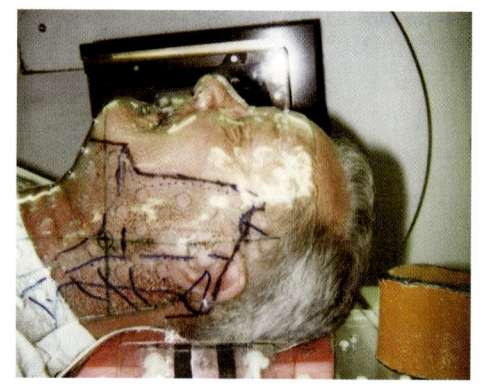

Bestrahlungsprotokoll 2002

Gerät	Fraktion	Datum	Feldnummer	Zielvolumen / Zielvolumen-Nummer		Energie MeV	Keilfilter-Nr. Filterung	FHA	Tischhöhe Tischdrehung	Gantry-Winkel	Kollimator-Winkel	Rotation Start/Gesamt	Blendeneinstellung Tubus	Referenzdosis D_{ref} Einzel (Gy)	Gesamt (Gy)	D_{max} (%)	D_{min} (%)	Bestrahlungszeit Kiks	MTA	Arzt	Anordnungen
PR	1	29.1.	1	Supra	vd	06	–	100	–	0°	0°	–	8/21	2,00	2,00	105	95	204			
			2	Hals PT + LA	sd	06	–	91,5	–	90°	0°	–	10/					114			Fk vd/st/ds
			3		ds	06	–	1	–	270°	0°	–	/15	2,00	2,00	105	95	114	/u		
	2	30.1.	1	Supra	vd	06	–	100	–	0°	0°	–	8/21		4,00			204			
			2	Hals PT + LA	sd	06	–	91,5	–	90°	0°	–	10/					114			
			3		ds	06	–	1	–	270°	0°	–	/15		4,00			114	/u		
	3	31.1.	1	Supra	vd	06	–	100	–	0°	0°	–	8/21		6,00			204			
			2	Hals PT + LA	sd	06	–	91,5	–	90°	0°	–	10/					114			
			3		ds	06	–	1	–	270°	0°	–	/15		6,00			114	/u		
	4	1.2.	1	Supra	vd	06	–	100	–	0°	0°	–	8/21		8,00			204			
			2	Hals PT + LA	sd	06	–	91,5	–	90°	0°	–	10/					114			
			3		ds	06	–	1	–	270°	0°	–	/15		8,00			114	/u		
	5	4.2.	1	Supra	vd	06	–	100	–	0°	0°	–	8/21	2,00	10,00			204			
			2	Hals PT + LA	sd	06	–	91,5	–	90°	0°	–	10/					114			
			3		ds	06	–	1	–	270°	0°	–	/15	2,00	10,00			114	/u		
	6	5.2.	1	Supra	vd	06	–	100	–	0°	0°	–	8/21		12,00			204			
			2	Hals PT + LA	sd	06	–	91,5	–	90°	0°	–	10/					114			
			3		ds	06	–	1	–	270°	0°	–	/15		12,00			114	/u		
	7	6.2.	1	Supra	vd	06	–	100	–	0°	0°	–	8/21		14,00			204			
			2	Hals PT + LA	sd	06	–	91,5	–	90°	0°	–	10/					114			
			3		ds	06	–	1	–	270°	0°	–	/15		14,00			114	/u		

LOK: RM-Sd.g. 21.2. 15:00

LOK: Boost 28.2. 14:00

- Tubusse, Filterung, Keilfilter, Satelliten, Moulagen, Ausgleichskörper etc.,
- Stellung von Gantry (Tragarm) des Bestrahlungsgerätes und der Blende in Winkelgraden,
- Fokus-Achs-Abstand,
- Lage des Isozentrums (reproduzierbar aus dem Fokus-Haut-Abstand),
- Tischhöhe und Tischdrehung,
- Einstrahl- bzw. Oberflächendosis,
- Referenzdosis (D_{ref}),
- Dosis im Zielvolumen (D_{min}) und Maximum (D_{max}) pro Fraktion und gesamt,
- Bestrahlungszeit bzw. Monitoreinheiten,
- Fraktionierung,
- Bemerkungen,
- Ort, Datum, Unterschrift von Arzt und Physiker.

Inhalt des Bestrahlungsprotokolles sind ferner
- Datum und fortlaufende Nummerierung der Fraktionen und der Bestrahlungstage,
- Photos der Patientenlage und der Feldeinzeichnungen auf der Haut sowie
- tägliche Unterschrift der MTAR, in regelmäßigen Abständen auch des behandelnden Arztes.

Fragen

18.1. Definieren Sie die Begriffe Tumorvolumen und (typisches) Tumorausbreitungsgebiet und setzen Sie diese zu den strahlentherapeutischen Volumina (klinisches Zielvolumen, Planungszielvolumen und behandeltes Volumen) in Beziehung.
18.2. Definieren Sie die Begriffe Teletherapie und Brachytherapie.
18.3. Welche Formen der Brachytherapie (Kurzdistanztherapie) kennen Sie?
18.4. Welche Faktoren haben bei der Teletherapie Einfluss auf die Dosisverteilung im Körper?
18.5. Inwiefern unterscheidet sich die Energieabgabe bei Photonenstrahlung und Korpuskularstrahlung?
18.6. Welchen Einfluss hat die Strahlungsenergie von Photonenstrahlung und Elektronenstrahlung auf die Lage des Dosismaximums und auf die Oberflächendosis?
18.7. Was versteht man unter Tiefendosisverlauf bzw. unter einer Tiefendosiskurve?
18.8. Was bedeutet relative Tiefendosis?
18.9. Welchen Einfluss hat die Feldgröße auf den Tiefendosisverlauf?
18.10. In welcher Weise verändert sich die Eindringtiefe einer Photonenstrahlung mit dem Fokus-Haut-Abstand?
18.11. Was versteht man unter dem Halbschatten eines Strahlenfeldes?
18.12. Welche Arten von Filtern werden in der Strahlentherapie verwendet?
18.13. Bezeichnen Sie die Funktion von Härtungsfiltern.
18.14. Was bewirken Ausgleichsfilter?
18.15. Welchen Einfluss haben Körperinhomogenitäten auf den Tiefendosisverlauf von konventionellen Röntgenstrahlen, Elektronenstrahlen und ultraharten Röntgenstrahlen?
18.16. Wie modifiziert bzw. kollimiert bzw. individualisiert man die rechteckigen Strahlenfelder für den individuellen Patienten?
18.17. Was ist ein Einzelstehfeld, und wie wird es eingestellt?
18.18. Welche Schwierigkeiten stellen sich beim Aneinandersetzen von Einzelstehfeldern ein?
18.19. Charakterisieren Sie die Begriffe Gegenfeldbestrahlung und Kreuzfeuerbestrahlung.
18.20. Welche Vorteile bringen Mehrfeldertechniken gegenüber Einzelfeldbestrahlungen?
18.21. Was ist vorzuziehen: eine Mehrfelderbestrahlung, z. B. eine 4-Felder-Box, oder eine Bewegungsbestrahlung?
18.22. Was ist eine Konformationsbestrahlung?
18.23. Was ist eine stereotaktische Strahlentherapie?
18.24. Was verbinden Sie mit dem Begriff intensitätsmodulierte Strahlentherapie?

18.25. Beschreiben Sie eine intraoperative Bestrahlung (IORT).
18.26. Nennen Sie Beispiele für Großfeldbestrahlungen.
18.27. Welche Radionuklide werden in der Oberflächenkontrakttherapie eingesetzt?
18.28. Welche Brachytherapie-Technik benutzt man zur Bestrahlung von Aderhautmelanomen?
18.29. Wie wird bei der intrakavitären Brachytherapie dosiert?
18.30. Welche radioaktiven Strahler werden bei der intrakavitären Therapie eingesetzt?
18.31. Unterscheiden Sie temporäre Implantation und Permanentimplantation.
18.32. Wie unterscheiden sich grundsätzlich manuelles Afterloading und automatisches Afterloading in der interstitiellen Brachytherapie?
18.33. Was ist in der interstitiellen Brachytherapie das Paris-System?
18.34. Welche Radionuklide werden bei der interstitiellen Brachytherapie benutzt?
18.35. Braucht es beim automatischen Afterloading noch des zentralen Tresors für die radioaktiven Substanzen?
18.36. Wie erstellt man in der modernen Strahlentherapie Patientenquerschnitte?
18.37. Wie ist der Stellenwert von CT (Computertomographie) und MRT (Magnetresonanztomographie) für die Bestrahlungsplanung?
18.38. Was ist beim Arbeiten am Therapiesimulator zu beachten?
18.39. Was ist ein Bestrahlungsplanungssystem?
18.40. Was bezeichnet man bei der Anwendung von Mehrfeldertechniken als Cold Spots und Hot Spots?
18.41. Kann man den Dosisangaben eines modernsten Bestrahlungsplanungssystems uneingeschränkt glauben?
18.42. Was gibt ein Bestrahlungsplanungssystem eigentlich an?
18.43. Was bedeuten uns der Bestrahlungsplan und das Bestrahlungsprotokoll?

19 Die tägliche Strahlenbehandlung

Erst durch den Patienten gewinnt unsere tägliche Arbeit Inhalt und Sinn. Es gehört deshalb zum Wichtigsten in der Ausbildung, dass die **Grundzüge des Umgangs mit Patienten** erlernt und erfahren werden. Dieses Thema darf im praktischen und theoretischen Unterricht nicht zu kurz kommen.

19.1 Erste Begegnung

Die meisten Patienten kommen in eine Strahlenklinik mit **Furcht** und einer emotionalen **Abwehrhaltung**, gerade beim ersten Mal. Man hat manches, leider nicht nur Positives, über Strahlentherapie gehört: dass der Krebs sehr weit fortgeschritten ist, wenn bestrahlt werden muss; dass man hier nur Todkranken begegnet; dass man riesigen Maschinen in einem unterirdischen Bunker ausgeliefert ist; dass man schwere Verbrennungen zu befürchten hat; dass man selbst nur eine Nummer unter einer riesigen Zahl von Bestrahlungspatienten ist; dass die Ärzte wenig Zeit haben etc. Der Patient fühlt sich aber nicht als ein Fall unter vielen, sondern erlebt seine schwere Krankheit als **Einzelschicksal** und als etwas Neues, Überraschendes, das ihn gerade „aus voller Gesundheit heraus" getroffen hat. Abgefunden hat er sich noch nicht damit. Warum musste gerade er diese Krankheit bekommen? Wie wird die Zukunft aussehen? Wird er wieder in seinem Beruf arbeiten, seinen finanziellen Verpflichtungen nachkommen können? Was wird aus seiner Familie und seinem Besitz? Kurz: Der Krebspatient ist vorerst nur mit sich und seiner Situation befasst, die er wie kaum ein anderer Kranker zuerst einmal pessimistisch beurteilt. Er kommt trotzdem nicht ganz ohne Hoffnung. Nach Überwindung des „ersten psychischen Schocks" wird er immer zuversichtlicher, weil Ärzte, Röntgenassistenten und das Pflegepersonal ihm helfen und sich Gewöhnung einstellen.

Deshalb ist es wichtig, dass der Patient bereits bei der Anmeldung eine freundliche, zuvorkommende und **vertrauensvolle Atmosphäre** vorfindet. Er soll fühlen, dass er willkommen ist. Der Stil einer Institution zeigt sich bereits in der Art, wie und mit welcher Gründlichkeit die Personalien abgefragt werden, ob die Terminplanung klappt und wie lang die Wartezeit ist. Ein Neuankömmling sollte nicht im Flur herumstehen müssen, sondern vom Ersten, der ihn sieht, zur Anmeldung oder in das Wartezimmer geleitet werden.

Bei der **Aufnahme** der Personalien dürfen die Angaben zum Beruf und zur familiären Situation nicht fehlen. Denn gerade diese Informationen erleichtern es, fortan den Patienten nicht nur beim Namen, sondern auch in der passenden Art und Weise anzusprechen. Man weiß, wen man vor sich hat. Die Berufsangabe auf der Krankengeschichte gibt den leichtesten Einstieg in ein persönliches Gespräch und vermittelt das Gefühl, nicht nur aus dem Blickwinkel der Krankheit betrachtet zu werden.

Im **Wartezimmer** begegnet der Neuankömmling anderen Patienten, die bereits seit längerer Zeit täglich hierher kommen, sich schon etwas kennen und hier Bescheid wissen. Sie tauschen ihre Eindrücke, ihre neuesten Erlebnisse, ihr Krankheitsbild – ob es sich gebessert oder verschlechtert hat – und ihr Urteil über die sie behandelnden Röntgenassistentinnen („Schwestern") und Ärzte aus. Unser neuer Patient wird sich erst einmal so weit wie möglich zurückhalten, sich hinter etwas Lesbarem verschanzen und beobachten. Neuere Zeitschriften sollten übersichtlich geordnet bereitliegen. Ein Blumenstrauß schafft eine freundliche und aufmunternde Atmosphäre. Dann nimmt eine Mitarbeiterin bzw. ein Mitarbeiter den Patienten persönlich in Empfang und stellt sich und vielleicht den einen oder anderen Mitpatienten vor. Dabei wirft sie oder er einen Blick auf die Ordnung der Stühle, der Zeitschriften und der Garderobe. Solche Verantwortungsbereiche und solche Zonen menschlichen Miteinanders gilt es sich immer wieder zu vergegenwärtigen.

> **MERKE**
>
> Lass die Gegensprechanlage ruhen und verstauben – sie ist zwar bequem, spart Dir aber nur unwesentlich Zeit und dies auf Kosten von Mitmenschlichkeit und Herzenswärme!

Mitunter müssen Patienten wegen unpassenden Benehmens im Wartezimmer ermahnt werden. Man tue dies in freundlicher, möglichst emotionsloser Form und bestimmt, aber nicht anmaßend. Für das Picknick und unentwegte Raucher gibt es andere Örtlichkeiten. Auch Patienten auf Krankentragen oder in Betten gehören nicht in das Wartezimmer für ambulante Patienten. Hier sind Räumlichkeiten vorzusehen, die die Menschenwürde wahren. Das ist nicht der Gang, auf dem es zieht, wo ständig Leute entlanglaufen, wo geschwatzt wird und Umtrieb herrscht.

19.2 Aufklärung über Behandlungsrisiken

Jede Behandlung hat ihre Nebenwirkungen, manche auch ihre Komplikationen. Beides bezeichnet man als Risiken. **Nebenwirkungen** sind die in ihrer Art recht genau voraussehbaren Begleiterscheinungen; sie sind typisch für eine Behandlung. **Komplikationen** lassen sich nicht voraussehen; sie sind nicht kalkulierbar, sie sind eine neue Krankheit. Wir wollen uns das verdeutlichen am Beispiel unseres wirksamsten und vielseitigsten Medikaments, des Aspirin® (Acetylsalicylsäure). Es senkt bei einem grippalen Infekt das Fieber rasch, wirkt stark entzündungshemmend und schmerzstillend. Doch sind auch die Nebenwirkungen zu bedenken: Schweißausbrüche, Hitzegefühl und Schwere im Kopf sind noch harmlose Erscheinungen. Dagegen fällt die Beeinträchtigung der Blutgerinnung (in bestimmten Situationen durchaus erwünscht) schon schwerer ins Gewicht. Eine gar nicht so seltene Behandlungskomplikation wäre die Bildung eines Magengeschwürs mit all seinen Folgen einer neuen, eigenständigen Erkrankung, die eine neue Behandlung mit wieder eigenen Behandlungsrisiken erfordert.

Bestrahlungsfolgen sind heute dank der modernen Hochvoltgeräte, durch neue Behandlungstechniken, eine ausgefeilte Bestrahlungsplanung und durch eine gute Begleitbehandlung wesentlich seltener geworden. Doch lassen sie sich nicht ganz ausschließen.

Akute Strahlenfolgen treten während oder unmittelbar nach der Strahlenbehandlung auf und bilden sich für gewöhnlich wieder zurück.

Chronische Nebenwirkungen treten an den langsam reagierenden Geweben auf, definitionsgemäß ab dem 90. Tag. Sie bleiben zum großen Teil asymptomatisch, fallen also dem Patienten kaum auf, sie können aber auch erheblich beeinträchtigen.

Komplikationen der Behandlung selbst oder ihrer akuten und chronischen Nebenwirkungen sind Blutungen (aus einem zerfallenden Tumor), die Herzinsuffizienz nach Mediastinalbestrahlung, das blutende Magengeschwür während der Behandlung („Stressulkus"), die Thrombose, der Herzinfarkt.

Über akute und chronische Nebenwirkungen müssen die Ärzte aufklären, also über kalkulierbare Risiken. Das Aufklärungsgespräch selbst und dessen Inhalt sind zu dokumentieren. Die diesbezüglichen Anforderungen steigen im Lauf der Jahre ständig. Reichte es vor zehn Jahren noch aus, über die häufigsten Nebenwirkungen aufzuklären, verlangt die Rechtsprechung heute bereits, dass auch Risiken im Promillebereich angesprochen und aufgeschrieben werden.

Es hat sich bewährt, dass der Patient nach dem Aufklärungsgespräch ein auf die jeweilige Behandlungssituation eingehendes Informations- und Dokumentationsblatt über die Patientenaufklärung (Abb. 19.1) erhält, auf dem er alle wichtigen Punkte noch einmal nachlesen kann. Das Merkblatt sollte über den Zweck der Strahlenbehandlung, ihre Vorbereitung, Durchführung und die zu erwartenden Nebenwirkungen informieren, Verhaltenshinweise geben und auf eine Begleitbehandlung vorbereiten. Über besonders einschneidende Nebenwirkungen müssen die Ärzte gesondert und besonders ausführlich aufklären. Dabei ist wichtig, dass der Patient nicht durch die Mitteilung beängstigender Nebenwirkungen und Komplikationen verunsichert wird, sondern eine Vorstellung von dem tatsächlichen Risiko bekommt. Prozentuale Anhaltswerte helfen da wenig, besser geeignet sind Angaben wie „häufig", „manchmal", „selten", „ganz selten", „extrem selten" etc.

Abbildung 19.1 zeigt ein besonders häufig benutztes Merkblatt. Es wird vom Patienten, der damit in die Behandlung einwilligt, und dem aufklärenden Arzt unterschrieben und in die Krankengeschichte eingeheftet. Bei der Behandlung von Kindern sind die Eltern in gleicher Weise zu unterrichten. Sie geben das schriftliche Einverständnis zur Behandlung ihrer Kinder.

Häufig fragen die Patienten bei den MTARs nach, wenn Nebenwirkungen auftreten sollten. In solchen Fällen kann man sachlich informieren und beruhigen. Es können bereits Hinweise zur Hautpflege und zu diätetischen Vorsichtsmaßnahmen gegeben werden. Bei länger anhaltenden Beschwerden ist der Arzt zu rufen, der in schweren Fällen ein linderndes Medikament verschreibt.

> **MERKE**
> Nebenwirkungen und Komplikationen sind Risiken einer Strahlenbehandlung. Wenn Du erfahren bist, informiere sachlich – weißt Du nicht weiter, verweise an den Arzt.

19.3 Vorbereitung der Bestrahlung am Therapiesimulator

Bevor ein Patient den Simulatorraum zur Bestrahlungsplanung oder den Bestrahlungsraum betritt, sind diese zu lüften und sauber und ordentlich herzurichten. Es liegen keine Bleiabdeckungen, Moulagen oder Verbandreste herum. Der Bestrahlungstisch und das Kopfkissen sind mit einem neuen Papiertuch abgedeckt. Im Simulatorraum sind Bariumreste, Bleibuchstaben, Kassetten etc., die für den vorher untersuchten Patienten benötigt wurden, entfernt. Wenn sich alles am dafür bestimmten Platz befindet, muss man nicht suchen oder Materialien aus dem Nachbarraum holen. **Peinliche Ordnung** erleichtert nicht nur die Arbeit, sondern hinterlässt auch beim Patienten einen soliden und vertrauenerweckenden Eindruck.

Patienten, die im Bereich des Rachens und der Mundhöhle bestrahlt werden, müssen die **Zahnprothesen** herausnehmen. Damit sind für die Lokalisation und die Bestrahlungen die anatomischen Verhältnisse immer gleich. Später, wenn die Strahlenmukositis einsetzt, werden die Patienten die Zahnprothese ohnehin nicht mehr tragen können.

Soll ein Patient wegen eines **Harnblasenkarzinoms** bestrahlt werden, muss er vor der Lokalisation die **Blase entleeren.** Diese wird dann auf dem Lagerungstisch von Arzt und MTAR katetrisiert und mit Kontrastmittel gefüllt. Auf diese Weise ist sie bei der Durchleuchtung und auf den Lokalistionsaufnahmen sichtbar, genauer: ihr Innenraum; hinzu muss dann die Blasenwand mit dem entsprechenden Tumor gedacht

Abb. 19.1 Standardisierter Informations- und Dokumentationsbogen zur Patientenaufklärung über Indikation und Vorbereitung der Bestrahlung, über ihre Durchführung, Begleitbehandlung, Verhaltensregeln, über Nebenwirkungen und Komplikationen. Am Ende sind im Freitext individuelle Besonderheiten zu vermerken. Der Bogen wird vom Patienten und vom Arzt mit Angabe des Datums unterschrieben und der Krankenakte beigefügt. ▶

DOKUMENTIERTE PATIENTENAUFKLÄRUNG®

perimed compliance — RT 4 D

Basisinformation zum ärztlichen Aufklärungsgespräch

Klinikeindruck/Stempel

Strahlenbehandlung bei Brustdrüsenerkrankungen

Patientendaten/Aufkleber

Liebe Patientin, lieber Patient,

zu Ihrer Behandlung gibt es mehrere Möglichkeiten, nämlich Operation, Strahlentherapie, Hormontherapie und zytostatische Chemotherapie, die auch miteinander kombiniert werden. Nach gewissenhafter Prüfung empfehlen wir jetzt die Strahlentherapie. Sie nützt Ihnen am meisten.

Vor der Behandlung wird die Ärztin/der Arzt mit Ihnen über Notwendigkeit und Durchführung der geplanten Maßnahme sprechen. Sie müssen naheliegende Risiken und Folgen kennen, damit Sie sich entscheiden können. Dieses Aufklärungsblatt soll Ihnen helfen, sich auf das Gespräch vorzubereiten.

Was sollten Sie über eine Strahlenbehandlung wissen?

Wie wirken Strahlen?

Die ionisierenden Strahlen sollen krankhaft veränderte Zellen gezielt zerstören. Gelingt dies, bildet sich die Geschwulst entweder völlig zurück, verkleinert sich deutlich oder stellt zumindest ihr Wachstum ein.

Der Erfolg der Behandlung hängt davon ab, wie empfindlich das kranke Gewebe auf die Strahlen reagiert und wie gut das gesunde Gewebe die Strahlen verträgt.

Welche Vorbereitungen sind nötig?

Zunächst beurteilt der Arzt die Ausdehnung des Krankheitsherdes durch sorgfältige körperliche Untersuchungen und mit speziellen Untersuchungsmethoden (z.B. Röntgen, Ultraschall, Computer- und Kernspin-Tomographie). Er legt dann das zu bestrahlende Zielgebiet fest.

Die günstigsten Eintrittspforten für die Bestrahlungen findet er am Computer-/Kernspin-Tomographen oder mit Hilfe eines speziellen Röntgengerätes (**Therapie-Simulator**). Für gewöhnlich wird das zu behandelnde Zielgebiet über verschiedene Strahlrichtungen angegangen, um das gesunde Gewebe zu schonen.

Ist dann die richtige Einstellung festgelegt, werden die Eintrittsfelder der Strahlenbündel auf der Haut eingezeichnet. Diese Hautmarkierungen dürfen auf keinen Fall entfernt werden; sie sind notwendig, um an jedem Bestrahlungstag die exakte Einstellung zu gewährleisten.

Die für Sie persönlich geeignete Bestrahlungsmenge (Dosis), die tägliche Bestrahlungsdauer und die Zahl der notwendigen Behandlungen errechnen Arzt und Physiker nach eingehender Beratung.

Häufig werden Einstellhilfen und zu Ihrem Schutz speziell für Sie entworfene Abdeckungen (z.B. aus Blei) angefertigt. Diese Maßnahmen sichern den Behandlungserfolg und gewährleisten, daß Nebenwirkungen gering bleiben. Dazu kann ein Zeitaufwand von mehreren Tagen erforderlich sein.

Sind zur Planung der Strahlenbehandlung Röntgenkontrastmittel notwendig, können in seltenen Fällen Unverträglichkeitsreaktionen auftreten, z.B. an den Atmungsorganen, an den Nieren, am Nerven- und am Herz-Kreislaufsystem. Schwere lebensbedrohliche Zwischenfälle sind aber extrem selten.

Dokumentierte Patientenaufklärung • Herausgeber: Dr. med. D. Straube • Fachgebietshrsg.: Prof. Dr. med. H. Renner, Prof. Dr. med. R. Sauer • Juristisch geprüft durch RAe Dr. jur. B. Joch, Dr. jur. A. Schwerdtfeger, Kanzlei Schwarz-Kurtze Schniewind Kelwing Wicke, München • © 1997 by perimed Compliance Verlag, 91058 Erlangen • Nachdruck – auch auszugsweise – und fotokopieren verboten.
Bestell-Nr. 610-054 • Bestell-Adresse: perimed Compliance Verlag Dr. Straube GmbH, Weinstr. 70, 91058 Erlangen, Tel. 09131/609-202, Fax 609-217

DOKUMENTIERTE PATIENTENAUFKLÄRUNG®

Strahlenbehandlung bei Brustdrüsenerkrankungen

Wie wird die Behandlung durchgeführt?

Die medizinisch-technische Assistentin lagert Sie jeweils so auf dem Bestrahlungstisch, wie es bei der Vorbereitung als am günstigsten für Sie herausgefunden wurde. Dazu dienen die Markierungen auf der Haut und die verschiedenen Lagerungshilfen.

Bitte bewegen Sie sich dann nicht mehr! Bleiben Sie während der Bestrahlung ruhig und unverkrampft in der verordneten Stellung! Die Bestrahlung selbst ist schmerzlos und dauert nur wenige Minuten.

Kann die Strahlenbehandlung ambulant erfolgen?

Ob die Behandlung - zumindest teilweise - ambulant durchgeführt werden kann, hängt von der Behandlungsmethode, den zu erwartenden Nebenwirkungen, der erreichten Bestrahlungsdosis und von Ihrem Allgemeinzustand ab. Falls eine ambulante Behandlung vorgesehen ist, fragen Sie Ihren Arzt nach Verhaltensmaßnahmen. Und fragen Sie auch nach einer eventuellen vorübergehenden **Einschränkung Ihrer Straßenverkehrstauglichkeit**: Sie dürfen dann kein Fahrzeug (Kraftfahrzeug, Fahrrad, Motorrad, etc.) führen, ferner nicht an Industriemaschinen arbeiten.

Welche Begleitbehandlung ist vorgesehen?

Sie erhalten vom Arzt einen Puder, den Sie zur Pflege der Haut mehrmals täglich auf die bestrahlten Stellen dünn auftragen sollen. Treten später stärkere Hautreizungen auf, wird eine spezielle Salbenbehandlung eingeleitet.

Zur Unterstützung Ihres Allgemeinbefindens und zur Verminderung von Nebenwirkungen sind unter Umständen weitere Medikamente, Spritzen oder Infusionen notwendig.

Wirkung und Verträglichkeit der Strahlenbehandlung überprüfen wir mit regelmäßigen ärztlichen Untersuchungen, Blut- und Röntgenkontrollen.

Was Sie selbst tun können?

Nach jeder Bestrahlungssitzung sollten Sie längere Zeit ruhen, am besten in frischer Luft. Achten Sie auf ausreichende und ausgeglichene Ernährung. Günstig sind häufige kleinere Mahlzeiten. Vermeiden Sie dabei fettreiche, aber auch blähende, schwerverdauliche Kost. Wir empfehlen reichlich Eiweiß und Kohlenhydrate. Trinken Sie viel! Nehmen Sie sich zum Essen Zeit!

Um die Nebenwirkungen möglichst gering zu halten, dürfen Sie

- den bestrahlten Hautbereich nicht waschen, dort keine Sprays, Deos oder andere alkoholische Lösungen verwenden,
- die bestrahlte Haut keiner zusätzlichen Reizung durch Sonne, Höhensonne, Infrarotlicht, heiße Luft sowie keinen mechanischen Reizungen, wie z.B. Massagen, enge Wäsche, aussetzen,
- nicht rauchen,
- keinen Alkohol trinken.

Nehmen Sie gewissenhaft die angeordneten Begleituntersuchungen wahr, wie Röntgen- und Blutuntersuchungen. Erkundigen Sie sich beim Arzt, was Sie selbst zur Förderung des Heilungsprozesses unternehmen können.

Vereinfachte schematische Darstellung — Blutgefäße, Nervengeflecht, Luftröhre, Schlüsselbein, Schulterblatt, Lymphknoten, Speiseröhre, Brustbein, Lunge, Geschwulst mit operativ entferntem Sicherheitssaum, Luftröhrenäste (Bronchien), Rippe, Zwerchfell, Herz, Magen, Wirbelsäule

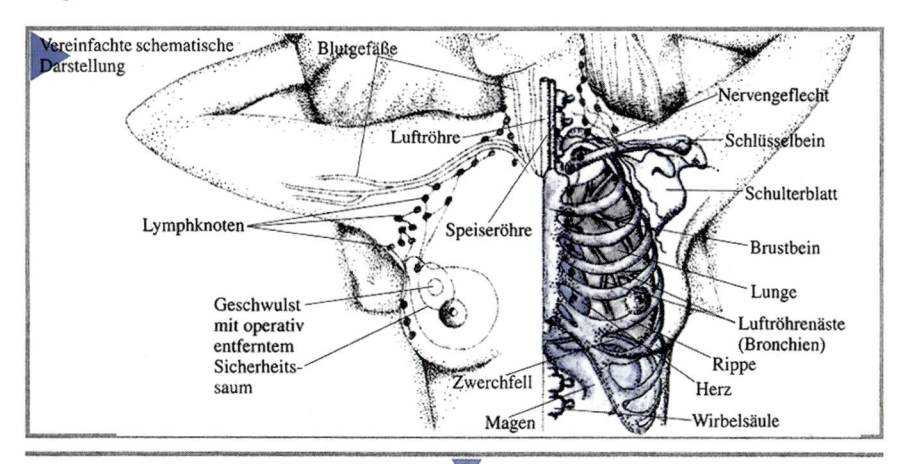

DOKUMENTIERTE PATIENTENAUFKLÄRUNG®
Strahlenbehandlung bei Brustdrüsenerkrankungen

Mit welchen Nebenwirkungen ist zu rechnen?

Hochleistungsfähige Geräte, eine aufwendige Bestrahlungsplanung und eine gewissenhafte, stets überwachte Durchführung der Bestrahlung gewährleisten eine schonende Behandlung. Trotz größter Sorgfalt lassen sich dennoch Nebenwirkungen nicht immer vermeiden:

- Strahlenkater, d.h. Kopfschmerzen, leichte Übelkeit und Erbrechen, oder Müdigkeit sind möglich.
- Appetitlosigkeit und Gewichtsverlust gehören zu den seltenen Begleiterscheinungen.
- Trockenheit, leichte Rötung und Entzündung der Haut kommen regelmäßig vor, stärkere Hautreizungen, Risse und nässende Wunden jedoch selten.
- Gewebswasseransammlung kann zur Schwellung der bestrahlten Brust führen.
- Schluckbeschwerden infolge einer Reizung der Speiseröhrenschleimhaut können vorübergehend auftreten.
- Entzündliche Veränderungen der angrenzenden Lungenabschnitte, der Luftröhre und der Bronchien kommen gelegentlich vor, die meist ohne Beschwerden verlaufen. Vorübergehend können sich Atemnot, Husten und Fieber einstellen, die für einige Monate anhalten können.
- Weiße Blutkörperchen und Blutplättchen fallen meist nur gering ab.

Die meisten der genannten Nebenwirkungen lassen sich mit Medikamenten lindern. Bei gleichzeitiger oder vorausgegangener zytostatischer Chemotherapie treten sie häufiger und stärker auf. Sie bilden sich nach Abschluß der Strahlentherapie ganz oder teilweise zurück.

Welche Spätfolgen können auftreten?

Die gewollte Zerstörung des kranken Gewebes kann zu dauerhaften Spätfolgen am gesunden Gewebe führen und unter Umständen sogar eine Operation nach sich ziehen. Art und Schwere der Spätfolgen hängen von der Lage und Ausdehnung des bestrahlten Gebietes ab. Zu nennen sind:

- Verhärtungen und sehr selten Formveränderungen der bestrahlten Brust;
- Entzündung der bestrahlten Brust mit Überwärmung sowie Gewebewasseransammlung (Schwellung);
- Hautverfärbung, Verhärtung und Schrumpfung des Unterhautgewebes und der Muskeln;
- Schwellungen unterschiedlicher Stärke im Bereich des Arms der erkrankten Seite;
- Abfall der weißen Blutkörperchen, der Blutplättchen, selten auch der roten Blutkörperchen, insbesondere, wenn der Strahlentherapie eine Chemotherapie vorausging. Folge: Blutarmut, Anfälligkeit für Infektionen, Blutungen (blaue Flecken ohne besonderen Anlaß, Zahnfleischbluten bis hin zu lebensbedrohlichen Darm- und Hirnblutungen);
- Wundheilungsstörungen im bestrahlten Gebiet nach späteren Operationen oder Verletzungen;
- selten Schädigung des Herzmuskels (Folge: Herzschwäche) und der Herzkranzgefäße (Folge: Herzinfarkt, Angina pectoris);
- selten örtlich begrenztes Absterben von Knochengewebe (Nekrose), vorwiegend an den Rippen mit zeitweiligen Schmerzen;
- sehr selten Mißempfindungen durch Beeinträchtigungen des Rückenmarks oder des Armnervengeflechtes;
- äußerst selten unvollständige und vollständige Lähmungen aufgrund eines Rückenmark- oder Nervenschadens.

Das natürliche Risiko, in späteren Jahren eine Zweitgeschwulst (einschließlich Leukämie) zu entwickeln, ist durch die Bestrahlung geringfügig erhöht. Dies gilt insbesondere bei einer Kombination mit zytostatischer Chemotherapie.

Bei bestehender Schwangerschaft oder bei späterem Kinderwunsch sprechen Sie mit dem Arzt über die Risiken für Sie und das Kind.

Sind Nachuntersuchungen nötig?

Nach Abschluß der Strahlenbehandlung sind wir zu regelmäßigen Nachuntersuchungen verpflichtet, um den Behandlungserfolg zu beurteilen. Wir werden diese in enger Abstimmung mit den zuweisenden Ärzten und Ihrem Hausarzt durchführen.

Die erste Kontrolluntersuchung ist 4 bis 6 Wochen nach der Strahlenbehandlung vorgesehen, dann zumindest 1x jährlich bis zum 5. Jahr. Unser Sekretariat wird Ihnen bei der jeweiligen Terminvereinbarung behilflich sein.

Bitte melden Sie sich jedoch unabhängig von den vorgegebenen Terminen umgehend, wenn sich Ihr Krankheitszustand merklich verändert.

Haben Sie alles gefragt?

Im Aufklärungsgespräch sollten Sie nach allem fragen, was Ihnen wichtig erscheint, z.B.:

- Wie notwendig und dringlich ist die Behandlung?
- Gibt es andere Behandlungsmöglichkeiten?
- Bestehen für mich persönliche Risiken, die im Aufklärungsblatt nicht erwähnt sind?
- Welche Maßnahmen (z.B. Infusionen, Einspritzungen, Medikamente) sind zur Vorbereitung oder während der Behandlung erforderlich? Ist hierbei mit Komplikationen zu rechnen?

DOKUMENTIERTE PATIENTENAUFKLÄRUNG®

Strahlenbehandlung bei Brustdrüsenerkrankungen

RT 4 D

Was der Arzt wissen sollte ...

Da eine gleichzeitige oder vorangegangene Behandlung anderer Art Nebenwirkungen und Spätfolgen einer Strahlenbehandlung verstärken kann, beantworten Sie bitte die nachstehenden Fragen:

1. Wurden Sie schon einmal mit Strahlen behandelt? ❏ nein ❏ ja
2. Haben oder hatten Sie eine medikamentöse Tumorbehandlung mit Zytostatika oder Hormonen? ❏ nein ❏ ja
3. Nehmen Sie zur Zeit andere Medikamente ein? ❏ nein ❏ ja
   Wenn ja, welche und wieviel? _____
   _____
4. Leiden Sie unter
   - Störungen des Stoffwechsels (z.B. Diabetes, Schilddrüsenüberfunktion)? ❏ nein ❏ ja
   - Bluthochdruck? ❏ nein ❏ ja
   - Bindegewebserkrankungen (z.B. Sklerodermie), Rheuma? ❏ nein ❏ ja
   - Störungen wichtiger Organe (z.B. Nieren, Herz, Nervensystem, Haut)? ❏ nein ❏ ja
5. Besteht eine Allergie (z.B. Asthma, Heuschnupfen) oder Überempfindlichkeitsreaktion, z.B. gegen Medikamente, Kontrastmittel, Pflaster, Latex, örtliche Betäubungsmittel? ❏ nein ❏ ja
6. Bei Frauen: Ist eine Schwangerschaft ausgeschlossen? ❏ nein ❏ ja
7. Rauchen Sie? ❏ nein ❏ ja
8. Trinken Sie Alkohol? ❏ nein ❏ ja

Einwilligungserklärung:

❏ Über die geplante Strahlenbehandlung hat mich
   Frau/Herr Dr._____
   in einem ausführlichen Gespräch umfassend aufgeklärt. Dabei konnte ich alle mir wichtig erscheinenden Fragen über Art und Bedeutung der Behandlung, über die in meinem Fall speziellen Risiken und möglichen Nebenwirkungen, über Spätfolgen, über Neben- und Folgeeingriffe und ihre Risiken sowie über mögliche Behandlungsalternativen stellen.

❏ Ich habe **keine weiteren Fragen**, fühle mich **ausreichend aufgeklärt** und willige nach **ausreichender Bedenkzeit** in die geplante Strahlenbehandlung **ein**.

_____
Ort/Datum

_____
Unterschrift der Patientin/des Patienten

Ärztliche Anmerkungen zum Aufklärungsgespräch

(z.B. individuelle risikoerhöhende Umstände, Behandlungsbesonderheiten, gleichzeitiger Einsatz von Chemotherapie oder anderen strahlensensibilisierenden Substanzen, besondere Fragen des Patienten, mögliche Nachteile im Falle einer Behandlungsverweigerung, Gründe für die Ablehnung, Betreuungsfall)

_____
Ort/Datum

_____
Unterschrift der Ärztin/des Arztes

Nur für den Fall einer Ablehnung der Strahlenbehandlung

Die Patientin/Der Patient lehnt nach erfolgter Aufklärung die vorgeschlagene Strahlentherapie ab. Über die sich daraus ergebenden möglichen Nachteile wurde sie/er informiert.

_____
Ort/Datum

_____
Unterschrift der Ärztin/ Unterschrift der Patientin/
des Arztes   des Patienten

werden. Man staunt, wie stark Form und Größe von Harnblasen variieren können. Das ist der Grund, weshalb die Patienten auch vor jeder Bestrahlungsfraktion ihr Blase entleeren sollen. Das spart Bestrahlungsvolumen und gewährleistet, dass das Organ auch wirklich bei jeder Bestrahlungsfraktion innerhalb des Zielvolumens liegt. Der Nachteil ist, dass bei entleerter Blase mehr Dünndarm in das durchstrahlte Volumen „fällt", und zwar besonders stark in Bauchlage, und dadurch u.U. größere Dünndarmabschnitte von einer therapeutischen Dosis erfasst und geschädigt werden. Sollte am Ende der Strahlenbehandlung eine **lokale Dosisaufsättigung** eines Blasenabschnittes erforderlich sein (z.B. Trigonum oder eine Seitenwand), muss man die **Blase jeweils gut füllen**. Damit werden Blasenabschnitte, die nicht weiterbestrahlt werden müssen, tatsächlich aus dem Zielvolumen herausgehalten.

Bei der Bestrahlung des **Prostatakarzinoms** verwenden wir einen **Rektumballon**. Abbildungen 19.2 und 19.3 zeigen ihn in aufgeblasenem Zustand. Er wird vom Arzt 10–12 cm in den Enddarm eingeführt, bis er hinter der Prostata zu liegen kommt, und soll einerseits die Lage der Prostata „stabilisieren", andererseits die Rektumhinterwand vom klinischen Zielvolumen distanzieren.

Das **Lochbrett** stellt eine eigentlich simple Lagerungshilfe zur Dünndarmschonung bei Patienten dar, die im Beckenbereich und in Bauchlage bestrahlt werden. Es handelt sich um ein abgepolstertes Brett, das auf den Patientenlagerungstisch aufgelegt, oberhalb der Tischplatte in einigen Zentimetern Höhe abgestützt wird und mittig in Nabelhöhe des Patienten das besagte „Loch" von 22–30 cm Durchmesser eingeschnitten hat. Vor allem bei älteren, schlanken Patienten mit schlaffer Bauchdecke fällt in Bauchlage ein nicht unerheblicher Teil des Dünndarms mit der vorderen Bauchwand durch das Loch hindurch, aus dem Beckenbereich heraus und kommt unterhalb des Brettes so zu liegen, dass er vom seitlichen Strahlengang der Felder (z.B. bei der 4-Felder-Box) nicht mehr getroffen wird (Abb. 19.4).

Im Übrigen sind die zu **bestrahlenden Körperpartien** so weit zu **entkleiden**, dass sie spannungsfrei und mühelos gelagert werden können. Wenn beengende Kleidungsstücke nicht oder nur halbherzig entfernt bzw. einfach nach oben oder unten weggeschoben werden, verziehen sich mit der Haut die Feldmarkierungen am Patienten und machen eine optimale, täglich exakt reproduzierbare Feldeinstellung unmöglich. Gegebenenfalls decke man den Oberkörper oder die Genitalregion mit einem Tuch ab. Dann sollten wir aber vermeiden, halb entkleidete Patienten über längere Zeit warten zu lassen. Auch sollten sie sich auf dem Weg zum oder aus dem Bestrahlungsraum nicht begegnen: Wahren wir die Intimsphäre unserer Kranken!

Wenn der Patient zum ersten Mal den Simulator- oder Behandlungsraum betritt, kann die Assistentin ihm mit einigen freundlichen Worten die **Furcht vor den großen Maschinen nehmen**. Sie erklärt ihm den Vorgang der Lokalisation bzw. der Bestrahlung, dass beides schmerz- und geräuschlos ist, weist ihn ggf. auf den Bewe-

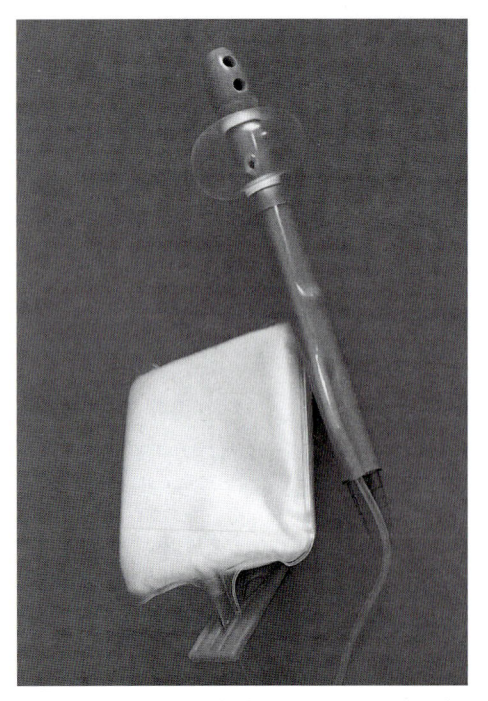

Abb. 19.2 Sog. Rektumballon zur Distanzierung der Hinterwand des Rektums aus dem Bestrahlungsvolumen. Aufgeblasener Zustand.

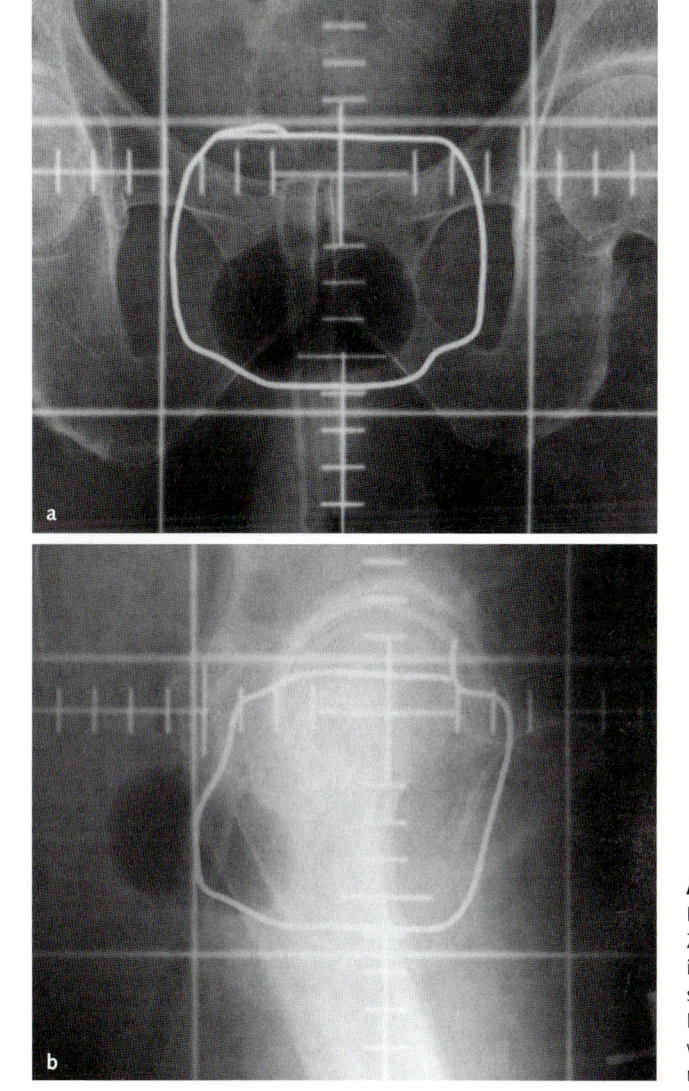

Abb. 19.3
Rektumballon in aufgeblasenem Zustand auf Simulatoraufnahmen im ventrodorsalen **(a)** und seitlichen **(b)** Strahlengang. Die Distanzierung der Hinterwand des Enddarms ist gut nachvollziehbar.

gungsablauf der Geräte hin und erläutert, dass das Personal während der Bestrahlung den Raum verlassen muss. Trotzdem wäre er über mehrere Kameras im Raum immer zu sehen und ständig überwacht. „Wenn etwas ist, stellen wir die Maschine ab und kommen gleich rein."

Jeder fragt, wie lange der Bestrahlungsvorgang dauere. Man sage es und informiere zugleich über Geräusche in der Maschine, dass u.U. der Bestrahlungsvorgang mal unterbrochen wird und dass man während der Bestrahlung ruhig und ganz entspannt liegen soll. Gerade bei Kindern ist es wichtig, dass wir alles ruhig und detailliert erklären; sie haben bisher im Krankenhaus mit „weißen Kitteln" oft schlechte Erfahrungen gemacht – schmerzhafte Injektionen, Blutabnahmen, Punktionen.

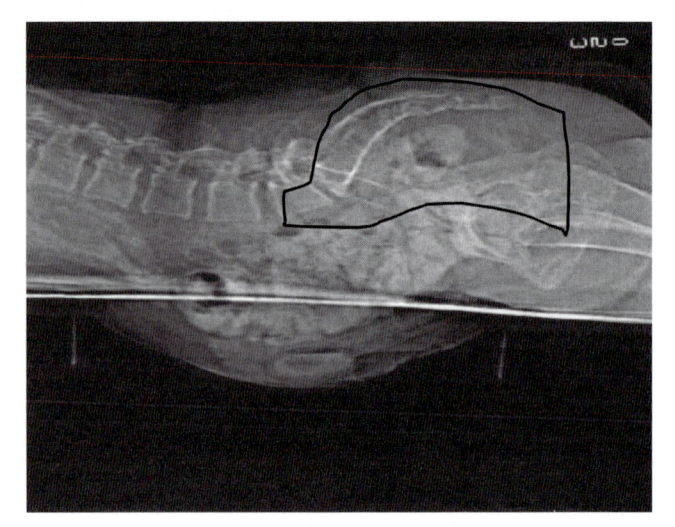

Abb. 19.4
Verlagerung von Dünndarmabschnitten aus dem kleinen Becken heraus durch Anwendung eines Lochbretts. Man erkennt den Patienten in Bauchlage, die vorderen Bauchabschnitte durch das Loch im Lochbrett „durchgefallen" und das Bestrahlungsfeld weit dorsal davon.

19.4 Einstellung der Bestrahlungsfelder am Patienten

Die Übertragung der Bestrahlungspläne in den täglichen Bestrahlungsablauf ist eine höchst verantwortungsvolle Tätigkeit. Diese teilen sich praktischerweise zwei MTARs, während die dritte die Daten an der Bedienungskonsole eingibt. Bei der Ersteinstellung am Bestrahlungsgerät ist der Arzt vom Therapiesimulator oder die Planungsassistentin zugegen und weist Geräte-MTAR und Gerätearzt ein.

19.4.1 Lagerung

Wir empfehlen für die einzelnen Bestrahlungsindikationen Standardpositionen. Für gewöhnlich befindet sich der Patient dabei in Rücken- oder Bauchlage. Folgendes Vorgehen hat sich bewährt:
- Alle Geräteparameter in Nullposition bringen (die gewünschte Feldgröße kann schon eingestellt werden).
- Lagerungstisch so weit als möglich herunterfahren, evtl. eine Fußbank oder eine Stufe zur Erleichterung des Aufsteigens anstellen.
- Lagerungshilfen am Tisch anbringen (Maske, Armschiene etc.).
- Der Patient lagert sich so auf der Bestrahlungscouch, wie es am Simulator als am günstigsten herausgefunden und wie es dann auf dem Bestrahlungsplan in Wort und Bild festgehalten wurde (Art der Kissen, Knierolle, Arm- und Beinschienen etc., Abb. 19.5 bis 19.7).
- Zunächst wird nun der Patient gerade gelegt, d. h. im **Laserkoordinatensystem** ausgerichtet: Dieses Koordinatensystem besteht aus dem Mittellaser (auch: Längslaser), dem Höhenlaser (auch: Seitenlaser, weil auf beiden Seiten des Patienten angezeichnet) und dem Querlaser (auch: Horizontallaser). Abbildung 19.8 gibt eine Übersicht. Ein solches Laserkoordinatensystem befindet sich im CT-Planungsraum, im Simulatorraum und in jedem Therapieraum mit den Linacs bzw. Telekobaltgeräten. Es wird erzeugt von Laser-Lichtquellen, die im betreffenden Raum ortsfest an den Wänden und an der Decke installiert sind und jeweils einen linienförmigen Strahl aussenden. Alle Laserkoordinaten schneiden sich im Isozentrum der Maschine. Am Patienten wurden sie bei der Lokalisation am Therapiesimulator bzw. am Planungscomputertomographen (CT) als drei Linien auf die Haut aufgezeichnet: eine Mittellinie, eine Höhen- bzw. Seitenlinie und eine quer durch das Einstellkreuz (Zentralstrahl) ver-

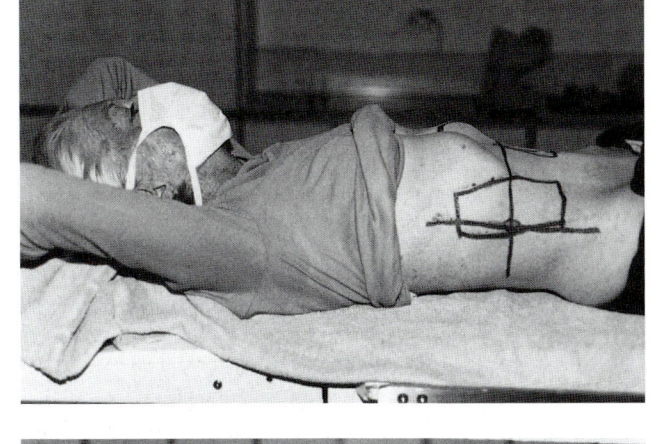

Abb. 19.5
Patientenlagerung zur Bestrahlung eines Oberbauchtumors. Man erkennt die Strahleneintrittspforten sowie den Höhenlaser und den Querlaser.

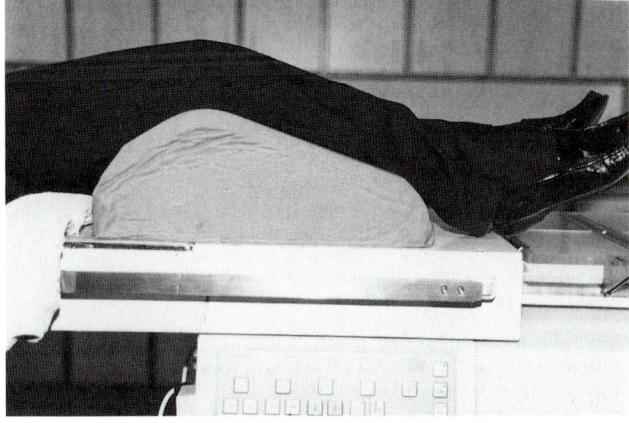

Abb. 19.6
Unterstützung der Beine durch einen Kniekeil zur stabilen und entspannten Lagerung in Rückenlage (s.a. Abb. 19.7).

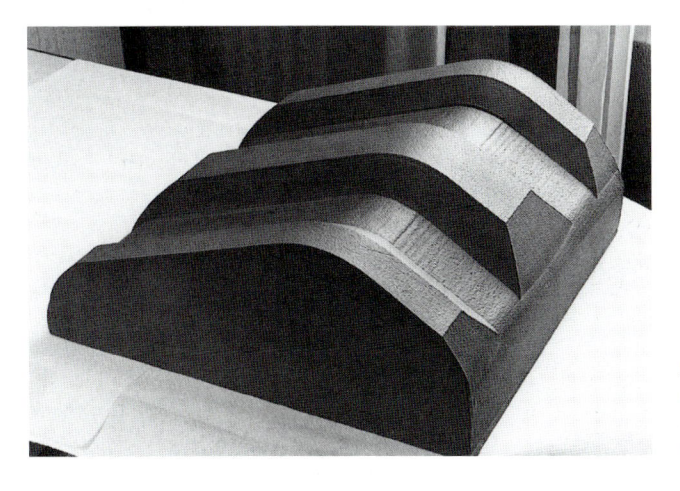

Abb. 19.7
Kommerziell erhältlicher Kniekeil zur Lagerung der Beine wie in Abbildung 19.6.

laufende und die Mittellinie schneidende Querlinie. Diese sind bei jeder Bestrahlung mit dem Laserkoordinatensystem im Bestrahlungsraum in Deckung zu bringen. Das geschieht folgendermaßen:

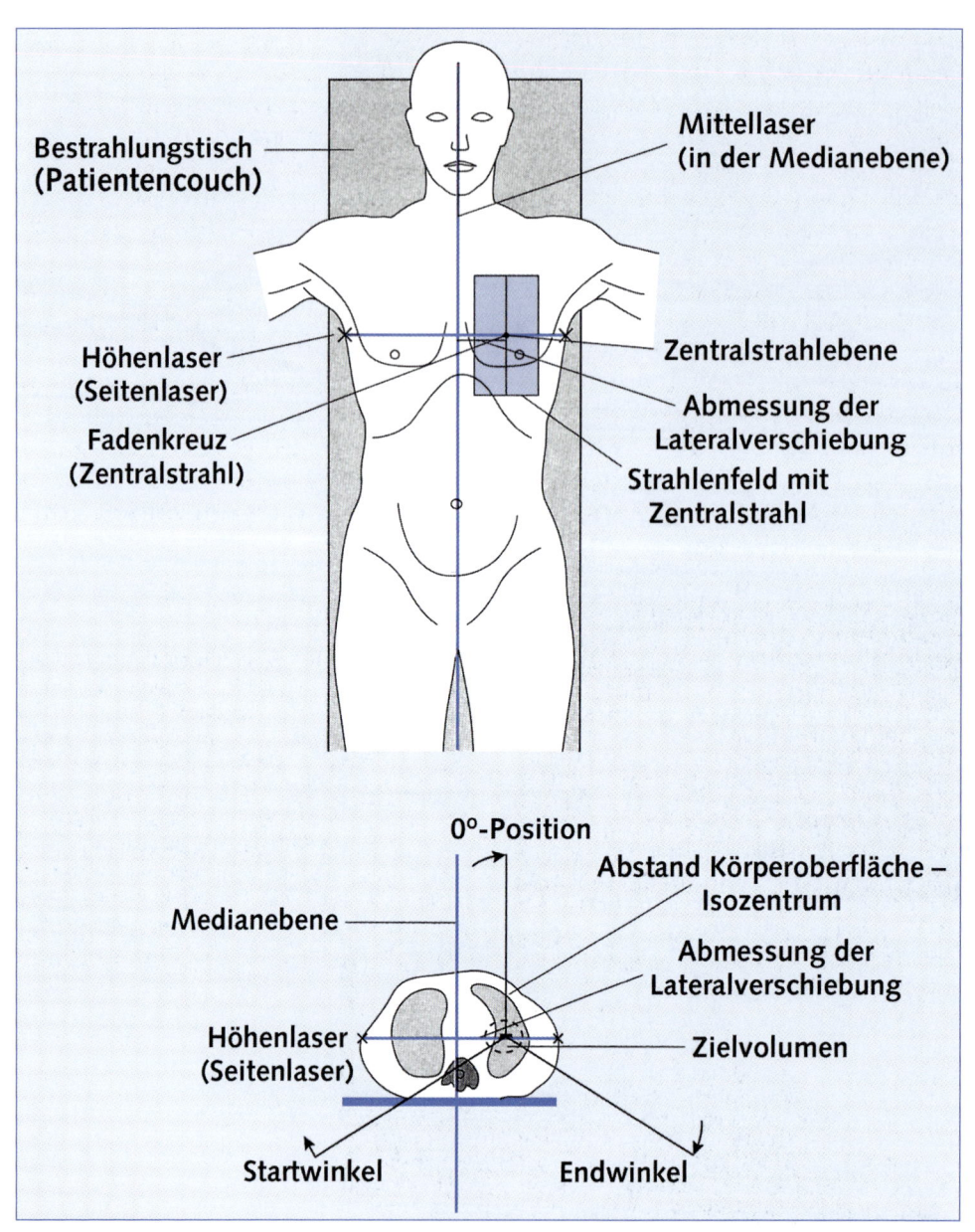

Abb. 19.8 Schematische Darstellung der wesentlichen Hautmarkierungen am Patienten, die zu einer korrekten Lagerung und Feldeinstellung erforderlich sind, gezeigt am Beispiel einer Rotationsbestrahlung.

1. Justierung des Patienten mit Hilfe des **Mittellasers** (auch Längs- oder Frontlaser genannt). Die zur Deckung mit dem Mittellaser gebrachte Mittellinie verläuft über den Nasenrücken, die Kinnspitze, das Jugulum, die Brustbein-(Sternum-)Spitze, den Bauchnabel und die Symphyse, die selbst am adipösen Patienten recht gut zu tasten ist (etwas schmerzhaft). Befindet sich der Patient in Bauchlage, verläuft der Mittellaser vom Okziput (Mitte der Hinterhauptsschuppe) über die tastbaren Dornfortsätze der Wirbelkörper hinweg in die Analfurche.

2. Hinauffahren des Bestrahlungstisches, bis die **Höhenlaser** an beiden Seiten des Patienten sichtbar werden. Sie werden in Deckung mit den am Patienten zu beiden Seiten angezeichneten Höhenlinien (Seitenlinien) gebracht. Bei isozentrischer Einstellung entsprechen die Höhenlaser der Höhe des Isozentrums (Abb. 19.9).

3. Oft ist das „Einstellkreuz" des Bestrahlungsfeldes für den Zentralstrahl nicht auf der Mittellinie (Medianebene) gelegen. Man bewegt deshalb bei eingeschalteter Feldausleuchtung das Fadenkreuz des Einstellfeldes so lange auf dem **Querlaser** bzw. der entsprechenden Hautmarkierung nach rechts oder links, bis es mit dem Einstellkreuz zur Deckung gebracht ist (Abb. 19.8). Dies geschieht durch entsprechende Lateralverschiebung des Tisches. Beachte dabei die laterale Tischanzeige, die im Bestrahlungsprotokoll bezeichnet wurde. Bei komplexen Einstellungen wird nach Übereinstimmung des Zentralstrahls/Fadenkreuzes mit dem Einstellkreuz auf der Haut des Patienten jede weitere Feldeinstellung durch Tischverschiebung, Tischdrehung und Gantry-Winkel-Einstellung realisiert.

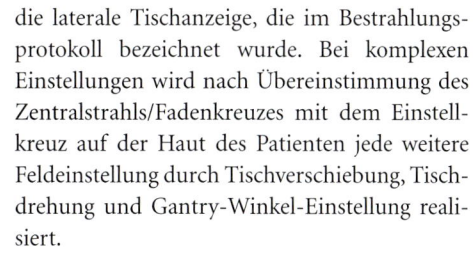

4. Soll der Zentralstrahl des Strahlenfeldes nach kranial oder kaudal ausgelenkt werden, ist – da am Beschleuniger keine Kipp- bzw. Nickbewegungen vorgenommen werden können – **eine Tischdrehung** um z. B. 90°, 70° etc. erforderlich (nachdem die Lagerung des Patienten und Einstellung des Einstellfeldes bisher nach den Schritten 1.–3. erfolgt sind). Abbildung 19.10 zeigt ein Beispiel.

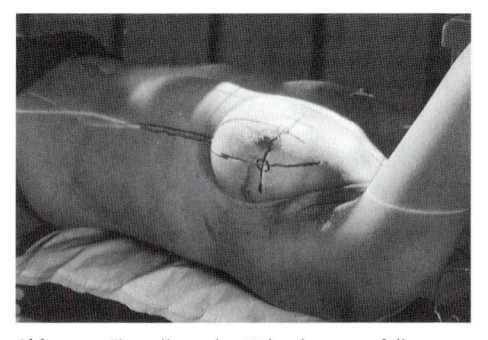

Abb. 19.9 Einstellung des Höhenlasers auf die angezeichnete Höhenlinie bei einer Patientin mit Mammakarzinom.

> **MERKE**
>
> Durch die Justierung des Patienten in einem Raum-Laserkoordinaten-System sind eine Verdrehung um seine Frontalachse (durch den Mittellaser), eine Rotation um seine Längsachse (durch den Höhenlaser) und eine Seitwärtsverschiebung (durch den Querlaser) ausgeschlossen. Diese Ausrichtung des Patienten auf die entsprechenden Laserlinien erfordert viel Geduld (adipöse Patienten!). Die Patientenlagerung stellt den wesentlichen Teil der Qualitätssicherung in der Radioonkologie dar. Man muss sich dafür Zeit nehmen.

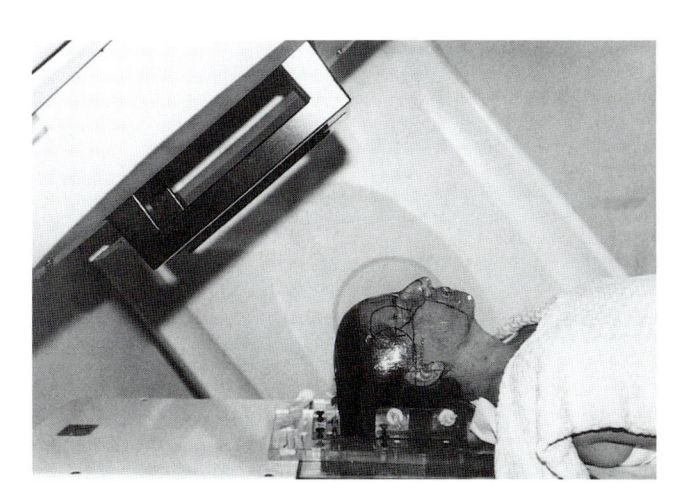

Abb. 19.10 Kraniokaudal gekipptes Schädelfeld zur Bestrahlung von Tumoren im Bereich der vorderen Schädelbasis. Das Strahlenbündel wird in diesem Fall eines Hypophysentumors an den hinteren Augenabschnitten vorbeigeführt. Realisation durch entsprechende Gantry-Einstellung und Tischdrehung um 90°.

19.4.2 Feldeinstellung

Ist bisher bei der Lagerung alles stimmig gewesen und hat die MTAR am Handschalter die Feldausleuchtung und den Abstandsanzeiger freigegeben, sind noch folgende Schritte auszuführen:
- Vergleich des jetzt abzulesenden Fokus-Haut-Abstands am Patienten mit der Angabe im Bestrahlungsplan. Bei fachgerechter Lokalisation und exakter Einstellung am Gerät sollte es hier keine Differenzen geben. Ausnahmsweise, vor allem bei Einzelstehfeldern, erfolgt die Einstellung noch mit **festem Fokus-Haut-Abstand**, d. h. immer mit 100 cm oder 80 cm. Dieser wäre jetzt entsprechend einzustellen. Diese Prozedur erübrigt sich bei **isozentrischer Feldeinstellung**, wie sie gerade beschrieben wurde.

> **MERKE**
> Wurde der Patient isozentrisch lokalisiert und stimmen die Laserkoordinaten mit den Lasermarkierungen am Patienten überein, passt auch der Fokus-Haut-Abstand. Gibt es Abweichungen gegenüber der Angabe im Bestrahlungsplan, muss nachlokalisiert werden.

- Nun folgt schon die **Kollimatordrehung** entsprechend Angabe, aber ggf. vorher noch die
- **Gantry-Drehung**. Jetzt stimmt die auf der Haut eingezeichnete Feldkontur mit der Feldausleuchtung überein. Oft bleibt die Gantry beim ersten Feld in der Nullstellung und braucht noch nicht gedreht zu werden. Dann entspricht die Einstellung auf dem Einstellfeld schon der ersten Bestrahlungsfeldeinstellung.
- Anbringen der Feldformungen: Individualkollimatoren (**Blöcke**) bzw. Bleisatelliten (**Klötze**), Einstellung des **Multileaf-Kollimators**. Einschieben der **Keilfilter** und **Ausgleichskörper/Moulagen**.
- **Verlassen des Raumes**, Schließen der Strahlenschutztüren.
- **Bestrahlung**.

- Die **Einstellung des Gegenfeldes** erfolgt bei isozentrischer Einstellung nur durch die Drehung der Gantry um 180°. Danach müssen der Kollimator um 180° gegengedreht und auch die Einschübe (Blöcke, Keilfilter etc.) entsprechend gewechselt werden (Abb. 19.11).
- Entsprechend wird beim dritten Feld und bei weiteren Feldern vorgegangen: zuerst Gantry-Einstellung und dann Kollimatordrehung.
- Entsprechendes gilt für Bewegungsbestrahlungen.
- Anfertigung eines **Portal Films** (Verifikationsaufnahme).

Verifikationsaufnahmen des Strahlenfeldes sollen die Lokalisationsaufnahmen vom Therapiesimulator bestätigen (bzw. bei virtueller Simulation ohne Therapiesimulator die Einstellfelder, die mit Hilfe des CT festgelegt wurden), also verifizieren. Die Aufnahmen werden mit dem Therapiestrahl angefertigt. Man bringt den Film in den Kassettenhalter und zentriert beides auf den Austritt des Zentralstrahls auf der Strahlenaustrittsseite des Patienten. Zu Beginn blenden wir das Feld für einige wenige Kicks (Monitoreinheiten) auf, um die Umgebung des Strahlenfeldes erkennen zu können, dann wird auf die geplante Feldgröße eingeblendet und der Rest der für die Aufnahme notwendigen Kicks gegeben. Die Anfertigung der Verifikationsaufnahmen wurde wesentlich erleichtert durch die Einführung von Ready-Pack-Therapiefilmen, die während des ganzen Bestrahlungsvorganges in situ verbleiben und durchstrahlt werden können. Sie werden, wie andere Röntgenfilme auch, entwickelt.

Ein wesentlich einfacheres, elegantes Verfahren zur Anfertigung von Verifikationsaufnahmen ist das Portal-Imaging-Verfahren. Statt des Therapiefilms werden Leuchtschirmdetektoren oder Detektoren mit Flüssigkeitsionisationskammer in den Strahlengang eingebracht (Kap. 19.6 und Abb. 19.26a und b). Man kann das Bild auf einem Monitor nicht nur betrachten, sondern auch weiter aufbereiten und als Hardcopy ausdrucken (Abb. 19.12).

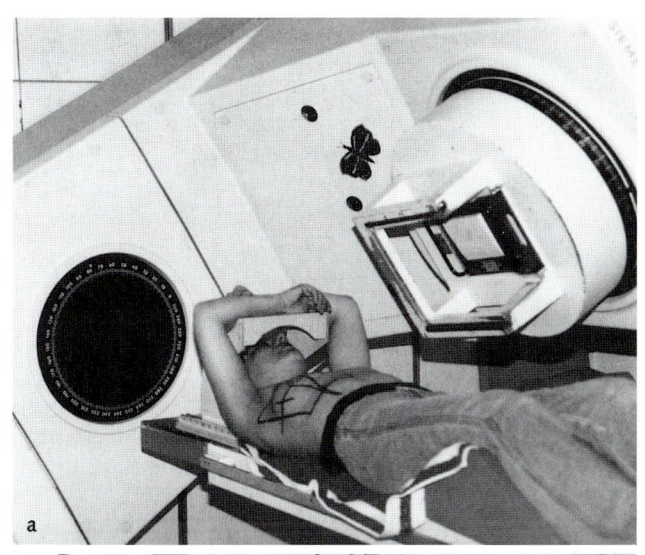

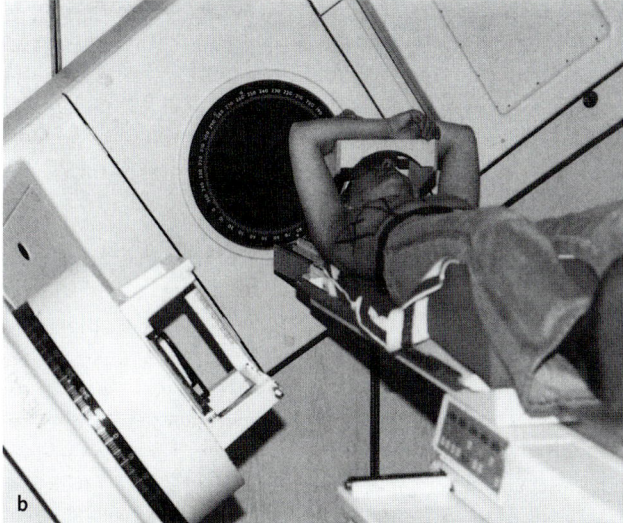

Abb. 19.11
Isozentrische Gegenfeldeinstellung am Beispiel der Brustbestrahlung bei Mammakarzinom („Brustzange").
a) Mediolaterale Einstellung. Das Isozentrum liegt in der Brustmitte etwa 2 cm unter der Hautoberfläche. **b)** Lateromediale Einstellung durch Gegendrehung der Gantry. An der Patientenlagerung und der Justierung im Laserkoordinatensystem ändert sich nichts.

> **MERKE**
> Verifikationsaufnahmen (Portal Films) dienen der Kontrolle, dass
> - die simulierten und lokalisierten Feldeinstellungen auch am Bestrahlungsgerät reproduziert werden konnten,
> - während einer Bestrahlungsserie die Einstellung immer stimmt und eine „Feldwanderung" ausgeschlossen wird.

19.4.3 Bewegungsbestrahlung

Die Einstelltechnik entspricht der isozentrischen Mehrfeldertechnik:
- Geräteparameter in Nullstellung.
- Lagerungshilfen.
- Ausrichten des Patienten im Laserkoordinatensystem.

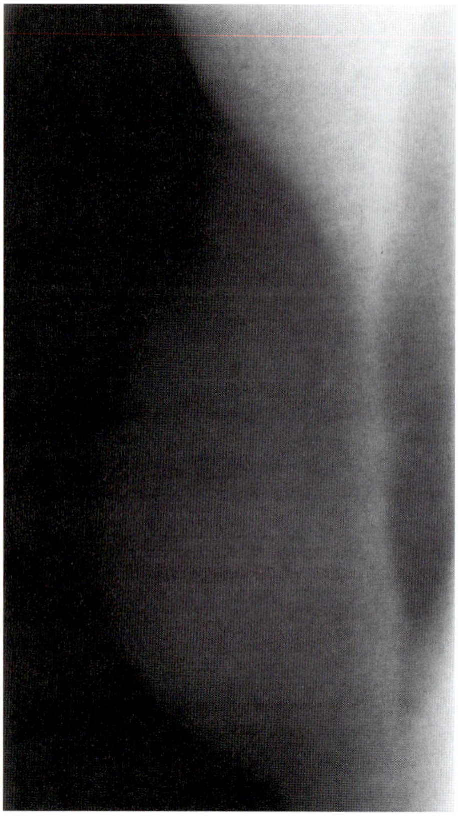

Abb. 19.12 Feldkontrollaufnahme zu Abbildung 19.11: Hardcopy-Ausdruck beim Portal-Imaging-Verfahren.

- Einstellung des Einstellfeldes (Feldmittelpunkt bzw. Einstellkreuz und Fadenkreuz decken sich), evtl. noch Lateralverschiebung des Tisches (Abb. 19.8).
- Ablesen und Kontrolle des individuellen Fokus-Haut-Abstands.
- Einstellen der Gantry auf den vorgesehenen Startwinkel der Rotation.
- Probelauf, evtl. mit ausgeleuchtetem Feld.

> **MERKE**
>
> Aus Sicherheitsgründen wird am positionierten Patienten ein Probelauf (mit ausgeleuchtetem Feld) vom Startwinkel bis zum Endwinkel vorgenommen, um rechtzeitig Kollisionen des Strahlerkopfes mit Patient oder Tisch ausschließen zu können.

19.4.4 Großfeldbestrahlungen

Gemeint sind Einstellungen, die nicht isozentrisch vorgenommen werden können, weil die Feldgröße bei der bisher besprochenen 100-cm-Geometrie (Fokus-Achs-Abstand" 100 cm, bei Telekobalt 80 cm) noch zu klein ist. Es müssen größere Abstände gewählt werden (Abb. 18.15 und 18.16). Die Vorgehensweise unterscheidet sich von Haus zu Haus stark; darum sind hier nur Hinweise sinnvoll.

- **Mantel-, umgekehrtes Y-, Ganzabdomen-Feld:** Die Einstellungen werden mit standardisiertem Fokus-Tisch-Abstand geplant und realisiert. Bei einem Abstand zwischen Fokus und Tischplatte von z. B. 140 cm lässt sich an jedem Gerät eine entsprechende Tischhöhe definieren, die dann an der Tischhöhenanzeige abzulesen ist. Vorher lagert man den Patienten in Rücken- oder Bauchlage und richtet ihn, wie oben beschrieben, im Laserkoordinatensystem aus.

  Das Gegenfeld wird, nachdem sich der Patient von der Rücken- in die Bauchlage umgedreht hat, entsprechend eingestellt: Laserkoordinaten → Zentralstrahl auf Fadenkreuz → Tischhöhe einstellen auf 140 cm Abstand vom Fokus zur Tischplatte → Einschübe (Individualblöcke, Filter, Ausgleichskörper).

- **Kraniospinale Bestrahlung** (Abb. 19.13): Lagerung in Bauchlage mit Schädelmaske, Ausrichtung im Laserkoordinatensystem (auch Seitenlaser, wie üblich). Nun folgen zwei ganz unterschiedliche Einstellungen, die miteinander in Beziehung zu bringen sind:

  1. **Neurokranium** (Primärtumor plus Ganzschädel bis C_2–C_4 bzw. 2.–4. Halswirbelkörper) über laterale Gegenfelder, die isozentrisch eingestellt werden. Die Felder sind durch Kollimatordrehung um 7–10° der Strahlendivergenz des Spinalfeldes anzupassen (Abb. 19.13). Schonung des Gesichtsfeldes durch Individualabsorber (Multileaf-Kollimation ist ungenügend und unsicher bezüglich kritischer Strukturen, s. Kap. 22.3.1 in Spezielle Onkologie der Organtumoren). Tägliche Verschiebung der Feldanschlüsse

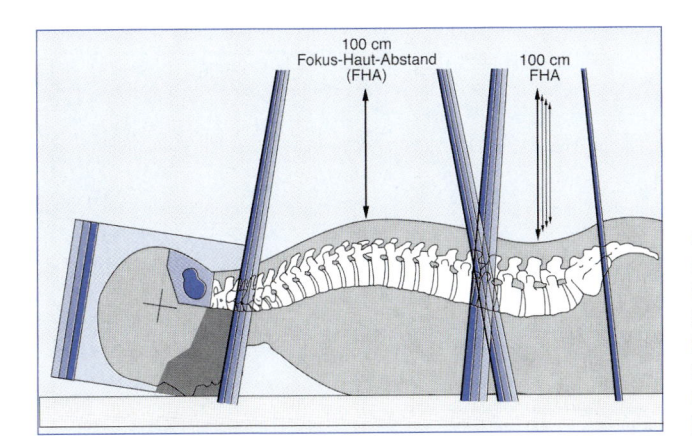

Abb. 19.13
Feldanordnung für die kraniospinale Bestrahlung: seitliche Schädel- und dorsale Spinalkanalfelder. Vier Feldanschlüsse werden zur Verwischung der Hot Spots und Cold Spots täglich verschoben. FHA = Fokus-Haut-Abstand.

zwischen C_2–C_4 einerseits und der Spinalachse andererseits durch jeweilige Änderung der Feldlänge in Körperlängsachse. Damit verwischt sich die Unsicherheit des korrekten Feldanschlusses über einen größeren Bereich (**Verschiebetechnik**), und eventuelle Hot Spots bzw. Cold Spots verlieren an Bedeutung.

2. **Spinalachse** bzw. ganzer Durasack von C_2–C_4 bis S_2–S_3 (Sakralwirbel 2–3 je nach Reichweite des Durasackes) über ein oder zwei große dorsale Stehfelder von 4–6 cm Breite. Im Sakralbereich muss das Feld entsprechend dem MRT-Befund noch verbreitert werden. Ob das Spinalfeld in zwei Einzelfelder unterteilt werden muss, hängt von der Größe des Patienten, von der Geometrie des Gerätes und von der hausüblichen Technik ab. Wir lagern den Patienten für die Bestrahlung der Spinalachse völlig um, d. h. in größtmöglichem Abstand vom Fokus auf den Fußboden. Das lässt zwar keine Ausrichtung im Laserkoordinatensystem zu, vermeidet aber den zweiten Feldanschluss im lumbosakralen Bereich, der besonders gefährdet für Strahlenspätfolgen ist. Abbildung 19.14 zeigt weitere Möglichkeiten, das Feldanschlussproblem zwischen den Bestrahlungen des Neurokraniums und der Spinalachse zu lösen.

Die Strahlentherapie der gesamten **kraniospinalen Achse** ist indiziert bei Medulloblastom (Kap. 22.3.1), Ependymom vom Malignitätsgrad 3 und 4, einzelnen Pinealistumoren und primären malignen Lymphomen des ZNS. Bei anderen Hirntumoren und bei Leukämien wird die Indikation zur Bestrahlung der gesamten Neuroachse vom Tumorzellnachweis im Liquor abhängig gemacht.

- **Ganzkörper- und Ganzhautbestrahlung** (Abb. 34.4 und 34.5): Die Positionierung des Patienten variiert von Haus zu Haus sehr stark. Jeweils hat sich das Vorgehen standardisiert. Für die Ganzkörperbestrahlung vor Knochenmarktransplantation nennen wir drei Techniken:
  - Opponierende seitliche Großfelder in hockender oder liegender Position.
  - Patientendurchzug durch das Strahlenfeld auf einem Wagen.
  - Sweeping-Technik. Das Großfeld wird über den Patienten hinwegbewegt.

Die Ganzhaut-Elektronentherapie wird bei den malignen Lymphomen der Haut erklärt.

19.5 Einstell- und Lagerungshilfen

> **MERKE**
> Einstell- und Lagerungshilfen erleichtern die tägliche Feldeinstellung, die Reproduzierbarkeit der Einstellung, die Genauigkeit der Feldeinstellung, und sie dienen der Bequemlichkeit bei der Lagerung, also dem Patientenkomfort. Sie sind somit eine wichtige Maßnahme der Qualitätssicherung.

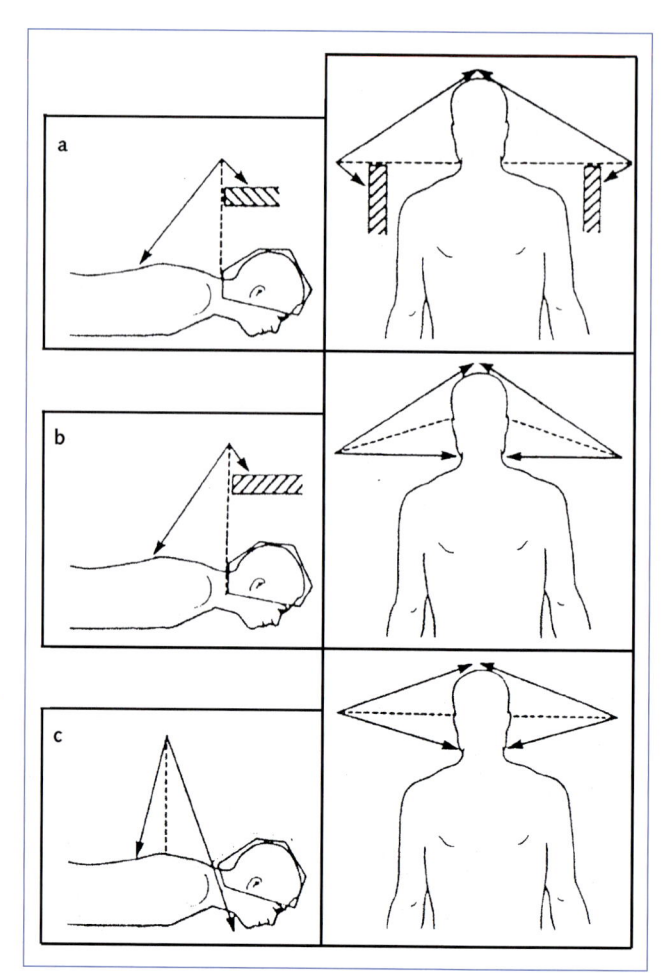

Abb. 19.14
Feldansätze bei der kraniospinalen Bestrahlung.
a) Halbfeldabblockung der Schädel- und Spinalfelder.
b) Ausschwenkung der Schädelfelder, „Half Beam Block" zur Abdeckung einer Feldhälfte auf dem Spinalfeld.
c) „Gap" (Zwischenraum) auf der Haut, Rotation der Schädelfelder.

Kopfstütze und Kniekeil

Sie dienen der entspannten Lage des Patienten (Abb. 19.6, 19.7, 19.15 und 19.17). Wir benutzen sowohl im Planungs-CT und am Therapiesimulator als auch an den Bestrahlungsgeräten standardisierte Kopfstützen und Kniekeile („Knierollen").

Armstützen

Armhalterungen, Armschienen und Armstützen sollen den Arm bequem lagern und das Bestrahlungsgebiet frei machen. Sehr häufig wird die von Fletcher beschriebene Armschiene verwendet und auch von der elektrotechnischen Industrie als Tischzubehör angeboten (Abb. 19.16). Sie ist u. U. schwierig zu befestigen und kann zur Zwangshaltung der Patientin führen (Schieflage des Thorax, Verdrehung und Verbiegung der Wirbelsäule).

Wir benutzen deshalb eine Armstütze, mit der die über dem Kopf verschränkten Arme gehalten werden. Diese Stütze ist mit der Kopfstütze ideal zu kombinieren (Abb. 19.17 und 19.18) und für die Patientinnen recht bequem. Voraussetzung für ihren Gebrauch ist allerdings, dass die Achselhöhle bei Brustkrebspatientinnen schonend operiert wurde und beide Arme angehoben werden können (Abb. 19.18).

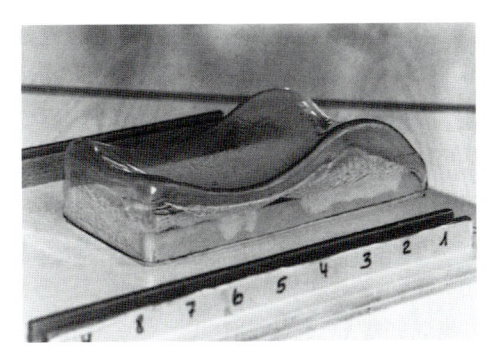

Abb. 19.15 Kopfstütze aus thermoplastischem Material. Links kommt das Hinterhaupt, rechts erhöht der Nacken zu liegen. Die beiden seitlichen Schienen können über einen Steckmechanismus zusätzliche Armschienen (Abb. 19.17 und 19.18) aufnehmen. Die Zahlen identifizieren ihre Position.

Gipsbinden o.Ä. während der Lokalisation geformten Masken (Abb. 19.20) sind einfacher und schneller hergestellt und natürlich auch wesentlich kostengünstiger. Welcher Maskentyp auch immer zur Anwendung kommt, die Maske ist ein wesentlicher Faktor der Qualitätssicherung in der Strahlentherapie. Sie hat zwei Aufgaben:

- Stabilisation und Immobilisierung des bestrahlten Körperbereichs. Dadurch – weil eben Einstellungssicherheiten entfallen – lassen sich deutlich kleinere Strahlenfelder einsetzen als beim nicht mit einer Maske bewehrten Patienten. Das spart Nebenwirkungen.
- Sie trägt alle Feldanzeichnungen einschließlich Abdeckungen und Einstellhinweisen so-

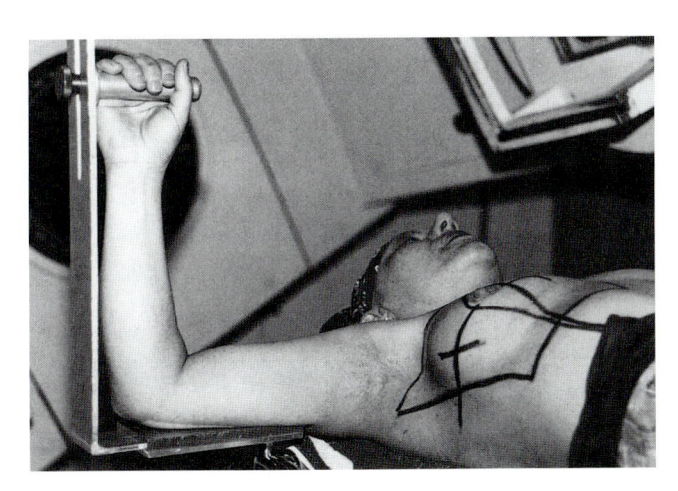

Abb. 19.16 Kommerziell angebotene Armschiene zur Abduktion des Oberarms bei Bestrahlung wegen Mammakarzinoms. Die Handhabung und die Befestigung am Bestrahlungstisch sind manchmal kompliziert.

Bestrahlungsmaske

Die Bestrahlungsmaske (Abb. 19.19) hat sich bei Bestrahlungen im Kopf- und Halsbereich durchgesetzt, aber auch bei schwierigen Einstellungen im Bereich des Thorax, des Beckens und der Extremitäten. Verschiedene Systeme sind im Gebrauch. Wir bevorzugen Masken aus durchsichtigem thermoplastischen Material. Sie werden über einem Gipsabdruck des betreffenden Körperteils in einer sog. Tiefziehmaschine und unter Hitzeeinwirkung für jeden Patienten individuell geformt. Die direkt am Patienten mit

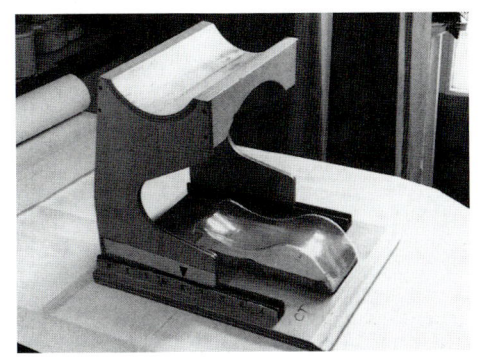

Abb. 19.17 Armstütze in Verbindung mit einer Kopfstütze (Abb. 19.15). Mit ihr werden die über dem Kopf verschränkten Arme gestützt und gehalten.

Abb. 19.18
Patientin nach Mastektomie wegen Mammakarzinoms. Die Kopfstütze aus Abbildung 19.15 und die Armhalterung aus Abbildung 19.17 sind ideal miteinander kombiniert, halten den Kopf entspannt und ebenfalls beide Arme über dem Kopf verschränkt. In dieser Lage können Brustwand, mediales Lymphabflussgebiet und Supraklavikularregion ohne Umlagerung bestrahlt werden.

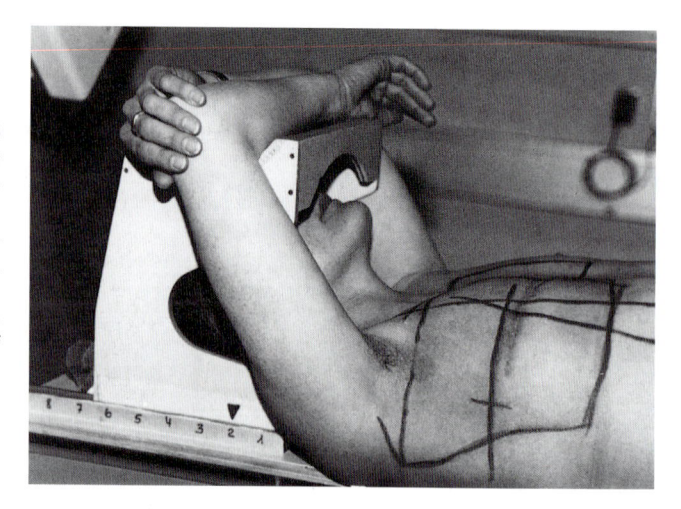

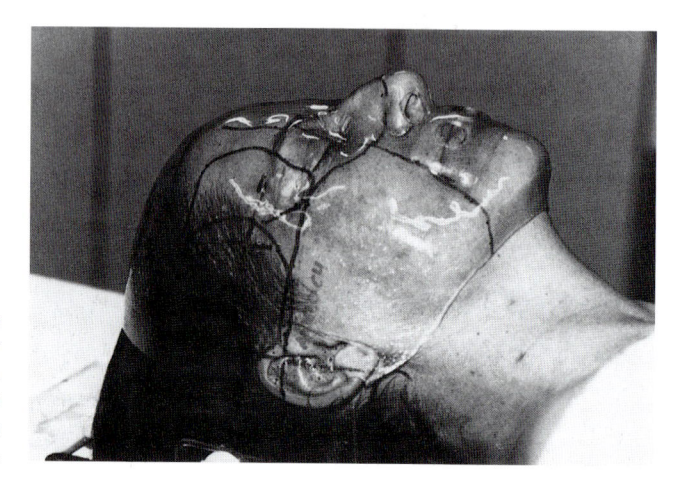

Abb. 19.19
PVC-Bestrahlungsmaske zur Bestrahlung im Kopf-Hals-Bereich. Sie liegt dem Patienten hautnah an. Alle Feldmarkierungen wurden darauf angebracht.

wie die Laser-Koordinaten. Damit entfallen Einzeichnungen am Patienten selbst. Der Patient bleibt sozial integriert und ist nicht – wie leider noch vielerorts üblich – durch Anzeichnungen auf der Haut, für jedermann sichtbar, als Bestrahlungspatient gezeichnet.

> **MERKE**
> Die Bestrahlungsmaske hat zwei Aufgaben:
> 1. Stabilisierung und Immobilisierung der zu bestrahlenden Körperregion.
> 2. Sie ist Träger aller Feldmarkierungen und Laseranzeichnungen.

Beißblock (Bite Block)

Abbildung 19.21a und b zeigt das Prinzip. Der Block selbst ist ein individueller Abdruck des Gebisses des Patienten. Der Vorteil besteht darin, dass der Kopf nicht „eingezwängt" wird wie in einer Maske. Das ist wichtig für Patienten mit Platzangst (Klaustrophobie). Nachteilig ist, dass Feldanzeichnungen weiterhin auf der Haut angebracht werden müssen und die Fixierung des Kopfes nicht so zuverlässig ist wie in der Bestrahlungsmaske.

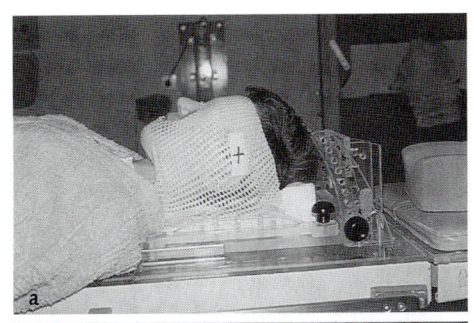

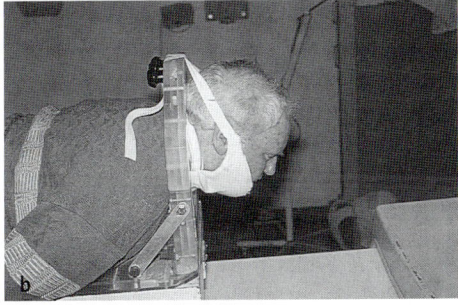

Abb. 19.20 a) Kopffixierung mit undurchsichtigen, nach Modellierung an der Patientin rasch trocknenden und versteifenden Binden (ORFIT). **b)** Kopffixierung zur Bestrahlung eines Hypophysenadenoms mittels NEOFRAKT (Polyurethan-Hartschaum).

Stereotaxiering

Gänzlich fixiert – auch um Millimeterbruchteile unbeweglich – ist der Kopf in einem Stereotaxiering (Abb. 19.22). Dieser Ring verbleibt – wie übrigens die erwähnte Bestrahlungsmaske auch – während aller Schritte der Bestrahlungsplanung (Computertomographie, evtl. Magnetresonanztomographie, Lokalisationen und Nachlokalisationen am Therapiesimulator) und während des Bestrahlungsvorgangs unverändert am Kopf des Patienten. Er wird mit einer Schraubvorrichtung an Bolzen befestigt, die operativ in dem Schädelknochen implantiert worden sind. Damit zeigt sich bereits der gravierende Nachteil des Stereotaxierings: Nur eine einzige Bestrahlung oder allenfalls wenige, kurzzeitig aufeinander folgende Bestrahlungsfraktionen können gegeben werden, dann muss man den Ring wegen Infektionsgefahr wieder abnehmen. Inzwischen ist es möglich geworden, Stereotaxie-

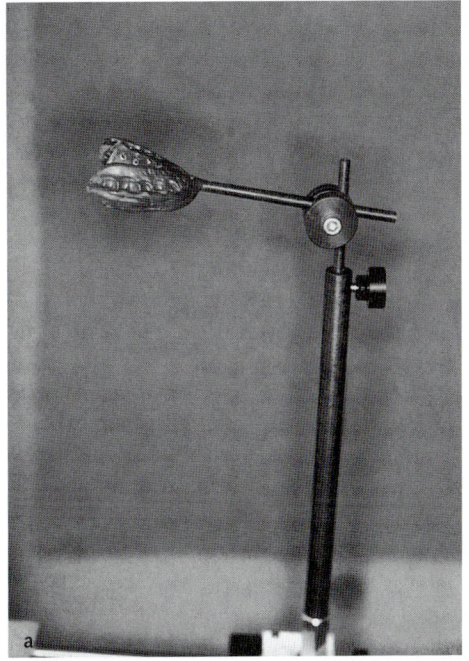

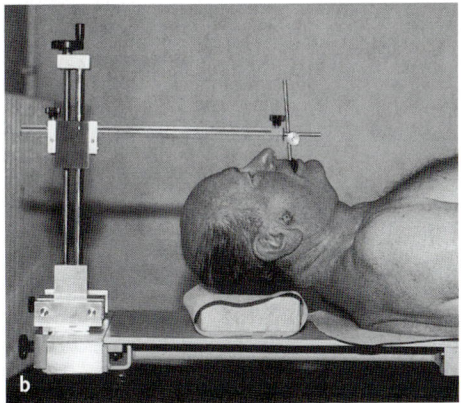

Abb. 19.21 Bite Block (Beißblock). Zur Fixierung des Kopfes beißt der Patient auf bzw. in einen Abdruck von Ober- und Unterkiefer. Heute nicht mehr gebräuchlich.

halterungen ausreichend immobilisierend, aber unblutig zu befestigen, damit auch fraktionierte Bestrahlungen über einen längeren Zeitraum möglich werden (Abb. 19.23). Die Fixationsorte sind Gebiss (Beißblock), Nasenrücken, äußere Gehörgänge und Hinterkopf (angeformte Gipsschale).

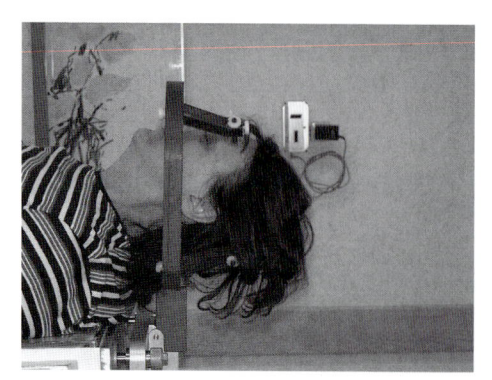

Abb. 19.22 Stereotaxiering zur „blutigen Fixierung" in der Schädelkalotte: Er wird zur stereotaktischen Brachytherapie von Hirntumoren (z. B. mit ^{125}Jod-Seeds) oder zur externen Konvergenzbestrahlung benutzt.

Vakuumkissen

Vakuumkissen und -matratzen sind mit Kunststoffperlen, Sago, Reis o.Ä. gefüllt. Sie lassen sich konturgetreu der Patientenoberfläche anformen und eignen sich auch zur Fixierung von Kleinkindern. Wird dann die Luft abgesaugt („Vakuum"), stabilisiert sich die dem Körper angepasste Form.

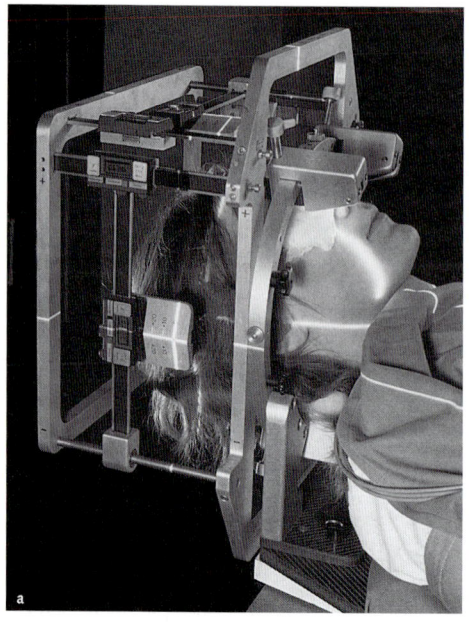

Abb. 19.23 Zwei Möglichkeiten der unblutigen Fixierung eines Stereotaxierings an anatomischen Strukturen: Augenhöhlen, Nasenrücken, Kiefer bzw. Gebiss, Kinn, Hinterhauptsmaske, äußere Gehörgänge. **a)** System des DKFZ in Heidelberg, ähnlich auch System Erlangen.

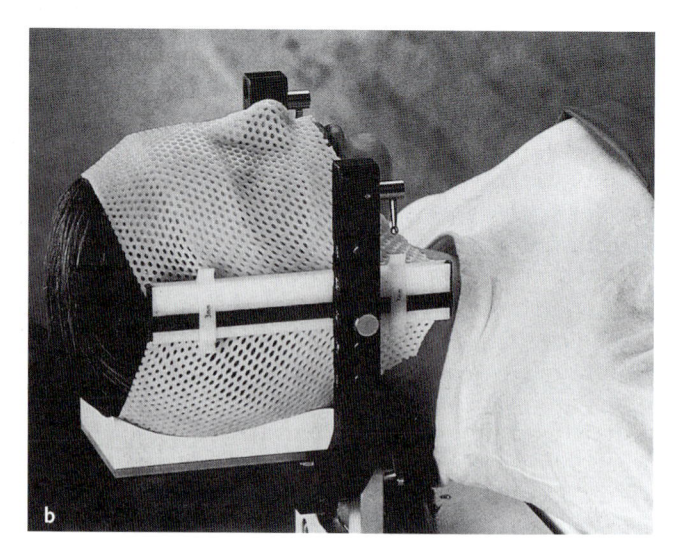

Abb. 19.23 b) System BrainLAB, München.

Kurzzeitnarkose

Heute narkotisiert man aber lieber die nicht zu kontrollierenden Kinder für die Bestrahlung. **Kurzzeitnarkosen** sind inzwischen so gut steuerbar, dass wir sie ohne Skrupel auch über mehrere Wochen bei jeder Bestrahlungssitzung durchführen.

Weitere Einstellhilfen

Die Gerätefirmen rüsten die Behandlungscouch eines Beschleunigers mit einer Reihe von **Zusatzzubehör** aus, das die Einstellung erleichtert. Zu nennen sind hier Arm-, Bein- und Kopfschienen, Sitzvorrichtungen, Einschübe in die Tischplatte etc.

Das **Lochbrett** zur Bestrahlung in Bauchlage bei Patienten mit schlaffer oder adipöser Bauchdecke zur Schonung des Dünndarms, die im Beckenbereich bestrahlt werden, wurde schon in Kapitel 19.3 besprochen (Abb. 19.4).

Laserkoordinatensystem

Alle modernen Bestrahlungsräume, der Raum mit dem Planungs-CT und der Simulatorraum sind heute mit Laserkoordinaten zur Lagerungshilfe ausgestattet (Kap. 19.4.1). Laserlichtquellen an den Wänden und an der Decke der Räume projizieren lange Linien von Laserlicht auf den liegenden Patienten (Abb. 19.8). Mittellaser (Frontlaser), Höhenlaser (Seitenlaser) und Querlaser schneiden sich in einem Punkt innerhalb des Raums, wo sich auch das Isozentrum der Maschine befindet. Voraussetzung dafür, dass der Patient in dieses Koordinatensystem eingepasst werden kann, ist die Markierung der Laserlinien auf der Haut: in der Medianlinie, an beiden Längsseiten des Rumpfes und als gürtelförmige Querlinie durch das Einstellkreuz (Kap. 19.4.1). Die Erstanzeichnung dieser Koordinaten am Rumpf des Patienten erfolgt am Therapiesimulator, bei virtueller Simulation am Planungs-CT. Der Umgang mit dem Lasersystem wurde in Kapitel 19.4.1 beschrieben.

Optischer Abstandsanzeiger

Die Messbänder und andere mechanische Maßstäbe an den alten Bestrahlungssytemen sind längst durch optische Entfernungsmesser ersetzt worden: am Therapiesimulator, am CT-Simulator (CT zur Bestrahlungsplanung, Kap. 18.6.2), an den Telekobaltgeräten und Elektronenbeschleunigern. Sie projizieren einen Bereich von 20–30 cm um das Isozentrum (Fokus-Achs-Abstand) auf die Oberfläche des Objekts. Dort, wo sich das Fadenkreuz der ausgeleuchteten Feldfläche mit dieser Skala schneidet, ist die Zentimeterangabe des augenblicklichen Fokus-Objekt-Abstands (Abb. 19.24).

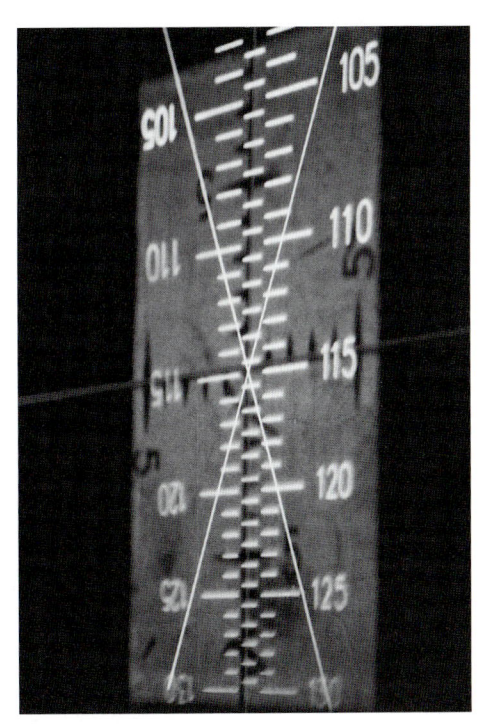

Abb. 19.24 Optischer Abstandsanzeiger einer Bestrahlungsmaschine. Die diagonalen Linien schneiden sich in diesem Fall bei etwa 115 cm. Zusätzlich sind die Koordinaten des Mittellasers und des Querlasers zu sehen.

19.6 Sicherung und Dokumentation der Einstellung von Bestrahlungsfeldern

Polaroid-Aufnahmen der Feld- und Laserkoordinatenmarkierungen

Jede auch noch so gewissenhafte Feldeinstellung muss gesichert und dokumentiert werden. Zu leicht können sich Fehler einschleichen: durch Wechsel der verantwortlichen MTAR am Gerät, durch Gebrauch eines zu dicken Stiftes beim Nachzeichnen (Abb. 19.25), durch Unsicherheit am Montag, wenn die Farbe am bestrahlungsfreien Wochenende verloren ging etc. Die Sicherungen dienen nicht nur dem Patienten, sondern auch der MTAR und dem verantwortlichen Arzt.

Verifikationssysteme

Sie sind im Rahmen der computerunterstützten Therapie und Datenvernetzung schon fast eine Selbstverständlichkeit. Das Verifikationssystem erhält die relevanten Bestrahlungs- und Gerätedaten entweder online von der Bestrahlungsplanung eingespielt oder von Hand eingegeben, wenn die Abteilung noch nicht vernetzt ist. Stimmen nun z. B. Feldgröße, Felddrehung, Einschübe (Keilfilter, Individualkollimatoren etc.), Gantry-Winkel und Tischdaten nicht mit den Solldaten überein, wird der Strahl nicht freigegeben.

> **MERKE**
>
> Das Verifikationssystem kann die Lagerung des Patienten bis heute noch nicht überwachen. Diese hängt allein von Deiner Sorgfalt ab. Dokumentiere sie mit Einstellungsphotos (Polaroid-Photos)!

Feldkontrollaufnahmen

Verifikationsaufnahmen (Portal Films) bilden den durchstrahlten Körperbereich als Röntgenaufnahme ab, und zwar am Bestrahlungsgerät mit der Therapiestrahlung (s. Kap. 19.4.2 und Abb. 19.12). (Mit Elektronenstrahlen lassen sich keine Verifikationsaufnahmen erstellen.) Man erhält also mit dem Photonenstrahlbild eine Aufnahme, die hinsichtlich ihres korrekten Sitzes mit der Lokalisationsaufnahme verglichen werden kann.

Hierfür gibt es Filme mit einem breiten Belichtungsspielraum und sehr steiler Gradation. Sie sind einzeln verpackt oder werden in Kassetten zwischen Bleiverstärkerfolien eingelegt. Im Wesentlichen besorgen die im Blei ausgelösten Compton-Elektronen die Filmschwärzung. Der Kontrast und die Abbildungsschärfe sind gering, doch zur Beurteilung der Feldlage im Allgemeinen ausreichend. Bei hohen Strahlenenergien sind allerdings meist nur noch lufthaltige Organe gegenüber Weichteil- und Knochengewebe auszumachen (Abb. 18.16b). Neuerdings kann man mit dem Therapiestrahl auch durchleuchten (Portal Beam Imaging).

Bei Bewegungsbestrahlung lässt sich die Lage der Rotationsachse lediglich bei feststehender Strahlerquelle verifizieren. Dazu fertigt man Verifikationsaufnahmen der Einstellfelder im seitlichen und senkrechten Strahlengang an.

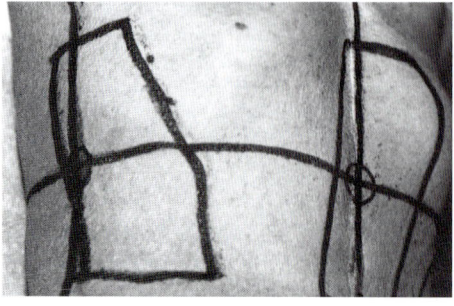

Abb. 19.25 Hautmarkierte Bestrahlungsfelder bei Pankreaskarzinom. Ein zu dicker Strich gefährdet die exakte Feldeinstellung.

Portal-Imaging-Systeme

Sie dienen der Online-Überwachung der Bestrahlung per „Durchleuchtung mit dem Therapiestrahl". Jeweils mehrere „Kicks" eines Beschleunigers im Photonenmodus werden zu einem Bild summiert. Zum Schluss ergibt sich ein Summationsbild der ganzen Bestrahlung eines Feldes. Portal-Imaging-Systeme sind fest am Beschleuniger installiert. Man unterscheidet Portal-Imaging-Technologie:
- mit Flüssigkeitsionisationskammer (Abb. 19.26a) und
- mit Leuchtschirmtechnik und CCD-Kamera (Compact-Chip-Display-Kamera), die etwas mehr Platz benötigt (Abb. 19.26b).

Beide Detektoren werden auf der dem Fokus gegenüberliegenden Strahlenaustrittsseite des Patienten angebracht, die Leuchtschirmtechnik mit CCD-Kamera nur an Beschleunigern ohne Beam Stopper. Dieses System braucht nämlich mehr Platz als die flache Flüssigkeitsionisationskammer. Die CCD-Kamera ist so lichtstark, dass sie selbst das geringe Leuchten des Leuchtschirms aufnehmen, digitalisieren und kontrastverstärken kann. Strahlendosen von nur wenigen cGy reichen bereits für ein kontrastreiches Bild aus; davon lässt sich zur Dokumentation in wenigen Minuten eine Hardcopy für die Krankenakte ziehen (Abb. 19.12). Einige Systeme bieten auch die Möglichkeit, Portalaufnahmen mit einem vorher eingespeisten Referenzbild (z. B. Lokalisationsaufnahme) oder mit früheren Portal Images zu vergleichen. Dazu definiert man innerhalb der Referenzbilder bestimmte Orientierungspunkte und Konturen, die im Live-Bild verglichen werden. Bei intolerablen Abweichungen vom Soll könnte der Computer die Bestrahlung automatisch abbrechen.

Bestrahlungsprotokoll

s. Kapitel 18.8.2.

Tagesprotokoll aller Bestrahlungen

Der Gesetzgeber schreibt vor, dass unabhängig vom Bestrahlungsprotokoll des einzelnen Patienten alle Bestrahlungen eines Tages nach Geräten getrennt in einem Tagesprotokoll zusammengestellt werden. Das übernehmen die modernen Verifikationssysteme automatisch mit einem Ausdruck am Tagesende.

Darüber hinaus liegt an nicht „vernetzten" Bestrahlungsgeräten ein Buch oder Ordner für die Tagesprotokolle aus. Die MTAR trägt darin dieselben Daten, die ein Verifikationssystem ausdrucken würde, ein: Patientennamen und -vornamen, bestrahlte Region, Anzahl der Felder, Strahlenqualität, Energie bzw. Röhrenspannung bzw. mAs-Produkt, Dosis, Bestrahlungszeit bzw. Monitorzahl.

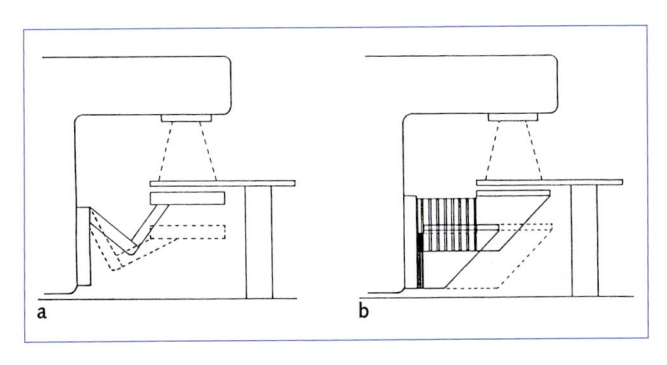

Abb. 19.26
Portal-Imaging-System
(a) mit Flüssigkeitsionisationskammer
(b) mit Leuchtschirmtechnik und CCD-Kamera.
Das CCD-System benötigt wegen der starren Spiegelanordnung auch im versenkten Zustand etwas mehr Platz.

FRAGEN

19.1. Wozu dient das Laserkoordinatensystem?
19.2. In welchen Räumen einer Strahlentherapie ist ein Laserkoordinatensystem angebracht?
19.3. Was sind Lasermarkierungen am Patienten, und wann wurden sie angezeichnet?
19.4. Wo sollte der Mittellaser am Patienten angezeichnet sein, wo der Höhenlaser, wo der Querlaser?
19.5. Wann muss der Bestrahlungstisch (Patientencouch) aus der Nullstellung herausgefahren werden?
19.6. Welche Bedeutung hat bei einer isozentrischen Einstellung das Ablesen des Fokus-Haut-Abstandes?
19.7. Wie verändert sich der Fokus-Achs-Abstand bei den unterschiedlichen isozentrischen Feldeinstellungen?
19.8. Wann werden bei der ganzen Prozedur der Feldeinstellung Keilfilter, Ausgleichskörper und Individualkollimatoren (Individualabsorber, Individualblöcke) am Strahlerkopf angebracht bzw. eingeschoben?
19.9. Was sind Verifikationsaufnahmen (englisch: Portal Films)? Wozu dienen sie? Welche Möglichkeiten gibt es, Verifikationsaufnahmen anzufertigen?
19.10. Bei Großfeldbestrahlungen: Wie verhält es sich mit dem Fokus-Achs-Abstand, mit dem Fokus-Haut-Abstand, mit dem Fokus-Tisch-Abstand?
19.11. Was ist eine Mantelfeldgeometrie?
19.12. Wie versucht man, bei der kraniospinalen Bestrahlung, d. h. der Bestrahlung des gesamten Liquorraums im Kopf und im Wirbelsäulenkanal, Überdosierungen (Hot Spots) oder Unterdosierungen (Cold Spots) an den Feldanschlüssen zu vermeiden?
19.13. Warum braucht es eine Kopfstütze, ein Kniekissen (Kniekeil oder Knierolle) und eine Armschiene bzw. Armstütze?
19.14. Was sind Bestrahlungsmasken?
19.15. Was ist ein Stereotaxiering?
19.16. Weshalb müssen Kleinkinder zur Bestrahlung narkotisiert werden?
19.17. Weshalb sind Photos/Polaroid-Aufnahmen der Patientenlagerung, der Bestrahlungsfelder, der Gantry-Stellung, der Tischdrehung und der Feldkollimation wichtig und Vorschrift?
19.18. Wie dokumentieren Sie die korrekte Durchführung einer Bestrahlung?

20 Psychologische Begleitung des Patienten

20.1 Allgemeines

Menschen, die sich nicht regelmäßig mit Krebspatienten befassen, tun sich im Umgang mit ihnen schwer. Das betrifft nicht nur medizinische Laien, sondern gerade auch die Angehörigen der medizinischen Pflege- und Assistenzberufe, nicht ausgeschlossen die Ärzte selbst. Der Krebspatient trägt wie kein anderer das Stigma einer unberechenbaren, tückischen und – so meint man – unweigerlich zum Tod führenden Krankheit. Ungeachtet allen Fortschritts bei der Behandlung bösartiger Tumoren denken immer noch viele Menschen, dass „Krebs = Tod" sei. Häufig werden in den Ausbildungsstätten von einigen Lehrkräften Resignation und therapeutischer Nihilismus verbreitet. So ist man dem Tumorpatienten gegenüber gehemmt und weiß nicht, worüber man sich mit ihm unterhalten soll. Denn über die Krankheit will man nicht sprechen, weiß man doch nicht genau, ob der Patient die Diagnose und seine individuelle Prognose kennt und in welch schwierige Situation man ggf. durch Nachfragen kommen kann. Krebspatienten wird immer noch in geradezu grotesker Weise ausgewichen, vor allem dann, wenn es schlecht geht und die Kräfte schwinden. Familienangehörige, Freunde und Berufskollegen spielen mitunter ein lächerliches Theater vor und lügen in schamloser Weise. All das geschieht in der gut gemeinten Absicht, den Patienten nicht mit einer „Wahrheit" belasten zu wollen, die er nach aller Einschätzung nicht ertragen kann.

Die Erfahrung lehrt aber, dass unsere Patienten sehr wohl von ihrer Krankheit wissen. Sie sprechen ihre Sorgen, Ängste und objektiven Beschwerden nur deshalb nicht öfter ihren Angehörigen gegenüber aus, weil sie diese schonen wollen oder – was noch häufiger ist – auf eine Front der Verleugnung, Abwiegelung und Ablehnung stoßen. Dabei kommen die Tumorkranken – wie alle anderen Patienten mit scheinbar gutartigen Erkrankungen auch – hilfsbedürftig zu uns und suchen Vertrauen. Sie freuen sich über ein spontanes, unverkrampftes, nicht routiniertes und nicht abgegriffenes Wort, Zuneigung, Verständnis, ein persönliches Gespräch und überhaupt jemanden, der einfach einmal zuhört.

Ein kleines Gespräch ergibt sich meist ganz zwanglos. Bei der täglichen Begegnung reichen dafür wenige Worte. Eine besondere Vorbereitung oder Einstimmung oder gar psychologische Ausbildung braucht es dafür nicht. Allerdings sollten Unvoreingenommenheit, Einfühlungsvermögen in die Welt des Kranken und die Bereitschaft, auch einmal auf ein längeres Gespräch einzugehen, ohne es selbst dominieren zu wollen, vorhanden sein. Dann werden wir Vertrauen gewinnen und auch für uns selbst profitieren. Es gilt, die Verkrampfung des zuerst unsicheren Patienten zu lösen und einen gewissen Grad der Vertrautheit zu erreichen.

Das eigentliche Gespräch über persönliche Dinge, wie Familie, Beruf, Prognose der Krankheit, Zukunftssorgen etc., müssen und sollen wir nicht suchen. Es wird uns angetragen, und wir sollten es aufnehmen.

Die Patienten in der Strahlentherapie wissen ganz Unterschiedliches über ihre Krankheit und Zukunftsaussichten. Das hängt ab von der Art der Vorbehandlung, der Dauer der Krankengeschichte und der bisher erfahrenen Zuwendung. Auf typische Situationen wollen wir im Folgenden eingehen.

20.2
Der aufgeklärte Patient

Er erfuhr von den Ärzten die Diagnose, Ausbreitung und Prognose seiner Krankheit. Er denkt und plant mit. Oft kennt er seine Untersuchungsbefunde sehr gut, weiß die Laborwerte und ist mit den medizinischen Fachausdrücken vertraut.

Leider stellen die vollumfänglich informierten Patienten in unserem Krankengut immer noch die Minderheit dar. Mit ihnen bereitet das Gespräch keinerlei Schwierigkeiten. Man ist offen und teilt auf Befragen das mit, was man für korrekt hält und wozu man befugt und befähigt ist. Der Arzt informiert über den augenblicklichen Krankheitsstand, über zusätzliche Untersuchungsbefunde, über Prognose und weitere diagnostische und therapeutische Maßnahmen.

Das Wissen um die eigene Krebserkrankung und die Fähigkeit, es zu verarbeiten und zu meistern, sind bei den Patienten sehr unterschiedlich ausgebildet. Diejenigen nämlich, die auch üblicherweise mit schwierigen Situationen fertig werden, können sich noch am ehesten auf die neuen Gegebenheiten und auf die völlig veränderten Zukunftsaussichten einstellen. Solche gefestigten Persönlichkeiten ruhen auf bewährten Lebensgrundsätzen, wozu oftmals auch eine intakte Glaubensbindung gehört. Als besonders hilfreich erweisen sich eine intakte Familie, ein ungebrochenes Verhältnis zu Freunden, zu Bekannten und zum Hausarzt sowie ganz allgemein Kontaktfreude und Mitteilungsbedürfnis. Gläubige Menschen haben es leichter, auf die letzten Fragen des Lebens eine gültige Antwort zu finden. Aber natürlich gibt es auch hier Ausweglosigkeit und Verzweiflung. Die moderne Theologie hat zudem den Glauben nicht erleichtert, sondern im Gegenteil einige Grundfesten, die für unsere Eltern und Großeltern noch als unumstößlich galten, erschüttert.

Recht selten bis kaum erlebt man, was von Gegnern einer situationsbezogenen Aufklärung immer wieder ins Feld geführt wird, dass nämlich Patienten nach Mitteilung ihrer Diagnose psychisch und physisch zusammenbrechen. Ihre Zahl fällt entgegen der landläufigen Meinung überhaupt nicht ins Gewicht. Es handelt sich für gewöhnlich um Menschen, die – stark emotional ausgerichtet – auch andere Konfliktsituationen nicht so einfach meistern und unangenehmen Fakten am liebsten ausweichen. Sie wirken auf uns verschlossen, wortkarg, mitunter mürrisch oder auch überaus ängstlich. Argwöhnisch beobachtende oder Ärzte und Personal gegeneinander ausspielende Patienten haben wir kaum erlebt. Verständlicherweise fällt es hier schwer, Kontakt zu finden. Wenn wir aber verstehen, was hinter einem verschlossenen Wesen stecken kann, werden wir unsere Patienten mit anderen Augen sehen und nicht gekränkt sein, wenn unsere Bemühungen scheinbar ohne Anerkennung bleiben.

20.3
Der verdrängende, nicht informierte Patient

Er ist am häufigsten anzutreffen. Scheinbar an seinem Schicksal nicht interessiert, geht er grundsätzlichen Gesprächen aus dem Weg und nimmt im Allgemeinen Untersuchungen und Therapievorschläge unwidersprochen hin. Mit ihm werden die Bestrahlungsassistenten kaum nennenswerte Schwierigkeiten haben. Wenn er nach seiner Krankheit fragt, dann nur, um eine beruhigende Antwort zu erhalten. Typisch ist beispielsweise die Frage: „Herr Doktor, ich wollte schon immer mal fragen, habe ich eigentlich Krebs?" Die verneinende Antwort wird dabei dem Befragten geradezu in den Mund gelegt.

20.4
Der vorsätzlich nicht aufgeklärte Patient

Während im vorangegangenen Fall der Patient von seinem Zustand wenig weiß, weil er unangenehme Tatsachen verdrängt und deshalb einem klärenden Gespräch mit dem Arzt ausweicht, wird er hier **auf Wunsch** der Angehörigen oder/und des Arztes **nicht informiert**. Immer wieder ist das Argument zu hören, dass ein Patient die Mitteilung seiner Krebsdiagnose nicht bewältigen könne, der Genesungswille gebrochen würde, Suizidgefahr bestehe. Dem Patienten wird erklärt, dass er eine chronische Entzündung, ein nicht heilendes Geschwür, eine Granulomatose oder Ähnliches habe. Deshalb sei eine Bestrahlung bzw. Chemotherapie notwendig. Im Wartezimmer begegnet er dann Leidensgenossen, die ebenfalls ein Geschwür, einen Abszess, eine chronische Entzündung oder Ähnliches haben. Dabei meinte er gerade noch, dass nur er an einer solch seltenen und unerklärlichen Krankheit leide.

Der behandelnde Arzt wird von dem zuweisenden Kollegen und den Angehörigen beschworen, unter keinen Umständen Näheres zu sagen und bei der vermittelten Diagnose zu bleiben. So haben alle um den Patienten ein **Lügengebäude** errichtet, das ihn von seiner Umwelt isoliert. Dass man sich schließlich in Widersprüche verwickelt, ist nicht zu umgehen. Und ein Vertrauensverhältnis wird sich bestimmt nicht entwickeln.

Trotzdem wissen 90 % dieser Patienten von ihrer Erkrankung. Sie haben gelernt, zwischen den Zeilen zu lesen, haben ein unbedachtes Wort aufgefangen, weil das ausgeklügelte Informationssystem nicht klappt. Mitunter gelang ein Blick in die Unterlagen, eine verschlossene Mitteilung an den Hausarzt wurde geöffnet. Der Patient fragt nicht mehr, weil das sowieso sinnlos ist. Manche Patienten erscheinen argwöhnisch, misstrauisch und unleidlich. Sie werden beschuldigt, sich widerrechtlich Informationen beschaffen zu wollen.

Wie gehen wir vor?

Glücklicherweise hat in den letzten Jahren ein Sinneswandel eingesetzt. Unter den mit Krebspatienten beschäftigten Ärzten, Theologen und Psychologen herrscht weitgehend Einmütigkeit darüber, dass man einen Patienten nicht bevormunden darf, der entscheidungshaft die Lebensspanne zwischen Geburt und Tod leben möchte. Das gilt auch für Patienten, für die es keine wirksame Therapie mehr gibt, deren Kräfte schwinden und die dies auch merken. Man darf sie um die letzte Phase ihres Lebens, nämlich um ihren Tod, nicht betrügen. Kübler-Ross hat in ihrem bekannten Buch „Interviews mit Sterbenden" diese wichtigen, vor dem Tod ablaufenden Phasen eindrucksvoll dargestellt.

Die sachgerechte **Patientenaufklärung** ist zwar Sache des Arztes, doch sind die Röntgenassistenten in diesen Prozess einbezogen. Ihnen obliegt die tägliche Führung im Wesentlichen allein. Sie können sich sehr gut ein Bild von den charakterlichen Voraussetzungen des Patienten verschaffen, über seine familiäre und soziale Situation, sein geistiges Auffassungsvermögen und seinen Allgemeinzustand. Das verlangt Einfühlungsvermögen. Folgende Grundsätze sollen die Richtung weisen:

- Wir klären denjenigen Patienten auf, **der** dies wünscht und so weitgehend, **wie** er dies wünscht. Dabei wird ein geschickter Arzt auch denjenigen erkennen, der seinen Wunsch nach Information nicht auszudrücken vermag und gefährdet ist, wegen seiner Zurückhaltung unbemerkt nebenherzulaufen.
- Patientenaufklärung kann Vertrauen wecken, sollte zur Mitarbeit anregen, darf aber niemals Hoffnung zerstören. Jeder Mensch lebt von Hoffnung, sie zu nehmen ist frevlerisch. Man wird also u.U. dem Patienten die Prognose seines Leidens etwas günstiger darstellen, als sie tatsächlich ist. Wir werden vielleicht nicht alles, was wir wissen, sagen. Aber alles, was wir sagen, sollte wahrhaftig sein.
- Bei der Krebsaufklärung ist behutsames, schrittweises Vorgehen angezeigt. Man sollte nicht „mit der Tür ins Haus fallen". Oft wird man in einem ersten Gespräch vorsichtig auf ein nachfolgendes vorbereiten, indem man zuerst nur in groben Zügen das Umfeld absteckt.
- Das grundsätzliche Gespräch zwischen Arzt und Patient verlangt eine ruhige, ungestörte Stunde. Nachfolgende Gespräche sind im Allgemeinen weniger zeitintensiv und kön-

nen sich auf wenige Sätze des täglichen Umgangs beschränken.
- Nichtärztliche Mitarbeiter sollten Gespräche über Diagnose und Prognose nicht ohne vorherige Absprache mit dem zuständigen Arzt führen. Dieser wird seinerseits die Mitarbeiter und Mitarbeiterinnen über ein wichtiges Gespräch informieren.

20.5 Vom Sterben

Alle verdrängen den Tod, das ist natürlich und betrifft Kranke und Betreuende gleichermaßen. Man kann es ohne Vorwurf aussprechen: Dem Tod zu begegnen heißt, sich mit einem Feind auseinander zu setzen; und einem Feind begegnen wir nicht gern. Beim Betreuer kommt noch die Belastung durch die eigene Hilflosigkeit hinzu. Sterbenden beizutreten, bedeutet ja mehr als für das medizinisch Notwendige zu sorgen.

Der Schwerkranke kämpft gegen die Krankheit und somit gegen ihre natürliche Folge, den Tod. Welcher Art dieser Kampf ist, kann im Einzelnen nie überzeugend in Worte gefasst werden, es sei denn mit „Nichtaufgeben", „Sich nicht hängen lassen", „Gegen die Krankheit angehen". Und man muss sich schon vorbereiten, wenn man die Eventualität des Sterbens ansprechen will. Unser ganz vorläufiger Eindruck ist, dass sich Menschen mit starker Diesseitsbezogenheit mehr vor dem **Sterbevorgang** fürchten als Kranke mit Glaubenserfahrung, die sich mehr mit dem Tod auseinander setzen, mit dem Danach. Weit verbreitet ist gegenwärtig der Glaube an eine Wiedergeburt, Ausdruck wohl eines eigenwilligen, sozusagen privaten Religionsverständnisses.

Uns fällt zwar selten die Pflicht zu, mit Sterbenden zu sprechen. Das bleibt Einzelpersonen mit besonderer Beziehung oder Erfahrung vorbehalten. Hat nämlich der irreversible Vorgang einmal eingesetzt, entzieht sich der Sterbende immer mehr und wird zunehmend ein anderer. Der Besucher, auch der Arzt oder die Krankenschwester oder MTAR, steht vor unbeschreiblicher Einsamkeit, Abhängigkeit, Bedürftigkeit oder Auswegslosigkeit. Allenfalls fallen noch Andeutungen, kaum mehr verständlich, und wenn doch, dann in schwer entschlüsselbaren Bildern. Hilflosigkeit befällt jeden von uns. Mancher fürchtet sich. Trotzdem werden wir immer wieder gefragt, wie man mit Menschen umgehe, die nicht mehr sprechen können, die u.U. auch nicht mehr bei Bewusstsein sind. Dazu stellen wir Folgendes fest:

1. Wenn der Sterbende noch bei Bewusstsein ist, geht es um einen situationsbezogenen Dialog. Hier werden ganz praktische Dinge gefragt, und wir antworten ganz praktisch. Klärende Worte mit der Familie, Sorgen um die Zukunft von „Haus und Hof", Benachrichtigungen und Informationen, Bank- und Geschäftsgänge, Erläuterungen von medizinischen Abläufen etc. stehen an. Hier können wir sogar ganz praktisch helfen. Vielleicht fallen vielen Menschen die Sterbebesuche so schwer, weil sie zu viel erwarten, falsche Vorstellungen und Ziele haben und weil sie sich mit einem solchen Gespräch zu viel vornehmen. Man sollte alle Vorstellungen fallen lassen und gewissermaßen absichtslos hingehen, um ganz bei dem Menschen und nicht „bei uns selbst" zu stehen.

2. Wenn der Sterbende zwar noch bei Bewusstsein ist, aber nichts mehr sagen kann, reduziert sich die Kommunikation auf Sprachzeichen. Oder man äußert etwas, ohne dass eine Antwort kommt. Es gestaltet sich unglaublich schwierig zu sprechen, wenn die Reaktion ausbleibt. Dies muss erlernt werden.

3. Ist der Sterbende nicht mehr bei Bewusstsein, ist eigentlich nichts mehr zu tun, und man braucht dabei auch kein schlechtes Gewissen zu haben. Hier gibt es aber für die Seelsorge noch einige Möglichkeiten. Zur Sicherheit weisen wir darauf hin, dass der Schwerkranke bzw. Bewusstlose sehr viel länger das um ihn herum Geschehende wahrnimmt, als er selbst irgendein Lebenszeichen geben kann. Man sollte deshalb in Gegenwart eines Bewusstlosen nie unbedachte Äußerungen tun.

20.6 Auskünfte an Angehörige

Was bisher über Patienteninformation gesagt wurde, gilt sinngemäß auch für Auskünfte an Angehörige. Derartige Auskünfte sind, wenn nicht anders vereinbart, Sache der Ärzte und bedürfen der Zustimmung des Patienten.

Oft werden wir in Gespräche mit Angehörigen über Diagnose, Prognose und die geeignete psychologische Begleitung des Patienten verwickelt. Hier vertreten wir den Grundsatz, dass man mit Angehörigen nur in Gegenwart des betroffenen Patienten sprechen soll. Das seit alters her Übliche, dass sich Angehörige an das medizinische Personal wenden, sich quasi hinter dem Rücken des Patienten mit ihm verbünden oder umgekehrt, ist nicht rechtens. Oftmals lehnen Patienten die Auskunft an Angehörige sogar ab.

Wir teilen die immer wieder geäußerte Ansicht, dass der Arzt einem Angehörigen gegenüber die ganze Schwere der Erkrankung darlegen müsse und der Patient „zu schonen sei", nicht. Zwar muss die Familie für die nächste Zeit gewappnet sein, unaufschiebbare Entscheidungen treffen und u. U. mit dem Patienten bestimmte Angelegenheiten ordnen. Ein schwer kranker Patient sollte auch keine finanziellen Verpflichtungen eingehen, die er aufgrund seiner begrenzten Prognose nicht einlösen kann, z. B. im Zusammenhang mit Hausbau, Betriebserweiterung, Kauf neuer Maschinen, eines neues Autos etc. Aber die Patient-Arzt-MTAR-Krankenschwester-Beziehung wird durch eine solche Verhaltensweise nicht gefördert. Misstrauen und Antipathie sind normale Reaktionsweisen, wenn man merkt, dass „hinter vorgehaltener Hand" bzw. „hinter dem Rücken" gesprochen wird.

Zur Klarstellung: Nicht nur Auskünfte an Freunde, Berufskollegen und Krankenkassen fallen unter die Schweigepflicht der Betreuenden, zu der sich Ärzte, Krankenschwestern, Röntgenassistentinnen und Sekretärinnen verpflichtet haben, sondern auch die Weitergabe von Daten, welcher Art auch immer, an Angehörige. In einem offenen Klima erübrigt sich eine derart anfechtbare Angehörigeninformation von selbst. Dann nämlich, wenn Patient, Ärzte, Röntgenassistenten und Krankenschwestern gemeinsam den Kampf gegen die Tumorerkrankung aufnehmen.

21 Notfallmaßnahmen

21.1 Allgemeine Maßnahmen

Notfallpatienten sind Personen, bei denen erhebliche Störungen der lebenswichtigen Körperfunktionen, also der Atmung, des Kreislaufs und des Bewusstseins bestehen oder zu befürchten sind, sofern nicht unverzüglich Hilfe eintrifft. Diese lebensbedrohlichen Störungen können mannigfaltige, ganz unterschiedliche Ursachen haben, deren genaue differentialdiagnostische Abklärung in einer solchen Notfallsituation natürlich nicht an erster Stelle steht. Es gilt vielmehr, Sofortmaßnahmen einzuleiten, die die lebensbedrohlichen Vitalfunktionsstörungen beheben bzw. verhüten. Diese Sofortmaßnahmen gelten weitgehend unabhängig von der auslösenden Primärerkrankung. Ihnen liegt die sog. „ABCD-Regel" zugrunde.

A: Atemwege frei machen

Hierzu zählt das Reinigen von Mund und Rachen durch Auswischen der Mundhöhle, durch Absaugen und ggf. Entfernen von Zahnprothesen. Das anschließende Überstrecken des Halses nach hinten und Vorschieben des Unterkiefers (Esmarch-Handgriff, Abb. 21.1) vermeidet oder verhindert das Zurückfallen der Zunge auf die hintere Rachenwand, woraufhin meist schon die Spontanatmung wieder einsetzt. Geschieht dies nicht, muss unverzüglich mit der Beatmung begonnen werden.

B: Beatmung einleiten

Die Atemspende erfolgt, wenn keine weiteren technischen Hilfsmöglichkeiten vorhanden sind und kein geschultes Personal (Arzt, Rettungssanitäter) zur Stelle ist, zunächst über eine Mund-zu-Nase- oder Mund-zu-Mund-Beatmung. Die Frequenz der Beatmung soll beim Erwachsenen etwa 12–16/min und beim Kind 20–30/min betragen. Als häufigste Komplikation bei unsachgemäßer Beatmung (häufig ist der Kopf nicht genügend überstreckt) tritt eine Überblähung des Magens mit der Gefahr der Aspiration (Einatmung) von Mageninhalt und Speichel ein. Wenn man den Brustkorb beob-

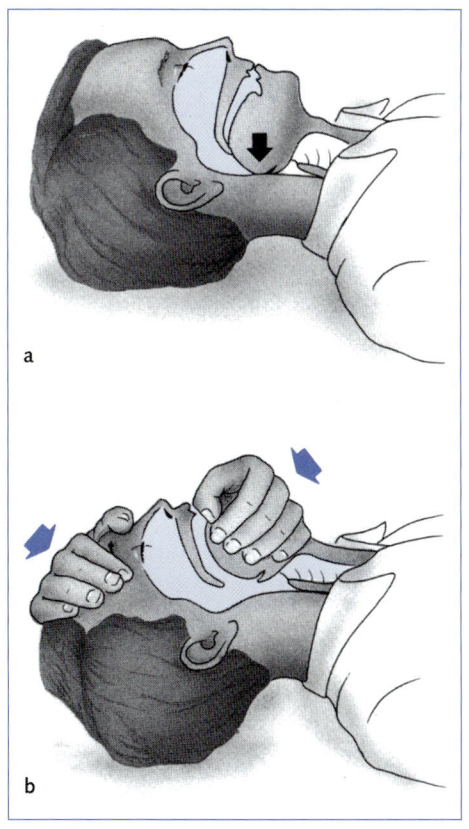

Abb. 21.1 Auswirkung der beiden Handgriffe (Esmarch) auf die Luftwege. **a)** Ohne Handgriff. **b)** Mit Handgriff.

achtet, kann die Beatmung kontrolliert werden: Beim Ausatmen des Verletzten sinkt der Brustkorb, beim Einatmen hebt er sich.

Am sichersten und einfachsten erfolgt die Beatmung durch endotracheale Intubation (Einführen eines Tubus in die obere Luftröhre). Das medizinische Assistenzpersonal sollte den Arzt bei dieser wichtigen Notfallmaßnahme unterstützen können. Bei darüber hinaus bestehendem Herz-Kreislauf-Stillstand muss unverzüglich mit der kardialen Wiederbelebung begonnen werden.

C: Cor (Herz-Kreislauf) wiederbeleben

Die kardiale Wiederbelebung mit Herzdruckmassage erfolgt durch hierzu besonders autorisiertes und geschultes Personal. Zur äußeren Herzmassage liegt der Patient auf einer flachen, harten Unterlage. Der Helfer kniet neben ihm und drückt bei gestreckten Ellbogengelenken mit seinen beiden aufeinander gelegten Handwurzeln kräftig senkrecht auf das untere Drittel des Brustbeins, so dass es beim Erwachsenen 4–5 cm gegen die Wirbelsäule verschoben wird (Abb. 21.2). Zur künstlichen Aufrechterhaltung des Kreislaufs sind 60–80 Herzdruckmassagen/min erforderlich. Vor Beginn der Herzmassage müssen 3–5 kräftige Beatmungsstöße gegeben werden. Stehen zwei Personen zur Verfügung, übernimmt der eine die Herzmassage und der andere die Atemspende. Nach jeweils 5 Herzdruckmassagen erfolgt eine Beatmung. Herzmassage und Atemspende werden so lange durchgeführt, bis der Herzschlag wieder spontan einsetzt oder der Tod des Patienten bestätigt ist (Arzt!).

D: Drugs (Medikamente) geben

Medikamente werden vom Arzt verordnet, je nach Maßgabe der Herz-Kreislauf-Situation und unter Berücksichtigung der für den Notfall verantwortlichen Ursache.

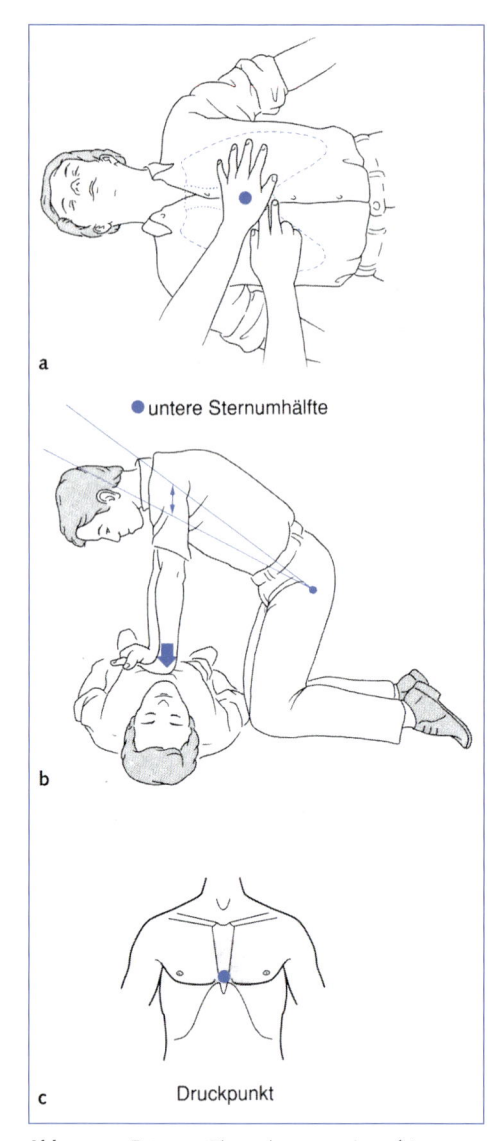

Abb. 21.2 Externe Thoraxkompression (Herzmassage).

21.2 Kontrastmittelzwischenfälle

In der Strahlentherapie sind Kontrastmittelzwischenfälle selten. Sie treten besonders nach intravenöser Gabe von jodhaltigen Kontrastmitteln (KM) auf und beruhen auf einer Überempfindlichkeitsreaktion gegenüber Jod und seinen chemischen Trägersubstanzen. Besonders gefährlich und deshalb heute weitgehend verlassen ist die Anwendung sog. ionischer KM. Hier kreist das Jod in ionisierter Form im Organismus, und diese KM sind darüber hinaus gegenüber den Körperflüssigkeiten hyperton (Wasser anziehend durch erhöhten osmotischen Druck). Heute verwendet man grundsätzlich nichtionische KM mit einer festeren Jodbindung und niedriger Osmolarität.

Zum KM-Zwischenfall kommt es folgendermaßen: Röntgenkontrastmittel können, wie zahlreiche andere Substanzen auch, aus den Gewebsmastzellen Histamin freisetzen. Die Histaminfreisetzung ist ein explosionsartig verlaufender, von der Konzentration des Pharmakons abhängiger Vorgang, der besonders bei parenteraler Verabreichung auftritt. Zwei Reaktionsweisen werden beobachtet:

- **Typ I: allergische Sofortreaktion.** Die Symptome treten bereits während der Injektion oder wenige Minuten danach auf: Blutdruckabfall, Herzjagen, Atemnot, Asthmaanfälle, Lungen- und Kehlkopfödem, krampfartige Leibschmerzen, tonisch-klonische Krämpfe, Atemstillstand und Bewusstlosigkeit.
- **Typ II: verzögerte allergische Reaktion.** Dazu gehören die erst nach 6–8 h auftretenden Hautveränderungen, wie Juckreiz, Ausschlag, Hitzegefühl, Quaddeln und ein allgemeines Krankheitsgefühl, Muskel- und Gelenkschmerzen, Fieber sowie eine beschleunigte Blutsenkung.

Vor der Anwendung eines KM muss der Arzt klären, ob der betreffende Patient ein erhöhtes Risiko für einen Kontrastmittelzwischenfall hat. Das ist der Fall
- bei Allergikern,
- wenn früher schon einmal ein KM-Zwischenfall aufgetreten ist,
- wenn innerhalb der letzten drei Monate KM gegeben wurde,
- bei schweren Erkrankungen, wie Bewusstlosigkeit, frischer Herzinfarkt und Lungenentzündung.

Bei Patienten mit einem solchermaßen erhöhten Risiko fordern viele Kliniken eine Prophylaxe mittels Histaminrezeptorblockade. Dies bedeutet, dass die möglichen Nebenwirkungen einer Histaminfreisetzung medikamentös unterdrückt werden, beispielsweise durch Dimetinden (H_1-Rezeptor-Antagonist, z.B. Fenistil®) + Cimetidin (H_2-Rezeptor-Antagonist, z.B. Tagamet®), mindestens 10 min vor KM-Einsatz. Zusätzlich werden Kortisonpräparate gegeben. Dem Assistenzpersonal müssen die vom Arzt üblicherweise verwendeten Medikamente, deren Darreichungsform und Dosierung bekannt sein.

21.3 Notfallausrüstung

Eine Notfallausrüstung (gewöhnlich auf einem Notarztwagen) gehört in jede Poliklinik, auf jede Station, in jede diagnostische Einheit (Therapiesimulator, Computertomographie, Magnetresonanztomographie) und in jede Therapieabteilung einer Strahlenklinik. Dort, wo die Versorgung von Notfallpatienten nicht zur täglichen Routine gehört, ist die regelmäßige Übung der primären Notfallversorgung dringend angeraten. Für das medizinische Personal muss die Notfallausrüstung der Abteilung jederzeit erreichbar sein. Ihr Bestand, die Funktionstüchtigkeit der Geräte und das Verfallsdatum der Medikamente sind regelmäßig zu kontrollieren. Die Notrufnummern der Klinik (Notarzt, Anästhesieabteilung, Intensivstation) muss jeder Beschäftigte kennen.

In die Notfallausrüstung gehören Absauggerät, Sauerstoffflasche, Beatmungsbeutel mit Masken, Intubationsbesteck, Defibrillator, Nasenkatheter, Blutdruckapparat mit Stethoskop, Infusionsbesteck (Kanülen, Einmalspritzen zu 5–20 ml, Ampullensägen, Klemmen, Schere, Alkohol, Tupfer, Pflaster, Verbandmaterial) sowie die wichtigsten Medikamente. Der Zugriff zu einem EKG-Gerät und einem Tracheotomiebesteck sollte gewährleistet sein.

Medikamente aus folgenden sechs Gruppen sind vorrätig zu halten: Infusionslösungen, Herz-Kreislauf-Mittel, bronchienerweiternde Medikamente (Bronchodilatatoren), Schmerzmittel (Analgetika), Beruhigungsmittel (Sedativa und Hypnotika) sowie sonstige, z. B. Steroide, H_1- und H_2-Blocker.

V Spezielle Onkologie der Organtumoren

22 Hirntumoren 333

23 Tumoren des Auges und der Orbita 347

24 Kopf-Hals-Tumoren 351

25 Lungentumoren 363

26 Mediastinaltumoren
   und Pleuramesotheliom 371

27 Mammakarzinom 377

28 Gastrointestinale Tumoren 387

29 Tumoren des männlichen Genitales 403

30 Tumoren des weiblichen Genitales 413

31 Harnwegstumoren 429

32 Tumoren endokriner Organe 435

33 Knochen- und Weichteilsarkome 443

34 Maligne Lymphome 451

35 Leukämien 467

36 Tumoren im Kindesalter 471

37 Hauttumoren 481

38 Palliative Radiotherapie 487

39 Supportivtherapie 495

22 Hirntumoren

Allgemeines

- Dritthäufigster Tumor im Erwachsenenalter (5–10 % aller bösartigen Tumoren), zweithäufigster Tumor im Kindesalter nach den Leukämien (20–40 % aller bösartigen Tumoren).
- Die Angaben zur Inzidenz schwanken zwischen 5 und 16/100 000 Einwohner.

Diagnostik

CT und MRT haben alle bisherigen invasiven und nichtinvasiven Verfahren verdrängt. Im Bereich des Großhirns sind CT und MRT annähernd gleichwertig, jedoch zeigt die MRT die Ödemausdehnung zuverlässiger als die CT. In der hinteren Schädelgrube, an der Schädelbasis und am Hirnstamm bildet die MRT besser ab.

Histologie

- 58 % neuroepitheliale Tumoren (astrozytäre Gliome, Oligodendrogliome, Ependymome, Mischtumoren, Glioblastome, Plexustumoren, embryonale Tumoren, Pinealistumoren), 20 % Meningeome, 14 % Hypophysenadenome, 7 % Neurinome (meist N. acusticus), dazu ZNS-Lymphome und Keimzelltumoren. Tabelle 22.1 gibt eine Übersicht über die hirneigenen Tumoren.
- Die Weltgesundheitsorganisation (WHO) schlägt ein histopathologisches Malignitätsgrading vor, womit eine Aussage zur biologischen Wertigkeit und zum klinischen Verlauf der Hirntumoren möglich wird (Tabelle 22.1).
- Die sekundären Hirntumoren (Hirnmetastasen) werden hier nicht besprochen. Ihr Anteil an den intrakraniellen Tumoren beträgt 30–40 %.

22.1 Gliome

Allgemeines Vorkommen hauptsächlich im Erwachsenenalter. Bei Kindern Astrozytome (WHO-Grad I und II) der hinteren Schädelgrube und des Hirnstamms, selten Ependymome. Optikusgliome (pilozytische Astrozytome des Chiasma opticum und des Sehnervs) fast ausschließlich bei Kindern und Jugendlichen.

Symptomatologie

Uncharakteristische Symptome erhöhten Hirndrucks (Kopfschmerzen, Erbrechen, Schläfrigkeit), neurologische Ausfälle, lokalisierte oder generalisierte Krampfanfälle.

Histologie

- Ausgang der Tumoren von den Gliazellen (dem Stützgewebe des Gehirns).
- Ependymome auf dem Boden der Innenauskleidung (Ependym) der Hirninnenräume.
- Nach WHO Einteilung in vier Malignitätsgrade. Low Grade: Malignitätsgrade I und II. High Grade: Malignitätsgrade III und IV.

Ausbreitungsmuster

Infiltrativ im Hirngewebe, bei Glioblastomen (Gliome vom WHO-Grad IV) und Ependymo-

Tab. 22.1 WHO-Gradierung von Tumoren des Nervensystems. Grad I entspricht einem hochdifferenzierten, langsam wachsenden, prognostisch günstigen Tumor, Grad IV dagegen einem hochmalignen, rasch wachsenden Tumor mit sehr ungünstiger Prognose, Grad II und III liegen dazwischen (aus O. D. Wiestler et al., 2002). AT/RT = atypische teratoide/rhabdoide Tumoren; DNT = dysembryoplastischer neuroepithelialer Tumor; MPNST = maligne Tumoren peripherer Nervenscheiden; PNET = primitiver neuroektodermaler Tumor.

Tumorfamilie	Tumorentität	Grad I	Grad II	Grad III	Grad IV
Astrozytäre Tumoren	Pilozytisches Astrozytom	x			
	Diffuses Astrozytom		x		
	Anaplastisches Astrozytom			x	
	Glioblastoma multiforme				x
Oligodendrogliome	Isomorphes Oligodendrogliom		x		
	Anaplast. Oligodendrogliom			x	
Mischgliome	Oligoastrozytom		x		
	Anaplast. Oligoastrozytom			x	
Ependymale Tumoren	Myxopapilläres Ependymom	x			
	Ependymom		x		
	Anaplastisches Ependymom			x	
Plexustumoren	Plexuspapillom	x			
	Plexuskarzinom			x	
Glioneuronale/neuronale Tumoren	Gangliogliom	x	x		
	DNT	x			
	Zentrales Neurozytom	x			
Pinealistumoren	Pineozytom		x		
	Pineoblastom				x
	Pinealis-Parenchym-Tumor intermediärer Differenzierung			x	
Embryonale Tumoren	Medulloblastom				x
	AT/RT				x
	Andere PNETs				x
	Neuroblastom				x
	Ependymoblastom				x
Schwamm-Zell-Tumoren	Neurinom	x			
	Neurofibrom	x			
	MPNST			x	x
Tumoren der Meningen	Meningeom	x			
	Atypisches Meningeom		x		
	Klarzelliges Meningeom		x		
	Chordoides Meningeom		x		
	Anaplastisches Meningeom			x	
	Papilläres Meningeom			x	
	Rhabdoides Meningeom			x	
	Hämangioperizytom		x	x	

men ganz selten Abtropfmetastasen im Spinalkanal. Fernmetastasen möglich, wenn operativ ein atrioventrikulärer Shunt (Kurzschluss zwischen Ventrikelsystem und Blutbahn) zur Hirndruckentlastung angelegt wurde.

Therapie

- **Chirurgie:** Entfernung des Tumors, soweit funktionell möglich. Diese ist kurativ nur bei pilozytischen Astrozytomen (= Gliome vom WHO-Grad I). Alle anderen Gliome rezidivieren, z.T. erst nach mehreren Jahren, und sind unheilbar.
- **Radiotherapie:** immer angezeigt (ausgenommen nach Totalentfernung pilozytischer Astrozytome), unabhängig vom Ausmaß der Resektion, von Typing und Grading. Durch postoperative Bestrahlung Verdopplung der medianen Überlebenszeit von 4–5 (nach alleiniger Operation) auf 9–12 Monate.
  - **Zielvolumen:** Primärtumor, Sicherheitssaum bei malignen Gliomen (Grade III/IV) 3 cm, sonst je nach Histologie 1–2 cm.
  - **Technik:** Rückenlage, Fixierung des Kopfes mit Bestrahlungsmaske.
  - **Feldanordnung:** je nach Tumorsitz entsprechend Abbildung 22.1, wobei die Situationen a) und b) ebenso wie die Ganzhirnbestrahlung obsolet sind. 3-d-Planung reduziert die Mitbestrahlung gesunden Hirngewebes um 20 %.

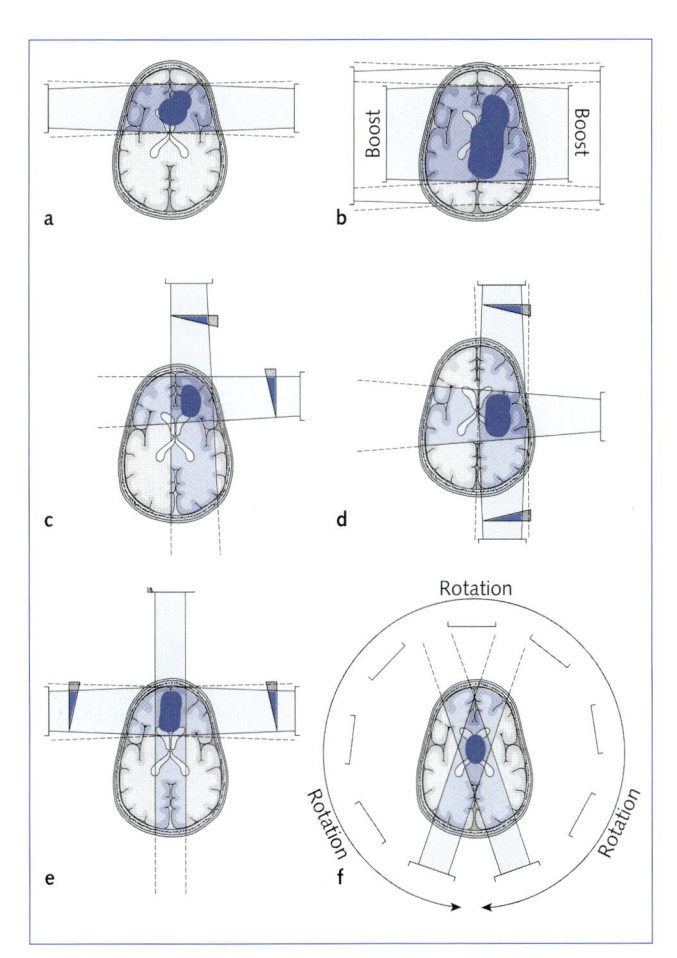

Abb. 22.1 Grundsätze der Feldanordnung bei der Hirntumorbestrahlung. **a)** Frontaler, mittig gelegener Tumor: seitliche Stehfelder (obsolete Technik wegen zu großer Volumenbelastung). **b)** Ausgedehnter zentraler Tumor: große seitliche Stehfelder, u. U. Ganzschädelbestrahlung, Dosisaufsättigung über einen Boost (obsolete Technik wegen zu großer Volumenbelastung). **c)** Frontaler, seitlich gelegener Tumor: beste Gewebeschonung über ventrales und seitliches Stehfeld mit Keilfiltern. **d)** Parietaler Tumor: 3-Felder-Anordnung mit Keilfiltern an den opponierenden Feldern. **e)** Frontal-mittig gelegener, schmaler Tumor: 3-Felder-Box mit Keilfilterung der seitlich opponierenden Felder. **f)** Kleiner zentraler Tumor, z. B. Hypophysenadenom: Rotationsbestrahlung.

- **Dosis:** 50–54 Gy Gesamtdosis bei Low-Grade-Gliomen, 55–60 Gy bei High-Grade-Gliomen, konventionelle Fraktionierung von 1,6–1,8 Gy auf die 90–95 %-Isodose. Im Maximum sollte die Gesamtdosis 66 Gy bei Glioblastomen und 56 Gy bei Low-Grade-Gliomen nicht überschreiten.
- **Fraktionierung:** konventionell 1,8–2,0 Gy, 5× wöchentlich. Alternative Fraktionierungsschemata (Hyperfraktionierung, Akzelerierung, Hypofraktionierung) bei High-Grade-Gliomen ohne Vorteil. Bei Low-Grade-Astrozytomen Hypofraktionierung oder Akzelerierung kontraindiziert.
  Palliativsituationen mit großem Tumor und schlechtem Allgemeinzustand: verkürzte Therapie mit 10–12 × 3–3,5 Gy (Gesamtdosis 30–36 Gy) angezeigt.
- **Begleitmedikation:** Kortikoide bei Hirnödem mit Symptomen.

- **Chemotherapie:** In Diskussion bei malignen Gliomen WHO-Grad III und IV, entweder adjuvant oder neoadjuvant, meist simultan zur Radiotherapie (Radiochemotherapie). Zu profitieren scheinen junge Patienten mit kleinen Tumoren in gutem Allgemeinzustand.
  - **Eingesetzte Substanzen:** Nitrosoharnstoffe ACNU und BCNU in Kombination mit VM-26 oder VP-16, auch Ara-C.
  - **Neue Substanzen:** Temozolomid und Topotecan in klinischer Erprobung.

Nebenwirkungen der Radiotherapie

- Akut: Hirnödem und Hirndruck (selten).
- Chronisch: Hirnödem, das nicht auf die Grenzen des Zielvolumens begrenzt bleibt, und Hirnnekrose nach mehr als 56 Gy Gesamtdosis. Erhöhtes Risiko bei Einzeldosen von mehr als 1,8 Gy im Zielvolumen.

Prognose

Die Prognose der Hirntumorpatienten hängt vom Malignitätsgrad, vom Patientenalter, vom Allgemeinzustand, vom Vorhandensein neurologischer Symptome, vom Ausmaß der Resektion und von der Art der Therapie ab. Die WHO-Klassifikation bezieht sich nicht nur auf das pathohistologische Tumorgrading, sondern berücksichtigt auch die Überlebenschancen der Patienten. Die mediane Überlebenszeit beträgt beim

WHO-Grad I:	5–10 Jahre,
WHO-Grad II:	2– 5 Jahre,
WHO-Grad III:	12–18 Monate,
WHO-Grad IV:	6– 8 Monate.

> **MERKE**
> Bei High-Grade-Gliomen verdoppelt die postoperative Radiotherapie die mediane Überlebenszeit nach der Operation.

22.2 Meningeom

Allgemeines

20 % aller intrakraniellen Neoplasien. Klassische Subtypen und deren seltene Varianten sind relativ benigne (WHO-Grad I), atypisches Meningeom (Grad II) und anaplastisches Meningeom (Grad III) sind seltener, dafür aber bösartiger.

Therapie

- **Chirurgie:** Angestrebt wird die komplette Tumorentfernung. Dies ist häufig an der Hirnoberfläche möglich, im Bereich der Schädelbasis selten.

- **Radiotherapie**
  - Postoperativ indiziert bei Meningeomen mit hohem Rückfallrisiko, nämlich bei Resttumor, bei Tumorinfiltration der Nachbarstrukturen und bei ungünstigen histologischen Kriterien (atypisches und anaplastisches Meningeom).
  - Nicht indiziert nach kompletter Entfernung eines benignen Meningeoms WHO-Grad I.
  - Zielvolumen: ausreichender Sicherheitsabstand von u.U. mehr als 3 cm.
  - Dosis: 55–60 Gy in 6–6,5 Wochen mit Einzeldosen von 1,8 Gy (Maximum 2,0–2,1 Gy) pro Fraktion.

Prognose

- Bei anaplastischen Meningeomen ohne Radiotherapie: Tumorrückfälle bereits nach 2–4 Monaten.
- Nach kompletter Tumorresektion von Meningeomen WHO-Grad I und nach postoperativer Bestrahlung von atypischen und anaplastischen Meningeomen WHO-Grad II bzw. III langjährige Verläufe und Dauerheilungen.

22.3 Hirntumoren im Kindesalter

Allgemeines

Das Gehirn ist im Kindesalter am häufigsten Sitz von soliden Tumoren. Die Inzidenz beträgt 2,7/100 000 Kinder/Jahr. Die Hälfte sind Astrozytome niedriggradiger Malignität (WHO-Grad I und II), z.B. in der hinteren Schädelgrube, im Hirnstamm und am N. opticus. Des Weiteren gibt es primitive neuroektodermale Tumoren (WHO-Grad IV), wie das Medulloblastom, und seltener Ependymome, Keimzelltumoren, Kraniopharyngeome und auch andere sehr seltene Tumoren.

22.3.1 Medulloblastom

Das Medulloblastom gehört zu den primitiven neuroektodermalen Tumoren (PNET, WHO-Grad IV) wie das Ependymoblastom, das Neuroblastom, das Pinealoblastom und einige primitive Gliome.

Häufigkeit

- 3–5 % aller intrakraniellen Tumoren, aber 20–25 % der Hirntumoren im Kindesalter. Häufigster Grad-IV-Tumor.
- 80 % entwickeln sich vor dem 15. Lebensjahr; ausgesprochen selten im Erwachsenenalter.

Symptomatologie

Abhängig von der Lokalisation (im Kleinhirnwurm, im 4. Ventrikel oder in den Kleinhirnhemisphären): Gangunsicherheit, Schwindel, Nackensteifigkeit, Lähmungen des N. abducens (seltener der Hirnnerven VII und VIII), Kopfschmerz, Erbrechen.

Ausbreitungsmuster

- Lokal invasives Wachstum bis zu Einklemmungserscheinungen des Kleinhirns.
- Absiedlungen subarachnoidal, im Ventrikelsystem und im spinalen Liquorraum in bis zu 30 % der Fälle.
- Fernmetastasen außerhalb des Nervensystems in 5–30 % beschrieben, und zwar in Lymphknoten, im Skelett und in der Lunge.

Ausbreitungsdiagnostik

- MRT des gesamten Liquorraums.
- Liquorzytologie (mikroskopische Untersuchung des Liquorzentrifugats).
- Röntgenaufnahmen der Lunge.

Tumorklassifikation (nach Chang, 1969)

T1: Tumor von weniger als 3 cm Größe im Dach des 4. Ventrikels oder in einer zerebellaren Hemisphäre.
T2: Tumor von mehr als 3 cm Größe mit Infiltration einer benachbarten Struktur oder mit teilweisem Ausfüllen des 4. Ventrikels.
T3a: Tumor von mehr als 3 cm Größe mit Infiltration von zwei benachbarten Strukturen oder mit vollständigem Ausfüllen des 4. Ventrikels.
T3b: Infiltration in den Boden des 4. Ventrikels oder in den Hirnstamm und Ausfüllen des 4. Ventrikels.
T4: Ausdehnung durch den Aquädukt in den 3. Ventrikel und/oder kaudalwärts in das obere Halsmark.
M0: Keine Metastasen, keine Tumorzellen im Liquor cerebrospinalis.
M1: Mikroskopisch Tumorzellen im Liquor cerebrospinalis, keine makroskopisch soliden Metastasen.
M2: Makroskopische Metastasen in dem zerebralen/zerebellaren Subarachnoidalraum oder in den ersten drei Ventrikeln.
M3: Spinale Metastasen.
M4: Metastasen außerhalb des ZNS.

Therapie

- **Chirurgie**
  - Zusammenhang zwischen Vollständigkeit der Tumorentfernung und Prognose.
  - Deshalb weitgehende Tumorentfernung anzustreben, jedoch nicht vollständige Tumorentfernung auf Kosten neurologischer Ausfälle. Das Medulloblastom ist ein hoch strahlen- und chemosensibler Tumor.
  - Bei erhöhtem Hirndruck atrioventrikulärer Shunt zur Liquorableitung sinnvoll.
  - Keine Dauerheilungen nach alleiniger Operation.
- **Radiotherapie**
  - Die postoperative Radiotherapie stellt bei Kindern mit Medulloblastom, die das 3. Lebensjahr vollendet haben, die wichtigste Behandlungsmaßnahme dar. Erst durch die simultane Bestrahlung des Tumorbetts und des gesamten Liquorraums wurden Dauerheilungen erreicht.
  - Bestrahlungsvolumen und Bestrahlungsdosis dürfen nicht zugunsten einer Chemotherapie verringert werden. Die postoperative, nämlich vor der Radiotherapie angesetzte Chemotherapie darf die Strahlenbehandlung nicht gefährden.
  - **Zielvolumen:** gesamter kraniospinaler Liquorraum: vollständiger Einschluss der Lamina cribrosa unter dem Frontalhirn, der mittleren Schädelgrube, die sich seitlich der Hypophyse tief absenkt, und des kaudalen Endes des spinalen Durasackes (bei S_2/S_3, Kontrolle mit MRT!), der hier 1,2–2,0 cm breiter ist als zervikal. Der Boost umfasst die ganze hintere Schädelgrube vom Clivus bis zum Unterrand des Hirnstamms (C_2).
  - **Technik:** Bauchlage, Fixierung in Maske. Bestrahlung des Hirnschädels über seitlich opponierende Felder mit vollständiger Schonung des Gesichtsschädels. Direktes Stehfeld auf die Spinalachse. Adaptation der Schädelfelder an das spinale Feld durch Rotation um 5–7° kranialwärts, (vgl. Abb. 19.13 und 19.14). Tägliche Verschiebung der Feldanschlüsse zwischen C_{2-3} und C_{4-5}. Individualabsorber für den Gesichtsschädel.
  - **Dosis:** 55–56 Gy/7–8 Wochen auf die hintere Schädelgrube, 35 Gy/4–5 Wochen auf den gesamten kraniospinalen Liquorraum. Einzeldosis: 1,6–1,8 Gy, 5× wöchentlich.
- **Chemotherapie**
  - Heute üblicherweise zwischen Operation und Radiotherapie sowie nach Abschluss der Radiotherapie eingesetzt (Sandwichchemotherapie).
  - **Gebräuchlichste Medikamente:** Vincristin, mittelhoch dosiertes Methotrexat, CCNU, Cisplatin, Ifosfamid.
  - Prognoseverbesserung durch Chemotherapie bei Kindern unter 2 Jahren, bei makroskopischem Resttumor und hoher histologischer Entdifferenzierung möglich. Generel-

le Anwendung der Chemotherapie bisher ohne dokumentierten Vorteil.

Chemotherapie und Radiotherapie nur im Rahmen klinischer Studien!

Nebenwirkungen der Radiotherapie

- Akute Reaktion wie bei der Bestrahlung anderer Tumoren.
- Durch kraniospinale Bestrahlung Leuko- und Thrombozytopenie zu erwarten, verstärkt durch Chemotherapie.
- Sollten hämatologische Nebenwirkungen der Chemotherapie den Beginn der Radiotherapie zu verzögern drohen, ist mit der Boost-Bestrahlung der hinteren Schädelgrube zu beginnen.
- Spätfolgen: Wachstumsverzögerungen durch Insuffizienz der hypothalamischen Achse und Beeinträchtigung der Wirbelkörperwachstumsfugen. Leukoenzephalopathie, Intelligenzeinbuße und psychomotorische Störungen bei zu hoher Gesamt-/Einzeldosis ($\geq 1,6$ Gy) und verstärkt, wenn Methotrexat simultan oder unmittelbar vor der Radiotherapie gegeben wurde.
- Die durch Methotrexat induzierte Leukoenzephalopathie ist von der radiogenen nicht zu unterscheiden.
- Bei Kindern unter 3 Jahren können die Folgen einer kompletten Strahlentherapie so gravierend sein, dass mehrere Arbeitsgruppen zunächst zugunsten einer intensiven Chemotherapie auf die Radiotherapie verzichten.

Prognose

Durch optimale Abstimmung von Operation und Radiotherapie werden Überlebensraten nach 2 Jahren von 60–70 %, nach 5 Jahren von 40–60 % und nach 10 Jahren von 30–40 % erreicht. Spezialisierte Strahlenkliniken erreichen Überlebensraten nach fünf Jahren von nahe 80 %. Voraussetzung: optimale Lagerung und engmaschige Qualitätskontrolle.

22.3.2 Niedriggradige Astrozytome (WHO-Grad I oder II)

Häufigkeit

- Häufigste Hirntumoren im Kindesalter.

Histologie

- Astrozytom, pilozytisches Astrozytom (WHO-Grad I).
- Optikusgliom (für gewöhnlich WHO-Grad I, selten II).

Ausbreitungsmuster

- Sehr langsames, lokal invasives Wachstum.

Therapie

- **Chirurgie**
  - Totale oder zumindest subtotale Tumorentfernung anstreben.
  - Optikusgliome allenfalls vor Strahlentherapie biopsieren.
  - Nach Tumorteilentfernung keine Therapie, solange der Tumor nicht wächst.
- **Radiotherapie**
  - **Alleinige Bestrahlung** von Optikus- und Chiasmagliomen ohne vorherige Operation gerechtfertigt: hohe Kontrollrate, objektivierbare Tumorrückbildungen, Visusverbesserung in einem Drittel der Fälle.
  - **Andere Astrozytome:** nach Vollendung des 5. Lebensjahres Bestrahlung mit 54 Gy, sofern Wachstum eines Resttumors nach Operation bzw. Reoperation.
  - **Technik:** schmaler Sicherheitssaum, im Übrigen s. Hirntumoren des Erwachsenen.

- **Dosis:** 54 Gy in Einzeldosen von 1,6–1,8 Gy, 5× wöchentlich.
- **Chemotherapie**
  - Nicht etabliert.
  - Nur im Rahmen klinischer Studien.

Prognose

Gut. Rezidivfreies Überleben nach 5 Jahren 70 %.

22.3.3 Ependymome (WHO-Grade I–III)

Häufigkeit

- Selten. Inzidenz 0,3/100 000/Jahr.
- Bevorzugung des Kindes- und frühen Erwachsenenalters.
- Zwei Drittel infratentoriell, z.T. Ausbreitung in Kleinhirnbrückenwinkel und Hirnstamm.

Histologie

Klassifizierung schwierig: myxoides Ependymom (Grad I), Ependymom (Grad II), 25 % anaplastische Ependymome (Grad III).

Ausbreitungsmuster

- Lokal invasiv.
- Metastasierung in 2–30 % über den Liquor cerebrospinalis, hauptsächlich bei infratentoriellem Sitz höhergradig maligner Tumoren und bei Anschluss an das Liquorsystem.
- Bei den Rezidiven nach Operation und Bestrahlung dominieren die Lokalrezidive (HIT-Studien 88/89 und 91: 20/25 Rezidive lokal, 3 Fernmetastasen im ZNS, davon einmal allein spinal).

Therapie

- Grundsätzlich wie bei Medulloblastom (Kap. 22.3.1).
- **Radiotherapeutisches Zielvolumen**
  - Myxoides Ependymom (Grad I): lokal.
  - Ependymom (Grad II-III) in der hinteren Schädelgrube: vermutlich auch hier hintere Schädelgrube ausreichend, wenn keine Tumorzellen im Liquor nachweisbar (Liquorpunktion!). Mitbestrahlung des zerebrospinalen Liquorraums zu rechtfertigen, Prognoseverbesserung aber mit klinischen Studien nicht belegt.
- **Dosis:**
  Kinder < 4 Jahre: ohne Resttumor postoperativ 54 Gy.
  Kinder > 4 Jahre: 68 Gy, mit Resttumor 72 Gy.

Prognose

Langjährige Verläufe vor allem bei niedrigmalignen Ependymomen.

5-Jahres-Überleben 46–57 %, davon 30–58 % progressionsfrei, abhängig von der Bestrahlungsdosis.

22.3.4 Keimzelltumoren

Häufigkeit

Selten. Bei Kindern am häufigsten in den Ovarien, in der Steißbeinregion, in den Hoden und in der Pinealisregion des Gehirns (15 %).

Histologie

Germinom (Seminom), embryonales Karzinom, Dottersacktumor, Chorionkarzinom und die Mischtumoren sind maligne, das reife Teratom benigne (unreifes Teratom potentiell maligne).

Ausbreitungsmuster

- Lokales Wachstum, z.T. schon bei Geburt existent.
- Germinome haben zu 60 % eine positive Liquorzytologie, aber Metastasen im kraniospinalen Liquorraum nur in 20 %.
- Nichtgerminomatöse Keimzelltumoren haben seltener eine positive Liquorzytologie, aber unabhängig davon eine hohe Metastasierungsrate in den Liquorraum oder über atriovenöse Shunts in den übrigen Körper (Lunge, Leber, Knochen etc.).

Therapie

- **Chirurgie**
  - Histologische Sicherung.
  - Tumorentfernung nach präoperativer Radio- oder Chemotherapie nur bei malignen nichtgerminomatösen Keimzelltumoren, wenn anhand bildgebender Verfahren oder einer evtl. noch vorhandenen Tumormarkererhöhung (AFP, HCG) der Hinweis auf Resttumor besteht.
  - Shuntimplantation, wenn notwendig zur Entlastung des Liquorraums.
- **Radiotherapie**
  - Etabliert bei **Germinomen**.
  - Rolle bei nichtgerminomatösen Keimzelltumoren noch umstritten.
  - **Kraniospinale Bestrahlung** wie bei Medulloblastom (Kap. 22.3.1). Dosis bei Germinomen: 24 Gy kraniospinal, 16 Gy Boost auf das Tumorbett. Dabei 90–100 % komplette Remissionen auch ohne Chemotherapie.
  - **Intrakranielle maligne nichtgerminomatöse Tumoren** erhalten primär eine Chemotherapie, die durch eine Strahlentherapie ergänzt wird:
  Nur lokale Radiotherapie mit 54 Gy: bei fehlendem Hinweis auf eine zerebrospinale Metastasierung und nach inkompletter Resektion eines Teratoms WHO-Grad 0–I. Kraniospinale Bestrahlung mit 30 Gy und zusätzlich lokaler Boost auf die Tumorregion mit 24 Gy: bei positiver Liquorzytologie und/oder MRT-Befund und nach inkompletter Resektion eines Teratoms vom WHO-Grad II–III.
  - **Palliative Radiotherapie** sinnvoll, bisher nicht standardisiert.
- **Chemotherapie**
  - Grundsätze s. Radiotherapie. Etabliert bei nichtgerminomatösen Keimzelltumoren.
  - Substanzen: Cisplatin, Etoposid (VP-16), Ifosfamid = PEI.

Prognose

- Wesentlicher Prognosefaktor für die nichtgerminomatösen Keimzelltumoren ist die vollständige Resektion des Primärtumors.
- Langzeitüberlebensraten von Germinomen: ca. 95 %
- Langzeitüberlebensraten von nichtgerminomatösen Tumoren: ca. 65 %.

22.4 Hypophysenadenome

Allgemeines

10 % aller intrakraniellen Tumoren. Autopsiestatistiken berichten über 10–20 % klinisch okkulter, zufällig entdeckter Adenome.

Symptomatologie

Bis zu Beginn der 70er Jahre konsultierten 80 % der Patienten zuerst den Augenarzt wegen Sehstörungen. Heute kommen nur noch 30 % der Patienten mit Visusbeschwerden, die anderen fallen wegen hormoneller Störungen auf.

Diagnostik

- Nachweis eines Hormonexzesses in den vier hypophysären Achsen: Wachstumshor-

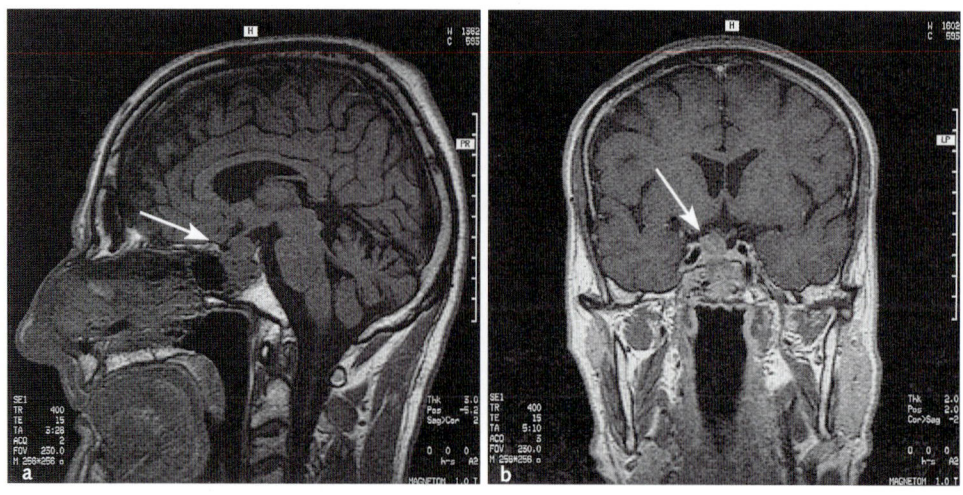

Abb. 22.2 Großes Hypophysenadenom, sog. Giant Adenoma. MRT in sagittaler (a) und frontaler (b) Projektion. Man erkennt u. a. die suprasellāre Ausdehnung und das Umwachsen von A. carotis und Sehnerv.

mon (STH), ACTH, Prolaktin, thyreotropes Hormon (TSH).
- Hormoninaktive Adenome werden erst spät durch Verdrängungserscheinungen (z. B. Visusausfälle) diagnostiziert. Es sind große Tumoren = „Giant Adenomas" = Makroadenome.
- Als bildgebendes Verfahren kommt nur die MRT in Betracht (Abb. 22.2).

Ausbreitungsmuster

- Für gewöhnlich Ausgang vom Vorderlappen der Hypophyse mit Beeinträchtigung der Hormonproduktion.
- Wenn nicht rechtzeitig erkannt, Ausbreitung in den extrasellären Raum. Visusstörungen, wenn Ausdehnung > 1,5 cm über die Sella hinaus.

Tumorklassifikation

- Die frühere histologische Klassifizierung in chromophobe (78 %), eosinophile (15 %), basophile (5–6 %) und gemischte Adenome ist veraltet.

- Heute wird endokrinologisch und immunhistochemisch klassifiziert:
  - Prolaktinom (28–30 %).
  - Wachstumshormon produzierendes Adenom (16–25 %) = Akromegalie.
  - ACTH produzierendes Adenom (15–20 %) = Cushing-Syndrom.
  - Wachstumshormon und Prolaktin produzierendes Adenom (2–5 %).
  - Unklassifizierbare Adenome (1–3 %).
  - Hormoninaktive Adenome (10–25 %).

Therapie

- **Chirurgie**
  - Selektive Adenomektomie durch moderne mikrochirurgische Verfahren auf transsphenoidalem und transkraniellem Weg.
  - Niedrige Morbidität und Letalität mit diesen Techniken, zuverlässige Erfolgskontrolle mit endokrinologischen Tests.
- **Radiotherapie**
  - Indikation zur alleinigen Radiotherapie bei hormoninaktiven Makroadenomen.
  - Postoperative Radiotherapie angezeigt in folgenden Fällen:

- □ Nicht vollständig normalisierter Hormonspiegel bei Akromegalie (< 2 ng/ml Wachstumshormon unter Glukosebelastung).
- □ Diffuses Wachstum bei ACTH produzierenden Adenomen.
- □ Unvollständige Operation bei Prolaktinomen, wenn eine Dopaminbehandlung nicht in Frage kommt.
- □ Rezidive.
- Grundsätzlich ist eine alleinige Radiotherapie auch bei Prolaktinomen und bei Akromegalie sinnvoll, und zwar gleich effektiv wie die Operation. Die Hormonspiegel sinken jedoch frühestens nach einem halben Jahr langsam ab.
- **Technik:** Lagerung in Bestrahlungsmaske. Üblicherweise individuell kollimierte, dreidimensional geplante Mehrfeldertechnik (keine Gegenfelder!). Stereotaxie bei R1-Resektionen und sehr kleinen Tumoren sinnvoll.
- **Dosis:** bei makroskopisch vollständig entfernten Adenomen 50 Gy/Referenzpunkt (< 56 Gy D_{max}), ED 1,6–1,8 Gy, 5× wöchentlich. Bei Makroadenomen (Giant Adenomas) 56 Gy (< 60 Gy D_{max}).
- **Hormontherapie**
  - Dopaminagonisten (Bromocriptin, Lisurid und Pergolid) bei ACTH und Prolaktin sezernierenden Adenomen als Alternative zu Operation und Strahlentherapie.
  - Keine Hormontherapie und stattdessen Operation oder Radiotherapie bei
    - □ schlechter Verträglichkeit,
    - □ Ineffektivität,
    - □ suprasellären Tumoren und
    - □ geplanter Schwangerschaft.

Nebenwirkungen der Radiotherapie

- Bei der angegebenen Dosierung keine schwerwiegenden Nebenwirkungen.
- Akut: sehr selten Elektrolytentgleisungen.
- Chronisch: Zwischenhirninsuffizienz, klinisch manifest erst nach mehreren Jahren.

Prognose

- Unter adäquater Therapie nicht unmittelbar lebensbedrohende Erkrankung.
- Lokalrezidive bei 5 % der hormonaktiven Mikroadenome nach Operation oder Radiotherapie.
- Lokalrezidive bei 50 % der invasiven Adenome nach Operation, 5–7 % nach Operation + Radiotherapie.
- Sehr langsame Verkleinerung von Makroadenomen nach Radiotherapie.

22.5 Lymphome des ZNS

Allgemeines

Extreme Rarität bis vor ca. 20 Jahren, seitdem ständig zunehmend: um das Dreifache bei sonst Gesunden in der 5.–7. Lebensdekade, vor allem aber bei Immunsuppression nach Organtransplantation und bei AIDS-Kranken.

Ein sekundärer Befall der Meningen im Spätstadium generalisierter hochmaligner Lymphome (ca. 50 %) ist schon seit längerem bekannt.

Histologie

Überwiegend (85 %) hochmaligne Non-Hodgkin-Lymphome (NHL) der B-Zell-Reihe, und zwar vom großzellig-anaplastischen, immunoblastischen, zentroblastischen oder lymphoblastischen Typ. Niedriggradige NHL sind bei immunkompetenten Patienten sehr selten.

Ausbreitungsmuster

Lokale Infiltration mit hoher Tendenz zur subependymalen und leptomeningealen Aussaat.

Therapie

- **Chirurgie**
  - Histologische Sicherung (am besten: stereotaktische Serienbiopsie).
  - Druckentlastung mit Shunt.
- **Radiotherapie**
  - Sehr gutes Ansprechen auf Radiotherapie, 80 % Vollremissionen schon bei niedrigen Dosen. Jedoch Rezidive im ZNS bei den meisten Patienten. Mediane Überlebenszeit nach alleiniger Radiotherapie nur 14–27 Monate.
  - **Zielvolumen:** Ganzhirn unter Einschluss der Meningen (einschließlich dorsale Augenabschnitte, Lamina cribrosa, mittlere Schädelgrube: s. Medulloblastom, Kap. 22.3.1) bis Halswirbelkörper C_2/C_3 („Helmtechnik"). Einschluss der gesamten Neuroachse verbessert die Prognose nicht.
  - **Dosis:** 50–54 Gy mit Einzeldosen von 1,8–2,0 Gy 5× wöchentlich. Bei kombinierter Radiochemotherapie Dosisreduktion auf 45 Gy. 40 Gy und weniger verschlechtern die lokale Kontrolle, eine Dosiseskalation bis über 50–54 Gy verbessert sie nicht.
- **Chemotherapie**
  - Es existiert keine Standardchemotherapie mangels vergleichender klinischer Studien.
  - Beste Ergebnisse in Kombination mit Strahlentherapie, d. h. mit hoch dosiertem Methotrexat (MTX) vor Strahlentherapie und PCV (Procarbazin, CCNU und Vincristin) adjuvant danach. Statt PCV auch Cytosinarabinosid.
  - Erhebliche Langzeitneurotoxizität durch die Kombination von mittelhoch dosiertem MTX vor und hoch dosiertem Cytosinarabinosid nach Strahlentherapie.

Prognose

- Ungünstig auch bei immunkompetenten Patienten.
- Nach alleiniger Radiotherapie trotz guten Ansprechens medianes Überleben 14–27 Monate, 2-Jahres-Überleben 15–30 %, 5-Jahres-Überleben 3–4 %.
- Nach Kombination von Chemotherapie und Radiotherapie medianes Überleben bis 40 Monate erreichbar (Langzeitneurotoxizität muss beachtet werden).
- Studienbedarf.

22.6 Andere

Im Vergleich zu den bisher besprochenen Tumoren sind die folgenden sehr selten: Plexustumoren, Pinealistumoren, Neurinome, Neurofibrome, sarkomatöse Tumoren der Meningen, Gefäßtumoren und Kraniopharyngeome.

Therapie

- Grundsätzlich chirurgisch und/oder Radiotherapie, abhängig von der Tumorgröße, Tumorlage und dem Wachstumsverhalten.
- Beim Kraniopharyngeom ist wegen der Unmöglichkeit einer vollständigen Tumorentfernung und entsprechend hohem Rezidivrisiko in jedem Fall eine postoperative Radiotherapie angezeigt.
  Dosis: 56 Gy in konventioneller Fraktionierung.
- Tumoren des Pinealis-Parenchyms, also Pineozytom und Pineoblastom (ein PNET = primitiver neuroektodermaler Tumor), sind selten und werden allein oder postoperativ mit 56–60 Gy in Einzeldosen von 1,8–2,0 Gy bestrahlt.
- Bei Plexustumoren, Akustikusneurinomen, Gefäßtumoren und Pinealistumoren mit einer Größe bis 25 mm wird neuerdings vermehrt die Indikation zur stereotaktischen Einzeitbestrahlung (Radiochirurgie) gesehen.
  Dosierung: Akustikusneurinome 12–14 Gy oder 50 Gy fraktioniert, AVM (arteriovenöse Malformationen) 20 Gy. Dabei ist die 10/10-Regel zu befolgen. Sie besagt, dass allenfalls

10 ml gesunden Hirngewebes um den Tumor herum eine Dosis von maximal 10 Gy erhalten dürfen. Andernfalls ist eine Hirnnekrose zu befürchten.

23 Tumoren des Auges und der Orbita

Es gibt intraokuläre Tumoren und solche der okulären Adnexe (Organe der Orbita). Hier geht es um das Retinoblastom, das maligne Melanom, die Lymphome und Pseudolymphome sowie sehr seltene andere Tumoren. Die Strahlentherapie von gutartigen Erkrankungen handeln wir in den Kapiteln 41 und 43 ab, Basaliome und Spinaliome der Augenlider bei den Hauttumoren und die intraokulären und intraorbitalen Metastasen bei der Palliativtherapie.

23.1 Retinoblastom

Allgemeines

- Häufigster intraokulärer Tumor im Kindesalter.
- Inzidenz: 6/100 000 Lebendgeborene.
- Familiäre Häufung bei 40 % (dominant vererbter, autosomaler Gendefekt: Retinoblastomlocus auf Chromosom 13).

Symptomatologie

Leukokorie (weißer Pupillenreflex), Schielen (zwischen dem 6. und 24. Lebensmonat), Sehstörungen, häufig bilateral.

Diagnostik

Sonographie, CT und MRT.

Therapie

- **Chirurgie**
  - Bei größerem Tumor Enukleation des befallenen Augapfels.
  - Bei beidseitigem Befall Enukleation des stärker befallenen Auges, manchmal beidseitige Enukleation nicht zu umgehen.
  - Bei kleinen Tumoren: Radiotherapie.
- **Radiotherapie**
  - Indikation für die perkutane Radiotherapie: kleine, papillen- oder makulanahe Tumoren im hinteren Netzhautanteil. Auch bei größeren, nicht unmittelbar lebensbedrohenden Tumoren, sofern Sehkraft erhalten werden kann, primäre Strahlentherapie angezeigt.
  - Indikation zur Brachytherapie mit ^{106}Ru/^{106}Rh- oder ^{125}I-Applikatoren: rezidivierende oder persistierende Tumoren nach perkutaner Strahlentherapie (Boost).
  - **Zielvolumen:** hintere zwei Drittel des Bulbus.
  - **Technik:** Rückenlage in Bestrahlungsmaske oder Augenfixation mit Vakuumkontaktlinsen. Seitliche(s) Stehfeld(er) mit Linac-Photonen 4–6 MV (Abb. 23.1).
  - **Dosis:** 40–50 Gy in 4–5 Wochen, Einzeldosis 1,8 Gy.

Nebenwirkungen der Radiotherapie

Zweittumoren bei Gesamtdosen von > 55 Gy möglich.

Prognose

- Einseitiger Befall: 5-Jahres-Überlebensrate 97 %.

Abb. 23.1 Bestrahlung von Retinoblastomen. Fixierung des Auges bzw. der Augen durch Vakuumkontaktlinsen in zentraler Position. Indirekte Fixierung des Auges am Kollimatorhalter, Universitätsstrahlenklinik Essen.

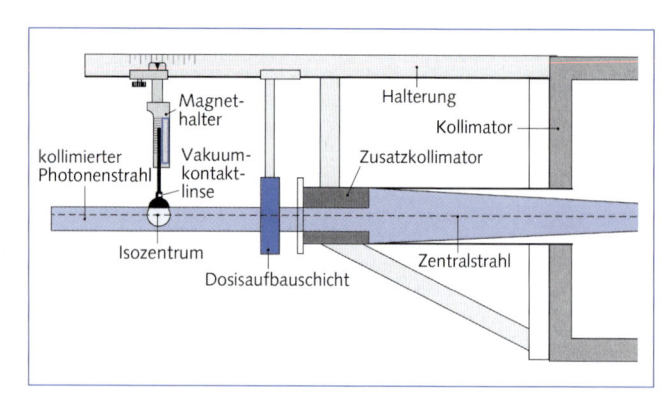

- Beidseitiger Befall: 5-Jahres-Überlebensrate 90 %.
- Infiltration von Orbita, Sehnerv oder Aderhaut: 5-Jahres-Überlebensrate 50 %.
- Radiotherapie kann bei bilateraler Erkrankung in 75 % der Fälle das Auge erhalten.

23.2 Malignes Melanom

Allgemeines

- 75 % der primären Augentumoren.
- Maligne Melanome (MM) der Konjunktiva (Lymphknotenmetastasen!) und der Aderhaut haben eine gänzlich unterschiedliche Prognose.

Therapie

- **Chirurgie**
  - Enukleation, wenn totaler Sehverlust oder völlige Netzhautablösung besteht (Prognose schlechter als bei einem unbehandelten Patienten).
  - Blockexzisionen bei kleinen, vorderen und relativ flachen Läsionen (Bulbuserhalt).
- **Radiotherapie**
  - **Präoperative Bestrahlung** vor Enukleation mit 4 × 5–6 Gy in 4 Tagen häufig angewendet, aber in ihrer Effektivität bisher unbewiesen (Studien!).
  - **Plaque-Technik** mit ^{106}Ru/^{106}Rh-, ^{125}I-, ^{60}Co- oder ^{192}Ir-Applikatoren. Üblicherweise applizierte Einzeitdosis: 80–100 Gy (sogar 160 Gy) an der Tumorspitze, Dosis in 1 mm Gewebetiefe 450 Gy (1000 Gy nicht überschreiten!). Die Dosis von 80 Gy/Tumorspitze kann ggf. nach 6 Monaten wiederholt werden. Vorteil: Bulbus- und Visuserhalt.

Prognose

- Nach Blockexzision, Enukleation und bulbuserhaltender Brachytherapie identische 5-Jahres-Überlebensraten von 40 %.
- Günstige Prognose der konjunktivalen MM.

23.3 Maligne Lymphome und Pseudolymphome

Maligne Lymphome

- Häufiger in der Orbita, außerordentlich selten intraokulär.
- Diagnose schwierig; 40–50 % disseminieren zur generalisierten Erkrankung.

- Lokale Kontrolle der intraokulären, konjunktivalen und intraorbitalen Lymphome mit 30–40 Gy Gesamtdosis in 4–5 Wochen.
- Keine chirurgische oder chemotherapeutische Indikation.

Pseudolymphome

- Gutartige, reaktive, unspezifische Entzündungsreaktion mit lymphozytärer Infiltration.
- 20–25 % gehen in ein malignes Lymphom über.
- Perkutane Radiotherapie mit 15–20 Gy/2 Wochen kontrolliert die Erkrankung ohne Spätfolgen.

23.4 Tumoren der okulären Adnexe und der Orbita

Allgemeines

Es handelt sich um Basalzellkarzinome und Plattenepithelkarzinome der Augenlider, um Karzinome der großen und kleinen Tränendrüsen, maligne Lymphome der Orbita, Rhabdomyosarkome und Metastasen.

Karzinome der Tränendrüsen

- Seltene Tumoren mit hoher Letalität (30 %).
- Chirurgische Entfernung wegen Multizentrizität und anatomischer Erschwernisse selten radikal.
- Postoperative Radiotherapie des Tumorbetts mit 60–65 Gy/6–8 Wochen erforderlich.
- Bestrahlung auch des klinisch unauffälligen Lymphabflusses mit 50 Gy/6 Wochen bei Vorliegen großer Tumoren.

Rhabdomyosarkom

- Relativ häufig im Kleinkindesalter mit rasch einsetzender Protrusio des Auges und Lidschwellung.
- Das intraorbital begrenzte Rhabdomyosarkom hat eine bessere Prognose als Rhabdomyosarkome anderer Lokalisationen.
- Chirurgie: nur Biopsie zur Diagnosesicherung sinnvoll.
- Therapie besteht aus teils sequentieller, teils simultaner **Radiochemotherapie**. Nach zwei Zyklen VACA (Vincristin, Adriamycin, Cyclophosphamid, Actinomycin D) oder VAIA (Austausch von Cyclophosphamid gegen Ifosfamid) Remissionsbeurteilung. Davon abhängig Dosis der nachfolgenden hyperfraktionierten und akzelerierten Strahlentherapie, nämlich 45 oder 55 Gy (bei Kontakt mit Liquorraum Ganzhirnbestrahlung).

24 Kopf-Hals-Tumoren

24.1 Grundsätzliches/ TNM-Klassifikation

- Der HNO-Bereich unterteilt sich anatomisch-funktionell in die oberen Atemwege (Nase/Nasennebenhöhlen, Nasopharynx, Larynx und Trachea) und die obere Schluckstraße (Mundhöhle, Oro- und Hypopharynx und Speiseröhre; Abb. 24.1).
- Ätiologisch und prognostisch sind die Unterschiede zwischen den Tumoren im HNO-Bereich beträchtlich.
- Die Stadieneinteilung nach dem TNM-System wechselte in den vergangenen Jahren mehrmals. Dadurch gibt es Verwirrungen. Die Klassifizierung der Lymphknotenmetastasen des Halses (Tab. 24.1) ist für alle Tumorlokalisationen gleich, gibt aber zu Kritik Anlass. Abbildung 24.2 zeigt das Lymphabflussgebiet des Halses.
- Die therapeutischen Strategien wechselten in den letzten Jahren:
  1. Abkehr von radikalchirurgischen, verstümmelnden Eingriffen.
  2. Risikoadaptierte, die Funktion schonende Halslymphknotenchirurgie.

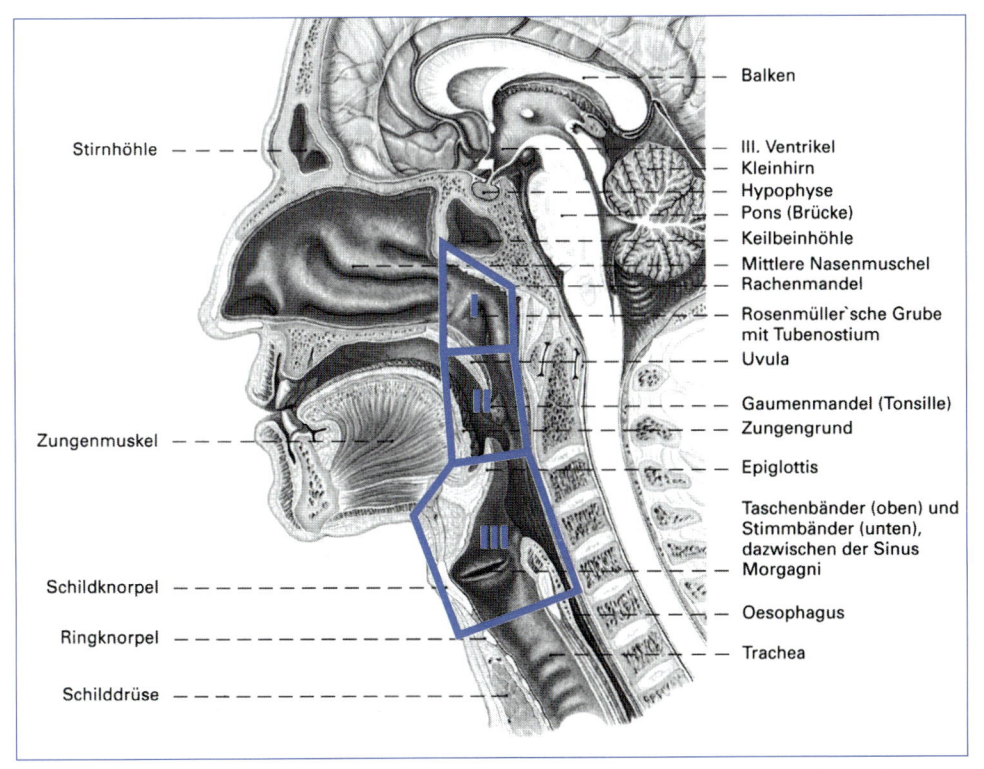

Abb. 24.1 Unterteilung des HNO-Bereichs in Nasenrachen (Epipharynx, I), Meso- oder Oropharynx (II), Hypopharynx (III), Mundhöhle, äußere Nase und Nasennebenhöhlen.

3. Signifikante Verbesserung radiotherapeutischer Resultate durch simultane Radiochemotherapie.

Tab. 24.1 Stadieneinteilung der Lymphknotenmetastasen bei Tumoren im Kopf-Hals-Bereich. Die Definition der N-Kategorien gilt für alle Kopf- und Halsbezirke außer für Nasopharynx und Schilddrüse.

NX:	Regionäre Lymphknoten können nicht beurteilt werden
N0:	Keine regionären Lymphknotenmetastasen
N1:	Metastase in solitärem ipsilateralen Lymphknoten, 3 cm oder weniger in größter Ausdehnung
N2:	Metastase(n) in solitärem ipsilateralen Lymphknoten, mehr als 3 cm, aber nicht mehr als 6 cm in größter Ausdehnung, oder in multiplen ipsilateralen Lymphknoten, keiner mehr als 6 cm in größter Ausdehnung, oder in bilateralen oder kontralateralen Lymphknoten, keiner mehr als 6 cm in größter Ausdehnung
N2a:	Metastase in solitärem ipsilateralen Lymphknoten, mehr als 3 cm, aber nicht mehr als 6 cm in größter Ausdehnung
N2b:	Metastasen in multiplen ipsilateralen Lymphknoten, keiner mehr als 6 cm in größter Ausdehnung
N2c:	Metastasen in bi- oder kontralateralen Lymphknoten, keiner mehr als 6 cm in größter Ausdehnung
N3:	Metastase(n) in Lymphknoten, mehr als 6 cm in größter Ausdehnung

24.2 Nasopharynxtumoren

Allgemeines

- Vorwiegend Männer betroffen.
- Histologie: Plattenepithelkarzinome, lymphoepitheliales Karzinom vom Typ Schmincke-Regaud, maligne Lymphome.
- Ätiologische Faktoren weitgehend unbekannt. Epstein-Barr-Virus-Infektion bei Schmincke-Tumoren.

Symptomatologie

- Leitsymptome: Halslymphknotenmetastasen, plötzliche einseitige Schwerhörigkeit (durch Verlegung der Tuba Eustachii mit nachfolgender Minderbelüftung des Mittelohres).
- Spätsymptome: Hirnnervenausfälle, Kopfschmerz im Scheitelbereich, behinderte Nasenatmung, nasale Sprache, Blutungen.

Ausbreitungsmuster

Lokal fortschreitend in hintere Nase, Schädelbasis, Wirbelsäule, frühzeitiger Verschluss der Tube(n). Lymphknotenmetastasen in alle Lymphknotengruppen des Halses (Abb. 24.2).

Ausbreitungsdiagnostik

- Endoskopie des Nasopharynx, auch in Narkose.
- Röntgen-Schichtaufnahmen des Nasopharynx.
- CT, besser MRT der Schädelbasis in der Frontalebene.
- Ultraschall beider Halsseiten zur Suche nach Lymphknotenmetastasen bei negativem Tastbefund.
- Thoraxaufnahmen.

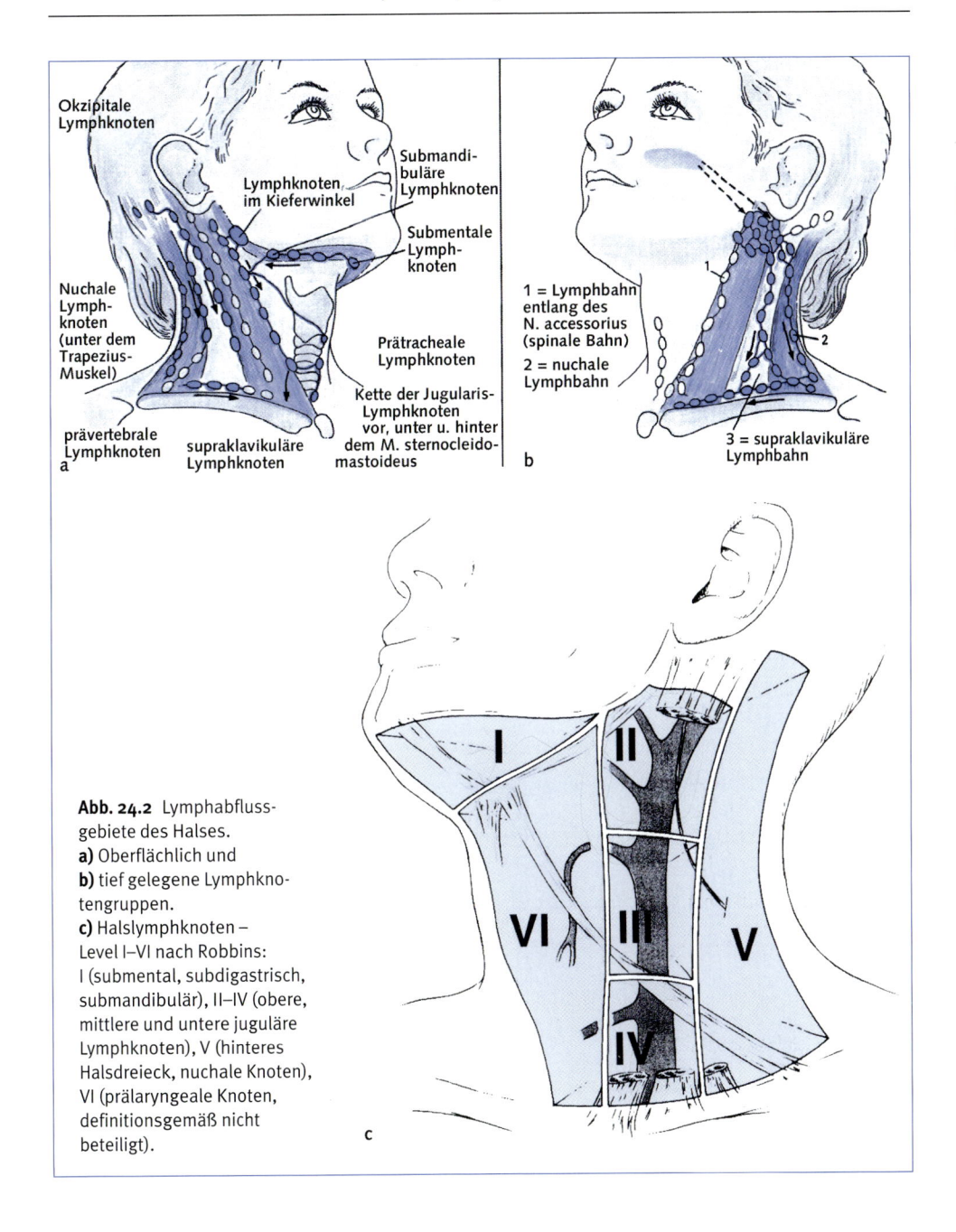

Abb. 24.2 Lymphabflussgebiete des Halses.
a) Oberflächlich und
b) tief gelegene Lymphknotengruppen.
c) Halslymphknoten – Level I–VI nach Robbins: I (submental, subdigastrisch, submandibulär), II–IV (obere, mittlere und untere juguläre Lymphknoten), V (hinteres Halsdreieck, nuchale Knoten), VI (prälaryngeale Knoten, definitionsgemäß nicht beteiligt).

- Bestimmung des Epstein-Barr-Virus-Titers (EBV, im positiven Fall beim lymphoepithelialen Karzinom Schmincke-Regaud Verlaufsbeurteilung möglich).

Tumorklassifikation

TX: Primärtumor nicht einschätzbar.
T0: Keine klinische Evidenz für einen Primärtumor.
Tis: Carcinoma in situ.

T1: Tumor auf den Nasopharynx beschränkt.
T2: Tumor infiltriert Weichteile des Oropharynx und/oder der Nasengrube
T2a: ohne parapharyngeale Ausdehnung,
T2b: mit parapharyngealer Ausdehnung.
T3: Tumor infiltriert Knochen und/oder Nasennebenhöhlen.
T4: Intrakranielle Ausdehnung und/oder Beteiligung von Hirnnerven, der Fossa infratemporalis, des Hypopharynx oder der Orbita.
N-Status s. Tabelle 24.1.

Therapie

- **Chirurgie**
  - Bioptische Sicherung der Diagnose.
  - Bei sehr kleinen Tis- oder T1-Karzinomen Operation möglich. Sonst kurative Eingriffe am Primärtumor technisch sehr aufwendig und onkologisch unsinnig.
  - Halslymphknotenausräumung (funktionell) bei N+-Fällen nach Erreichen einer kompletten Remission am Primärtumor durch Radiotherapie in Diskussion.
- **Radiotherapie**
  - Primäre Radiotherapie des Primärtumors (bei großen Primärtumoren Radiochemotherapie) und des Lymphabflusses an beiden Halsseiten.
  - **Zielvolumen:** Primärtumor und Schädelbasis, hinterer Anteil der inneren Nase, obere Hälfte des Mesopharynx, dazu gesamter zervikaler und supraklavikulärer Lymphabfluss.
  - **Technik:** Rückenlage. Fixierung in Bestrahlungsmaske. Seitlich opponierende Felder. Nach 60 Gy Boosterung des Primärtumorbereichs und residualer Lymphknoten mit komplexeren Techniken, z. B. 3- bis 5-Felder-Techniken, Konformation.
  - **Dosis:** 70–76 Gy (ED 1,8 Gy) am Primärtumor. 50 Gy Zielvolumendosis an den Halslymphknoten bei N0, 60 Gy bei N+, Boosterung von N3-Metastasen.
  - **Begleitmedikation:** Sondennahrung über PEG (2500–3000 kcal/Tag). Hausspezifische Supportivtherapie.
- **Chemotherapie**
  - Als simultane Radiochemotherapie.
  - Substanzen: Cisplatin plus 5-Fluorouracil oder Cisplatin bzw. Carboplatin plus Paclitaxel.

Nebenwirkungen der Radiotherapie

- Akut: Mundtrockenheit, Geschmacksverlust, Exanthem, schmerzhafte Mukositis, Appetitverlust.
- Chronisch: Xerostomie, behinderte Kieferöffnung durch Fibrose der Kaumuskulatur (Masseterfibrose).
- **Kritische Organe:** Halsmark (35–40 Gy) und Hirnstamm (50–55 Gy).

Prognose

- Mäßig wegen frühzeitiger lokoregionärer und hämatogener Metastasierung.
- Rezidivfreies 5-Jahres-Überleben: je nach Anteil an T4-Karzinomen und Lymphknotenbefall 45–60 %.

24.3 Ästhesioneuroblastom

Allgemeines

Seltener Tumor aus dem Neuroepithel der Riechschleimhaut (Synonyma: endonasales Neuroblastom, Riechplakodentumor).

Symptomatologie

Nasenbluten, Stirnkopfschmerz, behinderte Nasenatmung, Geruchseinschränkung, Visusminderung, Doppelbilder, Hirnnervenausfälle, Augenmuskelparesen.

Ausbreitungsmuster

Lokal infiltratives und flächenhaftes Wachstum in die Lamina cribrosa, den Sinus sphenoidalis, die Orbita, Ethmoidalzellen, Hirnhäute und Gehirn, beidseits in die zervikalen Lymphknoten; Fernmetastasen in Knochen, Leber, Lunge, mediastinale und abdominelle Lymphknoten.

Stadieneinteilung nach Kadish (1976)

A: Begrenzung auf Nasenhaupthöhle.
B: Begrenzung auf Nasenhaupt- und -nebenhöhlen.
C: Ausdehnung außerhalb von Nasenhaupt- und -nebenhöhlen.

Therapie

Multimodale Therapie mit chirurgischer Resektion, Strahlen- und evtl. Chemotherapie.
- **Chirurgie**
  - Ausgedehnte Blockresektionen an der Schädelbasis.
  - Gemeinsames Vorgehen von Neurochirurgen und HNO-Ärzten.
  - Begrenztes kuratives Potential der alleinigen Operation.
- **Radiotherapie**
  - Ästhesioneuroblastome sind radiosensibel und radiokurabel.
  - **Zielvolumen** wegen oftmals unsichtbaren infiltrativen Wachstums großzügig wählen. 3-d-Planung der komplexen Zielvolumina.
  - **Kritische Organe:** Nervus opticus und Chiasma opticum, Augen, Vorderlappen des Gehirns, Rachen- und Nasenschleimhaut.
  - **Dosis:** bei makroskopischem Tumor 65–70 Gy, nach R1-Resektion 60 Gy, nach R0-Resektion 50–56 Gy.
  - Indikation zur **Lymphabflussbestrahlung** bei N0 umstritten. Insgesamt nur ca. 15 % Befall der zervikalen Lymphknoten in der Primärsituation.
- **Chemotherapie**
  - Keine Standardkonzepte.
  - Grundsätzlich ist eine Chemotherapie wegen der häufigen systemischen Metastasierung und der Verwandtschaft des Tumors zum Neuroblastom von Interesse.

Prognose

Lokalrezidivrate nach alleiniger Operation ca. 60 %, nach postoperativer Strahlentherapie 12–15 %.
5-Jahres-Überleben: 75–100 % (Stadium A), 60–75 % (Stadium B), 65 % (Stadium C), 35 % bei Vorliegen von Fernmetastasen.

24.4 Oro- und Hypopharynxkarzinome

Allgemeines

Vordere Gaumenbögen, weicher Gaumen, Uvula, Tonsille und Tonsillenloge, Zungengrund und laterale sowie hintere Rachenwand bis auf Höhe der Epiglottis bilden den Oropharynx, der darunter liegende Rachen mit den Recessus piriformes ist der Hypopharynx (Abb. 24.1).

Häufigkeit

- Häufigste maligne Tumoren im HNO-Bereich.
- Männer häufiger als Frauen betroffen (4 : 1).
- Altersgipfel: 50–70 Jahre.

Ätiologie

Nikotin und Alkohol: Plattenepithelkarzinome fast ausschließlich bei Alkoholikern und starken Rauchern.

Symptomatologie

- Rauer Hals, Schluckbeschwerden, Kloßgefühl, Foetor ex ore (starker Mundgeruch), Heiserkeit, überschießende Speichelsekretion.
- In das Ohr ziehende Schmerzen sowie Kieferklemme zeigen einen weit fortgeschrittenen Tumor an.
- Leitsymptome: Halslymphknotenmetastasen bei sehr kleinen Oro- und Hypopharynxkarzinomen.

Ausbreitungsmuster

Lymphknotenmetastasen in (je nach Lokalisation) 60–90 % ipsilateral und 5 %(Tonsillenkarzinom) bis 30 % kontralateral.

Ausbreitungsdiagnostik

- Biopsie zur histologischen Sicherung.
- Endoskopie/Mikrolaryngoskopie, Ösophagoskopie wegen häufiger Doppelkarzinome (20 %).
- Ultraschall der Halsseiten bei negativem Palpationsbefund.
- Röntgenaufnahmen des Thorax.
- Ultraschall der Leber und beider Halsseiten.

Tumorklassifikation

T1: Tumor ≤ 2 cm in größter Ausdehnung.
T2: Tumor > 2 cm, aber nicht mehr als 4 cm in größter Ausdehnung.
T3: Tumor > 4 cm in größter Ausdehnung.
T4a: Tumor infiltriert Nachbarstrukturen, wie Knorpel, Unterkiefer, harten Gaumen, tiefe Zungenmuskulatur, Kehlkopf und zentrale Halsweichteile.
T4b: Infiltration von Pterygoidmuskel, Schädelbasis, prävertebralen Faszien, Umschließen der A. carotis.
N-Status s. Tabelle 24.1.

Therapie

- Grundsätzlich **kombinierte chirurgisch-radiotherapeutische Behandlung**.
- Lokale Exzision eines kleinen Tumors mit Laser; Alternative: alleinige Radio-(Chemo-) Therapie.
- Bei lokaler Inoperabilität (ohne Verstümmelung) **Radiochemotherapie** mit simultaner Gabe von Cisplatin/Carboplatin und 5-Fluorouracil (5-FU) bzw. Paclitaxel.
- **Dosis:** 69–72 Gy am Primärtumor, konventionell (5 × 1,8–2,0 Gy/Woche) oder hyperfraktioniert/akzeleriert fraktioniert; 60–65 Gy an beiden Halsseiten bei N+, evtl. lokaler Boost; 50 Gy bei N0.
- Grundsätzliche **Neck-Dissection** bei kompletter Remission des Primärtumors nach Radiochemotherapie umstritten, wenn prätherapeutisch N2 oder N3.
- Auch nach kurativer Resektion des Primärtumors und N0-Situation Bestrahlung beider Halsseiten (50 Gy).
- Weder eine **Induktionschemotherapie** (präoperativ oder präradiotherapeutisch) noch eine adjuvante **Erhaltungschemotherapie** nach Strahlentherapie haben die Remissionsraten der Radiotherapie und die Gesamtprognose verbessern können. Das gelang erst mit ihrem simultanen Einsatz zur Radiotherapie (= Radiochemotherapie).
- Supportivbehandlung
  - Sondennahrung (2500–3000 kcal/Tag) über PEG (perkutane endoskopisch geleitete Gastrostomie).
  - Wunschkost.
  - Analgetika.
  - Hautpflege.
  - Hämatopoetische Wachstumsfaktoren oder Blutersatz.

Nebenwirkungen der Radiotherapie

- Akut: Mundtrockenheit, Geschmacksverlust, Exanthem, schmerzhafte Mukositis, Appetitverlust.

- Chronisch: Xerostomie, behinderte Kieferöffnung durch Fibrose der Kaumuskulatur (Masseterfibrose).

Prognose

- 5-Jahres-Überlebensrate gesamt etwa 35 %.
- 5-Jahres-Überlebensrate bei operablen Karzinomen 50–60 %.
- Die simultane Radiochemotherapie erreicht bei inoperablen Karzinomen dieselbe 5-Jahres-Überlebensrate wie die kurative Resektion (R0) von operablen Karzinomen.

24.5 Karzinome der Mundhöhle und der Lippen

Allgemeines

Hierzu zählen die Tumoren der Mundschleimhaut, des oberen und unteren Alveolarfortsatzes mit Gingiva, des harten Gaumens, der vorderen zwei Drittel der Zunge, des Mundbodens und der Lippen (Abb. 24.1).

Ätiologie

- Lippenkarzinome: Rauchen, starke Sonneneinstrahlung bei trockener und pigmentarmer Haut.
- Mundhöhlenkarzinome: Zigaretten- und Pfeifenrauchen, Tabakkauen, hochprozentiger Alkohol. Potenzierender Effekt von Nikotin und Alkohol. Schlechte Mundhygiene. Mechanische Beeinträchtigungen durch Prothesen und abgebrochene Zähne.

Ausbreitungsmuster

- Lippe: späte regionale Metastasierung in submentale und submandibuläre Lymphknoten.
- Mundhöhle: Metastasierung in die Halslymphknoten etwa gleich häufig wie bei Oropharynxkarzinomen, nämlich 50–70 % ipsilateral und 15–45 % kontralateral.

Tumorklassifikation

Lippenkarzinom
T1: Tumor ≤ 2 cm, auf Lippe beschränkt.
T2: Tumor 2–4 cm, auf Lippe beschränkt.
T3: Tumor > 4 cm, auf Lippe beschränkt.
T4: Befall von Nachbarstrukturen, wie Knochen, Weichteile des Halses oder äußere Zungenmuskulatur und Haut.

Mundhöhlenkarzinom
Entsprechend Oropharynxkarzinom.

N-Status s. Tabelle 24.1.

Therapie

- Prämaligne Läsionen werden exzidiert.
- **Mundhöhlenkarzinom**
  - Kleine Tumoren werden chirurgisch oder strahlentherapeutisch (Spickung) behandelt.
  - Größere Tumoren mit oder ohne Lymphknotenmetastasen erfordern eine chirurgisch-strahlentherapeutische Kombinationsbehandlung.
  - Zur Radiochemotherapie, Dosierung, Neck-Dissection nach Radiotherapie und Supportivbehandlung s. Oro- und Hypopharynxkarzinome (Kap. 24.4).
- **Lippenkarzinom**
  - Leider auch im Frühstadium überwiegend chirurgische Therapie üblich (Keilexzision, Verschiebeplastik), dadurch u.U. schlechte Kosmetik und Funktion.
  - Primäre Radiotherapie (Elektronen- oder interstitielle Radiotherapie) bei umschriebenen Prozessen mit gleich sicheren, aber kosmetisch besseren Ergebnissen.
  - Suprahyoidale Lymphknotenausräumung bei Verdacht auf Lymphknotenmetastasen sowie bei Primärtumoren > 3 cm Durchmesser.

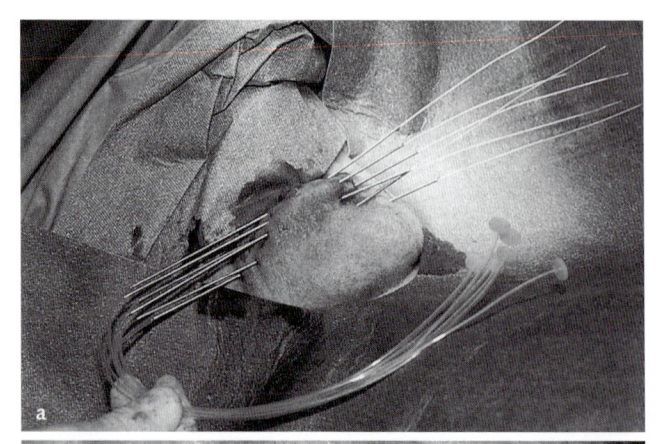

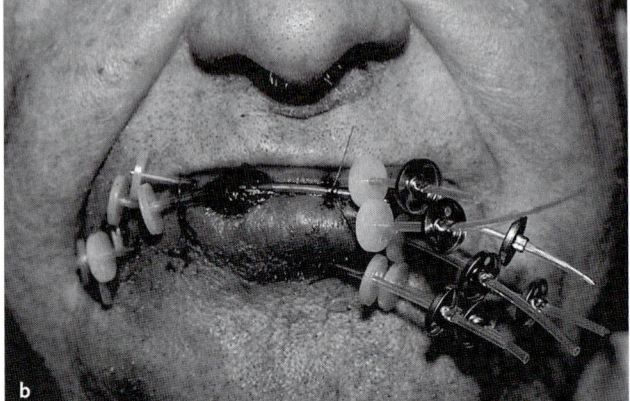

Abb. 24.3
Spickung eines Lippenkarzinoms.
a) In die Unterlippe eingebrachte Nylonschläuche.
b) Fertiges Implantat zum Anschluss an das Afterloading-Gerät.

– Postoperative Bestrahlung von nicht im Gesunden exzidierten Karzinomen und nachgewiesenen Lymphknotenmetastasen, keine elektive Lymphabflußbestrahlung bei T1- und T2-Karzinomen.

Radiotherapie
Zielvolumen, Technik und Dosierung entsprechen denen bei Oro- und Hypopharynxkarzinomen. Brachytherapie von Lippenkarzinomen s. Abbildung 24.3.

Prognose

- Mundhöhlenkarzinom: 5-Jahres-Überlebensrate im Mittel 40–65 %, bei frühzeitiger Erkennung höher.
- Lippenkarzinom: 5-Jahres-Überlebensrate je nach Tumorstadium 40–95 %.

24.6 Larynxkarzinome

Allgemeines

Man unterscheidet zwischen glottischen Karzinomen der Stimmlippen (60–65 %), supraglottischen Karzinomen (30–35 %) und subglottischen Karzinomen (5 %).

Männer sind häufiger als Frauen betroffen (12 : 1). Dieses Verhältnis verschiebt sich in den letzten Jahren zuungunsten der Frauen wegen deren rasch zunehmenden Zigarettenkonsums.

Ätiologie

Zigarettenabusus: Larynxkarzinom bei Nichtrauchern praktisch unbekannt. 10–20 Zigaretten/Tag erhöhen das Risiko gegenüber dem Nichtraucher auf das 18fache, 30–40 Zigaretten/Tag auf das 33fache.

Nichtmehrraucher haben selbst nach 15 Jahren das Risiko des Nichtrauchers noch nicht wieder erreicht.

Symptomatologie

- Leitsymptom: Chronische Heiserkeit bei glottischen Karzinomen ist ein ausgesprochenes Frühsymptom, bei supraglottischen und subglottischen Tumoren ein Spätsymptom.
- Metastasen der regionären Halslymphknoten bei glottischen Karzinomen ausgesprochen selten, häufiger bei supra- und subglottischen Karzinomen.
- Paratracheale und mediastinale Lymphknotenmetastasen bei subglottischen bzw. subglottisch sich ausbreitenden Karzinomen häufig.

Ausbreitungsdiagnostik

- Endoskopie bzw. Mikrolaryngoskopie unabdingbar.
- Bei supraglottischen und subglottisch sich ausbreitenden Karzinomen Sonographie beider Halsseiten und N0.
- Thoraxaufnahmen und Sonographie der Leber.

Tumorklassifikation

Hier wird nur die T-Einteilung des glottischen Karzinoms aufgeführt. Sie gilt für supra- und subglottische Karzinome entsprechend.

T1: Tumor auf Stimmband/Stimmbänder begrenzt (kann auch vordere oder hintere Kommissur befallen), normale Stimmbandbeweglichkeit.
T1a: Tumor auf ein Stimmband begrenzt.
T1b: Tumorbefall beider Stimmbänder.
T2: Tumor breitet sich auf Supraglottis und/oder Subglottis aus und/oder Tumor mit eingeschränkter Stimmbandbeweglichkeit.
T3: Tumor auf den Larynx begrenzt, Stimmbandfixation.
T4a: Tumor infiltriert durch den Schildknorpel und/oder breitet sich auf andere Gewebe außerhalb des Larynx aus.
T4b: Tumor infiltriert Prävertebralraum, Mediastinum oder umschließt die A. carotis interna.

Therapie

- **Chirurgie**
  - Mikrochirurgische Abtragung, verschiedene Formen der Teilresektion bis zur totalen Laryngektomie, abhängig vom Tumorstadium.
  - Endolaryngeale Tumorentfernung als alleinige therapeutische Maßnahme beim Carcinoma in situ des Stimmbands möglich.
  - Elektive Neck-Dissection ab T3 oder bei palpatorisch oder sonographisch verdächtigem Befund.
- **Radiotherapie:** therapeutische Alternative zur Chirurgie im Stadium T1 und T2: gleich gute lokale Kontrollrate von 80–95 %. Bei T3/T4-Karzinomen ist vorläufig noch der Chirurgie der Vortritt zu lassen.
  - **Halslymphabflussbestrahlung:** immer elektiv postoperativ, ab pT3/pT4, auch wenn nur ein Lymphknoten befallen war, therapeutisch bei nicht operiertem Palpationsbefund (N+).
  - **Zielvolumen:** bei T1/T2 kleines „Larynxfeld" (3 × 3 bis 5 × 5 cm, Isodosenplan!), bei T3/T4 Primärtumor bzw. Tumorbett und beidseitiger Halslymphabfluss.
  - **Technik:** Rückenlage/Bestrahlungsmaske; opponierende Stehfelder, u.U. mit Keilfiltern, Aufsättigung des dorsalen Lymphabflusses mit Elektronen oder komplexer Photonentechnik nach Rückenmarkschonung.

- **Dosis:** am Primärtumor 60–65 Gy bei T1, 70 Gy bei T2; am Lymphabfluss 50 Gy bei N0 (bzw. postoperativ nach Neck-Dissection ohne Tumorrest) und 60–65 Gy bei N+; Einzeldosis 1,5–1,8 Gy.
- **Kritisches Organ:** zervikales Rückenmark (55 Gy, sofern nur Larynxfeld).

Prognose

- Glottische Karzinome
  - Dauerheilungen im Stadium I über 90 %, 5-Jahres-Symptomfreiheit bei fortgeschrittenen Tumoren 50–60 %.
  - Erhalt der Stimmfunktion bei 65–88 % der Patienten.
- Supraglottische Karzinome
  - 5-Jahres-Symptomfreiheit 70–80 %, wenn keine Lymphknotenmetastasen vorhanden, sonst 30–50 %.

24.7 Karzinome der Speicheldrüsen

Allgemeines

Die Speicheldrüsen umfassen die großen paarigen Kopfspeicheldrüsen (Gl. parotis, Gl. submandibularis, Gl. sublingualis) sowie die kleinen Speicheldrüsen der Mundhöhle und des Oropharynx.

Im Gegensatz zu den gutartigen Tumoren treten die Malignome (mit Ausnahme der Azinuszellkarzinome und der Plattenepithelkarzinome) sehr viel häufiger in den kleinen Speicheldrüsen und in der Gl. submandibularis auf.

Symptomatologie

- Palpabler Tumor der Speicheldrüsen.
- Hinweise auf Malignität sind Verbindung mit Haut und Umgebung, Schmerzen, rasches Wachstum, Fazialislähmung, Lymphknotenschwellung.
- Frühzeitig regionäre Lymphknotenmetastasierung.

Diagnostik

- Definitive **Histologie** oftmals erst intraoperativ erhältlich (Adenokarzinome, mukoepidermoidale Karzinome, adenoid-zystische Karzinome = Zylindrome, Azinuszellkarzinome, Plattenepithelkarzinome und Sonstige).
- Palpation und bei N0 Sonographie der Lymphknotenketten beider Halsseiten.
- Röntgenaufnahmen der Lunge, Sonographie der Leber.

Tumorklassifikation

T0: Kein Anhalt für Primärtumor.
Tis: Carcinoma in situ.
T1: Tumor < 2 cm.
T2: Tumor 2–4 cm ohne extraparenchymatöse Ausbreitung.
T3: Tumor > 4 cm und/oder extraparenchymatöse Ausbreitung.
T4a: Klinische bzw. makroskopische Beteiligung von Haut, Halsweichteilen, Knochen, N. facialis.
T4b: Invasion der Schädelbasis, Processus pterygoideus oder A. carotis interna.
N-Status s. Tabelle 24.1.

Therapie

- Primär chirurgische Behandlung: totale Exstirpation der Drüse, Neck-Dissection ipsilateral, evtl. auch submental.
- Radiotherapie nach nicht sicher kurativer Tumorresektion indiziert, auch bei Inoperabilität und Rezidiv. Alle undifferenzierten Malignome inkl. der adenoid-zystischen Karzinome erfordern eine postoperative Bestrahlung.
- Radiotherapeutische Technik: Bestrahlung der Speicheldrüsenloge ipsilateral mit Elektronenstrahlen oder gewinkelten Keilfilterfel-

dern (55–65 Gy). Ipsilaterale Lymphabflussbestrahlung über vd/dv-Felder bei N0 mit 50 Gy, bei N+ mit 60 Gy, evtl. Boost bei N2 und N3.
- Geringe Nebenwirkungen der Radiotherapie.
- Kritische Organe: Halsmark (40–45 Gy), kontralaterales Auge (absolut zu schützen).

Prognose

5-Jahres-Überlebensrate gesamt 40–50 %, beim adenoid-zystischen Karzinom 65–85 % (nach 15 Jahren wegen Fernmetastasen nur noch 20–30 %).

24.8 Karzinome der inneren Nase und der Nasennebenhöhlen (NNH)

Allgemeines

- Beide Geschlechter gleich häufig betroffen.
- Überwiegend Plattenepithelkarzinome, seltener Adenokarzinome, adenoid-zystische Karzinome und undifferenzierte Karzinome.
- Gelegentlich Sarkome, maligne Lymphome, maligne Melanome, Plasmozytome.
- Adenokarzinome wahrscheinlich durch Holzstaubexposition ausgelöst (Eiche, Buche), Ätiologie der anderen Karzinome unbekannt.
- Metastasierung in die regionären Lymphknoten retropharyngeal und in die tiefen Halslymphknoten (15–20 %).
- Tumoren der äußeren Nase sind Hauttumoren.

Symptomatologie

- Symptome erst spät bei Überschreiten der primären anatomischen Region.
- Einseitige Behinderung der Nasenatmung, blutig-eitriger Schnupfen, Foetor ex ore, Auftreibung der Wange, Vorwölbung des Gaumens, Lockerung der Zähne.
- Protrusio bulbi (Herausdrängung des Augapfels), Doppelbilder, Tränenträufeln.

Diagnostik

- Röntgenübersichts- und Schichtaufnahmen der Nasennebenhöhlen durch die modernen Schnittbildverfahren CT (Knochenstrukturen) und MRT (Weichteilstrukturen) weitgehend verdrängt.
- Endoskopie der Kieferhöhlen.
- Probeexzision, Probeeröffnung der Kiefer- und Siebbeinhöhlen.

Tumorklassifikation der Kieferhöhlenkarzinome

T1: Tumor auf die antrale Schleimhaut begrenzt ohne Arrosion oder Destruktion des Knochens.
T2: Tumor mit Arrosion oder Destruktion der Infrastruktur einschließlich des harten Gaumens und/oder des mittleren Nasengangs.
T3: Tumor infiltriert Wangenhaut oder dorsale Wand der Kieferhöhle oder Boden/Wand der medialen Orbita oder die vorderen Siebbeinzellen.
T4a: Tumor infiltriert infraorbitale und/oder eine der folgenden Strukturen: Lamina cribrosa, hintere Siebbeinzellen, Sinus frontalis, Sinus sphenoidalis.
T4b: Infiltration folgender Strukturen: Nasopharynx, weicher Gaumen, Fossa pterygopalatina oder Fossa temporalis, Orbitaspitze, Dura, Gehirn, mittlere Schädelgrube.

N-Status s. Tabelle 24.1.

Therapie

- Primär chirurgische Therapie mit z.T. umfangreichen Teilresektionen des Oberkiefers.

- Günstigste Ergebnisse nach präoperativer Bestrahlung (dann intraoperativ je ein Drittel der Patienten ohne Tumor, mit fraglichem Resttumor bzw. mit Resttumor).
- Wenn keine Vorbestrahlung, postoperative Radiotherapie erforderlich. Bei Befall der hinteren Siebbeinzellen und der Schädelbasis Radiotherapie des zervikalen Lymphabflussgebietes beidseits sinnvoll, weil dann Lymphabfluss entsprechend Nasopharynxkarzinom.
- Neck-Dissection bei tastbaren zervikalen Lymphknotenmetastasen.
- Primäre Radiotherapie bei unreifen Sarkomen und malignen Lymphomen, u.U. als Radiochemotherapie (s. Kap. 24.4).

Radiotherapie

- **Zielvolumen**
  - Bei einseitigem Befall: Kieferhöhle, Nasenhaupthöhle, ipsilaterale Ethmoidalzellen.
  - Bei beidseitigem Befall: gesamtes NNH-System beidseits.
  - Lymphabflussbestrahlung bei Befall der mittleren und hinteren Siebbeinzellen.
- **Technik**
  - Einseitiges NNH-System: vorderes und seitliches Stehfeld mit Keilfiltern.
  - Beidseitiges NNH-System: breites ventrales Stehfeld, Schonung der Augen so weit als möglich, zwei seitliche Stehfelder oder seitliche, mit Individualkollimatoren geformte Stehfelder, die Teile der Augen abdecken. Additive Dosisaufsättigung der Siebbeinzellen und der Nasenhaupthöhle mit ventral zwischen den Augen angesetzter Kleinwinkelrotation (3-d-Planung des komplexen Zielvolumens).
- **Dosis**
  - 65–70 Gy (ED 1,8–2,0 Gy, 5× wöchentlich) bei definitiver Radiotherapie.
  - 60 Gy bei Plasmozytom bzw. postoperativ bei Karzinom.
  - 50 Gy bei malignen Lymphomen und präoperativ bei Karzinomen.

Supportivtherapie

s. Kapitel 24.4.

Kritische Organe

Ipsi- und kontralaterales Auge, Nervi optici, Chiasma opticum (55–60 Gy), Frontalhirn, zervikales Rückenmark (40 Gy).

Prognose

- Mäßig, da oftmals erst spät entdeckt.
- Je nach histologischem Typ 5-Jahres-Überlebensraten von 25–45 %.

25 Lungentumoren

25.1 Allgemeines

Epidemiologie

- Bronchialkarzinome sind die häufigsten Tumoren in den westlichen Industrieländern. Ihre Inzidenz steigt kontinuierlich.
- Männer häufiger befallen, Anteil der Frauen steigend auf 1 : 3.
- Ätiologisch verantwortlich: exogene Noxen, an erster Stelle die Inhalation von Tabakrauch. Anzahl der täglich gerauchten Zigaretten, Dauer des Tabakkonsums und Rauchgewohnheiten bestimmen das Lungenkrebsrisiko (s. Kap. 6.4.1).
- Asbestexposition: Rauchen und Asbestexposition wirken synergistisch.
- Die Bedeutung des Passivrauchens wird kontrovers beurteilt.

Symptomatologie

- Frühdiagnose selten, da Tumorwachstum lange symptomlos.
- Uncharakteristischer Reizhusten, Bronchitiden (Raucherhusten).
- Spätsymptome sind Bluthusten, Fieber, Atemnot, Thoraxschmerzen, Leistungsknick, Gewichtsabnahme.
- Nicht selten sind Fernmetastasen das erste Symptom: Kopfschmerzen, neurologische Ausfälle (Hirnmetastasen), Skelettschmerzen, vergrößerte periphere Lymphknoten, endokrine oder rheumatische Symptome (= paraneoplastische Symptome).

Diagnostik

- Spezielle Anamnese/körperliche Untersuchung/Basislaboruntersuchungen.
- Thoraxröntgenaufnahmen in zwei Ebenen (Durchleuchtung) und Lungen-CT (Abb. 25.1).
- CT des Mediastinums (konventionelle Schichtung weitgehend verlassen).
- Sputumzytologie.
- Bronchoskopie (flexible Fiberoptik) zur visuellen und bioptischen Diagnosesicherung mit Bürstenzytologie.
- Präoperative Mediastinoskopie zur Beurteilung der Lymphknoten im oberen Mediastinum.

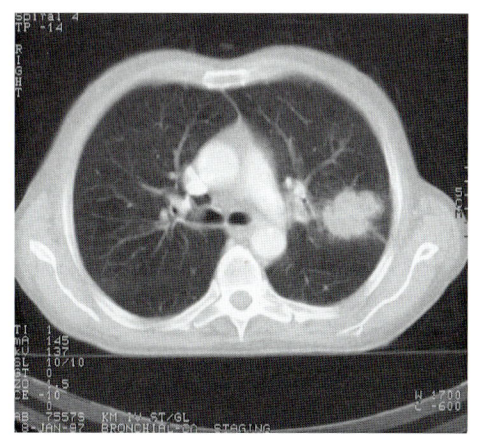

Abb. 25.1 Nichtkleinzelliges Bronchialkarzinom im linken Unterlappen: polyzyklischer Knoten mit „Krebsfüßchen" in das benachbarte Lungenparenchym, Lymphknotenmetastase im linken Hilus. Angeschnitten sind die Trachealbifurkation, der rechte Hauptbronchus, die Aorta ascendens, die Aorta descendens und Teile der Arteria pulmonalis (Spiral-CT, Lungenfenster).

- Sonographie/CT des Oberbauchs zum Ausschluss von Leber- oder retroperitonealen Lymphknotenmetastasen.
- Skelettszintigraphie, „Nachröntgen" verdächtiger Herde.
- Knochenmarkbiopsie bei kleinzelligem Karzinom zum Ausschluss einer Markinfiltration (10 % der Fälle).
- Schädel-CT bei kleinzelligem Karzinom zum Ausschluss von Hirnmetastasen.

Histologie

- Plattenepithelkarzinom 35–40 %.
- Kleinzellig-anaplastisches Karzinom 15–25 %.
- Adenokarzinom 30–35 %.
- Großzelliges Karzinom 10 %.

Unter prognostischen und therapeutischen Gesichtspunkten unterteilt man die Lungenkarzinome in zwei Gruppen:
- Kleinzellige Karzinome. SCLC
- Nichtkleinzellige Karzinome. NSCLC

Differentialdiagnose

- Gutartige Lungentumoren, wie Hamartome, Chondrome, Lipofibrome, Teratome und Adenome.
- Lungenmetastasen anderer Primärtumoren (schwierige Differentialdiagnose bei Adenokarzinomen).
- Andere chronische Lungenerkrankungen, wie Tuberkulose, Mykose, Lungenabszess, Lungeninfarkt, interstitielle Lungenerkrankungen.

Ein peripherer Lungenrundherd ist in der Hälfte der Fälle ein Karzinom und muss deshalb zur diagnostischen Sicherung entfernt werden.

Therapeutische Grundsätze

- Histologie und Tumorstadium bestimmen das therapeutische Konzept.

- Bedeutsame Einflussfaktoren sind Patientenalter und Aktivitätsindex: Als prognostisch ungünstig gelten Karnofsky-Index unter 50 %, Gewichtsverlust über 10 % und Alter über 70 Jahre. Das sind auch relative Kontraindikationen gegen intensive Chemo- oder Radiotherapie.

25.2 Nichtkleinzellige Karzinome NSCLC

No Small Cell Lung Cancer

- Im Gegensatz zum kleinzelligen Karzinom spät metastasierend.
- Lokoregionales Geschehen steht im Vordergrund, damit auch die Wichtigkeit örtlicher Behandlungsmaßnahmen.
- Die simultane Chemotherapie zur Radiotherapie hat die Ansprechraten der Radiotherapie und damit die Prognose deutlich verbessert. Dasselbe gilt für die neoadjuvante und adjuvante Chemotherapie zur Operation.
- Therapeutisch kann vielfach bei fortgeschrittenem Tumorstadium eine abwartende Haltung gerechtfertigt sein.

Tumorklassifikation

Die Stadieneinteilung nach dem TNM"-System ist nur für die nichtkleinzelligen Karzinome sinnvoll (Tab. 25.1). Die regionären Lymphknoten zeigt Abbildung 25.2.

Therapie

- **Operation**
  - Radikal-chirurgischer Eingriff = Behandlung der ersten Wahl im Stadium I–IIIA.
  - Standardverfahren sind Lobektomie, Pneumonektomie und erweiterte Pneumonektomie (erhöhte postoperative Letalität).
  - Nur ca. 30 % der Patienten können kurativ (R0) reseziert werden.
  - Organerhaltende Operationen, wie Manschetten- und Segmentresektion, haben

Tab. 25.1 TNM-Klassifikation der nichtkleinzelligen Bronchialkarzinome.

Primärtumor

TX	Primärtumor kann nicht beurteilt werden oder Nachweis von malignen Zellen im Sputum oder bei Bronchialspülungen
T0	Kein Anhalt für Primärtumor
Tis	Carcinoma in situ
T1	Tumor 3 cm oder weniger in größter Ausdehnung, umgeben von Lungengewebe oder viszeraler Pleura, Hauptbronchus frei
T2	Tumor mehr als 3 cm in größter Ausdehnung, oder Befall des Hauptbronchus 2 cm oder weiter distal der Carina, Infiltration der viszeralen Pleura, partielle Atelektase der Lunge
T3	Infiltration einer der folgenden Strukturen: Brustwand (einschließlich Tumoren des Sulcus superior), Zwerchfell, mediastinale Pleura, parietales Perikard, oder Tumor im Hauptbronchus weniger als 2 cm distal der Carina, aber Carina selbst nicht befallen, oder totale Atelektase der ganzen Lunge
T4	Infiltration einer der folgenden Strukturen: Mediastinum, Herz, große Gefäße, Trachea, Ösophagus, Wirbelkörper, Carina oder maligner Pleuraerguss

Regionäre Lymphknoten

NX	Regionäre Lymphknoten können nicht beurteilt werden
N0	Keine regionären Lymphknotenmetastasen
N1	Metastasen in ipsilateralen peribronchialen Lymphknoten und/oder in ipsilateralen Hiluslymphknoten (einschließlich einer direkten Ausbreitung des Primärtumors)
N2	Metastasen in ipsilateralen mediastinalen und/oder subkarinalen Lymphknoten
N3	Metastasen in kontralateralen mediastinalen, kontralateralen hilären, ipsi- oder kontralateralen Skalenus- oder supraklavikulären Lymphknoten

Fernmetastasen

MX	Das Vorliegen von Fernmetastasen kann nicht beurteilt werden
M0	Keine Fernmetastasen
M1	Fernmetastasen

Stadiengruppierung

Okkultes Karzinom	TX	N0	M0
Stadium 0	Tis	N0	M0
Stadium IA	T1	N0	M0
IB	T2	N0	M0
Stadium IIA	T1	N1	M0
IIB	T2	N1	M0
	T3	N0	M0
Stadium IIIA	T1	N2	M0
	T2	N2	M0
	T3	N1, N2	M0
Stadium IIIB	Jedes T	N3	M0
	T4	Jedes N	M0
Stadium IV	Jedes T	Jedes N	M1

funktionelle Vorteile und sind indiziert bei fortgeschrittenem Patientenalter, eingeschränkter ventilatorischer Reserve und Palliativoperationen.
- Palliative (nicht kurativ ausgerichtete) Operation bei zerfallenden Karzinomen mit Abszessbildung, Tumorblutung, unbeeinflussbaren Schmerzen etc.

- **Radiotherapie**
  - Als primäre kurative Behandlungsmaßnahme (65–75 Gy am Primärtumor, 60 Gy am Lymphabfluss) nur bei Operationsverweigerern oder bei technischer und funktioneller Inoperabilität indiziert.
  - Postoperative Radiotherapie indiziert nach nichtkurativer Resektion (Tumor am Absetzungsbronchus, Grenzlymphknoten tumorbefallen) und bei mediastinalem Lymphknotenbefall. Keine Indikation im Fall von R0/N0-Situationen!
  - Bei Pancoast-Tumor (in die Umgebung infiltrierender Lungenspitzentumor) Kombination von präoperativer Radiotherapie,

Abb. 25.2
Die regionären Lymphknoten beim Bronchialkarzinom (Spiessl et al., 1993): peribronchiale und hiläre **(a)** und mediastinale **(b)** Lymphknoten.
1. oberste mediastinale
2. paratracheale (obere paratracheale)
3. prätracheale (3a vordere, mediastinale, 3b retrotracheale, hintere mediastinale)
4. tracheobronchiale (untere paratracheale) einschließlich Azygoslymphknoten
5. subaortale (im aortopulmonalen Fenster)
6. paraaortale (an der Aorta ascendens oder phrenisch)
7. subkarinale
8. paraösophageale (unterhalb der Carina)
9. im Ligamentum pulmonale
10. hiläre (am Stammbronchus)
11. interlobäre
12. lobäre
13. segmentäre

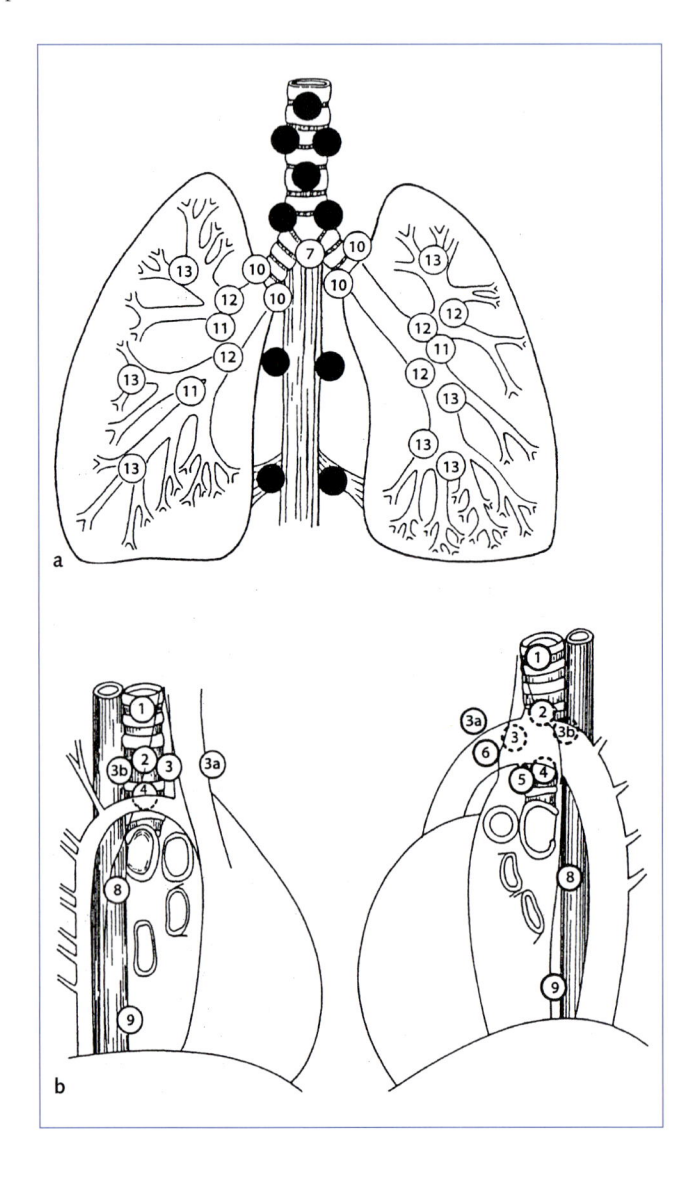

Operation und postoperativer Radiotherapie angezeigt.
- Palliative Indikationen bei tumorbedingten Beschwerden, wie Blutungen, Schmerzen und Stenose. Dann Dosisreduktion um 15–20 Gy.
- **Zielvolumen:** Primärtumor, ipsilaterale peribronchiale, hiläre und mediastinale sowie kontralaterale mediastinale Lymphknoten. Eine grundsätzliche Empfehlung gibt Abbildung 25.3. Routinemäßige Bestrahlung der supraklavikulären Lymphknoten umstritten: angezeigt bei Karzinomen der Oberlappen, und zwar bei rechtsseitigem Tumor beidseits, bei linksseitigem Tumor ipsilateral.
- **Technik:** individuell angesetzte, geformte und gewichtete Felder entsprechend CT-Planung (1-cm-Schnitte). Günstig ist auch die 4-Felder-Box-Technik (optimale Erfassung des Zielvolumens) mit Gewichtung der vd/dv-Felder zu den seitlich opponierenden Feldern im Verhältnis von etwa 2 : 1.
- **Dosis:** mit Shrinking-Field-Technik 50 Gy (bei N0) bis 60 Gy (bei N2) Zielvolumendosis auf Mediastinum, zusätzliche 10–15 Gy auf Primärtumor. Postoperativ bei mikroskopischem Resttumor 50 Gy ausreichend. Einzeldosis: 1,8 Gy (Maximum ≤ 2,15 Gy).
- Endobronchiale Brachytherapie als Palliativmaßnahme bei obstruierenden Prozessen (Abb. 25.4).

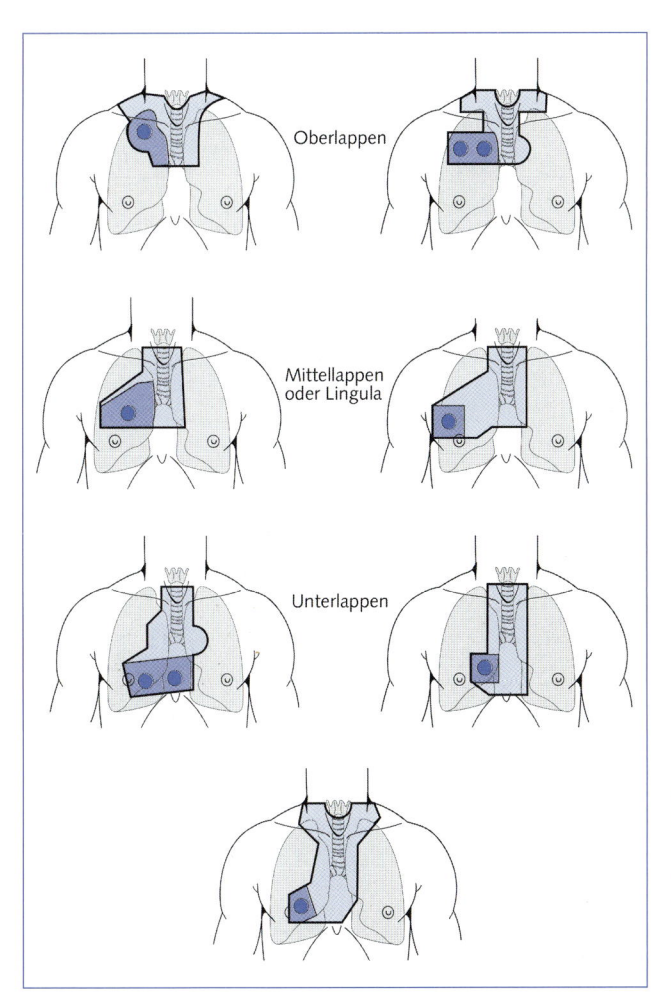

Abb. 25.3
Beispiele für Zielvolumina bei der Bestrahlung des Bronchialkarzinoms, abhängig vom Sitz des Primärtumors. Primärtumor und vergrößerte Lymphknoten erhalten eine höhere Dosis (Boost).

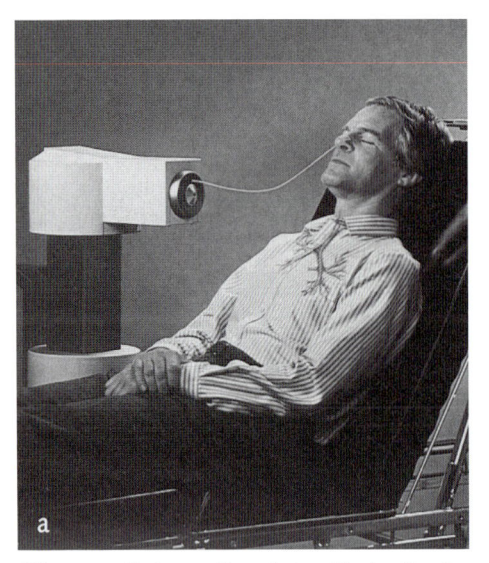

Abb. 25.4a Patient während der Afterloading-Behandlung eines nichtkleinzelligen Bronchialkarzinoms (endobronchiale Brachytherapie). Auf dem Oberhemd wurde die Lage des Bronchialbaums angedeutet.

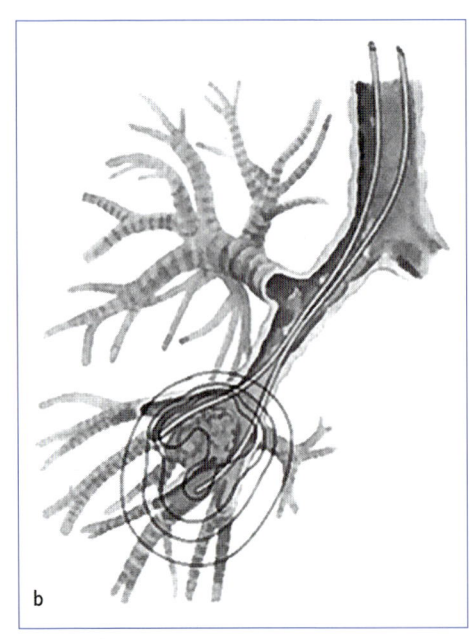

Abb. 25.4b Zwei Afterloading-Sonden liegen um ein Bronchialkarzinom im rechten Unterlappen. Skizzierte Isodosenlinien. Die Einzeldosis in 5 mm Gewebetiefe beträgt für gewöhnlich 5–10 Gy und wird 3–6× wiederholt.

- **Radiochemotherapie**
  - Zur Erhöhung des lokalen Strahleneffekts.
  - Im simultanen und sequentiellen Ansatz Steigerung der Remissionsqualität und der Überlebenszeit bei lokoregionär begrenzten Tumorstadien.
  - Gebräuchliche Chemotherapeutika: Cisplatin, Ifosfamid, Vindesin, 5-FU, Mitomycin C, Etoposid, ferner Taxane.
- **Chemotherapie**
  - Palliative Zielsetzung.
  - Remissionen in der Regel nur partiell und kurz dauernd (im Mittel 6–8 Monate).
  - Begrenzt wirksam sind Adriamycin, Platinverbindungen, Cyclophosphamid, Etoposid, Ifosfamid, Mitomycin C und Vinca-Alkaloide, ferner die Taxane Paclitaxel und Docetaxel sowie Gemcitabin.

Nebenwirkungen der Radiotherapie

- **Akut:** Tracheitis, Bronchitis, Pneumopathie, Herzrhythmusstörungen, Perikarderguss.
- **Chronisch:** Schleimhautatrophie in Trachea und Bronchien, Lungenfibrose, Perikarderguss, Reizleitungsstörungen des Herzens, Myokardfibrose, Durchblutungsstörungen des Herzens wegen Koronarsklerose.
- **Kritische Organe:** Lungenparenchym (18–20 Gy), Herz (40 Gy), Rückenmark (45–50 Gy).

Prognose

- Nach kurativer Operation: 5-Jahres-Überlebensrate 25 % (Stadium I = 50–60 %, Stadium II = 30 %). Prognose bei Plattenepithelkarzinom geringfügig besser.
- Alleinige Radiotherapie mit kurativer Zielsetzung: Überlebensraten nach 1 Jahr 30 %, nach 3 Jahren 10–20 %, nach 5 Jahren 5–7 %.
- Mediane Überlebenszeit inoperabler und in palliativer Intention bestrahlter Patienten beträgt ca. 1 Jahr.

- Mediane Überlebenszeit von inoperablen und nicht erfolgreich behandelbaren Patienten 4–6 Monate.

25.3 Kleinzellige Karzinome

- In 85 % der Fälle früh disseminiert.
- Im Allgemeinen Vorrang der Systemtherapie gegenüber der Lokaltherapie.
- Kurative Resektion bei kleinen Karzinomen, u. U. mit begrenztem regionärem (hilärem) Lymphknotenbefall (Stadium I–II), sinnvoll, sofern kurativ (R0) resektabel.

Tumorklassifikation

TNM-Klassifikation nicht angebracht, da zum Zeitpunkt der Diagnose bereits 85 % der Patienten im Stadium III–IV nach UICC und mit z.T. noch okkulten Fernmetastasen. Stattdessen Unterteilung in „begrenzte" und „ausgedehnte" Erkrankungen (International Association for the Study of Lung Cancer IASLC).

- „Limited Disease" (LD)
  - Primärtumor auf eine Thoraxhälfte beschränkt.
  - Ipsilaterale hiläre, mediastinale und supraklavikuläre Lymphknoten.
  - Kontralaterale mediastinale Lymphknoten.
  - Rekurrens- und/oder Phrenikusparese.
  - Kleiner ipsilateraler Pleuraerguss ohne Tumorzellen.
- „Extensive Disease I" (ED I)
  - Kontralaterale hiläre und supraklavikuläre Lymphknoten.
  - Thoraxwandinfiltration.
  - Pleuritis carcinomatosa (Pleuraerguss mit Tumorzellen).
  - Lymphangiosis carcinomatosa der Lunge.
  - Obere Einflussstauung (Vena-cava-superior-Syndrom).
  - Tumoreinbruch in große Blutgefäße.
- „Extensive Disease II" (ED II)
  - Lungenmetastasen kontralateral.
  - Weitere hämatogene Metastasen (Gehirn, Leber, Knochen etc.).

Therapie

Therapeutische Optionen durch hohe Empfindlichkeit gegenüber Radio- und Chemotherapie grundsätzlich gut. Allerdings rasche sekundäre Resistenzentwicklung (s. Kap. 11.2) gegen Chemotherapie.

- **Chirurgie**
  - Zur Diagnosesicherung Biopsie aus Primärtumor/Exstirpation suspekter peripherer Lymphknoten.
  - Kurativer Behandlungsansatz bei kleinen, vorwiegend peripher gelegenen Karzinomen mit allenfalls sehr begrenztem (hilärem) Lymphknotenbefall indiziert (Stadien I und II).
- **Chemotherapie**
  - Wichtigste Therapie und erster Behandlungsschritt.
  - Wirksame Substanzen: Adriamycin, Methotrexat, Platinverbindungen, CCNU, Cyclophosphamid, Ifosfamid, Etoposid (VP-16), Vinca-Alkaloide (Vindesin, Vinblastin).
  - In der Regel Kombinationsbehandlung mit zwei bis drei Medikamenten in gestaffelten, möglichst nicht kreuzresistenten Zyklen (Medikamente, gegen die nicht gleichzeitig Resistenz besteht).
  - Standardtherapie: 4–6 Behandlungszyklen, z. B. die Kombinationen aus den o.g. Substanzen ACO oder EVA oder PVP-16, IVP-16. Remissionsentwicklung nach 1–2 Zyklen.
  - Remissionsraten etwa 80 % (50 % komplette Remissionen) im Stadium LD und 60 % (25 %) im Stadium ED.
  - Beginn der sequentiellen Radiotherapie nach abgeschlossenem ersten oder zweiten Kurs der Chemotherapie. Simultane Radiochemotherapie wäre anzustreben! Wert einer Erhaltungschemotherapie nicht erwiesen.
- **Radiotherapie**
  - Alleinige Radiotherapie nur in Palliativsituationen zu rechtfertigen.

- Ergänzend zur Polychemotherapie (üblicherweise als sequentielle **Radiochemotherapie**) zur Konsolidierung und Verbesserung der lokoregionalen Remission mit 45–55 Gy im Zielvolumen. Dadurch Reduktion der lokoregionären Rezidive von 80–85 % nach Chemotherapie auf 25–30 %.
- Die additive Radiotherapie (zur Chemotherapie) verlängert neben der rezidivfreien auch die absolute Überlebenszeit, insbesondere die der prognostisch günstigen Fälle: bei „Limited Disease" 2-Jahres-Rezidivfreiheit nach kombinierter Behandlung 17 %, nach alleiniger Chemotherapie 7 %.
- **Zielvolumen:** Primärtumor und ipsilateral hiläre sowie beidseitig mediastinale und supraklavikuläre Lymphknoten (Abb. 25.3).
- **Technik:** Homogenbestrahlung mit Individualkollimatoren, vorzugsweise 4-Felder-Box-Technik. Randrezidive häufig, deshalb Mitbestrahlung des ursprünglichen, d.h. vor der Chemotherapie vorhandenen Tumorvolumens bis 40 Gy.
- **Dosis:** Dosiserhöhung um 10 Gy im Zielvolumen gegenüber den herkömmlichen 45 Gy scheint krankheitsfreies und absolutes Überleben zu verbessern. Einzeldosis: 1,8 Gy ($D_{max} \leq 2{,}15$ Gy), 5× wöchentlich.
- **Prophylaktische Hirn-Homogenbestrahlung** (36 Gy, konventionelle Fraktionierung) senkt die Rate an Hirnmetastasen nach zytostatisch erzielter Vollremission, Überlebensgewinn allerdings fraglich.

Bei der prophylaktischen Hirnbestrahlung Einzeldosis von 2 Gy nicht überschreiten! Akzelerierte Fraktionierung mit 10 × 3 Gy obsolet wegen Spätwirkungen am ZNS bei Langzeitüberlebenden.

- **Zusammenfassende Therapieempfehlung**
  - Stadium LD: kombinierte Chemo- und Radiotherapie.
  - Stadium ED: Chemotherapie, Radiotherapie ergänzend als palliative Maßnahme am „Ort der Not".
  - Prophylaktische ZNS-Bestrahlung bei Patienten im Stadium LD und kompletter Remission nach Chemotherapie.

Nebenwirkungen der Radiotherapie

- Zur Mediastinalbestrahlung vgl. Kapitel 25.2 (nichtkleinzellige Karzinome).
- Spätfolgen nach Ganzhirnbestrahlung (Intelligenzeinbuße, psychomotorische Störungen, Hirnödem) zu vernachlässigen, seitdem wieder mit 1,8–2,0 Gy Einzeldosis konventionell fraktioniert wird. Zur prophylaktischen Ganzhirnbestrahlung (ohne sichtbare Hirnmetastasen) reichen 36 Gy in konventioneller Fraktionierung aus.

Prognose

- Lebenserwartung ohne Therapie 3 Monate, nach erfolgloser Therapie 1,5 Monate.
- Mediane Überlebenszeit nach Chemoradiotherapie
  - LD: 12–18 Monate,
  - ED: 6–10 Monate.
- 2-Jahres-Rezidivfreiheit bei LD
  - Chemotherapie 7 %,
  - Radiochemotherapie 17 %.
- Langzeitüberlebende (> 2 Jahre) gibt es nur nach Operation und/oder Radiotherapie, nicht nach alleiniger Chemotherapie.

26 Mediastinaltumoren und Pleuramesotheliom

Übersicht

- Unter Mediastinaltumoren im engeren Sinn versteht man die gutartigen und bösartigen Neubildungen des vorderen, mittleren und hinteren Mediastinums, sofern es sich **nicht um folgende Erkrankungen** handelt (diese werden in den entsprechenden Spezialkapiteln abgehandelt):
  - Maligne Lymphome.
  - Zentrale Lungentumoren.
  - Trachealkarzinome.
  - Ösophaguskarzinome.
  - Metastasen anderer Primärtumoren.
- Entdeckung oftmals zufällig bei Röntgenuntersuchungen oder im fortgeschrittenen Stadium durch Symptome infolge des lokal verdrängenden oder infiltrierenden Tumorwachstums, wie Schluckstörung, venöse Einflussstauung, dumpfer Tumorschmerz, aber auch durch paraneoplastisches Syndrom (malignes Thymom!).

Differentialdiagnose

Die Tumorlokalisation erlaubt differentialdiagnostische Rückschlüsse.

- Vorderes Mediastinum: Tumoren der Schilddrüse, Thymome, Weichteilsarkome, gutartige Tumoren, wie Lipome, Teratome und Dermoide.
- Mittleres Mediastinum: Zysten des Perikards, der Pleura, bronchogene Zysten, Teratome, maligne Lymphome.
- Hinteres Mediastinum: vom Nervengewebe ausgehende Tumoren, Ösophaguszysten und Ösophaguskarzinome.

Diagnostik

- Allgemeine und spezielle Anamnese/ körperliche Untersuchung/Basislaboruntersuchungen.
- Bildgebende Verfahren
  - Thoraxaufnahmen in zwei Ebenen, ggf. rotierende Durchleuchtung (vgl. Abb. 8.6).
  - CT des Mediastinums (und Oberbauchs) als konkurrenzloses Staging-Verfahren hat die konventionelle Hilus- und Mediastinaltomographie verdrängt (vgl. Abb. 8.7 und 26.1).
  - Skelettszintigraphie bei malignen Thymomen und Weichteilsarkomen.
  - Lebersonographie zum Metastasenausschluss.
- Mediastinoskopie (selten durchgeführt).
- Anteriore oder mediane Probethorakotomie im Zeitalter der CT und MRT absolute Ausnahme.

Tumorklassifikation

- Es gibt keine TNM-Klassifikation für die verschiedenen Mediastinaltumoren.
- Die Klassifikation für die epithelialen Thymustumoren erfolgt entsprechend einem Vorschlag von Bergh:
  Stadium I: allseits intakte Tumorkapsel. Tumorinfiltration **in** die Kapsel, aber kein Kapseldurchbruch,
  Stadium II: kapselüberschreitendes Tumorwachstum in das mediastinale Fettgewebe,
  Stadium III: invasives Tumorwachstum in Nachbarorgane und/oder intrathorakale Metastasen.

26.1 Malignes Thymom

Allgemeines

- Häufigster Mediastinaltumor (10–24 %).
- Prognose richtet sich nach dem Ausbreitungsverhalten: Ein Drittel der Fälle ist bereits in das Perikard, die Pleura oder Lunge eingewachsen (Stadium III).
- Histologische Klassifizierung oftmals erst während der Operation möglich (häufig Notthorakotomie).

Histologische Klassifikation der Thymome

Die gängigste Einteilung der epithelialen Thymome basiert auf pathohistologischen Kriterien (Rosai und Levine, 1986):
- Gutartige, kapselbegrenzte Thymome
  - Großzellig/epitheloid.
  - Spindelzellig
- Maligne Thymome ohne zytologische Kriterien der Malignität: örtlich aber aggressiv und infiltrativ wachsend, intrathorakal lymphogen metastasierend.
- Thymuskarzinome.
  Maligne, extrathorakal metastasierende Tumoren, unterschiedlich differenziert, insgesamt selten.

Daneben gibt es Thymuskarzinoide, mesenchymale Tumoren, Lymphome etc.

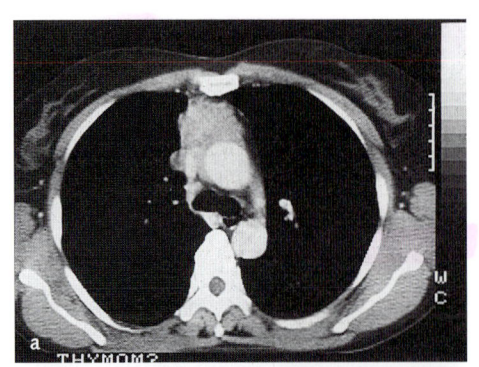

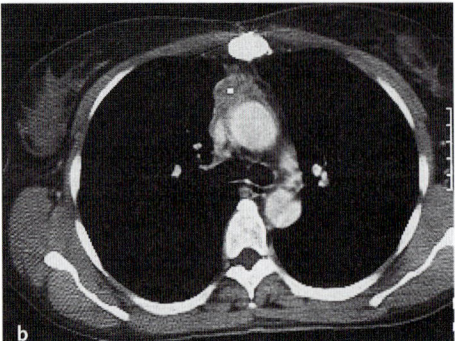

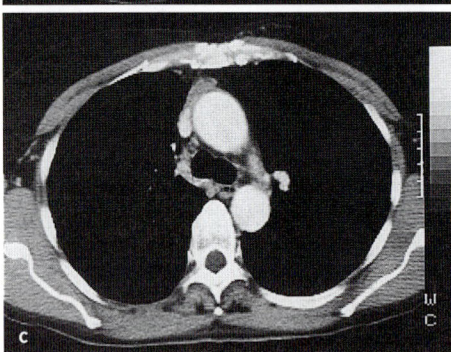

Abb. 26.1 Computertomographische Verlaufskontrolle eines malignen Thymoms unter Strahlentherapie (postoperativer Befund). **a)** 11/89: postoperativer Befund vor Radiotherapie: retrosternale Raumforderung von 5 × 4 cm. **b)** 4/90: Bestrahlungsabschluss (Tumorrückbildung um > 50 %). **c)** 4/92: 2 Jahre nach Strahlentherapie noch vollständige Tumorrückbildung. Keine Chemotherapie.

Symptomatologie

30–40 % sind Zufallsbefunde.
- Unspezifische Kompressionszeichen.
- 70 % mit immunologischen Störungen.
- 50 % mit Myasthenia gravis (nie beim Thymuskarzinom).

Therapie

- **Chirurgie**
  - Die transthorakale, möglichst komplette chirurgische Exstirpation des Tumors, unabhängig von dessen Invasionsgrad, ist die Behandlung der ersten Wahl.
  - Beim lokal fortgeschrittenen Stadium präoperative Chemo- und Radiotherapie (oder simultane Radiochemotherapie), wenn voraussichtlich durch alleinige Operation keine R0-Resektion erreicht werden kann.
- **Radiotherapie**
  - **Postoperative Radiotherapie** ab Stadium II unverzichtbar (auch nach R0-Resektion), stadienunabhängig bei allen malignen Thymomen. Kontroverse Meinungen zur Indikation nach kompletter Tumorentfernung im Stadium I.
  - **Präoperative Radiotherapie** und Chemotherapie bei bereits präoperativ feststehendem Stadium III: Tumorinvasion in die großen Gefäße, den Herzbeutel oder die Lunge.
  - **Palliative Radiotherapie** bei inoperablem progredienten Tumor, auch als Notfallmaßnahme (Möglichkeit der Chemotherapie abklären!).
  - **Zielvolumen:** gesamtes Mediastinum und Teile der infiltrierten Lunge. Boost auf umschriebene Risikobezirke nach R1/R2-Resektion (Anhalt: Abb. 25.3).
  - **Technik:** individuelle Position, Kollimation und Gewichtung der Bestrahlungsfelder anhand von CT-Schnitten (Abb. 26.2). Einfach, sicher und effektiv: 4-Felder-Box. Eventuell Rotationsbestrahlung des Boosts.
  - **Dosis:** 45 (R0) bis 50 Gy (ED 1,8–2,0 Gy) großvolumig, Boost mit 10 Gy (R0) bis 15 Gy (R1/R2) auf Risikobereich. Präoperativ 50 Gy großvolumig.
- **Chemotherapie**
  - Das Thymom ist relativ chemotherapiesensibel mit Ausnahme des Thymuskarzinoms.
  - Indikationen: im neoadjuvanten Ansatz zusammen mit der Strahlentherapie und im metastasierten Stadium.

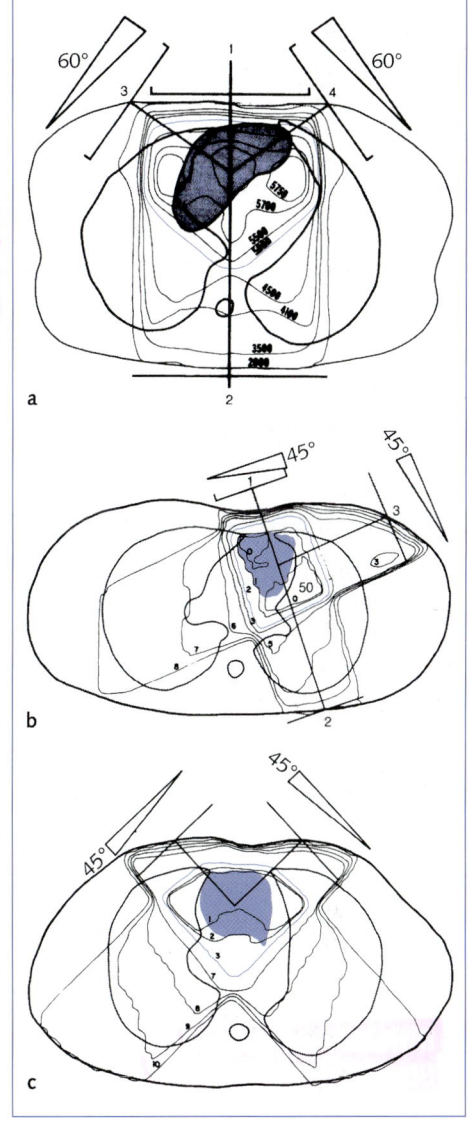

Abb. 26.2 Bestrahlungstechniken bei malignem Thymom nach B. Emami (1987). Welche Technik gewählt wird, hängt von der Lungen- und Herzbelastung bei der 3-d-Planung ab. **a)** 4-Felder-Technik. ap/pa-Felder bis 43 Gy, 2 : 1 gewichtet. Dann Felder 3 und 4 als Boost mit Keilfiltern. **b)** 3-Felder-Box mit Keilfiltertechnik. Nur der Primärtumor wird bestrahlt. **c)** Bestrahlung des vorderen Mediastinums mit zwei gewinkelten Feldern und Keilfiltertechnik. **d)** (Nicht dargestellt) Abänderung von Plan a: ap/pa-Felder 2 : 1 gewichtet bis 30 Gy. Weitere Dosierung über seitliche Felder oder ap/ds/sd-Kombination oder gemäß Plan c.

- Wirksame Substanzen: Cisplatin, Doxorubicin, Ifosfamid, Cyclophosphamid, Nitrosoharnstoffe, Vinca-Alkaloide und vor allem Prednison.

Nebenwirkungen der Radiotherapie

- Bei der vorgeschlagenen Einzel- und Gesamtdosierung unwesentlich (vgl. Kap. 25.2).
- Nach ausgedehnten thoraxchirurgischen Eingriffen Risiko für Perikarditis, koronare Verschlusskrankheit, Myokarditis und Lungenfibrose erhöht.
- **Kritische Organe**: s. Kapitel 25.2.

Prognose

- Prognostische Faktoren sind die Invasivität (Malignität), das Vorhandensein einer Myasthenia gravis als paraneoplastisches Syndrom und Fernmetastasen.
- 5-Jahres-Überlebensraten:
  Gutartige, kapselbegrenzte Tumoren nach R0-Resektion: 83 %, nach 10 Jahren 80 %.
  Maligne Thymome nach R0-Resektion: 80 %.
  Tumoren im Stadium III: 45–60 %.
  Tumoren im metastasierten Stadium: 10–20 %.

26.2 Diffuses malignes Pleuramesotheliom

Allgemeines

Seltener Tumor, doch die häufigste berufsbedingte Krebserkrankung. Entsprechend der Ätiologie überwiegen Männer, bei denen die Erkrankungshäufigkeit in den vergangenen Jahren auch zunimmt.

Ätiologie

Bei 90 % der histologisch bestätigten Pleuramesotheliome Zusammenhang mit einer beruflich bedingten Asbeststaubexposition. Latenzzeit zwischen Exposition und Krankheitsausbruch ca. 30 Jahre.

Auch Zusammenhang mit Mineralien, Nickel, Zeolithfasern, organischen Verbindungen und Viruserkrankungen postuliert.

Histologie

Entwicklung aus pluripotenten mesothelialen oder subserösen Zellen der Pleura. Epithelialer (50 %), sarkomatöser (35 %) und gemischtzelliger Typ (15 %).

Ausbreitungsmuster

Kontinuierlich über die Pleura, auch in die Interlobärspalten, Infiltration der Brustwand nach operativen Defekten.

Lymphogene Mestastasen wie beim Bronchialkarzinom (Abb. 25.2, Kap. 25.1).

Symptomatologie

Uncharakteristisch. Spätsymptom ist die Schrumpfung des Brustkorbs.

Therapie

Es gibt keine Standardtherapie, nur individuelle Entscheidungen.
- **Chirurgie**
  - Einziges Verfahren, das signifikant eine Lebensverlängerung erreichen kann, aber nur beim epithelialen Typ, der auf die Pleura beschränkt ist und keine hämatogenen oder lymphogenen Metastasen aufweist.

- Radikale Pleuropneumonektomie mit Perikard- und Zwerchfellresektion; Pleurektomie und Dekortikation; Thorakoskopie mit medikamentöser Pleurodese.
- **Radiotherapie**
  - Palliativer Einsatz, z. B. zur Schmerzlinderung.
  - Großvolumige, kurativ ausgerichtete Strahlentherapie ohne und mit Chemotherapie bislang enttäuschend.
- **Chemotherapie**
  - Der Tumor ist weitgehend chemotherapieresistent.
  - Erfahrungen mit Anthracyclinen, Cisplatin, Gemcitabin und den Antimetaboliten Methotrexat und Edatrexat (Remissionen von 10–30 %, keine kompletten Remissionen).

Prognose

Mediane Überlebenserwartung: 4–18 Monate. Differenziertere Aussagen zurzeit nicht möglich.

27 Mammakarzinom

Epidemiologie

- Häufigster maligner Tumor der Frau, 25 % der gesamten weiblichen Krebssterblichkeit.
- Inzidenz stark schwankend: im Mittel 70–100/100 000 Frauen pro Jahr (90 in den USA, Deutschland, der Schweiz und Österreich, nur 25–40 in Japan und Entwicklungs- bzw. Schwellenländern). Stetige Zunahme der Inzidenz in den letzten Jahren.
- 1/100 000 Männer pro Jahr betroffen.
- Erkrankungsgipfel zwischen dem 50. und 70. Lebensjahr (> 70 %), selten vor dem 30. Lebensjahr.

Ätiologie

- Vermutet: Fette (Adipositas), Hormone (längere Östrogenexposition durch frühe Menarche und späte Menopause), wenige und späte Schwangerschaften, kurze Stillzeiten, Viren, genetische Faktoren (BRCA-1-, BRCA-2-, BRCA-3-Onkogene).
- Tabelle 27.1 stellt bekannte Risikofaktoren beim Mammakarzinom zusammen: familiäre Belastung, Alter bei der ersten Geburt, Menarchenalter, frühere Karzinome der Brust oder im gynäkologischen Bereich u. a.

Tab. 27.1 Bekannte Risikofaktoren beim Mammakarzinom.

Faktor	Risiko hoch	Risiko gering	Relatives Risiko (geschätzt)
Familiäre Belastung	Mutter/Schwester 1 Person 2 Personen	Nicht bekannt	3× 9×
Familienstand	Ledig	Verheiratet	2×
Nullipara	Ja	Nein	1,5–4×
Alter bei 1. Geburt	Älter (> 35 J.)	Jünger (< 20 J.)	3×
Menarche	Früh (< 12 J.)	Spät (> 16 J.)	2×
Menopause	> 55 Jahre	< 45 Jahre	2×
Proliferierende Mastopathie	Ja	Nein	5×
Ionisierende Strahlen	> 0,9 Gy	< 0,9 Gy	5×
Frühere Adenokarzinome – Brust – gynäkologisch/kolorektal – Ovarialkarzinom	Ja Ja Ja	Nein Nein Nein	5× 3× 3×

Symptomatologie

- Tastbare Knoten in der Brust, zu 80 % durch die Patientinnen selbst bemerkt.
- Schmerzen, Druck, Spannungsgefühl und diffuse Verhärtung der Brust.
- Orangenhaut, Entzündung, Einziehung der Haut.
- Einziehung, Verlagerung oder Formveränderung der Mamille.
- Sekretion aus der Mamille.
- Lymphknotenvergrößerungen, sehr selten als Leitsymptom (Erstmanifestation des Karzinoms).
- Allgemeinsymptome durch Fernmetastasen.

Diagnostik

- Tripeldiagnostik
  - Inspektion, Palpation, Prüfung der Mamillensekretion,
  - Mammographie (immer beidseits), heute auch schon MRT-Mammographie,
  - Drillbiopsie (seltener: Feinnadelpunktion).
- Wichtigstes und beweisendes Diagnostikum: Tumorexstirpation, nach Möglichkeit im Gesunden, zur histologischen Sicherung.
- Weiterführende Untersuchungen
  - Lage und Nachbarschaftsbeziehung des Tumors in der Brust.
  - Lymphknotenbefall in der Achselhöhle und dessen topographische Zuordnung (drei Lymphknotenebenen).
  - Bestimmung der Hormonrezeptoren (für Östrogene und Progesteron) im Primärtumor und in eventuellen Lymphknotenmetastasen (positiver Befund: > 10 fmol).
  - Bestimmung der proliferativen Aktivität des Tumors: S-Phase-Fraktion, Ki-67 (bzw. paraffingängiges MIB1-Antigen), PCNA (Proliferating Cell Nuclear Antigen).
  - Suche nach Überexpression des HER-2/neu-Onkogen-Proteins und des EGF-Rezeptors (englisch: Epidermal Growth Factor).

Histologie

- **Intraduktale** oder **intralobuläre** Entstehung.
- **Nichtinvasive Karzinome:** Das CLIS (Carcinoma lobulare in situ) ist häufig nur eine Epithelatypie und beidseitig. Das DCIS (duktales Carcinoma in situ) ist ein intraepitheliales Karzinom und häufig schon okkult infiltriert, also kein präinvasives Karzinom mehr.
- **Invasive Karzinome:** weit überwiegend Adenokarzinome verschiedener Spielarten (medullär, papillär, kribriform, muzinös etc.), sehr selten Plattenepithelkarzinome.
- **Multifokalität und Multizentrizität** (mehrere voneinander isolierte Karzinomherde in demselben bzw. in verschiedenen Quadranten) sind charakteristisch für das Mammakarzinom. Ihre Häufigkeit hängt u. a. von der Tumorgröße ab und beträgt 13–75 %.
- **Inflammatorisches Karzinom:** entzündungsähnlich sich entlang subepidermalen Lymphgefäßen ausbreitendes invasives Karzinom.
- **Paget-Karzinom:** Sonderform des duktalen Mammakarzinoms, das in die Epidermis der Mamille infiltriert und dort eine ekzematische oder ulzerierende Hautveränderung bewirkt.

Ausbreitungsmuster

- Lokal infiltrierend in und durch die Brustwand und entlang den Lymphspalten der Haut.
- Lymphogen aus den äußeren Quadranten in die Achselhöhle, aus den inneren Quadranten auch in die parasternalen Lymphknoten.
- Hämatogen (oft auch ohne Lymphknotenbefall) in das Skelett (Skelett-Typ = günstigere Prognose) oder in Leber, Lunge, Gehirn, Ovar etc. (viszeraler Typ = schlechtere Prognose).

Ausbreitungsdiagnostik

- Bildgebende Diagnostik
  - Thoraxaufnahmen in zwei Ebenen.
  - Mammographie der Gegenseite.
  - Skelettszintigraphie (gezielte Skelettröntgenaufnahmen bei verdächtigen Befunden oder bei Skelettschmerzen).
  - Sonographie der Leber.
- Labordiagnostik
  - Kleines Blutbild und Basisserumchemie.
  - Tumormarker CEA, CA 15-3 und CA 125.
- Weiterführende Diagnostik
  - CT des Abdomens und des Schädels nicht zwingend.
  - Aussagefähigkeit der Knochenmarkpunktion noch nicht definiert (Nachweis okkulter Metastasen mit Hilfe monoklonaler Antikörper).

27.1 Primärbehandlung

Tumorklassifikation

- Tabelle 27.2 bringt die TNM-Klassifikation der Mammakarzinome in Kurzfassung. Dazu die folgenden Anmerkungen:
  - Die Brustwand schließt die Rippen, die Interkostalmuskeln und den vorderen Serratusmuskel ein, nicht aber die Pektoralismuskulatur.
  - Die regionären Lymphknoten sind die ipsilateralen axillären Lymphknoten aller drei Ebenen, die ipsilateral supraklavikulären, die intrapektoralen (Rotter) sowie die ipsilateralen retrosternalen Lymphknoten entlang der A. mammaria interna (Abb. 27.1).
  - Jede andere Lymphknotenmetastase (z.B. zervikal oder kontralateral) wird als Fernmetastase (M1) klassifiziert.

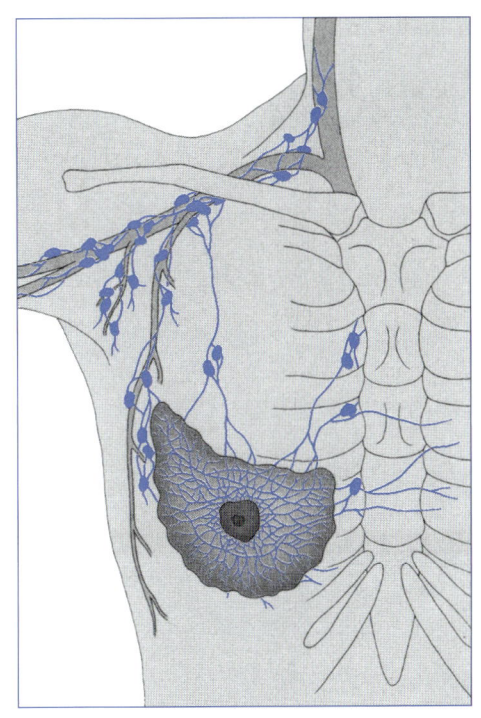

Abb. 27.1 Lymphogene Metastasierung des Brustkrebses: Die lateralen Quadranten der Brust drainieren in die axillären, die medialen in die retrosternalen Lymphknoten. Befall der supraklavikulären Lymphknoten gilt nach TNM 2002 als N3c und nicht mehr als Fernmetastasierung. Beachte die direkte Lymphbahn in die infraklavikulären (Rotter'schen) Lymphknoten!

Therapie

- **Chirurgie**
  - Jedes Mammakarzinom wird primär kurativ (im Gesunden) exstirpiert. Ausnahmen: inflammatorisches Mammakarzinom, ausgedehnt exulzerierendes Mammakarzinom, internistische Inoperabilität (Alter).
  - Brusterhaltende Operationen (Tumorektomie, Segmentektomie, Quadrantektomie) mit obligatorischer Nachbestrahlung inzwischen etabliert bei Primärtumoren bis ca. 3 cm im Durchmesser. Entscheidend für die Kosmetik ist weniger die Primärtumorgröße als das Tumor-Brust-Verhältnis. In jedem Fall: Tumorektomie im Gesunden, sonst Nachresektion!

- Die „modifiziert radikale Mastektomie" nach Patey gilt leider noch für manche Operateure als Standardoperation.
- Sorgfältige Exploration der Achselhöhle, unabhängig vom Ausmaß der Operation am Primärtumor: 8–10 Lymphknoten müssen entfernt und pathologisch untersucht werden.
- Bestimmung des Östrogen- und des Progesteronrezeptors im Primärtumor und in eventuellen Lymphknotenmetastasen.

Tab. 27.2 TNM-Klassifikation des Mammakarzinoms gemäß UICC (2002). p = pathohistologisch gesichert.

Tis	Carcinoma in situ [Tis (DCIS) oder Tis (LCIS)] oder Morbus Paget der Mamille [Tis (Paget)] ohne nachweisbaren Tumor			
T1	≤ 2 cm Tumordurchmesser			
	T1mic	Mikroinvasion ≤ 0,1 cm		
	T1a	≤ 0,5 cm		
	T1b	> 0,5–1 cm		
	T1c	> 1–2 cm		
T2	> 2–5 cm Tumordurchmesser			
T3	> 5 cm Tumordurchmesser			
T4	Infiltration von Brustwand/Haut			
	T4a	Brustwand		
	T4b	Hautödem/Ulzeration, Satellitenknoten der Haut		
	T4c	T4a und T4b gemeinsam		
	T4d	Inflammatorisches Karzinom		
Anmerkung: Der Zusatz m (z. B. pT2m) gibt Multifokalität an.				
N1	Beweglich axillär		pN1mi	Mikrometastasen, 0,2 – ≤ 2 mm
			pN1a	1–3 axilläre, ≥ 0,2 cm
			pN1b	Entlang A. mammaria interna, klinisch nicht erkennbar[1]
			pN1c	pN1a plus pN1b
N2	Ipsilateral axillär fixiert oder entlang A. mammaria interna (klinisch erkennbar)		pN2	4–9 axilläre LK oder entlang der A. mammaria interna ohne axilläre LK
N2a	Ipsilateral axillär fixiert		pN2a	4–9 axilläre Metastasen
N2b	Entlang A. mammaria interna ohne axilläre Metastasen		pN2b	A. mammaria interna[1] ohne axilläre Metastasen
N3			pN3	
N3a	Ipsilateral infraklavikulär		pN3a	≥ 10 axilläre LK oder infraklavikulär
N3b	Axillär und A. mammaria interna, klinisch erkennbar		pN3b	a) axillär und A. mammaria interna, klinisch erkennbar, oder b) > 3 axilläre und A. mammaria interna, klinisch nicht erkennbar[1]
N3c	Ipsilateral supraklavikulär		pN3c	Metastase(n) supraklavikulär

[1]Nachgewiesen durch Schildwächterlymphknotenuntersuchung (Sentinel Node)

- **Postoperative Radiotherapie**
  - **Nach brusterhaltenden Operationen**, unabhängig von der Tumorgröße und dem Ausmass des Eingriffs immer.
  - **Nach Mastektomie** differenzierte Indikationen nach individuellem Risikoprofil (Tab. 27.3).
  - Bestrahlung des **parasternalen und supraklavikulären Lymphabflussgebiets** bei zentralem und medialem Tumorsitz (unabhängig vom axillären Lymphknotenbefall) und bei axillärem Lymphknotenbefall (unabhängig vom Tumorsitz in der Brust). Tabelle 27.4 zeigt die Begründung.
  - Bestrahlung der Achselhöhle nur nach unzureichender Achselhöhlenexploration (< 8 untersuchte Lymphknoten). Der Verzicht auf die axilläre Dissektion bei klinisch tumorfreier Achselhöhle (N0) scheint vertretbar zu sein, wenn stattdessen die axillären Lymphknoten bestrahlt werden. Jedenfalls war bei Patientinnen, die älter als 50 Jahre waren, die Prognose zumindest nicht schlechter, das funktionelle Resultat aber besser als nach axillärer Dissektion mit und ohne Bestrahlung.
  - **Technik**
    Brustwand: zangenförmige Bestrahlung mit 4- bis 6-MV-Photonen oder Mischtechnik mit Elektronen 10–12 MeV (Eindringtiefe mit CT oder Ultraschall festlegen!) oder Photonen-Bewegungsbestrahlung.
    Parasternalregion: direktes Stehfeld, halbe Dosis mit Photonen, halbe Dosis mit Elektronen 10–15 MeV (Tiefenlokalisation mit CT).
    Supraklavikularregion: Photonen-Stehfelder.
  - **Dosis:** in der erhaltenen Brust: 50 Gy mit 1,8 Gy Einzeldosis, 5× wöchentlich am Referenzpunkt in Brustmitte, entsprechend 45–48 Gy auf der das Zielvolumen umschließenden Isodose (Abb. 27.2).
  - **Boost:** im Allgemeinen nach Segment- oder Quadrantenresektion nicht nötig. Indiziert nach Tumorektomie oder generell bei ausgedehntem In-situ-Anteil (EIC = Extensive Intraductal Component) oder bei nicht eindeutiger R0-Resektion: Dosis 10–20 Gy.

Tab. 27.3 Indikationen zur postoperativen Strahlentherapie der Brustwand nach Mastektomie (R. Sauer et al., 2001).

Gesicherte Indikationen:
T3/T4-Karzinome
T2-Karzinome mit einer Größe > 3 cm
Multizentrisches Tumorwachstum
Lymphangiosis carcinomatosa oder Gefäßeinbrüche
Befall der Pektoralisfaszie oder Sicherheitsabstand < 5 mm
R1- oder R2-Resektion
>3 befallene Achsellymphknoten

Mögliche, aber noch ungesicherte Indikationen (je mehr vorhandene Risikokriterien, desto härter die Indikation):
Multifokalität
Extensive intraduktale Komponente (EIC)
Rezeptornegativität
Malignitätsgrad G3
Diffuse Mikrokalzifikationen
1–3 axilläre Lymphknotenmetastasen
Zustand nach mehreren, nicht in sano erfolgten Biopsien
Alter < 35 Jahre
Bei diesen bisher noch ungesicherten Indikationen besteht Studienbedarf

Tab. 27.4 Lymphknotenbefall im Bereich der A. mammaria interna in Abhängigkeit vom Sitz des Primärtumors und vom axillären Lymphknotenbefall (K. Possinger et al., 1999).

Tumorlokalisation	Befall der A.-mammaria-interna-Lymphknoten	
	Achsel negativ	Achsel positiv
Oben innen	14 %	45 %
Unten innen	6 %	72 %
Zentral	7 %	46 %
Oben außen	4 %	22 %
Unten außen	5 %	19 %

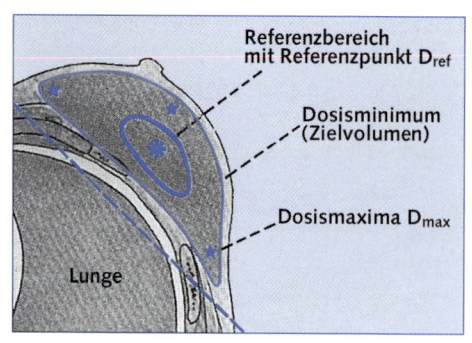

Abb. 27.2 Dosierungskonzept an der Brust: 1,8 Gy (gesamt 50 Gy) in Brustmitte am Referenzpunkt (2 cm unter der Haut). Dosismaxima von mehr als 10 % (Linac) und 20 % (Telekobalt) sind nicht statthaft.

Technik: entweder direktes Elektronenfeld (ca. 6×6 cm^2) oder interstitielle Afterloading-Bestrahlung (Abb. 27.3).
- **Lymphabflussgebiet (parasternal ± supraklavikulär):** Dosis: 50 Gy mit 1,8–2 Gy Einzeldosis, 5× wöchentlich. Bei tastbaren Knoten supraklavikulär: Boost mit 5–10 Gy (Gegenfeldbestrahlung dann von Anfang an zwingend).
- **Nach Mastektomie:** 50 Gy Zielvolumendosis an Brustwand und Lymphabflussgebiet. Boosterung einer eventuellen Risikoregion bis 60–65 Gy, ED: 1,8–2 Gy.
- **Radiochemotherapie**
  - Sequentielle oder simultane Radiochemotherapie bei inflammatorischem Mammakarzinom oder ausgedehnt exulzerierendem Tumor. Denkbare Kombination mit CMF, EC (s.u.) oder 5-FU und Mitomycin C.
  - Anschließend Mastektomie erwägen, sofern keine Fernmetastasen auffindbar.
- **Chemotherapie und Hormontherapie**
  - Eine Fernmetastasierung tritt im Verlauf bei ca. 60 % aller Patientinnen auf. Deshalb gilt es, Risikopatientinnen zu definieren und frühestmöglich einer geeigneten systemischen Therapie zuzuführen.
  - Die meisten Patientinnen erhalten heute eine **adjuvante Therapie** (nach der Operation), da ein gesicherter Effekt der Chemotherapie auf die Gesamtüberlebenszeit bei prämenopausalen Patientinnen mit axillären Lymphknotenmetastasen gesehen wurde. Vermutlich profitieren 4–6 % des Gesamtpatientenguts von dieser Behandlung.
  - Nur Frauen älter als 35 Jahre mit kleinen Karzinomen (< 1 cm), Grading 1, hormonrezeptorpositiv ohne axilläre Lymphknotenmetastasen, sollen heute keine adjuvante Therapie erhalten.
  - **Adjuvante Hormontherapie:** vorwiegend bei Patientinnen in der Postmenopause mit positivem Rezeptorstatus. Substanzen: Antiöstrogene (Tamoxifen, Toremifen) oder Aromatasehemmer (Formestan, Anastrozol, Letrozol) oder GnRH-Analoga (Goserelin). Gegenwärtiger Standard: 20 mg Tamoxifen.

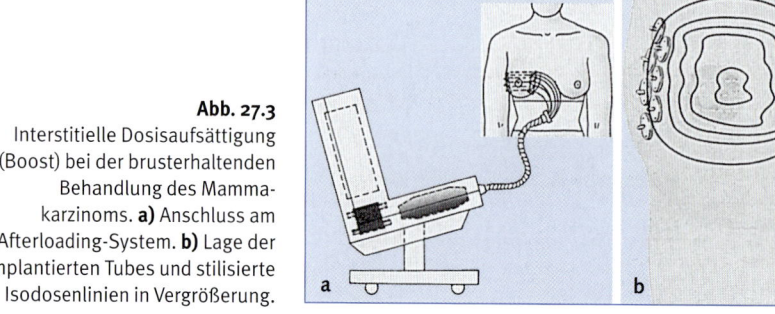

Abb. 27.3 Interstitielle Dosisaufsättigung (Boost) bei der brusterhaltenden Behandlung des Mammakarzinoms. **a)** Anschluss am Afterloading-System. **b)** Lage der implantierten Tubes und stilisierte Isodosenlinien in Vergrößerung.

- **Adjuvante Chemotherapie:** ursprünglich nur für prämenopausale Patientinnen. In letzter Zeit Verbreiterung des Indikationsfeldes (auch bis in die Postmenopause hinein) und Intensivierung der Therapie (EC = Epirubicin + Cyclophosphamid statt des bisherigen CMF = Cyclophosphamid + Methotrexat + 5-Fluorouracil, Vermehrung der Zahl der Zyklen, Kombination verschiedener Schemata).
- **Präoperative Chemotherapie** (möglicherweise besser: Radiochemotherapie): zur Verkleinerung der Tumormanifestationen, um noch eine brusterhaltende Therapie durchführen zu können.
- **Bisphosphonate:** Die Bisphosphonate Pamidronat, Clodronat und Ibandronat wirken der metastatischen Knochenzerstörung entgegen, indem sie die Hydroxylapatitkristalle des Knochens für Osteoblasten unangreifbar machen. Sie werden gegen Knochenmetastasen und auch in der adjuvanten Therapie eingesetzt, weil sie die Metastasierung generell hemmen sollen.

Nebenwirkungen der Radiotherapie

- Im Allgemeinen wesentlich überschätzt. Großteil der Patientinnen völlig beschwerdefrei und im Fall der Brusterhaltung mit befriedigendem bis sehr gutem kosmetischen Ergebnis.
- **Kritische Organe:** Herz (20 Gy), Lunge (20 Gy) und Armnervenplexus (50–56 Gy).
- Kardiotoxizität (durch Bestrahlung der parasternalen Lymphknoten) durch CT-Planung zu vermeiden, sofern relevante Volumina des Herzens nicht mehr als 20 Gy erhalten.
- Lungenmantelfibrose, Rippenreizungen bzw. -frakturen, Lymphödem des Arms und Plexusschädigung in weit unter 1 % der Fälle, adäquate Technik und Dosierung vorausgesetzt.
- Ödem, Pigmentierung und Fibrose der belassenen Brust verstärkt nach Chemotherapie, bei Alkohol und Nikotin konsumierenden Patientinnen und nach zu hoher Gesamt- und Einzeldosis (> 2 Gy).
- Geringfügige Einschränkung der Knochenmarkreserve für eine „mitlaufende" oder später folgende Chemotherapie.

Prognose

- Prognostische Faktoren sind Tumorgröße, Lymphknotenstatus, Grading, Hormonrezeptorstatus und Proliferationsaktivität des Karzinoms.
- 10-Jahres-Rezidivfreiheit zwischen 18 und 75 % und 10-Jahres-Gesamtüberlebensraten zwischen 22 und 80 %, abhängig vom axillären Lymphknotenstatus und von der Tumorgröße.
- Positiver Hormonrezeptorstatus korrigiert innerhalb derselben TN-Kategorie die Prognose nach oben, ein negativer Rezeptorstatus nach unten.
- Das Menopausenalter hat sich nicht als unabhängiger prognostischer Parameter bestätigt.
- Lokoregionäre Rezidive, ossäre und viszerale Fernmetastasen treten nicht selten erst nach 5, 10 und mehr Jahren auf. Nach 25 Jahren sterben noch 20 % der Patientinnen an Metastasen ihres Mammakarzinoms.

27.2 Lokales und lokoregionäres Rezidiv

Systematik

- **Lokalrezidive** teilt man in Narbenrezidive (Tumorknoten in der Narbe, günstige Prognose) und Brustwandrezidive ein.
- Keine Lokalrezidive sind: ausgedehnter „Cancer en cuirasse" (Lymphangiosis carcinomatosa), inflammatorische Brustwandrezidive oder ein isolierter, homolateraler maligner Pleuraerguss. Dies sind Zeichen der hämatogenen Metastasierung.

- **Regionäre Rezidive** gehen von tumorbefallenen Lymphknoten in der Achselhöhle oder entlang der A. mammaria interna aus.
- Ein Befall der **supraklavikulären Lymphknoten** gilt praktisch als Fernmetastasierung.

Risikoeinteilung

- Niedrigrisikogruppe: rezeptorpositive Patientinnen; postoperatives tumorfreies Intervall > 2 Jahre; nicht mehr als drei Tumorherde, jeweils < 3 cm im Durchmesser.
- Hochrisikogruppe: rezeptornegative Patientinnen; postoperatives tumorfreies Intervall < 2 Jahre; mehr als drei Tumorherde oder Tumorherde > 3 cm im Durchmesser.

Diagnostik

- Bioptische/histologische Sicherung.
- Bestimmung der Hormonrezeptoren.
- Metastasendiagnostik wegen häufig bereits vorhandener Fernmetastasen:
  - Thoraxaufnahmen in zwei Ebenen,
  - Lebersonographie,
  - Skelettszintigraphie/Skelettröntgen suspekter Herde,
  - Knochenmarkhistologie.

Therapie

- Chirurgische Sanierung: wenn immer möglich, histologisch R0 anstreben. In allen diesen Fällen postoperative Radiotherapie erforderlich; bei „High Risk"-Patientinnen auch Chemotherapie zu erwägen.
- Lokalisierte, operierte und inoperable Rezidive werden bestrahlt. Zielvolumen sind die Brustwand und das regionale Lymphabflussgebiet inkl. Supraklavikularregion.
- **Zielvolumendosis:** > 50 Gy, individuell adaptiert.
- Ausgedehnte lokoregionäre Rezidive erhalten eine simultane Radiochemotherapie, z. B. mit CMF (s. Kap. 27.1) oder Cisplatin und 5-FU.
- Wert einer adjuvanten Chemo- oder Hormontherapie noch nicht bekannt.

Prognose

- Bei 50 % der Patientinnen manifestiert sich innerhalb von 1 Jahr, bei 70–80 % innerhalb von 2 Jahren die Fernmetastasierung.
- 20–25 % der Patientinnen leben nach saniertem lokoregionären Rezidiv 5 Jahre.
- Langfristige Heilungen möglich, vor allem bei Narbenrezidiven und „Low Risk"-Situationen mit langem symptomfreien postoperativen Intervall.

27.3 Systemisch metastasiertes Mammakarzinom

Allgemeines

- Etwa 60 % aller kurativ operierten, evtl. postoperativ bestrahlten und adjuvant chemo- bzw. hormontherapierten Patientinnen erleben im weiteren Verlauf systemische Metastasen, vorwiegend im Skelett, in Haut, Lymphknoten, Lunge und Leber.
- Patientinnen mit metastasiertem Mammakarzinom sind nicht mehr heilbar. Operative, radiotherapeutische und chemotherapeutische Möglichkeiten müssen ökonomisch und zurückhaltend eingesetzt werden. Oberstes Ziel ist eine beschwerdefreie Patientin.
- Bei zwei Drittel aller Patientinnen lassen sich objektivierbare Tumorrückbildungen von 2- bis mehrjähriger Dauer erzielen.

Risikoeinteilung

- Hochrisikogruppe (High Risk): Metastasierung in viszerale Organe, tumorfreies postoperatives Intervall < 2 Jahre, schnelle Wachstumskinetik, schlechter Allgemeinzu-

stand, Hormonrezeptoren negativ, Lebensalter < 55 Jahre.
- Niedrigrisikogruppe (Low Risk): Metastasen in Haut, Lymphknoten, Pleura, Skelett, tumorfreies postoperatives Intervall ≥ 2 Jahre, langsame Wachstumskinetik, guter Allgemeinzustand, hochpositive Hormonrezeptoren und Patientinnenalter > 55 Jahre.

Therapie

- **Hormontherapie**
  - Behandlung bis zur dokumentierten Tumorprogression (zumindest aber 5 Jahre).
  - Mittlere Remissionsdauer: 10–12 Monate.
  - Methoden der Hormontherapie: Antiöstrogene (Tamoxifen), Aromatasehemmer, GnRH-Analoga.
- **Zytostatische Chemotherapie**
  - Einsatz bei „High Risk"-Patientinnen.
  - Therapie bis zur dokumentierten Progression (in Einzelfällen Therapieende nach 6–12 Zyklen bei stabiler Remission).
  - Mittlere Remissionsdauer: 8–10 Monate.
  - Verfügbare Mittel: vgl. Kapitel 27.1.
- **Radiotherapie**
  - Frakturgefährdete Skelettmetastasen: 10–12 × 3 Gy ZV-Dosis in 2–3 Wochen an nicht tragenden Skelettabschnitten bzw. bei schlechter Lebenserwartung, sonst 40–50 Gy ZV-Dosis in konventioneller Fraktionierung (→ bessere Rekalzifizierung).
  - Hirnmetastasen: Ganzhirnbestrahlung mit 40 Gy (2 Gy Einzeldosis, u.U. lokaler Boost) bei Patientinnen mit relativ günstiger Prognose, sonst 10–12 × 3 Gy.

Prognose

- Mittlere Remissionsdauer pro erfolgreicher Therapiephase: knapp 1 Jahr.
- Mittlere Überlebenszeit ab generalisierter Metastasierung und erfolgreich gestaffelter Therapie: > 2 Jahre.
- Patientinnen, die in eine Remission kommen, leben zu einem Drittel > 3 Jahre, 15 % > 5 Jahre.
- „Low Risk"-Frauen leben länger als „High Risk"-Patientinnen.
- Grundsatz: Nur die Remission bringt Überlebensgewinn. Das heißt, eine erfolglose Chemotherapie sollte beendet und nicht durch eine andere, ebenso wenig erfolgversprechende ersetzt werden.

28 Gastrointestinale Tumoren

28.1 Ösophaguskarzinom

Allgemeines

- Große geographische Unterschiede wie bei keinem anderen Tumor (ethnographische und sozioökonomische Gründe).
- Inzidenz in Deutschland, Österreich, der Schweiz und den USA (weiße Bevölkerung) 6/100 000 bei Männern und 2/100 000 bei Frauen (Geschlechtsverhältnis 3 : 1). Schwarze Bevölkerung der USA 16,9 bzw. 4,5/ 100 000. Noch höhere Inzidenz in China, im Iran und in Zentralafrika.

Ätiologie

Zusammenhang
- mit hochprozentigem Alkohol- und Tabakabusus (Verschlucken von Rückständen),
- heißen Getränken oder Speisen, Nitrosaminen,
- Plummer-Vinson-Syndrom (Schmerzen beim Schlucken infolge Atrophie der Schleimhaut von Rachen und Speiseröhre),
- Verätzungen, Endobrachyösophagus (englisch: Barrett's Esophagus = Geschwüre und Schrumpfung des ösophagogastralen Übergangs, der z.T. mit Magenschleimhaut ausgekleidet ist).

Symptomatologie

- Schluckstörungen (zuerst für Fleisch), Gewichtsabnahme, Bluterbrechen.
- Spätsymptome sind Schmerzen (hinter der Brust, zwischen den Schulterblättern = Mediastinalinfiltration), Heiserkeit und Husten.

Histologie

Plattenepithelkarzinome (60–70 %); Adenokarzinome (30–40 %) im distalen Ösophagus nehmen an Häufigkeit zu, weil sich durch bestimmte äußere Einflüsse die sog. Z-Linie, die die Grenze zwischen Magen- und Speiseröhrenschleimhaut markiert, in die Speiseröhre hinein verschiebt (= „Karzinome des ösophagogastralen Übergangs"); andere Histologien sind äußerst selten.

Ausbreitungsmuster

- Direkte Invasion in das Mediastinum, das Tracheobronchialsystem (Fisteln) und die großen Gefäße.
- Lymphknotenmetastasen sehr frühzeitig (> 70 %), und zwar weitgehend unabhängig vom Primärtumorsitz in die supraklavikulären, oberen/mittleren/unteren mediastinalen und oberen abdominalen (zöliakalen) Lymphknoten. Karzinome im oberen Drittel metastasieren häufiger in die supraklavikulären Lymphknoten, Karzinome im mittleren und unteren Drittel häufig in die oberen abdominalen Lymphknoten um den Truncus coeliacus (Tripus Halleri) und die Leberpforte.
- Hämatogene Metastasen in Leber, Lunge und Skelett.

Diagnostik

- **Primärtumor**
  - Ösophagoskopie mit gezielter Biopsie,
  - Ösophaguskontrastmittelpassage (vgl. Abb. 8.9),
  - Endosonographie (Bestimmung der Tumordicke bzw. Infiltrationstiefe).
- **Ausbreitungsdiagnostik**
  - Basislaboruntersuchungen (Leber!),
  - Thoraxröntgen in zwei Ebenen,
  - Computertomographie von Thorax, Mediastinum (und Oberbauch),
  - Oberbauchsonographie.

Tumorklassifikation (pTNM)

- Anatomische Unterbezirke
  - Zervikaler Ösophagus (9–18 cm ab Zahnreihe)
  - Intrathorakaler Ösophagus (18–40 cm ab Zahnreihe), der sich in einen oberen, mittleren und unteren thorakalen Abschnitt unterteilen lässt (Abb. 28.1).
- **Primärtumor**
  Tis: Carcinoma in situ.
  T1: Tumor infiltriert Lamina propria oder Submukosa.
  T2: Tumor infiltriert Muscularis propria.
  T3: Tumor durchsetzt gesamte Ösophaguswand und infiltriert Adventitia.
  T4: Tumor infiltriert Nachbarstrukturen.
- **Regionäre Lymphknoten**
  Nx: Regionäre Lymphknoten können nicht beurteilt werden.
  N0: Keine Lymphknotenmetastasen.
  N1: Regionäre Lymphknotenmetastasen.
- **Fernmetastasen**
  M0: Keine Fernmetastasen.
  M1: Fernmetastasen.
  M1a: Metastasen in nicht regionären Lymphknoten. Das sind für den zervikalen Ösophagus schon die mediastinalen Lymphknoten, für den thorakalen Ösophagus die zervikalen/supraklavikulären und zöliakalen Lymphknoten (Abb. 28.2).
  M1b: Andere Fernmetastasen.

Therapie

- Grundsätzlich ist in den meisten Fällen jede Therapie wegen der frühzeitig einsetzenden lymphogenen und hämatogenen Metastasierung als palliativ anzusehen.
- 25 % der Patienten sind bei Diagnosestellung aus internistischen Gründen inoperabel, von den operablen können allenfalls 50 % „kurativ" (R0) reseziert werden. Von diesen erleiden viele ohne Zusatztherapie ein lokoregionäres oder systemisches Rezidiv.
- Kleine, nicht metastasierte, oftmals durch Zufall entdeckte Karzinome (T1–2N0) sind chirurgisch und (weniger sicher) radiotherapeutisch heilbar.
- Tumoren des mittleren und unteren Ösophagusdrittels werden mit der abdominothorakalen **Ösophagusexstirpation** behandelt, die

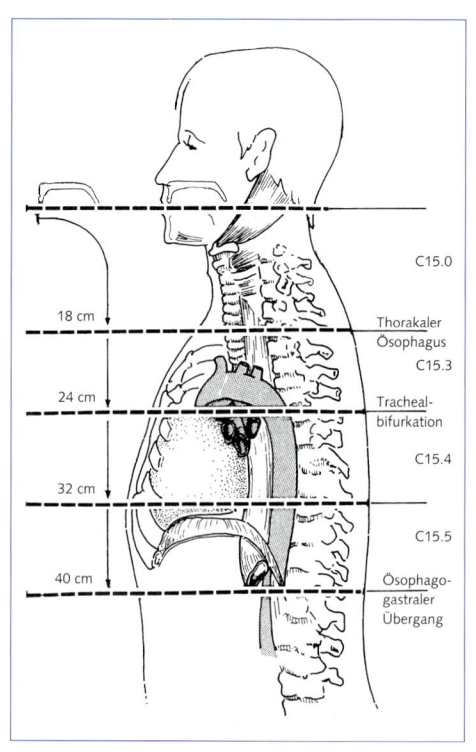

Abb. 28.1 Topographie und Lagebeziehung des Ösophagus. Zervikaler Ösophagus 9–18 cm, gemessen ab Zahnreihe; thorakaler Ösophagus 18–40 cm ab Zahnreihe und seine drei Abschnitte.

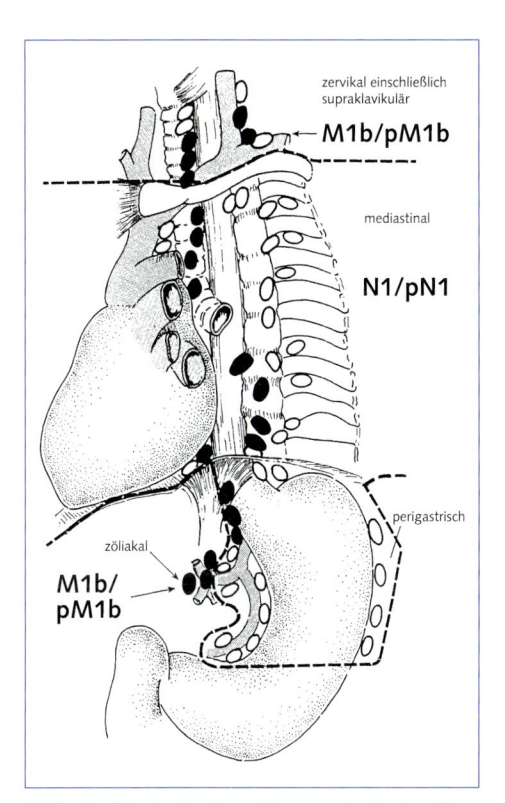

Abb. 28.2 Regionäre Lymphknoten der Speiseröhre. Schwarz = befallene Lymphknoten. Bei einem Karzinom des intrathorakalen Ösophagus gelten – unabhängig von seiner Lokalisation im oberen, mittleren oder unteren Drittel – die supraklavikulären und zervikalen Lymphknotenmetastasen sowie Metastasen im zöliakalen Bereich als Fernmetastasen M1a.

Passage wird durch Magen- oder Dickdarmhochzug wiederhergestellt.
- Hochzervikale Karzinome, wegen zu kurzer Distanz bis zum Ösophagusmund häufig inoperabel, erhalten eine **Radiochemotherapie**.
- Potentiell resektable Tumoren im oberen Drittel sowie lokal fortgeschrittene Karzinome supra- und infrabifurkal werden, sofern frei von Fernmetastasen, vor der Operation zunächst **neoadjuvant radiochemotherapiert**. Dadurch Verbesserung der Resektabilität und Verdopplung des Langzeitüberlebens (17 % versus 9 %).
- **Postoperative Radio(chemo)therapie** nach R0-Resektion enttäuschend. Additive Strahlentherapie nach R1-Resektion senkte die Rate an Lokalrezidiven signifikant, verkürzte jedoch die Überlebenszeit wegen therapiebedingter Nebenwirkungen.
- **Palliative Therapie** (bei bekannten Fernmetastasen)
  – Radiochemotherapie der Primärtumorregion (damit im Vergleich zu anderen Therapieoptionen längstes symptomfreies Intervall zu erreichen).
  – Bougierung, endoskopische Tumorabtragung mit Laser, Afterloading-Bestrahlung.
  – Stentimplantation (Endoprothese).
- Wichtigste **Supportivbehandlung**: enterale Ernährung mit PEG sicherstellen, sonst parenterale Ernährung (Tagesbedarf 2500–3000 kcal).

Radiotherapie

- In **frühen Tumorstadien** (T1/T2 mit allenfalls begrenztem regionären Lymphknotenbefall, Längsausdehnung unter 5 cm) 20 % Langzeitüberleben durch alleinige Radiotherapie.
- **Zielvolumen** bei neoadjuvanter (präoperativer) und alleiniger, definitiver Radiochemotherapie: Primärtumor und regionäres Lymphabflussgebiet (mediastinale und paraösophageale Lymphknoten). Nur bei hochzervikalem Sitz ausschließlich tiefzervikale und supraklavikuläre Lymphknoten. Bei Tumoren im mittleren und distalen Drittel Mitbestrahlung der zöliakalen Lymphknoten. Auf die Bestrahlung der supraklavikulären Lymphknoten kann bei distalen Karzinomen verzichtet werden.
  In palliativer Situation nur Primärtumor mit 3–5 cm Sicherheitssaum longitudinal.
- **Technik:** CT-geplante 3-d-Realisationen aus drei bis sieben individuell kollimierten Feldern (Lungenschonung, Abb. 28.3), integrierte intraluminale Brachytherapie (Abb. 28.4).
- **Dosis**
  Neoadjuvant 50 Gy (ED 1,8 Gy).
  Definitiv 60–65 Gy (Shrinking Field nach

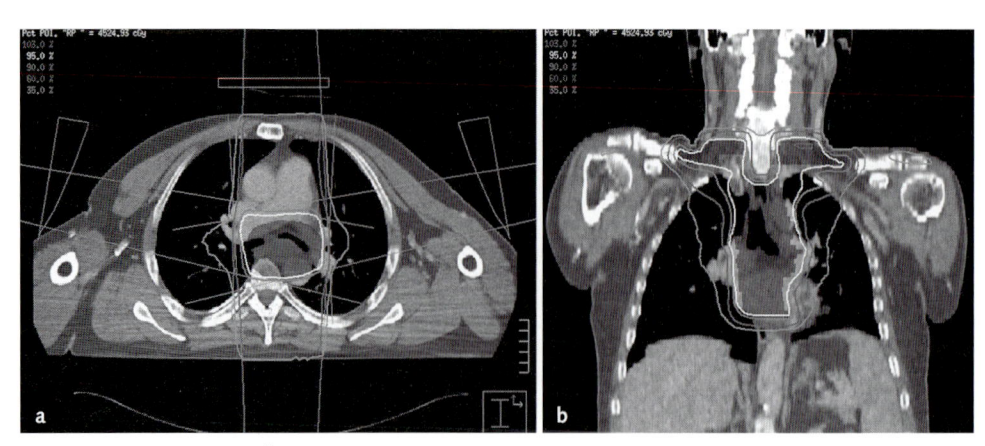

Abb. 28.3 3-d-Planung bei Ösophaguskarzinom im mittleren thorakalen Drittel. 4-Felder-Plan mit Keilfiltern. Beachte, dass die seitlichen Felder gegeneinander abgewinkelt sind, um die Lungenbelastung am Strahleneintritt zu reduzieren (maximale Lungendosis 35 % von D_{ref}). Individuelle Kollimation der Felder mit Multileaf-Kollimator. Zielvolumen mediastinal und supraklavikulär schattiert. Die dick hervorgehobene Linie begrenzt das Zielvolumen, darum schlingt sich die 95 %-Isodose von D_{ref}.

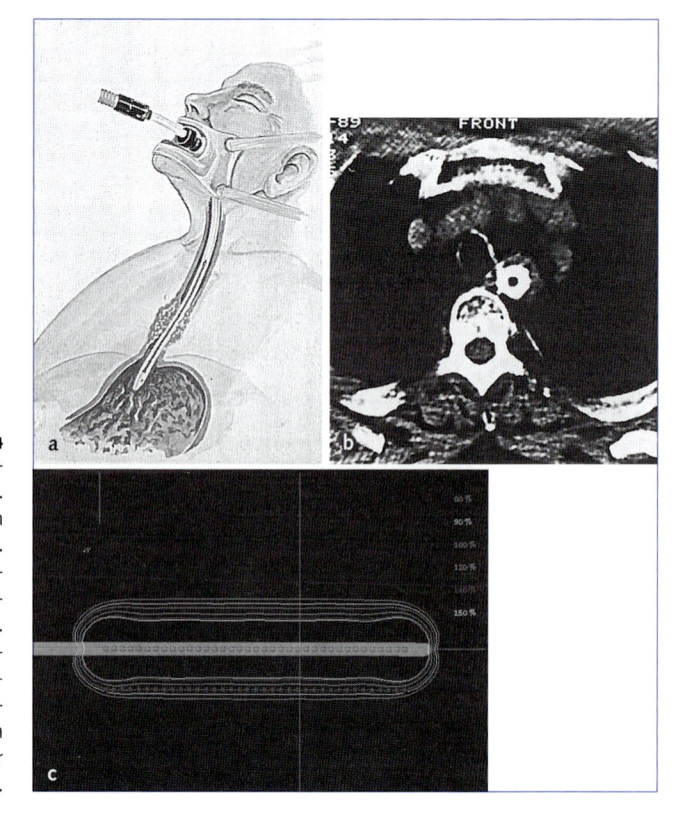

Abb. 28.4 Brachytherapie des Speiseröhrenkrebses im Afterloading-Verfahren. **a)** Sonde mit Strahlenquellen in situ. **b)** Liegende Sonde im CT-Bild. Man erkennt rechts vor dem Wirbelkörper den Ösophagus mit liegender Sonde (zentrale Bohrung). Hinter dem Sternum (vorn) die normalen Gefäßstämme. **c)** Isodosenverlauf: steiler Dosisabfall zur Peripherie. Gewöhnlich wird auf 5 mm Gewebetiefe bzw. in 5 mm von der Applikatoroberfläche dosiert.

50 Gy), z.T. hyperfraktioniert akzeleriert (Gesamtdosis pro Tag ≤ 3 Gy) + 3–4 × 6 Gy/ 5 mm von der Applikatoroberfläche als intraluminaler Boost im Afterloading-Verfahren. Palliativ 45–50 Gy, konventionell fraktioniert, oder 10–12 × 3 Gy.
- **Radiochemotherapie:** simultan Cisplatin + 5-Fluorouracil in der 1. und 5. Behandlungswoche täglich.
- **Kritische Organe:** Lunge (18–20 Gy), Herz (30–40 Gy), nach vorangegangener Operation auch die Anastomose zwischen proximalem Ösophagus und hochgezogenem Magen bzw. Darminterponat (40–50 Gy).

Prognose

- 2-Jahres-Überleben bei Frühkarzinomen (T1/T2) 55–70 %, bei lokal fortgeschrittenen Tumoren (T3/T4N0–1) 10–15 %.
- Vermutete Verbesserung durch neoadjuvante Radiochemotherapie; dabei ist das Zielvolumen entscheidend.
- 1 Jahr lokale Sympomfreiheit nach palliativer Radio(chemo)therapie.

28.2 Magenkarzinom

Allgemeines

- In Europa stark rückläufige Erkrankung.
- Inzidenz: 12–15/100 000 pro Jahr, Bevorzugung des männlichen gegenüber dem weiblichen Geschlecht (2 : 1).

Ätiologie

- Erbliche Disposition.
- Exogene Faktoren: Geräuchertes, Gegrilltes, Salzverbrauch, Assoziation mit Helicobacter-Infektion und dadurch verursachter Gastritis.
- Langjährige perniziöse Anämie bzw. chronische Gastritis.

Symptomatologie

- Uncharakteristisch: „unbestimmtes Oberbauchgefühl" (Völlegefühl, Übelkeit, Erbrechen).
- Spätsymptome: Blutungen (Teerstuhl), Anämie, Gewichtsverlust.
- Differentialdiagnose
  - Benignes Magenulkus.
  - Nichtepitheliale benigne oder maligne Tumoren (maligne Lymphome, Sarkome etc. < 10 %).

Histologie

- Ca. 95 % Adenokarzinome unterschiedlichen Differenzierungsgrads.
- Klassifizierung nach Laurén, therapeutisch und prognostisch von allergrößter Wichtigkeit.
  - **Intestinaler Typ:** weniger infiltrierend wachsend, bestimmter gegen die Umgebung abgegrenzt, prognostisch günstiger, Häufigkeit durch Umweltfaktoren beeinflusst, verantwortlich für die unterschiedliche Magenkrebshäufigkeit in den verschiedenen Kulturen.
  - **Diffuser Typ:** diffuse Ausbreitung, frühzeitige Metastasierung, ungünstige Prognose, von Umwelteinflüssen unabhängig.

Diagnostik

- **Gastroskopie** (Möglichkeit der Biopsie) **und** Röntgenuntersuchung des Magens mit der Doppelkontrasttechnik (auf „blinde Flecken" und diffus wachsendes Karzinom) unverzichtbar.
- **Ausbreitungsdiagnostik:** Thoraxaufnahmen in zwei Ebenen, Oberbauchsonographie, Abdomen-CT (Lymphknoten?), Endosonographie (Tumorinfiltration perigastrisch?),

chirurgische Laparoskopie (Peritonealkarzinose?); Basislaboruntersuchungen, Tumormarker CEA und CA 19-9 zur Verlaufskontrolle.

Tumorklassifikation

- Wachstumsform nach Borrmann (Abb. 28.5).
- TNM: für den Primärtumor ähnlich derjenigen des Ösophaguskarzinoms (Kap. 28.1).

Therapie

- **Chirurgie**
  - Therapeutische Domäne der Chirurgie.
  - Subtotale Magenresektion: Durchführbarkeit abhängig von Tumorsitz und Tumortyp (intestinaler Typ, Borrmann-Typ I).
  - Gastrektomie: alle übrigen Typen des Magenkarzinoms, da beim diffusen Typ selbst in frühen Stadien große Sicherheitsabstände einzuhalten sind.
  - Lymphadenektomie grundsätzlich über das Kompartiment 1 hinaus (D1-Resektion = perigastrale Knoten), also auch Kompartiment 2 (D2-Resektion).
  - Palliative Operationen bei Magenausgangsstenose, Blutungen, Schmerzen etc.
- **Radiochemotherapie**
  - **Prä- oder postoperativ** sinnvoll für operativ nicht erreichbare Lymphknotenketten (z. B. im Bereich der Zwerchfellschenkel) und zur Verbesserung der Resektionsqualität.
  - **Intraoperative Elektronenbestrahlung** mit 15–20 Gy senkt, insbesondere in Verbindung mit einer postoperativen perkutanen Radiotherapie, die lokale Rezidivquote und hat in einigen Statistiken einen günstigen Effekt auf die Gesamtüberlebensrate.
  - Postoperative Radiochemotherapie (45–50 Gy ZV-Dosis + 5-FU und Methyl-CCNU bzw. Mitomycin C, Feldanordnung wie in Abb. 28.6) bringt mehr Langzeitüberlebende.
  - Präoperative Radiochemotherapie in klinischer Erprobung. Substanzen: 5-FU + Mitomycin C bzw. neuere Substanzen. In Rostock und Erlangen gute Erfahrungen mit Cisplatin + Paclitaxel.

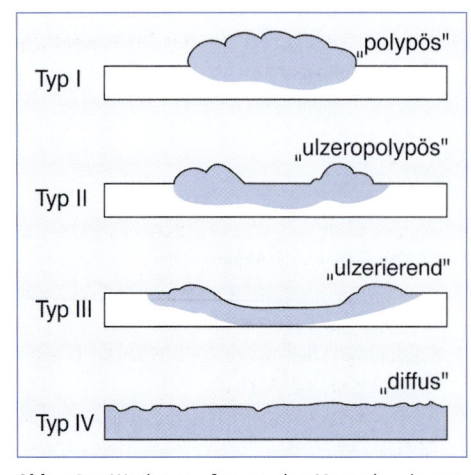

Abb. 28.5 Wachstumsformen des Magenkarzinoms. Einteilung gemäß der Borrmann-Klassifikation.

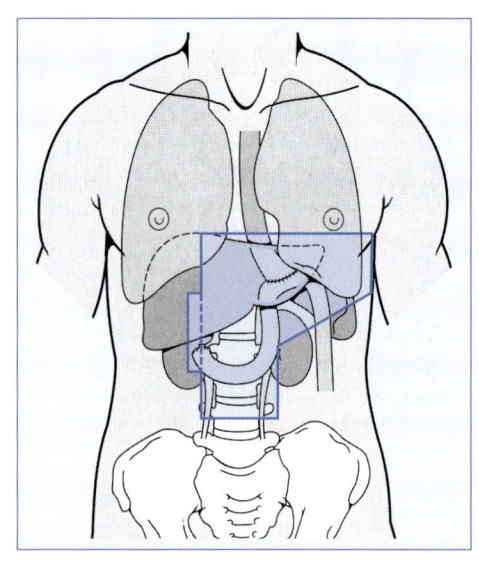

Abb. 28.6 Das prä- oder postoperative Bestrahlungsvolumen beim Magenkarzinom umfasst die Magenloge, die Anastomosen, das Duodenum und die Lymphknotenstationen perigastrisch, paraaortal, in der Leberpforte, in der Milzpforte und retropankreatisch.

- Radiotherapie und Radiochemotherapie als Palliativmaßnahmen effektiv.
- **Kritische Organe bei Radiotherapie:** Leber (30–40 Gy je nach Volumen), Nieren (25 Gy), bei intraoperativer Radiotherapie auch die retroperitonealen Nervengeflechte: 15–20 Gy Einzeitdosis entsprechen 40–60 Gy einer fraktionierten Bestrahlung.
- **Chemotherapie**
  - Das Magenkarzinom ist der chemosensibelste aller gastrointestinalen Tumoren.
  - Wirksame Kombinationen: Cisplatin/5-FU, EAP (Etoposid/Adriamycin/Cisplatin), FAM (5-FU/Adriamycin/Mitomycin C), FAMTX (5-FU, Adriamycin, Methotrexat), neuerdings auch Taxane.
  - Präoperativ (neoadjuvant) bei primär inoperablen Karzinomen.
  - Postoperativ (adjuvant) bisher ineffektiv.
  - Palliative Indikationen: 30–40 % Remissionen, mittlere Remissionsdauer 8–10 Monate.

Prognose

- 5-Jahres-Überlebensrate nach kurativer Resektion im Gesamtkollektiv 65–70 %. Lokal fortgeschrittene Karzinome ca. 15 %.
- Nach R1/R2-Resektion oder mit Fernmetastasen mediane Überlebenszeit 4–6 Monate.
- 5-Jahres-Überlebensrate lokal fortgeschrittener Karzinome ca. 15 %.

28.3 Karzinome des Pankreas und der Gallenwege

Allgemeines

- **Pankreaskarzinom**
  - Inzidenz in Mitteleuropa zunehmend, 7–9/100 000 pro Jahr (5–8 % der Krebstodesfälle), Männer doppelt so häufig wie Frauen betroffen.
  - 80 % sind duktale Adenokarzinome.
  - Zystische Adenokarzinome sind meist auf das Pankreas begrenzt und können in 50 % durch alleinige Operation geheilt werden.
- **Karzinome der Gallenblase und Gallenwege**
  - Seltene Erkrankung, Frauen doppelt so häufig wie Männer betroffen, 2–3 Fälle/100 000 pro Jahr.
  - > 90 % Adenokarzinome
  - Besondere Entität: Klatskin-Tumoren, d. h. Karzinome in der Bifurkation des Hauptgallengangs (relativ gute Prognose).

Ätiologie

- Pankreaskarzinom: Ernährungsgewohnheiten, wie Kaffee- und Fettkonsum, chronische Entzündungen (Cholezystitis, Pankreatitis), Alkohol und Nikotin wurden angeschuldigt, konnten aber bisher nicht bestätigt werden.
- Gallenblasen-/Gallenwegskarzinom: Zusammenhang mit chronischen Entzündungen von Gallenblase und Gallenwegen (Gallensteine!), mit sklerosierender Cholangitis und Choledochuszysten.

Symptomatologie

- Ikterus nur beim papillennahen Gallengangskarzinom als Frühsymptom.
- Spätsymptome: Leistungsknick, tastbarer Tumor, Gewichtsverlust, Rückenschmerzen, Verschlussikterus.

Diagnostik

- Klinische Untersuchung, Routinelabor.
- Oberbauchsonographie.
- Abdominale Computertomographie mit Kontrastmittel.
- Endoskopische retrograde Choledocho-Pankreatikographie (ERCP).
- Perkutane transhepatische Cholangiographie (PTC).
- Tumormarkerbestimmung (CEA, CA 19-9) beim Pankreaskarzinom.

- Feinnadelbiopsie, sonographisch/computertomographisch oder endoskopisch gesteuert, zur histologischen Sicherung.
- Im Zweifel: chirurgische Laparoskopie oder Probelaparotomie.
- Thoraxröntgen in zwei Ebenen.

Therapie

- **Chirurgie**
  - Operables **Papillen- oder Pankreaskopfkarzinom:** Duodenopankreatektomie (Whipple-Operation).
  - Operables **Korpus-Schwanz-Karzinom:** Links-rechts-Resektion.
  - Verschiedene palliative Maßnahmen beim inoperablen Pankreaskarzinom.
  - Insgesamt unbefriedigende Operationsergebnisse (20 % der Patienten R0-operabel, davon überleben geheilt 6 %, d.h. vielleicht 2 von 100). Deshalb jetzt Versuche mit der präoperativen (neoadjuvanten) Radiochemotherapie oder alleinigen Chemotherapie.
  - **Gallenblasenkarzinome** bei Diagnose oft bereits inoperabel.
  - Chirurgische Möglichkeiten bei Karzinomen im proximalen und medialen Choledochusdrittel bzw. im Bereich der Hepatikusgabel begrenzt. Wenn möglich, Monoblockresektionen mit Leberteilresektion und Lymphadenektomie im Bereich des Ligamentum hepatoduodenale. Hepatikojejunostomie. 5-Jahres-Überlebenszeiten von allenfalls 10 %.
  - **Choledochuskarzinome**, wenn operabel, Duodenopankreatektomie.
  - Palliative Maßnahmen bei inoperablen Gallenwegskarzinomen: interne, endoskopische, transpapilläre Drainage (Stent) oder externe, perkutan-transhepatische Ableitung.
- **Radiotherapie des Pankreaskarzinoms**
  - **Postoperative Radiochemotherapie** (40–45 Gy ZV-Dosis + 5-FU) erbrachte bei resektablen Pankreaskarzinomen in nicht randomisierten Studien einen Überlebensgewinn nach 2 Jahren (42 % gegenüber 15 %) und nach 5 Jahren (14 % gegenüber 5 %).
  - Durch **präoperative Radiochemotherapie** eindrucksvolle Tumorverkleinerungen und dadurch Erleichterung der Resektabilität möglich. Überlebensvorteil bei primär resektablen Karzinomen zu erwarten, bei primär inoperablen fraglich, da häufig bereits Peritoneal- oder Lebermetastasen bestehen.
  - **Intraoperative Elektronenbestrahlung** (IORT) mit 12–15 (20) Gy als Boost zur postoperativen Perkutanbestrahlung: erfolgversprechendes Konzept der Zukunft.
  - Palliative Radiotherapie/Radiochemotherapie bei Schmerzen und Ikterus, besonders mit intraoperativer [125]Jod-Spickung oder IORT.
  - Effektive Substanzen für die Radiochemotherapie: 5-FU + Cisplatin oder Mitomycin C (z.B. wie Abb. 28.12), alternativ Gemcitabin ± Cisplatin. Im letzten Fall intensive hämatologische Supportivtherapie notwendig.
- **Radiotherapie der Gallenwegskarzinom-Gallenwegskarzinome**
  - Alleinige Radiotherapie mit 50–60 Gy ZV-Dosis (Einzeldosis 1,6–1,8 Gy) mit identischen Ergebnissen wie Operation + Nachbestrahlung (Ausnahme: papillennahe Tumoren).
  - Radiochemotherapie in identischer Weise wie beim Pankreaskarzinom.
  - Palliatives Therapiekonzept in folgender Reihenfolge:
    1. perkutane transhepatische Galleableitung,
    2. perkutane Radio(chemo)therapie mit integrierter Afterloading-Therapie (3–6 × 6 Gy/10 mm von Applikatormitte),
    3. Stentapplikation zur Prophylaxe einer narbigen oder tumorbedingten Gallengangstenose.
- **Chemotherapie**
  Beim Pankreaskarzinom mit FAM- oder EAP-Schema (s. Kap. 28.2, Magenkarzinom)

überraschende Remissionen im neoadjuvanten und palliativen Ansatz. Gegenwärtige „Leitsubstanz": Gemcitabin.

Prognose

5-Jahres-Überlebensraten bei Pankreas- und Gallenwegskarzinomen (abhängig vom jeweiligen Tumorstadium):

Pankreas: Papillenkarzinom: 25–35 %.
Alle R0-Resezierten: < 6 %.
Alle Karzinome: < 2 %.
Gallenwege: Gallenblasenkarzinom: < 5–60 %.
Gallenwege proximal: < 5–25 %,
Mitte: 10–25 %,
distal: 25–35 %.

28.4 Kolorektale Karzinome

Allgemeines

- Inzidenz: 40 (Männer) bzw. 30 (Frauen)/ 100 000 Einwohner pro Jahr.
- 4. Stelle bei den Krebserkrankungen, Altersgipfel um das 65. Lebensjahr.

Ätiologie

- Fett- und fleischreiche, ballaststoffarme Kost, Alkohol, Nikotin, Adipositas, Bewegungsmangel (vgl. Kap. 6.3.2).
- Risikoerkrankungen: früher entferntes kolorektales Karzinom oder Adenom, Karzinome der Mamma, des Ovars, der Harnblase, des Uteruskörpers; Familiäre adenomatöse Polyposis (FAP), hereditäres nichtpolypöses kolorektales Krebssyndrom (HNPCC), kolorektale Karzinome bei Blutsverwandten; chronische Colitis ulcerosa, vermutlich auch Morbus Crohn usw.

Anatomie und Ausbreitungsmuster

- Grenze zwischen **Rektum** und Sigma in Höhe des 3. Sakralwirbels, 16 cm von der Anokutanlinie, gemessen mit dem starren Rektoskop.
- Das Rektum besteht aus dem oberen (12–16 cm), dem mittleren (7,5–12 cm) und dem unteren **Drittel** (7,5–3,5 cm), gemessen ab Anokutanlinie; der Analkanal ist 3,5–4 cm lang (Abb. 28.10).
- Das sog. **Mesorektum** ist ein Sack aus Binde- und Fettgewebe, der den Muskelschlauch des Rektums umschließt und von der Fascia rectalis umgeben ist. Er kann Lymphknoten- und Mikrometastasen enthalten; seine komplette Mitentfernung gilt als Qualitätsindikator für die moderne Rektumchirurgie (Abb. 28.7).

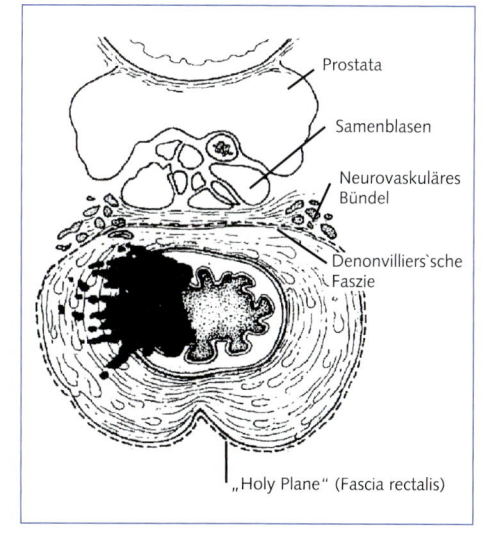

Abb. 28.7 Das sog. Mesorektum ist ein Sack aus Binde- und Fettgewebe, der den Enddarm (Rektum) umhüllt und nach vorn von der Fascia peritonealis prostatae (Denonvilliers'sche Faszie), nach lateral und dorsal von der Fascia rectalis umgeben ist. Bei der totalen mesorektalen Exzision erfolgt die Entfernung des Tumors und des potentiell tumortragenden Mesorektums entlang der sog. „Holy Plane". Dabei können die autonomen Nervenstrukturen geschont werden. Auf der Abbildung findet sich das wandüberschreitende Wachstum eines Rektumkarzinoms mit einzelnen Satellitenmetastasen in diesem Mesorektum dargestellt.

- **Lymphabfluss über drei Etagen:** oben nur nach kranial entlang der A. rectalis superior. Mitte und unten: nach lateral zur Beckenwand und in die iliakal-internen, dann weiter zu den paraaortalen Knoten; des Weiteren in die Leistenlymphknoten.
- **Hämatogen** drainiert das untere Rektumdrittel über die Vena cava in die Lunge, die oberen Abschnitte drainieren über die Pfortader in die Leber.

Tumorlokalisation und Symptomatologie

- Art und Zeitpunkt des Auftretens von Symptomen hängen von der Tumorlokalisation ab.
- 40–60 % der Karzinome finden sich im Rektum, 20–30 % im Sigma, in den übrigen Kolonabschnitten jeweils zwischen 1 und 4 % (Abb. 28.8).
- 4 % der Patienten mit kolorektalem Karzinom haben weitere Karzinome im Dickdarm, 30–35 % weisen weitere Polypen auf.
- Frühsymptome gibt es nicht.

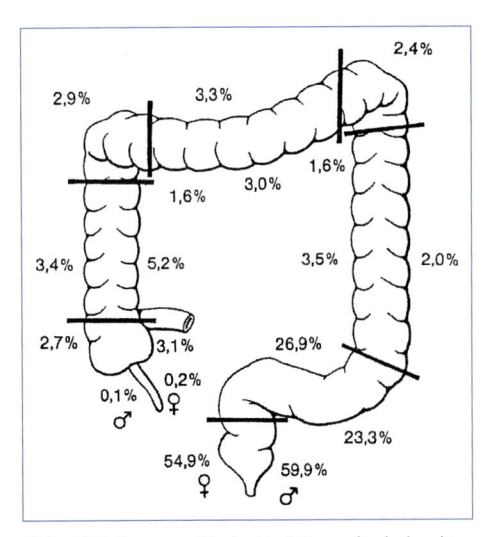

Abb. 28.8 Topographische Verteilung der kolorektalen Karzinome. Daten des Erlanger Registers für kolorektale Karzinome (1969–1982). Die Zahlen für die männlichen Patienten (n = 1572) stehen außen, diejenigen für die weiblichen (n = 1185) innen.

- Spätsymptome sind sichtbarer Blutabgang, Stuhlunregelmäßigkeit (paradoxe Diarrhö), Hypermotorik des Darms (Tenesmen), Stuhlverhalt, Anämie und Gewichtsabnahme.

Diagnostik

- Frühdiagnose durch Nachweis von okkultem Blut im Stuhl (Haemoccult®-Test), rektale digitale Untersuchung, Koloskopie. Diese Vorsorgeuntersuchungen sind ab dem 50. Lebensjahr zu empfehlen.
- Bei bestehendem Verdacht: Koloskopie mit Biopsie und Doppelkontrastuntersuchung des Kolons.
- Prätherapeutische Ausbreitungsdiagnostik
  – CT (mit Kontrastmittel) des Abdomens.
  – Oberbauchsonographie.
  – Thoraxröntgenaufnahmen in zwei Ebenen.
  – (Zystoskopie beim Mann, gynäkologische Untersuchung bei der Frau).
  – Basislaboruntersuchungen: Leberenzyme, Tumormarker CEA (evtl. CA 19-9).

Aufgabe des Pathologen

- Histologische Klassifikation: 98 % Adenokarzinome (G1–G4).
- Bestimmung der lokoregionären Tumorausbreitung nach TNM bzw. Dukes-Astler-Coller.
- Postoperative Beurteilung der Kurativität des chirurgischen Eingriffs (R0–R2) durch Objektivierung der Sicherheitsabstände und Untersuchung der Lymphknoten (≥ 12) bzw. Grenzlymphknoten.

Tumorklassifikation

- Lange Zeit war in den USA die Dukes-Klassifikation in der Modifizierung von Astler und Coller maßgebend. In Europa neigte man eher der TNM-Klassifikation zu.

Tab. 28.1 Stadieneinteilung des Kolon- und Rektumkarzinoms entsprechend UICC 2002 (Dukes-Klassifikation zum Vergleich).

Kolon, Rektum				
T1:	Submukosa tumorbefallen			
T2:	Muscularis propria tumorbefallen			
T3:	Subserosa, nicht peritonealisiertes/perirektales Gewebe tumorbefallen			
	T3a[2]: Infiltration des Perirektums < 5 mm			
	T3b[2]: Infiltration 5–10 mm			
	T3c[2]: Infiltration > 10 mm			
T4:	Viszerales Peritoneum/andere Organe oder Strukturen			
N1:	Lymphknoten ≤ 3 perikolisch/perirektal			
N2:	Lymphknoten > 3 regionär/an Gefäßstämmen			
Stadiengruppierung:	Stadium 0	Tis	N0	M0	
	Stadium I	T1	N0	M0	Dukes A
		T2	N0	M0	
	Stadium IIA	T3	N0	M0	Dukes B[1]
	Stadium IIB	T4	N0	M0	
	Stadium IIIA	T1, T2	N1	M0	Dukes C[1]
	IIIB	T3, T4	N1	M0	
	IIIC	Jedes T	N2	M0	
	Stadium IV	Jedes T	Jedes N	M1	

Anmerkung: [1]Dukes B setzt sich zusammen aus einer Gruppe mit besserer (T3N0M0) und schlechterer (T4N0M0) Prognose, ebenso Dukes C (jedes TN1M0 und jedes TN2,3M0). [2]Nicht offiziell in TNM übernommen.

- Tabelle 28.1 zeigt die TNM-Klassifikation. Bei der Stadiengruppierung ist die Beziehung zur Dukes-Klassifikation angegeben.
- Ausschlaggebend für die postoperative Therapie ist die pTNM-Einteilung (pathohistologisch bestätigtes T und N).

Therapie

- **Chirurgie**
  - Ziel: Monoblockentfernung des tumortragenden Darmanteils mit dem zugehörigen Lymphabflussgebiet im Mesokolon bzw. entlang den Gefäßstämmen.
  - **Kolonkarzinom:** für gewöhnlich Hemikolektomie (Entfernung quasi eines halben Darmabschnitts), aber Kontinenzerhaltung durch Beibehaltung des natürlichen Darmausgangs.
  - **Rektumkarzinom:** bevorzugt anteriore Rektumresektion (Zugang nur von vorn und oben) unter Beibehaltung des natürlichen Darmausgangs (erforderlicher Sicherheitsabstand: 3 cm longitudinal). Abdominoperineale Rektumexstirpation (Operation von oben und durch den Damm) nur noch, wenn Tumor in Analkanal eingewachsen. Dann definitiver endständiger Sigma-Anus-praeter.
  - Operative Qualitätskriterien: vollständige Entfernung des Mesorektums, R0-Resektion, Entfernung und Aufarbeitung von > 12 Lymphknoten.
  - Lokale Tumor- und Vollwandexzision bei kleinen Rektumkarzinomen mit sehr geringem Metastasierungsrisiko (pT1, G1–2, keine Lymphgefäßinvasion).
  - Synchrone Lebermetastasen (bei Operation vorhanden) sollten im Gesunden reseziert werden. Dann Prognose unbeeinträchtigt gegenüber den Tumorstadien ohne Lebermetastasen.
- **Radiotherapie**
  - **Postoperativ** beim **Rektumkarzinom** ab pT3 oder N+ (UICC-Stadien II und III)

etabliert, beim **Kolonkarzinom** bei pT4; empfohlen bei R1/R2-Resektionen sowohl beim Rektum- als auch beim Kolonkarzinom.
- Die postoperative Radiotherapie senkt die lokale Rezidivrate in den Stadien II und III langfristig auf ein Niveau von 10 %.
- Die **postoperative Radiochemotherapie** (ZV-Dosis 50 Gy, evtl. Boost auf Risikobereich, Chemotherapie auf der Basis von 5-Fluorouracil, zusätzlich evtl. Oxaliplatin oder Irinotecan) senkt nicht nur die lokale Rezidivrate, sondern verlängert auch das 5-Jahres-Überleben auf 60–75 %.
- Die **präoperative Radiochemotherapie** mit 5-FU kann durch Tumorschrumpfung (12–15 % danach ohne Resttumor) grenzwertig operable Karzinome in ein operables Stadium überführen und bei tief sitzenden Rektumkarzinomen die Rate sphinktererhaltender Operationen verdoppeln.
- **Die präoperative Kurzzeitbestrahlung** mit 5×5 Gy, sofort gefolgt von der Operation, verzichtet auf den Effekt der Tumorschrumpfung, zeigte aber erstmals im Zusammenhang mit einer signifikanten Reduktion der Lokalrezidive (von 27 % auf 12 % mit Bestrahlung) auch einen signifikanten Überlebensgewinn (Anstieg der 5-Jahres-Überlebensrate von 48 % auf 58 %, Swedish Rectal Cancer Trial).
- **Zielvolumen:** Primärtumorgebiet in der hinteren Beckenhälfte inkl. der pararektalen und iliakalen Lymphknotenketten und des Sakrums. Obergrenze: L4/5, Untergrenze: Analkanal, nach Rektumexstirpation Einschluss des Perineums (Abb. 28.9).
- **Technik:** 3- oder 4-Felder-Box in Bauchlage, auch zur Mobilisierung des Dünndarms aus dem kleinen Becken (Lochbrett, Abb. 19.4).
- **Dosis:** präoperativ (Langzeitbestrahlung) 45–50 Gy ZV-Dosis (Einzeldosis 1,8 Gy, 5× wöchentlich), Maximum auf 55 Gy begrenzen.
Postoperativ 45–50 Gy (im Boost-Bereich 56–60 Gy), Einzeldosis 1,8 Gy, 5× wöchentlich.

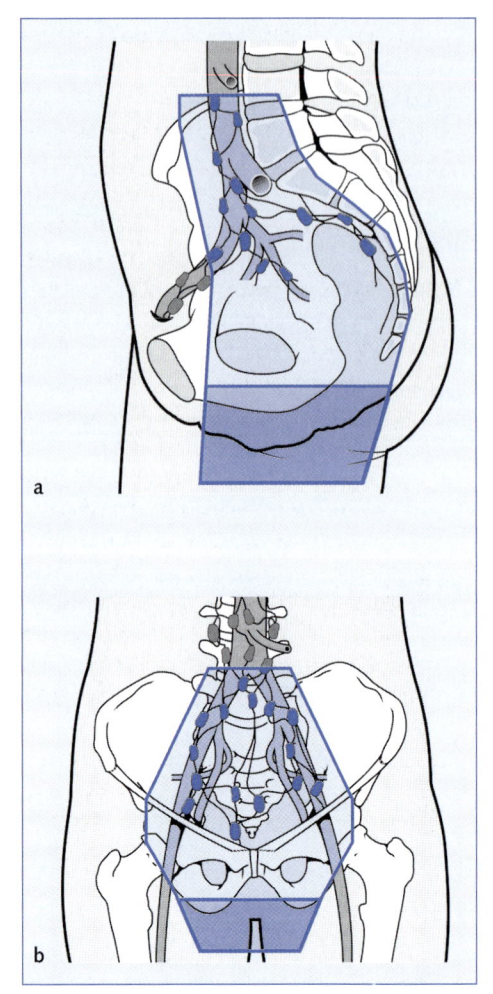

Abb. 28.9 Zielvolumina bei der prä- und postoperativen Bestrahlung des Rektumkarzinoms. Nach Rektumexstirpation wird der Damm in die 4-Felder-Box eingeschlossen (dunkelfarbiges Volumen). Kranial erkennt man den Abgang der Arteria mesenterica inferior. **a)** Seitenansicht und **b)** Ventralansicht der Bestrahlungsfelder.

- **Intraoperative Radiotherapie** (IORT) zur selektiven und hoch dosierten Bestrahlung im Bereich intraoperativ gesicherter R1/R2-Lokalisationen bzw. Risikobereiche (Abb. 18.34 und 18.35). Bevorzugtes Konzept: präoperative Radiochemotherapie (45–50 Gy), dann Operation und im Risikogebiet eine am verbliebenen Tumorgewebe ausgerichtete IORT. Dosis bei R0

7,5–10 Gy, bei R1 10–12,5 Gy, bei R2 15–20 Gy.
- **Chemotherapie**
  - **Im Rahmen der Radiochemotherapie** neoadjuvant oder postoperativ: 1000 mg/m² 5-FU als kontinuierliche 24-h-Infusion an den Tagen 1–5, jeweils simultan zur Radiotherapie in der 1. und 5. Behandlungswoche, 4 Kurse Erhaltungschemotherapie danach. Alternativ möglich: 500 mg/m² 5-FU als i.v. Bolus.
  - Neuerdings Intensivierungsstudien mit 5-FU + Oxaliplatin und 5-FU + Irinotecan (CPT 11).
  - Adjuvant beim Kolonkarzinom ab Stadium III, Dauer: 6 Monate. Empfohlene Kombinationen: 5-FU + Levamisol oder (rationaler) 5-FU + Folinsäure (FA).
  - Sollte beim Rektumkarzinom in UICC-Stadium II und III keine Radiotherapie möglich sein, empfiehlt sich dieselbe adjuvante Therapie, u.U. intensiviert mit Oxaliplatin oder Irinotecan.
- **Rezidiv- und Palliativtherapie:** Diesbezüglich sei auf die am Schluss des Buches empfohlenen Lehr- und Handbücher verwiesen.

Prognose

- Stadium I (Dukes A): 5-Jahres-Überlebensrate > 90 %, Lokalrezidive 2–7 %.
- Stadium II (Dukes B): 5-Jahres-Überlebensrate 60–80 %, Lokalrezidive ohne Radiochemotherapie 20–35 %.
- Stadium III (Dukes C): 5-Jahres-Überlebensrate < 50 %, Lokalrezidive ohne Radiochemotherapie 25–40 %.
- Tumorzelldissemination/Tumoreinschnitt während der Operation und aboraler (zum Anus hin) Sicherheitsabstand ≤ 10 mm erhöhen das Lokalrezidivrisiko auf 40–55 %.

Diese Daten beziehen sich auf das Rektumkarzinom, beim Kolonkarzinom sind die Angaben um jeweils 5–10 % günstiger.

Nachsorge

- Zunächst 3-monatlich, ab 3. Jahr halbjährlich.
- Endoskopie, Sonographie, CT des Abdomens, Röntgenthorax, Routinelabor mit CEA-Tumormarker jeweils in definierten Intervallen.

28.5 Analkarzinom

Allgemeines

Selten: < 2 % aller kolorektalen Karzinome, 3–4 % der Karzinome unterhalb der peritonealen Umschlagsfalte im Rektum-Anus-Bereich (Anorektum).

Ätiologie

Risikofaktoren sich chronische Infektionen, Fisteln, Fissuren, Kondylome, Hämorrhoiden, Morbus Crohn, sexuell übertragbare Krankheiten, Infektionen mit Herpes-simplex-Virus 2 und Papillomaviren, sowie Zervixkarzinom (4,6faches Risiko). Rezeptiver Analverkehr (homosexueller Männer) erhöht das Risiko 2,7fach.

Symptomatologie

- Schmerzen beim Stuhlgang, Juckreiz, Blutungen, tastbare Leistenlymphknoten.
- Spätsymptome sind Stenose, Inkontinenz, Gewichtsverlust.

Anatomie

- Man unterscheidet zwischen Karzinomen des **Analkanals** (er reicht von 2 cm oberhalb der Linea dentata bis zum Übergang in die behaarte perianale Haut, Abb. 28.10) und des

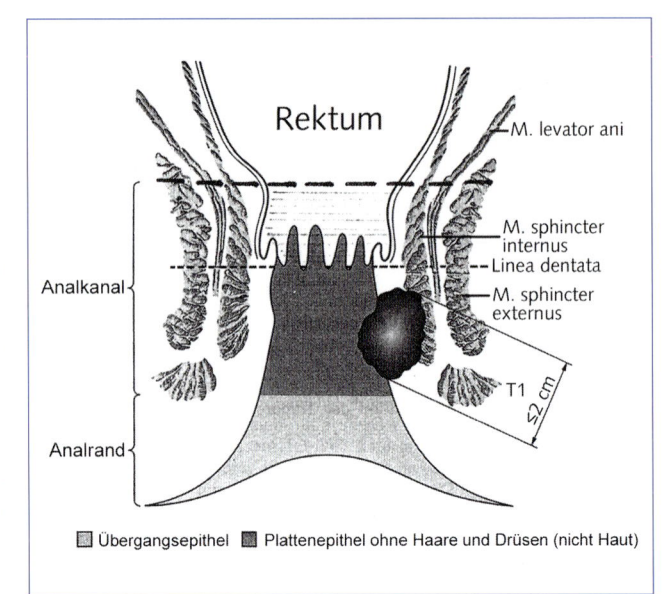

Abb. 28.10
Anatomie des Analkanals. Er beginnt im Anschluss an das Rektum, 2 cm oberhalb der Linea dentata, und reicht bis zum Übergang in die behaarte perianale Haut. Er ist 3,5–4 cm lang. Eingezeichnet findet sich ein kleines Analkanalkarzinom. Karzinome außerhalb des Analkanals im Bereich der perianalen Haut bezeichnet man als Analrandkarzinome.

Analrandes (Letztere werden wie Hauttumoren klassifiziert und behandelt).
- **Histologisch** > 90 % Plattenepithelkarzinome. Die histologische Diagnose Adenokarzinom ist stets auf Rektumkarzinom verdächtig.

Ausbreitungsmuster

- Lokales Wachstum zum Rektum bzw. Damm, Infiltration von Vagina, Blase etc.
- Lymphknotenmetastasen inguinal beidseits, iliakal beidseits und bis hinauf in die Paraaortalregion (Abb. 28.11).
- Frühzeitig hämatogene Metastasierung in Leber und Lunge.

Diagnostik

- Inspektion und digitale Austastung des Analkanals und des Rektums, Palpation der Leistenlymphknoten.

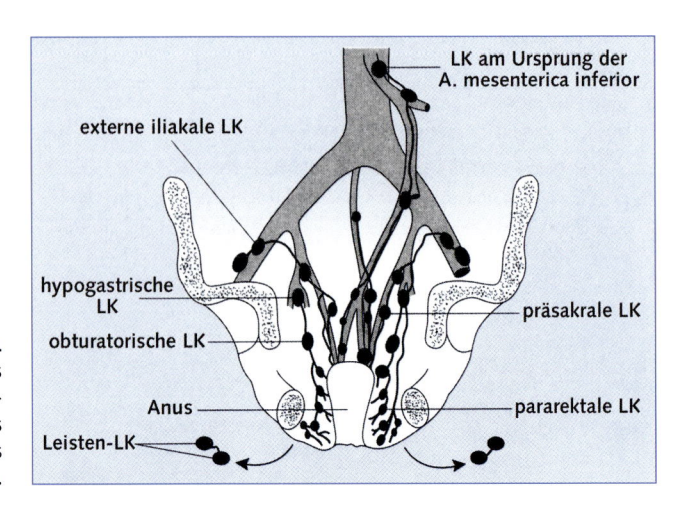

Abb. 28.11
Lymphabflussgebiet des Analkanals. Bei der Strahlentherapie des Analkanalkarzinoms sind diese Lymphbahnen in das Zielvolumen einzubeziehen.

- Biopsie.
- Proktoskopie.
- CT des Abdomens.
- Sonographie der Leisten und des Oberbauchs.
- Koloskopie/Kolon-Doppelkontrastuntersuchung mit der Frage: Zweittumor?
- Thoraxröntgenaufnahmen in zwei Ebenen.
- Dokumentation der Tumorausdehnung.

Tumorklassifikation

- TNM-Einteilung der Analkanalkarzinome (Kurzfassung)
  T1: ≤ 2 cm.
  T2: > 2–5 cm.
  T3: > 5 cm.
  T4: Infiltration von Nachbarorganen; aber Befall der Sphinktermuskulatur, der Rektumwand, der perirektalen Haut oder Subkutis allein wird nicht als T4 klassifiziert.
  N1: Perirektale Lymphknoten befallen.
  N2: Unilaterale Lymphknotenmetastasen entlang der A. iliaca interna bzw. inguinal.
  N3: Perirektale und inguinale Lymphknotenmetastasen sowie bilateral an A. iliaca interna/inguinal.

Therapie

- Simultane Radiochemotherapie (Abb. 28.12) unter kurativer Zielsetzung heute als Behandlungsverfahren der ersten Wahl etabliert. 50 Gy ZV-Dosis auf Primärtumor sowie inguinale und iliakale Lymphknoten, Einzeldosis 1,8 oder 2,0 Gy pro Tag, 5× wöchentlich.
- Interstitielle Boost-Behandlung mit ^{192}Iridium im Nachladeverfahren (10–15 Gy mit PDR) oder perkutan 10–15 Gy, sofern palpatorischer Verdacht auf Resttumor.
- 80–90 % komplette Tumorremissionen nach simultaner Radiochemotherapie mit 5-FU und Mitomycin C. Tumorrückbildung dauert u. U. 3 Monate (vermeide zu frühzeitige Remissionsbeurteilung!).
- Abdominoperineale Rektumexstirpation mit endständigem Anus praeter bei unvollständiger Tumorremission bzw. Rezidiv nach Radiochemotherapie (in 10–15 % der Fälle zu erwarten).
- Analrandkarzinome bis 2 cm im Durchmesser werden exzidiert, sonst ebenso wie Analkanalkarzinome einer simultanen Radiochemotherapie unterzogen.
- Als Palliativmaßnahmen kommen Radiotherapie und Chemotherapie in Betracht.

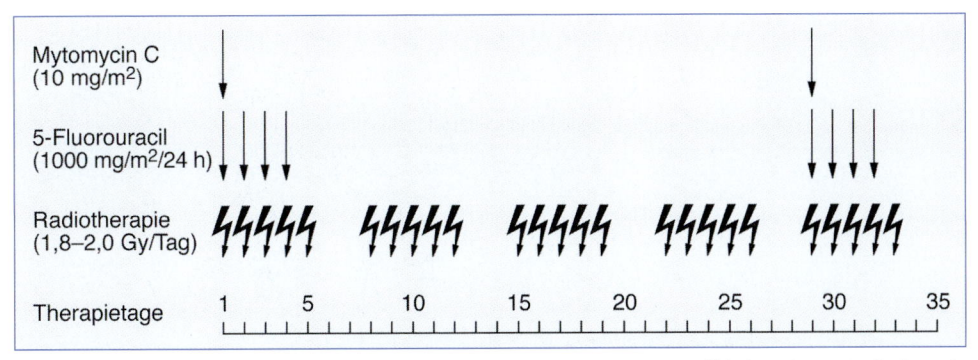

Abb. 28.12 Radiochemotherapie des Analkarzinoms. Simultan zur konventionell fraktionierten Radiotherapie werden in der ersten und fünften Woche 10 mg Mitomycin C/m² Körperoberfläche als Kurzinfusion an den Tagen 1 + 29 und 1000 mg 5-FU/m² Körperoberfläche als 24-h-Infusion an den Tagen 1–4 und 29–32 gegeben.

Prognose

- Die 5-Jahres-Überlebensrate beträgt etwa 75 %.
- 85 % Sphinktererhalt bei den geheilten Patienten (10–15 % entwickeln Lokalrezidive und müssen rektumexstirpiert werden).
- 10–20 % der Patienten erleiden Fernmetastasen. Die Remissionsrate auf die palliative Chemotherapie beträgt 50–60 %.

29 Tumoren des männlichen Genitales

29.1 Hodentumoren

Allgemeines

- Der Keimzelltumor ist der häufigste maligne Tumor des jungen Mannes zwischen 20 und 35 Jahren.
- Inzidenz: 7–8/100 000 pro Jahr, Tendenz steigend. In Nordeuropa und bei den Weißen der USA Verdopplung der jährlichen Neuerkrankungsrate alle 20 Jahre. Selten bei den Schwarzen Afrikas und der USA, häufiger bei sozial Höherstehenden.
- Seminome (40–50 %): Altersgipfel 25–40 Jahre.
- Nichtseminomatöse Hodentumoren (50–60 %): Altersgipfel 20–30 Jahre.
- Risiko bei Kryptorchismus 10- bis 40-mal höher, und zwar bei Leistenhoden 80 : 1 und bei intraabdominaler Hodenretention 20 : 1. Korrektur des Kryptorchismus vor dem 10. Lebensjahr normalisiert das Risiko.

Ätiologie

- Chemische Agenzien führen vermutlich über eine Hodenatrophie zum Hodentumor, vor allem Pestizide und Herbizide, Schmieröle, auf Chrom basierende Farben, Chromate, Schwermetalle.
- Viruserkrankungen (z. B. Mumps) und Traumen fördern das Auftreten.
- Frühe Pubertät und hormonelle Überstimulation der Spermatogonien erhöhen Risiko.
- Genetische Disposition vermutet (Zwillingsbruder oder Sohn eines Hodentumorträgers ist 4- bis 8-mal stärker gefährdet).

Symptomatologie

- Schmerzlose Schwellung des Hodens (Knoten).
- 5 % der Keimzelltumoren entstehen primär retroperitoneal, mediastinal oder im ZNS aus versprengten Keimzellanlagen.
- Schmerzen bei 30–50 % der Patienten, meist durch Blutung oder Infarkt des Hodens.
- Gynäkomastie, Zeichen der erhöhten Östrogenproduktion, in 10 % der Fälle (nur bei nichtseminomatösen Tumoren).
- Infertilität in 3 % der Fälle.
- Rückenschmerzen durch retroperitoneale Tumormassen und Allgemeinsymptome sind Zeichen der fortgeschrittenen Tumorerkrankung.

Ausbreitungsmuster

- Primär lymphogene Metastasierung des **Seminoms** in die lumbalen Lymphknoten auf Höhe der Nierengefäßabgänge (Abb. 29.1).
- Primär hämatogene Metastasierung der nichtseminomatösen Hodentumoren (= **Hodenkarzinome**, maligne Teratome), mit oder ohne Lymphknotenmetastasen, bevorzugt in die Lunge, selten in Leber und Gehirn.

Diagnostik

- Inspektion/Palpation/Sonographie beider Hoden.
- Untersuchung der abdominalen und supraklavikulären Lymphknoten.
- Gynäkomastie?
- Tumorsicherung durch operative Freilegung des Hodens und Biopsie.

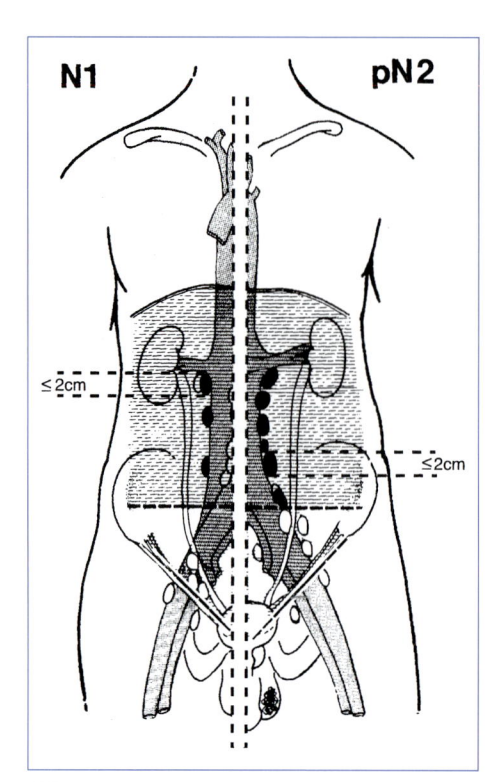

Abb. 29.1 Die ersten regionären Lymphknotenstationen hochlumbal bei Hodentumoren.

- Ausschluss eines Carcinoma in situ bzw. einer testikulären intraepithelialen Neoplasie (TIN = Vorstufe des Keimzelltumors) im Gegenhoden, erforderlichenfalls durch Biopsie.
- Laboruntersuchungen: Basisdaten, zusätzlich β-HCG und α-Fetoprotein (als Tumormarker).
- Bildgebende Diagnostik
  - Thoraxröntgenaufnahmen in zwei Ebenen.
  - Sonographie des Abdomens.
  - Abdominale Computertomographie.
  - Thoraxcomputertomographie zum Ausschluss von Lungenmetastasen.
  - Ultraschalluntersuchung des Abdomens.
- Fertilitätsuntersuchung (Spermiogramm) und prätherapeutische Kryokonservierung des Spermas.

Histologische Tumorklassifikation

- **Testikuläre intraepitheliale Neoplasie (TIN):** Diese intratubuläre Neoplasie ist eine prämaligne Läsion, ein Carcinoma in situ. Sie stellt die obligate Frühform jedes Keimzelltumors im Hoden dar.
- **Seminome:** reines Seminom, spermatozytisches Seminom, undifferenziert-anaplastisches Seminom (therapeutisch bislang ohne Konsequenz).
- **Nichtseminomatöse Hodentumoren:** embryonales Karzinom, Teratokarzinom (embryonales Karzinom mit Teratom). Teratom (reif oder unreif). Chorionkarzinom (sehr selten, nämlich unter 0,5 %), β-HCG produzierend. Dottersacktumoren bei Kindern.
- Die meisten nichtseminomatösen Hodentumoren sind Mischformen mit mehr oder weniger ausgeprägten Seminomanteilen (Synopsis vgl. Abb. 29.2).

Klinische Tumorklassifikation

Die Klassifikation des Primärtumors erfolgt nach der radikalen Orchiektomie, das T-Stadium ist also jeweils ein pT-Stadium. Wurde keine Orchiektomie vorgenommen, wird TX verschlüsselt. Tabelle 29.1 zeigt die pTNM-Einteilung.

Therapie

- **Chirurgie**
  - Transinguinale Orchiektomie bei allen Hodentumoren = erster therapeutischer Schritt.
  - Retroperitoneale Lymphadenektomie bei Nichtseminomen (nach Möglichkeit mit Aufrechterhaltung der Potenz).
- **Radiotherapie**
  - TIN (testikuläre intratubuläre Neoplasie) 8–10 × 2 Gy (Gesamtdosis 16–20 Gy) auf befallenen Hoden.
  - **Seminom: postoperative Radiotherapie** der lumbalen, bei nachgewiesenem Lymph-

29.1 Hodentumoren

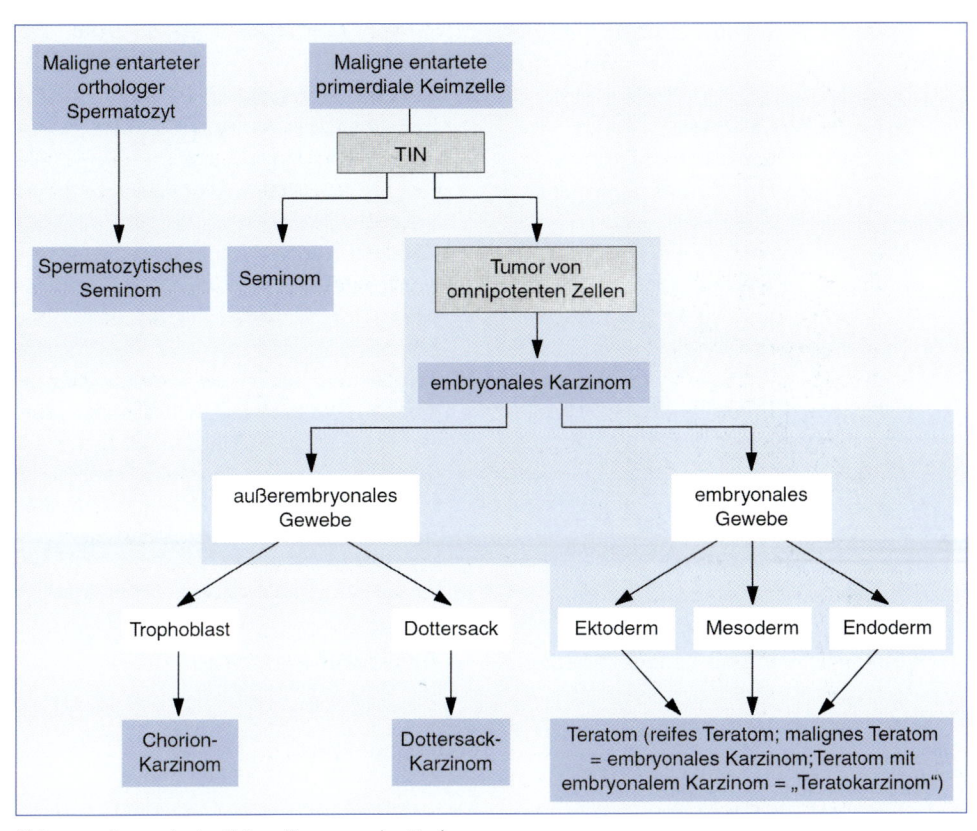

Abb. 29.2 Synopsis der Keimzelltumoren des Hodens.

Tab. 29.1 Klassifikation maligner Hodentumoren nach dem modifizierten pTNM-System.

Stadium	T	(nach radikaler Orchiektomie)
I		Tumor auf Hoden und Nebenhoden beschränkt
	pT1	Tumor innerhalb der Tunica albuginea ohne Gefäßeinbruch
	pT2	Tumor außerhalb der Tunica albuginea bis Tunica vaginalis oder mit Gefäßeinbruch
	pT3	Tumor infiltriert Samenstrang
	pT4	Tumor infiltriert Skrotum
II		Retroperitoneale Metastasierung
IIA	N1	Metastasen in einem oder mehreren Lymphknoten, < 2 cm Durchmesser
IIB	N2	Metastasen in einem oder mehreren Lymphknoten, 2–5 cm Durchmesser
IIC	N3	Metastase(n) in einem oder mehreren Lymphknoten, > 5 cm Durchmesser vor oder nach Lymphadenektomie (Bulky Disease)
III	M1a	Lymphknotenbefall oberhalb des Zwerchfells oder in Lunge
	M1b	Andere Fernmetastasen

knotenbefall auch der iliakalen und bei Skrotalbefall zusätzlich der inguinalen Lymphknoten.
  – **Zielvolumina und Dosis:**
    Stadium I: lumbal (Th11–L4) 26 Gy.
    Stadium II A: lumbal + iliakal ipsilateral 30 Gy.
    Stadium II B: lumbal + iliakal ipsilateral 36 Gy (alternativ: Carboplatinmonotherapie).
  – Bei **nichtseminomatösen Hodentumoren** spielt die Radiotherapie heute ggf. noch als therapeutischer Boost (nach unvollständigem Tumoransprechen auf Chemotherapie oder auf Regionen mit massivem Lymphknotenbefall) sowie in palliativen Situationen eine Rolle.
  – Patienten mit erhöhtem α-Fetoprotein werden (trotz der histologischen Diagnose Seminom) wie Patienten mit einem nichtseminomatösen Hodentumor behandelt; Seminompatienten mit erhöhtem β-HCG oder erhöhter LDH erhalten die Therapie des Seminoms.
- **Chemotherapie**
  – Adjuvante Therapie bei nichtseminomatösen Hodentumoren ab Stadium I mit Gefäßinvasion des Tumors, sonst ab Stadium II.
  – Bevorzugte Therapie der Seminome in den fortgeschrittenen Tumorstadien ab Lymphknotengröße > 5 cm.
  – Auch beim Vorliegen von Fernmetastasen Heilungen möglich: 80 % Vollremissionen, davon 50–70 % Dauerheilungen.
  – Empfohlene Substanzen
    Seminom: Carboplatinmonotherapie oder cisplatinhaltige Kombinationstherapie, z. B. mit Etoposid (PE) oder Bleomycin (PEB) oder Ifosfamid (PEI).
    Nichtsemimatöse Tumoren: PEB und PEI.

Prognose

- Ausgezeichnete Prognose der **Seminome:** Progressionsfreies Überleben nach 3 Jahren: 97 % (gute Prognosegruppe, = 46 % der Patienten), 86 % (intermediäre Prognose) und 56 % (schlechte Prognose). Die Prognosegruppen definieren sich aus Tumorstadium und LDH-Wert (< 2facher versus > 2facher Normwert).
- Prognose der **Nichtseminome** in den frühen Stadien (LK-Metastasen < 5 cm), optimale Therapie vorausgesetzt, 98 %; wenn nur Lungenmetastasen, > 90 %; bei weiteren Metastasen > 80 %. Nichtseminome mit schlechter Prognose (massiv fortgeschrittene Erkrankung, sehr hohe Tumormarker β-HCG, α-Fetoprotein, LDH) haben immerhin noch eine Heilungschance von 50 %.
- Somit haben Patienten mit Hodentumoren die besten Heilungschancen unter den bösartigen Erkrankungen des Erwachsenen.

29.2 Prostatakarzinom

Allgemeines

- Zweit- bis dritthäufigstes Malignom beim Mann.
- Inzidenz: im Mittel 40–60 Weiße und 100–200 Schwarze (USA) und 2 Japaner/100 000 pro Jahr. Dramatischer Anstieg in den letzten Jahren. 20/100 000 bei unter 50-Jährigen, 800/100 000 bei über 80-Jährigen.
- Nicht alle Karzinome sind klinisch und prognostisch relevant: 75- bis 80-Jährige haben nur 1 % klinisch manifeste, aber > 40 % latente Karzinome, die längst nicht alle klinisch manifest werden.
- Ätiologisch keine Rolle spielen der sozioökonomische Status, die Vererbung und benigne Hyperplasien.

Symptomatologie

- Frühstadien sind asymptomatisch, da sie sich im harnröhrenfernen Teil der Prostata entwickeln.

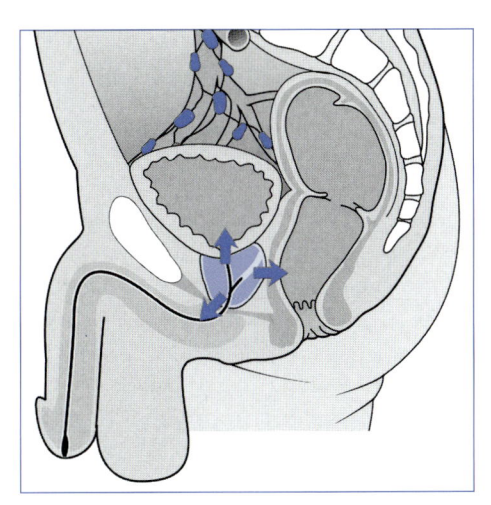

Abb. 29.3 Sagittalschnitt durch den Beckenbereich. Beachte die enge Nachbarschaft der Prostata zu Blasenhals, Harnröhre und Rektumvorderwand!

- Früherkennung durch rektale Untersuchung und PSA-Bestimmung (PSA = prostataspezifisches Antigen) durchaus möglich (ab 50 Jahren).
- Symptome sind Zeichen der fortgeschrittenen Erkrankung: Harndrang, Pollakisurie vor allem nachts, unvollständige Blasenentleerung mit Nachträufeln, schwacher Strahl, Blut im Urin, Harnverhaltung, Schmerzen. Abbildung 29.3 erklärt die lokalen Symptome durch die enge Nachbarschaft der Prostata zu Harnröhre, Blasenhals und Rektum.
- Schmerzen (im Skelett), Gewichtsverlust, Skrotal- und Beinödeme (durch Lymphblockade) sind Zeichen der weit fortgeschrittenen, metastasierten Erkrankung.

Pathohistologie und Ausbreitungsmuster

- Adenokarzinome verschiedenen Differenzierungsgrades.
- Entstehung meist aus peripherer Zone, und zwar > 80 % multifokal.
- **Grading**
  G1:   hochdifferenziert
        (Gleason-Score 2–4).
  G2:   mäßig differenziert
        (Gleason-Score 5–6).
  G3-4: schlecht differenziert bzw. undifferenziert (Gleason-Score 7–10).
- Lokale Ausbreitung über die Prostatakapsel hinaus, in die Samenblasen, später in Nachbarorgane.
- Lymphknotenmetastasen periprostatisch, in der Obturatorloge, iliakal und präsakral, später auch lumbal.
- Erste hämatogene Metastasen im Beckenskelett (vermutlich durch Strömungsumkehr des Blutes beim Husten und Pressen).

Diagnostik

- Rektale Untersuchung auf Größe, Form, Konsistenz und Abgrenzbarkeit.
- Aussage des PSA-Wertes
  – Erst PSA bestimmen, dann Prostata tasten!
  – Serumspiegel:
    2–4 ng/ml: < 10 % der Fälle mit Karzinom,
    4–10 ng/ml: in 25 % Karzinom,
    >10 ng/ml: in 60 % Karzinom.
    Erhöhte Werte auch bei Prostatitis und Prostatahypertrophie.
- Ultraschall transrektal und ultraschallgesteuerte Biopsie sind unerlässliche Basisuntersuchungen.
- Bildgebende Verfahren
  – CT des Abdomens, auch MRT.
  – Ausscheidungsurographie (Anhebung des Blasenbodens, Ureterstenose?).
  – Thoraxaufnahmen in zwei Ebenen.
  – Skelettszintigraphie (dann gezielte Röntgenuntersuchung suspekter Herde).
  – Oberbauchsonographie (Lebermetastasen?).
- Laboruntersuchungen: Nieren-/Leber-/Knochenparameter. Tumormarker: PSA (prostataspezifisches Antigen).
- Knochenmarkbiopsie bei klinischem Verdacht

Tumorklassifikation (TNM 2002 und American Joint Committee of Cancer)

Primärtumor
TX: Primärtumor kann nicht beurteilt werden.
T0: Kein Anhalt für Primärtumor.
T1: Klinisch nicht erkennbarer Tumor, weder tastbar noch mit bildgebenden Verfahren sichtbar.
T1a: Tumor als zufälliger histologischer Befund („incidental carcinoma") in 5 % oder weniger des resezierten Gewebes.
T1b: Tumor als zufälliger histologischer Befund („incidental carcinoma") in mehr als 5 % des resezierten Gewebes.
T1c: Tumor durch Nadelbiopsie verifiziert wegen erhöhter PSA.
T2: Tumor begrenzt auf Prostata.
T2a: Tumor befällt einen Lappen zu <50 %.
T2b: Tumor befällt einen Lappen zu >50 %.
T2c: Tumor befällt beide Lappen.
T3: Tumor breitet sich durch die Prostatakapsel in extrakapsuläres Gewebe aus.
T3a: Extrakapsuläre Ausbreitung, ein oder doppelseitig.
T3b: Tumor infiltriert Samenblase(n).
T4: Tumor ist fixiert oder infiltriert andere benachbarte Strukturen als Samenblasen, z.B. Blasenhals, Sphincter externus und/oder Rektum.

N – Regionäre Lymphknoten
Regionäre Lymphknoten sind die Lymphknoten des kleinen Beckens, die im Wesentlichen den Beckenlymphknoten unter der Bifurkation der Aa. iliacae communes entsprechen.
NX: Regionäre Lymphknoten nicht beurteilbar.
N0: Keine regionären Lymphknotenmetastasen.
N1: Regionäre Lymphknotenmetastasen.

M – Fernmetastasen
MX: Das Vorliegen von Fernmetastasen kann nicht beurteilt werden.
M0: Keine Fernmetastasen.
M1: Fernmetastasen.
M1a: Nichtregionäre(r) Lymphknoten.
M1b: Knochen.
M1c: Andere Lokalisation(en).

Therapie

- T1–2bN0M0: Prostatektomie oder lokale Radiotherapie.
- T3/4N0M0: Radiotherapie + antiandrogene Behandlung (Orchiektomie und/oder Antiandrogene).
- T1–4N+ und M+: antiandrogene Behandlung ± Radiotherapie.
- **Radiotherapie**
  - Beim lokalisierten Prostatakarzinom ist die Strahlentherapie eine Alternative zur radikalen Prostatektomie. Für T1- und T2-Karzinome sind die 10-Jahresüberlebensraten für beide Therapiemodalitäten gleich.
  - Langfristig lokale Tumorkontrolle bei erreichten PSA-Werten von <1,5 ng/ml.
  - **Dosis der perkutanen Radiotherapie** der Prostata für T1a 64 Gy, für T1b – T2 66– >70 Gy, für T3 mindestens 72–75 Gy. Bei Dosen >66 Gy Konformationsbestrahlung nach 3D-Planung erforderlich (Abb. 18-31). Einzeldosis 1,8 Gy, 5× wöchentlich.
  - **Interstitielle Brachytherapie der Prostata** bei T1- und T2-Tumoren als Alternative zur 3-d-Konformationsbestrahlung. Gegenüber den Permanentimplantaten mit ^{125}Jod und ^{103}Palladium hat die temporäre ^{192}Iridium-Brachytherapie (Abb. 29.4a–d) den Vorteil, dass sich 1. noch nach Positionierung der Nadeln die Dosisverteilung optimieren lässt (z.B. Schutz der Urethra) und 2. auch größere Prostatakarzinome mit kapselüberschreitendem Wachstum bzw. Befall der Samenblasen (T3) behandelt werden können. Die Nebenwirkungen sind im Vergleich mit radikaler Prostatektomie und perkutaner Strahlentherapie minimal. Indikationen: bei T1-Karzinomen alleinige Brachytherapie mit 60–66 Gy (PDR- bzw. LDR-Verfahren); bei T2- und T3-Karzinomen Boost zur perkutan applizierten Basisdosis von 50 Gy mit 25–28 Gy.

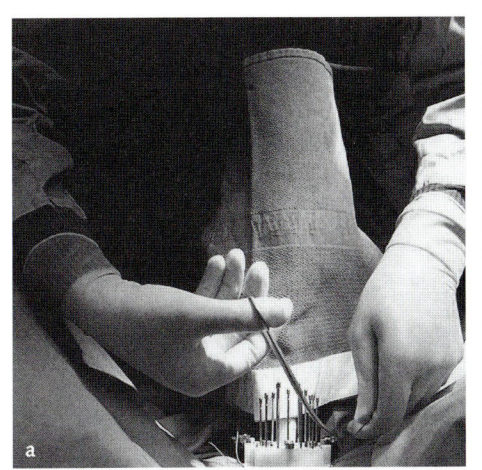

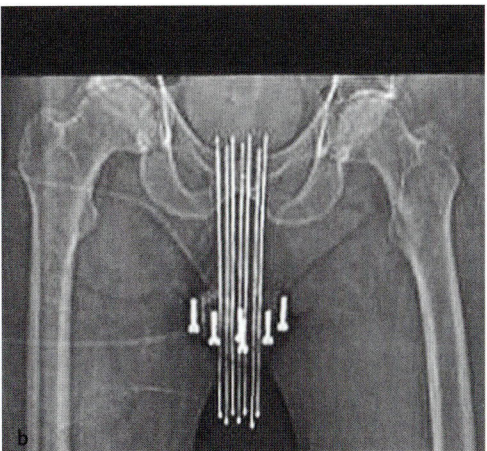

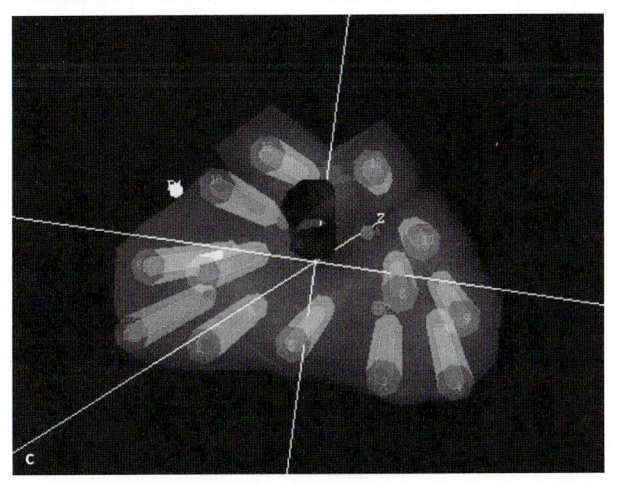

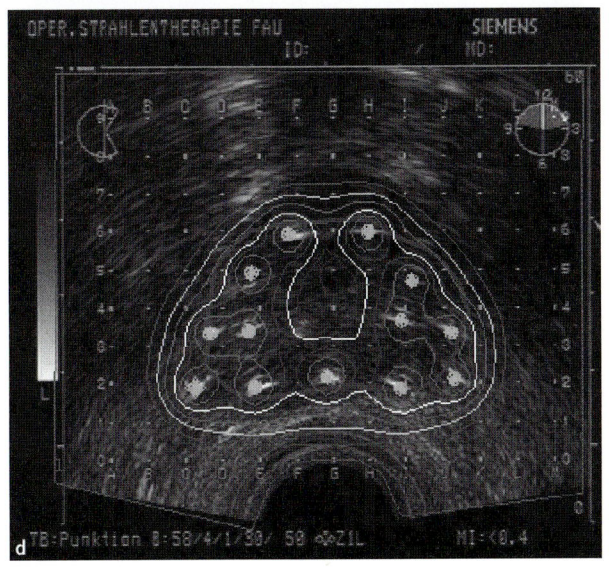

Abb. 29.4
Ablauf einer transperinealen
^{192}Iridium-Spickung der Prostata
bei Prostatakarzinom.
a) Durch den Damm hindurch
werden unter Leitung des endorektalen Ultraschalls Metallnadeln in
die Prostata eingeführt. Das Template
dient der parallelen Führung der
Nadeln.
b) Das Kontrollröntgenbild zeigt die
eingeführten Nadeln. Es dient auch
zur 3-d-Planung der Isodosenverteilung.
c) Computer-„Simulation" der die
Prostata umschließenden Bezugsisode. Weiß sind die Applikatoren
bzw. Nadeln dargestellt.
d) Endosonographie durch das
Rektum hindurch (transrektale
Sonographie) mit Darstellung der
Applikatoren und Isodosenlinien.
Beachte die Entlastung der prostatischen Harnröhre.

- **Bestrahlung der pelvinen Lymphknoten** ab T3 oder G3/4 oder PSA > 10 ng/ml oder Npos. Dosis: 50 Gy (N0, NX) bis 60 Gy (Npos), evtl. bis 65 Gy als Boost mit 1,8 Gy Einzeldosis, 5× wöchentlich.
- **Radiotherapie unter Androgenblockade** (s.u.) führt zu besseren Remissionsraten und einer signifikanten Anhebung des 10-Jahres-Überlebens.
- **Biopsien** zur Therapiekontrolle nicht vor Ablauf von 18 Monaten nach Radiotherapie! Vereinzelte Tumorzellen im Biopsat sind prognostisch bedeutungslos.
- **Postoperative Radiotherapie** des lokal fortgeschrittenen Karzinoms nach Prostatektomie wegen R1- oder R2-Resektion senkt die lokale Rezidivrate. Dosis: 64 Gy mit 1,8 Gy Einzeldosis.
- **Palliativbestrahlung** von Skelettmetastasen mit 45–50 Gy (konventionell fraktioniert), sofern Stabilisierung erwünscht, sonst 10–12 × 3 Gy.
- Prophylaktische Mamillenbestrahlung 3 Tage vor Beginn einer endokrinen Behandlung mit 3–4 × 3–4 Gy (Gesamtdosis 12 Gy) an 3–4 Tagen zur Prophylaxe der Gynäkomastie; heute weitgehend überflüssig wegen des Einsatzes von gegenüber dem Flutamid nebenwirkungsärmeren Antiandrogenen.
- **Endokrine Therapie**
  - Ablativ mit Orchiektomie sicher und billig; aus psychologischen Gründen aber oft verweigert, weil nicht wieder rückgängig zu machen; Feminisierung und Depressionen sind die Folgen.
  - Antiandrogene: durch periphere Androgenblockade ähnlicher Effekt wie Orchiektomie, aber nach Absetzen Wiedereintritt der normalen Sexualfunktion.
  - Komplette Androgenblockade mit LHRH-Analoga (Erschöpfung der hypothalamischen Achse = medikamentöse Orchiektomie) + Antiandrogenen (Abb. 29.5).
  - Aromatasehemmer in klinischer Prüfung.
- **Chemotherapie**
  - Palliative Indikation bei gesicherter Hormonresistenz und nachgewiesener (symptomatischer) Tumorprogression.
  - Wirksame Substanzen (objektivierbare Remissionsraten von 5–10 %, Ansprechrate 30–35 %): Cisplatin, Cyclophosphamid, Doxorubicin, Estramustin (oral applizierbar), Etoposid, 5-Fluorouracil, Mitoxantron, Navelbin, Vindesin.

Nebenwirkungen der Strahlentherapie

- **Kritische Organe:** Rektum (55–60 Gy), Harnblasenboden (60 Gy), Urethra (56 Gy).
- Tabelle 29.2 vergleicht die Folgen einer Bestrahlung und einer radikalen Prostatektomie.

Prognose

- Abhängig vom Tumorstadium, Tumorgrading, Patientenalter und Behandlungserfolg.
- PSA-Wert ermöglicht Therapiekontrolle. Er muss 1 Jahr nach kurativer Therapie einen Wert von < 1 ng/ml erreichen, nach Radiotherapie von Karzinomen mit hohen Aus-

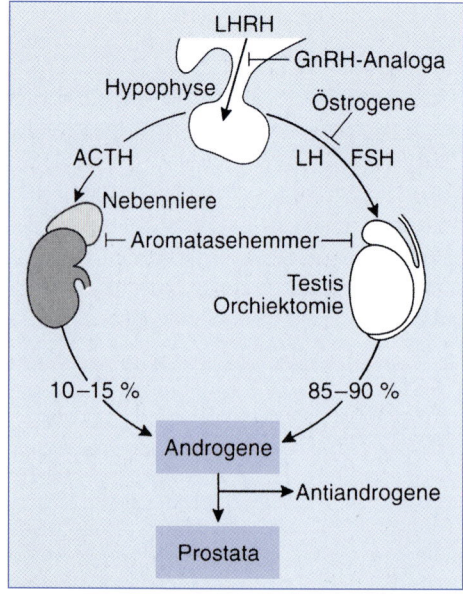

Abb. 29.5 Regelkreis der endokrinen Steuerung der Prostata und deren therapeutische Beeinflussbarkeit. → = Steuerung, ⊢ = Hemmung.

Tab. 29.2 Behandlungsfolgen nach Operation oder Bestrahlung des Prostatakarzinoms (K. Höffken et al., 1999)

Therapiefolgen	Radikale Prostatektomie	Perkutane Radiotherapie	Brachytherapie
Harninkontinenz (%)	5–10	0	0
Impotenz (%)	100*	20	7
Urethrastriktur (%)	Bis 18	2	0
Zystitis/Reizblase (%)	0	5	0
Proktitis (%)	0	10	< 10
Letalität der Therapie (%)	0,1	0	0

*durch nervensparende Operationstechnik (allenfalls 20 % der Fälle) zu verringern

Tab. 29.3 Überlebensraten bei Prostatakarzinom.

	5 Jahre	10 Jahre	15 Jahre
T1N0	75 %	65 %	50 %
T2N0-2	70 %	60 %	40 %
T3-4N0-3	60 %	30 %	20 %

gangswerten einen PSA-Wert von 1,5–2,0 ng/ml. Oft „benigner", vorübergehender PSA-Anstieg nach Brachytherapie, aber bedeutungslos. Das Rezidiv darf diagnostiziert werden nach drei konsekutiven PSA-Anstiegen im Verlauf.
- Prognosedaten aus stark schwankenden Literaturangaben in Tabelle 29.3).

29.3 Peniskarzinom

Allgemeines

- Seltener Tumor.
- Meist gut differenziertes Plattenepithelkarzinom (95 %) oder Basalzellkarzinom (4 %).
- Alterskarzinom.
- Nach Beschneidung (Zirkumzision im Säuglingsalter) praktisch unbekannt.
- Verhütung durch operative Sanierung von Phimosen im Knabenalter und Genitalhygiene.

Ausbreitungsmuster

- Lymphogene Metastasierung in Leiste und iliakale Lymphknoten.
- Hämatogene Metastasierung spät.

Diagnostik

- Inspektion/Palpation.
- Direkter Nachweis durch Biopsie.
- Bildgebende Ausbreitungsdiagnostik
  - Abdominales CT (Lymphknoten- oder Lebermetastasen?).
  - Thoraxaufnahmen in zwei Ebenen.
  - Sonographie der Leisten und des Oberbauchs.

Therapie

- Behandlung des Primärtumors durch Penisamputation; alternativ mit gleichem Ergeb-

nis **Radiotherapie** (56–60 Gy ZV-Dosis in kleinen Einzelfraktionen. Vermeide Urethrastenose und Weichteilnekrose!).
- Die lokale Kontrolle ist selbst bei Vorhandensein von Leistenlymphknoten mit 70–80 % gut. Rezidive können meist durch Salvageoperation saniert werden.
- **Brachytherapie** als Moulage, besser interstitiell, bei Tumoren bis 4 cm Größe. Lokale Kontrolle von 95 %. Dosis bei ^{192}Iridium-Implantat: 60–65 Gy im PDR- oder konventionell fraktionierten LDR-Verfahren.
- **Vorteil der Strahlentherapie gegenüber der Penisamputation:** Das Glied kann in 80 % der Fälle mit gutem funktionellen und kosmetischen Ergebnis erhalten werden.
- Elektive Leistenlymphknotenentfernung oder prophylaktische Leistenlymphknotenbestrahlung (50 Gy) umstritten.
- Bei jungen Patienten und auf das Präputium beschränktem Tumor Zirkumzision, postoperative Radiotherapie mit 50–56 Gy und engmaschige Überwachung.
- Bei Rezidiv und regionärem Lymphknotenbefall radikale Chirurgie + Bestrahlung.
- Therapeutische Lymphabflussbestrahlung mit 60–65 Gy und in Shrinking-Field-Technik.
- **Nebenwirkungen der Radiotherapie:** Erythem, Urethritis, u.U. Enteritis. Ernste Spätfolgen sind Nekrosen,
Fistelbildungen, Strikturen, u.U. eine chronische Enteritis, die angeblich in 12–15 % auftreten sollen.
Eine Zirkumzision vor Bestrahlungsbeginn reduziert die Komplikationsrate deutlich.
- **Palliative Chemotherapie** wenig erfolgreich.

Prognose

5-Jahres-Überlebensrate rund 50 %.

30 Tumoren des weiblichen Genitales

30.1 Zervixkarzinom

Allgemeines

- Dritthäufigstes weibliches Genitalkarzinom nach dem Endometrium- und Ovarialkarzinom (6 % aller Karzinome der Frau = sechsthäufigstes Karzinom) mit einer Inzidenz von 10–30/100 000 pro Jahr je nach Bevölkerungsgruppe.
- Inzidenz und Letalität kontinuierlich abnehmend dank Vorsorgeuntersuchungen, Behandlung der Vorstadien, Sexualhygiene, veränderter Lebensbedingungen.

Äthiologie

- Vermutlich durch Geschlechtsverkehr vermittelte oder propagierte Erkrankung.
- Papillomavirus Typ 16 und 18 sowie Herpessimplex-Virus Typ 2, möglicherweise auch andere humane Papillomaviren ursächlich als humane Kanzerogene beteiligt.
- Risikofaktoren
  - Frühe und intensive sexuelle Aktivität bzw. häufig wechselnde Partner (Prostituierte: 4fach höheres Risiko).
  - Niedriges soziales Milieu.
  - Vitamin-A- und Vitamin-C-Mangel sowie Zigarettenrauchen als Kofaktoren.
  - Mangelhafte Genitalhygiene der Sexualpartner.

Symptomatologie

- Frühe Tumorstadien asymptomatisch (echte Frühdiagnose nur durch Vorsorgeuntersuchung asymptomatischer Frauen).
- Vaginaler Ausfluss, Blutung.
- Ischiasschmerz, Unfähigkeit des Beinausstreckens im Liegen, Lymphödem, Urämie, Stuhlprobleme, Gewichtsabnahme und Anämie sind Zeichen für fortgeschrittenes Tumorwachstum.

Pathohistologie

- 85 % Plattenepithelkarzinome, 10 % Adenokarzinome, 3 % adenosquamöse Karzinome, < 1 % Sarkome.
- Tumorausbreitung entlang dem Zervikalkanal in das Uteruskorpus, Übergriff auf Vagina, Infiltration der Parametrien und der Nachbarschaftsorgane (Abb. 30.1).
- Primär lymphogene Metastasierung: im FIGO-Stadium I ca. 15 %, im Stadium II ca. 30 % und in den Stadien III und IV jeweils 40–50 % Metastasen in pelvinen und paraaortalen Lymphknoten.

Diagnostik

- Inspektion/Palpation/gynäkologische Untersuchung.
- Direkter Nachweis durch Zytologie/Abstrich mit Papanicolaou-Färbung (Pap IV = verdächtig, Pap V = beweisend).
- Biopsie, Konisation (kegelförmige Gewebeentfernung um den Muttermund), Kolposkopie (10- bis 20fache Vergrößerung).
- Bildgebende Verfahren zur Ausbreitungsdiagnostik

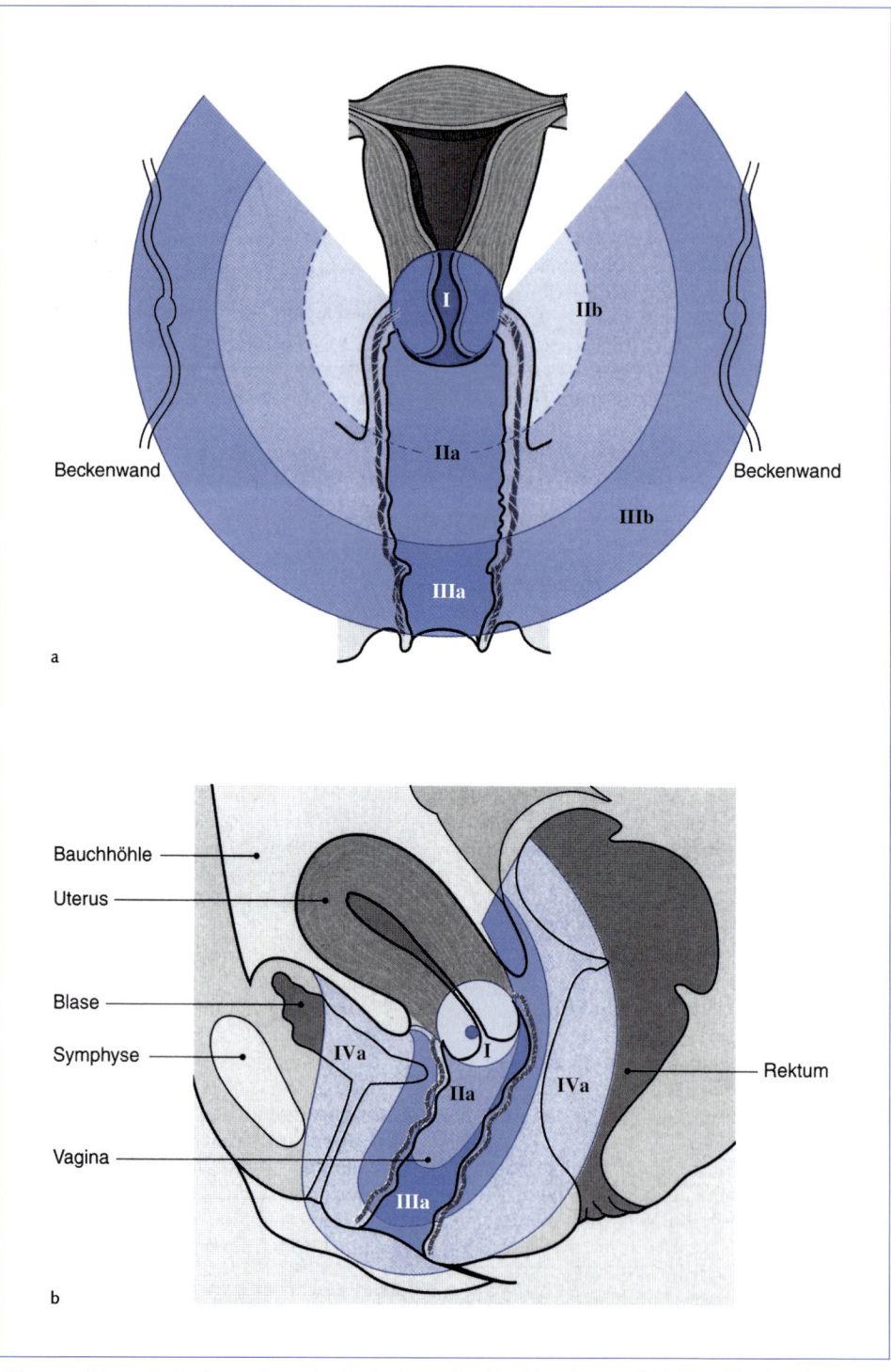

Abb. 30.1 Schematische Darstellung der Ausbreitung des Zervixkarzinoms. FIGO-Klassifikation der Tumorstadien I–IVa (vgl. Tab. 30.1).

- Thoraxröntgenaufnahmen in zwei Ebenen.
- Ausscheidungsurographie (Harnaufstau?).
- CT von Becken und Abdomen.
- Präoperative Abklärung: Zysto- und Rektoskopie (Tumorinfiltration?).
- Vor Radiotherapie Kolonkontrasteinlauf (Divertikulose?).

Tumorklassifikation

- Vereinheitlichte Klassifikation von FIGO (Fédération Internationale de Gynécologie et d'Obstétrique) und TNM (Tab. 30.1). Es handelt sich um eine klinische, nicht um eine pathologische Einteilung.
- Überschlagsmäßig haben 28 % der Patientinnen ein FIGO-Stadium I, 37 % ein Stadium II, 30 % ein Stadium III und 5 % ein Stadium IV.

Therapie

- **Chirurgie**
  - In den Frühstadien chirurgische Verfahren von den meisten Kliniken bevorzugt, obwohl mit der kombinierten Radiotherapie (intrakavitäre und perkutane Bestrahlung) identische Resultate zu erreichen sind.
  - **Konisation** zur Diagnosesicherung, bei Carcinoma in situ und FIGO Ia auch therapeutisch ausreichend.
  - **Extrafasziale, abdominelle Hysterektomie** und elektive Lymphadenektomie im Stadium FIGO Ia.
  - Radikaloperation nach Wertheim-Meigs-Okabajashi bei FIGO Ib–IIb mit geringer parametraner Infiltration: Sie beinhaltet die Entfernung von Uterus einschließlich Parametrien, Adnexen (u.U. Ovarien), oberem Vaginalabschnitt und beidseitigen iliakalen Lymphknoten.
  - Im Fall von positiven pelvinen Lymphknoten folgt die paraaortale Lymphonodektomie.
  - Patientinnen im Stadium IIIb und IV sind keine Kandidatinnen mehr für eine primäre Operation.
- **Radiotherapie**
  - Als **alleinige Behandlung** immer kombiniert intrakavitär und perkutan. Bei frühen Stadien steht die Brachytherapie, bei späteren die perkutane Radiotherapie im Vordergrund, heute dann kombiniert mit einer Chemotherapie (Radiochemotherapie).
  - **Postoperative Radiotherapie** immer indiziert, sofern die Histologie des Operationspräparates einen Lymphknotenbefall oder eine R1- oder R2-Situation ergab. Dosis: 45–50 Gy in konventioneller Fraktionierung, Boost von 5–10 Gy auf Risikogebiet, bei Lymphknotenbefall Einschluss der Paraaortalregion (Abb. 30.2).

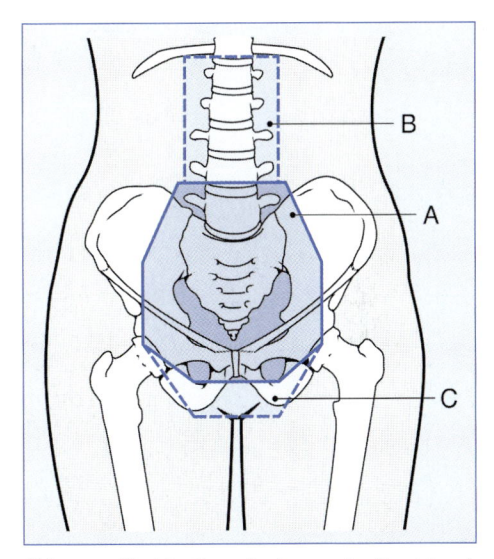

Abb. 30.2 Strahlentherapieplanung des Zervixkarzinoms: Die Bestrahlung erfolgte früher über opponierende Gegenfelder ap-pa, heute mit 4-Felder-Box-Technik. Das Standardfeld umfasst die Primärtumorregion und die Lymphknotenstationen im kleinen Becken einschließlich der iliakalen Gruppe (A). Bei Befall dieser Gruppe kann die Bestrahlung auf die paraaortale Gruppe ausgedehnt werden (B). Bei Befall der Vagina muss das Bestrahlungsfeld die gesamte Scheide einschließlich des Introitus umfassen (C).

Tab. 30.1 Stadieneinteilung des Zervixkarzinoms nach TNM und FIGO.

TNM- Kategorien	FIGO-Stadien	Befund
TX		Primärtumor nicht beurteilbar
T0		Kein Anhalt für Primärtumor
Tis	0	Carcinoma in situ
T1	I	Zervixkarzinom begrenzt auf Uterus
T1a	Ia	Präklinisches invasives Karzinom, ausschließlich durch Mikroskopie diagnostiziert
T1a1	Ia1	Minimale mikroskopische Stromainvasion (< 3 mm in die Tiefe, ≤ 7 mm horizontal)
T1a2	Ia2	Tumor mit einer invasiven Komponente von 5 mm oder weniger in der Tiefe, gemessen von der Basis des Epithels, und 7 mm oder weniger in horizontaler Ausbreitung
T1b T1b1 T1b2	Ib Ib1 Ib2	Tumor größer als in T1a2 Klinisch makroskopisch sichtbare Läsion ≤ 4 cm Klinisch makroskopisch sichtbare Läsion > 4 cm in größerer Ausdehnung
T2	II	Zervixkarzinom infiltriert jenseits des Uterus, aber nicht bis zur Beckenwand und nicht bis zum unteren Drittel der Vagina
T2a	IIa	Ohne Infiltraton der Parametrien
T2b	IIb	Infiltration der Parametrien
T3	III	Zervixkarzinom breitet sich bis zur Beckenwand aus und/oder befällt das untere Drittel der Vagina und/oder verursacht Hydronephrose oder stumme Niere
T3a	IIIa	Tumor befällt unteres Drittel der Vagina, keine Ausbreitung zur Beckenwand
T3b	IIIb	Tumor breitet sich bis zur Beckenwand aus und/oder verursacht Hydronephrose oder stumme Niere
T4	IVa	Tumor infiltriert Schleimhaut von Blase oder Rektum und/oder überschreitet die Grenzen des kleinen Beckens
NX		Regionäre Lymphknoten können nicht beurteilt werden
N0		Keine regionären Lymphknotenmetastasen
N1		Regionäre Lymphknotenmetastasen
M1	IVb	Fernmetastasen

- **Alleinige Radiotherapie im Stadium FIGO I–IIb (früh)**

1. Perkutantherapie des kleinen Beckens mit 40 Gy, Einzeldosis 1,8 Gy, Box-Technik, 4× (wenn Brachytherapie integriert) bis 5× wöchentlich (Abb. 30.2).
2. Afterloading mit ^{192}Iridium nach 20 Gy, besser: wöchentlich in die Perkutantherapie integriert, wobei mit ein oder zwei Einlagen begonnen wird (Abb. 30.3 und 30.4); Dosis: 6 × 6 Gy im Abstand von einer Woche = 36 Gy am Punkt A (2 cm kranial und lateral des Muttermundes, Abb. 30.3), entsprechend 6 × 2 Gy = 12 Gy am Punkt B (Beckenwand).
3. Ausblendung der Mittelstrukturen nach 20–30 Gy bei der Perkutanbestrahlung anhand der CT-Planung, um die Toleranzdosen an Blase und Rektum nicht zu überschreiten (Abb. 30.5).

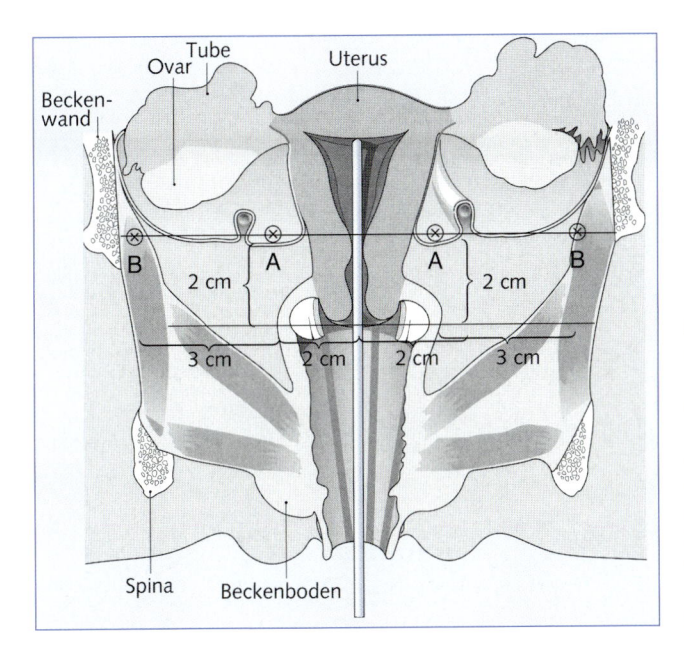

Abb. 30.3
Dreikanaliger Applikator zur intrauterinen und intravaginalen Bestrahlung (entsprechend „Stift-und-Platte-Kombination"). Die Ovula spreizen das Scheidengewölbe. Eingetragen sind die Dosisreferenzpunkte des Manchester-Systems A (2 cm lateral und kranial des Muttermundes) und B (3 cm von A, lateral an der Beckenwand).

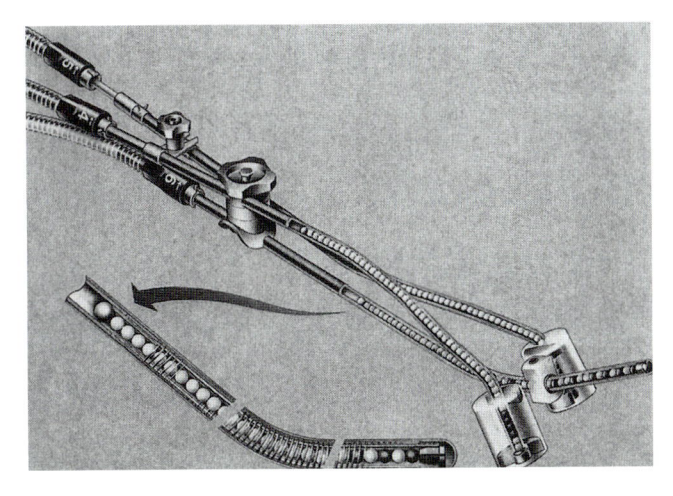

Abb. 30.4
Fletcher-Applikator mit Intrauterinsonde und zwei Scheidenapplikatoren. Durch Spreizung des Scheidengewölbes bessere Dosisverteilung

– **Alleinige Radiotherapie für Stadien FIGO IIb (spät) und III**
1. Perkutantherapie des kleinen Beckens mit 50 Gy, Einzeldosis ≤ 1,8 Gy, 5× wöchentlich, Box-Technik.
2. Afterloading mit ^{192}Iridium nach 30 Gy Perkutandosis, besser: wöchentlich in die Perkutantherapie integriert, wobei mit ein oder zwei Einlagen begonnen wird: 3 × 6 Gy im Abstand von einer Woche = 18 Gy am Punkt A, entsprechend 3 × 2 Gy = 6 Gy am Punkt B (Beckenwand).
3. Perkutanbestrahlung der Parametrien; Weiterführen bis 50 Gy mit integriertem Afterloading; ggf. perkutane Boosterung auf der befallenen Seite.
4. Wenn nach 30 Gy keine Tumorrückbildung eingetreten ist, Weiterführen der Per-

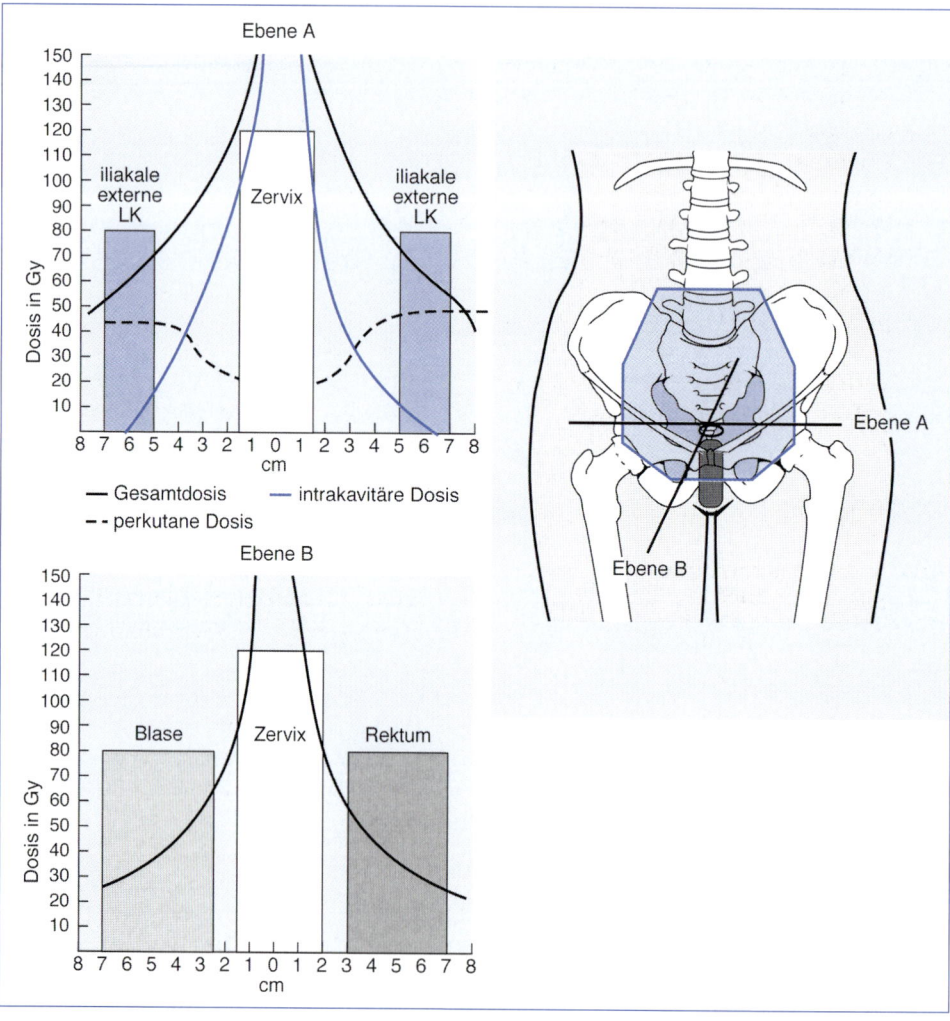

Abb. 30.5 Dosisverteilung im kleinen Becken bei der kombinierten intrakavitären (6 × 6 Gy) und perkutanen Strahlentherapie (20 Gy auf das kleine Becken, 40 Gy mit Mittelabsorber) des Zervixkarzinoms. Die Gesamtdosis ergibt sich aus der Überlagerung der intrakavitär und perkutan eingestrahlten Dosis. Sie ist zentral am Primärtumor sehr hoch und fällt zur Beckenwand hin ab. Frontaler Schnitt A, sagittaler Schnitt B. Die Toleranzdosis von Blase und Rektum ist als Säulendiagramm angegeben. Vergleiche die Dosis an den iliakalen Lymphknoten einerseits und an Blase/Enddarm andererseits!

kutanbestrahlung bis 60–65 Gy (evtl. kleinvolumig bis 70 Gy).
- Während der Afterloading-Therapie wird die Dosis an Blase und Rektum an mehreren Punkten mitgemessen (vgl. Abb. 17.18).
- Computerisierte Bestrahlungsplanung aufgrund von CT-Querschnitten muss im Verlauf der Behandlung entsprechend der Tumorrückbildung adaptiert werden.
- **Chemotherapie**
  - Im Rahmen der **Radiochemotherapie** 40 mg/m^2 Cisplatin i.v. als 1-h-Infusion einmal wöchentlich während der Bestrahlungsserie.
  - **Präoperative** (neoadjuvante) Chemotherapie zur Tumorverkleinerung, z.B. mit Bleomycin, Ifosfamid und Cisplatin (BIP) zweimal in 3-wöchigem Abstand oder Carboplatin + Ifosfamid.
  - Postoperative Chemotherapie derzeit nur in Studien gerechtfertigt. Ihr Einsatz statt einer postoperativen Strahlentherapie bedarf der individuellen Begründung.

Prognose

Die 5-Jahres-Überlebensraten des Zervixkarzinoms zeigt Tabelle 30.2.

Tab. 30.2 5-Jahres-Überlebensraten bei Zervixkarzinom.

FIGO	Überlebensrate
Ia	95–100 %
Ib	80–90 %
IIa	60–70 %
IIb	55–65 %
IIIa/IIIb	25–50 %
IVa	10 %

30.2 Korpuskarzinom (Endometriumkarzinom)

Allgemeines

- Häufigstes weibliches Genitalkarzinom, Inzidenz: 15–30/100 000 pro Jahr (zunehmend).
- Alterskarzinom, Altersgipfel zwischen dem 65. und 70. Lebensjahr, 95 % nach der Menopause.
- Häufigkeit der einzelnen Tumorstadien:
  FIGO I: 72 %.
  FIGO II: 15 %.
  FIGO III: 10 %.
  FIGO IV: 3 %.

Ätiologie

- Östrogenzufuhr (konjugiertes Östrogen) bewirkt ein relatives Risiko von 7,6 und ist direkt korreliert mit der applizierten Dosis (z.B. zur Osteoporoseprophylaxe). Antiöstrogene (Tamoxifen) zur Behandlung des Mammakarzinoms verusachen in 40 % eine Hyperplasie der Endometriumschleimhaut. Das Karzinomrisiko ist um das 3- bis 7fache erhöht. Orale Kontrazeptiva vom Kombinationstyp senken das relative Risiko auf 0,5 (Schutzwirkung).
- Zystische Hyperplasie der Uterusschleimhaut kann 8–10 Jahre vorausgehen.
- Raucherinnen erkranken seltener als Nichtraucherinnen (Änderung im Östrogenstoffwechsel).
- Erhöhtes Risiko durch Adipositas, Diabetes mellitus, Hypertonie, Kinderlosigkeit und Stein-Leventhal-Syndrom (unregelmäßige Regel, Unfruchtbarkeit, Fettsucht, männliche Behaarung, Akne, Bluthochdruck, fehlende Brustentwicklung).
- Häufiger bei Patientinnen mit Mammakarzinom, Ovarialkarzinom und kolorektalem Karzinom und hereditärem, nichtpolypösen kolorektalen Karzinom (HPNCC, Lynch-II-Syndrom).

Symptomatologie

- Frühdiagnose schwierig; Symptome erst spät.
- Irreguläre Blutungen in der Prä- (Menorrhagie oder Metrorrhagie) und Postmenopause sind in der Regel ein Frühsymptom.
- Hauptsymptome: genitale Blutungen, stinkender und blutiger Ausfluss. Typisch ist ein Pap-IV- oder Pap-V-Abstrich ohne erkennbares Zervixkarzinom.
- Fortgeschrittene Tumoren sind gekennzeichnet durch tastbaren Tumor, Schmerzen, Aszites, Ileus, Hydronephrose, Ikterus, Urämie.

Diagnostik

- Früherkennung mit der transvaginalen Ultraschalluntersuchung. Verdächtig ist eine Endometriumdicke von > 5 mm.
- Inspektion/Palpation/gynäkologische Untersuchung mit Abstrich bzw. Kürettage (Ausschabung der Gebärmutter).
- Fraktionierte Kürettage mit einer Sicherheit von > 90 % und 100 % histologisch richtigen Befunden.
- Basislaboruntersuchungen.
- Bildgebende Diagnostik: CT von Becken und Abdomen, Ausscheidungsurographie, Thoraxaufnahmen in zwei Ebenen, Oberbauchsonographie.
- Präoperative Zysto- und Rektoskopie zum Ausschluss einer Tumorbeteiligung von Harnblase und Enddarm.

Tumorklassifikation

Vereinheitlichte Klassifikation nach FIGO (Fédération Internationale de Gynécologie et d'Obstétrique) und UICC (TNM): Es handelt sich um eine klinische, nicht um eine pathologische Klassifikation (Tab. 30.3).

Weitere prognostisch wichtige Faktoren: Infiltrationstiefe in das Endometrium, histologischer Malignitätsgrad G1–G4.

Tab. 30.3 Klassifikation des Endometriumkarzinoms (TNM und FIGO, vereinfacht).

TNM	Uteruskörper	FIGO
Tis	Carcinoma in situ	0
T1	Tumor begrenzt auf Corpus uteri	I
T1a	Auf das Endometrium begrenzt	Ia
T1b	< 50 % Myometriuminfiltration	Ib
T1c	> 50 % Myometriuminfiltration	Ic
T2	Ausbreitung auf Zervix	II
T2a	Nur endozervikale Drüsen	IIa
T2b	In das Zervixstroma	IIb
T3	Ausbreitung jenseits des Uterus bzw. innerhalb des kleinen Beckens	III
T3a	Uterusserosa, Adnexbefall, Peritonealzytologie positiv	IIIa
T3b	Infiltration der Vagina	IIIb
T4	Tumorinfiltration der Mukosa von Harnblase, Rektum oder Überschreitung des kleinen Beckens	IVa
M1	Fernmetastasen	IVb

Therapie

- **Chirurgie**
  - **Hysterektomie** mit Adnexresektion beidseits im Stadium FIGO I.
  - Radikaloperation nach **Wertheim-Meigs-Okabajashi** (s. Kap. 30.1, Zervixkarzinom) inklusive paraaortaler Lymphknoten im Stadium FIGO II. Vielerorts aber bereits im Stadium II kombinierte Radiotherapie, weil komplikationsärmer mit gleichen Heilungsergebnissen.

- **Pelvine/paraaortale Lymphonodektomie:** Der therapeutische Nutzen ist bis heute nicht erwiesen. Als Indikationen werden gesehen: FIGO-Stadien Ic–IIIb (!), alle entdifferenzierten Karzinome (G3/G4) sowie bestimmte Subtypen.
- **Radiotherapie**
  - Aus ihrer einstigen Vormachtstellung heute weitgehend zurückgedrängt.
  - **Postoperative Radiotherapie**
    Stadium Ia/Ib (mit Risikofaktoren, z.B. G3): intravaginale Brachytherapie.
    Stadium Ic: perkutan 45–50 Gy, intravaginale Einlage, wenn keine Lymphonodektomie oder inkomplette chirurgische Therapie.
    Stadium IIa–IIIa: kombinierte Radiotherapie (s.Stadium Ic), vor allem bei tiefer Myometriuminfiltration oder Zervixbeteiligung.
    Stadium IIIb, IIIc und IVa: kombinierte Bestrahlung mit systemischen Gestagenen oder Chemotherapie. Wert der Paraaortalbestrahlung nicht belegt.
  - **Postoperative „Scheidenauslastung"** mit ^{192}Iridium-HDR-Afterloading. Bestimmung der vaginalen Wanddicke bzw. Aufsuchen der Muscularis mucosae. Sonst Dosierung auf 5 mm Gewebstiefe: 3×6 Gy in 1-wöchigem Abstand.
  - **Alleinige kombinierte Radiotherapie ab FIGO-Stadium II**
    1. Perkutantherapie des kleinen Beckens bis 40 Gy, Einzeldosis 1,8 Gy, Box-Technik, 4× (wenn Brachytherapie integriert) bis 5× wöchentlich.
    2. Afterloading mit ^{192}Iridium nach 20 Gy Perkutandosis, besser: wöchentlich in die Perkutantherapie integriert, 6×6 Gy im Abstand von einer Woche = 36 Gy am Punkt A (2 cm kranial und lateral des Muttermunds), entsprechend 6×2 Gy = 12 Gy am Punkt B (Beckenwand; vgl. Abb. 30.3).
    3. Ausblendung der Mittelstrukturen ab 25–30 Gy (entsprechend CT-Planung), um die Toleranzdosen an Blase und Rektum nicht zu überschreiten (vgl. Abb. 30.5).
    4. In den FIGO-Stadien III und IV kann die Brachytherapie zurückgenommen und stattdessen die Perkutandosis bis 65 Gy am Punkt A erhöht werden.
- **Hormon- und Chemotherapie**
  - Es besteht keine Indikation zur adjuvanten Hormon- oder Chemotherapie.
  - In der Palliativ- und ggf. Rezidivtherapie sind Gestagene (Medroxyprogesteron) die Therapie der Wahl, vor allem bei gut differenzierten und hormonrezeptorpositiven Karzinomen. Dosierung: 160–300 mg/Tag. 30–40 % Remissionschance auch bei Fernmetastasen. Alternative: Antiöstrogene, z.B. Tamoxifen 30 mg/Tag.
  - Zytostatika (Cisplatin, Cyclophosphamid, Adriamycin [Doxorubicin], Paclitaxel) wenig eingeführt.

Prognose

5-Jahres-Überlebenszeit entsprechend den Stadien:
FIGO I: 75–80 %.
FIGO II: 50–60 %.
FIGO III: 30 %.
FIGO IV: 10 %.

Die wichtigsten prognostischen Faktoren sind Grading, Invasionstiefe in das Myometrium, Ausdehnung in die Zervix sowie das Vorhandensein bzw. Fehlen einer Lymphangiosis oder Haemangiosis carcinomatosa.

30.3 Vaginal- und Vulvakarzinom

Allgemeines

- Seltene Tumoren, nämlich zusammen 4–6 % aller weiblichen Genitaltumoren.
- Altersgipfel zwischen 60 und 70 Jahren.
- Gemeinsames Auftreten von Vulva-, Vaginal- und Zervixkarzinomen lässt an gemeinsame Ursachen denken.

- Risikofaktoren sind Rauchen, häufig wechselnde Sexualpartner, mangelhafte Sexualhygiene, Papillomaviren vom Typ 16 und 18, langjährige Einnahme von Kortikosteroiden.
- Histologie: > 90 % Plattenepithelkarzinome.
- Vulvakarzinom meist vergesellschaftet mit intraepithelialen Neoplasien der Vulva: nichtinvasive Dysplasien, Carcinoma in situ, nichtinvasive nichtepitheliale Neoplasie, Paget-Erkrankung (= nichtinvasives Adenokarzinom), nichtinvasive Tumoren von Melanozyten. Sie imponieren als Warzen, Papeln, Flecken – hyperpigmentiert, rot (Erythroplakie) oder weiß (Leukoplakie): Biopsie notwendig!

Symptomatologie

- Exophytisch zerfallender Tumor.
- Blutung, Geruchsbelästigung durch Superinfektion, Juckreiz, später Schmerzen.
- Bei Vaginalkarzinom Durchbruch in den Enddarm (rektovaginale Fistel).
- Vulva- und Vaginalkarzinome werden besonders häufig verschleppt, entweder durch die meist alten Patientinnen selbst oder durch den zu spät reagierenden Arzt.

Diagnostik

- Inspektion/Palpation/gynäkologische Untersuchung. Suche nach inguinalen Lymphknoten beim Vulvakarzinom.
- Direkter Tumornachweis durch Biopsie.
- Weiterführende Ausbreitungsdiagnostik wie beim Zervix- und Endometriumkarzinom (Kap. 30.1 und 30.2).

Tumorklassifikation

- Beim **Vaginalkarzinom** unterscheiden die FIGO-Stadien I–IV, ob das Karzinom auf die Vaginalwand begrenzt ist (I), auf das paravaginale Gewebe übergreift (II), die Beckenwand erreicht (III) oder außerhalb des kleinen Beckens bzw. in Blasen- und Rektumschleimhaut infiltriert ist (IV).
- Beim **Vulvakarzinom** unterscheiden die FIGO-Stadien I–IV (bzw. TNM-Stadium T1–T4), ob der Tumor bis 2 cm groß (I), größer als 2 cm (II), in Urethra/Vagina/Perineum/Anus eingewachsen (III) oder in Blasenschleimhaut/Urethra/Rektumschleimhaut/Beckenknochen infiltriert ist (IV). Darüber hinaus sind beim Vulvakarzinom die inguinalen Lymphknoten zu berücksichtigen: palpabel ohne Tumorverdacht (N1), palpabel mit Tumorverdacht (N2) und fixiert oder ulzeriert (N3).

Therapie

Beim **Vaginalkarzinom** gibt es wegen der Seltenheit des Tumors keine Standardtherapie. Chirurgische Maßnahmen spielen nur eine untergeordnete Rolle: R0-Resektion wegen der engen Nachbarschaft von Rektum und Blase nur im frühen Stadium (0) möglich, ab Stadium I bereits Exenteration erforderlich. Häufig besteht auch der Patientinnenwusch nach Erhalt einer funktionellen Vagina. Deshalb ist für die Mehrzahl der Patientinnen die kombinierte Strahlentherapie die Behandlung der Wahl.

Beim **Vulvakarzinom** gilt – aus radioonkologischer Sicht unverständlich – die radikale Chirurgie noch als die Therapie mit den besten Heilungschancen. In den letzten Jahren beginnt die Strahlentherapie mit ihren neuen Möglichkeiten, die Radikalchirurgie zurückzudrängen.

- **Chirurgie**
  - **Weiträumige Exzision** der Läsion im Gesunden beim Carcinoma in situ und beim T1-Karzinom der Vulva.
  - **Radikale En-bloc-Vulvektomie** mit bilateraler inguinaler Lymphadenektomie für alle Patientinnen mit operablem Vulvakarzinom wird heute wegen der hohen Morbidität und der langfristigen psychosexuellen Konsequenzen restriktiver gesehen.
  - **Lokale Exzision** oder **Elektroresektion** oder **Elektrokoagulation** mit postoperativer Bestrahlung bei Frühformen (Abb. 30.7).

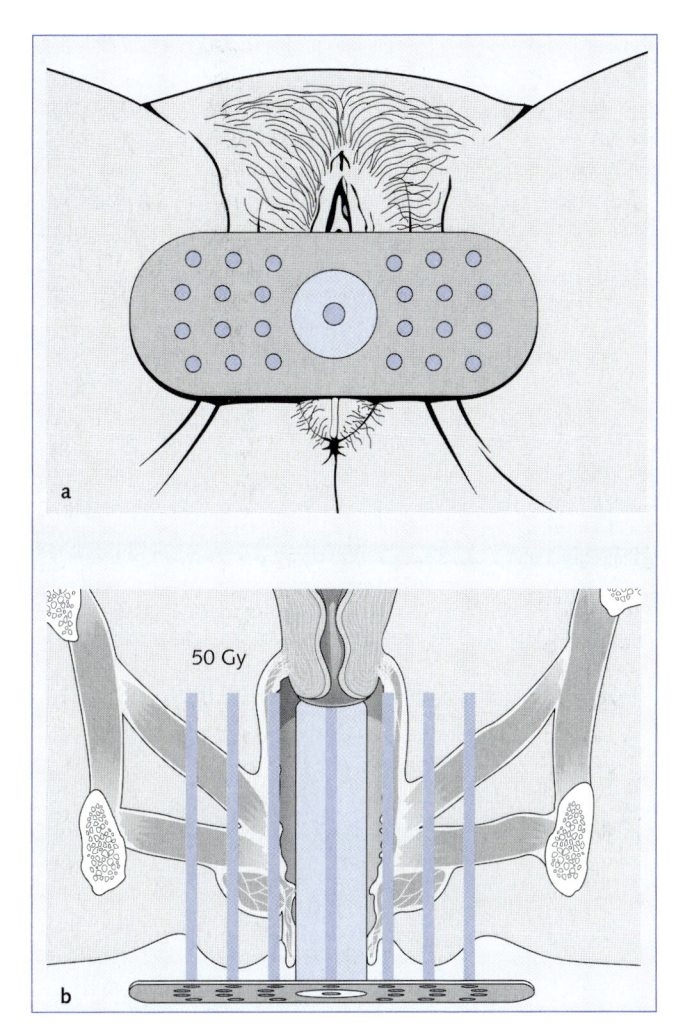

Abb. 30.6
Interstitielle Brachytherapie des Vaginalkarzinoms mit der Template-Technik. Zuerst Einführung eines Zylinders in die Scheide zur Justierung des Templates. Fixierung. Durch die Bohrungen des Templates werden Hohlnadeln in die Vaginalwand und den Beckenboden eingestochen. Beschickung des Zylinders und der Nadeln mit ^{192}Ir im Nachladeverfahren.
a) Aufsicht auf das am Damm befestigte Template.
b) Frontalschnitt durch Uterus, Beckenboden, Damm und Template. Vergleiche Template-Technik beim Prostatakarzinom (Abb. 28.4a und b).

- **Radiotherapie des Vaginalkarzinoms**
  - **Kurativ intendierte, definitive kombinierte Radiotherapie** ist die Methode der ersten Wahl. Sie bezweckt die definitive Tumorkontrolle und die Wiederherstellung der normalen Anatomie der Vagina.
  - **Postoperative Radiotherapie** nach Radikaloperation im Fall von Lymphknotenmetastasen oder R1-/ R2-Resektion. **Dosis:** 45–50 Gy, 1,8 Gy ED, 5× wöchentlich, Boosterung mit 10–15 Gy, am elegantesten als interstitielle Brachytherapie (Abb. 30.6).
  - Definitive **Radiotherapie** nach den Grundsätzen des Zervixkarzinoms (vgl. Kap. 30.1): In den Frühstadien hat die Brachytherapie, in den fortgeschrittenen Stadien die perkutane Strahlentherapie mehr Gewicht. Das **Zielvolumen** der perkutanen Radiotherapie entspricht der Behandlung des Zervixkarzinoms (vgl. Abb. 30.2), schließt allerdings Vulva und Perineum ein. Ein Beispiel für die Applikation der Brachytherapie zeigt Abbildung 30.6.

- Im Stadium III und IV simultane Radiochemotherapie mit 5-Fluorouracil und Cisplatin.
- **Radiotherapie des Vulvakarzinoms**
  - Nach Vulvektomie/Elektroresektion des Primärtumors **postoperative Radiotherapie** angezeigt, wenn die Leistenlymphknoten nicht revidiert wurden oder befallen waren (Leistenlymphknotenbestrahlung) oder als Bestrahlung der iliakalen Lymphknoten bei histologisch nachgewiesenem Leistenlymphknotenbefall. **Zielvolumendosis** bei mikroskopischem Befall 50 Gy, bei makroskopischem Befall ≥ 60 Gy.
  - **Definitive Radiotherapie** ohne Operation mit vd/dv-Feldern durchaus ohne gravierende Spätfolgen an der Vulva möglich. Voraussetzung: Vermeidung einer Dosisüberhöhung an Vulva/Perineum durch Ausgleichskörper bzw. zeitweise Ausblendung des tangentialen Strahleneinfalls. Die Applikation einer Teildosis mit schnellen Elektronen ist nicht von vornherein biologisch ungünstig, sofern die Einzeldosis von 1,8 Gy nicht überschritten und eine ausreichende Eindringtiefe gewählt werden. Die Dosis am makroskopischen Tumor soll um 60 Gy, sonst 50 Gy betragen. Boosterung mit Elektronen oder interstitieller Afterloading-Therapie. Abbildung 30.7 zeigt die Vorgehensweise.
  - **Radiochemotherapie** mit 5-Fluorouracil und Mitomycin C (analog zum Analkarzinom) oder mit 5-Fluorouracil und Cisplatin empfohlen, um Strahlendosis einzusparen (bedenkenswerte Spätmorbidität an der Vulva nach hoch dosierter Strahlentherapie bei großen Karzinomen).

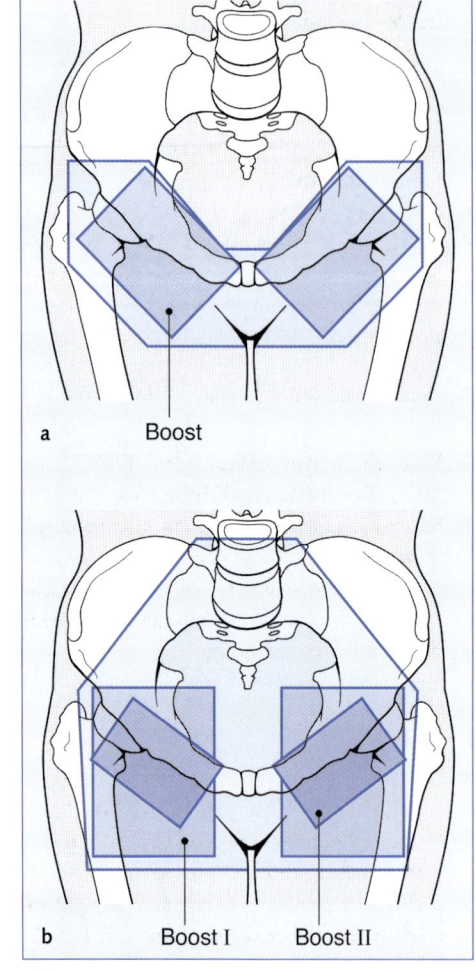

Abb. 30.7 Bestrahlungsvolumina beim Vulvakarzinom in Abhängigkeit vom Lymphknotenstatus. **a)** N0-Situation: Bestrahlung des Primärtumors und beider Leisten bis 50 Gy. Boosterung des makroskopischen Primärtumors bis 60 Gy mit schnellen Elektronen. **b)** Lymphknotenbefall: Neben dem Primärtumor und den inguinalen Knoten werden auch die iliakalen und übrigen Lymphknoten im Becken mit 45–50 Gy bestrahlt. Abhängig von der Lymphknotengröße werden diese bis 60 oder 70 Gy geboostet (Shrinking-Field-Technik).

Prognose

- Vaginalkarzinom: 5-Jahres-Überlebensrate im FIGO-Stadium I 70 %, II 50 %, III 30 % und IV 15 %.
- Vulvakarzinom: 5-Jahres-Überlebensrate im FIGO-Stadium I 90 %, II 75 %, III 50 % und IV 15 %.

30.4 Ovarialkarzinom

Allgemeines

- Ovarialkarzinom mit 85–90 % häufigster bösartiger Tumor der Eierstöcke; daneben maligne Keimzelltumoren in 3–5 % und maligne Stromazelltumoren in 5–7 %.
- Vierthäufigste Krebstodesursache der Frau.
- Inzidenz: 10–15/100 000 pro Jahr, leicht ansteigend; häufig in hoch industrialisierten Ländern mit Ausnahme Japans.
- Ätiologische Faktoren unbekannt.
- Risikofaktoren sind westliche Essgewohnheiten (Fleisch, Milch und Milchprodukte), Asbestexposition, Talkumpuder auf Menstruationsbinden, Unfruchtbarkeit und späte erste Schwangerschaft.
- Schwangerschaften und Kontrazeptiva reduzieren das Risiko für das Ovarialkarzinom.
- Zusammenhang mit Karzinomen der Brust und des Endometriums: dreifach erhöhtes Brustkrebsrisiko bei bekanntem Ovarialkarzinom, zweifach erhöhtes Ovarialkarzinomrisiko bei Brustkrebs (häufig vorhanden: Breast-Cancer-1-Gen, BRCA-1-Gen).

Symptomatologie

- Relativ niedrige Tumorstadien sind völlig symptomlos. Symptome treten erst bei weit fortgeschrittenem Tumor auf. 70 % der Tumoren werden erst im FIGO-Stadium III und IV diagnostiziert.
- Spätsymptome: aufgetriebener Leib, Druck im Abdomen, Völlegefühl, Aufstoßen, Flatulenz, vaginale Blutungen, Schmerzen.

Histologische Formen

1. **Epitheliale Tumoren** (85–90 %): szirrhöse Zystadenokarzinome, endometrioide Karzinome, muzinöse Zystadenokarzinome, hellzellige undifferenzierte, gemischte und unklassifizierbare Karzinome.
2. **Keimzelltumoren:** Dysgerminom, endodermaler Sinustumor, embryonales Karzinom, Polyembryom, Choriokarzinom, Teratom, gemischte Keimzelltumoren.
3. **Gonadale Stromatumoren:** Sertoli- und Leydig-Zell-Tumor, Granulosazelltumor, Gynandroblastom, Androblastom.

- Von drei Ovarialtumoren ist nur einer maligne. Die Malignität bzw. ein Ovarialkarzinom lässt sich auch histologisch nicht immer mit Sicherheit feststellen (= Grenzfälle, sog. Borderline-Tumoren).
- Selten sind Sarkome.
- Häufig sind Metastasen des Mammakarzinoms, der gastrointestinalen und genitalen Karzinome im/auf dem Ovar.

Tumorklassifikation

- Eine Zusammenstellung der TNM- und FIGO-Kategorien gibt Tabelle 30.4.
- Aufgrund des Tumorstadiums, der histologischen Kriterien und des postoperativ belassenen Resttumors können Risikogruppen definiert werden, die für die weitere Therapie und Prognose wichtig sind.

Diagnostik

- Inspektion/Palpation/gynäkologische Untersuchung (Bauchumfang, palpable Tumoren, Aszites, Leber, Lymphome).
- Direkter Nachweis durch Aszitespunktion oder gezielte Punktion unter Ultraschall- oder CT-Kontrolle.
- Bildgebende Verfahren
  - Transvaginale Sonographie der transabdominalen Ultraschalluntersuchung überlegen bei der Beurteilung von Tuben und Eierstöcken.
  - Sonographie des Abdomens.
  - CT des Abdomens.
  - Thoraxaufnahmen in zwei Ebenen.
  - Ausscheidungsurographie.

Tab. 30.4 Stadieneinteilung des Ovarialkarzinoms gemäß UICC und FIGO (vereinfacht).

TNM		FIGO
T1	Begrenzt auf Ovarien	I
T1a	Ein Ovar, Kapsel intakt	Ia
T1b	Beide Ovarien, Kapsel intakt	Ib
T1c	Kapselruptur, Tumor an der Oberfläche, maligne Zellen in Aszites oder bei Peritonealspülung	Ic
T2	Ausbreitung im Becken	II
T2a	Uterus, Tube(n)	IIa
T2b	Andere Beckengewebe	IIb
T2c	Wie 2a oder 2b, zusätzlich maligne Zellen in Aszites oder bei Peritonealspülung	IIc
T3 und/oder N1	Peritonealmetastasen außerhalb Becken und/oder regionäre Lymphknotenmetastasen	III
T3a	Mikroskopische Peritonealmetastasen	IIIa
T3b	Makroskopische Peritonealmetastasen ≤ 2 cm	IIIb
T3c	Peritonealmetastase(n) > 2 cm und/oder regionäre	IIIc
N1	Lymphknotenmetastasen	
M1	Fernmetastasen (ausschließlich Peritonealmetastasen)	IV

- Präoperative Zystoskopie und Rektoskopie (Tumorinfiltration?).
- Laboruntersuchungen: neben Basisdaten Tumormarker CA 125 zur Verlaufskontrolle. Bei Keimzelltumoren zusätzlich AFP, β-HCG und LDH.
- Definitive Stadienzuordnung erst durch Laparotomie möglich.

Therapie

- **Chirurgie**
  – **Staging-Laparotomie:** Entscheidender primärtherapeutischer Schritt ist die totale Tumorentfernung mittels abdominaler Hysterektomie und bilateraler Adnexektomie, und zwar so radikal wie möglich inkl. retroperitonealer Lymphadenektomie, Netzresektion, Inspektion des Oberbauchs (evtl. Leberbiopsien) und Peritoneallavage.
  – **Primär zytoreduktive Therapie** bei fortgeschrittenen Tumoren (Stadium III und IV), bei denen eine R0-Resektion nicht möglich erscheint, als Vorbereitung für die Chemotherapie.
  – Eine penible Vorgehensweise ermöglicht nicht nur eine zuverlässige Festlegung des Tumorstadiums, sondern verbessert auch die Heilungsaussicht.

– „Second-Look-Operation" nach postoperativer Chemotherapie (oder Radiotherapie) nach denselben therapeutischen Kriterien zur Remissionsbeurteilung und zur Identifizierung bzw. wünschenswerten Entfernung von Resttumor.
- **Postoperative Therapie** epithelialer Karzinome: Aus radioonkologischer Sicht sind drei Gruppen von Patientinnen zu unterscheiden:
  1. Frühe Karzinome mit guter Prognose: Stadium Ia/Ib (G1).
  2. Frühe Karzinome mit schlechter Prognose: Stadium I–IIa (G3), IIb–IIIa (G1–3).
  3. Fortgeschrittene Stadien III und IV.
  – Gruppe 1 braucht keine adjuvante Therapie. Abwarten bis zum eventuellen Rezidiv.
  – Gruppe 2: adjuvante Chemotherapie mit Platinverbindungen.
  Alternativ: Ganzabdomenbestrahlung mit 22–25 Gy, Dosisaufsättigung des kleinen Beckens und der Risikobereiche bis 50 Gy.
  – Gruppe 3: Chemotherapie, stratifiziert nach dem Grad der operativ erreichten Tumorreduktion (≤ 2 cm vs. > 2 cm Resttumorknoten).

Heute empfohlene Substanzkombinationen: Paclitaxel + Cisplatin (PT), Paclitaxel + Carboplatin (PC); als zusätzliche Substanzen werden Epirubicin, Topotecan, Etoposid und Gemcitabin diskutiert.
- **Radiotherapie**
  – Alte Studien belegten, dass die Ganzabdomenbestrahlung der alleinigen Bestrahlung des kleinen Beckens überlegen ist.
  – **Zielvolumen:** Ganzabdomen inkl. beider Zwerchfellkuppen und des gesamten Douglas-Raums.
  – **Technik und Dosierung:** 22–25 Gy, Einzeldosis 1,5 Gy, 5× wöchentlich, über opponierende Großfelder. Teilweise Abdeckung der Leber (ohne Zwerchfellkuppe) von vd und dv (70 % Transmission), Schonung der Nieren von dorsal ab 15 Gy.
  – **Boosterung** des kleinen Beckens über seitlich opponierende Felder, als zweite Tagesfraktion applizierbar, bis zur Gesamt-ZV-Dosis von 50 Gy (Abb. 30.8).
  – **Alternative:** Fraktionierung des Ganzabdomenfeldes zweimal pro Tag mit 1,10–1,15 Gy Einzeldosis im Abstand von 6 h.

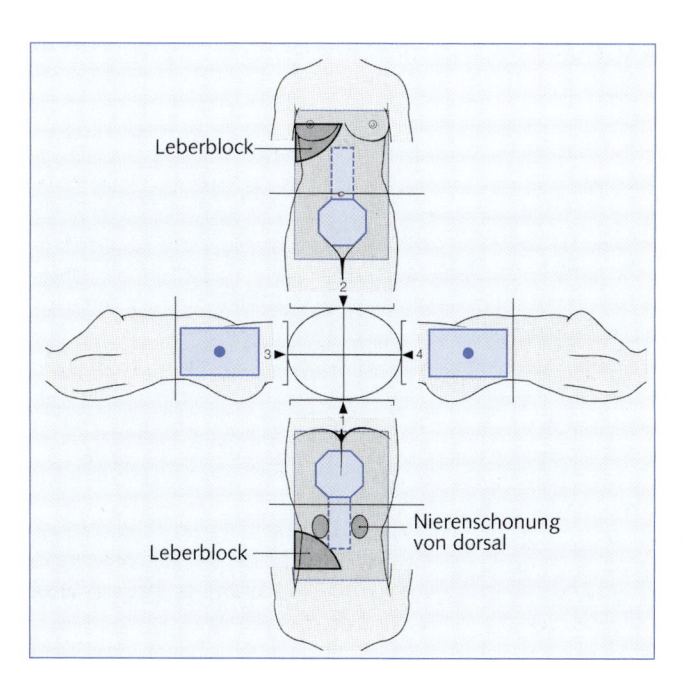

Abb. 30.8
Schematische Übersicht zur Radiotherapie des Ovarialkarzinoms: ap/pa-Großfelder, Leberblöcke (nicht auf Zwerchfellkuppe) mit 70%iger Strahlungstransmission, Nierenschonung von dorsal. Müssen Becken oder Paraaortalregion zusätzliche Dosis erhalten, kann dies über seitlich opponierende Felder oder auch ap-pa erfolgen.

Nach 30 Gy ZV-Dosis Boosterung des kleinen Beckens über 4-Felder-Box bis 45 Gy.
- **Postoperative Therapie der Keimzelltumoren**
  – Stadium I, Primärtumor ≤ 10 cm/Kinderwunsch: postoperativ keine routinemäßige Chemo- oder Radiotherapie.
  – Stadium I, Primärtumor > 10 cm/kein Kinderwunsch/ältere Patientinnen: Radiotherapie des kleinen Beckens und der Lumbalregion mit 30 Gy/3–4 Wochen.
  – Stadium II: Ganzabdomenbestrahlung mit 22–25 (30) Gy/3–4 Wochen, Boosterung des kleinen Beckens mit 15–20 Gy/2–3 Wochen und der Paraaortalregion mit 15 Gy/2 Wochen. Alternative: Kombinationschemotherapie (s.u.).
  – Stadien III–IV: primäre Kombinationschemotherapie, z. B. mit Cisplatin + Vinblastin/Etoposid + Bleomycin (PVB bzw. PEB). Anschließend „Second-Look-Laparotomie" und evtl. konsolidierende Radiotherapie.
  – Alle Patientinnen mit Dottersacktumor oder Chorionkarzinom werden postoperativ chemotherapeutisch behandelt (Hydroxyharnstoff, Actinomycin D, Methotrexat, Cyclophosphamid, Adriamycin etc.). Auch im metastasierten Stadium sind noch Heilungen möglich.

Prognose

- Epitheliale Tumoren
  5-Jahres-Überlebenszeit abhängig von Tumorstadium und Histologie:
  Stadium I: 85 %.
  Stadium II: 60 %.
  Stadium III: 27 %.
  Stadium IV: 15 %.
- Keimzelltumoren
  In Frühstadien meistens Heilung. Mit moderner Kombinationschemotherapie auch Heilungen in fortgeschrittenen Stadien.

31 Harnwegstumoren

31.1 Nierenzellkarzinom

Allgemeines

- Synonyme: Hypernephrom, Adenokarzinom der Niere, Grawitz-Tumor.
- 2–3 % aller bösartigen Tumoren, Männer zweimal häufiger als Frauen betroffen. Inzidenz: 6–9 Fälle/100 000/Jahr.
- Meist nach dem 40. Lebensjahr (70 % der Erkrankten zwischen 40 und 70 Jahre alt, bei Kindern extrem selten).
- Risikofaktoren
  - Nikotinkonsum bei Männern für 30 % und bei Frauen für 25 % der Nierenzellkarzinome verantwortlich.
  - Übergewicht bei Frauen.
  - Schmerzmittelabusus (vor allem Phenacetin).
  - Zystennieren bei Patienten unter Langzeitdialyse.
  - Genetische Defekte (Chromosomen 3, 11 und 17) bei 1 % der Patienten (familiäres Nierenzellkarzinom).

Histologie der Nierenkarzinome

80–85 % Adenokarzinome (hypernephroides Nierenkarzinom).
7 % Übergangsepithelkarzinome (Nierenbecken, Harnleiter).
2 % Plattenepithelkarzinome (Nierenbecken, Harnleiter).
8–10 % Nephroblastome (hauptsächlich im Kindesalter), sehr selten Sarkome.

Ausbreitungsmuster

- Lokal: nierenkapselüberschreitend, frühzeitig Anschluss an das Venensystem.
- Hämatogene Metastasen in Knochen, Zentralnervensystem, Schilddrüse, Augen, Leber, Lunge und Herz, auch retrograd in LWS und Sakrum, Hoden/Ovar.
- Nach Primärtherapie symptomfreies Intervall von mehreren Jahren bis zur Metastasierung.
- Nach Nephrektomie mit Lymphknotendissektion kaum Lokalrezidive.

Symptomatologie

- Klinisches Bild uncharakteristisch und irreführend; wichtigstes Symptom: in 40–60 % schmerzlose Hämaturie.
- Weitere Symptome: Flankenschmerz (50 %), Koliken bei Abgang von Blutkoagula.
- Paraneoplastische Syndrome häufig: Polyglobulie (erhöhte Erythropoetinproduktion), Cushing-Syndrom (ACTH), Hypertonie (Renin), Hyperkalzämie durch parathormonähnliche Substanzen, Lambert-Eaton-Syndrom.
- Hypernephroide Nierenkarzinome werden häufig erst über ihre Fernmetastasen entdeckt.

Diagnostik

- Klinische Untersuchung/Palpation.
- Sonographie zur Differentialdiagnose zwischen Nierenkarzinom und -zyste.
- Ausscheidungsurographie: vergrößerte Niere, verdrängte und elongierte Kelche.

- Abdominales Computertomogramm zur definitiven Diagnose, evtl. MRT.
- Angiographie zeigt charakteristische Gefäßversorgung, präoperativ wichtig.
- Weitere Ausbreitungsdiagnostik
  - Oberbauchsonographie.
  - Thoraxaufnahmen in zwei Ebenen.
  - Skelettszintigraphie (fakultativ).
  - Schädel-CT bei klinischem Verdacht auf Hirnmetastasen.

Tumorklassifikation (TNM vereinfacht)

T1: ≤ 7 cm, begrenzt auf Niere.
  T1a: ≤ 4 cm,
  T1b: 4–7 cm
T2: > 7 cm, begrenzt auf Niere.
T3: In größere Venen oder perirenal infiltrierend oder in Nebenniere.
T4: Tumorinfiltration über die Gerota-Faszie hinaus.
N1: Solitäre Lymphknotenmetastase.
N2: Lymphknotenmetastasen in mehreren regionären Lymphknoten.

Therapie

- Tumornephrektomie = Entfernung der Niere in der Gerota-Faszie mit Fettkapsel, Nebenniere, regionären Lymphknoten und zwei Dritteln des Harnleiters.
- Elektive Tumorexstirpation unter Organerhalt bei solitären Tumoren ≤ 4 cm, bei beidseitigen Karzinomen (2–3 %).
- Bei nachgewiesenen Fernmetastasen individuelle Entscheidung zur Nephrektomie aus palliativen Gründen.
- Vor- oder Nachbestrahlung von T3-Karzinomen (45–50 Gy) inkl. Lymphabflussgebiet ohne gesicherten Vorteil. In einigen wenigen Studien aber Verbesserung der Überlebenszeit.

Prognose

5-Jahres-Überlebensrate bei T1-Tumoren 90–95 %, bei T2 85 %, bei T3/T4 ohne Lymphknotenbefall 40 %, mit Lymphknotenbefall < 20 %.

31.2 Harnblasenkarzinom

Allgemeines

- 3 % aller bösartigen Tumoren, zweithäufigstes Karzinom im Urogenitalbereich nach den Genitaltumoren.
- Inzidenz: 27/100 000 Männer pro Jahr (Schwarze: 10/100 000), 9/100 000 Frauen. In den USA und Europa zunehmend, in Asien seltener auftretend.
- Erkrankungsgipfel im 7. und 8. Lebensjahrzehnt, nur 5 % der Patienten unter 45 Jahre alt.

Ätiologie

- Industriegifte, vor allem aromatische Amine (Anilinfarben, Benzidin, Nitrosamine).
- Nikotinabusus für 40–60 % der Blasenkarzinome beim Mann und für 30 % bei der Frau verantwortlich.
- Kaffee und Süßstoffe (Cyclamat, Saccharin) verursachen im Tierversuch Blasenkrebs, Zusammenhang beim Menschen aber nicht gesichert.
- Chronische Entzündungen (Blasensteine, Dauerkatheter, Bilharziose).
- Medikamente: phenacetinhaltige Analgetika, Cyclophosphamid.

Symptomatologie

- Hämaturie bei 70 % der Patienten, überwiegend schmerzlos.

- Zystitische Beschwerden (Reizblase, Harndrang, Pollakisurie und Dysurie), Schmerzen nach Abschluss der Miktion in 30 % der Fälle.
- Fortgeschrittene Erkrankung: Flankenschmerz, Beinödeme infolge von Lymph- und Venenstauung.

Pathohistologie

- Übergangsepithel-(Urothel-)Karzinome in 90 %, Plattenepithelkarzinome in 5–10 % und Adenokarzinome in 1–4 %.
- 70 % oberflächliche Karzinome (pTis 3–5 %, pTa ~50 %, pT1 ~20 %), nur 30 % muskelinvasive Karzinome (pT2/3 ~25 %, pT4 ~3 %).
- Lokalisation: 50 % der Karzinome beginnen an den Seitenwänden der Harnblase, 20 % im Trigonumbereich, 10 % an der vorderen Blasenwand, 5 % im Blasenscheitel und 15 % nicht bestimmbar.
- Assoziation von Ta (papilläres, nichtinvasives Karzinom) und Tis (Carcinoma in situ) bedeutet Multifokalität, schlechtes Remissionsverhalten und hohes Rezidivrisiko.
- 70–80 % der oberflächlichen Karzinome (100 % der T1 G3-Karzinome) rezidivieren nach der TUR (transurethrale Resektion in der Blase), 30 % malignisieren im Rezidiv zu einem muskelinvasiven Karzinom.
- Lymphgefäßeinbrüche (40 % bei muskelinvasiven Karzinomen) korrelieren mit dem Malignitätsgrad (93% Grad ≥ 2).
- Metastasierung zuerst lymphogen in die iliakalen internen und externen Lymphknoten, später hämatogen in Lunge, Leber und Knochen.
- Lokale Tumorinvasion durch die Blasenwand in die umliegenden Gewebe (Prostata, Vagina, Rektum), im Trigonumbereich frühzeitiger Harnleiterverschluss (Urinaufstau: Hydronephrose, Atrophie des Nierenparenchyms, Pyonephrose).

Diagnostik

- Klinische Untersuchung, rektale Untersuchung, bimanuelle Palpation.
- Urinzytologie (25 % falsch negativ, d.h. ohne Tumorzellen).
- Zystoskopie, transurethrale Resektion (TUR) des Tumors und multiple Suchbiopsien aus allen Regionen der Blasenschleimhaut („Bladder Mapping") gestatten die exakte Festlegung des Tumortyps, des Gradings und der TNM-Klassifikation.
- Bildgebende Ausbreitungsdiagnostik
  - Transvesikale Sonographie (Blasenboden).
  - Perkutane Sonographie (ableitende Harnwege, Oberbauch).
  - MRT (Differenzierung zwischen T2 und T3 möglich).
  - CT bei blasenüberschreitendem Wachstum (T3/T4).
  - Ausscheidungs- oder retrograde Urographie (Nierenbecken, Ureter).
  - Thoraxaufnahmen in zwei Ebenen.
  - Laboruntersuchungen: Nieren- und Leberparameter, Kreatinin-Clearance, Urinuntersuchung auf Leukozyten, Erythrozyten und Bakterien.

Tumorklassifikation

- Abbildung 31.1 illustriert die (p)TNM-Klassifikation von 2002.
- Die in den USA gebräuchliche Klassifikation nach Jewett und Marshall ist in Tabelle 31.1 der TNM-Einteilung gegenübergestellt.
- Von großer Bedeutung ist auch das histologische Grading:
  G1: Gut differenziert (44 %).
  G2: Mäßig differenziert (30 %).
  G3: Schlecht differenziert (25 %).
  G4: Undifferenziert (5 %).

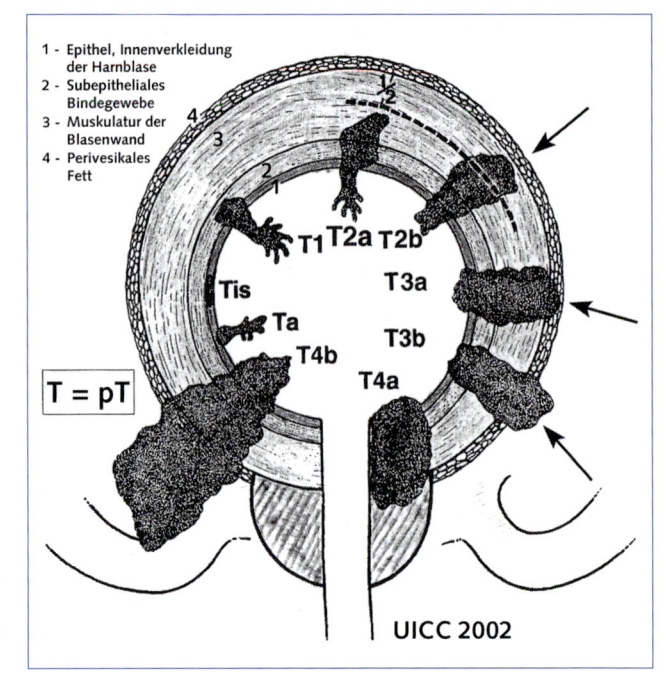

Abb. 31.1
Die T-/pT-Klassifikation der Harnblasenkarzinome graphisch dargestellt. Tabelle 31.1 beschreibt sie in Worten.

1 - Epithel, Innenverkleidung der Harnblase
2 - Subepitheliales Bindegewebe
3 - Muskulatur der Blasenwand
4 - Perivesikales Fett

T = pT

UICC 2002

Therapie

- **Oberflächliche Karzinome** (Tis, Ta, T1G1–2)
  - Transurethrale Elektroresektion (TUR) mit intendierter R0-Resektion und Suchbiopsien (Random Biopsies).
  - Intravesikale Chemoprophylaxe mit Doxorubicin, Epirubicin, Mitomycin C, Thiotepa etc., BCG bei Carcinoma in situ (Tis).
  - Monatliche Kontrollen mit Urinzytologie, alle 3 Monate mit Zystoskopie.
  - Rezidive desselben Tumorstadiums werden vorerst mit TUR wie oben behandelt.
  - Nach mehreren Rezidiven oder bei Übergang in ein muskelinvasives Karzinom: Therapie wie beim muskelinvasiven Karzinom.
- **T1G3/4 und muskelinvasive Karzinome** (T2–4G1–4)
  - **TUR** mit intendierter R0-Resektion und Suchbiopsien (Random Biopsies).
  - Weiterbehandlung je nach Tumorstadium mit Blasenteilresektion oder radikaler Zystektomie ± prä- oder postoperative Radiotherapie.
  - **Radikale Zystektomie:** Entfernung der Harnblase, der Prostata mit Samenblasen, der pelvinen Lymphknoten (Abb. 31.2) inkl. Fett- und Bindegewebe des kleinen

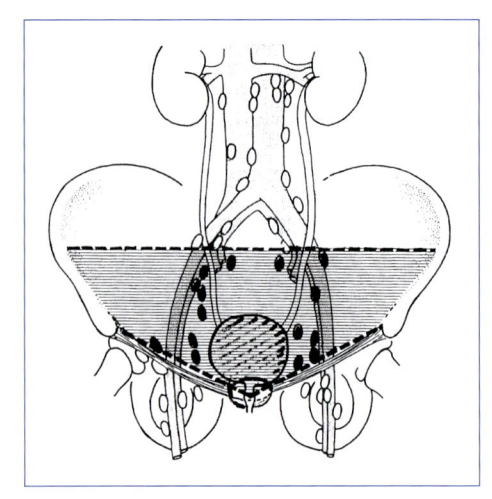

Abb. 31.2 Regionäre Lymphknotenmetastasen des Harnblasenkarzinoms: im kleinen Becken die perivesikalen, iliakalen (intern und extern) und präsakralen Lymphknoten unterhalb der Bifurkation der Aa. iliacae communes.

Tab. 31.1 Stadieneinteilung des Harnblasenkarzinoms (UICC, 2002). Zum Vergleich die in den USA öfter zitierte Einteilung von Jewett und Marshall (1952).

TNM	Klinisch	Jewett und Marshall
T0	Kein definitiver Tumornachweis	0
Tis	Carcinoma in situ	
Ta	Papillärer Tumor ohne Invasion	A
T1	Invasion der Lamina propria	
T2	Muskelinvasion	B1
T2a	Oberflächliche Muskelinvasion (innere Hälfte)	B1
T2b	Tiefe Muskelinvasion (äußere Hälfte)	B2
T3	Invasion in das perivesikale Fettgewebe	C
T3a	Mikroskopisch	
T3b	Makroskopisch (extravesikaler Tumor)	
T4	Invasion in benachbarte Organe (Prostata, Uterus, Vagina, Becken- oder Bauchwand)	D1
T4a	Prostata oder Uterus oder Vagina	
T4b	Becken- oder Bauchwand	
NX	Regionäre Lymphknoten nicht beurteilbar	
N0	Keine regionären Lymphknotenmetastasen	
N1	Metastase in einem solitären Lymphknoten, ≤ 2 cm	
N2	Metastase(n) in solitärem oder in multiplen Lymphknoten, > 2 cm, ≤ 5 cm	
N3	Metastase(n) in solitärem oder in multiplen Lymphknoten, > 5 cm	
MX	Fernmetastasierung nicht beurteilbar	
M0	Keine Fernmetastasen	
M1	Fernmetastasen vorhanden	

Beckens und Beckenperitoneums (dabei Verlust der erektilen Funktion des Penis), bei Frauen oftmals auch Entfernung von Uterus, Adnexen, Vaginaldach und Urethra.

– **Harnableitung** über Ersatzblase aus Ileum (Bricker-Blase, Pouch) oder Sigma, ggf. direkte kutane Ureterostomie. Heute beim Mann potentiell kontinente Ersatzblasen möglich: Ein Drittel der Patienten wird dadurch auch tatsächlich kontinent.

- **Radiochemotherapie**
  - In wenigen Zentren der Welt wird den Patienten die Radiochemotherapie nach kurativ intendierter TUR zum Zwecke des Blasenerhalts statt der radikalen oder partiellen Zystektomie angeboten.
  - Bezüglich lokaler Heilung der radikalen Zystektomie gleichwertig, in der metastasenfreien und gesamten Überlebensrate möglicherweise sogar überlegen.
  - **Zielvolumen:** sichtbare Blase mit ≥ 3 cm Sicherheitssaum (CT!), iliakale Lymphknoten bis in Höhe von LWK 5. Mitbestrahlung der lumbalen Lymphknotenkette bei klinischem Verdacht auf Beckenlymphknotenbefall und bei G3-Tumoren (abhängig von Intensität der Chemotherapie).
  - **Dosis:** 54 Gy auf Harnblase (plus 5 Gy Boost bei R1/R2-Situationen), 45 Gy am Lymphabfluss. 5× wöchentlich 1,8 Gy.
  - **Chemotherapie:** Cisplatin 25 mg/m^2 KO/Tag oder (wirksamer und toxischer) Cisplatin 20 mg/m^2 + 5-FU 600 mg/m^2 (Dauerinfusion) an Tagen 1–5 und 29–33.
  - **Kontroll-TUR** 6 Wochen nach Therapieabschluss, dann in den ersten 2 Jahren vierteljährlich, dann halbjährlich.
  - Histologisch komplette Remissionen in 70–85 % der Fälle. 80 % der überlebenden Patienten behalten eine funktionstüchtige, meist unauffällige Harnblase.
  - **Salvagezystektomie** bei fehlender oder partieller Remission und im Rezidivfall.
- **Palliativtherapie**
  - Palliative Zystektomie oder Radiochemotherapie bei inkurablen T4-Karzinomen.
  - Systemische Chemotherapie bei Fernmetastasen mit MVAC (Mitomycin C, Vincristin, Adriamycin, Cisplatin) erreicht Remission von 6–8 Monaten Dauer in 50–60 % der Fälle.

Prognose

5-Jahres-Überlebensrate des Gesamtkollektivs: 50 %.
- Oberflächliche (nicht muskelinvasive) Karzinome pTis, pTa, pT1: 70–85 %, allerdings sind ohne Radiotherapie Rezidive häufig, z. B. bei pT1G3 in 100 %.
- Muskelinvasive Karzinome pT2–3 nach Zystektomie oder Radiochemotherapie: 40–80 % (großer Unterschied bei pT3a vs pT3b). Nach Radiochemotherapie behalten 80 % der Überlebenden eine normal funktionierende Harnblase.
- Radiochemotherapie ± Salvagezystektomie bei den T3b- und T4-Karzinomen eindeutig der primären Zystektomie überlegen mit 5-Jahres-Überleben von etwa 40 % (Zystektomie: 33 %) bei T3 bzw. 30 % (Zystektomie: < 5 %) bei T4.

32 Tumoren endokriner Organe

32.1 Struma maligna (Schilddrüsenkarzinom)

Allgemeines

- Verhältnismäßig seltener Tumor: 1,5 % aller bösartigen Tumoren, Frauen im Verhältnis 3 : 1 häufiger als Männer erkrankend, Inzidenz steigend.
- Endemischer Jodmangel (Gebiete mit zu wenig Jod in der Nahrung, im Wasser und in der Luft) verdoppelt das Risiko; Jodmangelstruma erhöht Risiko 6- bis 8fach.
- Bei 80 % der Patienten benigne Struma in der Anamnese: Schwierigkeit der Differentialdiagnose zwischen regressiven Knoten und den unverhältnismäßig viel selteneren Karzinomen: Jeder „kalte Knoten" verlangt nach bioptischer/histologischer Sicherung.
- C-Zell-Karzinom (medulläres Schilddrüsenkarzinom) bei MEN-Syndrom (multiple endokrine Neoplasien). Sipple-Syndrom = C-Zell-Karzinom + Phäochromozytom + primärer Hyperparathyreoidismus. Gorlin-Syndrom = C-Zell-Karzinom + Phäochromotytom + Ganglioneuromatose + „marfanoider" Habitus.

Radiogenes Schilddrüsenkarzinom

- Ionisierende Strahlen erhöhen das Risiko für Schilddrüsenkarinome je nach aufgenommener, in der Schilddrüse absorbierter Dosis um das 4- bis 45fache (übrigens sehr viel stärker für gutartige Schilddrüsentumoren).
- 25 % der Personen, die zwischen 0,2 und > 1,5 Gy erhalten haben, entwickeln einen Kropf (benigne Struma), 25 % von diesen bzw. 7 % aller bestrahlten Individuen eine Struma maligna, gewöhnlich ein papilläres Adenokarzinom.
- Man rechnet mit 25 Karzinomen pro Gy und Risikojahr bei 100 000 Exponierten. Bei unter 18-Jährigen ist das Risiko doppelt so hoch wie bei Erwachsenen, besonders hoch bei Kindern unter 4 Jahren. Jenseits 20 Gy Schilddrüsendosis nimmt das Risiko wieder ab.
- Die minimale Latenzzeit beträgt 3 Jahre, die mittlere Latenzzeit 10–15 Jahre, der risikorelevante Zeitraum 40 Jahre.
- Kein Zusammenhang zwischen ^{131}Jod-Diagnostik oder -Therapie und Schilddrüsenkarzinomen! Die Zahl der Schilddrüsenkarzinome ist beträchtlich geringer, als durch die Strahlendosis erwartet werden könnte. Vermutlicher Grund: Strahlendosis an den epithelialen Strukturen (Thyreozyten) der Schilddrüse bei diagnostischer Radiojodanwendung (inzwischen durch ^{99m}Technetium ersetzt) zu gering, bei therapeutischer Anwendung zu hoch.

Symptomatologie

- Harter, u. U. höckeriger Knoten in der Schilddrüse bzw. neu aufgetretener Knoten in einer knotigen Struma.
- Ganz unterschiedliche Wachstumsgeschwindigkeiten der bösartigen Knoten.
- Spätsymptome: Heiserkeit, vergrößerte Halslymphknoten, Dyspnoe, Schluckstörung.

Diagnostik

- Klinische Untersuchung:
  – Solitärknoten?

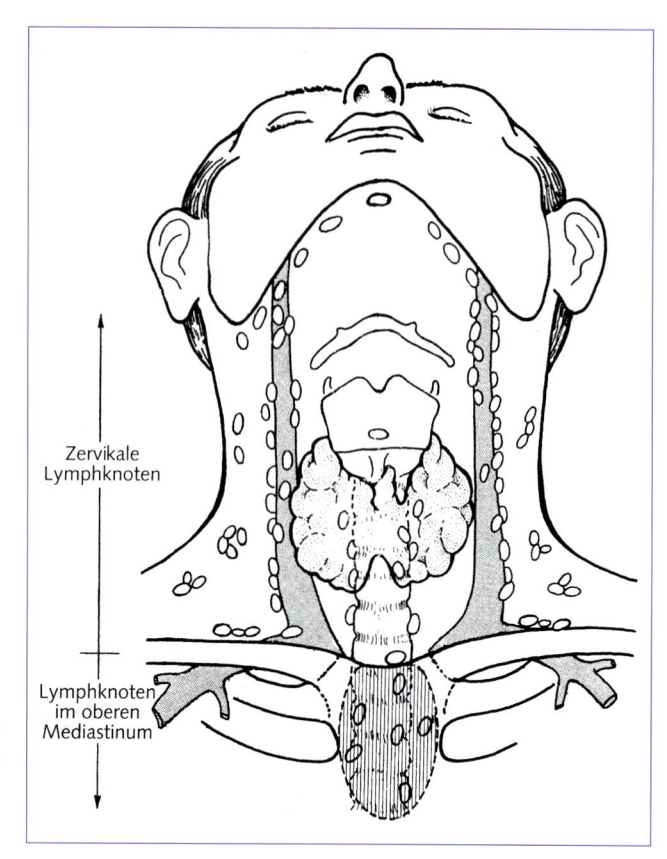

Abb. 32.1
Die regionären Lymphknotengruppen der Schilddrüse sind die zervikalen Lymphknoten an beiden Halsseiten und die oberen mediastinalen entlang der Luftröhre.

– Schluckverschieblichkeit?
– Lymphknoten (Abb. 32.1)?
– Heiserkeit?
– Stimmbandbeweglichkeit bei Kehlkopfspiegelung?
- Schilddrüsenszintigraphie (kalter Knoten?).
- Sonographie der Schilddrüse (verdächtig: echoarmer Bezirk), evtl. mit gezielter Aspirationsbiopsie.
- Achtung! Negative Aspirationsbiopsie/-zytologie nicht beweisend, dann operative Abklärung erforderlich!
- Präoperative Labordiagnostik: Basislabor, zusätzlich TSH (bei Unterfunktion erhöht, sollte während und nach Therapie unterhalb 0,1 mU/l liegen, um eine Stimulation des Karzinoms auszuschließen), Thyreoglobulin (Tumormarker), Calcitonin (Tumormarker des C-Zell-Karzinoms) und CEA.
- Bildgebende Ausbreitungsdiagnostik bei nachgewiesenem Karzinom
  – Achtung: Röntgenkontrastmittel blockieren die Schilddrüse für die nuklearmedizinische Diagnostik und Therapie!
  – ^{131}Jod-Ganzkörperszintigraphie nach Thyreoidektomie zum Ausschluss bzw. Nachweis von speichernden Fernmetastasen oder Restschilddrüsengewebe.
  – Thoraxaufnahmen in zwei Ebenen.
  – CT des Halses und des oberen Mediastinums.
  – Eventuell Skelettszintigraphie mit ^{99m}Technetium und gezielte Skelettröntgenbilder bei nicht Radiojod speichernden Karzinomen zur Metastasensuche.

Histologie

- Papilläre (56 %) und follikuläre Karzinome (33 %) sind differenzierte Karzinome, auch gemischt.
- Anaplastische, undifferenzierte Karzinome: 4 %.
- Medulläres Karzinom (C-Zell-Karzinom): 5 %.
- Andere (Lymphome, Plasmozytome, Plattenepithelkarzinome, Teratome, Sarkome, Metastasen etc.): 2 %.

Unter dem Einfluss der Jodsalzprophylaxe haben die prognostisch günstigen papillären Karzinome ständig gegenüber den follikulären und den prognostisch sehr ungünstigen undifferenzierten Karzinomen (früher > 20 %) zugenommen.

Tumorklassifikation

T0: Primärtumor nicht feststellbar.
T1: Knoten ≤ 2 cm.
T2: Tumor > 2–4 cm, begrenzt auf Schilddrüse oder minimale Ausbreitung jenseits der Schilddrüse.
T3: Tumor > 4 cm, begrenzt auf Schilddrüse.
T4a: Invasion von Subkutangewebe, Larynx, Trachea, Ösophagus, N. recurrens.
T4b: Invasion der prävertebralen Faszie, mediastinalen Gefäße oder Ummauerung der A. carotis.
Undifferenziert/anaplastisch
T4a: Tumor auf Schilddrüse begrenzt.
T4b: Tumorausbreitung jenseits der Schilddrüsenkapsel.
N0: Keine regionären Lymphknotenmetastasen.

Tab. 32.1 UICC-Risikostadien. Diese Gruppierung berücksichtigt neben TNM auch das Lebensalter, weil die Prognose der papillären und follikulären Karzinome im jugendlichen Alter günstiger ist.

Papillär oder follikulär	Unter 45 Jahre		
Stadium I	Jedes T	Jedes N	M0
Stadium II	Jedes T	Jedes N	M1
Papillär und follikulär	**45 Jahre und älter und medullär**		
Stadium I	T1	N0	M0
Stadium II	T2	N0	M0
Stadium III	T3 T1, T2, T3	N0 N1a	M0 M0
Stadium IV A	T1, T2, T3 T4a	N1b N0, N1	M0 M0
Stadium IV B	T4b	Jedes N	M0
Stadium IV C	Jedes T	Jedes N	M1
Undifferenziert (alle Fälle sind Stadium IV)			
Stadium IV A	T4a	Jedes N	M0
Stadium IV B	T4b	Jedes N	M0
Stadium IV C	Jedes T	Jedes N	M1

N1: Regionäre Lymphknotenmetastasen.
N1a: Metastasen mittig in Level VI nach Robbins (s. Abb. 24.2).
N1b: Andere unilaterale Metastasen, bilateral oder kontralateral oder im oberen Mediastinum.
M0: Keine Fernmetastasen.
M1: Fernmetastasen.

Therapie

- **Chirurgie**
  - **Totale extrakapsuläre Thyreoidektomie** (Mitentfernung der Schilddrüsenkapsel) mit beidseitiger Halslymphknotenausräumung bei
    1. allen anaplastischen Karzinomen,
    2. allen medullären Karzinomen,
    3. fortgeschrittenen papillären und follikulären Karzinomen.
  - **Einseitige extrakapsuläre und kontralaterale intrakapsuläre Thyreoidektomie** bei einseitigen, auf die Schilddrüse begrenzten follikulären und papillären Karzinomen.
  - **Hemithyreoidektomie** (Entfernung nur eines Schilddrüsenlappens) bei papillärem Karzinom von < 1,5 cm Durchmesser ohne multizentrische Knoten.
- **Radiotherapie**
  (Radiojodtherapie/perkutane Radiotherapie)
  - **Radiojodtherapie** (6–10 GBq ^{131}Jod) nach totaler Thyreoidektomie zur Elimination verbliebenen Restschilddrüsengewebes sowie zur Diagnostik und Therapie von speichernden Metastasen. Wiederholung alle 4 Monate, bis kein speicherndes Gewebe mehr vorhanden ist.
  - Zwischen Operation und erster Radiojodtherapie darf keine Hormonsubstitution durchgeführt werden.
  - Jeweils Absetzen der Hormonbehandlung 14 Tage vor Radiojodtherapie.
  - **Perkutane Radiotherapie** indiziert bei
    1. allen anaplastischen Karzinomen, unbeschadet des Stadiums,
    2. C-Zell-Karzinomen ab Stadium, II,
    3. differenzierten Karzinomen mit Kapseldurchbruch oder Lymphknotenmetastasen (Stadium III),
    4. sehr jungen Patienten zur Vermeidung der Radiojodtherapie,
    5. in palliativen Situationen (Stadium IV).
  - **Zielvolumen:** Schilddrüsenbett und beidseitiges Lymphabflussgebiet von submental bis einschließlich des oberen Mediastinums (Abb. 32.1).
  - **Dosis:** 50–56 Gy ZV-Dosis, Einzeldosis 1,8–2,0 Gy, 5× wöchentlich. Bei R1- oder R2-Situationen bzw. inoperablen Tumoren lokale Boosterung mit 10–20 Gy.
  - **Individualisierte Technik** aus Bewegungsstehfeld-Bestrahlungen. Wir favorisieren Stehfeldtechniken wie bei Kopf-Hals-Tumoren. Nach Erreichen der Rückenmarktoleranzgrenze erfolgt die Weiterbestrahlung der Halslymphknoten mit Stehfeldern und des oberen Mediastinums in Rotationstechnik.
- **Chemotherapie**
  - Ansprechrate nicht höher als 30 %.
  - Empfohlene Substanzen: Cisplatin, Doxorubicin, Etoposid, Gemcitabin, meist als Kombination.
  - Indikationen: palliativ bei anaplastischen und progredienten differenzierten, metastasierten Karzinomen.

Symptomatische Therapie
Antidiarrhoische Therapie mit Loperamid und Tinctura opii beim C-Zell-Karzinom.

Prognose

10-Jahres-Überlebensraten
- Papilläres Karzinom: 85–95 %.
- Follikuläres Karzinom: 60–90 %.
- Medulläres (C-Zell-)Karzinom: 50–75 %.
- Anaplastisches Karzinom: < 10 %.

Günstigere Prognose von jüngeren (< 40–45 Jahre alten) Patienten. Beachte: bei papillärem, follikulärem und C-Zell-Karzinom lange Spontanverläufe trotz Fernmetastasen üblich.

Nachsorge

- **Ziel:** rechtzeitige Erkennung eines behandlungsfähigen lokalen oder systemischen Rezidivs.
- L-Thyroxin-Behandlung (2,5 µg/kg Körpergewicht Levothyroxin täglich) zur Substitution und Suppression der hypophysären TSH-Stimulation.
- Palpation, Halssonographie, Thyreoglobulinbestimmung (differenzierte Schilddrüsenkarzinome), Calcitonin- bzw. CEA-Bestimmung bei medullärem Karzinom in viertel- bis halbjährlichen Abständen.
- Radiojod-Ganzkörperszintigramm in jährlichen Abständen bei potentiell Radiojod speichernden Tumoren.
- Thoraxaufnahmen in zwei Ebenen alle 6–12 Monate.

32.2 Nebennierenrindenkarzinom

Allgemeines

- Benigne Nebennierenrinden-(NNR-)Tumoren bei 20–25 % der Patienten mit Cushing-Syndrom. Bei der Autopsie haben ca. 2 % aller Erwachsenen ein NNR-Adenom.
- Karzinome der NNR sind außerordentlich selten.
- Unterteilung nach Lokalisation in Rinde oder Mark bzw. nach Hormonproduktion (Glukokortikoide, Katecholamine).
- Maligne Phäochromozytome machen ca. 10 % aller Phäochromozytome aus (Ursprung: Nebennierenmark).
- Phäochromozytome sind bei Patienten mit medullärem Schilddrüsenkarzinom gehäuft, auch bei der Neurofibromatose Recklinghausen und der zerebelloretinalen Hämangioblastomatose Hippel-Lindau.
- NNR-Karzinome und maligne Phäochromozytome metastasieren in die regionären Lymphknoten und hämatogen in Lunge, Leber und Gehirn.

Symptomatologie

- NNR-Karzinom: adrenales Cushing-Syndrom mit Vollmondgesicht, Stammfettsucht, Striae, Hypertonie und Ödemen sowie Virilisierung.
- Phäochromozytom: Schweißausbrüche, Hitzewallungen, belästigendes Herzklopfen, Bluthochdruck (Dauerhochdruck in 60–70 %, Hochdruckattacken bei 20–30 % der Kranken).

Diagnostik

- Klinische Untersuchung.
- Hormonanalysen inkl. Belastungs- und Suppressionstests (je nach vermutetem Tumortyp Bestimmung von Kortisol, Aldosteron, Plasmarenin, Östrogenen, Testosteron etc.).
- Bildgebende Diagnostik
  - Oberbauchsonographie.
  - Abdominales CT mit Kontrastmittel.
  - Venenkatheterismus zur etagenweisen selektiven Hormonbestimmung.
- Definitive Malignitätsdiagnose meist erst durch operativ gewonnene Histologie möglich.

Therapie

- NNR-Karzinome
  - Vollständige **operative Tumorentfernung** anzustreben (einseitige Adrenalektomie).
  - Definitive lokoregionale Kontrolle wegen Grenzen der operativen Radikalität schwierig zu erreichen.
  - **Präoperative Radiotherapie** (50 Gy ZV-Dosis) wegen oftmals fortgeschrittener Tumorsituation oder **postoperative Radiotherapie** bei R1- oder R0-Resektion (56–60 Gy ZV-Dosis) sinnvoll.
  - Palliative Bestrahlung mit 45–55 Gy ZV-Dosis subjektiv und objektiv wirksam.
  - Chemotherapiesensibilität mäßig bis schlecht (Cisplatin, Doxorubicin, 5-Fluorouracil).

- Schwergewicht der Systemtherapie liegt auf der symptomatischen, antihormonellen Therapie mit Mitotane (DDD) oder Aminoglutethimid.
- Phäochromozytom
  - Beim malignen, inoperablen bzw. metastasierenden Phäochromozytom hormonale Blockade mit α-Methylparathyrosin (AMPT). Auch zytostatische Chemotherapie möglich.
  - Vor dem Versuch einer operativen Entfernung Therapie der akuten Hochdruckkrise und entsprechende präoperative Vorbereitung erforderlich.

Prognose

- 5-Jahres-Überlebensrate von Patienten mit NNR-Karzinomen < 20 %.
- Malignes Phäochromozytom: noch schlechtere Prognose.

32.3 Karzinoidtumoren

Allgemeines

- Seltenes Vorkommen.
- Definition: Tumoren der enterochromaffinen Zellen (APUD-System), die Serotonin und anderweitige Hormone produzieren (paraneoplastische Syndrome).
- Lokalisation: Appendix (45 %), Ileum (30 %), Rektum (10 %), Magen/Duodenum (10 %), Kolon (5 %) und extraintestinal, z. B. Bronchialsystem (10 %).
- Karzinoide der Appendix metastasieren fast nie.

Symptomatologie

- Karzinoidsyndrom = Flush, hektische Motilität des Darms mit häufigen Stuhlentleerungen, Verkrampfungen und Luftabgang. Asthmaanfälle.
- In fortgeschrittenen Stadien: Endokardfibrose des rechten Herzens mit entsprechender Symptomatik.
- Hormonell bedingte Symptome sowie Darmblutungen, Darmverschluss, Anämie.

Diagnostik

- Bestimmung der 5-Hydroxy-Indolessigsäure im Urin (Abbauprodukt des Serotonins).
- Je nach Lokalisation Bronchoskopie, Nachweis von okkultem Blut im Stuhl, fraktionierte Magen-Dünndarm-Passage.
- Thorakales bzw. abdominales Computertomogramm mit Kontrastmittel.

Therapie

- **Chirurgie**
  - Radikale Tumorentfernung mit regionären Lymphknoten oftmals kurativ.
  - Als Palliativmaßnahme bei diffuser Metastasierung oder lokaler Inoperabilität weitestgehende Tumorreduktion anstreben.
- **Radiotherapie**
  - Stellung in der R0- und R1-Situation noch unklar.
  - Effektive Maßnahme mit lang anhaltenden klinischen Remissionen bei Inoperabilität, abhängig von der Lokalisation.
  - **Zielvolumen:** Primärtumorbereich und regionales Lymphabflussgebiet.
  - **Dosis:** 50–55 Gy Zielvolumendosis, konventionelle Fraktionierung mit 1,8 Gy Einzeldosis (2,0 Gy im Maximum), 5× wöchentlich.
- **Chemotherapie**
  - In palliativer Intention bei 30–40 % der Patienten lang anhaltende Partialremissionen nach Doxorubicin (Adriamycin), Melphalan, Cisplatin, 5-Fluorouracil und Streptozotocin. α-Interferon in klinischer Erprobung.
- **Symptomatische Therapie**
  - Serotoninantagonisten (z. B. Methysergid [Deseril®]), Kortikosteroide, Chlorpromazin.

- Therapie und Prophylaxe der Bronchokonstriktion mit Prednison und Theophyllinpräparaten.
- Hypotensive Krisen werden mit hoch dosiertem Prednison und Angiotensin kompensiert.

Prognose

- Gut, soweit Radikaloperation möglich.
- Auch in palliativen Situationen mit ausgedehnter Metastasierung oft mehrjährige Verläufe bei relativ guter Lebensqualität.

33 Knochen- und Weichteilsarkome

33.1 Knochensarkome

Allgemeines

Knochensarkome sind maligne, vorwiegend zu hämatogener Metastasierung neigende Neubildungen der Knochengewebe ohne Berücksichtigung des multiplen Myeloms.

Häufigkeit/Inzidenz

- Seltene Tumoren; Inzidenz während der Adoleszenz und um das 60. Lebensjahr am größten mit 3/100 000 pro Jahr.
- Nur 3 % der Tumoren vor dem 15. Lebensjahr; sehr selten zwischen dem 30. und 40. Lebensjahr, dann wieder langsam zunehmend.

Ätiologie

- Entstehung in Knochenabschnitten mit besonders starkem Wachstum.
- Bildung in Knochen mit metabolischer Überstimulation möglich; z.B. nach Traumen, bei oder nach Morbus Paget, chronischer Osteomyelitis, Knocheninfarkt, Frakturkallus, Hyperparathyreoidismus.
- Multiple Exostosen und Enchondrosen können als Sarkome entarten.
- Ionisierende Strahlung, besonders in Verbindung mit alkylierenden Chemotherapeutika, kann (vor allem präpubertär) Sarkome induzieren.

Symptomatologie

- Unerklärbare, sich nachts verstärkende Skelettschmerzen.
- Der Osteomyelitis ähnelnde, entzündungsartige Lokalsymptomatik beim Ewing-Sarkom (klinisch und röntgenologisch).
- Größenzunahme oder Schmerzen eines bekannten Enchondroms oder einer Exostose (gutartige Knorpel- bzw. Knochengeschwulst) sind malignomverdächtig, ebenso die fehlende Frakturheilung bei Morbus Paget. Dann Resektion erforderlich, auch wenn kein malignes Gewebe im Biopsat aufgefunden wird.

Diagnostik

- Krankengeschichte extrem wichtig: Schmerzbild? Tumorentwicklung?
- Physikalische Untersuchung: Tumorgröße, Überwärmung, Konsistenz, Schmerzen, Verschieblichkeit, pathologische Gefäßzeichnung, Bewegungseinschränkung, maligne Ergüsse?
- Laboruntersuchungen uncharakteristisch, allenfalls Erhöhung der alkalischen Phosphatase und LDH.
- Bildgebende Diagnostik
  - Nativaufnahmen der Tumorregion in zwei Ebenen.
  - Comutertomographie der Tumorregion, noch besser: MRT.
  - Angiographie allenfalls als Operationsvorbereitung noch gerechtfertigt (arterielle, kapilläre und venöse Phase).
  - Skelettszintigraphie zur Bestimmung der lokalen Primärtumorausbreitung obsolet, aber zur Suche von Skelettmetastasen wichtig.

- Thoraxaufnahmen in zwei Ebenen und thorakales Computertomogramm zum Metastasenausschluss.
- Probeexzision: offene Biopsie in einem Stück von zumindest $1 \times 2 \times 2$ cm^2 Größe aus vaskularisiertem Tumoranteil.
- Knochenmarkbiopsie bei Ewing-Sarkom und Non-Hodgkin-Lymphomen (Tumordissemination?).

Differentialdiagnose

- Gutartige Knochentumoren, Kallusbildung, Myositis ossificans, Morbus Paget, Knochentuberkulose, Osteomyelitis.
- Tumorähnliche Knochenerkrankungen, wie juvenile Knochenzyste, eosinophiles Granulom (Histiocytosis X), nicht ossifizierendes Knochenfibrom, fibröse Dysplasie Jaffé-Lichtenstein-Uehlinger (vgl. Kap. 36.6).
- Osteolytische und osteoplastische Metastasen anderer Primärtumoren. Bei über 40-Jährigen sind maligne Knochendestruktionen am häufigsten Metastasen.

Histologie

- Entsprechend der histologischen Klassifikation des Armed Forces Institute of Pathology, Washington (USA), verteilen sich die Knochensarkome wie folgt:
  - Osteosarkom 40 %.
  - Chondrosarkom 20 %.
  - (Non-Hodgkin-Lymphome 15 %).
  - Ewing-Sarkom und PNET 10 %.
  - Malignes fibröses Histiozytom 5 %.
  - Malignes Chordom 5 %.
  - Sonstige (Lipo-, Leiomyo-, Rhabdomyo-, Myxosarkome etc.) 10 %.

Tumorklassifikation

- Primärtumor
  TX: Primärtumor kann nicht beurteilt werden.
  T0: Kein Anhalt für Primärtumor.
  T1: Tumor ≤ 8 cm.
  T2: Tumor > 8 cm in größter Ausdehung.
  T3: Diskontinuierlich primär befallener Knochen.
- Regionäre Lymphknoten
  NX: Regionäre Lymphknoten nicht beurteilbar.
  N0: Keine regionären Lymphknotenmetastasen.
  N1: Regionäre Lymphknotenmetastasen.
- Fernmetastasen
  MX: Fernmetastasierung nicht beurteilbar.
  M0: Keine Fernmetastasen.
  M1: Fernmetastasen vorhanden.
  M1a: Lungenmetastasen.
  M1b: Andere Fernmetastasen.
- Histopathologisches Grading
  GX: Differenzierungsgrad nicht beurteilbar.
  G1: ⎱ niedriggradig
  G2: ⎰
  G3: ⎱ hochgradig
  G4: ⎰

Anmerkung: Das Ewing-Sarkom (Kap. 36.5) und das primäre Lymphom des Knochens werden immer als G4 eingestuft.

Therapie

- **Chirurgie**
  - Therapeutisches Ziel: vollständige Tumorentfernung bei Funktionserhalt der betroffenen Extremität (in 60 % der Fälle möglich).
  - Sicherheitsabstand bei der extremitätenerhaltenden Resektionsbehandlung: ≥ 5 cm am Knochen, ≥ 2 cm gegenüber Muskeln und intermuskulären Septen.
  - Nach Resektionsbehandlung Knochenersatz durch Umkehrplastik, Osteoplastik, Endoprothese oder Leichentransplantat.
  - Durch präoperative (neoadjuvante) Chemotherapie ± Radiotherapie Tumorsterilisation beim Osteo- und Ewing-Sarkom in hohem Maß möglich, dadurch Verbesserung der Langzeitprognose.

- Chirurgische Entfernung von Lungenmetastasen indiziert beim Osteosarkom, Ewing-Sarkom, auch bei Spätmetastasen anderer Sarkome.
- **Radiotherapie**
  - Primäre (**definitive**) **Radiotherapie** indiziert bei strahlensensiblen Tumoren, wie Ewing-Sarkom und Non-Hodgkin-Lymphomen, meist kombiniert mit Chemotherapie und Operation. Die alleinige Radio(chemo)therapie von Osteo- und Chondrosarkomen wird im Allgemeinen selten durchgeführt, ist aber durchaus ein sinnvolles Angebot bei Inoperabilität, in der Rezidivsituation und bei Metastasen. Dann konventionell oder akzeleriert fraktionieren bis zu einer Dosis von 56–65 Gy, unterstützt durch Doxorubicin und Ifosfamid simultan.
  - **Präoperative Radiotherapie**, besser Radiochemotherapie als prüfenswerte Option bei allen – gemessen an den chirurgischen Radikalitätsprinzipien – nicht weit genug resezierbaren Tumoren. Beispiel: kraniofaziale Osteosarkome.
  - Der befallene Knochen ist mit einem Sicherheitsabstand von ≥ 5 cm zu bestrahlen.
  - Die lokale Kontrollrate nimmt von den distalen über die proximalen zu den zentralen Tumorlokalisationen hin ab: vermutlich, weil die zentral gelegenen Tumoren größer sind als die distalen und die Strahldosis im zentralen Bereich aus anatomischen Gründen zurückgenommen werden muss.
  - **Postoperative Radiotherapie** von Restknochen/Tumorbett beim Ewing-Sarkom: erforderliche Dosis 45–55 Gy/5–7 Wochen.
  - Elektive Ganzlungenbestrahlung mit 20 Gy/3 Wochen kann bei Kindern mit Osteosarkom, die nicht älter als 12 Jahre sind, das Auftreten von Lungenmetastasen verhindern bzw. verzögern (heute nur noch selten geübt, da adjuvante Chemotherapie bevorzugt wird).
  - Konsolidierende Ganzlungenbestrahlung mit je nach Lebensalter 14–18 Gy (1,5–1,8 Gy Einzeldosis) nach kompletter Remission von Lungenmetastasen bei Ewing-Sarkom durch Chemotherapie.
- **Chemotherapie**
  - Adjuvant/neoadjuvant beim nicht metastasierten Osteosarkom (präoperativ) und Ewing-Sarkom (präradiotherapeutisch und präoperativ).
  - Primärtherapie beim metastasierten Osteosarkom und Ewing-Sarkom.
  - Wirksame Zytostatika bei Osteosarkom: hoch dosiertes Methotrexat, Doxorubicin (Adriamycin), Cisplatin, Ifosfamid.
  - Wirksame Zytostatika bei Ewing-Sarkom: Vincristin/Adriamycin/Cyclophosphamid (oder Ifosfamid)/Actinomycin D (VACA bzw. VAIA) oder mit Epirubicin (EVAIA).

Prognose

- Abhängig von Tumortyp, Tumorgröße, Differenzierungsgrad, Lage und Ausbreitung.
- Zur 5-Jahres-Überlebenswahrscheinlichkeit s. Tabelle 33.1.

Tab. 33.1 5-Jahres-Überlebenswahrscheinlichkeit bei Knochensarkomen.

	Früher	Heute
Osteosarkom	5–10 %	70–80 %
Ewing-Sarkom	0–15 % (Erwachsene) (Kinder)	30 % 60 %
Maligne Lymphome	20 %	80–90 %
Malignes fibröses Histiozytom	20 %	50 %
Chondrosarkom	25 %	50 %

33.2 Weichteilsarkome

Allgemeines

- Weichteilsarkome sind bösartige Geschwülste des Stütz- und Bindegewebes und der peripheren Nerven, soweit sie nicht vom Knochen (einschließlich Periost, Knochenmark und Gelenkinnenraum), vom lymphoretikulären Gewebe oder von speziellen Organen, wie Schilddrüse, Mamma, Intestinaltrakt etc., ausgehen.
- Histologisch und biologisch bestehen bei Weichteilsarkomen fünf Besonderheiten:
  1. Weichteilsarkome sind biologisch sehr unterschiedlich und bedeuten therapeutisch und prognostisch nie dasselbe.
  2. Der histologische Differenzierungsgrad ist nicht immer ein Indikator für das biologische Verhalten und die Prognose.
  3. Innerhalb desselben Tumors gibt es oftmals stark wechselnde histologische Bilder: deshalb ausgiebige Biopsie erforderlich.
  4. Trotz makroskopisch imponierender „Tumorkapsel" (es handelt sich um zusammengedrängtes, stromareiches Tumorgewebe und nicht um eine bindegewebige Umhüllung) wachsen Weichteilsarkome infiltrierend.
  5. Weichteilsarkome sind leicht mit sog. pseudomalignen oder pseudosarkomatösen Veränderungen zu verwechseln, d.h. mit Tumoren oder tumorähnlichen Läsionen, die histologisch Malignomen ähneln, sich aber biologisch benigne verhalten (z.B. Fasciitis nodularis, atypisches Fibroxanthom, Spindelzell-Lipom, Myositis ossificans).

Häufigkeit

- Weichteilsarkome sind seltene Tumoren: 0,7 % aller bösartigen Erkrankungen.
- Inzidenz: 2–3/100 000 Einwohner pro Jahr. Kinder (6,5 % aller Malignome) erkranken häufiger als Erwachsene.

Symptomatologie

- Frühdiagnose ungewöhnlich. Leitsymptom ist der tastbare, wachsende und damit symptomatisch werdende Tumor von harter Konsistenz.
- Periphere Nervenschmerzen, Parese/Paralyse und Ischämie entwickeln sich durch Druck auf Nerven und Gefäße.
- Symptomatik des Mediastinaltumors oder Darmobstruktionen bei entsprechender Lokalisation.
- Allgemeinsymptome: Gewichtsverlust, Fieber, Krankheitsgefühl und paraneoplastische Syndrome sind sämtlich Spätsymptome.
- Unerklärbare Weichteiltumoren sollten frühzeitig biopsiert, nach Möglichkeit im Gesunden exzidiert und histologisch untersucht werden.

Histologische Klassifikation

Die nach WHO modifizierte Zusammenstellung der wichtigsten Weichteilsarkome enthält hier auch deren Häufigkeit.
- Fibrosarkom 20 %.
- Malignes fibröses Histiozytom 10 %.
- Liposarkom (gut differenziert, myxoid, rundzellig, pleomorph) 20 %.
- Rhabdomyosarkom (embryonal, botryoid, spindelzellig, alveolär, pleomorph) 20 %.
- Leiomyosarkom 5 %.
- Synovialsarkom 5–10 %.
- Malignes Schwannom (Neurosarkom) 5 %.
- Unklassifizierte Sarkome 10 %.
- Sonstige seltene Sarkome 5–10 %.

Diagnostik

- Anamnese und eingehende physikalische Untersuchung (vorsichtige, aber exakte Palpation der Tumorregion, Größenbestimmung, Konsistenz, regionale Lymphabflussgebiete, neurologische Ausfälle, Bewegungseinschränkung etc.).

- Bildgebende Diagnostik
  - Röntgennativaufnahmen der Primärtumorregion in Weichstrahltechnik.
  - MRT (evtl. auch CT) der Primärtumorregion, ggf. auch des regionalen Lymphabflussgebietes.
  - Angiographie: arterielle, kapilläre und venöse Phase (nur gelegentlich zur Operationsvorbereitung indiziert).
  - Skelettszintigraphie zum Nachweis bzw. Ausschluss von Skelettmetastasen.
  - Thoraxaufnahmen in zwei Ebenen, evtl. Lungen-CT zum Metastasenausschluss.
- Probeexzision: Bei großen Tumoren Stanz- oder Inzisionsbiopsie; kleine Tumoren werden von vornherein weit im Gesunden exzidiert (Exzisionsbiopsie).
- Für histologische Differenzierung oft Immunhistochemie und Elektronenmikroskopie angezeigt.
- Knochenmarkbiopsie bei Rhabdomyosarkom, Leiomyosarkom, extraskelettärem Ewing-Sarkom und Kaposi-Sarkom zum Ausschluss einer Tumorinfiltration des Knochenmarks.
- Liquorzytologie bei Rhabdomyosarkom im Kopf-Hals-Bereich.

Tumorklassifikation

- Primärtumor
  TX: Primärtumor nicht beurteilbar.
  T0:   Kein Anhalt für Primärtumor.
  T1:   Tumor ≤ 5 cm.
  T1a*:   Oberflächlicher Tumor.
  T1b**: Tiefer Tumor,
  T2:   Tumor > 5 cm.
  T2a*:   Oberflächlicher Tumor.
  T2b**: Tiefer Tumor

---

* Ein oberflächlicher Tumor ist vollständig oberhalb der oberflächlichen Faszie lokalisiert und infiltriert diese nicht.

** Ein tiefer Tumor liegt entweder ausschließlich unterhalb oder oberhalb der oberflächlichen Faszie und infiltriert oder durchwächst diese. Mediastinale, retroperitoneale und pelvine Weichteilsarkome werden als tiefe Tumoren klassifiziert.

- Regionäre Lymphknoten
  NX: Regionäre Lymphknoten können nicht beurteilt werden.
  N0: Keine regionären Lymphknotenmetastasen.
  N1: Regionäre Lymphknotenmetastasen.

Stadiengruppierung

Tabelle 33.2 gibt die Stadiengruppierung des AJCC von 1997 an, jeweils Untergruppierung A und B. Lymphknotenmetastasen klassifizieren wie Fernmetastasen als Stadium IV.

Therapie

Eine Übersicht gibt Abbildung 33.1.
- **Chirurgie**
  Therapeutisches Primat hat der Operateur.
  - **Weite Exzision:** Entfernung des Tumors en bloc mit einem Sicherheitsmantel an gesundem Gewebe von 1–2 cm.
  - **Radikale Resektion:** Tumorentfernung en bloc, Sicherheitsabstand 5 cm longitudinal und lateral, 2 cm zur Tiefe hin.
  - Gebiet der vorangegangenen Biopsie einschließlich Hautwunde wird zur Gänze mitentfernt.
  - **Kompartimentresektion:** Bei Tumorsitz an einer Faszie oder in der Muskulatur erfolgt die Entfernung der gesamten befallenen Muskelgruppe vom Ursprung bis zum Ansatz einschließlich des neurovaskulären Gewebes.
  - **Amputation** (bei < 1 % der Fälle) indiziert in folgenden Fällen:
    1. Tumor an gering weichteilgedeckter Extremitätenregion (Gelenkeinbruch, Mittelhand, Mittelfuß).
    2. Tumorinfiltration mehrerer Regionen mit Gefäßen und Nerven, so dass Operation eine nutzlose Extremität mit inadäquater Blut- und Nervenversorgung zurücklassen würde.
    3. Bei Lokalrezidiv nach vorausgegangener multimodaler Therapie und Kontraindi-

Tab. 33.2 Stadiengruppierung der Weichteilsarkome (AJCC, 1997).

Stadium	GTNM-Klassifikation				Definition
IA	G1, 2 G1, 2	T1a T1b	N0 N0	M0 M0	Grad 1–2, Tumor ≤ 5 cm, Oberflächlich (a) oder tief (b), keine Lymphknoten- oder Fernmetastasen
IB	G1, 2	T2a	N0	M0	Wie Stadium Ia, jedoch Tumor > 5 cm und nur oberflächlich gelegen
IIA	G1, 2	T2b	N0	M0	Wie Stadium Ia, jedoch Tumor > 5 cm, aber tief gelegen, ebenso ohne regionäre Lymphknoten- oder Fernmetastasen
IIB	G3, 4 G3, 4	T1a T1b	N0 N0	M0 M0	Grad 3–4, Tumor ≤ 5 cm, oberflächlich oder tief gelegen, ohne regionäre Lymphknoten- oder Fernmetastasen
IIC	G3, 4	T2a	N0	M0	Wie Stadium IIB, jedoch Tumor > 5 cm, nur oberflächlich gelegen
III	G3, 4	T2b	N0	M0	Wie Stadium IIC, jedoch Tumor tief gelegen
IV	Jedes G Jedes G	Jedes T Jedes T	N1 Jedes N	M0 M1	Tumor mit Lymphknoten- und/oder Fernmetastasen

Die Einteilung der AJCC 1997 unterscheidet neu zwischen oberflächlichen (T1a, T2a) und tiefen (T1b, T2b), d. h. die darunter liegende Faszie infiltrierende oder durchbrechende Sarkome. Als tiefe Läsionen gelten auch die viszeralen, intrathorakalen und die meisten im Hals-Rachen-Bereich lokalisierten Sarkome.

kation gegen eine erneute Radiochemotherapie.
4. Konservative Palliation von Schmerzen, Blutung oder Ulkus nicht möglich.
– **Lymphdissektion:** nicht obligat, da Weichteilsarkome insgesamt nur zu 2–3 % in die regionären Lymphknoten metastasieren. Eine Ausnahme bilden das Synovialsarkom, das Klarzellsarkom, das Epitheloidsarkom und evtl. das Rhabdomyosarkom, die bis zu 15 % regionär metastasieren. Eine Lymphdissektion ist deshalb nur indiziert,
1. wenn sich der Tumor nahe an der ersten Lymphknotenstation befindet,
2. wenn Lymphknoten klinisch tumorbefallen sind,
3. wenn es sich um eine der gerade aufgezählten Tumorhistologien mit beachtenswerter Neigung zu lymphogener Ausbreitung handelt.

- **Radiotherapie**
  – Das **Lokalrezidivrisiko** nimmt, beginnend mit der weiten Exzision, über die radikale Resektion hin zur Kompartimentresektion bzw. Amputation deutlich ab. Die kosmetisch-funktionell bessere und prognostische gleichwertige Lösung ist die weite Exzision, gefolgt von der Bestrahlung.
  – Jeder Patient mit lokalisiertem Weichteilsarkom ab Stadium IIA wird deshalb unbeschadet der Histologie einer **postoperativen Radiotherapie** unterzogen, sofern eine extremitätenschonende Resektionsbehandlung erfolgt ist.
  – Eine **präoperative Radio- und/oder Chemotherapie** ab Stadium IIA sind heute an spezialisierten Zentren Standard. Dadurch erfolgt in einem hohen Prozentsatz eine Tumordevitalisierung.
  – Wir bevorzugen die **präoperative Radiochemotherapie** mit Doxorubicin + Ifosfa-

```
                                    präoperative
                                    Radiochemotherapie
Tumorstadium                              │            │
                                          ▼            ▼
          ┌──────────┐  radikale   lokale Exzision  lokal unradikale
  N0M0    │ ablative │  Weichteil- mit beschränktem Tumorentfernung
          │Chirurgie │  resektion  Sicherheitsabstand
          └──────────┘      │            │            │
                            ▼            ▼
                    bei Sitz nahe der ersten
                    Lymphknotenstation gleichzeitig
                    auch Dissektion der regionalen
                    Lymphknoten (Monoblockresektion)
                                         │
                                         ▼
                                 regionale hypertherme
                                 Zytostatikaperfusion
                            │            │            │
                            ▼            ▼
                    Nachbestrahlung,   Nachbestrahlung
                    sofern Stadium II
                    oder mehr
          │                 │            │            │
          ▼                 ▼            ▼            ▼
         adjuvante systemische Chemotherapie, sofern Stadium III oder IVa

  N1M0    zusätzlich: Dissektion der befallenen Lymphknotenregion, Nachbestrahlung
          und systemische Chemotherapie, sofern pN1
```

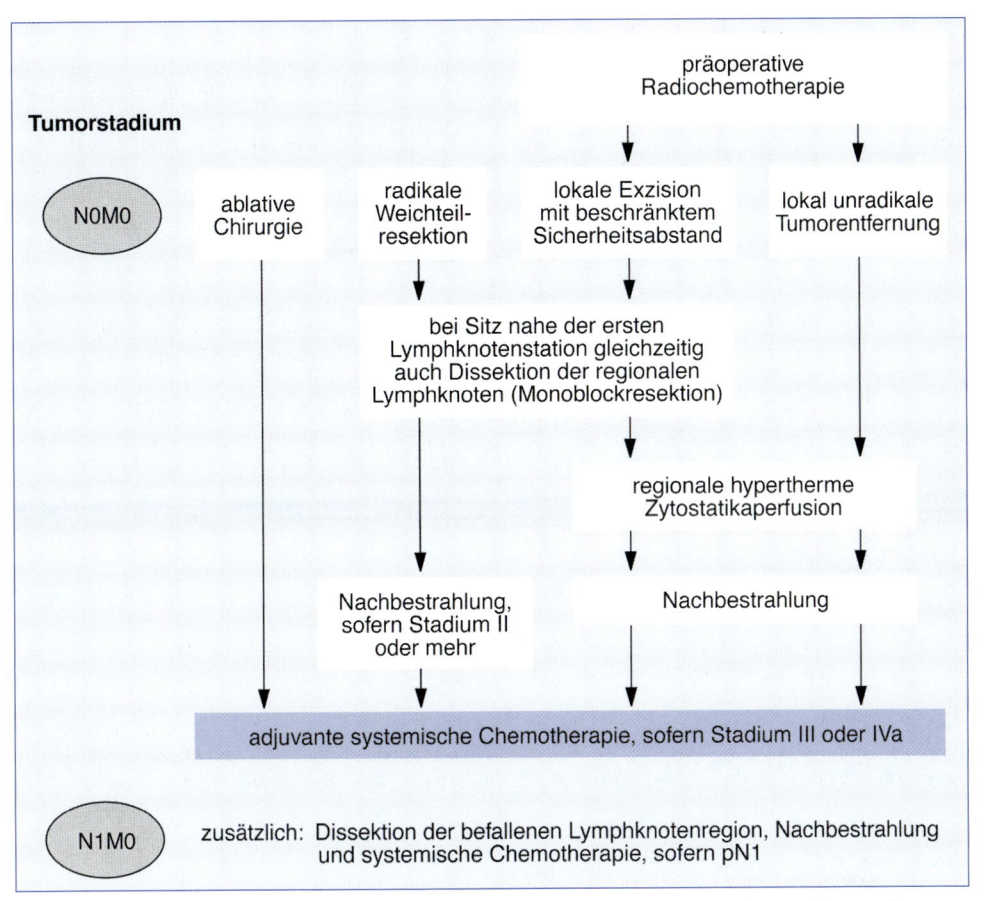

Abb. 33.1 Flussdiagramm der empfohlenen Therapieschritte bei Weichteilsarkomen im Erwachsenenalter.

mid simultan zu einer hyperfraktioniert-akzelerierten Radiotherapie bis zu einer Gesamtdosis von 60 Gy.
– **Dosierung** der konventionell fraktionierten postoperativen Bestrahlung in Shrinking-Field-Technik: 50 Gy/6 Wochen auf großes Volumen, 60–65 Gy/7–8 Wochen auf verkleinertes Volumen mit 5 cm Sicherheitssaum.
– Gelenke und Weichteilstreifen an der Extremiteninnenseite müssen ausgespart werden (sonst konstriktive Fibrose!).
- **Chemotherapie**
– Weichteilsarkome sind bei herkömmlicher Dosierung nur mäßig chemosensibel. Die wirksamsten Substanzen sind Doxorubicin und Ifosfamid; hinzu kommen DTIC, hoch dosiertes Methotrexat, Cyclophosphamid, Cisplatin, Carboplatin und Actinomycin D.
– In der adjuvanten Situation postoperativ stehen überzeugende Resultate aus. In der präoperativen Applikation gibt es positive Ansätze, auch in Kombination mit der hyperthermen Extremitätenperfusion.
– Die Indikation zur palliativen Chemotherapie muss kritisch und zurückhaltend gestellt werden.
- **Palliativtherapie**
– Palliative Extremitätenamputation.
– Resektion von solitären Fernmetastasen; Patienten haben nach Resektion einer

Lungenmetastase immer noch eine bessere Prognose als nach Operation eines primären Lungenkarzinoms.
- Lokale Strahlentherapie der Primärtumorregion, evtl. kombiniert mit lokaler Hyperthermie oder Chemotherapie oder interstitieller Radionuklidtherapie.
- Palliative Radiotherapie von Skelettmetastasen.

Prognose

- **Postoperative Lokalrezidive**
  - Nach alleiniger Inzisionsbiopsie 100 %,
  - nach Exzisionsbiopsie kleiner Tumoren 80–100 %,
  - nach weiter Exzision im Gesunden 50 %,
  - nach radikaler Weichteilresektion 10–20 %,
  - nach weiter Exzision und postoperativer Radiotherapie 10–15 %. Bei peripherer Lage ist sie geringer (5–10 %) als am Stamm (50–60 %).
  - Die lokale Tumorkontrolle bei Rhabdomyo- sowie Synovialsarkomen beträgt nach kombinierter Radiochemotherapie 75–80 %.
- **5-Jahres-Überlebensraten**
  - Liposarkom 60 %.
  - Fibrosarkom 50 %.
  - Malignes fibröses Histiozytom 45 %.
  - Malignes Schwannom (Neurosarkom) 45 %.
  - Synovialsarkom 45 % (Kinder 85 %).
  - Rhabdomyosarkom 30 % (Kinder 70–80 %).
  - Unklassifizierbare Sarkome 30 % (Kinder 90 %).

34 Maligne Lymphome

34.1 Morbus Hodgkin (Lymphogranulomatose)

Allgemeines

- Im Vergleich zu den Massentumoren der Lunge, des Gastrointestinaltrakts und der Genitalorgane relativ seltener Tumor.
- Inzidenz 2–3/100 000 pro Jahr.
- Männer häufiger als Frauen betroffen.
- Zweigipfliger Kurvenverlauf, nämlich Häufung um das 25. und um das 50. Lebensjahr.
- Erstbeschreibung 1832 durch Thomas Hodgkin. Abgrenzung des Morbus Hodgkin (MH) von den Non-Hodgkin-Lymphomen (NHL) Ende des 19. Jahrhunderts.
- Ätiologie unklar: virale Genese? familiäre Disposition? Umweltfaktoren?

Symptomatologie

- Indolente Lymphknoten-(LK-)Vergrößerungen, üblicherweise supradiaphragmal (90 %), am häufigsten zervikal (60–80 %).
- Subdiaphragmaler Erstbefall (10 %) und Mesenterialbefall äußerst selten.
- Allgemeinsymptome (sog. B-Symptomatik): Fieber (30–50 %), Nachtschweiß (20–30 %), Gewichtsverlust > 10 % in 6 Monaten (30 %).
- Alkoholschmerz (2–10 %), Juckreiz und rheumatische Schmerzen und Hautveränderungen kommen vor, gelten aber als uncharakteristisch (= keine B-Symptome).

Histologie

- Die charakteristischen Reed-Sternberg-Zellen und Hodgkin-Zellen lassen den Morbus Hodgkin sicher von anderen malignen Lymphomen abtrennen. Sie haben makrophagenähnliche Charakteristika.
- Histologische Subtypisierung nach Lukes und Butler 1966, vereinfacht auf der Konferenz von Rye:
  - Lymphozytenreiche Form (LP, 5 %).
  - Noduläre Sklerose (NS, 60 %).
  - Mischtyp (MC, 20 %).
  - Lymphozytenarme Form (LD, 2 %).
  - Unklassifizierbar (15 %).

  Mit dem Rückgang des Lymphozytengehalts von LP nach LD ändern sich sowohl das Befallsmuster als auch die Prognose. Mit wachsender Therapieintensität verliert die histologische Subtypisierung allerdings an prognostischem Gewicht.
- LP und NS gelten als verhältnismäßig günstig. Patienten mit NS haben häufig einen Mediastinaltumor, eine extranodale Manifestation, aber nur in einem Drittel einen subdiaphragmalen Befund.
  Im Gegensatz dazu weisen Patienten mit MC zu mehr als 50 % einen infradiaphragmalen Befall auf.
- **Immundefekte** treten bereits bei unbehandelten Patienten auf, deshalb Anfälligkeit für infektiöse Komplikationen, wie Herpes zoster, Pneumocystis carinii, banale Infektionen etc., erhöht.
- **Ausbreitung** zunächst lymphogen, von einem initial erkrankten Lymphknoten auf die nächste Lymphknotenstation überspringend, später hämatogen, vorwiegend in Leber, Knochenmark und Lunge.

Diagnostik

- Anamnese: Fieber? Nachtschweiß? Gewichtsabnahme?
- Körperliche Untersuchung der peripheren LK-Stationen, Leber, Milz, auf abdominale Resistenzen, Waldeyer'scher Rachenring (Spiegeluntersuchung, besser: Endoskopie).
- LK-Biopsie möglichst vom Hals, weil inguinale und axilläre LK häufig unspezifisch verändert. Feinnadelbiopsie zur differenzierten Histologie ungeeignet.

Ausbreitungsdiagnostik

- Laboruntersuchungen: BSR = sehr empfindlich, Differentialblutbild, Blutchemie einschließlich alkalischer Phosphatase, Elektrophorese, Immunglobuline.
- Bildgebende Diagnostik
  - Thoraxaufnahmen in zwei Ebenen.
  - CT von Hals, Thorax, Abdomen und Becken.
  - Lymphographie bei negativem abdominalen CT umstritten.
  - Oberbauchsonographie.
- Knochenmarkbiopsie aus Beckenkamm zum Ausschluss eines Stadiums IV.
- Laparoskopie mit Leberbiopsie fakultativ, diagnostischer Wert umstritten.
- **Explorative Laparotomie**
  („Staging-Laparotomie")
  - Splenektomie, LK-Exzisionsbiopsien aus Milz- und Leberhilus, paraaortal, iliakal beidseits, mesenterial, auf jeden Fall von klinisch suspekten Knoten. Keilbiopsien aus beiden Leberlappen. Bei jungen Frauen Verlagerung der Ovarien aus dem späteren Strahlenfeld.
  - Morbidität 10–40 % (perioperative Komplikationen, erhöhte Infektanfälligkeit sowie erhöhtes Leukämierisiko nach Splenektomie.
  - Außerhalb klinischer Studien nur noch selten indiziert, z.B. bei computertomographisch unklarem Abdominalbefund, im klinischen Stadium IB oder bei Patienten, die aufgrund der bisherigen klinischen Ergebnissen für eine alleinige Radiotherapie in Betracht kommen.

Tumorklassifikation
(Ann Arbor, Abb. 34.1)

- **Stadium I:** Befall einer einzigen LK-Region (I) oder eines einzigen extralymphatischen Organs bzw. Gebiets (IE).
- **Stadium II:** Befall von zwei oder mehr LK-Regionen auf derselben Zwerchfellseite (II) oder lokalisierter Befall extralymphatischer Organe oder Gebiete plus einer oder mehrerer LK-Regionen auf derselben Zwerchfellseite (IIE).
- **Stadium III:** LK-Befall beiderseits des Zwerchfells (III), evtl. begleitet von lokalisiertem extralymphatischen Organ- oder Gewebebefall (IIIE) oder Milzbefall (III_S) oder beidem, bzw. LK-Befall supradiaphragmal mit extralymphatischer Manifestation subdiaphragmal bzw. Milzbeteiligung.
- **Stadium III_1:** abdomineller Befall, auf Milz oder Milzhilus, zöliakale oder portale LK begrenzt.
- **Stadium III_2:** Befall der anderen abdominellen LK-Gruppen.
- **Stadium IV:** diffuser oder disseminierter Befall von einem oder mehreren extralymphatischen Organen oder Gebieten mit oder ohne LK-Befall.

Zusätze bei der Stadieneinteilung

- Der Zusatz „c" oder „p" gibt an, ob die Stadienbeurteilung klinisch (cS) oder unter Berücksichtigung pathohistologischer Kriterien (pS), z.B. durch die explorative Laparotomie, erfolgte.
- Jedes Stadium wird nochmal in **A oder B** unterteilt:
  A: Fehlen definierter Allgemeinsymptome;
  B: ein oder mehrere definierte Allgemeinsymptome, wie ungeklärtes Fieber über 38 °C, Nachtschweiß, ungeklärter Gewichtsverlust > 10 % in den letzten 6 Monaten.

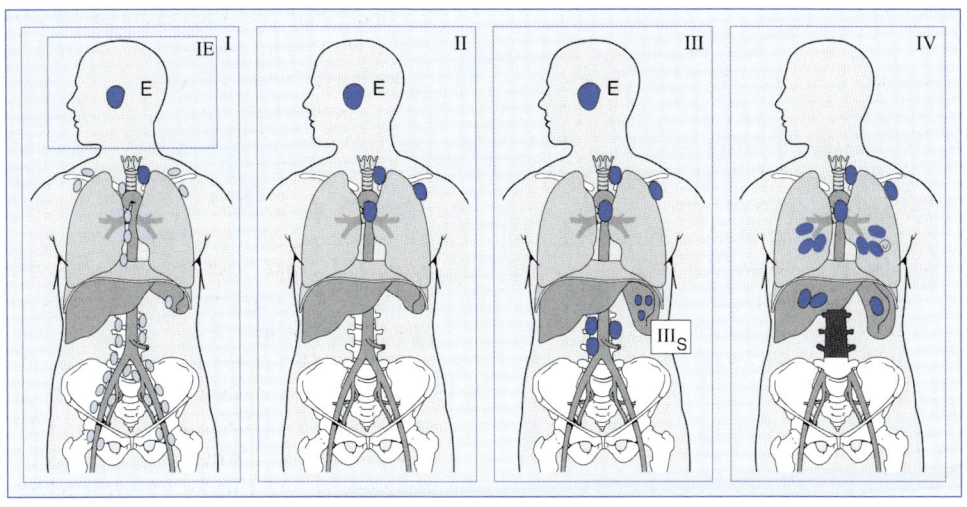

Abb. 34.1 Stadieneinteilung des Morbus Hodgkin. E = extranodaler Befall, S = Milzbefall.

- **E-Stadium:** Lokalisierter Organbefall (außer von Knochenmark und Leber) durch direktes Einwachsen aus einem benachbarten Lymphknoten bzw. mit engem anatomischen Bezug zu einem befallenen Lymphknoten wird mit dem Zusatz „E" kenntlich gemacht und vom Stadium IV unterschieden. Das befallene extralymphatische Gebiet wird durch Symbole gekennzeichnet:
  S = Milz,
  H = Leber,
  L = Lunge,
  M = Knochenmark,
  P = Pleura,
  O = Knochen,
  D = Haut.
- **Differentialtherapeutische Stadiengruppierungen**
  Studiengruppen unterscheiden heute nur noch drei Stadiengruppierungen, die sich bezüglich Therapie und Prognose unterscheiden:
  – Gruppe mit günstiger Prognose: Stadien I und II ohne Risikofaktoren.
  – Gruppe mit intermediärer Prognose: Stadien I und II mit Risikofaktoren und Stadium IIIA.
  – Gruppe mit ungünstiger Prognose: Stadien IIB, IIIB und IV.
- **„Risikofaktoren"** bedingen eine schlechtere Prognose und stellen heute eine Indikation für eine primäre (ggf. alleinige) Chemotherapie dar. Als allgemein akzeptiert gelten folgende Risikofaktoren:
  – B-Symptome.
  – Histologie MC und LD.
  – Primär extranodaler Befall (E-Stadium).
  – „Bulky Disease" (Lymphknotenkonglomerat von $\geq$ 5 cm Durchmesser; großer Mediastinaltumor = $> \frac{1}{3}$ Thoraxquerdurchmesser auf Höhe Th5/6, gemessen mit einer Thoraxaufnahme im Stehen). Sowohl der große Mediastinaltumor als auch eine andere „Bulky Disease" werden mit dem Suffix X gekennzeichnet, also z. B. im klinischen Stadium IIA: cSIIAX.
  – Massiver Milzbefall ($\geq$ 5 Knoten, diffuser Befall).
  – 3 oder mehr befallene Lymphknotenareale (z. B. Stadium III_2A).
  – Hiluslymphknotenbefall im Thorax.
  – Alter > 60 Jahre.
  – Hohe Blutsenkung (> 50 mm/h bei A-Stadien, > 30 mm/h bei B-Stadien).

Therapie

Grundsätzliches zur Therapie
- Operative Maßnahmen zur Histologiegewinnung (Biopsie) und Stadieneinteilung (explorative Laparotomie). Sonst keine weitere Operationsindikation.
- Radiotherapie = Primärtherapie bei der Mehrzahl der lokalisierten Stadien I, II und IIIA ohne Risikofaktoren.
- Chemotherapie = Primärtherapie der fortgeschritteneren und möglicherweise bereits hämatogen disseminierten Stadien IB, IIB, III$_2$A, IIIB und IV sowie bei „Bulky Disease" (großer Mediastinal- oder Abdominaltumor) vor Radiotherapie.
- Kinder erhalten heute wegen der Gefahr strahlenbedingter Wachstumsstörungen eine primäre, oftmals alleinige Chemotherapie, auch in lokalisierten Stadien. Dazu adjuvante/additive Radiotherapie mit stark reduzierter Dosis.

Radiotherapie
- Voraussetzung: Möglichkeit zur Großfeldtechnik mit Linearbeschleunigern der Photonenenergie 4–6 MV (supradiaphragmal) und 10 MV (im Abdominalbereich).
- Indikationen zur **kurativ intendierten, alleinigen Radiotherapie** sind die Stadien
  - pSIA/B und pSIIA ohne weitere Risikofaktoren.
  - cSIA hochzervikal; cSIA/IIA ohne Risikofaktoren nur innerhalb von Studien.
- **Adjuvante Radiotherapie** (20–40 Gy) nach kompletter Remission durch eine primäre Chemotherapie noch umstritten. Wohl sinnvoll bei
  - „Bulky Disease",
  - Stadien IIIB/IV,
  - Lymphknotenbefall, der nur langsam auf die Chemotherapie angesprochen hat,
  - lokalisiertem extranodalen Befall in fortgeschrittenen Stadien.
- **Additive Radiotherapie** im Rahmen eines mit Chemotherapie kombinierten Konzepts für Patienten, die nach alleiniger Chemotherapie wegen Risikofaktoren ein hohes Rückfallrisiko haben. Meist bei Resttumor als sog. Eisbergbestrahlung.
- **„Involved Field"**: Technik, die nur die befallenen Lymphknotenstationen einschließt.
- **„Extended Field"**: befallene LK-Regionen mit benachbarten, klinisch nicht befallenen Regionen, z. B. als „Mantelfeld" oder „umgekehrtes Y-Feld" (vgl. Abb. 18.16).
- **Subtotal-nodale Bestrahlung:** erweiterte Mantelfeldbestrahlung = Mantelfeld und paraaortales Feld mit Milzstiel ± Milz.
- **Total-nodale Bestrahlung:** Mantelfeld und infradiaphragmales umgekehrtes Y-Feld mit Milzstiel ± Milz.
- **Dosis:** Heute werden die meisten Patienten innerhalb von klinischen Studien mit dezidierten Dosierungsvorschriften behandelt. Die nachfolgenden Angaben gelten außerhalb von Studien: 40–45 Gy/5 Wochen in Einzeldosen von 1,6–2 Gy, 5× wöchentlich, auf die befallenen Regionen; 36 Gy/4 Wochen in gleicher Fraktionierung auf benachbarte, klinisch nicht befallene LK-Regionen.
- **Bestrahlungspause** von 3–4 Wochen zwischen Mantelfeld- und umgekehrter Y-Bestrahlung angezeigt. Bei hoher hämatologischer Toxizität (Leukopenie, Thrombopenie) darf die Bestrahlung nicht länger als 2 Wochen unterbrochen werden; ein „Split Course" ist nicht statthaft.
- **Nebenwirkungen der Radiotherapie** sind trotz größter Sorgfalt nicht immer zu vermeiden.
  - Strahlenpneumonitis in Lungenspitze und paramediastinal, gewöhnlich asymptomatisch (in 5–15 % der Mantelfeldbestrahlungen).
  - Perikarditis (10–13 %) und Myokarditis (10–15 %), abhängig von der Herzbelastung bei der Mediastinalbestrahlung (subkarinaler Block!) auch Reizleitungsstörungen.
  - Erhöhtes Risiko für koronare Herzkrankheit bis hin zum Herzinfarkt.
  - Klinisch oft latente Schilddrüsenunterfunktion (20–30 %).

- Chronische Darmreizung mit Unverträglichkeit für Fett und blähende Speisen („empfindlicher Darm").
- Wachstumsstörungen bei Kindern.
- Sekundärmalignome (Zweittumoren): Leukämierisiko < 1 %; höhere Inzidenz von Non-Hodgkin-Lymphomen und soliden Organtumoren von mehreren Prozent (kleinzelliges Bronchialkarzinom häufiger bei Rauchern!). Exponentieller Anstieg der Zweittumorhäufigkeit nach kombinierter Radio- und Chemotherapie.

Chemotherapie
- **Kombinationschemotherapie** grundsätzlich angezeigt. Dauer ca. 6 Monate bzw. bis zum Erreichen einer Vollremission und mindestens 2 konsolidierende Behandlungszyklen. Keine Erhaltungstherapie!
- **MOPP-Schema** (DeVita, 1964), bestehend aus Mechlorethamin (Mustargen)/Oncovin (Vincristin)/Procarbazin (Natulan®)/Prednison (MOPP), in Deutschland gegeben in der weniger toxischen Variante COPP (Ersatz von Mechlorethamin durch Cyclophosphamid (Endoxan®).
- **ABVD-Schema** (Bonadonna, 1975), bestehend aus Adriamycin/Bleomycin/Vincristin/Dacarbazin, zum MOPP-Regime nicht kreuzresistent. Es verbessert gegenüber MOPP die Ergebnisse bei Patienten mit Risikofaktoren. ABVD wird oft alternierend oder sequentiell mit MOPP oder COPP und im Hinblick auf die Erhaltung der Fertilität eingesetzt, z. B. 4× ABVD ≙ 2× COPP/ABVD.
- **OP(P)A** = wirksame Kombination im Kindesalter.
- **Hochdosis-Chemotherapie** (z. B. mit BEAM-Schema) und Stammzellreinfusion wird in der Patientengruppe mit sehr ungünstigen Prognosefaktoren und bei Rezidiven empfohlen.
- **Nebenwirkungen der Chemotherapie**
  - Fertilitätsstörungen (dauerhafte Azoospermie bzw. Amenorrhö) nach 6 Kursen MOPP 80 %, nach ABVD 30 %.
  - Brechreiz bei ABVD stärker als bei MOPP oder COPP.
- Myokardschäden und Lungenfibrose durch ABVD nicht unerheblich, insbesondere, wenn ABVD mit einer Mediastinalbestrahlung kombiniert werden muss.
- Sekundärtumoren (Zweitmalignome): Leukämierisiko (2–5 %) sowie Induktion von Non-Hodgkin-Lymphomen (1–2 %) und soliden Tumoren (2–3 %), bei ABVD geringer als bei MOPP. Risiko für solide Tumoren noch nicht abschließend evaluiert, nach kombinierter Chemo- und Strahlentherapie aber 13–14 % nach 15 Jahren.

Prognose

	10-Jahres-Rezidivfreiheit	10-Jahres-Überlebenszeit
IA/IB	75–90 %	85 %
IIa/IIB	65–70 %	80 %
II mit breitem Mediastinum und IIIA	60 %	75 %
IIIB/IV	50 %	50 %

- Prognose verschlechternde Faktoren sind
  - fortgeschrittenes Tumorstadium,
  - Histologie NS, MC und LD,
  - extensiver Tumorbefall („Bulky Disease"),
  - Allgemeinsymptome (B),
  - hohe Blutsenkung,
  - Alter > 60 Jahre.

34.2 Non-Hodgkin-Lymphome (NHL)

Allgemeines

Unter den Begriff „Non-Hodgkin-Lymphome" fällt eine ganze Reihe maligner Entartungen des lymphatischen Systems, die stark zur hämatogenen Dissemination neigen, inkl. chronische lymphatische Leukämie, Plasmozytom usw. (Abb. 34.2, Tab. 34.1).

Tab. 34.1 Histologische Klassifikation der Non-Hodgkin-Lymphome.

Kiel-Klassifikation (1992)	Revised European-American Lymphoma Classification (REAL-Klassifikation, 1994)*
B-Zell-Lymphome	
Niedrigmaligne Lymphome	
Lymphozytisch (chronische lymphatische Leukämie)	Lymphozytisch (chronische lymphatische Leukämie)
Lymphoplasmozytisch (Immunozytom)	Lymphoplasmozytoides Lymphom
Zentrozytisch	Mantelzellen-Lymphom
Zentrozytisch-zentroblastisch (cc-cb) (follikulär oder diffus)	Follikuläres Keimzentrums-Lymphom Grad I–III (diffus, kleinzellig)
Monozytoid inkl. Marginalzonenlymphom	Nodales Marginalzonenlymphom
Haarzell-Leukämie	Haarzell-Leukämie
Plasmozytisch (Plasmozytom)	Plasmozytom, Myelom
Hochmaligne Lymphome	
Zentroblastisch	Diffus, großzellig
Immunoblastisch	
Burkitt-Lymphom	Burkitt-Lymphom
Großzellig-anaplastisch (ki-1-positiv)	Primäres mediastinales großzelliges Lymphom
Lymphoblastisch	Vorläufer – lymphoblastisches Lymphom/Leukämie
Seltene Typen	Seltene Typen
T-Zell-Lymphome	
Niedrigmaligne Lymphome	
Lymphozytisch (chronische lymphatische Leukämie)	Lymphozytisch (chronische lymphatische Leukämie)
Mycosis fungoides/Sézary-Syndrom	Mycosis fungoides/Sézary-Syndrom
T-Zonen-Lymphom	Peripheres T-Zell-Lymphom
Hochmaligne Lymphome	
Pleomorph, mittel- und großzellig	(Noch nicht definiert)
Immunoblastisch	(Noch nicht definiert)
Angioimmunoblastisch	Angioimmunoblastisches Lymphom
Lymphoblastisch	Vorläufer – lymphoblastisches Lymphom/Leukämie
Seltene Typen	Seltene Typen

*Quelle (gekürzt): N. Lee Harris et al., Blood 84: 1361–1392, 1994

34.2 Non-Hodgkin-Lymphome (NHL)

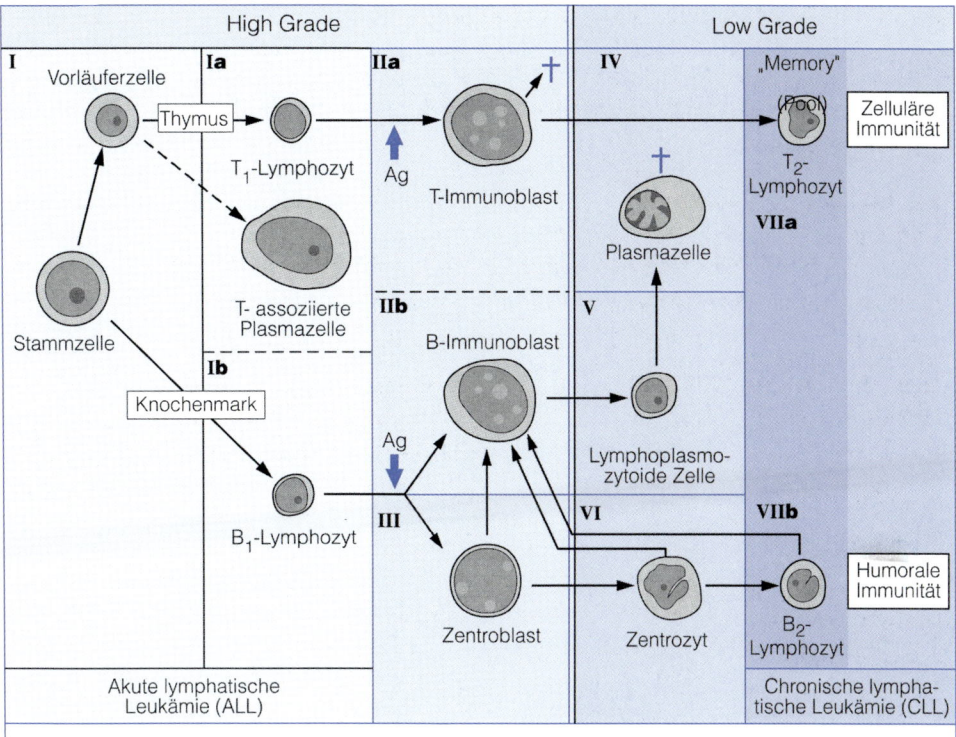

Hochmaligne Lymphome
1. Lymphoblastische maligne Lymphome
   - undifferenzierte Lymphome (aus I)
   - lymphoblastisches T-Zell-Lymphom (aus Ia)
   - lymphoblastisches B-Zell-Lymphom (aus Ib)
2. Immunoblastisches malignes Lymphom (früher Retothelsarkom)
   - T (aus IIa)
   - B (aus IIb)
3. Zentroblastisches malignes Lymphom
   - B (aus III)

Niedrigmaligne Lymphome
1. Plasmozytom (aus IV)
2. Immunozytom (aus V) (lymphoplasmozytoide maligne Lymphome mit ihren 3 Untergruppen, meist Morbus Waldenström)
3. Zentrozytische maligne Lymphome (aus VI)
4. Zentroblastisch-zentrozytische maligne Lymphome (aus III und VI) (Brill-Symmers einschließlich Bennett-Typ)
5. Lymphozytische maligne Lymphome = chronische lymphatische Leukämie (CLL)
   – T-CLL (aus VIIa)
   Mycosis fungoides
   Sézary-Syndrom
   T-Zell-Lymphom (T-Zonen-Lymphom)
   – B-CLL (aus VIIb)
   Haarzell-Leukämie
   Das Burkitt-Lymphom entwickelt sich zwischen Ib und III.

Die **akuten lymphatischen Leukämien** sind die malignen Lymphome des I. Kompartiments und beginnen meist leukämisch. Die **chronische lymphatische Leukämie** ist das maligne Lymphom des VII. Kompartiments. Sie beginnt meist leukämisch. Die malignen Lymphome aus den Kompartimenten II–VI sind fakultativ leukämisch, d. h. gehen erst später in die leukämische Form über. Die Zell-Linien entwickeln sich jeweils weiter oder bleiben im Pool liegen, bis sie „abgerufen" werden. Nur die mit „†" bezeichneten Zellen sterben ab und müssen immer wieder neu gebildet werden. Das Immunoblastom und das Immunozytom bilden **Immunglobuline**, daher die Bezeichnung.

Abb. 34.2 Entwicklung des T- und B-Lymphozyten-Systems unter der Einwirkung von bestimmten Antigenen nach K. Lennert (1978). Auf jeder Entwicklungsstufe kann sich ein malignes Lymphom entwickeln, das auch entsprechend bezeichnet wird. Es gibt 3 hochmaligne Lymphome („High Grade") und 5 niedrigmaligne Lymphome („Low Grade"), z.T. mit Untergruppen. Die einzelnen Kompartimente sind mit I bis VII bezeichnet.

Häufigkeit/Epidemiologie

- Häufiger als die Hodgkin-Lymphome. Inzidenz 3–5/100 000 pro Jahr, zunehmend.
- Altersgipfel zwischen 60 und 70 Jahren.
- Männer erkranken etwas häufiger als Frauen (1,7 : 1).
- Ätiologische Faktoren: Viren (Burkitt-Lymphom), Immundefizite (AIDS oder nach immunsuppressiver Therapie), Umweltfaktoren (NHL durch ionisierende Strahlung und onkologische Chemotherapeutika), genetische Disposition (häufigeres Auftreten nach oder bei anderen Tumorerkrankungen).

Symptomatologie

Es bestehen grundsätzliche Gemeinsamkeiten in den Symptomen zwischen NHL und Hodgkin-Lymphomen, aber auch Unterschiede, die hier aufgelistet sind:
- Frühzeitiger Befall (auch isoliert) des Waldeyer'schen Rachenrings;
- Frühzeitiger Befall extranodaler Regionen, wie Haut, Gastrointestinaltrakt (Magen!), ZNS, Knochenmark, Hoden und Mamma. Besonders die hochmalignen NHL beschränken sich nicht auf die Stammlymphknoten;
- Intraabdominale Krankheitsmanifestation gleich zu Beginn bei Kindern besonders häufig (> 30 %);
- Leukämische Verlaufsform bei hochmalignen NHL häufig, besonders bei lymphoblastischen Lymphomen.

Bezüglich der Allgemeinsymptome bestehen keine grundsätzlichen Unterschiede zum Morbus Hodgkin (Kap. 34.1).

Tumorklassifikation

- **Histopathologische Klassifikation**
  - Besondere Schwierigkeiten bei der histologischen Klassifizierung. Selbst mit Hilfe der Immunhistologie bleiben bis zu 30 % der Lymphome unklassifizierbar.
  - Ableitung der einzelnen Lymphomsubtypen von den normalen, morphologisch und immunologisch definierten Zellvorbildern (Abb. 34.2).
  - Klassifikation in Europa (Kiel-Klassifikation) und den USA (Rappaport) uneinheitlich. Die international erarbeitete REAL-Klassifikation (Revised European-American Lymphoma Classification, 1994) lehnt sich an die Kiel-Klassifikation an, erweitert diese aber und soll weltweit gelten.
  - Zum Verständnis kann Abbildung 34.2 beitragen. Sie zeigt die Entwicklung der Zellen aus der pluripotenten Stammzelle unter dem Einfluss verschiedener determinierender Faktoren. Auf jeder Stufe kann sich ein bösartiger Tumor (malignes Lymphom) entwickeln. Grundsatz: „Zytische" Lymphome sind prognostisch gutartiger als „blastische" Lymphome. Erstere gehören zu Lymphomen „mit niedrigem", Letztere zu Lymphomen „mit hohem Malignitätsgrad".
- **Klinische Klassifikation**
  Die klinische Klassifikation der NHL entspricht derjenigen der Hodgkin-Lymphome (vgl. Kap. 34.1 und Abb. 34.1).

Diagnostik

Ausbreitungsdiagnostik bei NHL entsprechend derjenigen beim Morbus Hodgkin. Die Untersuchungen haben wegen des z.T. unterschiedlichen Ausbreitungsmusters jedoch eine andere Gewichtung:
- Knochenmarkbiopsie frühzeitig aus beiden Beckenkämmen;
- Liquoruntersuchung obligat bei lymphoblastischen Lymphomen, bei zentroblastischen und immunoblastischen Lymphomen im Stadium IV mit Knochen- oder Knochenmarkbefall sowie bei Verdacht auf ZNS-Befall;
- Endoskopie des Gastrointestinaltrakts und Magen-Darm-Passage oder Kolon-Doppel-

kontrastuntersuchung unumgänglich zum Ausschluss eines gastrointestinalen NHL;
- endoskopische Untersuchung der oberen Atem- und Speisewege;
- Skelettszintigraphie;
- Laparoskopie und Leberbiopsie vertretbar bei klinischem oder computertomographischem Verdacht.

Therapie

- **Chirurgie**
  - Zur Diagnosesicherung (Exzisionsbiopsie).
  - Resektion von extranodalen Solitärmanifestationen (z. B. im Magen-Darm-Bereich) kann kurativ sein, wird aber heute zunehmend kritisch gesehen. Für gewöhnlich dann zusätzlich Radiotherapie oder Chemotherapie zur Elimination von Mikro- oder Makroresiduen notwendig.
  - Palliativindikationen bei Frakturen bzw. Frakturgefahr von Skelettabschnitten, Blutungen aus dem Magen-Darm-Trakt etc.
- **Radiotherapie**
  - **Primärtherapie** der Wahl bei allen lokalisierten Manifestationen im Stadium I und II. Das sind nach den oben angeführten Staging-Untersuchungen 15 % der niedrigmalignen NHL und 40 % der hochmalignen NHL. Rechtfertigung einer adjuvanten Chemotherapie im Stadium II bei hochmalignen Lymphomen bisher nicht eindeutig erwiesen, erst recht nicht bei den niedrigmalignen NHL.
  - **Adjuvant** (nach kompletter Remission) und **additiv** (bei Resttumor) nach primärer Chemotherapie bei fortgeschrittenem Stadium II, bei hochmalignen NHL, im Stadium III und IV, z. B. bei massivem Mediastinaltumor oder abdominellem exzessivem Tumorbefall („Bulky Disease").
  - Großfeldtechnik als **„Extended Field"** bei niedrigmalignen NHL. Dosis: 35–40 Gy/ 4–5 Wochen auf klinisch nicht befallene Regionen. Zusätzlicher Boost mit 5–10 Gy/ Woche auf Primärmanifestationen (z. B. Tonsillentumor).
  - **„Involved Field"** ausschließlich auf die befallenen LK-Regionen bei hochmalignen NHL. Dosis: 45–50 Gy/5–6 Wochen in konventioneller, 5× wöchentlicher Fraktionierung.
  - **Total-nodale Bestrahlung** bei zentroblastisch-zentrozytischen NHL (Brill-Symmers) bzw. follikulären Keimzentrumslymphomen (nach REAL) wegen starker Rezidivneigung bereits in den frühen Stadien indiziert.
  - **Ganzabdomenbestrahlung** bei gastrointestinalen oder primär abdominalen Manifestationen: 30 Gy/3,5 Wochen (Nierenschonung), zusätzlich 15 Gy/2 Wochen auf das Tumorbett bzw. die klinisch befallene Region.
  - **Prophylaktische Ganzhirnbestrahlung** mit 18–24 Gy/2–3 Wochen bei lymphozytischen NHL. Therapeutische Radiotherapie u. U. der gesamten Neuroachse bei nachgewiesenem ZNS-Befall mit 30 Gy/ 4 Wochen, Primärmanifestation im Schädel 45–50 Gy/5–6 Wochen (Technik wie beim Medulloblastom, Abb. 19.13).

> **MERKE**
>
> Niedrigmaligne Non-Hodgkin-Lymphome können nur mit der Radiotherapie geheilt werden, abgesehen von wenigen speziell chirurgischen Indikationen im Gastrointestinalbereich.

- **Chemotherapie**
  - **Kurativer Charakter bei hochmalignen NHL**, nur palliativer Charakter bei niedrigmalignen NHL. Letztere sind nur radiotherapeutisch und ggf. chirurgisch heilbar.
  - **Primärtherapie der Wahl** ist die Chemotherapie im Stadium III und IV, zunehmend auch im Stadium II bei hochmalignen NHL.
  1. **Niedriger Malignitätsgrad:** Therapiebedarf nur bei eindeutiger Progression. Im Übrigen Abwarten unter engmaschiger

Kontrolle. Behandlungsschema der Wahl: Monochemotherapie mit Chlorambucil (Leukeran®) oder einfache Kombinationen, wie COP bzw. CVP (Cyclophosphamid/Oncovin/Prednison).

2. **Hoher Malignitätsgrad:** Wirksame Kombinationschemotherapieschemata sind CHOP (Cyclophosphamid/Adriamycin/Vincristin/Prednison), COP, BACOP (Bleomycin/Adriamycin/Cyclophosphamid/Oncovin/Prednison) und MACOP-B (Methotrexat/Adriamycin/Cyclophosphamid/Oncovin/Prednison/Bleomycin) u. Ä. Keine auch noch so ausgeklügelte Kombination ist effektiver als das am wenigsten toxische COP-Schema, das noch immer internationaler Standard ist.
– Immuntherapie mit Interferonen in Erprobung.

Prognose

- **Stadien I und II:** 5-Jahres-Überlebensrate nach Radiotherapie 50–75 % (Stadium I) und 25–60 % (Stadium II), abhängig von Malignitätsgrad und Tumorlokalisation. Nach Polychemotherapie 60–80 % von den Patienten, die in komplette Remission kamen. Nach partieller Remission 5-Jahres-Überleben bis 40 %.
- **Niedrigmaligne NHL:** unter Chemotherapie zwar häufige Remissionen, doch wegen regelmäßiger Rezidive keine Heilung.
- **Hochmaligne Lymphome:** 30–40 % dauerhafte Vollremissionen und Heilungen durch Kombinationschemotherapie.

34.3 Plasmozytom und multiples Myelom

Allgemeines

- **Plasmozytom** ist ein weiter Begriff für eine familiäre oder monoklonale tumoröse Störung, die mit einer Überproduktion eines monoklonalen Antikörpers vergesellschaftet ist. Die malignen Zellen sind Plasmazellen oder plasmozytoide Leukozyten. Sie stammen aus der B-Zell-Reihe. Eine Vielzahl von Plasmazellklonen kann verschiedenste Antikörper gegen eine endlose Zahl von Antigenen bilden.
- Das **multiple Myelom** (MM) als häufigstes malignes Plasmozytom überproduziert das sog. M-Protein, nämlich die Immunglobuline IgG, IgA, IgD oder IgE (Abb. 34.3) und sog. Leichtketten-Antikörper (Bence-Jones-Eiweißkörper). Es beginnt schleichend mit uncharakteristischen Symptomen und ist in der disseminierten Form unheilbar. Nur solitäre Plasmozytome sind durch Chirurgie und/oder Strahlentherapie heilbar.
- **Die monoklonale Gammopathie unbestimmter Bedeutung** bzw. Signifikanz (MGUS, Synonym benigne monoklonale Gammopathie) weisen viele an und für sich gesunde Personen auf. Diese können ohne Krankheitssymptome einen spezifischen monoklonalen Antikörper im Exzess bilden. In fast allen Fällen kann das M-Protein im Serum oder Urin nachgewiesen werden. Die benigne monoklonale Gammopathie darf diagnostiziert werden, wenn das M-Protein über die Zeit gleich bleibt und keine Symptome verursacht.
- Ein **Plasmazelltumor** liegt vor, wenn bei vorhandenem M-Protein eines oder mehrere der folgenden Kriterien erfüllt sind:
  1. Plasmazellen im Knochenmark > 10 %.
  2. Plasmazellen verdrängen die normale Knochenmarkstruktur.
  3. Im peripheren Blutausstrich > 500 Plasmazellen/mm^3.
  4. Nicht anders erklärbare Osteolysen im Skelett oder schwere Osteoporose.

Häufigkeit/Epidemiologie

- Häufigkeit entspricht derjenigen der Hodgkin-Lymphome (2–3/100 000 pro Jahr) und nimmt langsam zu.

- Altersgipfel nach dem 60. Lebensjahr.
- Männer und Frauen gleich häufig, Farbige zweimal häufiger als Weiße betroffen.
- Ätiologische Faktoren weitgehend unbekannt: Diskutiert werden chronische Infektionen (Virusgenese), genetische Faktoren (Chromosomentranslokationen), auch die Einwirkung von ionisierenden Strahlen.

Symptomatologie

- Asymptomatische, lange Zeit stationäre Phase möglich, obwohl die Patienten alle diagnostischen Kriterien des MM erfüllen, aber keine Hyperkalzämie, Niereninsuffizienz oder progrediente Knochenläsionen aufweisen: sog. **Smouldering** (schwelendes) **MM**.
- Frühsymptome sehr selten: vergrößerte Lymphknoten beim extraossären (extraskelettalen) oder umschriebener Schmerz beim monossären Plasmozytom.
- Spätsymptome sind Folgen der exzessiven Hypergammaglobulinämie (Hyperviskositätssyndrom), Paraamyloidbildung (mit resultierendem Karpaltunnelsyndrom oder Polyneuropathie und Herzinsuffizienz), der hohen Eiweißausscheidung mit dem Urin (Nierenversagen), der Verdrängung des Knochenmarks durch Plamazellen (Anämie, Leukopenie, Thrombopenie, Infektionen, Gerinnungsstörungen), Knochendestruktionen mit Schmerzen und Spontanfrakturen (besonders in der Wirbelsäule: Wirbelkörpersinterung, Abnahme der Körpergröße), Hyperkalzämie, hirnorganisches Psychosyndrom, Störungen von Herz-Kreislauf- und Atemsystem.

Diagnostik

- Klinische Untersuchung: periphere LK-Stationen, Druck- und Klopfdolenz von Rippen und Wirbelsäule, Endoskopie des Waldeyer'schen Rachenrings einschließlich Epipharynx.
- Knochenmarkbiopsie: Histologie und Zytologie (Zahl und Beschaffenheit der Plasmazellen?).
- Laboruntersuchungen: Blutsenkung, Gesamteiweiß, Elektrophorese und Immunelektrophorese (IgG, IgA, IgM, Paraproteine), Serumkalzium, Gerinnung, Differentialblutbild, Nierenchemie (Harnstoff, Kreatinin, Kreatinin-Clearance), Eiweißausscheidung im Urin.
- Röntgenuntersuchung: Schädel seitlich, Wirbelsäule, Rippengitter, Extremitäten.
- Weitergehende bildgebende und laborchemische Untersuchungen entsprechend dem Krankheitsbild.

Tumorklassifikation

- **Pathologische Klassifikation** der Plasmozytome (Azar und Potter, 1973)
  - Disseminierte, nicht osteolytische Myelomatosis.
  - Solitäres ossäres Myelom.
  - Extraskelettales (extramedulläres) Plasmozytom.
  - Multiples Plasmazellmyelom (multiples Myelom).
  - Plasmazell-Leukämie.
  - Plasmozytische Lymphoretikulose.
  - Maligne Lymphome mit MM-Komponente.
- **Klinische Klassifikation** (Durie und Salmon, 1975)
  - Stadium I
    1. Hämoglobin > 10 g %.
    2. Normales Kalzium im Serum.
    3. Allenfalls eine Osteolyse im Gesamtskelett.
    4. Geringe Eiweißproduktion: IgG < 5 g%, IgA < 3 g%, Leichtkettenanteil in der Urinelektrophorese < 4 g/24 Stunden.
  - Stadium II: weder Stadium I noch III.
  - Stadium III: zumindest einer der folgenden Befunde:
    1. Hämoglobin < 8,5 g %.
    2. Kalzium im Serum > 12 g %.
    3. Multiple Skelettosteolysen.

4. Stark pathologische Eiweißwerte: IgG > 7 g %, IgA > 5 g %, Leichtkettenproteine in der Urinelektrophorese > 12 g/24 h.
Subklassifikation
a: Noch normale Nierenfunktion (Serumkreatinin ≤ 2,0 mg %).
b: Pathologische Nierenfunktion (Serumkreatinin > 2,0 mg %).

Therapie

- **Chirurgie**
  - Allenfalls bei solitärem Knochenherd kurative Indikation (meist zufällige Ausräumung als Knochenzyste).
  - Therapie oder Prophylaxe pathologischer Frakturen in statisch beanspruchten Skelettabschnitten, sofern begrenzter Skelettbefall.
- **Radiotherapie**
  - **Kurative Therapie** des solitären extramedullären (d.h. extraskelettalen) Plasmozytoms und des solitären ossären Plasmozytoms möglich.
  Dosis: 45–50 Gy ZV-Dosis (u.U. Boosterung auf 56 Gy), Einzeldosis 1,8–2,0 Gy, 5× wöchentlich. Im Kopf-Hals-Bereich zusätzlich elektive Radiotherapie des regionären Lymphabflussgebiets mit 35–40 Gy.
  - **Stabilisierungsbestrahlung** frakturgefährdeter Skelettabschnitte: 50 Gy ZV-Dosis in konventioneller Fraktionierung. 2–3 cm Sicherheitssaum „im Gesunden" anhand CT. Skelettszintigraphie ungeeignet, da Plasmozytome szintigraphisch stumm sind.
  - **Rückenmarkkompression/Nervenwurzelkompression:** 45-50 Gy ZV-Dosis, konventionell fraktioniert oder akzeleriert hyperfraktioniert. Nur im Falle eines inkompletten Querschnitts Rückbildung der neurologischen Symptomatik möglich.
  - **Analgetische Radiotherapie:** nach 15–25 Gy bei 70 % der Patienten Schmerzfreiheit, abhängig von der Belastung des Skelettabschnitts. Halbkörperbestrahlung mit 6 Gy (unkorrigierte Lungendosis) bis 8 Gy hocheffektiv. Kombinierte Radiochemotherapie bringt bessere Analgesie als Chemo- oder Strahlentherapie allein.
- **Chemotherapie**
  - Nur palliative, keine kurativen Indikationen. Deshalb kritische Indikationsstellung.
  - Keine Indikation zur Chemotherapie bei der monoklonalen Gammopathie unbestimmter Signifikanz, beim „Smouldering" multiplen Myelom und im Stadium I.
  - Ab Stadium II nur bei nachgewiesener Progression: ausgedehnte Osteolysen, Hyperkalzämie, Anämie, Leukopenie, Steigerung des M-Gradienten (Abb. 34.3), Nierenfunktionsstörungen.
  Medikament der Wahl ist Melphalan (L-PAM, Alkeran, u.U. alternativ Cyclophosphamid), häufig mit Prednison kombiniert oder zusätzlich Vincristin Adriamycin und BCNU (VBAMDex).
  - Zur Hemmung der Osteoklastenaktivität Bisphosphate, z.B. Pamidronat 90 mg, alle 4 Wochen als Infusion, oder Clodronat 600 mg/Tag per os.

Abb. 34.3 Eiweißelektrophorese eines Gesunden (links) und eines Myelompatienten (rechts). Während die Ausschläge für das Albumin, das α_1-, α_2-, und β-Globulin beim Myelompatienten nicht beeinträchtigt sind, findet sich eine starke Vermehrung des γ-Globulins, verursacht durch das pathologisch erhöhte Immunglobulin (Paraprotein, M-Protein).

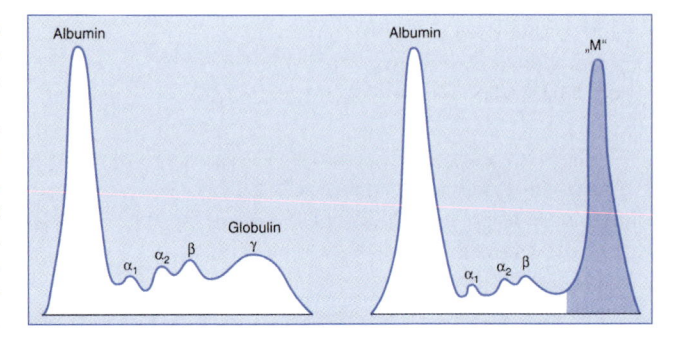

Prognose

- Es besteht eine Beziehung zwischen Plasmazellzahl und Überleben, und zwar beträgt die 5-Jahres-Überlebensrate 100 % im Stadium I, 35 % im Stadium II und 25 % im Stadium III.
- Medianes Überleben beim solitären Plasmozytom: extramedulläres 60–120 Monate, ossäres 43–85 Monate.
- Nur 8–17 % der extramedullären solitären Plasmozytome konvertieren in ein multiples Myelom, aber 45–50 % der solitären ossären Plasmozytome.
- Die Prognose des multiplen Myeloms im Stadium III mit Niereninsuffizienz ist infaust.

34.4 Kutane Non-Hodgkin-Lymphome

Allgemeines

- Kutane Lymphome sind fast so häufig wie der Morbus Hodgkin. Männer erkranken zweimal häufiger als Frauen.
- Es handelt sich um extranodale NHL mit **niedrigem Malignitätsgrad** (Tab. 34.1, Abb. 34.2). 65 % der Fälle sind **T-Zell-Lymphome**, 25 % B-Zell-Lymphome, der Rest ist nicht abschließend klassifizierbar. Phänotypisch sind die bandartigen überwiegend T-Helferzell-Infiltrate im oberen Korium (bindegewebiger Anteil der Haut unter der Epidermis) mit Eindringen in die Epidermis, wo sie nestartige Plaques bilden (zur Anatomie Abb. 37.1 und Abb. 37.2).
- Histopathologisch und zytomorphologisch werden sie nach der Kiel-Klassifikation bzw. der **REAL-Klassifikation** (Tab. 34.1) eingeteilt.
- Es gibt zwei Subtypen:
  1. **Mycosis fungoides** ist das praktisch aleukämische NHL der Haut, gekennzeichnet durch einen phasenhaften Verlauf über viele Jahre.
  2. **Sézary-Syndrom** ist die leukämische Variante der Mycosis fungoides mit ausgeprägterer Erythrodermie, unstillbarem Juckreiz, Lymphknotenschwellungen und atypischen Zellen im peripheren Blut (sog. Sézary-Zellen).
- Die Mycosis fungoides ist etwa dreimal häufiger als das Sézary-Syndrom.
- **Kutane B-Zell-Lymphome** entwickeln primär exophytische und endophytische Knoten in der Haut ohne Beteiligung der Epidermis.

Symptomatologie

- **Mycosis fungoides**
  - Drei Krankheitsphasen: erythematöse Phase, Plaque- oder mykotische (schuppende) Phase und tumoröse Phase.
  - Die erythematöse Frühphase wird oft nicht erkannt und bis zu 10 Jahre als Erythem, mykotische Infektion, Psoriasis etc. fehlgedeutet.
  - Palpable Plaques und Tumoren in der Haut, später auch Hautulzerationen und sekundäre Infektionen sind Zeichen der weiter fortgeschrittenen Phasen II und III.
  - Periphere Lymphknotenschwellungen.
  - Sehr spät Allgemeinsymptome, wie Schwäche, Krankheitsgefühl, Infektionen.
- **Sézary-Syndrom**
  - Unerträglich juckende, rote Haut (Erythrodermie), vom Aussehen vergleichbar mit der erythematösen Phase der Mycosis fungoides.
  - Unterscheidung des Sézary-Syndroms von der erythematösen Phase der Mycosis fungoides nur durch die Abwesenheit von malignen T-Zellen im peripheren Blut möglich.
  - 17 % der Patienten mit kutanen T-Zell-Lymphomen zeigen eine generalisierte Erythrodermie, die Hälfte von ihnen hat ein Sézary-Syndrom.

Diagnostik

- Inspektion der Haut, Beurteilung der Hautinfiltration, Suche nach Lymphknotenvergrößerungen, Leber- und Milzvergrößerung sowie Schwellung der inneren Organe.
- Bildgebende Diagnostik zum Ausschluss eines viszeralen bzw. LK-Befalls:
  - Thoraxaufnahmen in zwei Ebenen.
  - Oberbauchsonographie.
  - CT des Abdomens und Beckens.
  - Skelettszintigraphie.
- Laboruntersuchungen: Blutbild, Differentialblutbild (atypische mononukleäre Sézary-Zellen suchen!).
- Biopsien aus suspekten Hautarealen, palpablen Lymphknoten und Knochenmark.

Tumorklassifikation

Kutane T-Zell-Lymphome werden in Anlehnung an die TNM-Klassifikation eingeteilt. Eine Klassifizierung der B-Zell-Lymphome gibt es noch nicht.

- T – Hautbeteiligung
  T1/2: Flache Hautinfiltrationen von weniger (T1) oder mehr (T2) als 10 % der Körperoberfläche.
  T3/4: Tumoröse Hautveränderungen (T3) oder Erythrodermie (T4).
- N – Periphere Lymphknoten
  N0: Klinisch und histologisch normal.
  N1: Klinisch abnorm, histologisch normal.
  N2: Klinisch normal, histologisch positiv.
  N3: Klinisch abnorm, histologisch positiv.
- M – Viszerale Organe
  M0: Kein Befall.
  M1: Histologisch gesicherter Befall.
- B – Peripheres Blut
  B0: Atypische zirkulierende Zellen unter 5 %.
  B1: Atypische zirkulierende Zellen über 5 %.

Stadiengruppierung

Stadium				
Stadium	IA	T1	N0	M0
Stadium	IB	T2	N0	M0
Stadium	IIA	T1–2	N1	M0
Stadium	IIB	T3	N0–1	M0
Stadium	III	T4	N0–1	M0
Stadium	IVA	T1–4	N2–3	M0
Stadium	IVB	T1–4	N0–3	M1

Therapie

- **Allgemeines:** Kutane Lymphome sind meist wenig aggressive Krankheitsbilder, die durch eine Systemtherapie nicht heilbar sind. Lediglich Frühstadien lassen sich bis zu 40 % durch Radiotherapie heilen. Bei der systemischen Therapie kommt es also darauf an, die Krankheit durch symptom- und stadienorientierte Maßnahmen unter Kontrolle zu halten.
- **Radiotherapie**
  - **Ganzhaut-Elektronentherapie** mit 30–40 Gy/6–10 Wochen in kurativer oder palliativer Intention, und zwar unabhängig vom Stadium (Abb. 34.4 und 34.5).
  - **Total-nodale Bestrahlung** zusätzlich in den Stadien IB und II klinisch noch nicht gesichert.
  - **Palliative**, symptomorientierte Bestrahlung von Hautknoten, Ulzera und Lymphknotentumoren.
- **Chemotherapie**
  - Keine Heilung durch Chemotherapie (niedrig maligne NHL!).
  - Nichtaggressive topische Therapie (Heliotherapie, Kortikoide, PUVA = topisch aufgetragenes Psoralen + UV-A-Licht) in den Stadien I–IIA als Alternative zur Radiotherapie.
  - Patienten mit Hauttumoren, Erythrodermie und extrakutaner Beteiligung (Stadien IIB und höher) erfordern eine multimodale Therapie.
  - **Indikationen zur Chemotherapie** bei Übergang des niedrigmalignen in ein hochmalignes Lymphom und bei extrakutaner Manifestation. Man beginnt mit ei-

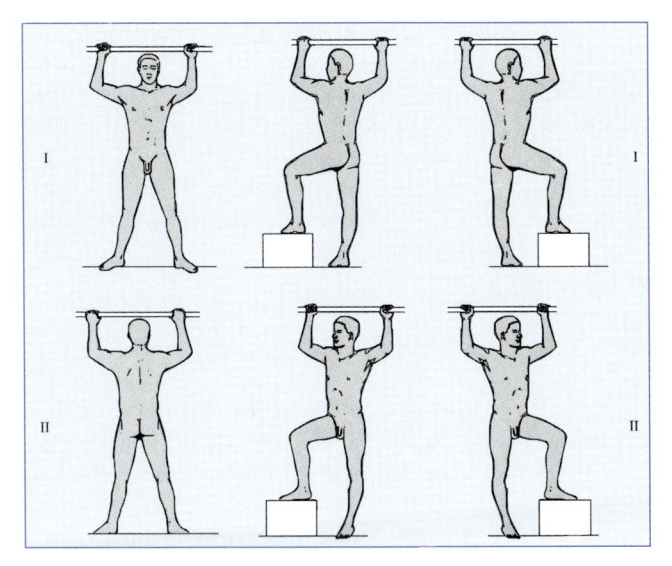

Abb. 34.4
Bestrahlungsanordnung bei der Ganzhaut-Elektronentherapie. Der Patient steht täglich wechselnd in einer der abgebildeten Stellungen I–II. Vor ihm ist ein Plexiglasschirm von 1 cm Dicke aufgestellt, der die Energie der Elektronen von 7 MeV auf 5 MeV an der Haut des Patienten senkt. Die Felder überschneiden sich auf der Haut. Hautareale im Strahlenschatten müssen zusätzlich aufgesättigt werden (Hand- und Fußflächen, Achseln etc.).

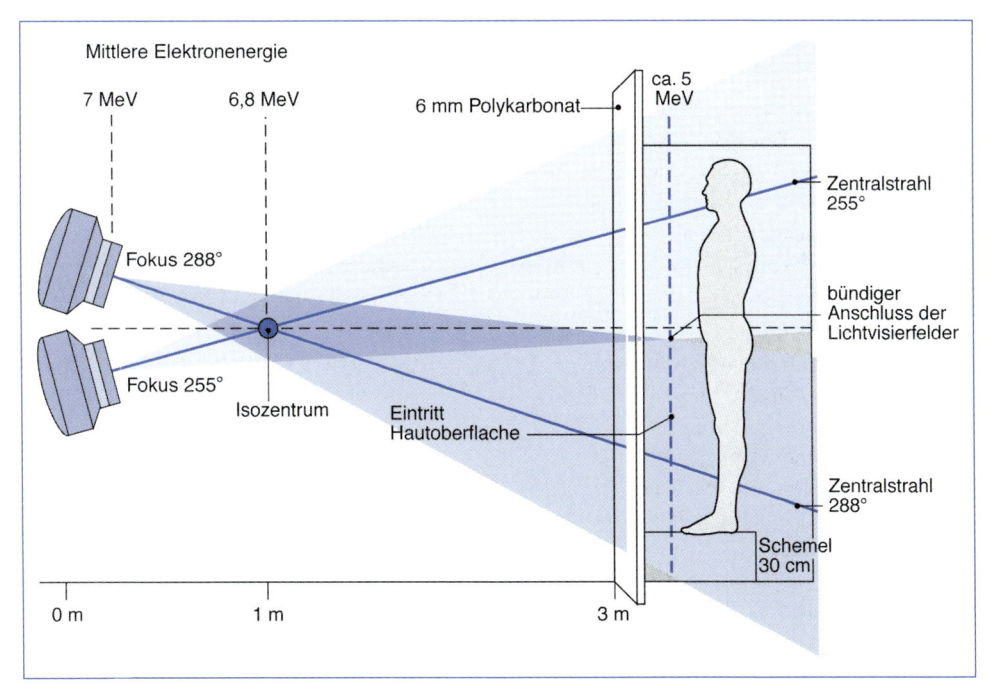

Abb. 34.5 Feldgeometrie und Patientenposition bei der Ganzhaut-Elektronentherapie. Der vor dem Patienten aufgestellte Schild aus Plexiglas schwächt die Elektronenenergie weiter ab und bringt somit das Dosismaximum in die Haut.

ner wenig toxischen Monotherpaie (Chlorambucil = Leukeran®, ggf. Methotrexat), bevor Interferon und Retinoide (Neotigason®) eingesetzt werden.

– Komplette Remissionen nur bei 20–25 % der Fälle. Dann Erhaltungstherapie mit lokalem PUVA.

Prognose

- T-Zell-Lymphome nur in den ersten 6–7 Jahren günstiger als die B-Zell-Lymphome, dann ungünstigerer Verlauf.
- 8- bis 10-jährige Verläufe bis zur Diagnosestellung: Dann überleben 50 % der Patienten 5 Jahre.
- 80 % der Patienten haben einen T-Zell-Lymphombefall außerhalb der Haut, nämlich in Lymphknoten (70 %), Milz (55 %), Leber (50 %), Lungen (50 %) und Knochenmark (40 %).
- 50 % der Patienten mit Lymphknotenbefall überleben weniger als 2 Jahre und mit Organbefall weniger als 1 Jahr.

34.5 MALT-Lymphome

Allgemeines

Etwa 50 % der NHL im gastrointestinalen Bereich entwickeln sich aus dem MALT-Gewebe (**m**ucosa**a**ssoziiertes **l**ymphatisches Gewebe [englisch: **T**issue]); es sind die sog. MALT-Lymphome (Maltome) niedriger Malignität, Synonym: Marginalzonenzell-Lymphome.
- Maltome des Magens sind B-Zell-Lymphome.
- Maltome des Dünndarms sind T-Zell-Lymphome.
- Sonderformen sind für verschiedene Schleimhautareale bekannt, z. B. für das Bronchialsystem das sog. BALT-Lymphom.
- Die Helicobacter-pylori-Infektion (Gastritis) begünstigt das Entstehen von MALT-Lymphomen des Magens.
- Die Helicobacter-Eradikation schützt vor MALT-Lymphomen, bzw. MALT-Lymphome werden schon durch die Therapie der Helicobacter-Gastritis zu 70 % geheilt. Die Remissionsrate beträgt 85–90 %. Die sog. Tripeltherapie besteht aus Amoxicillin oder Metronidazol + Clarithromycin + Protonenpumpenhemmer.

Therapie

1. **Eradikation** einer Infektion mit Helicobacter pylori.
2. Bei fehlender oder inkompletter Remission sowie in den Stadien IE und IIE **lokale Strahlentherapie**. Vielerorts wird leider immer noch primär eine Magenresektion vorgenommen. Empfehlung: Extended-Field-Bestrahlung mit 45–50 Gy an der Primärmanifestation, ≥ 40 Gy am Lymphabfluss.
3. **Vorgeschaltete Chemotherapie** im Stadium IIE zur Verkleinerung der Tumormasse vor Bestrahlung, bei gravierender Blutung ggf. primäre Resektion.
4. **Postoperative Radiotherapie** nach Operation von niedrigmalignen Lymphomen und nach R0-Resektionen in Diskussion. Auf jeden Fall nach R1/R2-Resektionen notwendig.

Prognose

- Beste Heilungsraten aller Non-Hodgkin-Lymphome.
- Stadien IE/IIE > 90 % Heilung.

35 Leukämien

Allgemeines

Fünf Haupttypen werden unterschieden:
1. **Akute lymphatische Leukämie (ALL).**
2. **Akute myeloische Leukämie (AML,** auch als ANLL = akute nichtlymphatische Leukämie bezeichnet) einschließlich der akuten promyelozytären, der akuten myelomonozytären, der akuten Monozyten-, der akuten Erythrozyten- und der akuten undifferenzierten Leukämie.
3. **Chronische myeloische Leukämie (CML).**
4. **Chronische lymphatische Leukämie (CLL).** Unterformen: CLL vom 0-Zell-Typ und NK-Zell-Typ, Prolymphozytenleukämie (B- und T-ProLL), Richter-Syndrom und die Haarzell-Leukämie (Hairy Cell Leukemia).
5. **Myelodysplastisches Syndrom (MDS)** mit den Synonyma Präleukämie, oligoblastische Leukämie, refraktäre Anämie, Smouldering-Leukämie, dysmyelopoetisches Syndrom u. a.

Akute = unreifzellige, chronische = reifzellige Leukämien.

Akute Leukämien
- Inzidenz: 3,5/100 000 pro Jahr, an 20. Stelle aller Krebstodesursachen, häufigster bösartiger Tumor im Kindesalter.
- Erster Häufigkeitsgipfel der ALL zwischen dem 2. und 6. Lebensjahr, im Übrigen zunehmende Inzidenz der akuten Leukämien mit dem Alter.
- Ätiologie: chemische Toxine, Medikamente (Alkylanzien, Chloramphenicol, Phenylbutazon etc.), ionisierende Strahlung, Viren, assoziiert mit angeborenen Erkrankungen.

CML
- Inzidenz: 1/100 000 pro Jahr, 20 % aller Leukämien.
- Häufigstes Erkrankungsalter: 25–60 Jahre.
- Ätiologie
  – Dieselben chemischen, viralen und angeborenen Faktoren wie bei den akuten Leukämien.
  – Ursächlicher Einfluss der ionisierenden Strahlung am besten belegt (nach Atombombenabwürfen in Japan, häufigste Leukämie nach Strahlenbehandlung).
  – Genetik: Typisch ist das Philadelphia-Chromosom, eine Translokation des langen Arms des 22. Chromosoms auf den langen Arm des 9. Chromosoms. Bei 90 % der Patienten anzutreffen, bei Abwesenheit besonders schlechte Prognose.

CLL
- Die CLL ist ein stets leukämisch verlaufendes, lymphozytisches Non-Hodgkin-Lymphom vom niedrigen Malignitätsgrad (T- oder B-Zell-Reihe).
- Inzidenz: 3/100 000 pro Jahr, damit das häufigste NHL (11 %) und auch die häufigste Leukämie. T-CLL extrem selten im Gegensatz zur B-CLL, die häufig bei alten Leuten vorkommt und oft überhaupt nicht erkannt wird.
- 90 % der Patienten über 50 Jahre alt, zwei Drittel über 60 Jahre alt.
- Männer doppelt so häufig wie Frauen betroffen.
- Ätiologie: familiäre Häufung. Ionisierende Strahlung spielt keine Rolle!

Symptomatologie

- Allgemein: Abgeschlagenheit, Müdigkeit, Fieber, Gewichtsverlust, Skelettschmerz.
- Zeichen der Markverdrängung, wie Anämie, Infektionen, Blutungen (Zahnfleisch, Haut, Nase/Mund, Darm etc.) und Hämatome bei

Bagatelltraumen, früh bei den akuten Leukämien, sehr spät/selten bei der CLL.
- Hyperurikämie, Hyperkalzämie, disseminierte intravasale Gerinnung, Mediastinaltumor und solide leukämische Tumoren bei den akuten Leukämien.
- Leber- und Milzvergrößerung (Hepato- und Splenomegalie) wegen extramedullärer Blutbildung besonders stark bei der CML ausgeprägt.
- Lymphknotenschwellungen, Milzvergrößerung, Lymphozyteninfiltration in Leber, Haut und andere Organe typisch für CLL.
- Kopfschmerz, Übelkeit und Erbrechen, Ausfälle der Hirnnerven als Zeichen einer Meningeosis leucaemica.

Diagnostik

- Anamnese, körperliche Untersuchung (Hautblutungen, Lymphknotenvergrößerungen, Organvergrößerungen, neurologische Ausfälle).
- Knochenmarkbiopsie (Zytologie und Histologie).
- Chromosomenanalyse.
- Bildgebende Verfahren
  - Thoraxaufnahmen in zwei Ebenen.
  - Skelettröntgen.
  - Bei spezieller Fragestellung: Sonographie/CT/MRT.
- Laboruntersuchungen: Blutbild, Differentialblutbild, Leber- und Nierenfunktion, Gerinnungsstatus, immunologische Marker.

Zytologische Kriterien

- **Akute Leukämien** (unreifzellige Leukämien)
  - $> 25\%$ pathologische Zellen im Knochenmark.
  - $\geq 40\%$ Blasten (unreife Zellen) im peripheren Blut.
  - Keine Differenzierung in reife Zellen, erklärbar durch die maligne, tumorähnliche Überproliferation der Knochenmarkstammzellen (sog. Hiatus leucaemicus).
- **Chronische Granulozytenleukämie** (reifzellige Leukämie)
  - $> 15 000$ Leukozyten/mm^3 im peripheren Blut.
  - Gesamte granulozytäre Entwicklungsreihe, aber „Linksverschiebung" zu den unreifen Formen im Differentialblutbild.
  - Philadelphia-Chromosom.
  - Bei fehlendem Philadelphia-Chromosom zwei der folgenden Kriterien:
    Splenomegalie,
    alkalische Leukozytenphosphatase niedrig,
    Thrombozytose,
    hoher Vitamin-B$_{12}$-Spiegel im Serum.
- **CLL** (reifzellige Leukämie)
  - $> 15 000$ Lymphozyten/mm^3 im peripheren Blut.
  - Sichtbare Lymphozyten ausgereift.
  - Monoklonalität der Lymphozyten muss nachgewiesen sein (überwiegend immunglobulinproduzierende B-Lymphozyten, bei bis zu 5 % der Patienten T-Lymphozyten).

Therapie

- **Akute Leukämien**
  - **Chemotherapie** ist Behandlung der Wahl.
  - Vollremission ($\leq 5\%$ Leukämiezellen im Knochenmark): erreichbar bei > 95 % der ALL im Kindesalter, bei 80 % der AML.
  - Remissionsdauer bei AML im Median 12 Monate, Verlängerung durch Erhaltungschemotherapie.
  - Knochenmarktransplantation (allogen = fremde oder autolog = eigene Stammzellen) im Stadium der 1. Vollremission nur bei Hochrisikopatienten, sonst erst bei der 2. Vollremission (1. Rezidiv) oder bei Therapieresistenz.
  - **Radiotherapie**
    Indikationen bei der akuten lymphatischen/lymphoblstischen Leukämie (ALL):
    1. Ganzschädelbestrahlung prophylaktisch beim Erwachsenen: 24 Gy (ED 2 Gy); beim Kind: mittleres und hohes Risiko 12 Gy, keine Bestrahlung im 1. Lebensjahr.

Therapeutische Bestrahlung bei Meningeosis leucaemica (Befall der Hirnhäute) beim Erwachsenen: 24 Gy auf die ganze Neuroachse (Technik wie bei Medulloblastom). Beim Kind Schädelbestrahlung: 1 und 2 Jahre alt: 18 Gy, ≥ 2 Jahre alt: 24 Gy (keine Bestrahlung im 1. Lebensjahr). In jedem Fall ist auch eine intrathekale Chemotherapie mit Methotrexat indiziert.
2. Ganzkörperbestrahlung mit 6 × 2 Gy/ 3 Tage im Rahmen der Konditionierungsbehandlung vor Knochenmarktransplantation (Kap. 18.4.6 und 19.4.4).
3. Analgetische Skelettbestrahlung mit 15–20 Gy Gesamt- und 3–4 Gy Einzeldosis.

Indikationen bei der akuten myeloischen Leukämie (AML) im Kindesalter:
1. In den Studien der AML-BFM-Studiengruppe führte der Verzicht auf die prophylaktische Schädelbestrahlung zu vermehrten systemischen und ZNS-Rezidiven. Deshalb jetzt die Empfehlung: prophylaktische und therapeutische (bei Meningeosis leucaemica) Ganzschädelbestrahlung mit 18 Gy (15 Gy bei Ein- bis Zweijährigen, keine Bestrahlung im 1. Lebensjahr). Ob prophylaktisch 12 Gy ausreichen, wird seit 1998 geprüft. Zusätzlich wird intrathekal Ara-C gegeben.
2. Extramedulläre Infiltrate, insbesondere leukämische Tumoren, erhalten eine additive Bestrahlung mit 18–24 Gy (Studienvorgaben beachten!).
- **Chronische myeloische Leukämie**
  - **Chemotherapie** ist Behandlung der Wahl. Nach im Median 4–5 (0–20) Jahren Resistenzentwicklung und Blastentransformation bei allen Patienten, d. h. Übergang in eine sekundäre, morphologisch und klinisch der AML identische Leukämie.
  - Die chirurgische Splenektomie wird unterschiedlich beurteilt. Es ist ein Versuch der vollständigen Vernichtung der Philadelphia-Chromosom-positiven Zellen zusammen mit Chemotherapie.
  - **Radiotherapie**
    Palliative Indikationen:
    1. Bestrahlung der oft riesigen Splenomegalie mit 6–10 Gy und Einzeldosen von 1 Gy (tägliche Blutbildkontrolle!). Die Behandlung ist mehrmals wiederholbar.
    2. Extramedulläre Herde in Haut, Knochen und Lymphknoten.
    3. Stabilisierungsbestrahlung von osteolytischen, stabilitätsgefährdenden Knochenherden.
    4. Therapeutische ZNS-Bestrahlung bei Meningeosis leucaemica mit 30 Gy. Zielvolumen und evtl. Boost-Dosis von Gesamtsituation abhängig.
- **Chronische lymphatische Leukämie**
  - Nicht behandelte Patienten haben eine mediane Überlebenszeit von 5 Jahren, über ein Drittel lebt ohne Behandlung > 10 Jahre: Beste Therapie ist das Beobachten.
  - Im Vordergrund steht die Therapie von belästigenden Tumorsymptomen: Lymphknotenschwellungen, Splenomegalie, Symptome der Knochenmarkinsuffizienz, wie Anämie, Blutungen und Infektionen.
  - Monochemotherapie mit Chlorambucil (Leukeran®) ist die gut tolerierte Behandlung der Wahl.
  - **Radiotherapie** bei Splenomegalie: 10–20 Gy in Einzelfraktionen von 1–2 Gy. Lymphknotenpakete, Tonsillentumor, Mediastinaltumor: 20–30 Gy in Einzeldosen von 1,8–2,0 Gy. Ganzkörperbestrahlung mit 1–4 Gy (0,05–0,1 Gy Einzeldosis) heute kaum noch praktiziert.

Prognose

- Überleben der Patienten mit akuter Leukämie wesentlich verbessert.
- 30–80 % der Kinder mit ALL (je nach Untergruppe) überleben 5 Jahre und sind geheilt, Verlauf bei Erwachsenen weniger günstig. Etwa 40 % von ihnen überleben heute 5 Jahre.

- Das mediane Überleben der AML-Patienten ist in den letzten 20 Jahren vervierfacht worden. 20–35 % können heute geheilt werden.
- CML: medianes Überleben 4 Jahre, dann Übergang in eine sekundäre AML.
- CLL: medianes Überleben je nach Risikogruppe 2 bis > 10 Jahre, über ein Drittel der Patienten lebt länger als 10 Jahre.

36 Tumoren im Kindesalter

36.1 Übersicht

Allgemeines

- Inzidenz: 12,5/100 000 Kinder unter 15 Jahren pro Jahr (9,5/100 000 in der schwarzen Bevölkerung).
- Israel und Nigeria haben die höchste, Japan und Indien die niedrigste Inzidenz. Bestimmte Tumoren gehäuft in bestimmten Gegenden (Hepatom in Fernost, Retinoblastom in Indien, Neuroblastom in Westeuropa, Burkitt-Lymphom in Uganda).
- Ewing-Sarkom, Hodentumoren und malignes Melanom sind extrem selten in der schwarzen Bevölkerung.
- Die ALL ist der häufigste bösartige Tumor im Kindesalter.
- Bis zum 5. Lebensjahr sind 40 % der Malignome embryonaler Natur.
- Non-Hodgkin-Lymphome (NHL) sind vor dem 10. Lebensjahr häufiger als Hodgkin-Lymphome, dann kehrt sich das Verhältnis um.
- Während der Adoleszenz sind Ovarialtumoren, Hodentumoren, Knochentumoren und Schilddrüsenmalignome am häufigsten (Tab. 36.1).
- Knaben sind etwas häufiger als Mädchen betroffen.

Tab. 36.1 Häufigste Malignome im Kindesalter nach Young et al., 1978.

Tumoren	Prozentuale Verteilung Weiße	Schwarze	Kapitel in diesem Buch
Leukämien	31,0	24,0	35
Hirntumoren	18,5	21,5	22.3
Maligne Lymphome	14,0	11,5	34
Neuroblastom	8,0	7,0	36.2
Weichteilsarkome	6,0	8,5	33.2/36.4
Nephroblastom (Wilms-Tumor)	6,0	9,0	36.3
Knochentumoren	4,5	3,6	33.1/36.5
Retinoblastom	2,4	4,0	23.1
Tumoren der Gonaden/Keimzelltumoren	2,0	3,5	22.3.4/29.1/30.4
Andere	8,0	7,0	36.6

Ätiologie

- **Übertragung von der Mutter** über die Plazenta in seltenen Fällen bekannt geworden (Melanom, Lymphome, Bronchialkarzinom). Verschiedene Medikamente und **Chemikalien** können, in der Schwangerschaft einwirkend, bösartige Tumoren im Kindesalter induzieren. Hydantoin z. B. induziert Neuroblastome. Hepatome, Neuroblastome und NNR-Karzinome wurden nach Alkoholgenuss in der Schwangerschaft beobachtet.
- **Ionisierende Strahlung,** vor allem in den ersten 12 Wochen der Schwangerschaft, erhöht die Malignomhäufigkeit bei Kindern.
- Trotz allem können die meisten Tumoren im Kindesalter nicht auf eine pränatale Exposition mit einem Karzinogen zurückgeführt werden.
- **Genetische Faktoren** werden beim Retinoblastom, beim Wilms-Tumor und beim Neuroblastom verantwortlich gemacht. 40 % der Retinoblastome sind vererbt. In 95 % wird das Retinoblastomgen, in einem geringeren Prozentsatz das charakteristische Gen für Nephroblastome (Wilms-Tumor) und Neuroblastome auf Nachfolgegenerationen übertragen. Viele Formen von Tumoren im Kindesalter wiederholen sich in den Familien (bis zu 25 % der Familienmitglieder erkrankt). Eine Reihe von Erbkrankheiten ist mit bösartigen Tumoren vergesellschaftet.

Diagnostik

Die folgenden Punkte fassen Symptome und klinische Untersuchungsmethoden zusammen, die für die meisten der Malignome im Kindesalter wichtig sind. Spezielle Punkte werden in den einzelnen Organkapiteln besprochen:

1. Anamnese: länger als üblich anhaltendes Fieber, nicht erklärbare Schmerzen, zunehmender Leibesumfang, Gewichtsverlust, Hautverfärbung.
2. Körperliche Untersuchung: Schläfrigkeit, Unruhe, Schreien, gespannter und geblähter Leib, vergrößerte Lymphknoten, Behaarung.
3. Histologische Diagnosesicherung: Biopsie verdächtiger Areale, bei Leukämien Knochenmarkbiopsie. Gefordert ist ein in der Kinderonkologie erfahrener Pathologe: Die histologischen, durch kleine Rundzellen charakterisierten Bilder – Neuroblastom, Rhabdomyosarkom, Ewing-Sarkom, PNET (primitive neuroektodermale Tumoren), Lymphome – sind oftmals schwer auseinander zu halten.
4. Bildgebende Verfahren: Lungenaufnahmen in zwei Ebenen und abdominale Sonographie obligat. Übrige Indikationen entsprechend Krankheitsbild: MRT wegen fehlender Strahlenexposition der CT vorzuziehen.
5. Laboruntersuchungen: Blutbild, Differentialblutbild, Leber- und Nierenchemie, Elektrophorese und spezielle Tumormarker.

Tumorklassifikation

Folgende Grundsätze gelten für alle nachfolgend besprochenen Tumoren im Kindesalter:
- Stadium I: Vollständig resektabler Tumor.
- Stadium II: Nach Operation mikroskopischer Resttumor zu erwarten (R1) oder Lymphknotenmetastasen.
- Stadium III: Makroskopisch nicht vollständig entfernbarer Tumor (R2).
- Stadium IV: Fernmetastasen.

Therapiegrundsätze

- **Operation** kann bei lokalisierten Tumoren schon allein kurativ sein (z. B. Neuroblastom, kleiner Wilms-Tumor, kleines Hepatom).
- **Radiotherapie** bei den meisten Tumoren zurückgedrängt aus Furcht vor Spätfolgen am gesunden Gewebe bzw. Kanzerogenität. Sie ist jedoch beim Ewing-Sarkom, Neuroblastom, Rhabdomyosarkom, Retinoblastom, bei den malignen Lymphomen und Hirntumoren hocheffektiv und erbringt hervorragende lokale und systemische Kontrollraten.
- **Chemotherapie** ist eine unverzichtbare, meist sogar die primäre Therapiemodalität. Ein kleiner, oftmals nur mikroskopisch noch

vermuteter Resttumor wird entweder bestrahlt oder chirurgisch entfernt.
- Chemotherapiestrategien lassen sich aggressiver als beim Erwachsenen gestalten. Dadurch gibt es im Kindesalter höhere Remissionsraten.
- Die **Stammzelltransplantation** nach Hochdosis-Chemotherapie ist bei einer Reihe von soliden Tumoren in Diskussion, z. B. bei Hochrisiko- bzw. Rezidivpatienten mit Ewing-Sarkom, Weichteilsarkom und malignen Lymphomen.

36.2 Neuroblastom

Allgemeines

- Häufigster extrakranieller solider Tumor im Kleinkindesalter.
- 50 % werden während der ersten 2 Lebensjahre diagnostiziert, zwei Drittel innerhalb der ersten 5 Lebensjahre.
- Das Neuroblastom stammt embryologisch von Zellen der Neuralleiste ab. Deshalb auch bevorzugte Lokalisation im Bereich des Grenzstranges und der Paraganglien sowie im Nebennierenmark.
- Verbindung mit Fehlbildungen von Organen, die sich aus der Neuralleiste herleiten.
- Der Tumor gehört zu den klein-, rund- und blauzelligen Malignomen im Kindesalter und exprimiert typischerweise die neuronspezifische Enolase und Neurofilamente.

Symptomatologie

- Primärtumoren überall dort, wo sympathisches Nervensystem.
- Symptome infolge ihrer Lokalisation: Nebenniere (49 %), paraspinale Ganglien (28 %), paravertebral im Thoraxbereich (13 %), im Becken (5 %) und am Hals (4 %).
- Schmerzen, aufgetriebener Leib, tastbare Tumoren, allgemeines Krankheitsgefühl, Appetitlosigkeit, Durchfälle.
- Bei zwei Dritteln der Patienten werden Symptome bereits durch Fernmetastasen hervorgerufen: Knochenschmerzen, Knoten unter der Haut, Exophthalmus etc. 70 % der Kinder, die älter als 1 Jahr sind, und 50 % der noch nicht 1 Jahr alten Patienten haben bereits Fernmetastasen.

Spezielle Diagnostik

- Katecholaminmetaboliten (Vanillinmandelsäure, Metanephrin etc.) im Serum und Urin erhöht.
- MRT/CT des Abdomens/Thorax.
- 80 % der Tumoren verkalken (Röntgenuntersuchung, CT).
- ^{131}Jod-Meta-Iodo-Benzyl-Guanidin (MIBG) reichert sich über die Katecholaminrezeptoren selektiv im Neuroblastomgewebe an und kann im Fall von Tumor bzw. Tumormetastasen szintigraphisch nachgewiesen werden.
- Knochenmarkbiopsie (Immunzytologie, rPCR auf Tyrosinhydroxylase, MAGE-Tumorantigene etc.) unverzichtbar, da Knochenmark häufigster Metastasierungsort.

Therapie

- Stadium I ohne Amplifizierung von N-myc: Komplette chirurgische Exstirpation = kurativ, keine Zusatzbehandlung erforderlich (**Beobachtung**).
- Stadium II, IVS (IVS = Primärtumor wie Stadium I und II, Fernmetastasen begrenzt auf Leber, Haut oder Knochenmark, nur im Säuglingsalter): Möglichst vollständige chirurgische Tumorexstirpation. Postoperative Radio- oder Chemotherapie nicht etabliert, da bisher ohne Einfluss auf die Prognose. Trotzdem häufig Empfehlung, Kinder > 1 Jahr nach inkompletter Tumorresektion trotz fehlender Risikofaktoren postoperativ zu bestrahlen. Erforderliche Gesamtdosis: 12 Gy

(Kleinkinder) bis 40 Gy (Kinder > 3 Jahre) (**Beobachtungspatienten**).
- Stadium III: Säuglinge mit bedrohlichen Symptomen (Stadium I–III, IVS) oder ältere Kinder mit nicht resektablem Primärtumor erhalten postoperativ 4 Blöcke Chemotherapie und zur Beseitigung des Resttumors entweder eine 2. Operation oder eine Radiotherapie mit 30 Gy (**Standardrisikopatienten**).
- Stadium IV und/oder N-myc-Amplifikation erhalten heute alle wirksamen Therapien: Operation, Zweitoperation, Bestrahlung eines Resttumors, 6 Blöcke Chemotherapie, Erhaltungschemotherapie (**Hochrisikopatienten**).

Prognose

- Kleinkinder unter 1 Jahr haben eine bessere Prognose als ältere Patienten.
- 12-Jahres-Überleben im Stadium I–III 81 %, im Stadium IV 17 %, im Stadium IVS (mit Leberbefall) 79 %; das bedeutet für das Gesamtpatientengut 53 % (Deutsche Neuroblastom-Arbeitsgruppe).

36.3 Nephroblastom (Wilms-Tumor)

Allgemeines

- Die meisten der betroffenen Kinder sind zwischen 1 und 5 Jahre alt. Nur 2 % der Nephroblastome treten beim Erwachsenen auf.
- 5–10 % beidseitige Tumoren (Stadium V).
- Die hereditäre (vererbte) Form tritt früher und häufiger beidseitig in Erscheinung.
- 15 % der Patienten haben angeborene Anomalien.

Symptomatologie

- Abdominale Masse in 60 % der Fälle.
- Lokale Symptome: Bauchschmerzen (40 %), Bluthochdruck (60–90 %), Fieber wegen Harnwegsinfektionen (25 %), selten Blut im Urin.
- 10 % der Tumoren werden durch Vorsorgeuntersuchungen entdeckt.
- Allgemeinsymptome, wie Gewichtsverlust, Übelkeit, Erbrechen etc.
- Häufig Lungenmetastasen: Atemnot, Tachypnoe.

Spezielle Diagnostik

- Abdominales und thorakales CT, besser: MRT (wegen fehlender Strahlenbelastung).
- Skelettszintigraphie bei Patienten mit Lungenmetastasen oder Klarzellsarkom.
- Wichtige Rolle des primärchirurgischen Eingriffs zur Abklärung der Histologie, der Nachbarschaftsbeziehung und der intraabdominalen Ausbreitung des Tumors.

Therapie

- Im Stadium I und II primäre Tumornephrektomie, anschließend Chemotherapie.
- Bei größeren Tumoren, sicheren Fernmetastasen (30 % der Patienten) und bei Kindern mit primärem Tumorthrombus in der V. cava inferior ermöglicht die präoperative Chemotherapie die kurative Resektion und verhindert bei der Operation die gefürchtete Tumorruptur.
- Wirksame Chemotherapeutika sind Vincristin + Actinomycin D oder zusätzlich Doxorubicin (Adriamycin) oder Cisplatin + Etoposid.
- Radiotherapie postoperativ in 50 % der Fälle
  1. Stadium III und IV.
  2. Höhere Malignität in den Stadien II–IV.
  3. Makroskopischer Resttumor.
- Tumor ist hoch strahlensensibel. Dosis von 10 Gy bei R1- und 24 Gy bei R2-Resektionen ausreichend.

Prognose

- Heilungsrate im Gesamtkollektiv > 80 %.
- Stadium I (28 %): 2-Jahres-Rezidivfreiheit und vermutlich Heilung in > 90 %.
- Stadium II (28 %): 2-Jahres-Symptomfreiheit und vermutlich Heilung in 90 %.
- Stadium III (30 %): 2-Jahres-Symptomfreiheit und vermutlich Heilung in 80 %.
- Stadium IV (15 %): 2-Jahres-Symptomfreiheit nach Kombinationschemotherapie und 12 Gy Ganzlungenbestrahlung in 47 %.

36.4 Rhabdomyosarkom

Allgemeines

- Häufigstes Weichteilsarkom im Kindesalter (60 %).
- Erkrankungsgipfel zwischen dem 2. und 6. Lebensjahr (HNO-Bereich, Prostata, Blase und Vagina), dann wieder zwischen dem 15. und 19. Lebensjahr (vor allem Hoden und angrenzende Gewebe).
- Rhabdomyosarkome sind mit der Neurofibromatosis Recklinghausen, mit Alkoholkonsum in der Schwangerschaft und familiärer Karzinomhäufung vergesellschaftet.
- Rhabdomyosarkome leiten sich histologisch von der quergestreifter Muskulatur her und entstehen aus primitivem oder undifferenziertem Mesenchym mit der Fähigkeit, quer gestreifte Muskulatur zu differenzieren.
- Ursprungsort: überall im Körper.
- Sehr frühzeitige Metastasierung.

Symptomatologie

- Tumormasse, u.U. schmerzhaft, im HNO-Bereich einschließlich Augen (37 %), im Urogenitalbereich (21 %), an den Extremitäten (20 %), im Retroperitoneum (8 %), am Stamm (7 %), im Gastrointestinaltrakt (2 %), am Damm/Anus (2 %) und intrathorakal (3 %).
- Ausbreitung lokal infiltrierend oder hämatogen oder lymphogen metastasierend. Häufigster Metastasensitz sind die regionären Lymphknoten, Lunge, Leber, Knochenmark, Knochen und Gehirn.
- Häufigste Lymphknotenbeteiligung (40 %) bei Rhabdomyosarkomen des Hodens.

Spezielle Diagnostik

- CT, besser: MRT.
- Knochenmarkbiopsie.
- Liquorzytologie bei Tumorsitz im Kopf-Hals-Bereich.

Pathohistologie

- Vier histologische Untergruppen: embryonales (50–60 %), alveoläres (20 %), pleomorphes (= vielgestaltiges, 1 %) und undifferenziertes (10–20 %) Rhabdomyosarkom.
- Stadienverteilung: Stadium I (15 %), Stadium II mit Lymphknotenbefall und Verdacht auf R1 (25 %), Stadium III mit makroskopischem Rest nach Operation (41 %), Stadium IV mit Fernmetastasen (19 %).

Therapie

- Multimodales, stadiengerechtes Therapiekonzept aus Chirurgie, Polychemotherapie und Radiotherapie.
- Stadium I: für gewöhnlich R0-Resektion möglich. Adjuvante Chemotherapie erforderlich (wirksamste Substanzen: Vincristin/Adriamycin/Ifosfamid/Actinomycin D = VAIA). Alternativkombinationen sind Cisplatin/Carboplatin und VP-16.
- Stadium II–III
  1. Polychemotherapie: 2–3 Blöcke VACA/VAIA.
  2. Remissionsbeurteilung mit bildgebenden Verfahren, u.U. bioptisch.

3. Hyperfraktionierte und akzelerierte Radiotherapie, abhängig von Remissionsqualität: 32 Gy nach kompletter Remission, 45–55 Gy nach inkompletter Remission und bei Extremitätentumoren.
4. Simultan oder sequentiell zur Radiotherapie 2–3 Blöcke VACA/VAIA.
- **Radiotherapie**
  - **Zielvolumen** mit großzügigem Sicherheitssaum, bei Kopf-Hals-Tumoren die Meningen einbeziehend. Im Extremitätenbereich Einschluss des gesamten Kompartiments.
  - **Dosis/Fraktionierung:** 2 × 1,6 Gy/Tag bis 32 Gy. Eventuell zweite Serie simultan zum nächsten Chemotherapieblock nach 14 Tagen.
  - **Palliative Therapie:** simultane Radiochemotherapie. Medikamentenwahl und Dosis abhängig von der Vorbehandlung.

Prognose

5-Jahres-Symptomfreiheit (Deutsche CWS-Arbeitsgruppe):
- Stadium I: 95 %,
- Stadium II: 86 %,
- Stadium III: 65 %,
- Stadium IV: 17 %.

36.5 Ewing-Sarkom

Allgemeines

- 5 % aller Tumorneuerkrankungen im Kindesalter. 150 Neuerkrankungen pro Jahr in Deutschland.
- Vermutlich Ausgang vom primitiven Mesenchym der Markhöhle des Knochens.
- Möglich sind neuronale Differenzierungen (z. B. Nachweis der neuronspezifischen Enolase in Tumorzellen), so dass Abgenzungen von den PNETs unscharf werden.
- Das extraossäre Ewing-Sarkom entsteht in den Weichteilen, nahe dem Knochen.
- Häufigkeitsgipfel in der frühen Adoleszenz, nämlich zwischen 11. und 15. Lebensjahr.
- Familiäre Häufung; charakteristische Chromosomentranslokationen [t (11; 22) q (24; 12)], Deletion am Chromosom 22 (q12), EWS-Gen-Nachweis etc. sprechen für genetische Ursachen.
- Metastasierung frühzeitig hämatogen in Lunge und Knochen, selten lymphogen.

Symptomatologie

- Schmerzen im befallenen Knochen, Schwellung, Spannung und Rötung der Haut, Wärmegefühl: oftmals schwierige Differentialdiagnose gegenüber der Osteomyelitis. Diese Symptome des Primärtumors werden von 40 % der Patienten 3 Monate vor Diagnosestellung und nur von ungefähr 10 % 4 Wochen vor Diagnose angegeben.
- Häufigste Lokalisation in der Diaphyse der langen Röhrenknochen, vor allem von Femur und Humerus, aber auch Becken, Tibia, Fibula, Rippen, Schlüsselbein, Hand- und Fußknochen, Wirbelkörper und Schädel in abnehmender Häufigkeit.
- Ein Drittel der Patienten zeigt zum Zeitpunkt der Diagnose Fernmetastasen in Lunge oder Knochen, zentral und proximal gelegene Tumoren häufiger, weil sie später erkannt werden.
- Allgemeine Symptome: Anämie, Linksverschiebung im Differentialblutbild, erhöhte Blutsenkung, LDH-Erhöhung.

Spezielle Diagnostik

- Klinische Untersuchung: Spannung, Rötung und Wärme (Entzündungszeichen).
- Skelettröntgenaufnahmen, besser CT oder MRT zur Bestimmung der lokalen Tumorausbreitung.
- Skelettszintigraphie zum Auffinden von Skelettmetastasen.

- Thoraxaufnahmen in zwei Ebenen, CT zum Ausschluss von Lungenmetastasen.
- Oberbauchsonographie.
- Knochenbiopsie: ausreichend Material für die Differentialdiagnose gegenüber Osteomyelitis und Osteosarkom erforderlich.
- Knochenmarkbiopsie, dabei auch zytogenetischer Nachweis der t(11;22)-Fusion mittels PCR (Polymerase-Kettenreaktion).

Therapie

- Multimodales Therapiekonzept aus Operation, Polychemotherapie und Radiotherapie zum Erreichen der lokalen Tumorkontrolle (bei maximalem Funktionserhalt) und zur Vermeidung bzw. rechtzeitigen Behandlung einer Fernmetastasierung.
- Für die Therapiewahl sind Tumorgröße, Tumorlage, Ansprechen auf die Chemotherapie und Tumorstadium ausschlaggebend.
- **Tumoren ≤ 100 ml** sprechen unabhängig von der Tumorlokalisation gut auf Polychemotherapie und Radiotherapie an. Bevorzugte Chemotherapie: VACA bzw. VAIA (Vincristin, Adriamycin, Cyclophosphamid bzw. Ifosfamid, Actinomycin D).
- **Große Tumoren (> 100 ml)** sprechen schlechter auf Chemotherapie und Radiotherapie an. Bevorzugte Chemotherapie: VAIA oder EVAIA (Etoposid + VAIA). Nach Möglichkeit chirurgische Entfernung des Resttumors, sonst Strahlentherapie.
- Herausragende Rolle der **Radiotherapie bei der lokalen und systemischen Tumorkontrolle:** allein prä- oder postoperativ bestrahlte Patienten haben weniger Fernmetastasen als operierte Patienten, allein bestrahlte Patienten mehr Lokalrezidive.
- **Radiotherapie**
  Die Radiotherapie erfolgt
  – als **alleinige,** definitive Lokaltherapie nach neoadjuvanter Chemotherapie bei Irresektabilität oder Ablehnung der Operation,
  – als **additive** präoperative Maßnahme bei unzureichendem Ansprechen der Chemotherapie (< 50 % Volumenreduktion des Tumors),
  – **postoperativ adjuvant** nach R0-Resektion, aber noch vitalem Tumor im Resektat,
  – **postoperativ additiv** nach R1/R2-Resektion, falls noch keine präoperative Bestrahlung gegeben wurde, und
  – als **Ganzlungenbestrahlung** bei primär pulmonal metastasierten Tumoren nach Induktionschemotherapie (auch nach kompletter Remission).
  Beginn: Bestrahlungsbeginn in den ersten 10 Chemotherapiewochen verbessert die lokale Kontrolle.
  Zielvolumen: befallener Knochen mit zumindest 5 cm longitudinalem Sicherheitsabstand und 2 cm lateralem Weichteilsaum.
  Dosis: prä- und postoperativ 45–50 Gy, bei schlechtem Ansprechen auf die Chemotherapie (> 10 % vitale Tumoranteile im Resektat) 55 Gy, definitive/alleinige Radiotherapie 55 Gy.
  Fraktionierung: akzelerierte Hyperfraktionierung, 2 × 1,6 Gy pro Tag bis 22,4 Gy pro Serie, simultan zur Chemotherapie. Zweiter und evtl. dritter RT-Kurs jeweils 10 Tage später.
  Ganzlungenbestrahlung zur Chemotherapie bei primären Lungenmetastasen: 14–18 Gy, Einzeldosis 1,5 Gy, Lungenkorrekturfaktor.
- **Palliativtherapie:** simultane Radiochemotherapie individuell.

Prognose

5-Jahres-Überlebensrate
- Gesamtkollektiv: 55–60 %.
- Patienten ohne Metastasen: 75 %.
- Primäre Lungenmetastasierung: < 40 %.
- Primäre Knochenmetastasierung: 20 %.

36.6 Langerhans-Zell-Histiozytose (Histiocytosis X)

Allgemeines

- Langerhans-Zell-Histiozytose (LCH) ersetzt die Bezeichnungen verschiedener klinischer Krankheitsbilder, wie sie bisher für reaktive Proliferationen von histiozytären Zellen vom Langerhans-Typ verwendet wurden, z.B. **Histiocytosis X, eosinophiles Granulom** (lokalisiert, gutartig), **Granulomatose Hand-Schüller-Christian** (multifokal, klassische Trias: Exophthalmus, Diabetes insipidus, Osteolysen des Schädels), **Abt-Letterer-Siwe-Syndrom** (bösartige, disseminierte Form der Histiocytosis X), **Hashimoto-Pritzker-Syndrom**.
- Erkrankungen ohne histologische Zeichen der Malignität.
- Inzidenz: 0,2–1/100 000 Kinder und Jahr, im Erwachsenenalter unbekannt.
- 75 % der Erkrankungsfälle treten in den ersten 10 Lebensjahren auf; nur wenige Patienten sind älter als 30 Jahre.

Symptomatologie

Das klinische Erscheinungsbild reicht von einzelnen oder mehreren Herden in einem Organ/Knochen bis zu disseminierten Formen mit multiplem Organbefall. Dem entspricht die Einteilung der Langerhans-Zell-Histiozytose (International LCH Study Group of the Histiocyte Society 1987):

Einfach-System-Befall
Einfach
– ein Knochenherd,
– isolierter Hautbefall,
– Befall eines Lymphknotens.
Multipel
– mehrere Knochenherde,
– Befall mehrerer Lymphknoten.

Mehrfach-System-Befall
Multiple Organbeteiligung
– ohne Funktionsstörung,
– mit Funktionsstörung.

Die Symptome sind von Lokalisation und Ausbreitung der Erkrankung abhängig:
- Lokalisierte Schwellung, Schmerzen, Hautausschlag, Allgemeinsymptome.
- Der Knochen, vorwiegend Schädel, ist am häufigsten betroffen (80–85 %).
- Hautbefall bei 30–40 % der Kinder.
- Im disseminierten Stadium können Weichteile, Leber, Milz, Lunge, ZNS, Schleimhäute, Lymphknoten und Knochenmark beteiligt sein.
- Krankheitsverlauf nicht vorhersehbar: akut, subakut oder chronisch. Spontanheilungen kommen vor.

Diagnostik

- Biopsie zur definitiven histologischen Diagnose aus möglichst unterschiedlichen Geweben (inkl. Knochenmark).
- Routine-Labordiagnostik.
- Röntgenologischer Skelettstatus.
- Thoraxröntgenaufnahmen.

Therapie

Kein Behandlungsregime konnte den unvorhersehbaren Verlauf der Krankheit, insbesondere die Todesrate schwerstbetroffener Kinder, zweifelsfrei verbessern.
- **Chirurgie**
  – Nach Biopsie evtl. Ausräumung/Kürettage des Herdes.
  – Entfernung eines einzelnen befallenen Lymphknotens oder eines einzelnen Hautherdes.
  – Stabilisierungsbehandlung bei Fraktur oder Frakturgefahr.
- **Radiotherapie**
  – Hocheffektiv bei einzelnen Läsionen, z.B. im Knochen.

- Indikation, wenn Operation hinsichtlich Funktionserhalt schwierig ist (z. B. Umscheidung des N. opticus oder Rückenmarkkompression bei Kompressionswirbel).
- 6–10 Gy in Einzeldosen von 1,5–2,0 Gy sollen ausreichen.
- Indikation bei Diabetes insipidus erfolgversprechend, aber bei Pädiatern umstritten.

- **Topische Therapie**
  - Intraossale/intraläsionale Kortikoidinjektion bei Knochenherden oder lokale Kortikoidanwendung bei Hautbefall werden als effektiv beschrieben.
  - PUVA-Photochemotherapie bei ausgedehntem Hautbefall möglich.

- **Chemotherapie**
  - Nur bei systemischer Erkrankung (Mehrfach-System-Befall) zu rechtfertigen.
  - Nutzen-Kosten-Verhältnis völlig offen. Deshalb wird die Indikation wieder zurückhaltender gestellt.
  - Empfohlenes Vorgehen: 6-wöchige Initialbehandlung mit Prednisolon, Vinblastin und Etoposid, anschließend 1-jährige Dauerbehandlung mit 6-Mercaptopurin, Prednisolon, Vinblastin, evtl. Etoposid oder Etoposid plus Methotrexat.
  - Da die wirksamste Behandlungsform noch unbekannt ist, werden alle Patienten mit LCH zentral erfasst und nach Protokollen der Histiocyte Society behandelt.

Prognose

- Lokalisierte LCH: nicht lebensbeeinträchtigend, Spontanrückbildungen möglich.
- Disseminierte LCH: Prognostisch ungünstig sind Alter < 2 Jahre und > 60 Jahre, mehrere betroffene Organe, Funktionsstörungen von Leber, Lunge oder Knochenmark. Die Todesrate beträgt hier > 50 %.
- Chronisch fortschreitender bzw. rezidivierender Verlauf: in 50 % der Fälle bleibende Behinderungen, wie orthopädische Erkrankungen, Hörstörungen, Diabetes insipidus, neurologische, neuroendokrinologische und neuropsychologische Defekte.

37 Hauttumoren

37.1 Übersicht

Allgemeines

- Die Haut besteht aus
  Epidermis = Oberhaut bzw. Kutis (Schichtungen: Stratum corneum, Str. spinosum, Str. granulosum, Str. lucidum, Str. basale, Abb. 37.1) und
  Korium = Lederhaut, Dermis (Stratum papillare und Str. reticulare, Abb. 37.2).
- Die Haut bildet verschiedene Tumoren:
  Benigne: hier uninteressant.
  Semimaligne: Basaliom (Basalzellkarzinom), Keratoakanthom, Morbus Bowen (intraepitheliales Karzinom).
  Maligne: Plattenepithelkarzinom (Spinaliom), Karzinome der Schweiß- und Talgdrüsen, Merkel-Zell-Tumor (Karzinom der Merkel-Zellen des APUD-Systems = kutanes neuroendokrines Karzinom = trabekuläres Karzinom), malignes Melanom, maligne Lymphome, Weichteiltumoren, Metastasen.
- Hautkarzinome sind die häufigsten bösartigen Tumoren überhaupt (15 %), sie nehmen wie das maligne Melanom stetig zu.
- **Umweltfaktoren**
  - Initiator- und Promotorfunktion von UV-B-Licht (290–320 nm), auch von UV-A-Licht (320–400 nm) in hohen Dosen, aktinische Keratosen;
  - ionisierende Strahlung: Basaliome und Karzinome auf radiogenen Narben;
  - chronische Ulzera und Radioderm;
  - kanzerogene Chemikalien (Arsen, Teerprodukte, Psoralen/Methoxsalen-Photochemotherapie, s. PUVA-Therapie der Mycosis fungoides, Kap. 34.4).
- **Genetische Prädisposition:** Basalzellnävussyndrom (Gorlin-Goltz), multiple Hauttumoren bei Xeroderma pigmentosum, Albinismus, Phenylketonurie.
- Häufung von Hauttumoren bei immunsupprimierten Patienten.

37.2 Maligne epitheliale Hauttumoren

Basallzellkarzinom (Basaliom)

- Basaliome entstehen aus den Zellen der Basalzellschicht der Epidermis (Abb. 37.1 und

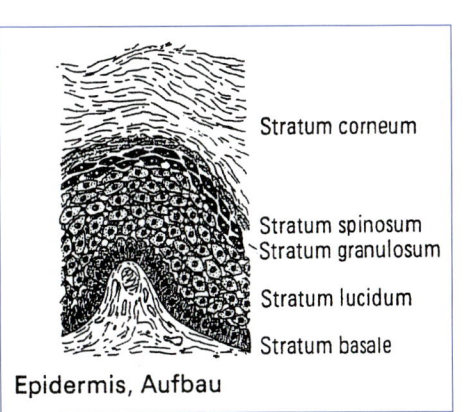

Abb. 37.1 Aufbau der Oberhaut (Kutis oder Epidermis) aus mehrschichtigem, verhornendem Plattenepithel. Schichten (von außen nach innen): Stratum corneum (kernlose Hornschicht), die in Schuppen abschilfert; Stratum spinosum (Stachelzellschicht); Stratum granulosum (Körperzellenschicht); Stratum lucidum (Glanzschicht, nur an dicken Epidermisstellen ausgebildet, z.B. an Hohlhand und Fußsohle); Stratum basale (Basalzellschicht). Stratum basale und Stratum spinosum bilden die Keimschicht = Stratum germinativum.

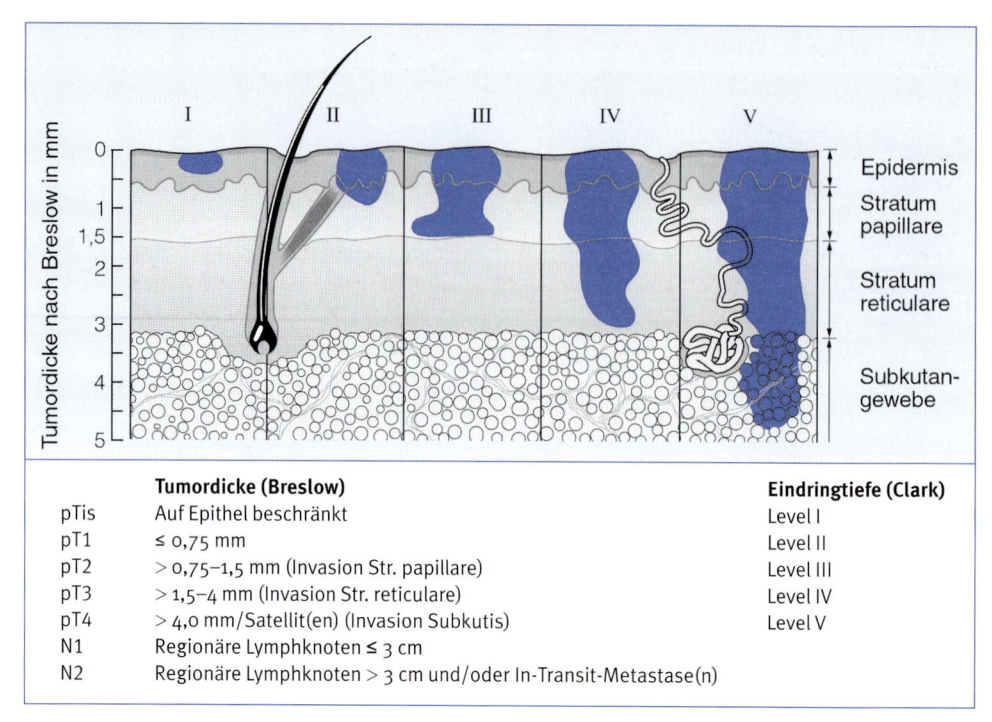

	Tumordicke (Breslow)	**Eindringtiefe (Clark)**
pTis	Auf Epithel beschränkt	Level I
pT1	≤ 0,75 mm	Level II
pT2	> 0,75–1,5 mm (Invasion Str. papillare)	Level III
pT3	> 1,5–4 mm (Invasion Str. reticulare)	Level IV
pT4	> 4,0 mm/Satellit(en) (Invasion Subkutis)	Level V
N1	Regionäre Lymphknoten ≤ 3 cm	
N2	Regionäre Lymphknoten > 3 cm und/oder In-Transit-Metastase(n)	

Abb. 37.2 Tumordicke (nach Breslow) und Eindringtiefe des malignen Melanoms (Level I–V nach Clark) sowie ihre Beziehung zueinander. Daraus ergibt sich die pT-Kategorie. Bei Diskrepanz entscheidet der jeweils ungünstigere Befund. In-Transit-Metastasen sind Metastasen der Haut, die mehr als 2 cm vom Primärtumor entfernt auftreten, nicht aber jenseits der 1. regionären Lymphknotenstation.

37.2) und der äußeren Wurzelscheide der Haarfollikel.
- 10–12 % aller malignen Tumoren, Inzidenz: 50–80/100 000/Jahr, in sonnenreichen Regionen mit weißer Bevölkerung deutlich häufiger.
- Altersgipfel: 70–80 Jahre.
- **Umschriebenes Wachstum** als solides oder adenoides, zystisches, verhornendes und follikuläres Basaliom, Fibroepitheliom u. a. und **diffuses Wachstum** als superfizielles oder sklerodermiformes und **infiltrierendes Basaliom** bzw. ekkrine und apokrine Epitheliome.
- Beim älteren Menschen auf der der Sonne ausgesetzten Haut, meist im Gesicht, transparentes derbes Knötchen, zentrale Eindellung durch Nekrose und perlschnurähnlicher Randwall, teilweise pigmentiert. Erweiterte Hautgefäße umgeben die Läsion.
- Blutungen nach Bagatelltrauma.
- Verdoppelt seine Größe alle 6–12 Monate, in das tiefere Gewebe infiltrierend, Knochen und Knorpel destruierend, dann als Ulcus rodens bezeichnet.
- In der Regel keine Metastasen.

Plattenepithelkarzinom (Spinaliom)
- Histogenetischer Ursprung aus den Keratinozyten des Stratum spinosum der Epidermis (Abb. 37.1). Deshalb im deutschen Schrifttum auch die Synonyma Spinaliom oder Stachelzellkarzinom geläufig.
- 4 % aller malignen Tumoren, Inzidenz 15–20/100 000/Jahr, in sonnenreichen Regionen mit weißer Bevölkerung bis 200/100 000/Jahr.
- Altersgipfel: 70–80 Jahre.
- Flächig bis nodulär, rund bis irregulär, keratöse Schuppung, warzenartig, verkrustet,

- auch geschwürig aufbrechend, gelegentlich pilzförmig wachsend.
- Bevorzugt an lichtexponierten Stellen.
- **Histologie:** spindelzelliges und akantholytisches Plattenepithelkarzinom (PC), PC mit Hornbildung, lymphoepitheliales PC und verruköses PC der Haut. In-situ-Karzinome sind die **solare Keratose** (solare Cheilitis) mit herdförmigen Atypien und der **Morbus Bowen** (intraepidermales Karzinom) bzw. die **Erythroplasia Queyrat** mit totaler Durchsetzung der Epidermis.
- Lymphknotenmetastasen, später auch hämatogene Metastasen.

Tumorklassifikation

T0:   Kein Anhalt für Primärtumor.
Tis: Carcinoma in situ.
T1:   Tumor ≤ 2 cm.
T2:   Tumor > 2–5 cm.
T3:   Tumor > 5 cm.
T4:   Invasion tiefer Strukturen, wie Knorpel, Skelettmuskel, Knochen.
N0:   Keine regionären Lymphknotenmetastasen.
N1:   Regionäre Lymphknotenmetastasen.
M0/M1: Keine/vorhandene Fernmetastasen.
G1–4: Grading gut bis undifferenziert.

Prävention

- Extreme Sonnenbestrahlung meiden, Sonnenbrand vorbeugen!
- Früherkennung: durch Entfernung verdächtiger Läsionen.

Therapie

Basaliom
- Chirurgische Entfernung durch Exzision, CO_2-Laser, Kauterisierung, Abhobeln, Auslöffeln, Kryochirurgie mit flüssigem Stickstoff.
- Radiotherapie mit gleicher lokaler Heilungsaussicht wie Chirurgie (90–95 % Tumorkontrolle), doch an Händen, Hals und Gesicht zu bevorzugen (Kosmetik!).
- Postoperative Bestrahlung nach chirurgischer R1- oder R2-Resektion und bei Rezidiven.
- In Sonderfällen bei Präkanzerosen oder In-situ-Tumoren, vor allem bei alten Patienten: perkutane lokale Chemotherapie mit 5-Fluorouracil-Salbe (Efudix®).
- Bei T4-Tumoren kurative Therapie schwierig: große, entstellende Operationen oder komplexe Bestrahlungstechniken.

Spinaliom
- Exzision im Gesunden (s. Basaliom).
- Alternativ alleinige Radiotherapie mit gleich guten Resultaten (5 % schlechter als bei Basaliomen).
- Postoperative Bestrahlung nach chirurgischer R1- oder R2-Resektion und bei Rezidiven.
- Lymphabflussbestrahlung s.u.

Radiotherapie
- **Indikation (als gleich effektive Alternative zur Operation):** Basaliom und Spinaliom an der Kopfhaut, im Gesicht, an Händen, Hals, der Vulva und am Perineum, bei Keratoakanthom, Morbus Bowen und Erythroplasia Queyrat.
- **Dosis:** je nach Größe und Lokalisation z. B. 5 × 6 Gy oder 35 × 2 Gy; bei kleineren Läsionen 15 × 3 Gy ausreichend, bei großen 70–75 Gy in konventioneller Fraktionierung.
- **Strahlenqualität:** Weichstrahltechnik oder Elektronenstrahlung (Tab. 37.1). Gefahr der Unterdosierung der Haut durch Dosisaufbau bei Elektronenstrahlung; Gefahr der Unterdosierung der subkutanen Infiltration bei Weichstrahltherapie!
- Lymphabflussbestrahlung bei Spinaliom
  – Klinischer Verdacht oder Nachweis eines LK-Befalls.
  – Tumordicke > 5 mm.
  – T3/T4-Karzinome.
  – Desmoplastische Karzinome.
  – Rezidivsituationen.

Tab. 37.1 Oberflächentherapie von Hauttumoren mit verschiedenen Strahlenarten. Es sind die Gewebetiefen für die prozentualen Tiefendosen 90 %, 50 % und 10 % angegeben. Dosieren sollte man auf 80–95 %.

Strahlenart (Feldgröße)	90 % (cm)	50 % (cm)	10 % (cm)
Oberflächenapplikator ^{90}Sr	~0,03	~0,1	~0,25
^{192}Iridium-Moulage (10 cm^2) 1,0 cm Dicke		~2,0	~7,0
Elektronen (10 cm^2)			
5 MeV	1,45	2,1	2,5
10 MeV	0,8	4,2	5,1
20 MeV	6,1	8,3	10,0
Röntgenstrahlung (10 cm^2)			
100 kV	~0,2	~0,9	~4,0
125 kV	~1,0	~4,0	~15,0
250 kV	~2,5	~7,0	~18,0

- Dosis: 50 Gy adjuvant/elektiv, 60–65 Gy bei makroskopischem Befall.

Chemotherapie
- Wenig Erfahrungen, relativ hohe Ansprechraten, aber regelhaft Rezidive, kein kurativer Therapieansatz.
- Indikation allenfalls bei metastasierenden Basaliomen (selten) und Plattenepithelkarzinomen sowie inoperablen und nicht bestrahlbaren T4-Tumoren.

Prognose

Basaliom
- Lokale Kontrolle je nach Größe zwischen 60 % (bei Ulcus rodens) und > 90 %.
- Praktisch nie Metastasen; Lokalrezidiv wegen Unterdosierung, vor allem am Tumorgrund.

Spinaliom
- Etwas weniger strahlensensibel als das Basaliom.
- Bei lege artis durchgeführter Primärtherapie über 90 % Heilungen, bei Lymphknotenbefall 70 % Heilungen.
- Bei Rezidiven 5-Jahres-Überlebensrate 50 %, bei Fernmetastasen 30 %.

37.3 Malignes Melanom (MM)

Epidemiologie

- Der ursprünglich seltene Tumor nimmt in den letzten 20 Jahren dramatisch zu (in Hamburg bei Männern um 160 %, bei Frauen um 325 %). Jährliche Steigerungsrate im Mittel 7 %.
- **Inzidenz** zwischen 4,5 (Skandinavien) und 33 (nach Australien ausgewanderte Nordeuropäer) pro 100 000 Einwohner und Jahr.
- Kausaler Zusammenhang zwischen **UV-A- und UV-B-Licht** und einer Empfindlichkeit des Genoms der Melanozyten der Haut. Somit sind externe **Risikofaktoren**
  – intensive, intermittierende Sonnenexposition,
  – Sonnenbrand (≥ 5 schmerzhafte Sonnenbrände vor dem 15. Lebensjahr),
  – regelmäßige und intensive (Sonnenbrand) Sonnenexposition in der Freizeit,
  – gehobener sozioökonomischer Status.
- **Genetische und konstitutionelle Faktoren**
  – Familiäre Häufung (10 %),
  – blasse Haut, Sommersprossen, blaue Augen, blondes und rotes Haar,

- hohe Zellnävusdichte der Haut bei besonderer Empfindlichkeit für Sonnenbrand,
- Nävusdysplasiesyndrom (NDS), bei dem teils sporadisch atypische Nävi sich häufen, teils autosomal-dominant vererbt werden, im letzteren Fall 100%ige Melanomentwicklung,
- atypische Nävi, Lentigo (Leberfleck), dunkel pigmentierte Areale sind weitere Vorläufer.
- primäres oder sekundäres Antikörpermangelsyndrom.
- Präkanzerosen: Das MM entsteht zu 70 % aus vorbestehenden Nävi (Tierfellnävi) und der Lentigo maligna (ein obligater Vorläufer).

Symptomatologie

- Jeder schwarze/braune Fleck, der sich verändert, wächst, dessen Farbe umschlägt und der bei Verletzung blutet, ist verdächtig.
- Es gibt auch nicht gefärbte (amelanotische) Melanome mit blasser bis rosaroter Farbe.
- Gehäuftes Vorkommen an den der Sonne ausgesetzten Beinen, im Gesicht, am Stamm, aber auch an den Schleimhäuten und im Auge.

Erscheinungstypen

- **Superfiziell spreitendes Melanom** (60 %)
  Scheckiger, unscharf begrenzter Fleck auf unveränderter Haut, später nodulär, auch ulzerierend und blutend.
- **Noduläres Melanom** (20 %)
  Bereits im jugendlichen Alter, in die Tiefe wachsend, scharfe Begrenzung, blauschwarze Farbe (sehr bösartig).
- **Lentigo-maligna-Melanom** (13 %)
  Entstehung auf einer Lentigo maligna im höheren Alter, praktisch nur an lichtexponierten Hautstellen.
- **Akrolentiginöses Melanom** (5 %)
  An Finger- und Zehenkuppen, an oder unter Finger- oder Zehennägeln, an Fußsohlen, Handflächen. An Verletzungsfolge erinnernd, oft nur schwach gefärbt (sehr bösartig).
- **Seltene** ($< 5\,\%$).

Diagnostik

- Betrachtung der gesamten Haut einschließlich Augenfundus, Schleimhäute Vagina und Vulva.
- ABCDE-Regel (Asymmetrie, Begrenzung unregelmäßig, Colorit der Oberfläche wechselnd, Durchmesser > 5 mm, Elevation/Stufe randwärts): je mehr Kriterien zutreffen, umso wahrscheinlicher ist die Diagnose.
- Palpation der Läsion, Lymphknoten, Leber.
- Weite Exzisionsbiopsie sichert Diagnose, mehrere Millimeter bis Zentimeter tief im Gesunden. Keine Inzision, keine Feinnadelbiopsie, kein Schnellschnitt!
- Ausbreitungsdiagnostik: Thoraxaufnahmen in zwei Ebenen, Oberbauchsonographie, CT von Thorax und Abdomen, Schädel-MRT, Skelettszintigraphie.
- Laboruntersuchungen entbehrlich.

pTNM-Klassifikation

Entscheidend für die prognostische Einschätzung des MM sind die histologisch bestimmte Tumordicke (nach Breslow) und die Eindringtiefe des Melanoms (nach Clark). Somit gibt es beim MM nur eine **pT**-, aber keine T-Kategorie (Abb. 37.2). Zwei **Risikogruppen** werden unterschieden:
- **Niedriges Risiko** = pT1 und pT2.
- **Hohes Risiko** = pT3 und pT4 sowie alle akrolentiginösen und ulzerierten Primärtumoren, dazu MM mit Satellitenherden.

Therapie

- **Chirurgie und Radiotherapie**
  - Exzision weit im Gesunden.

- Notwendige Sicherheitsabstände: Infiltrationstiefe ≤ 1,5 mm (pT1/2): 2 cm, Infiltrationstiefe > 1,5 mm (pT3/4): 5 cm.
  - Amputation nur, wenn sonst keine Radikalität erreichbar ist.
  - Elektive Lymphknotendissektion, z.B. in Leistenregion bei Primärtumoren am Bein, umstritten.
  - Melanom der Aderhaut: Enukleation oder Blockresektion, Vorbestrahlung mit 4 × 5 (6) Gy. Alternativ: Kontaktbestrahlung mit ^{106}Ru/^{106}Rh-Plaques (Kap. 18.5.1 und 23.2).
  - Lokalrezidive und Lymphknotenmetastasen: radikale Entfernung. Postoperative Radiotherapie nach Lymphknotendissektion, nach R0- und R1-Resektion und bei Lymphangiosis (additive Radiotherapie).
- **Zusatzbehandlung**
  - Vor- und Nachbestrahlung ebenso wie Chemo- und Immuntherapie umstritten.
  - Hypertherme Zytostatikaperfusion, bei Extremitätenmelanomen ab pT3 und bei akrolentiginösen Melanomen, unabhängig von der Infiltrationstiefe, verlängert das krankheitsfreie Intervall.
  - Keine Indikation zur adjuvanten Chemo- oder Immuntherapie außerhalb klinischer Studien!
- **Palliativtherapie**
  - **Einzelne Herde** exzidieren oder mit hoher Tagesdosis/hoher Einzeldosis bestrahlen (z.B. 10–14 × 4 Gy/3 Wochen).
  - **Hirnbestrahlung** mit 4 × 5 Gy oder 10–12 × 3 Gy, evtl. plus Boost. Alternativ bei bis zu drei Herden stereotaktische Einzeitbestrahlung mit 20 Gy.
  - **Schmerzbestrahlungen** mit hoher Einzeldosis.
  - **Systemische Chemo- und Immuntherapie** weiterhin sehr unbefriedigend. Genetisch determinierte Resistenzen. Komplette und partielle Remissionen unter Monotherapie < 20 %, nach Polychemotherapie bis 35 %. Überlebensgewinn zweifelhaft. Empfehlung, Zytostatika mit oder ohne Biomodulatoren so zurückhaltend wie irgend möglich einzusetzen.
    Empfohlene Substanzen und Kombinationen: Tamoxifen, Medroxyprogesteronacetat; Dacarbazin (DTIC), Femozolamid; DTIC + Cisplatin + Vindesin; Cisplatin + Vindesin oder Cisplatin + DTIC + BCNU + Tamoxifen.
  - **Immuntherapie** unspezifisch mit BCG-Impfstoff, z.T. auch intratumoral und systemisch mit Interferonen.

Prognose

- Ausgezeichnete Heilungschance im Frühstadium pTis/pT1. 10-Jahres-Überlebensrate: 97–100 % (Frühdiagnose anstreben!).
- Schlechtere Prognose: > pT2, schlechte Histologie, ungünstige Lokalisation an Fußsohlen, Handflächen, Nagelbetten, Ohren, behaartem Kopf, Rumpf, Anus, Vulva und Mundhöhle wegen für gewöhnlich erst später Diagnose.
- 10-Jahres-Überlebensrate (gesamt)
  pTis/pT1: 97–100 %,
  pT2: 90 %   1 pos. LK: 35 %,
  pT3: 65 %   2–3 pos. LK: 20 %,
  pT4: 50 %   > 3 pos. LK: 10 %
  M1: 0 %.

38 Palliative Radiotherapie

38.1 Notfallsituationen

- Bei Eintritt einer onkologischen Notfallsituation sind folgende Fragen zu klären:
  - Art, Histologie und Stadium der Tumorerkrankung?
  - Welche Behandlungen gingen voraus?
  - Wie ist die Gesamtprognose des Patienten?
  - Gibt es eine wirksame Therapie?
  - In welcher Weise profitiert der Patient von der in Frage kommenden Behandlung?
- In der terminalen Phase sollte man ernsthaft abwägen, welchen Stellenwert einzuleitende Notfallmaßnahmen noch haben und ob es nicht angemessener ist, nur noch für ausreichende Flüssigkeitszufuhr zu sorgen, Schmerzen zu nehmen, Sauerstoff zu geben und eine gute menschliche Betreuung sicherzustellen, anstatt noch einmal eine spezifische onkologische Therapie, z.B. eine Chemotherapie, zu beginnen (Ethikkomitee, Patientenverfügung).

38.1.1 Obere Einflussstauung (Vena-cava-superior-Syndrom)

Allgemeines

- Auftreten: langsam und progredient, sehr selten akut. 50–60 % der Fälle Erstsymptom eines bis dahin unentdeckten Tumorleidens.
- Ursache
  1. Thrombose der Vena cava superior,
  2. Kompression von außen durch Tumor.
- Häufigste Tumoren
  - Bronchialkarzinome (75 %).
  - Hochmaligne Non-Hodgkin-Lymphome (15 %).
  - Thymome.
  - Mediastinale Keimzelltumoren.
  - Metastasen (z.B. eines Mammakarzinoms).

Symptomatologie

Erweiterte Thorax- und Halsvenen, Ödem des Halses und des Gesichts (Plethora), Zyanose des Gesichts, Ödem und Verfärbung der oberen Extremität(en), evtl. Benommenheit. Zusätzliche Symptome des Mediastinaltumors sind Atemnot (Dyspnoe), Reizhusten, Schluckstörung (Dysphagie) und thorakale Schmerzen.

Diagnostik

Diagnostische Möglichkeiten sind in Notfallsituationen beschränkt.
- Thoraxaufnahmen in zwei Ebenen.
- CT von Hals und Mediastinum.
- Bronchoskopie mit Biopsie und Sputumzytologie.
- Biopsie aus tastbaren supraklavikulären Lymphknoten.
- Kavographie (Kompression, Tumorinfiltration oder Thrombose der Vene?).

Therapie

- **Radiotherapie**
  Die Strahlentherapie ist eine hocheffektive Maßnahme. Man beginnt (auch ohne Histologie) an den ersten 3–4 Tagen mit 3–4 Gy ZV-Dosis pro Tag, reduziert dann auf 1,8–2,0 Gy Einzeldosis und verfeinert die Be-

strahlungstechnik gemäß Histologie und Tumorvolumen. Enddosis je nach Histologie und Gesamtsituation 40–70 Gy.
Indikationen
- Sofortige Notfallbehandlung bei bedrohlicher Atemwegsobstruktion auch ohne vorherige histologische Diagnose.
- Kleinzellige und nichtkleinzellige Bronchialkarzinome.
- Maligne Lymphome, auch nach Abschluss einer Chemotherapie.
- Relativ chemotherapieresistente Tumoren, bei denen durch die Radiotherapie ein rascherer Wirkungseintritt erwartet werden kann.
- 90 % der Patienten bessern sich deutlich, 50 % innerhalb der ersten 3 Tage, 70 % innerhalb von 14 Tagen.
- **Chemotherapie**
Initiale Chemotherapie bei hochmalignen NHL, kleinzelligen Bronchialkarzinomen und Keimzelltumoren, vermutlich der Strahlentherapie ebenbürtig. 70 % der Patienten kommen innerhalb von 14 Tagen in eine Remission.
  - Die Medikamentenwahl richtet sich nach der Tumorhistologie.
- **Stentimplantation**
Die perkutane Implantation von expandierenden Metallstents in die obere Hohlvene führt bei 65–90 % der Patienten zur guten Rückbildung der Symptome.
- **Allgemeine Maßnahmen**
  - Antikoagulanzien (wegen Kavathrombose).
  - Diuretika.
  - Glukokortikoide (z. B. 100 mg Prednison p.o. oder 3 × 8 mg Dexamethason p.o.).
  - Lagerung mit erhöhtem Oberkörper.
  - Sauerstoffzufuhr.

38.1.2 Strahlenpneumonitis (akute Strahlenpneumopathie)

Allgemeines

- Unvermeidliche, aber auch relativ seltene symptomatische Komplikation der Radiotherapie im Bereich der Lunge 2–3 Wochen nach ihrem Ende (Kap. 16.3).
- Gehäuft bei vorgeschädigter Lunge, insbesondere nach vorangegangener Chemotherapie mit lungentoxischen Substanzen (z. B. Bleomycin, BCNU, Methotrexat, Busulfan, Mitomycin C).

Symptomatologie/Diagnostik

- Unproduktiver Reizhusten und Fieber.
- Zunehmende Dyspnoe, in schweren Fällen Tachypnoe und Zyanose.
- Thoraxaufnahmen in zwei Ebenen als Diagnostik meist bereits ausreichend, besser: CT des Thorax („Lungenfenster").

Therapie

- Stationäre Behandlung unvermeidlich.
- Kortikoide, z. B. 60–100 mg Prednison pro Tag p.o., 10 Tage lang, dann ausschleichen.
- Antibiotika gegen bakterielle Superinfektionen.
- Selten Sauerstoff und assistierte Beatmung notwendig.

Prognose

- Günstig bei rascher Diagnose und frühzeitiger Therapie, u.U. vollständige Rückbildung.
- Erhebliche Letalität bei großvolumiger Pneumonitis, die nach 4–6 Wochen in eine unbehandelbare Fibrose übergeht.

38.1.3 Akute Hirndrucksteigerung

Allgemeines

- Die intrakranielle Drucksteigerung ist die häufigste neurologische Komplikation bei Tumorpatienten.
- Folge von Hirnmetastasen solider Tumoren, meist Mammakarzinom, Bronchialkarzinom und malignes Melanom, aber auch durch Meningeosis leucaemica und primäre Hirntumoren.
- Durch Verlegung einer Ventrikeldrainage (atriovenöser Shunt = operative Verbindung zwischen Seitenventrikel und extrakraniellem Venensystem zur Liquorableitung bei Hydrozephalus).

Symptomatologie

- Kopfschmerz, Lethargie, Somnolenz, Verwirrtheit.
- Erbrechen ohne Übelkeit.
- Krampfzustände.
- Nackensteifigkeit.
- Druckpuls (Bradykardie).

Diagnostik

- Neurologische Untersuchung.
- Untersuchung des Augenhintergrunds (Stauungspapillen?).
- CT oder MRT des Schädels.

Therapie

- Kortikosteroide, z.B. Dexamethason 40–100 mg/Tag i.v., je nach Erfolg langsame Dosisreduktion.
- Diuretikum, z.B. Furosemid (Lasix®) 40–80 mg/Tag i.v.
- Mannitol-Infusion 20%ig 1–2 ml/kg KG 3× täglich (kontraindiziert bei manifester Herz- und Niereninsuffizienz).
- Neurochirurgie: Entfernung einer solitären Metastase, Gangbarmachen der Ventrikeldrainage.
- Radiotherapie von Hirnmetastasen (Kap. 38.3).

38.1.4 Akute Rückenmarkkompression

Allgemeines

- Ursachen
  - Spinale Kompression durch zusammensinternde Wirbelkörper infolge von Metastasen, vor allem von Mamma-, Bronchial-, Prostata- und Nierenkarzinomen.
  - Epidurale oder intraspinale Metastasen sind relativ selten, vor allem bei Mamma- und Bronchialkarzinom.
  - Direkt in den Wirbelkanal einwachsende Tumoren/Metastasen (s.o.).
- In 70 % ist die BWS betroffen, in 20 % die LWS und in 10 % die HWS.
- Allein frühzeitige Diagnose und Therapie können neurologische Funktionen erhalten, bereits eingetretene Funktionsstörungen zurückbilden und den kompletten Rückenmarkquerschnitt verhindern.

Symptomatologie

- Rückenschmerzen mit oder ohne radikuläre Ausstrahlung sind meist erstes Warnzeichen.
- Oft gehen motorische (Muskel-)Schwäche und zuerst verstärkte, dann abgeschwächte Reflexe den Sensibilitätsausfällen voraus.
- Motorische Ausfälle gehen rasch in eine Paraplegie über.
- Störungen der Sphinkterfunktion von Blase und Rektum.

Diagnostik

- Die neurologische Untersuchung legt die Höhe des Schadens in den meisten Fällen zuverlässig fest.
- Bestätigung durch Röntgenaufnahmen der Wirbelsäule (Wirbelkörperkompression), gezielte CT oder MRT.
- Selten Myelographie erforderlich.
- Wenn Zweifel an der Genese: zytologische oder histologische Sicherung durch Lumbalpunktion (maligne Lymphome, Leukämien) oder direkte Punktion des Wirbelkörpers unter Durchleuchtungskontrolle.

Therapie

- **Chirurgie**
  - **Laminektomie und postoperative Bestrahlung** sorgen für sofortige Druckentlastung und sind das Therapiekonzept der Wahl.
  Kontraindikationen für eine Laminektomie sind
  1. kompletter Querschnitt > 12 h,
  2. Inkontinenz für Harn/Stuhl > 24 h,
  3. massive Sensibilitätsausfälle,
  4. vollständige Kompression des Rückenmarks,
  5. Stabilitätsgefährdung des betreffenden Wirbelsäulensegments durch massive Wirbelkörperdestruktion,
  6. unkontrolliertes metastatisches Wachstum.
  - **Resektion des befallenen Wirbelkörpers** und operative Stabilisierung.
- **Radiotherapie**
  - **Alleinige Radiotherapie** plus intensive antiödematöse Behandlung (Kap. 38.1.3) ist bei den meisten Fällen die erste Maßnahme und – wenn der Querschnitt noch nicht vollständig ausgebildet ist – außerordentlich effektiv.
  - **Zielvolumen:** Läsion plus ein „Sicherheitswirbel" nach kranial und kaudal. Bei epiduralen oder intraspinalen Metastasen bestrahlt man nur den Wirbelkanal, bei Wirbelkörperbefall den ganzen Wirbel einschließlich Wirbelbogen.
  - **Dosis:** initial hohe Einzeldosis von 3–4 Gy, nach 12 Gy Zurücknahme der Einzeldosis auf 1,8–2,0 Gy. Gesamtdosis 40–50 Gy/3,5–4 Wochen. Bei mittelfristig schlechter Prognose Fraktionierung mit 10–12 × 3 Gy.
- **Chemotherapie**
  - **Notfallmäßige Chemotherapie** nur bei hoch chemosensiblen Tumoren im Kindesalter angezeigt.

38.1.5 Hyperkalzämie

Allgemeines

- Bei 10–30 % aller Tumorpatienten zu erwarten, bei Plasmozytompatienten in 50 % der Fälle.
- Häufigste Ursache: Skelettmetastasen. Kein Zusammenhang zwischen dem Ausmaß der Skelettmetastasierung und dem Schweregrad der Hyperkalzämie. Diese ist nicht an das Vorhandensein von Skelettmetastasen gebunden.
- Tumorzellen verursachen die Freisetzung von Zytokinen, die in der Niere eine verstärkte Kalziumrückresorption bewirken und am Knochen über Osteoklastenstimulierung den Knochenabbau und die Kalziumfreisetzung aus der Knochensubstanz fördern. Längerfristig kann also eine Hyperkalzämie nur durch eine wirksame Antitumortherapie beherrscht werden.
- Das Ausmaß der Hyperkalzämie wird vom Kalziumspiegel im Serum bestimmt. Da das Serumkalzium größtenteils eiweißgebunden vorliegt, andererseits tumorbedingte Hyperkalzämien häufig von Hypalbuminämien begleitet werden, kann die alleinige Bestimmung des Serumkalziums die tatsächliche Schwere der Hyperkalzämie unterschätzen (idealerweise ionisiertes Kalzium messen oder aber den Protein- bzw. Albuminspiegel berücksichtigen!).

Symptomatologie

- Polyurie, Polydipsie (verstärktes Trinkbedürfnis und Müdigkeit sind die ersten Symptome).
- Gastrointestinal: Übelkeit, Erbrechen, Obstipation, peptische Ulzera oder Pankreatitis mit entsprechenden Schmerzen.
- Kardial: Arrhythmien, verkürzte Q-T-Zeit im EKG, Digitalisüberempfindlichkeit.
- Neurologisch: Müdigkeit, Muskelschwäche, abgeschwächte Reflexe, Verwirrtheit, Depression, Aggressivität, Bewusstseinstrübung, Koma.

Therapie

- Infusion von 3–5 l NaCl 0,9 % pro Tag, um die fehlende Flüssigkeit zu ersetzen und die Kalziumausscheidung über den Urin zu forcieren.
- Diuretika, z. B. Furosemid (Lasix®), 40–80 mg/Tag per os.
- Bisphosphonate, z. B. Pamidronat und Ibandronat, hemmen den Knochenabbau durch Beeinträchtigung der Osteoklastenfunktion.
- Mithramycin® 20 ng/kg i.v. hemmt die Knochenresorption, Wiederholung erforderlichenfalls nach 8–10 Tagen. Heute im Zeitalter der Bisphosphonate kaum mehr indiziert. Calcitonin ist weniger wirksam bei der Senkung des Serumkalziumspiegels als Mithramycin® und viel teurer.
- Glukokortikoide hemmen die Kalziumresorption aus dem Darm.
- Kaliumsubstitution (20–80 mmol/l Kaliumchlorid/Tag) ggf. erforderlich.
- Diätetische Maßnahmen (Vermeidung von Milch und Milchprodukten).

38.2 Orbitametastasen

Allgemeines

- Häufig beim Mammakarzinom, selten bei Bronchialkarzinomen.
- Lokalisation: in Netzhaut oder Aderhaut, in der Orbita hinter dem Bulbus, auch in der knöchernen Orbitabegrenzung (dann meist Ausbreitung auf andere Schädelknochen).
- Metastasen in Retina und Aderhaut sind Zeichen einer weit fortgeschrittenen hämatogenen Metastasierung mit schlechter Prognose.
- Bei einseitigem Exophthalmus und Verdacht auf „solitäre Metastase": andere Ursachen ausschließen, wie Schilddrüsenüberfunktion (Morbus Basedow), Meningeom, Pseudotumor der Orbita (Kap. 23.3), Lymphome der Orbita sowie primäre Tumoren des Ethmoidalzellsystems und der Keilbeinhöhle.

Symptomatologie

- Visuseinschränkung.
- Ptosis, Exophthalmus, Doppelbilder.
- Lidödem, Schmerzen.

Therapie

- Radiotherapie ist die Therapie der Wahl. Chemotherapie, wenn chemosensibler Tumor, mit langsamerer Wirkung.
- Etwa 30 % der Metastasen beidseitig. Trotzdem sollte keine elektive Bestrahlung des Gegenauges ohne dortige Tumormanifestation erfolgen.
- Bestrahlungstechnik abhängig von der Tumorlokalisation und -ausbreitung: seitliches, individuell geformtes Stehfeld oder ventrales und seitliches Stehfeld mit Keilfiltereinsatz. Linsenschonung.
- Dosis: Einzeldosis ≤ 2 Gy, 5× wöchentlich, Gesamtdosis je nach Histologie 30–45 Gy im Zielvolumen.

38.3 Hirnmetastasen

Allgemeines

- Hirnmetastasen bei 25–30 % aller Patienten mit soliden Tumoren. Sie stellen 15–20 % aller intrakraniellen Geschwülste dar.
- Primärtumoren: Karzinome der Brust, der Lungen, der Niere, der Harnwege und des Gastrointestinaltrakts.
- 15–25 % der Metastasen sind solitär, 75–85 % multipel.
- 80 % der Metastasen treten supratentoriell auf.
- Metastasen des Rückenmarks sind im Vergleich zum häufigen Befall von Wirbelsäule und extraduralem Spinalraum eine Rarität.

Symptomatologie

- Periphere sensible oder motorische Ausfälle (40 %).
- Hirnnervenausfälle (25 %).
- Aphasie, Gangunsicherheit, Schwindel (45 %).
- Hirndruckzeichen (35 %).
- Wesensveränderung (25 %).
- Krampfanfälle (10 %).

Diagnostik

- Neurologische Untersuchung.
- CT, besser MRT des Gehirns.
- Alle anderen bildgebenden Verfahren sind praktisch bedeutungslos.
- Liquorzytologie bei Verdacht auf Meningeosis carcinomatosa sinnvoll, auch bei Non-Hodgkin-Lymphomen.

Therapie

- Die Therapie von Hirnmetastasen wird von folgenden Faktoren bestimmt:
  - Lokalisation der Metastase(n),
  - Anzahl und Größe der Metastasen,
  - Art des Primärtumors (Histologie),
  - Ausmaß und therapeutische Beeinflussbarkeit des extrakraniellen Tumorgeschehens,
  - Symptome der Metastase(n),
  - Zustand des Patienten.
  - Schon die Behandlung mit Glukokortikoiden, unterstützt durch eine antiödematöse Therapie, bessert die Symptomatik bei etwa 70 % der Patienten.
- **Chirurgische Indikationen**
  - Solitäre Metastase bei bekanntem Primärtumor, sofern das Risiko mikroskopischer Multifokalität gering ist, so bei Metastasen von Plattenepithelkarzinomen, Hypernephromen, kolorektalen Karzinomen, Magenkarzinom und Struma maligna.
  - Große symptomatische Metastasen, die vor Beginn der Radiotherapie verkleinert oder gar eliminiert werden sollen.
  - Bei unbekannter Histologie oder Verdacht auf Zweittumor: Diagnosesicherung.
  - Atrioventrikulärer Shunt zur Entlastung eines Hydrozephalus (Schlauchverbindung zwischen Hirnventrikeln und der oberen Hohlvene).
  - Entfernung eines Resttumors nach Radiotherapie, sofern günstige Prognose der Gesamterkrankung (z. B. bei Mammakarzinom).
  - Nach Metastasenentfernung im Allgemeinen postoperative Radiotherapie erforderlich, außer bei solitären Metastasen eines Hypernephroms, Magenkarzinoms, kolorektalen Karzinoms oder einer Struma maligna.
- **Radiotherapie**
  - Grundsätzlich **Ganzhirnbestrahlung** inklusive der Schädelbasis und des retrobulbären Raums, es sei denn, das Risiko der Multizentrizität ist gering, z. B. bei kolorektalen Karzinommetastasen.
  - Einzeldosis/Gesamtdosis in Abhängigkeit vom Therapieziel:
    1. Kurzfristig günstige Prognose: 1,8–2,0 Gy/40–44 Gy im ZV, lokale Boosterung bis 60 Gy möglich.

2. Kurzfristig schlechte Prognose: 3–4 Gy/ 24–30 Gy; Einzeitbestrahlung mit 10 Gy rasch wirksam, Effekt aber kürzer anhaltend.
- **Postoperative Radiotherapie**, Dosierung wie in 1., grundsätzlich mit Ausnahme eines geringen Risikos für Multizentrizität und nach R0-Resektion.
- Response-Raten nach konventioneller Fraktionierung und akzelerierter Fraktionierung gleichen sich. Nach akzelerierter Radiotherapie jedoch stärkere Späteffekte.
- **Radiochirurgie** (stereotaktische Einzeitbestrahlung): Bis zu 3 Metastasen können streng fokussiert mit 15–20 Gy einzeitig bestrahlt werden (Abb. 18.28). Linearbeschleuniger oder Gammaknife, Stereotaxierung blutig oder unblutig fixiert. Hervorragende Verträglichkeit (Kap. 18.4.4).
- Chemotherapie
  - Auch bei Hirnmetastasen wirksam, insbesondere beim Mammakarzinom, aber noch nicht generell etabliert.
  - Auch nichtliquorgängige Zytostatika haben Erfolg (Blut-Hirn-Schranke in Hirnmetastasen aufgehoben).
  - Medikamentenkombination richtet sich nach dem Primärtumor.
  - Effekt deutlich geringer als der der Radiotherapie, geschweige denn der Operation: Kombinationsverfahren von Chemotherapie mit Radiotherapie und Operation sinnvoll.

Prognose

1-Jahres-Überlebensraten
- Nach Neurochirurgie 25–30 %. Es handelt sich um ein relativ günstiges Patientengut. Es profitieren vor allem Patienten mit mittelfristig günstiger Prognose und solitären Hirnmetastasen von der Operation.
- Nach Radiotherapie 15 % insgesamt (Responder 22 %, Non-Responder 5 %).
- Die Radiotherapie verlängert die mediane Überlebenszeit im Vergleich zur rein symptomatischen Therapie.
- Die Kombination von Operation und Bestrahlung erreicht auch bei weniger günstigen Fällen eine 1-Jahres-Überlebensrate von 30 %.

38.4 Skelettmetastasen

Allgemeines

- Mammakarzinom, Bronchialkarzinome, Karzinome des Gastrointestinaltrakts, der Prostata und das Hypernephrom metastasieren am häufigsten in den Knochen.
- 70 % der Skelettmetastasen sind im Stammbereich lokalisiert: Wirbelsäule, knöchernes Becken, proximale Extremitätenknochen, Rippen.
- **Osteolytische Metastasen:** Knochenabbau überwiegt, Frakturgefahr besonders groß.
- **Osteoplastische Metastasen:** neben Zerstörung des Knochengewebes Neubildung von minderwertigem, verkalkendem Osteoid. Stärkere Reparaturleistung. Höhere Dichte im Röntgenbild. Geringere Frakturgefahr.
- 25 % der metastasentragenden Skelettabschnitte frakturieren. Die häufigsten **pathologischen** Frakturen finden sich in der Wirbelsäule, im Becken, an den Rippen und nur 20 % an den langen Röhrenknochen.

Symptomatologie

- Schmerzen am Ort der Zerstörung.
- Ausstrahlende Schmerzen bei Nervenbeteiligung (z. B. bei Wirbelsäulenmetastasen).
- In statisch wenig belasteten Skelettabschnitten bleiben Metastasen lange Zeit stumm.
- Plötzlich starke Schmerzzunahme spricht für pathologische Fraktur.

Diagnostik

- Skelettszintigraphie hochsensitiv, aber leider bei rasch progredienten Osteolysen und beim multiplen Myelom oft negativ.
- Gezielte Röntgenuntersuchung von suspekten szintigraphischen Herden.
- CT und MRT zeigen Feinstruktur des Knochens besser als konventionelle Röntgenaufnahmen. Das heißt bei charakteristischen Schmerzen, negativem Röntgenbild und uncharakteristischem Skelettszintigramm: CT oder MRT!

Therapie

- Abhängig von Frakturgefährdung, Tumorhistologie, onkologischer Gesamtsituation und Allgemeinzustand.
- Radiotherapie ist die Behandlungsform der ersten Wahl.
- Vorherige operative Stabilisierung, wenn belastete Skelettabschnitte frakturgefährdet oder überhaupt schon frakturiert sind.
- Asymptomatische Skelettmetastasen in statisch nicht belasteten Knochen werden beobachtet, schmerzhafte Metastasen bestrahlt.
- Bessere Rekalzifizierung (Stabilität) und längeres symptomfreies Intervall nach normal fraktionierter oder hyperfraktionierter Bestrahlung als nach akzelerierter Radiotherapie mit Einzelfraktionen ≥ 3,0 Gy.
- **Radiotherapie**
  - **Dosis:** 40–45 Gy/5 Wochen, 40 Gy/3 Wochen, 30 Gy/2 Wochen, 15 Gy/1 Woche, 20 Gy/1 Woche und 5–10 Gy Einzeitbestrahlung zeigen kurzfristig hinsichtlich Analgesie und Remissionsdauer denselben Effekt. Die Rekalzifizierung und längerfristige Stabilität sind jedoch mit ≤ 2 Gy Einzeldosis und 40–50 Gy Gesamtdosis eher sicherzustellen. Bei einer Lebenserwartung > 1 Jahr sind 50 Gy in 25 Fraktionen zu empfehlen.
  - **Halbkörperbestrahlung** des Ober- oder Unterkörpers mit 6–9 Gy analgetisch hocheffektiv. Zwischen Bestrahlung des Ober- und Unterkörpers liegen 1–2 Wochen.
  - **Zytostatische Chemotherapie** bei chemosensiblen Tumoren und **Hormontherapie** bei hormonsensiblen Tumoren unterstützen das lokale Ergebnis der Radiotherapie.
  - **Bisphosphonate** (Pamidronat, Clodronat und Ibandronat) hemmen die metastatische Knochendestruktion, indem sie die Osteoklastenaktivität bremsen. Sie verändern die Eigenschaften der Hydroxylapatitkristalle so, dass sie der Hydrolyse durch osteoklasteneigene Phosphatasen widerstehen. Werden Bisphosphonate durch Osteoklasten aufgenommen, sind sie für diese toxisch.
  Die oralen Präparate Clodronat (Ostac®, Bonefos®) und Etidronat werden nur minimal resorbiert; es müssen 4 × 400 mg täglich (1600 mg gesamt) eingenommen werden. Zu bevorzugen ist deshalb die intravenöse Applikation von Pamidronat (Aredia®) und Ibandronat (Bondronat®) 90 mg alle 4 Wochen.

Prognose

- Nach chirurgischer Stabilisierung sofortige Beseitigung von Schmerzen und Frakturgefahr.
- Nach Radiotherapie 70 % Remissionen: Rekalzifizierung und Stabilitätsverbesserung.
- Bei langsamer Tumorprogression kann eine frühzeitig eingesetzte Radiotherapie auch asymptomatischer Metastasen eine Stabilitätsgefährdung beizeiten verhindern.
- Kein direkter Einfluss der palliativen Therapie auf die Lebenserwartung.

39 Supportivtherapie

39.1 Allgemeines

Operation, Strahlentherapie oder Chemotherapie bedürfen der unterstützenden Begleitbehandlung, der Supportivtherapie. Ohne sie wären die intensiven Krebstherapien überhaupt nicht durchführbar. Und sie betreffen den ganzen Menschen, nicht nur das medizinisch Notwendige (Abb. 39.1). Die vielfältigen Aufgaben teilen sich die Ärzte, die Pflege, der Sozialdienst im Krankenhaus, die Seelsorge, gemeinnützige Wohlfahrtsverbände (Caritas, Diakonie, Rotes Kreuz, Malteser-Hilfsdienst u. a.) sowie eine Reihe von privaten Initiativen (Hauspflege, Hospizverein u. a.).

39.2 Ernährung

25–50 % aller Tumorpatienten haben schon vor Beginn der Strahlentherapie Ernährungsprobleme. Deren Ursachen können der Tumor selbst, das Verhalten des Patienten oder die Nebenwirkungen der vorangegangenen Behandlung sein. So behindern beispielsweise fortgeschrittene Tumoren des oberen Verdauungstraktes die Nahrungspassage. Zusätzlich leiden viele Patienten unter Appetitlosigkeit (Anorexie), wozu Veränderungen der Geschmacks- und Geruchsempfindung und natürlich die vorangegangenen, die gegenwärtig laufenden, aber auch die geplanten Therapiemaßnahmen beitragen.

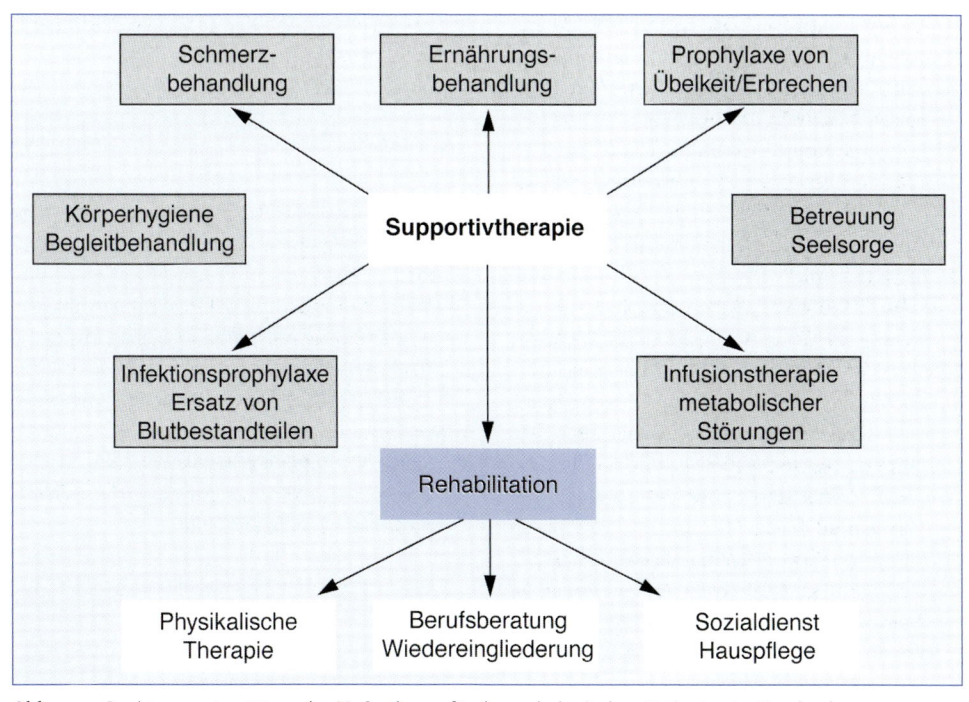

Abb. 39.1 Spektrum unterstützender Maßnahmen für den onkologischen Patienten im Krankenhaus.

Eine erwiesenermaßen „krebshemmende" oder krebsverhütende Diät gibt es nicht. Auch der Tumorpatient braucht eine **ausgewogene Ernährung** aus 50–60 % Kohlenhydraten, 30–35 % Eiweiß und 12–15 % Fett. Diese Angaben beziehen sich auf Kalorienprozente und nicht auf die prozentuale Zusammensetzung der Speisen aus Kohlenhydraten, Eiweiß und Fett. Die Tatsache, dass Fette einen hohen „Brennwert" haben, sollte uns verdeutlichen, dass der Fettanteil in der Nahrung wesentlich reduziert werden muss.

Die Ernährungstherapie erfolgt nach einem **Stufenkonzept**:
- Überwindung der therapiebedingten Anorexie.
- Diätetische Beratung.
- Enterale Sondenernährung (über den natürlichen Weg).
- Parenterale Ernährung, d.h. unter Umgehung des Magen-Darm-Trakts, über einen zentralen Zugang, teilweise mit einem voll implantierten venösen Dauerkatheter.

Diätetische Beratung

Wir warnen unsere Patienten vor den allenthalben angepriesenen „Krebsdiäten", die jeder vernünftigen Begründung entbehren. Sie würden den ohnehin schon mangelernährten Patienten einseitig ernähren und ihn mehr bedrohen als unterstützen.

Hier einige Empfehlungen für die diätetische Beratung des Tumorpatienten zur Bekämpfung des Gewichtsverlusts:
- Häufige, kleine, aber regelmäßige Mahlzeiten.
- Zwischenmahlzeiten sind wenigen „großen" Mahlzeiten vorzuziehen.
- Joghurt, Quark, Fisch, helles Fleisch, eiweißhaltige Zusatzdrinks zur Deckung des Eiweißbedarfs.
- Butter auf Toast und Brot, Frühstücksei, evtl. Rahm in Suppen und andere Gerichte.
- Wunschkost, gepflegte Tischatmosphäre, Zeit zum Essen, Ruhezeiten nach dem Essen.
- Vitaminzusätze, insbesondere Vitamin-B-Komplexe, Vitamine C und D.
- Antiemetika vor den Mahlzeiten.
- Bewegung in frischer Luft, Gymnastik, evtl. Radfahren etc.

Enterale Sondenernährung

Die enterale Sondenernährung mit Nasogastralsonde (Nasensonde), mit perkutaner endoskopischer Gastrostomie (PEG) oder Feinnadelkatheter-Jejunostomie (operativer Zugang in den oberen Dünndarm) setzen wir dann ein, wenn eine spontane Ernährung per os nicht mehr gewährleistet ist oder aller Voraussicht nach während einer bevorstehenden Behandlung nicht mehr möglich sein wird (Beispiel: Radiochemotherapie eines Tumors im HNO-Bereich). Beispielhaft genannt seien Patienten mit Tumoren der Schluckstraße, die einer aggressiven Radiochemotherapie oder interstitiellen Brachytherapie zugeführt werden sollen. Die PEG umgeht die obere Schluckstraße und führt die Sondennahrung doch über Magen und oberen Dünndarm auf den physiologischen Weg.

Nach Anlage einer **PEG** wird der Patient 1–2 Tage stationär überwacht, um mögliche Komplikationen, wie Bauchfellentzündung, sofort behandeln zu können. Bereits am ersten Tag kann Tee eingeführt werden. Dann erfolgt der Kostaufbau stufenweise. Der tägliche Kalorienbedarf beträgt 2500–3000 kcal. Die Behandlung ist leicht erlernbar und erfolgt später auch ambulant, evtl. über Monate bis Jahre hinweg. Die Technik der PEG illustriert Abbildung 39.2.

Die **Feinnadelkatheter-Jejunostomie** am offenen Abdomen wird sehr selten erforderlich, nämlich,
- wenn der Patient keinen Magen mehr hat,
- andere Umstände die Punktion des Magens durch die Haut erschweren
- und das Gastroskop wegen Stenose des Hypopharynx oder Ösophagus nicht in den Magen vorgeschoben werden kann.

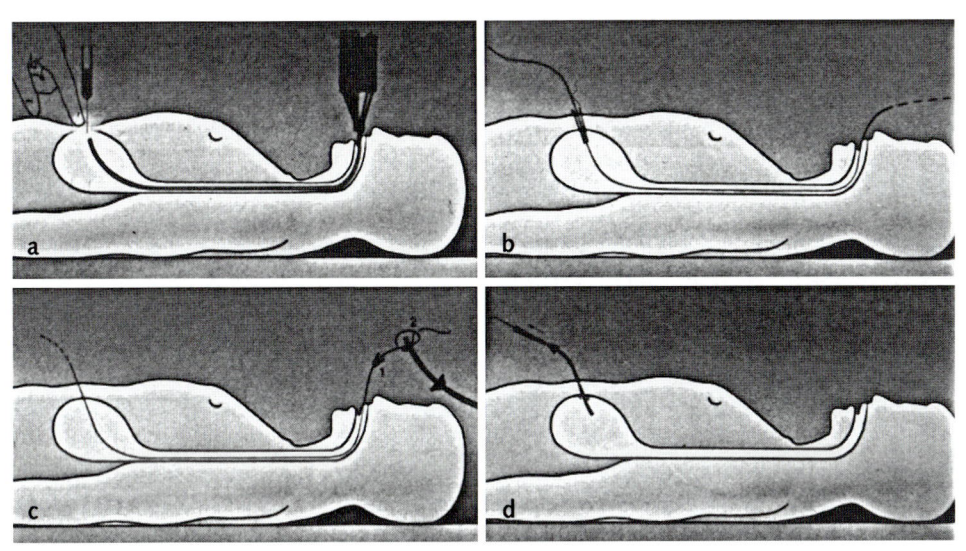

Abb. 39.2 Prinzip der PEG. Ein Gastroskop wird durch die Speiseröhre in den Magen eingeführt; seine Lichtquelle leuchtet durch die Bauchwand hindurch (Diaphanoskopie). An dieser Stelle wird eine Plastikkanüle durch die Bauchwand in den Magen eingestochen **(a)**, ein Führungsdraht hindurchgezogen, von der Gastroskopiezange gefasst und über den Ösophagus aus dem Mund herausgeführt. Somit liegt das eine Ende des Führungsdrahtes im Mund, das andere an der Bauchwand **(b)**. Anschließend wird der Führungsdraht mit der nun an seinem oberen Ende fixierten Sonde durch Magen und Bauchwand herausgezogen **(c)**. Schließlich befestigt man die Sonde an Magen und Bauchhaut, z. B. zwischen zwei Plastikscheiben **(d)**.

Voll implantierbare Venenkatheter

Für einen zentralvenösen Zugang zur Ernährungstherapie nehmen die Indikationen zu. Diese umfassen Stenosen im oberen Gastrointestinaltrakt, Resorptionsstörungen des Dünndarms (z. B. durch Abdominalbestrahlung oder Chemotherapie), schlechte periphere Venen und Langzeitchemotherapie.

Anlage voll implantierbarer Venenkatheter (Portsystem)
- Präparation einer Hauttasche zwischen Haut und subkutanem Gewebe, meist infraklavikulär nahe der Achselhöhle oder am Oberbauch (Abb. 39.3a).
- Einführung des Katheters durch eine Hautinzision in die gewünschte Vene (V. jugularis, V. subclavia).
- Führung des Katheters durch einen subkutanen Tunnel an die für den Port vorgesehene Stelle (subkutanes Reservoir).
- Einsatz des Ports.
- Anschluss des Katheters an das Portsystem. Hautverschluss.
- Punktion des Ports immer unter sterilen Voraussetzungen durch die darüber liegende Haut hindurch (Abb. 39.3b).

Bei einwandfreier Handhabung besteht praktisch kein Infektionsrisiko.

39.3 Schmerzbehandlung

Nur etwa ein Drittel unserer Normalpatienten hat Schmerzen. Oft kommen die Kranken mit Schmerzmitteln, die sie nicht benötigen oder die aufgrund ihrer Zusammensetzung, ihrer Wirkungsdauer oder ihres Nebenwirkungsspektrums ungeeignet sind.

- **Kausale Schmerztherapie:** Eine palliative Tumortherapie mit Bestrahlung, Zytostatika oder Hormonen, u.U. auch eine palliative Operation, kann den Tumor als Schmerzursache direkt angehen.
- **Medikamentöse Schmerztherapie:** Für den sinnvollen Einsatz gibt es ein dreistufiges Konzept, das mit verhältnismäßig einfachen und peripher wirkenden Analgetika beginnt, dann Präparate mit stärkerer Wirkung und zentralem Angriff vorsieht und schließlich zu Morphinpräparaten übergeht. Die Scheu vor Letzteren sollte heute eigentlich überwunden sein.
  Bei chronischen Schmerzzuständen werden die Analgetika nicht nach Bedarf, sondern nach der Uhr in ausreichender Dosierung gegeben, also selbst bei momentaner Schmerzfreiheit. Man kann die Medikation jederzeit am Bedarf ausrichten, beispielsweise reduzieren, wenn andere therapeutische Maßnahmen greifen und die Schmerzursache beseitigt haben.
- **Operative Schmerztherapie:** Neurochirurgische Möglichkeiten bieten sich mit der Nervenwurzeldurchtrennung nahe dem Rückenmark, mit der Rhizotomie (Durchtrennung von Leitungsbahnen im Rückenmark) und mit Eingriffen am Gehirn an, werden aber insgesamt äußerst selten benötigt. Häufiger indiziert sind Katheterimplantationen (mit und ohne Port) in den Epidural- oder Subduralraum des Rückenmarks in Höhe des betroffenen Rückenmarksegments zur Epidural- bzw. Subduralanästhesie.

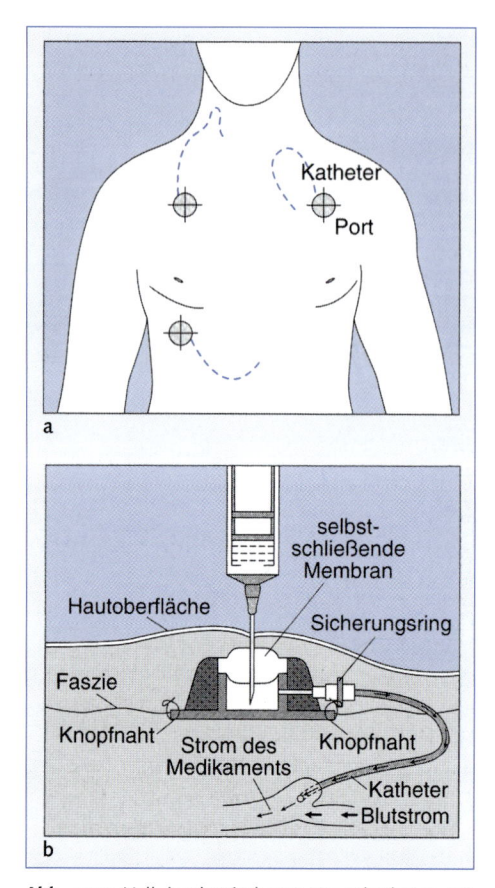

Abb. 39.3 Voll implantierbarer Venenkatheter mit subkutan platziertem Port. **a)** Empfohlene Lokalisationen für den Port an der Brustwand und am Rippenbogen. Der Katheter wird in das Zustromgebiet der oberen oder unteren Hohlvene platziert. **b)** Der unter der Haut gelegene Port wird mit einer Spritze punktiert.

Das pauschale Urteil, der Patient habe Schmerzen, hilft nicht weiter. Schmerzen müssen anamnestisch differenziert erfragt, diagnostisch geklärt und kausal lokalisiert werden. Nur dann kann man u.U. die Ursache beseitigen. Ziel der Schmerzbehandlung ist Schmerzfreiheit, ohne Bewusstsein und Selbständigkeit des Patienten zu beeinträchtigen. Fast kein Tumorpatient muss heute noch Schmerzen leiden! Für die Behandlung gibt es ein ganzes Spektrum von Möglichkeiten:

39.4 Behandlung von Übelkeit und Erbrechen

Die Häufigkeit von Übelkeit (Nausea) und Erbrechen (Emesis) in der Radiotherapie wird immer wieder überschätzt. Hier haben die Patienten, übrigens auch die zuweisenden Ärzte, vorgefasste Meinungen, die man vor und während der Behandlung abbauen muss.

Radiotherapie

Ursachen von Übelkeit und Erbrechen sind großvolumige Bestrahlungen im ZNS- und Abdominalbereich, insbesondere im Oberbauch. Jüngere Menschen (Männer) reagieren stärker als ältere. Meist liegt ein Emesisgrad I, allenfalls II auf der Graduierungsskala von 0 bis III vor.

Pathophysiologisch handelt es sich wohl um eine vermehrte Freisetzung von Serotonin. Sie beruht entweder auf einer direkten Schädigung der enterochromaffinen Zellen des Dünndarms oder auf einer indirekten Schädigung durch toxische Zwischensubstanzen.

Chemotherapie

Die Ursachen für Nausea und Emesis sind
- psychologische Einflüsse, die Vorstellung nämlich, dass man bei Chemotherapie brechen muss (antizipatorisches Erbrechen),
- Stimulation der Chemorezeptor-Triggerzone in der Medulla oblongata des ZNS durch Zytostatika mit hohem emetogenen Potential (Cisplatin, DTIC, Actinomycin D, Cyclophosphamid, Adriamycin [Doxorubicin], Epirubicin, Carboplatin, Mitomycin C),
- periphere Reize im Rachen und Gastrointestinaltrakt.

Wir unterscheiden vier Arten des Erbrechens: **akutes** und durch Chemotherapie induziertes; **verzögert** und „spät" auftretendes; **antizipatorisches** (bereits vor Beginn der Infusion einsetzend aufgrund von schlechten Erfahrungen bei der letzten Chemotherapie); **andere**, z. B. durch Magenreizung, Darmverschluss, Hirndruck oder Schmerzmittel hervorgerufene Formen.

Grundsätze für die Verhütung des ANE-Syndroms (**A**norexie = Appetitlosigkeit, **N**ausea = Übelkeit, **E**rbrechen) sind:
- Prophylaxe vor Therapie: Übelkeit oder gar Erbrechen dürfen auf keinen Fall auftreten.
- Kombination wirksamer Einzelsubstanzen verschiedener Stoffklassen mit dem Ziel des Synergismus bei der Vermeidung oder Verminderung von Nebenwirkungen.
- Unzulässigkeit überlappender, sich verstärkender Nebenwirkungen von Antiemetika.

Vorbereitende Maßnahmen

- Verständliche Patienteninformation über Wirkungen und Nebenwirkungen einer Radio- oder Chemotherapie.
- Ausreichende Flüssigkeitszufuhr.
- Sedierung mit Benzodiazepinen, z. B. Diazepam (Valium®) oder Lorazepam (Tavor®).

Antiemetische Therapie

Man unterscheidet vier Schweregrade der Emesis (Erbrechen) bzw. Übelkeit:
- Bei **Emesisgrad 0** keine Antiemetika, aber Reservemedikation bereithalten, z. B. den Dopaminrezeptorantagonisten Metoclopramid (Paspertin®) oder Thiäthylperazin (Torecan).
- **Emesisgrad I** (geringe Emesis): Paspertin, Torecan oder das Neuroleptikum Triflupromazin (Psyquil®) bereits prophylaktisch.
- **Emesisgrad II** (mäßiges Emesispotential, z. B. von Doxorubicin, Ifosfamid, Mitomycin C, Oxaliplatin, Topotecan): primär Metoclopramid (Paspertin®) 20–40 mg p.o., 2 h vor und 4 h nach Chemotherapie, dann 12-stündlich (ambulante Patienten: 20 mg i.v. vor Chemotherapie, dann weiter 12-stündlich 20–40 mg p.o.), evtl. plus Dexamethason 4 mg p.o. 12-stündlich; oder Ondansetron (Zofran®) 4–8 mg p.o., alle 12–24 h, bei schlechter Wirkung von Paspertin® und Dexamethason.
- **Emesisgrad III** (starkes Emesispotential, z. B. von Cisplatin, Carboplatin, BCNU, Cyclophosphamid, Dacarbazin [DTIC], Doxorubicin, Ifosfamid [> 2 g]):
5-HT$_3$-(Serotonin-)Rezeptor-Antagonisten, z. B. Ondansetron (Zofran®) 8 mg i.v. oder p.o. 12-stündlich. Bei Platinverbindungen besser Metoclopramid + Dexamethason.

Bei antizipatorischem Erbrechen beginne man gleich mit einer guten Antiemese vor dem Start der Chemotherapie und sediere am Vorabend mit Lorazepam (Tavor®). Ergänzend sind Verhaltenstherapie und psychologische Begleitung empfehlenswert.

VI Strahlentherapie gutartiger Erkrankungen

40 Übersicht 503

41 Entzündungsbestrahlung 505

42 Reiz- oder Schmerzbestrahlung chronisch-inflammatorischer und degenerativer Erkrankungen 507

43 Bestrahlung bei hypertrophischen Prozessen des Binde- und Stützgewebes und bei gutartigen Tumoren 511

44 Bestrahlung zur Immunsuppression 519

45 Bestrahlung zur Kastration 521

40 Übersicht

Zur Behandlung gutartiger Erkrankungen dürfen ionisierende Strahlen nur dann eingesetzt werden, wenn mit anderen Behandlungsverfahren (medikamentöser, chirurgischer oder physikalischer Art) keine gleichwertigen Ergebnisse zu erzielen sind oder (z. B. durch systemische Medikamentenwirkung) gewichtigere Risiken bestehen. Es gelten folgende Empfehlungen:

- Geeignete Strahlenqualität, Einzeldosis und Gesamtdosis sind zu beachten.
- Zum Schutz kritischer Organe (z. B. Schilddrüse, Augen, Gonaden, Knochenmark, Brust) sind dieselben Vorsichtsmaßnahmen zu treffen wie bei der Tumortherapie, nämlich individualisierte Bestrahlungsvolumina und ausreichende Ausblendung/Abdeckung des umgebenden Gewebes.
- Kinder und Jugendliche dürfen wegen gutartiger Erkrankungen nur in Ausnahmefällen und nach sorgfältiger Abschätzung des Risikos behandelt werden.
- Während einer Schwangerschaft wird am Körperstamm wegen einer gutartigen Erkrankung keine Strahlentherapie durchgeführt.

Bei Berücksichtigung dieser Einschränkungen stellt die Strahlentherapie ein dankbares, nämlich sehr erfolgversprechendes, leider aber oft zu wenig beachtetes Behandlungsverfahren dar. Ihr rechtzeitiger Einsatz spart Antibiotika, Analgetika, Antirheumatika und andere Medikamente ein.

Einteilung der Indikationen

- Bestrahlung bei Entzündungen (Entzündungsbestrahlung).
- Bestrahlung bei chronisch-inflammatorischen und degenerativen Erkrankungen (Schmerzbestrahlung, Reizbestrahlung).
- Bestrahlung bei hypertrophischen Prozessen des Binde- und Stützgewebes und bei gutartigen Neubildungen.
- Bestrahlung zur Immunsuppression.
- Bestrahlung zur Kastration („Röntgenkastration").
- Funktionelle Strahlentherapie.

Ein standardisiertes, evidenzbasiertes Fraktionierungs- und Dosierungskonzept gibt es noch nicht für alle Indikationen. Hier besteht Forschungsbedarf.

Wirkmechanismus der Strahlentherapie

Die Wirkung ionisierender Strahlung beruht bei den verschiedenen Indikationsbereichen auf vermutlich ganz unterschiedlichen biologischen Effekten; sie werden – soweit sie zumindest in Umrissen bekannt sind – bei den einzelnen Krankheitsbildern besprochen. Sicher spielen eine gesteigerte Kapillarpermeabilität, die Abtötung von Entzündungszellen (und damit die Freisetzung von Zytokinen und proteolytischen Enzymen), Veränderungen des Gewebemilieus, Wirkungen auf das autonome Nervensystem und eine Proliferationshemmung von mitotischen Zellen eine Rolle. Ein komplexes Zusammenspiel verschiedener Prozesse darf angenommen werden.

Die antiinflammatorische Wirkung der Strahlentherapie ist nicht nur bei akuten und chronischen Entzündungen von Interesse. Inflammatorische, unspezifisch entzündliche Veränderungen sind bei vielen degenerativen Erkrankungen mit im Spiel; sie machen Arthrosen des Schulter-, Ellenbogen-, Hüft- und Kniegelenks oftmals erst symptomatisch. Dasselbe gilt wohl auch für die Lumbago, die schmerzhaften Sehnenerkrankungen und manche hyperproliferative Erkrankungen, wo die Strahlentherapie hocheffektiv ist. Über den Wirkungsmechanismus der antiinflammatorischen Radiotherapie beginnt man erst jetzt einiges zu verstehen.

In experimentellen Arthritismodellen konnte die entzündungshemmende Aktivität geringer Dosen objektiviert werden. Die Bestrahlung mit $5 \times 1{,}0$ Gy oder $5 \times 0{,}5$ Gy verringerte die entzündliche Infiltration, die Knorpel- und Knochendestruktion und verhinderte das weitere Fortschreiten der Entzündung.

In-vitro-Untersuchungen haben gezeigt, dass eine Radiotherapie mit niedrigen Dosen verschiedene funktionelle Effekte auf die Adhäsion von mononukleären Blutzellen an Endothelzellen ausübt und die Adhäsionsereignisse signifikant reduziert.

Als molekulare Mechanismen wurden dabei an den mononukleären Entzündungszellen ein örtliches Maximum der Apoptose, in den Endothelzellen eine gesteigerte Expression des adhäsionsmindernden Zytokins Transforming Growth Factor beta (TGF-β_1) und eine Reduktion der Adhäsionsmoleküle L- und E-Selektin identifiziert. In den Entzündungsherd einwandernde Makrophagen exprimieren normalerweise die induzierbare Stickoxidsynthase (iNOS). Diese vermittelt über die Bildung von Stickoxid (NO) immunmodulierende Effekte und löst die mit einer Entzündung verbundenen Schmerzen aus. Die Bestrahlung solcher aktivierter Makrophagen mit 0,6–1,25 Gy reduziert nun deren iNOS-Produktion, vermindert dadurch die NOS-Bildung und hat somit schmerzlindernde Wirkung.

41 Entzündungsbestrahlung

Allgemeines

Die antibiotische Therapie ist bei entzündlichen Prozessen das Mittel der Wahl. Die Strahlentherapie wird ergänzend eingesetzt.

Indikationen

- Panaritium (Entzündungen an den Fingern bzw. Zehen, zuerst der Weichteile, später auch der Knochen) und Paronychie (Nagelbettentzündung).
- Schweißdrüsenabszesse (Furunkel, infizierte Akne).
- Nicht heilende Fisteln, Phlegmonen und Geschwüre.
- Thrombophlebitis der oberflächlichen und tiefen Venen.
- Hautekzeme, Schuppenflechte.
- Herpes zoster.
- Interkostalneuralgie.

Wirkmechanismus der Strahlentherapie

Zu seiner Aufhellung werden gerade die ersten molekularbiologischen Forschungen durchgeführt (Kap. 40).

Radiotherapie

- **Grundsatz:** je akuter das Geschehen, desto wirksamer die Radiotherapie und desto geringer die erforderliche Strahlendosis: akutes Panaritium oftmals nach $2–3 \times 0{,}3$ Gy bereits geheilt.
- **Ideale Strahlenqualität:** Röntgen-Hartstrahltherapie.
- **Technik:** Oberflächliche Hauterkrankungen werden mit Weichstrahltherapie (10–50 kV) oder Elektronen meist über ein einzelnes Stehfeld, tiefer gelegene Prozesse mit Orthovolttherapie von 120–300 kV bzw. Linearbeschleuniger-Photonen (u.U. Kreuzfeuertechnik) behandelt. Feldgröße nicht zu knapp bemessen!
- **Einzeldosis:** bei akuten Entzündungen 0,2–0,4 Gy täglich, bei chronischen Entzündungen 0,5–2,0 Gy in Intervallen von 2–3 Tagen.
- **Gesamtdosis:** Sie richtet sich nach dem therapeutischen Ergebnis. Beim akuten Panaritium oder bei der akuten Thrombophlebitis können 0,6–1,0 Gy ausreichen. Ein chronisch-entzündliches Geschehen erfordert unter Umständen 30–40 Gy.
- **Behandlungsergebnis:** Bei akuten Prozessen ist die Erfolgsrate sehr hoch ($> 90\,\%$). Bei chronischen Entzündungen beträgt sie ungefähr 75 %, z. B. bei Schuppenflechte.

42 Reiz- oder Schmerzbestrahlung chronisch-inflammatorischer und degenerativer Erkrankungen

Für die Schmerzbestrahlung sind in der älteren Literatur Begriffe wie Röntgenreizbestrahlung, Entzündungsbestrahlung und funktionelle Strahlentherapie geläufig.

42.1 Degenerative Gelenk- und Skeletterkrankungen

Die Radiotherapie bezweckt lediglich die Beseitigung der Symptome und Wiederherstellung der Funktion, nicht aber die Beseitigung der ursächlichen degenerativen Gelenkveränderungen (Abnutzungserscheinungen). Inflammatorische Begleitreaktionen werden rasch (Kap. 40), bereits eingetretene Kalkablagerungen dagegen eher zögerlich abgebaut. Grundsätzlich gilt, dass die Ergebnisse umso besser sind, je früher man mit der Behandlung beginnt. Einige Indikationen sprechen wir im Folgenden an.

42.1.1 Periarthrosis humeroscapularis (Impingementsyndrom, Schultersteife)

- Die **Periarthrosis humeroscapularis** (PHS) ist ein Sammelbegriff für degenerative Veränderungen der Schultergelenkkapsel sowie der Sehnenansätze der Mm. supra- und infraspinatus, des. M. subscapularis und des M. biceps longus. Hinzu gesellen sich akute und subakute entzündliche Reaktionen, die schmerzhafte Bewegungseinschränkungen und Ruheschmerzen bewirken. Schleimbeutel, z.B. unter dem Deltamuskel, können entzündet, eingerissen und mit Kalk angefüllt sein.
- Der Begriff **Impingementsyndrom**, auch Supraspinatussehnen-Syndrom genannt, definiert das Krankheitsbild schärfer als Erkrankung des „korakoakromialen Bogens", bestehend aus Akromion, Lig. coracoacromiale, Korakoid, Sehnen der o.g. Muskeln, lateralem Schlüsselbein, akromioklavikulären Bändern und subdeltoidalem Scheimbeutel. Ursache ist u.a. eine Enge zwischen Tuberculum majus des Humerus und dem Lig. coracoacromiale. Es gibt zwei Formen des Impingementsyndroms, denen völlig unterschiedliche Ursachen zugrunde liegen:
  - Das **Outlet-Impingement** wird durch anatomische Strukturveränderungen, die den Subakromialraum von kranial her einengen, verursacht, wie Formanomalien des Akromions, Verdickung und Tendopathien des Lig. coracoacromiale und kaudale Osteophyten am Akromioklavikulargelenk.
  - Beim **Non-Outlet-Impingement** wird der subakromiale Raum durch Sehnenverkalkungen (Tendinosis calcarea), durch Bursitiden (Schleimbeutelentzündungen), Instabilität der Rotatorenmanschette, ein prominentes Tuberculum majus humeri und Verschiebung bzw. Lockerung des Akromioklavikulargelenks verursacht.

Diese Unterscheidung ist wichtig, weil beim Outlet-Impingement von der Strahlentherapie keine wesentliche Besserung der Symptomatik zu erwarten ist, während Patienten mit einem Non-Outlet-Impingement zu 80 % und mehr auf die Strahlenbehandlung ansprechen.
- Symptome: Schmerzen in Ruhe, bei Druck im Bett (Wärme!), vor allem aber bei Bewegungen. Typisch ist die schmerzhafte Einschränkung der Armabduktionsbewegung

(60–120°, „Painful Arc") sowie der sog. Schürzenbinde- bzw. BH-Schließbewegung.
- Objektivieren lässt sich das Krankheitsbild mit dem sog. Constant-Score, in den das Bewegungsausmaß für Abduktion, Innen- und Außenrotation, Elevation, Retroversion, jeweils aktiv und passiv in Winkelgraden, Schmerzen unter verschiedenen Belastungen und die Möglichkeit für isometrische Bewegungen eingehen; sie werden in Graden von 0 bis III angegeben (weitere Informationen: AG „Gutartige Erkrankungen", Deutsche Gesellschaft für Radioonkologie).
- Das Röntgenbild kann selbst bei stärksten Beschwerden völlig unauffällig sein oder bei asymptomatischen Patienten Weichteilverdichtungen und Verkalkungen an typischer Stelle zeigen.
- Selten geht ein Trauma oder eine Überbeanspruchung voraus.

42.1.2
Deformierende Arthrose (Arthrosis deformans) der großen Gelenke

- Omarthrose (Schultergelenk).
- Koxarthrose (Hüftgelenk).
- Gonarthrose (Kniegelenk).

Die Symptome bedürfen keiner Erläuterung.

42.1.3
Degenerative Wirbelsäulenerkrankungen

Man spricht auch von **Zervikalsyndrom** (bis in die Schultern und Arme ausstrahlende Schmerzen wegen Veränderungen der Halswirbelsäule) und **Lumbago** (ischiasartige Schmerzen, die aufgrund von Abnutzungserscheinungen der Lendenwirbelsäule in Leiste, Gesäß und Beine ausstrahlen). Im Einzelnen haben sie folgende Ursachen:
- Chondrose (Verschmälerung des Bandscheibenraums),
- Spondylosis deformans (Ausbildung dachrinnenförmiger knöcherner Ausziehungen knapp unterhalb der Wirbelkörperseitenkanten),
- Osteochondrose (Verschmälerung des Bandscheibenraums bei fortgeschrittenem Bandscheibenverschleiß, Kantenverplumpung und knöcherne Ausziehungen = Spondylophyten),
- Spondylarthrose (Arthrose der Zwischenwirbelgelenke) mit Einengung der Foramina intervertebralia (der Nerven- und Gefäßdurchtritte).

42.1.4
Epicondylopathia humeri (Tennisellenbogen)

- Schmerzhafte Reizung der Knochenhaut, meist am radialen Epikondylus des distalen, seltener des ulnaren Humerus, auch mit Schleimbeutelbeteiligung.
- Trauma, mechanische Überlastung oder umschriebene Abkühlung (Zug „beim Herauslehnen aus dem Autofenster").

42.1.5
Fersensporn (Achillodynie)

Es handelt sich um Schmerzen oder eine Berührungsempfindlichkeit am Fersenbein, entweder im Bereich des plantaren (Fußsohle) oder des dorsalen Sehnenansatzes. Regelmäßig finden sich Verknöcherungen der Sehnenansätze (englisch: Heel Spur), in bis zu 80 % begleitet von inflammatorischen Reaktionen, die die Schmerzen auslösen.
- **Plantarer Fersensporn** am Ansatz der Plantarfaszie der Fußsohle: Schmerzen beim Auftreten.
- **Dorsaler Fersensporn** am Ansatz der Achillessehne: Schmerzen beim Anspannen der Wadenmuskulatur.

Radiotherapie

Wir bevorzugen die Hartstrahlung einer Röntgentherapieanlage.

- **Strahlenqualität:** 50–120 kV beim Tennisellenbogen, 180–300 kV bei der Periarthrosis humeroscapularis. Bei der Arthrose der großen Gelenke und bei degenerativen Wirbelsäulenerkrankungen auch Hochenergie-Strahlentherapie sinnvoll.
- **Dosis:** 0,5–1 Gy Einzeldosis, an jedem zweiten Tag bis zu einer Gesamtdosis von 6 Gy.
  - **Erfolgsrate**
  - Frische Beschwerden reagieren schneller als chronische und sprechen zu 80–85 % an.
  - Das Non-Outlet-Impingement reagiert besser als die Epicondylopathia humeri und diese wiederum besser als die degenerativen Erkrankungen der Wirbelsäule und der großen Gelenke. Trotzdem ist auch an den funktionell stärker beanspruchten Gelenken die Strahlentherapie allen anderen Behandlungsverfahren überlegen.
  - Neben der Röntgenbestrahlung ist eine Physiotherapie hilfreich.

42.2 Schleimbeutelentzündung (Bursitis)

- Schleimbeutel entzünden sich an mechanisch exponierten Stellen, wie Ellenbogen, Schultergelenk, Achillessehnenansatz, Hüftgelenkbereich etc.
- Die therapeutischen Richtlinien sind dieselben wie bei degenerativen Gelenkerkrankungen.

43 Bestrahlung bei hypertrophischen Prozessen des Binde- und Stützgewebes und bei gutartigen Tumoren

Übersicht

Die hypertrophische Prozesse des Bindegewebes haben gewisse pathologisch-anatomische Gemeinsamkeiten. Für gewöhnlich handelt es sich um kern- und gefäßarme **Überschussbildungen von kollagenen Fasern** (hypertrophe Narben, Induratio penis plastica, Dupuytren-Kontraktur, aggressive Fibromatose etc.), oder sie beruhen auf **überschießender Aktivität von Mesenchymzellen** (heterotope Ossifikationen nach Gelenkeingriffen u.Ä.), degenerativer **Überproliferation von Myofibroblasten** der Gefäßwand (Intimafibrose der Arterien, Restenosierung nach Gefäßdilatation = Angioplastie) oder einer **überschießenden Gefäßsprossung** (exsudative Makuladegeneration, Pterygium corneae, überschießende Vaskularisation der Hornhaut nach Keratoplastik).

Wirkmechanismus der Strahlentherapie

Die strahlenbiologische Grundlagenforschung steht noch am Anfang.
- Progression von Fibroblasten zu Fibrozyten durch kleine Strahlendosen verzögert, durch große beschleunigt (Fibrosebildung). Deshalb Bestrahlung von hypertrophen Prozessen eher mit kleinen Einzeldosen.
- Einfluss von radiogenen Entzündungsprozessen (akute Strahlenreaktion), die bei der Radiotherapie von hypertrophen Narben und des Morbus Dupuytren eine Rolle spielen, bisher nicht aufgeklärt.
- Hemmung der Aktivität der prämaturen Mesenchymzellen (Stammzellen bei heterotopen Ossifikationen) und der Myofibroblasten in der Gefäßwand (bei Gefäßstenosen) durch ionisierende Strahlung. Dasselbe gilt für die Mikroangiogenese.

Argumentativ lassen sich auch die **endokrine Orbitopathie** (Immunorbitopathie infolge einer Verdickung der äußeren Augenmuskeln), die **Gynäkomastie** (Vergrößerung der männlichen Brustdrüsen durch hormonelle Einflüsse) und **benigne Gefäßtumoren** (arteriovenöse Malformationen, juveniles Nasenrachenfibrom, Hämangiome, Lymphangiome) in diesem Kapitel zusammenfassen.

43.1 Narbenkeloid

Allgemeines

- Bestimmte Personen reagieren auf Verletzungen der Haut durch Schnitt, Verbrennung, Verätzung oder Entzündung mit einer überschießenden Narbe.
- Die hypertrophen, tumorös aufgeworfenen, hyalinisierten Narben sind blau-rötlich verfärbt. Frische Inzisions- oder Exzisionsnarben sind instabil und reißen selbst bei geringer mechanischer Belastung in der Tiefe auf, wodurch breite, rötlich-livid verfärbte, noch flache Narben entstehen.
- Exzisionen von Keloiden werden wieder von Keloidbildung gefolgt, sofern nicht unmittelbar postoperativ bestrahlt wird.

Radiotherapie

- Erfolgversprechend nur bei einem aktiven Prozess, also prophylaktisch unmittelbar

postoperativ, spätestens 12 h nach der Narbenexzision.
- Bestehende Narbenkeloide können radiotherapeutisch nicht gebessert werden.
- **Strahlenqualität:** Röntgenweichstrahlung 50–100 kV.
- **Zielvolumen:** Narbenregion mit 1–2 cm breitem Sicherheitssaum.
- **Dosis:** 15–21 Gy in Einzeldosen von 2–3 Gy, z. B. 5–7 × 3 Gy.
- **Behandlungsergebnis:** Prophylaxe der Narbenbildung bei frühzeitiger Strahlenbehandlung: > 90 %. Instabilität der Narbe bleibt jedoch lange bestehen.

43.2
Pterygium der Konjunktiva

- Es handelt sich um eine dreieckförmige, gefäßreiche Bindegewebshaut zwischen innerem Augenwinkel und Hornhaut. Wahrscheinlich geht eine Hornhautschädigung voraus, die über Zytokine eine Bindegewebsüberreaktion hervorruft.
- Die chirurgische Entfernung ist unausweichlich wieder von einer bindegewebigen Reaktion gefolgt (= erneutes Trauma) und zumindest mit 20–30 % Rückfällen belastet.
- Die Radiotherapie reduziert das Rückfallrisiko auf 1–2 %.
- **Technik:** ^{90}Strontium-Applikator oder Röntgenweichstrahlung oder niederenergetische Elektronenstrahlung mit entsprechendem Moulagenaufbau.
- **Empfohlene Dosierung:** 8–10 Gy, 3× in 1-wöchigem Abstand, oder 7 × 3 Gy an 7 aufeinander folgenden Arbeitstagen.

43.3
Dupuytren'sche Kontraktur und Morbus Ledderhose

Allgemeines

- **Morbus Dupuytren:** progressive, knotig-fibrotische Narbenkontraktur der Palmaraponeurose der Hand mit nachfolgender Beugesehnenkontraktur des 5.–3. Fingers (Erstbeschreibung 1614 durch Felix Platter, Basel, Systematik 1831 durch Guillaume Dupuytren, Paris).
- **Morbus Ledderhose:** entsprechende knotige Kontraktur der Plantaraponeurose der Füße.
- **Auftreten** jenseits des 40. Lebensjahres, bei Männern häufiger als bei Frauen (3 : 1), Verbindung mit Umstellung des Hormonhaushalts vermutet. Man schätzt 1,5–2 Mio. Erkrankungsfälle allein in Deutschland. Familiäre Häufung. Beidseitigkeit in 60–70 %, dann allerdings graduell unterschiedlich.
- Ursachen unklar.

Histologie

Es laufen drei Phasen ab: 1. Proliferationsstadium (Anhäufung von Fibroblasten), 2. Involutionsphase (Auftreten von Myofibroblasten in dem knotig-fibrösen Sehnenapparat, was letztlich die typische Kontrakur einleitet), 3. Endphase (kollagene Fasern dominieren das Bindegewebe der Aponeurose und der Umgebung, Kontraktur).

Symptomatologie

- Tastbare, mit der darüber liegenden Haut verbundene Knoten, mehrheitlich im distalen Teil der Aponeurose. Vorerst noch keine Kontraktur.
- Übergang der harten Knoten in längs gerichtete, derbe Narbenstränge, die den in die Aponeurose einstrahlenden Fasern der Fingerbeugersehnen entsprechen.

- Beugekontrakturen zuerst in den mittleren, dann in den proximalen Fingergelenken, beginnend am 5. Finger, dann zum 4. und schließlich 3. Finger fortschreitend. Narbige Hauteinziehungen über den härtesten Narbensträngen der Plantaraponeurose.
- Medikamentöse Behandlung (Vitamin E, nichtsteroidale Antiphlogistika, Allopurinol, Steroide etc.) wirkungslos.
- Operative (Teil-)Entfernung der Plantar- oder Palmaraponeurose mit 15–20 % Komplikationen und einer Rückfallrate von 30–50 % belastet.

Stadieneinteilung (Tubiana et al., 1966)

0: Keine Läsion tast- oder sichtbar.
N: Knoten ohne Beugedeformität.
I: 10–45° Fingerbeugung.
II: 46–90° Fingerbeugung.
III: 91–135° Fingerbeugung.
IV: > 135° Beukekontraktur.

Radiotherapie

- **Indikation** zur Radiotherapie früh stellen, am besten vor Einsetzen der Kontraktur.
- **Zielvolumen:** der tastbare fibrotische Bereich mit 1 cm Sicherheitssaum.
- **Strahlenqualität:** Orthovolttherapie, 120–150 kV oder Elektronenstrahlung.
- **Empfohlene Dosis:** 5×3 Gy an 5 aufeinander folgenden Tagen, Wiederholung der Serie nach 6 Wochen. Andere, niedriger dosierte Empfehlungen (einschließlich einer kleineren Einzeldosis, z. B. 10×2 Gy) rechnen mit einer geringeren Erfolgsquote.
- **Behandlungsergebnis:** objektive Reduktion der Knoten und Stränge: 75 %; subjektive Besserung der Symptome: 85 %. Nach 5 Jahren 77 % der Responder ohne, 23 % mit Rezidiv.

43.4 Induratio penis plastica (Peyronie'sche Krankheit)

Allgemeines

- Es handelt sich um knotig-strangförmige Verhärtungen in den Schwellkörpern des Penis, beginnend an der Peniswurzel bis zum mittleren Penisdrittel.
- Bei der Erektion kann es zu schmerzhaften Abknickungen des Penis kommen.
- Vergesellschaftung mit einer Dupuytren-Kontraktur oder Neigung zu Keloiden in 10–30 % der Fälle.
- Erkrankungsalter zwischen 40 und 60 Jahren.
- Spontanrückbildungen kommen vor; die Strahlentherapie soll diese beschleunigen.

Therapie

- **Chirurgie**
  Operative Entfernung möglich, doch mit hoher Rezidivneigung.
- **Medikamentöse Therapie**
  Kortikoide und Vitamin E wenig effektiv.
- **Radiotherapie**
  – **Zielvolumen:** vernarbtes Gebiet.
  – Sorgsame Schonung der Gonaden, der Schambehaarung und der Eichel (Glans penis) ist erforderlich.
  – **Strahlenqualität:** am besten 5- bis 7-MeV-Elektronen, aber auch Hartstrahltherapie mit 150–250 kV oder interstitielle Brachytherapie.
  – **Empfohlene Dosierung:** wechselt von $5–7 \times 3$ Gy an 5–7 aufeinander folgenden Arbeitstagen bis 1×5 Gy monatlich bis zu einer Gesamtdosis von 25 Gy. Die meisten Remissionen sollen nach 10–15 Gy/2 Wochen eintreten.
  – **Behandlungsergebnis:** Besserung in 50 % der Fälle.

43.5 Aggressive Fibromatose (Desmoid)

Allgemeines

- Die aggressive Fibromatose (Desmoid) ist eine niedergradige, lokal-invasive und praktisch nie metastasierende Neoplasie des Bindegewebes.
- Langsames Wachstum, spät auftretende Beschwerden.
- **Ätiologie:** unklar; in 35–75 % Hormonrezeptoren vorhanden, deshalb hormonelle Steuerung diskutiert.
- **Altersverteilung:** Frauen häufiger als Männer betroffen, 4.–6. Lebensdekade.
- **Manifestation:** meist am Schultergürtel, an den Extremitäten, bei jungen Patienten häufig auch intraabdominal.

Therapie

- **Chirurgie**
  - Behandlung der ersten Wahl.
  - Resektion im Gesunden anstreben, dann kaum Rezidive.
  - Nach R1-Resektion in 50 % der Fälle Rezidive. 90 % der Rezidive treten innerhalb von 3 Jahren auf.
- **Radiotherapie**
  - Definitive lokale Kontrolle in 80–90 %.
  - Ausmaß des makroskopischen Tumors (auch nach Operation) ohne Einfluss auf das Ergebnis.
  - Nach weiter Resektion mit tumorfreien Resektionsgrenzen (R0) ist keine Strahlentherapie indiziert.
  - Nach R1-Resektionen postoperative Radiotherapie in Diskussion. Bei Kindern und Jugendlichen vor Abschluss des Wachstumsalters wegen der Möglichkeit einer Spontanregression einerseits und der Gefahr radiogener Nebenwirkungen andererseits nicht grundsätzlich indiziert. Dann Radiotherapie erst bei Rezidiv.
  - Bei makroskopischem Resttumor oder inoperablen Tumoren ZV-Dosis von 60–65 Gy, appliziert mit täglichen ED von 1,8–2,0 Gy, erforderlich. Das ZV umfasst das gesamte aponeurotische Kompartiment. Unter Umständen Brachytherapie.
  - Tumorrückbildung erst nach Monaten bis Jahren vollständig.
- **Hormon- und Chemotherapie**
  - Keine Standardempfehlungen; bisher hat die Systemtherapie experimentellen Charakter.
  - Antiöstrogene (Tamoxifen, Toremifen) und Gestagene sollen in bis zu 40 % zu Remissionen führen.
  - Alpha- oder Beta-Interferon in Diskussion.
  - Chemotherapieversuch mit Behandlungsprotokollen für Weichteilsarkome nur in ausgesprochen palliativer Situation gerechtfertigt. Wirksamkeit marginal.

43.6 Heterotope Ossifikationen am Hüftgelenk

Allgemeines

- Als heterotope Ossifikation (HO) bezeichnet man die **Bildung von Lamellenknochen** im Weichteilgewebe, also „am falschen Ort", meist in Gelenknähe. HO treten grundsätzlich überall im Körper auf; sie sind eine schwerwiegende Komplikation nach Hüftgelenkoperationen, Azetabulumfrakturen, Traumen – z. B. am Ellenbogengelenk – und Schädel-Hirn-Verletzungen.
- **Differentialdiagnose:** periartikuläre Verkalkungen, Myositis ossificans. Bei den HO finden sich umschriebene Knocheninseln, Knochenspangen, -brücken und Ankylosierungen, die in fast 30 % zu schweren klinischen Symptomen, zur vollständigen Gelenksteife und zu beeindruckenden Schmerzen führen können.
- Männer sind häufiger als Frauen betroffen.

- Das **radiobiologische Target** sind die radiosensiblen, pluripotenten mesenchymalen Progenitorzellen der Osteogenese, Vorstufen der Osteoblasten, die durch ein spezifisches Trauma zu überschießender Proliferation und Differenzierung stimuliert werden. Sie sammeln sich über die Blutbahn aus entfernten Körperabschnitten im traumatisierten Bereich, z. B. in Hämatomen. Schon nach 16 h kann es zur ektopischen Knochenbildung kommen.
- **Risikofaktoren** für das Entstehen von HO nach Hüftgelenkoperationen sind: 1. vorausgegangene Operationen wegen HO, präoperativ bereits vorhandene periartikuläre Verkalkungen oder HO der Gegenseite; 2. Azetabulumfraktur; 3. ankylosierende Spondylarthritis (Morbus Bechterew); 4. starke degenerative Gelenkveränderungen (diffuse idiopathische skelettale Hyperostose, hypertrophe Osteoarthrose der Hüfte, posttraumatische Arthrose) und 5. eine erhebliche intraoperative Traumatisierung im Gelenkbereich.
- **Symptomatologie:** Bewegungseinschränkungen bis zur Ankylosierung, Schmerzen. Unglücklicherweise zeigt das Röntgenbild HO erst 4–12 Wochen postoperativ, wenn es außer einer eventuellen Wiederholungsoperation keine therapeutische Option mehr gibt.
- In Deutschland benötigen vermutlich 10 000 von 100 000 Patienten mit Hüftoperationen eine wirksame HO-Prophylaxe.

HO-Klassifikation (Brooker et al., 1973)

Grad 0: Keine radiologisch sichtbaren Knocheninseln.
Grad I: Sichtbare Knocheninseln in den periartikulären Weichteilen.
Grad II: Knochensporne am Becken und proximalen Femur mit ≥ 1 cm Zwischenraum.
Grad III: Wie II, aber mit einem Zwischenraum < 1 cm.
Grad IV: Ankylosierung durch Knochenspange(n).

Therapie

Patienten mit Risikofaktoren sollen eine HO-Prophylaxe erhalten.
- **Medikamentöse Therapie**
  Zumindest kurzfristig gute Ergebnisse mit nichtsteroidalen Antiphlogistika und Glukokortikoiden.
- **Radiotherapie**
  In der Hemmung der pluripotenten Stammzelle konkurrenzlos. Reduktion des HO-Risikos von 70–80 % auf 5–7 %.
  – **Zielvolumen:** periartikuläre Weichteile, wichtig die Region zwischen Hüftpfanne und beiden Trochanteren. Wir wählen ein großes Volumen, Feldgröße etwa 13 × 16 cm², wobei zur Schonung der Organe des kleinen Beckens und der lateralen Oberschenkelmuskulatur individuell kollimiert wird.
  – **Präoperative Bestrahlung:** 7 Gy Einzeitdosis innerhalb von 4 h vor Operation. Ökonomisch, ungefährlich, am einfachsten zu organisieren. Ausgenommen werden Patienten mit Grad III und IV im Brooker-Score.
  – **Postoperative Bestrahlung:** 5 × 3,5 Gy an fünf konsekutiven Tagen signifikant effektiver als 5 × 2 Gy. Die erste Bestrahlung hat spätestens am 3. postoperativen Tag (72 h postoperativ) zu erfolgen. Patienten mit Brooker-Graden III und IV werden immer postoperativ bestrahlt.

43.7 Feuchte Makuladegeneration

Allgemeines

Die feuchte Makuladegeneration ist eine Netzhautveränderung des alten Menschen, verursacht durch Gefäßneubildungen, deren abnorme Permeabilität zu Ödemen und Blutungen führt. Narben behindern das Sehen.

Therapie

- Laserkoagulation bei umschriebenen peripheren Prozessen der Netzhaut als Verfahren der ersten Wahl.
- Bei den übrigen Patienten soll eine Radiotherapie mit 10–15 Gy (ED 1,5–2,0 Gy) zum Erkrankungsstillstand führen und das Sehvermögen verbessern. Bis heute kein eindeutiger Wirksamkeitsnachweis. Studien erforderlich.

43.8 Endokriner Exophthalmus

Allgemeines

- Die endokrine Ophthalmopathie ist eine genetisch determinierte Autoimmunkrankheit, häufig vergesellschaftet mit einer latenten oder klinisch manifesten Schilddrüsenüberfunktion vom Typ Morbus Basedow. Der Exophthalmus kann sich aber auch bei normothyreoten Patienten ausbilden oder durch Behandlung der Hyperthyreose, beispielsweise nach Strumektomie manifestieren. Er stellt vermutlich eine eigenständige Krankheit dar.
- Morphologisch findet sich eine mononukleäre Entzündungsreaktion, bestehend aus T-Lymphozyten, antigenpräsentierenden Makrophagen und B-Lymphozyten. Die von immunkompetenten Zellen und Fibroblasten gebildeten Zytokine lösen die Produktion von hydrophilen Glykosaminoglykanen und von Proteasen und Proteaseinhibitoren aus, die das interstitielle Ödem in der Orbita bewirken. Alle retrobulbären Strukturen sind betroffen und verdickt, vor allem die äußeren Augenmuskeln (gut sichtbar im CT), aber auch Sehnerv und retrobulbäres Fettgewebe. Bei längerem Verlauf geht die Veränderung in die nicht mehr therapiefähige retrobulbäre Fibrose über.

Symptomatologie

- Heraustreten des Augapfels (Protrusio bulbi), auch einseitig (5 %).
- Doppelbilder durch gestörte Bulbusbeweglichkeit.
- Ödeme um die Augen, Augenmuskelblockade.
- Mangelhafter Lidschluss (Lagophthalmus) mit Gefahr der Hornhautentzündung.
- Augentränen, Augenbrennen und Lichtüberempfindlichkeit. Druck und Fremdkörpergefühl. Gefürchtet sind dauerhafte Hornhauterosionen und -geschwüre.
- Spontane Rückbildungen kommen vor.

Therapie

Korrektur der möglichen Hyperthyreose durch Operation, Radiojodtherapie oder thyreostatische Medikamente.
- **Chirurgie**
  - Operative Dekompression des Retrobulbärraums als Ultima Rratio.
- **Medikamentöse Therapie**
  - Erster Behandlungsversuch mit Kortikoiden gerechtfertigt, ohne die Indikation zur Retrobulbärbestrahlung stark zu verzögern.
- **Radiotherapie**
  - Das hypothetische Target für die Strahlentherapie sind 1. die aktivierten Lymphozyten bzw. Antigen-Antikörper-Komplexe und 2. die Fibroblasten.
  - **Indikation:** bei nach Normalisierung der Schilddrüsenfunktion nicht rückläufigem und auf Glukokortikoide nicht ausreichend ansprechendem Exophthalmus.
  - **Zielvolumen:** die ganze Orbita ab dem vorderen Ansatz der äußeren Augenmuskeln.

- **Strahlenqualität:** 6- bis 10-MV-Photonen, 3–5° nach dorsal gekippt (oder „Half Beam Block") mit Individualkollimation.
- **Dosis:** 10 × 2,0 Gy im ZV.
- **Behandlungsergebnis:** nach 3 Monaten beurteilbar, 80–95 % Besserungen. Radiotherapie unwirksam bei länger als 12 Monate bestehendem, durch Fibrose fixiertem Exophthalmus.

43.9 Gynäkomastie

Allgemeines

Es handelt sich um ein Wachstum der Brustdrüsenanlagen beim Mann unter dem Einfluss einer hormonellen Fehlsteuerung, die gewöhnlich mit Schmerzen verbunden ist. Häufigste Ursache: gegengeschlechtliche Hormon- oder Antiandrogentherapie (Flutamid) beim Prostatakarzinom. Differentialdiagnostisch sind abzugrenzen:
- Pubertäts- und idiopathische Gynäkomastie (asymptomatisch).
- Endokrinologisch aktive Tumoren, paraneoplastische Syndrome, Leberzirrhose, Schilddrüsenüberfunktion, chromosomale Defekte.

Die Radiotherapie kann, prophylaktisch eingesetzt, die Vergrößerung der Brustdrüsen verhindern (80 % Sicherheit).

Radiotherapie

- Start zumindest 3 Tage vor Beginn der Hormontherapie.
- **Strahlenqualität:** Orthovolttherapie (120 kV) oder Elektronen (Bestimmung der Brustwanddicke mit Ultraschall): direktes, die ganze Drüsenanlage einschließendes Feld.
- **Dosis:** 3 × 4–5 Gy an drei aufeinander folgenden Tagen.

43.10 Hämangiome und arteriovenöse Malformationen

- Es handelt sich um gutartige Geschwülste/Fehlbildungen der Blutgefäße. Mischgeschwülste sind häufig, so das Angiofibrom und das Angiolipom.
- Hauthämangiome sind häufig. Drei Arten: Haemangioma simplex, Haemangioma cavernosum, Haemangioma racemosum.
- Klinische Bedeutung haben noch Aderhauthämangiome des Auges, Hämangiome (arteriovenöse Malformationen) des Gehirns, der Wirbelkörper und der Leber.
- Das sarkomatös entartete Hämangiosarkom steht hier nicht zur Diskussion.

Symptomatologie

- Abhängig von der Lokalisation des Tumors.
- Hämangiome der Haut belasten durch kosmetische Entstellung.
- Arteriovenöse Fehlbildungen des Gehirns verursachen neurologische Ausfälle und lebensbedrohliche Zustände durch Blutungen.
- Hämangiome der Leber werden durch die moderne Ultraschalltechnik und die CT häufiger diagnostiziert. Sie sind entweder asymptomatisch oder verursachen eine Lebervergrößerung, selten Druckgefühl oder Schmerzen.
- Hämangiome der Wirbelkörper sind entweder asymptomatisch oder destabilisieren den betreffenden Wirbelkörper mit der Folge von Schmerzen, gelegentlich auch einer Wirbelkörperkompression.

Wirkmechanismus der Strahlentherapie

Die Strahlentherapie strebt eine Obliteration der Gefäße bzw. Gefäßknäuel durch Intimafibrose an. Das bewirkt eine Schrumpfung des Prozesses.

Hämangiome der Haut

- Behandlung oft unnötig, da die meisten kavernösen Hämangiome sich nach einer Wachstumsphase spontan wieder zurückbilden und nach dem 5. Lebensjahr verschwunden sind.
- Radiotherapie kann die Rückbildung anstoßen: Einzeldosis 4–8 Gy, zu wiederholen nach einem oder mehreren Monaten. Technik: Weichstrahltherapie, ^{90}Strontium-Dermaplatten oder Moulagen.
- Verlauf der flächigen Hämangiome (Haemangioma simplex) weniger günstig.

ZNS-Hämangiome

- Letalität: bis 15 % durch Spontanblutung.
- Chirurgische Entfernung schwierig und risikoreich.
- Gute Reaktion auf konventionelle Radiotherapie mit 45–60 Gy/5–6 Wochen oder 5 × 5 Gy in 5–7 Tagen.
- Radiochirurgie mit Linearbeschleuniger (aufgerüstet durch Mikro-Multileaf-Kollimator), stereotaxiededizierter Linearbeschleuniger (Novalis Shaped Beam Surgery System) oder mit fokussierten Kobaltquellen („Gammaknife") erlaubt es, 18–28 Gy als Einzeldosis in einem scharf begrenzten Zielvolumen zu applizieren (Kap. 18.4.4 und Abb. 18.28).
- Nach 12–24 Monaten beträgt die Obliterationsrate durch Intimahyperplasie 75–85 %.

Leberhämangiome

- Kongenitale Anomalie bei 2–3 % der gesunden Patienten.
- Lebervergrößerung bei 50 % der Patienten.
- Selten: Blutungen, Thrombozytopenien und Gerinnungsstörungen.
- Therapie der Wahl: operative Leberteilresektion.

Wirbelkörperhämangiome

- Die typische honigwabenähnliche Rarefizierung des Wirbelkörpers ist im Röntgenbild und noch besser im CT sichtbar. Auch Vergrößerungen der Wirbelkörper kommen vor.
- Selten sind Kompressionserscheinungen des Rückenmarks, Wirbelkörpereinbrüche und nur als Rarität Blutungen.
- Die Therapie der Wahl bei symptomatischen Patienten besteht in einer Radiotherapie, die immer Schmerzfreiheit und meist eine Stabilisierung des Wirbelkörpers erreicht. In konventioneller Fraktionierung werden 45–50 Gy in 5–6 Wochen auf die gesamte Ausdehnung des Hämangioms appliziert.

44 Bestrahlung zur Immunsuppression

Allgemeines

Eine Immunsuppression lässt sich durch onkologische Zytostatika, durch Immunsuppressiva, z.B. Azathioprin (Imurek®), und großvolumige Bestrahlung erreichen. Der Einsatz der Radiotherapie bietet in folgenden Situationen eine interessante Behandlungsoption:
- Vor der allogenen Organtransplantation (vor allem von Spendernieren) zur Verhinderung der Transplantatabstoßung.
- Zur Therapie von neurologischen Erkrankungen, die durch Immunsuppression gebessert werden können (multiple Sklerose, chronische demyelinisierte Polyneuropathie).
- Zur Behandlung von Autoimmunkrankheiten (primäre chronische Polyarthritis, Lupus erythematodes).

Radiotherapie

- Nach Nierentransplantation, wenn trotz medikamentöser Immunsuppression Transplantatabstoßung droht: 4–5 × 1,5 Gy auf das tastbare Transplantat und das Transplantatbett.
- Systemische Immunsuppression: Das Bestrahlungsvolumen entspricht der total-nodalen Bestrahlung bei Morbus Hodgkin oder Non-Hodgkin-Lymphomen. Dosis: 20 Gy zuerst auf den unteren, dann auf den oberen Abschnitt, 5 × 2 Gy pro Woche. Es resultiert ein starker Abfall der T-Lymphozyten und der T-Helfer-Zellen, während die T-Suppressor-Zellen unbeeinträchtigt bleiben.

45 Bestrahlung zur Kastration (Röntgenkastration)

Allgemeines

- Zur ablativen Hormontherapie des metastasierten, rezeptorpositiven Mammakarzinoms kommen die Ovarektomie, die Bestrahlung der Ovarien und Antiöstrogene in Frage. Die kostengünstigsten Methoden sind zweifellos die beidseitige Ovarektomie und die „Röntgenkastration".
- Im Ergebnis besteht kein Unterschied zwischen der Ovarektomie und der radiotherapeutischen Ovarienausschaltung. Doch tritt im letzteren Fall der Effekt erst nach mehreren Monaten voll ein.

Radiotherapie

- Erforderlich sind 20 Gy/2 Wochen in 10 Fraktionen zur dauerhaften Kastration. Bei älteren Frauen sollten 3×4 Gy ausreichen, solche unter 35 Jahren benötigen 26 Gy.
- Wegen der variablen Lage der Ovarien muss das gesamte kleine Becken ab dem unteren Abschnitt der Iliosakralfugen mit Linearbeschleuniger-Photonen bestrahlt werden.

VII Strahlenschutz

46 Grundlagen 525

46 Grundlagen

Der Strahlenschutz der Bevölkerung folgt gemäß den Empfehlungen der Internationalen Strahlenschutzkommission ICRP (International Commission on Radiation Protection) einer einfachen Regel:

> **MERKE**
> Die Strahlenbelastung soll so gering sein, wie es unter vernünftigen Voraussetzungen erreichbar ist (**alara**, „as low as reasonably achievable").

In den nationalen Verordnungen, die den Strahlenschutz regeln, werden drei Gruppen definiert:
- allgemeine Bevölkerung,
- Patienten und
- beruflich strahlenexponiertes Personal, bei denen wiederum Frauen im gebärfähigen Alter, Schwangere, Stillende und Jugendliche besonderen Schutz genießen.

Mit Ausnahme der Patienten legen die Verordnungen Dosisgrenzwerte für die Bevölkerung und die genannten Untergruppen fest.

> **MERKE**
> - Verordnungen beschränken die Strahlenbelastung der **Bevölkerung** und des **Personals** durch Dosisgrenzwerte.
> - Jede Anwendung ionisierender Strahlung in der Medizin muss sich damit rechtfertigen, dass ihr erkennbarer Nutzen für den Patienten die möglichen Risiken bei weitem überwiegt und dass es keine alternativen, strahlungsfreien Methoden mit gleicher diagnostischer oder therapeutischer Sicherheit gibt.

- Für die **diagnostische Anwendung** ionisierender Strahlung gilt das „alara"-Prinzip (s.o.).
- In der Röntgendiagnostik und der diagnostischen Nuklearmedizin gibt es empfohlene Dosisreferenzwerte, die nicht wesentlich überschritten werden sollten.
- Die **therapeutische Anwendung** ionisierender Strahlung hat so schonend wie möglich nach dem Stand von Technik und Wissenschaft zu erfolgen. Für die einzelnen Anwendungen existieren Leitlinien.

46.1 Rechtliche Grundlagen

Im Zuge der Vereinheitlichung der Rechtsnormen in den Ländern der Europäischen Union sind die Regierungen verpflichtet, die **Richtlinien 96/29/EURATOM und 97/43/EURATOM** in nationales Recht umzusetzen. In Deutschland geschah dies mit der Verabschiedung einer neuen **Röntgenverordnung** am 18. Juni 2002 und einer neuen **Strahlenschutzverordnung** am 20. Juli 2001.

Röntgenverordnung (RöV)

Die Röntgenverordnung (2002) regelt den Umgang mit Röntgeneinrichtungen und Störstrahlern mit einer Grenzenergie von maximal 1 MeV. Unter Störstrahlern versteht man Geräte oder Einrichtungen, die Röntgenstrahlen erzeugen, ohne dass sie zu diesem Zweck betrieben werden, z. B. Fernsehgeräte.

Strahlenschutzverordnung (StrlSchV)

Die StrlSchV (2001) regelt den Umgang mit offenen und umschlossenen Radionukliden sowie die Errichtung und den Betrieb von Beschleunigeranlagen und Telegammageräten (also Telekobaltgeräten). Ebenfalls der StrlSchV unterliegen Störstrahler mit Grenzenergien über 1 MeV.

> **MERKE**
> - Die RöV regelt den Umgang mit Röntgenanlagen und Störstrahlern bis zu einer Grenzenergie von maximal 1 MeV.
> - Die StrlSchV regelt den Umgang mit offenen und umschlossenen Radionukliden, Gammabestrahlungseinrichtungen und Teilchenbeschleunigern, ebenso mit Störstrahlern einer Grenzenergie > 1 MeV.

Richtlinien und Normen

Richtlinien ergänzen die Verordnung und dienen als Ausführungsbestimmungen, z. B. die „Richtlinie Strahlenschutz in der Medizin" oder die „Fachkunderichtlinie Medizin nach RöV", die sich ihrerseits wieder auf Normen stützen. Eine Neufassung der Richtlinie Strahlenschutz erfolgte am 24. Juni 2002.

46.2 Für den Strahlenschutz relevante Dosisgrößen

Im Strahlenschutz werden folgende Dosisgrößen gebraucht: **Energiedosis, Äquivalentdosis, effektive Dosis, Ortsdosis, Ortsdosisleistung, Organdosis, Körperdosis, Folgedosis** und **Personendosis**. Die Dosisbegriffe, die nicht schon in Kapitel 13 eingeführt wurden, werden hier erläutert.

Im Zuge eines Genehmigungsverfahrens werden an relevanten Orten in der Umgebung einer Anlage, die ionisierende Strahlung erzeugt, bzw. in den Räumen, in denen radioaktive Stoffe angewendet oder gelagert werden, und deren Umgebung **Ortsdosiswerte** errechnet und gemessen. Dadurch lassen sich **Strahlenschutzbereiche** festlegen und eingrenzen.

46.2.1 Ortsdosis (eine Messgröße)

Die Ortsdosis ist als **Äquivalentdosis** (Kap. 13.3 und 13.4) definiert. In ihre Berechnung gehen die Dosisleistung, die biologische Bewertung mit dem **Qualitätsfaktor** – neuerdings **Strahlungs-Wichtungsfaktor** w_R genannt – und die **Strahlzeit** bzw. Einschaltzeit sowie u.U. die **Aufenthaltszeit** ein. Die Ortsdosis summiert die Strahlenexposition über ein ganzes Jahr. Die etwas komplizierten Messbedingungen finden sich in der Strahlenschutzverordnung beschrieben.

Die **Ortdosisleistung** (eine Messgröße) wird nur bestimmt, wenn ein Sperrbereich definiert werden soll.

46.2.2 Personendosis (eine Messgröße)

Die Personendosis schließlich ist die Äquivalentdosis, die aufgrund einer Messung an einer repräsentativen Stelle der Körperoberfläche mit einem „amtlichen" Dosimeter ermittelt werden kann. Die Personendosis bildet die wesentliche Grundlage für die Personendosisüberwachung. Zurzeit erfolgt die Messung immer noch häufig mit dem sog. **Filmdosimeter**. Dieses enthält außer dem Röntgenfilm drei Kupferfilter verschiedener Dicke und einen Bleifilter. Dadurch lassen sich
- die Dosis anhand der Filmschwärzung und
- die Einfallsrichtung (von vorn, von hinten etc.)

feststellen. Die Filmdosimeter werden von der nach Landesrecht zuständigen Behörde einmal monatlich ausgewertet, das Messergebnis wird dem Strahlenschutzbeauftragten mitgeteilt.

46.2.3
Organdosis, effektive Dosis und Körperdosis
(festgelegte Schutzgrößen)

Die hier genannten Dosen sind nicht direkt messbar, werden aber im Strahlenschutz als die biologisch relevanten Größen mit Grenzwerten belegt. **Organdosen** sind Äquivalentdosen, wie sie nach der Bewertung mit dem **Gewebe-Wichtungsfaktor w_T** (Kap. 13.4) zur Berechnung der **effektiven Dosis** herangezogen werden. Die **Körperdosis**, eine Kreation der neuen StrlSchV, ist ein „Sammelbegriff für effektive Dosis und Organdosen in den jeweiligen Organen". Die **Folgedosis** ist eine effektive Dosis, die sich infolge einer Aktivitätsaufnahme in einem bestimmten Bezugszeitraum ergibt.

Beim Umgang mit Röntgen- und Gammastrahlung kann die Personendosis der effektiven Dosis gleichgesetzt werden. Für das beruflich strahlenexponierte Personal besteht **Duldungspflicht** zur Personendosimetrie. Unter bestimmten Voraussetzungen kann die zuständige Behörde, der Strahlenschutzbeauftragte oder die zu überwachende Person ein jederzeit ablesbares Dosimeter (meist ein sog. Stabdosimeter) verlangen. Das **Stabdosimeter** wird von dem betreffenden Träger selbst abgelesen und die Dosis von ihm selbst protokolliert.

> **MERKE**
>
> Alle Personen, die in ihrem Beruf regelmäßig ionisierender Strahlung ausgesetzt sind, und solche, die in einem Kontrollbereich tätig sind, haben ein **Personendosimeter** zu tragen. Ungewöhnliche, vor allem Grenzwerte überschreitende Messwerte teilt die Behörde dem Strahlenschutzbeauftragten und dem Betroffenen mit.
> **Stabdosimeter** und evtl. damit gewonnene Messwerte unterliegen der persönlichen Verantwortung des Trägers.

46.3
Dosisgrenzwerte

In den Verordnungen festgelegte Dosisgrenzwerte beziehen sich einerseits auf Strahlenschutzbereiche und andererseits auf Organdosen und die effektive Dosis von Personen und Personengruppen (Tab. 46.1 und Abb. 46.1).

46.3.1
Dosisgrenzwerte für Personen und Personengruppen als Basis für die Festlegung von Strahlenschutzbereichen

Allgemeines Staatsgebiet

Zum Schutz der Bevölkerung wird für jeden Bürger unseres Landes beim Umgang mit ionisierender Strahlung und radioaktiven Stoffen

Tab. 46.1 Grenzwerte für die Ortsdosis nach RöV (2002) und StrlSchV (2001).

Strahlenschutzbereich	Ortsdosis pro Jahr Ortsdosisleistung	Grenzwerte für Personen pro Jahr
Allgemeines Staatsgebiet	1 mSv bzw. 0,3 mSv (s. Text)	1 mSv
Überwachungsbereich	> 1 mSv	> 1 mSv
Kontrollbereich	> 6 mSv	> 6 mSv
Sperrbereich	≥ 3 mSv/h	Aufenthalt nicht gestattet

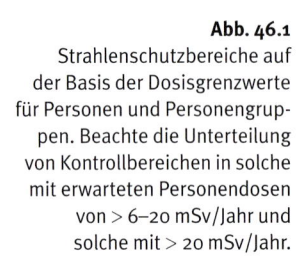

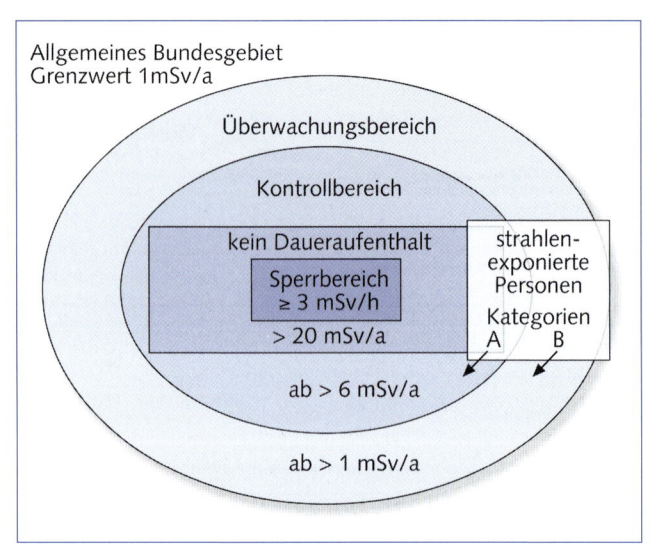

Abb. 46.1 Strahlenschutzbereiche auf der Basis der Dosisgrenzwerte für Personen und Personengruppen. Beachte die Unterteilung von Kontrollbereichen in solche mit erwarteten Personendosen von > 6–20 mSv/Jahr und solche mit > 20 mSv/Jahr.

ein Grenzwert der effektiven Dosis mit 1 mSv pro Jahr festgelegt. Als Folge der Ableitung von radioaktiven Stoffen dürfen im ungünstigsten Fall nur effektive Dosen von maximal 0,3 mSv pro Jahr auftreten. Die einzelnen Organdosen (z. B. an den Augenlinsen) können dabei höher sein.

> **Merke**
> Kein normaler Bürger unseres Landes darf mit einer Dosis von mehr als 1 mSv pro Jahr exponiert werden.

Überwachungsbereich

Kann in einem Bereich der Wert von **1 mSv/Jahr überschritten** werden, ist er als Überwachungsbereich abzugrenzen (Abb. 46.1). Die **Personengruppe**, die sich dort aufhält, muss beschränkt werden, und zwar auf dort tätiges Personal, Patienten, helfende Personen, Probanden, Auszubildende und u.U. Besucher. Weitere Sicherungsmaßnahmen sind zu treffen, z. B. Ortsdosismessungen. Der Überwachungsbereich unterliegt der Aufsicht und Verantwortung des Genehmigungshalters (Praxisinhaber, Krankenhausleitung).

> **Merke**
> Wenn in einem Bereich mehr als die für die Normalbevölkerung zugelassene Dosis von 1 mSv/Jahr, maximal jedoch nicht mehr als 6 mSv/Jahr auftreten kann, handelt es sich um einen Überwachungsbereich.

Kontrollbereich

Kann in einem Bereich eine effektive Dosis von mehr als **6 mSv/Jahr** auftreten, muss er als Kontrollbereich ausgewiesen werden (Abb. 46.1). Das dort tätige Personal zählt zu den **beruflich strahlenexponierten Personen**. Der obere Grenzwert für diese Personengruppe beträgt **20 mSv/Jahr**. Stark exponierte Personen werden in die **Kategorie A** eingestuft, weniger stark exponiertes Personal, bei dem wegen gelegentlichen Aufenthalts mit Sicherheit ein Dosisgrenzwert von **6 mSv** nicht überschritten wird, in die **Kategorie B**. Kontrollbereiche sind u.a. die Röntgenuntersuchungsräume, Räume, in denen mit offenen radioaktiven Stoffen umgegangen wird, und die Bestrahlungsräume in der Therapie. Der Zutritt zum Kontrollbereich ist nur erlaubt
- in Ausübung des Berufs,

- zur Ausbildung,
- zur Patientenbehandlung,
- für Begleitpersonen des Patienten,
- für helfende Personen.

> **MERKE**
> Im Kontrollbereich können > 6 mSv/Jahr auftreten. Dort hat sich außer den dort Beschäftigten und den Patienten niemand aufzuhalten. Personendosimetrie ist zwingend. Ausnahmen regelt die StrlSchV.

Schwangeren Frauen und Personen unter 18 Jahren ist die Tätigkeit im Kontrollbereich untersagt. Schwangere und stillende Frauen dürfen zudem nicht mit offenen radioaktiven Stoffen umgehen. Jugendlichen zwischen 16 und 18 Jahren kann der Zutritt zum Kontrollbereich gestattet werden, wenn dies im Rahmen ihrer Ausbildung notwendig ist (z. B. MTAR-Schülern).

Sperrbereich

Der Sperrbereich ist im Gegensatz zu den anderen Bereichen nicht durch eine zulässige Jahresdosis, sondern durch eine **Dosisleistung** von ≥ 3 mSv pro Stunde definiert. Dies bedeutet, dass der Bestrahlungsraum in der **Strahlentherapie** während einer Bestrahlung Sperrbereich ist. Sperrbereiche gibt es in der Röntgendiagnostik und Nuklearmedizin nicht. Sperrbereiche sind abzugrenzen und deutlich sichtbar mit dem Hinweis „Sperrbereich, kein Zutritt" zu kennzeichnen.

> **MERKE**
> Ein Sperrbereich ist durch eine Dosisleistung von ≥ 3 mSv/h definiert. Im Sperrbereich darf sich niemand aufhalten – mit Ausnahme des gerade dort behandelten Patienten.

Die weitere Differenzierung in Personenuntergruppen und Organdosen ist zum größten Teil Tabelle 46.2 zu entnehmen.

46.3.2 Auflagen für strahlenexponierte Personen

Für beruflich strahlenexponierte Personen gelten außerdem folgende Auflagen:

Tab. 46.2 Grenzwerte für beruflich strahlenexponierte Personen.

	Kategorie A	Kategorie B	Gebärfähige Frauen	Jugendliche in Ausbildung
Effektive Dosis (mSv/Jahr)	20	6		1
Augenlinsen (mSv/Jahr)	150	45		15
Haut, Hände, Unterarme, Füße, Knöchel (mSv/Jahr)	500	150		50
Gebärmutter			5 mSv/Monat	
Ungeborenes Kind			1 mSv gesamt	
Berufslebendosis	400 mSv gesamt			
Tätigkeitsbeschränkung beim Umgang mit offenen radioaktiven Stoffen oberhalb der Freigrenze	–	–	Schwangere und stillende Frauen	Tätigkeit nur nach Genehmigung

- Sie unterliegen der Strahlenschutzkontrolle, d.h., die Körperdosen für diese Personen sind durch Dosismessung (Filmdosimeter + Stabdosimeter) laufend zu ermitteln.
- Strahlenexponierte Personen sind vor dem erstmaligen Zutritt zum Kontrollbereich und danach in halbjährlichen Abständen über die Arbeitsmethoden, die möglichen Gefahren, die anzuwendenden Sicherheits- und Schutzmaßnahmen und über die für ihre Tätigkeit wesentlichen Inhalte der Verordnungen und Genehmigungen zu belehren.
- Strahlenexponiertes Personal der Gruppe A ist innerhalb eines Jahres vor Beginn der Tätigkeit von einem sog. ermächtigten Arzt zu untersuchen. Diese Untersuchungen sind in jährlichen Abständen zu wiederholen.
- Personen der Kategorie B unterliegen diesem Erfordernis der ärztlichen Überwachung nicht, es sei denn, sie gehen mit offenen radioaktiven Stoffen um. In diesem Fall muss ebenfalls vor Tätigkeitsbeginn eine entsprechende ärztliche Untersuchung durchgeführt werden.

46.4 Praktische Maßnahmen im Strahlenschutz

Wirksame Strahlenschutzmaßnahmen lassen sich nur im Bereich kontrollierbarer Strahlenquellen verwirklichen. Es sind Maßnahmen zum Schutz des Personals und zum Schutz der Patienten.

46.4.1 Strahlenschutz für beruflich exponierte Personen

Im Strahlenschutz sind die „drei A" zu beherzigen, nämlich Abstand, Abschirmung und Aufenthaltszeit. Hinzu kommt der Schutz gegen die Inkorporation von radioaktiven Stoffen.

Abstand

Die Dosisleistung nimmt mit dem Quadrat der Entfernung ab:
$D \sim 1/r^2$ (Kap. 12.3.4).
Dieses sog. Abstandsquadratgesetz gilt für alle Strahlenarten.

> **MERKE**
> Abstand zu halten ist der einfachste und billigste Strahlenschutz.

Abschirmung

Die Art der Abschirmung richtet sich nach der Strahlenart, der Strahlenenergie und der Quellenstärke bzw. Dosisleistung. Die Dichte des abschirmenden Materials, dessen Ordnungszahl und Dicke bestimmen die Schwächung der Strahlung.

> **MERKE**
> Geladene Teilchen lassen sich prinzipiell vollständig abschirmen, Photonenstrahlen nur auf einen sehr geringen (und zu vernachlässigenden) Betrag schwächen.

Alphastrahlen
Alphastrahlen haben in Materie wegen ihrer großen Masse und Ladung nur eine kurze Reichweite. So wird Alphastrahlung einer Energie von 10 MeV schon von 0,1 mm Wasser bzw. 10 cm Luft vollständig abgeschirmt.

> **MERKE**
> Bei α-Teilchen stellt Luft bereits eine ausreichende Abschirmung sicher.

Beta- und Elektronenstrahlen
Elektronen werden völlig abgeschirmt, wenn die Absorberschicht dicker ist als ihre maximale Reichweite, die ihrerseits von der Energie der Elektronen abhängt. Als Absorber verwendet man zunächst ein Material mit niedriger Ord-

nungszahl, z. B. Plexiglas, Plastilin oder Aluminium, um die Intensität der bei der Abbremsung von Elektronen entstehenden Röntgenstrahlung niedrig zu halten. Mit einer zweiten Absorberschicht, die aus Material mit hoher Ordnungszahl besteht, z. B. Blei, muss dann die sekundäre Bremsstrahlung so gut als möglich abgeschirmt werden.

> **MERKE**
>
> Gegen Elektronen- und Betastrahlen empfiehlt sich eine **doppelte** Abschirmung: die erste mit Material niedriger Ordnungszahl gegen die Elektronen selbst und die zweite mit Material hoher Ordnungszahl gegen die in der Abschirmung sekundär entstehende Röntgenbremsstrahlung.

Photonenstrahlen

Photonen können nur geschwächt, aber nicht völlig abgeschirmt werden. Da bei Photonenstrahlung nicht von Reichweiten in bestimmten Materialien gesprochen werden kann, hat man den Begriff der **Halbwert- bzw. Zehntelwertschichtdicke** eingeführt.

> **MERKE**
>
> Halbwert- bzw. Zehntelwertschichtdicke ist diejenige Schichtdicke eines Materials, die die Dosisleistung der Strahlung auf die Hälfte bzw. ein Zehntel herabsetzt.

Bei hohen Strahlungsenergien hängt die notwendige Abschirmdicke vorwiegend von der Dichte des absorbierenden Materials ab, bei niedrigen Energien (z. B. in der Röntgendiagnostik) von der Ordnungszahl Z. So beträgt die Zehntelwertschichtdicke für die Strahlung von ^{60}Co (etwa 1,25 MeV) in Wasser 55 cm, in Beton 25 cm, in Eisen 7 cm und in Blei 4,8 cm. Bei entsprechenden Angaben muss also immer das verwendete Material (Blei, Beton usw.) genannt werden. Im Allgemeinen bezieht man sich auf Blei und gibt den **Schwächungsgleichwert** in Blei an.

> **MERKE**
>
> Schwächungsgleichwert oder **Bleigleichwert** eines Materials bezeichnet die Schichtdicke in Blei, die eine Strahlung ebenso schwächen würde wie die Schichtdicke des verwandten Materials, z. B. Aluminium, Kunststoff oder Stein.

In der Röntgendiagnostik werden zur Abschirmung „**Bleischürzen**" mit Bleigleichwerten von 0,35–0,5 mm verwendet. Dies ist in der Nuklearmedizin und im hochenergetischen Bereich der Strahlentherapie sinnlos, wie Tabelle 8.3 belegt. Bei Verwendung von ^{99m}Tc lässt eine Schürze mit einem Bleigleichwert von 0,5 mm noch knapp ein Viertel der Strahlung durch, bei ^{131}I ist ihr Effekt praktisch zu vernachlässigen. In der Hochenergie-Strahlentherapie und in der Brachytherapie mit hochenergetischen Strahlern ist das Tragen von Bleischürzen nicht nur ebenso sinnlos, sondern sogar gefährlich und deshalb verboten. Über Compton-Streuung würde niederenergetische Röntgenstrahlung erzeugt werden, die den Körper u. U. stärker belastet, als dies ohne Schürze der Fall wäre. Zudem würden die freigesetzten sekundären Elektronen die Haut auf der Eintrittsseite belasten.

Die Auswahl der Schutzmaterialien bei energiereicher Photonenstrahlung richtet sich nach Handhabung, Verarbeitungsmöglichkeit und Kosten. Fahrbare Strahlenschutzschilde und Türen werden vorwiegend aus Blei gefertigt, die Abschirmungen von Bestrahlungsräumen lediglich aus Beton mit Barytzuschlag oder aus Normalbeton, der auch bei größeren Wandstärken preiswerter ist.

Aufenthaltszeit

Schnelles Arbeiten im Kontrollbereich ist wichtiger als Blei; die Expositionszeit ist so kurz wie möglich zu halten. Unbedingt notwendige Verrichtungen im Strahlungsfeld müssen vor Beginn der Strahlenexposition geübt werden. In der Röntgendiagnostik ist das Nutzstrahlenbündel zu meiden.

> **Merke**
> Aktiver Strahlenschutz ist eine Frage des Gehirns, nicht von Blei („Kopf statt Blei").

Maßnahmen gegen die Gefahr der Inkorporation von Radionukliden

Beim Arbeiten mit Radionukliden sind besondere Sicherheitsvorkehrungen zu beachten, um die Inkorporation radioaktiver Substanzen zu vermeiden: Im Isotopenlabor ist Schutzkleidung zu tragen, Präparate dürfen nur mit Greifwerkzeugen berührt, Nahrungsmittel, Getränke und Rauchwaren hier nicht aufbewahrt werden. Beim Verlassen des Labors müssen Hände, Schuhe und u.U. Kleidungsstücke an einem Monitor auf mögliche Kontaminationen überprüft werden.

> **Merke**
> Wegen der Gefahr der Ingestion von radioaktivem Material ist in einem Isotopenlabor das Trinken, Essen, Rauchen, Schminken und das Pipettieren mit dem Mund verboten.

46.4.2 Strahlenschutz in der Röntgendiagnostik

Der Informationsaustausch und die kritische Diskussion zwischen dem die Untersuchung anfordernden Arzt und dem Röntgendiagnostiker sind die wesentliche Grundlage für den praktischen Strahlenschutz. Es gilt, folgende scheinbar gegensätzliche Grundsätze zu vereinen:

> **Merke**
> - Der beste Strahlenschutz besteht im Vermeiden von Röntgenuntersuchungen.
> - Das Unterlassen einer radiologischen Untersuchung darf Gesundheit und Leben des Patienten nicht gefährden.

Die Indikation zu einer Röntgenuntersuchung darf nur ein Arzt stellen, der Grundkenntnisse im Strahlenschutz hat. Diese werden – wie vom Gesetzgeber vorgeschrieben – im Rahmen des Medizinstudiums, während der Weiterbildung und in speziellen Strahlenschutzkursen als sog. Sach- und Fachkunde erworben (Sachkunde plus Weiterbildungszeit = **Fachkunde**).

Ärztliche Maßnahmen zum Schutz von Patienten

Im Rahmen der angesprochenen „Vermeidungsstrategie" fordert der Gesetzgeber, dass eine **Anamnese** bezüglich gleichartiger Untersuchungen mit ionisierenden Strahlen erhoben werden muss. Damit sollen unnötige **Wiederholungsuntersuchungen** vermieden werden. Darüber hinaus sind bei Röntgenuntersuchungen alle die Strahlenbelastung des Patienten bestimmenden Faktoren sorgfältig zu protokollieren. Bei der **konventionellen Röntgendiagnostik** sind es der kV-Wert, das mAs-Produkt, das Flächen-Dosis-Produkt und die Größe des Strahlenfeldes. Die Einblendung des Strahlenfeldes muss auf der Röntgenaufnahme als Einblendungsrahmen erkennbar sein. Bei Durchleuchtungsuntersuchungen ist die **Durchleuchtungszeit** sorgfältig zu beachten. Sie kann durch ein Studium der Fragestellung, der Krankengeschichte, der Voraufnahmen und mit der Erfahrung des Untersuchers deutlich gesenkt werden.

> **Merke**
> Jede Strahlenexposition muss nachvollziehbar sein. Deshalb sollen die Zahl der Aufnahmen, der kV-Wert, das mAs-Produkt, das Flächen-Dosis-Produkt, die Größe des Strahlenfeldes und die Durchleuchtungszeit dokumentiert werden.

Frauen im gebärfähigen Alter müssen zunächst nach der Möglichkeit einer **Schwangerschaft** befragt werden und sich hierzu schriftlich äußern (ja/nein/unsicher). Bei vermuteter Schwangerschaft ist die Indikation für eine Röntgenuntersuchung besonders kritisch zu prüfen. Vor allem ist abzuschätzen, wie groß die Dosisbelastung der Leibesfrucht im ungünstigsten Fall sein könnte. Bei einer Entscheidung für die Röntgenuntersuchung ist die informierte Zustimmung der Patientin schriftlich einzuholen.

> **MERKE**
> Die Schwellendosis für deterministische Fruchtschädigungen wird mit 50 mSv angesetzt. Für eine mögliche Malignominduktion im weiteren Leben des Kindes gibt es keine Schwellendosis.

Nach erfolgter Röntgenuntersuchung muss vom Arzt die an der Leibesfrucht geschätzte Dosis dokumentiert werden, unabhängig von der Gewissheit einer Schwangerschaft. Dazu gelten dann folgende Regelungen:
- Bis 20 mSv protokolliert der exponierende Arzt den Vorgang. Weitere Maßnahmen sind nicht nötig.
- Bis 50 mSv ist eine weitere Dosisabschätzung am Embryo durch einen Gutachter notwendig.
- Bei mehr als 50 mSv ist eine genaue Dosisberechnung durch einen Gutachter erforderlich. Der Gesetzgeber eröffnet hier die Möglichkeit, abhängig vom Alter einer Schwangerschaft (Kap. 15.4) deren Abbruch zu erwägen.

Technische Maßnahmen zum Schutz von Patienten

Die Strahlenbelastung des Patienten lässt sich durch eine Optimierung der Aufnahmetechnik reduzieren. Eine moderne und intakte Ausrüstung ist selbstverständliche Grundvoraussetzung. Folgende sechs Einflussgrößen bestimmen die Strahlenexposition des Patienten:
- **Strahlenqualität**, definiert durch Generator, Röhrenspannung und Filter,
- **Fokus-Patient-** und **Patient-Detektor-Abstand**,
- **Feldgröße**, d. h. Projektionsfläche des Nutzstrahlenbündels auf der Körperoberfläche, wodurch durchstrahltes Körpervolumen abgeschätzt werden kann,
- **Empfindlichkeit** des Detektorsystems und damit in Zusammenhang stehende, zur Bilderzeugung benötigte Strahlenmenge, Dosis (Aufnahme) bzw. Dosisleistung (Durchleuchtung) am Bildempfängersystem,
- **Strahlenschutzzubehör**,
- **Durchleuchtungszeit**.

Hohe **Röhrenspannungen** erzeugen durchdringungsfähigere Strahlen, die weniger im Patienten absorbiert werden und dadurch mehr zur Bildgebung beitragen. Deshalb sollte die Röhrenspannung so groß wie möglich sein, aber nicht zu groß, um noch befriedigende Kontraste erkennen zu können. Moderne Generatoren mit Mehr- bzw. **Multipulstechnik** senken die Strahlenbelastung dadurch, dass sie konstant hohe Röhrenspannungen über die gesamte Schaltzeit bereitstellen.

Filterung eliminiert den weichen Strahlenanteil des Nutzstrahlenbündels, der im Körper des Patienten absorbiert würde, ohne zur Bilderzeugung beizutragen. Gesetzlich vorgeschrieben sind 1,5 mm Aluminiumgleichwert (Al) bis 70 kV, bei Röhrenspannungen über 70 kV 2,5 mm Al, bei mobilen Durchleuchtungsgeräten und Therapiesimulatoren 3 mm Al. Für Mammographiegeräte gilt abweichend eine Mindestfilterung von 0,5 mm Al und 0,03 mm Molybdän, um die besonders weiche Strahlung zur Detaildarstellung zu erhalten (Weichteilstrahltechnik).

Der **Fokus-Patient-Abstand** sollte so groß wie möglich gewählt werden. Denn wegen des Abstandsquadratgesetzes ist der Verlust an Energiefluenz über den Patientendurchmesser, allein aus geometrischen Gründen, umso größer, je kleiner der Fokus-Patient-Abstand ist. Bei konventionellen Röntgenaufnahmen stellen Fokus-Film-Abstände von 100–150 cm einen guten Kompromiss dar.

Die **Feldgröße** muss der Fragestellung angepasst sein. Nur die Körperteile und Organe, die von diagnostischem Interesse sind, sollen abgebildet werden. Auf enge Einblendung ist zu achten.

In der Wahl eines möglichst empfindlichen **Bildempfängersystems** liegt das größte Strahlenschutzpotential. Bei **analogen Techniken** (heute noch die Mehrzahl aller Aufnahmen) werden Folien zur Verstärkung verwendet. Das spart Dosis. Bei **digitalen Techniken** ist das verstärkende Bildempfängersystem elektronisch. Dabei werden die Bilder elektronisch mit Laserkameras erzeugt. Hier konkurrieren Auflösungsvermögen, Kosten und Aspekte des Strahlenschutzes. Selbst bei der Mammographie, bei Thorax- und Skelettuntersuchungen stehen heute hochauflösende digitale Techniken zur Verfügung.

> **MERKE**
>
> Die Strahlenbelastung der Patienten in der Röntgendiagnostik lässt sich wesentlich senken, durch
> - hohe Röhrenspannung zur Erzeugung durchdringungsfähiger Strahlen,
> - Filterung,
> - größtmöglichen Fokus-Patient-Abstand,
> - situationsangepasste Feldgröße und
> - digitale Aufnahmetechniken.

Der beste **Gonadenschutz** ist zunächst einmal das Ausblenden der Gonaden aus dem Strahlenfeld. Bei Männern gelingt dies meist problemlos. Zusätzlich kann durch eine Hodenkapsel die Streustrahlung noch einmal um die Hälfte gesenkt werden. Die Schonung der **Ovarien** erschweren drei Faktoren: Zum Ersten ist die Lagevariabilität der Ovarien von außen nicht erkennbar, so dass eine exakte Abdeckung selten gelingt. Zum Zweiten würde die Bleiabdeckung oft wichtige Bilddetails verdecken, z. B. bei Beckenaufnahmen oder Infusionsurographien. Zum Dritten verringert eine externe Abdeckung die im Körper auftretende Streustrahlung nicht nennenswert.

Eine Übersicht über die mittlere Strahlungsexposition der Organe (Organdosen) bei konventionellen Röntgenaufnahmen gibt Tabelle 46.3.

Schutzmaßnahmen für das Personal in der Röntgendiagnostik

Der Strahlenschutz für das Personal erfolgt durch
- Bauart und Zustand der Geräte,
- bauliche Maßnahmen,
- korrekte Verwendung des Strahlenschutzzubehörs und
- strahlenschutzgerechtes Verhalten am Arbeitsplatz.

Der ordnungsgemäße Zustand der Geräte wird durch die Bauartprüfung, die Abnahmeprüfung und regelmäßige Kontrollen durch den Betreiber und die Aufsichtsbehörde, wozu auch die Überprüfung der Ortdosisleistung gehört, sichergestellt. Auch die **Durchlassstrahlung**, d. h. die Strahlung, die das Schutzgehäuse außerhalb des Nutzstrahlenbündels passiert, muss immer wieder überprüft, nämlich gemessen werden.

Analoges gilt für den **baulichen Strahlenschutz**. Trennwände, Bleiglasfenster, Türen usw. müssen eine adäquate Abschirmung des Personals und der unbeteiligten Bevölkerung gewährleisten.

Wichtigstes Strahlenschutzzubehör für beruflich strahlenexponierte Personen in den Röntgenabeilungen ist die **Blei-Gummi-Schürze**. Sie wird dort notwendig, wo der nötige Abstand während der Untersuchung nicht eingehalten werden kann, nämlich bei Durchleuchtungsuntersuchungen, vor allem in der Angiographie und interventionellen Radiologie, und bei schwerst kranken Patienten, die gehalten werden müssen. Vorgeschrieben ist ein Bleigleichwert von mindestens 0,35 mm (im Operationssaal 0,25 mm). Die Schürze sollte den ganzen Körperstamm bedecken.

> **MERKE**
>
> Strahlenschutzzubehör soll das Personal in der Röntgendiagnostik vor Streustrahlung schützen, für gewöhnlich nicht vor Primärstrahlung. Denn ein Untersucher darf sich **nie** im primären Strahlengang aufhalten – weder ungeschützt noch geschützt.

Tab. 46.3 Mittlere Organdosen für den Patienten bei Röntgenaufnahmen

Röntgenaufnahme	Hoden	Ovarien	Organdosen (in mSv)			
			Knochenmark	Brustdrüse	Lunge	Schilddrüse
– Hüfte/Oberschenkel	15	3,5–7	2,5	< 0,05	< 0,10	< 0,01
– Becken	3	2	2	< 0,05	< 0,10	< 0,01
– LWS	2	6	4	1	< 1	< 0,2
– Urographie	3	9	2,5	5,5	< 1	0,4
– Urethrozystographie	20	15	3	0,2	0,2	0,05
– Magen-Darm-Passage	0,2	0,6	4	1	0,5	0,3
– Kolonkontrasteinlauf	5	7	9	0,3	< 0,2	< 0,05
– Abdomenübersicht	2	2	3	0,1	0,2	0,03
– BWS	< 0,2	< 1	5	2	8	13
– Thorax	0,1	0,1	1	2	3,5	1
– HWS	< 0,01	< 0,01	0,4	< 0,01	< 0,01	1,4
– Schulter	< 0,01	< 0,01	0,6	< 0,5	< 0,01	< 0,5
– Unterschenkel/Knie	< 0,01	< 0,01	< 0,01	< 0,01	< 0,01	< 0,01
– Arm	< 0,01	< 0,01	< 0,01	< 0,01	< 0,01	< 0,01

46.4.3 Strahlenschutz in der Nuklearmedizin

In der Nuklearmedizin wird der Strahlenschutz für den Patienten durch die **Strahlenschutzverordnung** (StrlSchV) sowie die „Richtlinie Strahlenschutz in der Medizin" geregelt. Sie verpflichtet generell, eine unnötige Strahlenexposition bzw. Kontamination von Personen, Sachgütern und der Umwelt zu vermeiden.

Um die einschlägigen Forderungen zu erfüllen, ist eine Reihe von Maßnahmen für Patient und Personal erforderlich. Den Patienten betreffen:
- Korrekte Indikationsstellung.
- Wahl des geeigneten Radionuklids und Radiopharmakons.
- Verlängerung der Akquisitionszeit.
- Flexibles Denken des Arztes.
- Qualitätskontrolle und Qualitätssicherung.

Kurzlebige **Radionuklide** mit günstigen kernphysikalischen Eigenschaften sind heute in der nuklearmedizinischen Diagnostik Standard. ^{131}I mit seiner physikalischen Halbwertszeit von 8 Tagen und einem bedeutenden β-Anteil, der die Abbildungsqualität beeinträchtigt und die Strahlenexposition für den Patienten erhöht, ist heute obsolet und wird nur noch in der Therapie eingesetzt. Die radiopharmazeutische Forschung unternimmt große Anstrengungen bei der Entwicklung von ^{99m}Tc-markierbaren Substanzen. Beispielsweise ließ sich ^{201}Tl mit einer vergleichsweise hohen Strahlenexposition in der

Myokarddiagnostik durch ^{99m}Tc-markierte Isonitrile (^{99m}Tc-MIBI) ersetzen (Tab. 12.2, klinisch genutzte Radionuklide).

Der Möglichkeit, eine Reduktion der zu applizierenden Aktivität durch eine Verlängerung der **Akquisitionszeit** zu kompensieren, sind Grenzen gesetzt. Es ist nämlich einem schwerkranken Patienten nicht zumutbar, länger als 30 min auf einer unbequemen Liege zuzubringen. Erfahrungsgemäß nimmt auch die Häufigkeit von Bewegungsartefakten mit der Untersuchungsdauer zu.

Der Strahlenschutz erfordert auch Erfahrung und **flexibles Denken** des Arztes. Dies verlangt detaillierte Kenntnisse über Möglichkeiten und Limitationen der unterschiedlichen diagnostischen Methoden.

> **MERKE**
>
> Die Applikation von Radiopharmazeutika am Menschen unterliegt besonders strengen gesetzlichen Vorschriften. Dabei lässt sich der Strahlenschutz für den Patienten durch korrekte Indikationsstellung, geeignete Tracer, größtmögliche Akquisitionszeit, flexibles Denken der Ärzte sowie durch Qualitätskontrolle und -sicherung optimieren.

46.4.4 Strahlenschutz in der Strahlentherapie

Auch in der Strahlentherapie, wo etwa 80 % der Patienten an einer Tumorerkrankung leiden und mit einer Tumorvernichtungsdosis von 30–80 Gy bestrahlt werden, ist trotzdem ein sorgfältiger Strahlenschutz für den übrigen Körper zu beachten. Der Gesetzgeber macht diesbezüglich keinen grundsätzlichen Unterschied zwischen Strahlentherapie auf der einen und Röntgendiagnostik und Nuklearmedizin auf der anderen Seite. Ebenso wenig gibt es eine Altersbegrenzung für den Strahlenschutz.

> **MERKE**
>
> - Strahlenschutz in der Radiotherapie bezweckt Prävention von **stochastischen Strahlenwirkungen** in nicht behandelten Körperabschnitten, d. h. von Kanzerogenese und genetischen Schäden (Kap. 15.2).
> - Er verlangt auch, dass im durchstrahlten Volumen des Körpers **deterministische Strahlenfolgen** so gering wie möglich gehalten werden.

Schutzmaßnahmen für Patienten

Zum strahlentherapeutischen Handwerk gehört es, durch sorgsame physikalische und biologische **Bestrahlungsplanung** eine hohe Elektivität zu erreichen. Dazu gehören
- die Wahl der geeigneten Strahlenart,
- komplexe Behandlungstechniken,
- individuelle Kollimierung der Zielvolumina,
- geeignete Einzeldosis, Fraktionierung und Gesamtdosis sowie
- die unumgängliche Begleit- und Supportivtherapie.

> **MERKE**
>
> Der handwerklich versierte Radiotherapeut erweist sich an geringen Akut- und Spätfolgen bei hohen Tumorkontrollraten.

Gonadenschutz ist auch bei Tumorpatienten durchaus sinnvoll und möglich. Hoden und Ovar sollten nicht im Strahlenfeld liegen. Sie werden entweder abgedeckt (Ovarien nach medialer Verlagerung hinter den Uterus), aus dem Strahlenfeld herausverlagert (laterale Ovaropexie bei Beckenbestrahlungen) oder mit einer Schlinge manuell aus dem Strahlenfeld herausgezogen (Hoden). Eine Hodenkapsel aus Blei und eine zusätzliche externe Bleiabschirmung gegen Streu- bzw. Leckstrahlung können die Strahlenexposition der Hoden noch einmal um den Faktor 5–10 senken.

> **MERKE**
>
> Gonadenschutz ist selbst bei Tumorbestrahlungen im Abdominalbereich durchaus praktikabel und sinnvoll.

Die **Durchlassstrahlung** (Leckstrahlung aus dem Strahlerkopf) wird bei der jährlich erforderlichen Strahlenschutzprüfung erfasst. Dabei wird bei geschlossener Blende die Durchlassstrahlung in verschiedenen Abständen vom Zentralstrahl gemessen. Bestimmte Grenzwerte dürfen nicht überschritten werden.

Bei der **Weichstrahl- oder Hartstrahltherapie** (Kap. 17.1) von gutartigen Erkrankungen mit konventionellen Röntgenstrahlen sind zusätzlich folgende Punkte zu beachten:
- Einblendung des Strahlenfeldes durch Tubusse und Bleiabdeckungen,
- Anlage von einer oder mehreren Bleigummischürzen mit zumindest 0,5 mm Bleigleichwert[1],
- Distanzierung des Patientenkörpers und der Gonaden vom Nutzstrahlenbündel.

> **MERKE**
>
> Jeder Patient ist **vor Beginn einer Strahlenbehandlung** über Wirkungen und Nebenwirkungen der Radiotherapie sowie über mögliche Behandlungsalternativen **aufzuklären**. Gesprächsinhalt und Patienteneinverständnis sind schriftlich festzuhalten.

Die verpflichtende **Dokumentation** der Bestrahlungsparameter ist in der Richtlinie Strahlenschutz geregelt. Dies betrifft Angaben zum Bestrahlungsgerät, zu Bestrahlungsregion, Patientenlage, Datum und Anzahl der Bestrahlungstage, Feldnummer, Feldbezeichnung und Feldgröße, Strahlenqualität und Strahlenenergie bzw. Röhrenspannung und mAs-Produkt, Filterung, Blendeneinstellung, Tubussen, Satelliten und Einstellhilfen. Die Dosisangaben umfassen die Referenzdosis, die Zielvolumendosis bzw. Minimaldosis, Maximaldosis und die Bestrahlungszeit pro Feld. Darüber hinaus sind die Stellung des Strahlerkopfes, Rotationswinkel, Fokus-Achs-Abstand, Arzt und ausführende Röntgenassistentin zu dokumentieren.

> **MERKE**
>
> Lokalisationsaufnahmen am Therapiesimulator, Verifikationsaufnahmen am Bestrahlungsgerät sowie das Bestrahlungsprotokoll mit den geforderten Angaben zu den einzelnen Bestrahlungen sind 30 Jahre aufzubewahren.

Schutzmaßnahmen für das Personal

Heute sind die **„beruflich strahlenexponierten Personen"** wie Ärzte, MTAR und Schwestern in der Radiotherapie keiner Strahlung mehr ausgesetzt. Sie werden nur noch aus grundsätzlichen Erwägungen in die **Kategorie B** (Kontrollbereich) eingestuft.

Auch während der Durchleuchtung am Therapiesimulator befinden sich Arzt und MTAR außerhalb des Röntgenraums, bedienen das Durchleuchtungsgerät fern und werden allenfalls von minimaler Streustrahlung getroffen. Auch hat der Einzug der Afterloading-Technik in die Brachytherapie jede Strahlenexposition des Personals beseitigt.

> **MERKE**
>
> In der Strahlentherapie ist heute das Personal keiner Strahlenbelastung mehr ausgesetzt.

Nur dort, wo bei der **Brachytherapie** im gynäkologischen und nichtgynäkologischen Bereich manuelle Verfahren bevorzugt werden, haben Ärzte, Schwestern und sonstige Hilfspersonen mit einer höheren effektiven Ganzkörper- bzw. Teilkörperdosis zu rechnen. Sie werden als beruflich strahlenexponierte Personen in die Kategorie A eingruppiert. Hier gelten die in Kapitel 46.4.1 beschriebenen Strahlenschutzmaßnahmen.

---

1 Das Tragen von Bleigummischürzen bei der Hochenergietherapie (Hochvolttherapie) oder Brachytherapie ist nicht nur sinnlos, sondern sogar wegen der Erzeugung niederenergetischer, den Körper belastender Röntgenstrahlung verboten.

Fragen

Rechtliche Grundlagen

46.1 Nennen Sie die effektivste Strahlenschutzmaßnahme.
46.2 Wen betreffen Strahlenschutzmaßnahmen?
46.3 Welches sind die rechtlichen Grundlagen des Strahlenschutzes, und für welche Strahlenanwendungen gelten sie?

Organisatorische Maßnahmen

46.4 Nennen Sie organisatorische Maßnahmen des Strahlenschutzes.
46.5 Was versteht man unter Ortsdosisleistung?
46.6 Was bezeichnet man als Personendosis?
46.7 Wie wird die Personendosis gemessen?
46.8 Was misst ein Filmdosimeter? Wer wertet es aus?
46.9 Benennen Sie die Strahlenschutzbereiche.
46.10 Wo gibt es einen Sperrbereich in der Radiologie?
46.11 Wie hoch ist die maximal zulässige effektive Dosis im Überwachungsbereich?
46.12 Wer darf sich im Sperrbereich aufhalten?
46.13 Wer darf sich im Kontrollbereich aufhalten?
46.14 Was ist ein außerbetrieblicher Überwachungsbereich?
46.15 Definieren Sie den Begriff „strahlenexponierte Personen".
46.16 Wie unterscheiden sich im Kontrollbereich die Kategorien A und B bei beruflich strahlenexponierten Personen?
46.17 Zu welcher Kategorie von beruflich strahlenexponierten Personen gehören Ärzte oder MTARs, die mit offenen radioaktiven Substanzen umgehen?
46.18 Dürfen Schwangere im Kontrollbereich arbeiten?
46.19 Welche beruflich strahlenexponierten Personen müssen jährlich von einem ermächtigten Arzt untersucht werden?
46.20 Zu welcher Personengruppe gehört die Normalbevölkerung beim Strahlenschutz?

Praktische Maßnahmen

46.21 Welche Faustregeln gelten für das Verhalten von beruflich strahlenexponierten Personen im Hinblick auf den Strahlenschutz?
46.22 Wie wird Alphastrahlung abgeschirmt?
46.23 Welche Abschirmung empfiehlt sich gegen Elektronen- und Betastrahlen?
46.24 Was versteht man unter einer Halbwertschichtdicke?
46.25 Was ist ein Schwächungsgleichwert?
46.26 Welchen Bleigleichwert haben die in der Röntgendiagnostik üblichen Bleigummischürzen?
46.27 Welchen Bleigleichwert haben Bleigummischürzen in der Nuklearmedizin und in der Hochvolttherapie?
46.28 Was denken Sie über die Aufenthaltszeit im Kontrollbereich?
46.29 Was dürfen Sie in einem nuklearmedizinischen Labor tun: essen, trinken, rauchen oder sich schminken?
46.30 Unterscheiden Sie die Begriffe Sachkunde und Fachkunde.
46.31 Welche Untersuchungen sind mit einer höheren Strahlenbelastung für den Patienten verbunden: Durchleuchtungsuntersuchungen oder Röntgenaufnahmen?
46.32 Welche Regelungen gelten für Röntgenuntersuchungen in der Schwangerschaft?
46.33 Welches ist die Schwellendosis für Fruchtschädigungen?
46.34 In welcher Weise bestimmt die Aufnahmetechnik die Strahlenexposition bei Röntgenaufnahmen?
46.35 Was bewirkt die Filterung in der Röntgendiagnostik?
46.36 Wann ist die Strahlenexposition größer: bei analogen oder bei digitalen Aufnahmetechniken?
46.37 Was fällt Ihnen zum Gonadenschutz der Hoden und der Ovarien ein?
46.38 Was ist Durchlassstrahlung?
46.39 Nennen Sie gebräuchliches Strahlenschutzzubehör für das Personal.

46.40 Gegen welche Strahlung richtet sich das Strahlenschutzzubehör?
46.41 Was ist der beste Strahlenschutz in der Nuklearmedizin?
46.42 Wie wirken sich in der Nuklearmedizin die kernphysikalischen Eigenschaften eines Radionuklids auf die Strahlenexposition des Patienten aus?
46.43 Gegen welche Strahlenwirkungen richtet sich der Strahlenschutz in der Strahlentherapie?
46.44 Welche Strahlenschutzmaßnahmen fallen Ihnen in der Radioonkologie ein?
46.45 Welche Möglichkeiten für Gonadenschutz gibt es in der Strahlentherapie?
46.46 Welche Art von Durchlassstrahlung ist für das medizinische Personal von Bedeutung?
46.47 Welcher Bleigleichwert von „Bleischürzen" ist in der Weichstrahl- oder Hartstrahltherapie mit Röntgenanlagen vorgeschrieben?
46.48 Wie lange muss ein Bestrahlungsprotokoll nach Abschluss der Strahlenbehandlung aufbewahrt werden?
46.49 In welche Kategorie der beruflich strahlenexponierten Personen werden Ärzte und medizinisch-technische Röntgenassistenten in der Radioonkologie eingestuft?
46.50 Welche Art von „Bleischürzen" sind in der Brachytherapie vorgeschrieben?

VIII Anhang

Antworten 543

Glossar 565

Abbildung- und Tabellennachweis 581

Stichwortverzeichnis 587

Physikalische Größen und Einheiten 619

Antworten

Antworten

zu Kapitel 1 – Geschichte der Radiologie und Strahlentherapie

1.1	Am 8. November 1895 in Würzburg.
1.2	1896 durch Becquerel.
1.3	1903 in St. Petersburg.
1.4	1934 durch das Ehepaar Joliot-Curie.
1.5	1948 in Göttingen.
1.6	1951 in Kanada.

Antworten

zu Kapitel 2 – Strahlentherapie – Radiotherapie – Radioonkologie

2.1	270 000–300 000 (geschätzt).
2.2	Sie nimmt eindeutig zu.
2.3	Lehre von den Tumorerkrankungen.
2.4	Eigentlich nicht. Strahlentherapie bzw. Radiotherapie stehen für die Strahlenbehandlung. Radioonkologie ist ein umfassenderer Begriff und beinhaltet neben der reinen Strahlenbehandlung auch weitere ärztliche Aufgaben wie Vorsorge, Begleitbehandlung, Zusatzbehandlungen (Radiochemotherapie, Hyperthermie etc.), psychoonkologische Betreuung und Nachsorge.
2.5	Etwa 50 %.
2.6	Etwa 70 %.
2.7	Ein Malignom ist ein bösartiger Tumor. Krebs ist ein bösartiger Tumor, der von einem „Deckgewebe" (Epithel) ausgeht.
2.8	Remission bezeichnet eine Rückbildung von Tumorherden oder Tumorbeschwerden, die objektivierbar ist und in Prozentwerten angegeben werden kann.
2.9	Progression bezeichnet das Fortschreiten einer Tumorerkrankung, entweder vor Ort oder systemisch in Form von Metastasen.
2.10	Rezidiv ist ein Tumorrückfall.

Antworten

zu Kapitel 3 – Organisation der Radioonkologie in Krankenhaus und freier Praxis

3.1 Sorge für den Patienten (Früherkennung von Tumorrückfällen und Behandlungsfolgen) und Qualitätskontrolle des Therapeuten.
3.2 Damit alle onkologisch tätigen Disziplinen zusammenarbeiten und ein Tumorpatient überall nach denselben Therapierichtlinien behandelt wird. Das Schicksal eines Krebspatienten darf nicht davon abhängen, wo der Krankenwagen zuerst anhält.
3.3 In der Strahlenklinik (radioonkologische Klinik).
3.4 Die Radioonkologie, organisiert in einer Strahlenklinik oder in einer radioonkologischen Praxis.

Antworten

zu Kapitel 4 – Die MTAR in der Strahlentherapie

4.1 Sie ist einerseits Therapeutin, aber auch die vermittelnde Instanz zwischen Patient und Arzt.
4.2 Der Medizinphysiker betreut die Bestrahlungsmaschinen und verantwortet den physikalisch-technischen Inhalt der Bestrahlungspläne und den physikalischen Strahlenschutz.

Antworten

zu Kapitel 5 – Tumorpathologie

5.1 Regeneration bezeichnet den Ersatz von verloren gegangenem Gewebe durch gleichartiges Gewebe. Reparation ist der Ersatz durch minderwertiges Narbengewebe.
5.2 Eine anarchistische, autonome und progressive Neubildung aus zwar körpereigenen, aber krankhaft veränderten Zellen.
5.3 Durch Wachstum, Rezidivmuster und Metastasenbildung. Ein bösartiger Tumor wächst infiltrativ, die Nachbarschaft zerstörend, neigt zu örtlichen oder generalisierten Rückfällen und bildet Metastasen in Lymphknoten oder über den Blutweg in entfernten Organen.
5.4 Eine bösartige Geschwulst des Epithels. Es gibt zahlreiche, ganz unterschiedliche Krebserkrankungen.
5.5 Pro Jahr treten pro 100 000 Einwohner in Mitteleuropa 300–350 neue Tumorerkrankungen auf.
5.6 Die Häufigkeit nimmt insgesamt eindeutig zu.
5.7 Eine bösartige Geschwulst des Binde- und Stützgewebes, der Muskulatur, der Gelenke und der Nerven. Sarkome metastasieren über den Blutweg.
5.8 Bösartige Geschwülste des lymphatischen Systems: Lymphknoten, Milz, lymphatisches Gewebe in verschiedenen Organen.
5.9 „Blutkrebs", d.h. Geschwülste verschiedener Blutzellen.
5.10 Durch Typing (Art), Grading (Malignitätsgrad) und Staging (Tumorausbreitung).
5.11 Vier: gut, mäßig und schlecht differenziert sowie undifferenziert (Malignitätsgrade G1–G4).
5.12 50–200 Tage.
5.13 Nein.

Antworten zu Kapitel 5 – Fortsetzung

5.14 Zunächst exponentiell, dann stark behindert durch Zelluntergänge (Gompertz-Kurve).
5.15 Alle Zellen, die sich im Zellzyklus in den Phasen G_1, S, G_2 und in der Mitose befinden.
5.16 10–15 Jahre.
5.17 Auf dem Lymphweg (lymphogen), auf dem Blutweg (hämatogen) oder durch Abklatsch bzw. Implantation.
5.18 Regionäre Lymphknotenstationen. Es gibt primäre, sekundäre, tertiäre etc.
5.19 Lungentyp, Lebertyp, Hohlvenentyp, Pfortadertyp, retrograder/vertrebraler Typ.
5.20 Karzinome der Brust, der Lunge, der Prostata, der Schilddrüse, der Niere, des Magens.
5.21 Ja, vor allem durch Tumoreinschnitt oder Tumoreinriss.
5.22 Ein Tumorrückfall. Es gibt lokale, regionäre (in den Lymphknoten) und systemische (in anderen Organen) Rezidive.
5.23 Nicht vollständig operativ entfernter oder „zerstrahlter" Tumor.
5.24 Das TNM-System der UICC (Union Internationale Contre le Cancer).
5.25 Nach der Ann-Arbor-Klassifikation.
5.26 T = Tumorgröße, N = Befall und Ausmaß des Befalls von Lymphknoten (N0-3), M = Fernmetastasen.
5.27 Tumorrest nach Operation (R0, R1, R2).
5.28 Komplette Remission (CR), partielle Remission (> 50 %), minimale Remission (< 50 %), unverändertes Geschehen (No Change, < 25 %), Progression (Tumorwachstum).

ANTWORTEN

zu Kapitel 6 – Epidemiologie und Ätiologie

6.1 Häufigkeit von Krankheiten und deren Beeinflussung durch Lebensumstände.
6.2 Auf Sterbestatistiken (Mortalitätsstatistiken).
6.3 Inzidenz: Anzahl der Neuerkrankungen pro 100 000 Einwohner pro Jahr.
Morbidität: Häufigkeit einer Krankheit pro 100 000 Einwohner allgemein, beschrieben durch bestimmte Morbiditätsdaten wie Inzidenz und Prävalenz.
Prävalenz: Bestand, Häufigkeit einer Krankheit pro 100 000 Einwohner zu einem bestimmten Zeitpunkt.
Mortalität: Sterberate an einer Krankheit, bezogen auf 100 000 Einwohner pro Jahr (im deutschsprachigen Raum fälschlich für den Begriff Letalität gebraucht).
Letalität: Sterberate an einer Krankheit, bezogen auf die Zahl der Erkrankungsfälle, z.B. in einer bestimmten Patientenserie.
6.4 20–25 %.
6.5 Herz-Kreislauf-Erkrankungen (1. Stelle) und „Krebs" (2. Stelle).
6.6 75–80 % der Krebserkrankungen beruhen auf den individuellen Lebensumständen, sind also „selbst gemacht". Sonstige Umwelteinflüsse spielen eine dazu verhältnismäßig geringe Rolle.
6.7 Rauchen, Alkoholmissbrauch, falsche Ernährung, Bewegungsmangel.
6.8 Bösartige Krankheiten nehmen mit dem Alter (> 60 Jahre) zu.
6.9 Familien, in denen sich bestimmte Tumorkrankheiten infolge einer erblichen Disposition (genetische Defekte) häufen.
6.10 Hauptsächlich werden autosomal-rezessive Mutationen vererbt.
6.11 Nein; es gibt aber eine gesunde Ernährung.
6.12 90 % der Lungenkarzinome.
6.13 Ja, der Risikokoeffizient beträgt 5 % pro 1 Sievert Ganzkörperexposition.

Antworten zu Kapitel 6 – Fortsetzung

6.14   In einem ganz untergeordneten Verhältnis.
6.15   Ja, etwa 5 %. Zum Beispiel durch Papillomaviren, das Epstein-Barr-Virus (EBV), das Hepatitis-B-Virus (HBV).
6.16   Änderungen des Hormonhaushalts können bei Mann und Frau bösartige Tumoren verursachen, zumindest begünstigen.
6.17   Eine angeborene, erworbene oder therapeutisch gewollte Schwächung der Immunabwehr begünstigt bösartige Tumoren.

Antworten

zu Kapitel 7 – Tumorprophylaxe (Prävention)

7.1   Primäre Prävention = Krankheitsverhütung bzw. Vorsorge, z.B. durch Lebensweise.
7.2   Sekundäre Prävention = Krankheitsfrüherkennung, d.h. Diagnostik und Screeningprogramme.
7.3   Beim Gebärmutterkarzinom (Zervix- und Korpuskarzinom), Brustkrebs, Prostatakarzinom, Kolon- und Enddarmkarzinom, Magenkarzinom, Mund- und Rachenkarzinom, malignen Melanom („schwarzer Fleck" der Haut).
7.4   Studieren Sie noch einmal den Merke-Kasten auf Seite 54.

Antworten

zu Kapitel 8 – Grundlagen der Tumordiagnostik

8.1   Tumormarker werden von Tumoren selbst gebildet oder sind Veränderungen von Laborwerten, die mit einer Tumorkrankheit einhergehen.
8.2   Zur Verlaufskontrolle (vor und) nach Therapie, nicht zur Frühdiagnose!
8.3   Nein, da oftmals unspezifisch, auch vom Gesunden gebildet.
8.4   Nein! Es gibt gezielte Vorsorgeuntersuchungen und Suchprogramme.
8.5   Die ausführliche anamnestische Befragung.
8.6   Sie unterstützt die Diagnostik, erlaubt aber meist keine Artdiagnose und ersetzt die histologische Diagnostik nicht.
8.7   Die Thorax-Röntgenuntersuchung in zwei Ebenen.
8.8   Die Röntgen-Mammographie.
8.9   Die Sonographie – die Ultraschalluntersuchung der Oberbauchorgane.
8.10 Den Zeigefinger (zur Austastung des Enddarms = 60 % der Diagnosen) und die Darmspiegelung (Koloskopie).
8.11 Austastung mit dem Zeigefinger.
8.12 Die Computertomographie (CT).
8.13 Die Skelettszintigraphie.
8.14 Biopsien (Probeentnahmen mit Nadel, Zange oder Skalpell), Mediastinoskopie, Probeoperationen durch Bauchöffnung (Probelaparotomie, Second-Look-Operationen).

Antworten

zu Kapitel 9 – Strategien der Tumorbehandlung

9.1 Chirurgie, Strahlentherapie und Chemotherapie.
9.2 Heilung. Eine kurative Behandlung ist auf Heilung ausgerichtet.
9.3 Linderung tumorbedingter Beschwerden.
9.4 Alleinige Radiotherapie, präoperative und postoperative Radiotherapie, konsolidierende Radiotherapie.
9.5 Stabilisierungsbestrahlung und Schmerzbestrahlung.
9.6 Chemotherapie (Chemotherapie zur Radiotherapie = Radiochemotherapie), Hyperthermie (Hyperthermie plus Strahlentherapie = Radiohyperthermie), strahlensensibilisierende Medikamente im engeren Sinn, Sauerstoffüberdruckbeatmung.

Antworten

zu Kapitel 10 – Grundlagen der chirurgischen Tumortherapie

10.1 Die eine R0-Resektion erreichen (mikroskopisch „saubere" Operationsränder).
10.2 Sie sind oft eine Verlegenheitslösung und werden von den meisten Chirurgen abgelehnt. Allenfalls sind sie zu rechtfertigen, wenn in der Rezidivsituation (lokoregionäre Rückfälle) nur dadurch noch eine letzte Heilungschance besteht.
10.3 Er hat das gesamte Operationspräparat, insbesondere dessen Ränder, zu untersuchen und eine Mindestanzahl von Lymphknoten, die für die häufigsten Operationen durch Leitlinien festgelegt ist. Der Klinische Pathologe führt das Typing (Tumorart) und das Grading (Bestimmung des Bösartigkeitsgrades) durch.

Antworten

zu Kapitel 11 – Grundlagen der internistischen Tumortherapie

11.1 Sie zielt auf den ganzen Körper, ist also eine systemische Therapiemaßnahme.

11.2 Zytostatika (bzw. zytotoxische Substanzen), Hormone und Antihormone (Gegenhormone), körpereigene Substanzen zur Immuntherapie, Wachstumsfaktoren, verschiedene Modulatoren der Medikamentenwirkung (chemosensibilisierende Substanzen).

11.3 Adjuvant = Chemo- oder Hormontherapie nach vollständiger Operation und Strahlentherapie. Neoadjuvant = vor Operation oder Strahlentherapie.

11.4 Ein beschwerdefreier Patient kann nicht beschwerdefreier werden.

11.5 Alle Zytostatika hemmen die Zellvermehrung und senken damit die Tumorzellzahl ab (1). Die Wirkung beruht auf Unterschieden zwischen normalen und bösartigen Geweben (2). Substanzen können nur dort wirken, wo sie hinkommen. Kritisch ist beispielsweise häufig die Überwindung der Blut-Hirn-Schranke (3). Ein Tumor wird stufenweise verkleinert (sog. Kinetik 1. Ordnung). Eine klinische Vollremission bedeutet noch nicht, dass auch im unsichtbaren, also mikroskopischen Bereich alle Tumorzellen vernichtet sind, die zu Rezidiven führen könnten (4).

11.6 Zellen sind unempfindlich gegen Chemotherapeutika. Dabei gibt es häufig eine sog. Kreuzresistenz, was bedeutet, dass die Tumorzellen nicht nur gegen eine Substanz resistent sind, sondern auch gegen andere Substanzen, z.B. ganze Stoffklassen.

11.7 Nach Grundsätzen, die auf Erfahrung beruhen. Meist werden mehrere, miteinander nicht verwandte Substanzen eingesetzt. Man nennt dies dann Polychemotherapie.

11.8 Die meisten Nebenwirkungen der Chemotherapie sind akut, also grundsätzlich rückbildungsfähig. Chronische Nebenwirkungen, z.B. Unfruchtbarkeit, Lungenfibrose, Nervenschäden, Herzmuskelschäden zeigen sich erst bei Langzeitüberlebenden.

11.9 Hormonrezeptoren müssen an den Tumorzellen vorhanden sein, d.h. Angriffsstellen für Hormone.

11.10 Hormonentzug (ablative Hormontherapie durch Entfernung eines hormonproduzierenden Organs, durch die verschiedenen Klassen der Antihormone) und Hormonzufuhr (additive Hormontherapie: Zufuhr von gegengeschlechtlichen Hormonen, von Kortison usw.).

11.11 Anregung der zellvermittelten oder humoralen Immunabwehr des Körpers, auch die gezielte Behandlung mit Antikörpern gegen bestimmte Tumorzellen.

11.12 Hämatopoetische Wachstumsfaktoren steuern die Bildung und Ausreifung von Blutzellen im Knochenmark. Sie werden gentechnisch hergestellt und immer häufiger eingesetzt, um hämatologische Nebenwirkungen einer Chemo-, Radio- oder Radiochemotherapie zu lindern bzw. diese Therapieformen intensivieren zu können. Zurzeit sind hämatologische Wachstumsfaktoren gegen die Leukopenie (Mangel an Granulozyten) und die Anämie (Mangel an Erythrozyten und deren Hämoglobinbeladung) verfügbar, nicht aber gegen den Thrombozytenmangel.

Antworten

zu Kapitel 12 – Strahlenphysik

Strahlenarten

12.1 Strahlung gleich welcher Art besteht aus Teilchen, entweder mit oder ohne Ruhemasse.

12.2 Korpuskularstrahlen bestehen aus Teilchen mit der Ruhemasse m_0, die die Lichtgeschwindigkeit nicht erreichen und deren Ladung ein ganzzahliges Vielfaches der Elementarladung e beider Vorzeichen sein kann. Photonenstrahlung (elektromagnetische Wellenstrahlung) besteht aus Teilchen ohne Ruhemasse und ohne Ladung. Sie bereitet sich im Vakuum mit Lichtgeschwindigkeit aus.

12.3 Ionisierende Strahlung stört das Gleichgewicht der Ladungen zwischen Atomkern und Atomhülle durch Aufnahme oder Abgabe eines Elektrons.

12.4 Sowohl als auch.

12.5 Gammastrahlung und Röntgenstrahlung. Sie unterscheiden sich durch die Art ihrer Entstehung und durch das Spektrum (Linienspektrum bei Gammastrahlen, Röntgenspektrum bei Röntgenstrahlen).

12.6 Die Ausbreitungsgeschwindigkeit von Photonenstrahlung im Vakuum beträgt immer 300 000 km/s. Sie ist das Produkt aus Wellenlänge und Frequenz.

12.7 Elektronenstrahlung wird in Röntgenröhren, in Linear- oder Teilchenbeschleunigern erzeugt; Elektronen entstehen auch in der Materie durch deren Wechselwirkung mit ionisierender Strahlung.
Die Betastrahlung der Radionuklide ist auch eine Elektronenstrahlung; sie wird bei der Umwandlung von Atomkernen vom Kern ausgesandt.

12.8 Sowohl als auch. Dabei können π-Mesonen sowohl geladen als auch ungeladen sein.

Wechselwirkung von Strahlung mit Materie

12.9 Aus den Nukleonen, im wesentlichen Z Protonen und etwa ebenso vielen, aber mit ansteigendem Atomgewicht doch bis 1,6fach mehr Neutronen.

12.10 Die Ordnungszahl Z (= Kernladungszahl) gibt die Anzahl der Protonen eines Atomkerns an. Protonenzahl Z und Neutronenzahl N ergeben (bei fast genauer Massengleichheit von Proton und Neutron) zusammen die Massenzahl A, d.h. Z + N = A. Das sind 99,9 % der Gesamtmasse eines Atoms.

12.11 Ein Atom, das durch Kernladungszahl und Massenzahl eindeutig festgelegt ist.

12.12 Die Eigenschaft der Radioaktivität.

12.13 Die Isotope eines Elements haben eine unterschiedliche Neutronenzahl, Ionen eine unterschiedliche Elektronenzahl.

12.14 Durch die Zahl der Protonen.

12.15 Absorption und Schwächung unterscheiden sich durch den Anteil an Streuung (Schwächung = Absorption + Streuung).

12.16 Bei Photoeffekt und Paarbildung handelt es sich um eine vollständige Energieabsorption. Beim Compton-Effekt tritt inelastische Streuung, d.h. Energieübertragung, auf.

12.17 In der Röntgendiagnostik Photoeffekt (Bedeutung der Ordnungszahl!), auch Compton-Effekt. In der Strahlentherapie Compton-Effekt und Paarbildungseffekt. Paarbildung auch bei PET in der Nuklearmedizin bedeutungsvoll.

12.18 Vernichtungsstrahlung ist Photonenstrahlung (zwei Photonen), die bei der Vereinigung eines Positron-Elektron-Paares („Paarbildung") frei wird. Sie besteht aus der kinetischen Energie beider Teilchen plus der Energie, die ihrer Ruhemasse entspricht (1,022 MeV). Es handelt sich um die Umwandlung von Materie in Energie. Die Paarvernichtung ist wichtig in der Hochvolttherapie und stellt die Grundlage für die Positronen-Emissions-Tomographie (PET) dar.

12.19 Nein. Photonenstrahlung: Schwächung, Absorption, Photoeffekt, Compton-Effekt, Paarbildungseffekt.
Geladene Korpuskularstrahlung: Stoßbremsvermögen, Strahlungsbremsvermögen, elastische Streuung, inelastische Streuung.

Antworten zu Kapitel 12 – Fortsetzung

12.20 Energieübertragung bzw. Ionisationsdichte pro Wegstrecke. Der LET von Protonen im Bragg Peak und bei Alphateilchen ist um den Faktor 100–1000 höher als bei Elektronen.

12.21 Korpuskularstrahlung oder Photonenstrahlung aus energiereichen Atomkernen infolge eines Missverhältnisses zwischen der Protonen- und Neutronenzahl im Kern (Instabilität).

12.22 Das Becquerel (Bq) ist definiert als ein radioaktiver Zerfall pro Sekunde, 1 Ci (Curie) = $3{,}7 \times 10^{10}$ Bq.

12.23 Die Art des Radionuklids, seine physikalische Halbwertszeit, biologische Halbwertszeit und effektive Halbwertszeit.

Erzeugung von Röntgenstrahlen

12.24 Röntgenbremsstrahlung entsteht aus der kinetischen Energie, die bei der Abbremsung eines Elektrons in der Nähe des positiv geladenen Atomkerns auftritt. Charakteristische Röntgenstrahlung entsteht beim „Herunterfallen" eines Elektrons aus einer höheren Schale in eine innere Schale. Da die Elektronenschalen der Atome unterschiedliche Abstände haben, entsteht für jedes Element eine charakteristische Röntgenstrahlung.

12.25 Beim Auftreffen von Gamma- und ultraharter Röntgenstrahlung auf Materie werden Sekundärelektronen unterschiedlicher Reichweite erzeugt, die sich überwiegend in Richtung der einfallenden Photonenstrahlung weiterbewegen. Der Ort der Energieabgabe (bestimmend für die Dosis) hängt von der Primärenergie ab. Mit zunehmender Energie und Eindringtiefe werden immer mehr Elektronen ausgelöst, womit sich das Dosismaximum tiefer in das Gewebe verlagert. Die Oberfläche wird dabei entlastet.

Dieser Aufbaueffekt ist nicht zu verwechseln mit dem Dosisaufbau, der bei Elektronenstrahlen erfolgt. Auch hier baut sich die Dosis bis zu einem Maximum auf, dessen Lage ebenfalls von der Energie der einfallenden Primärstrahlung abhängt. Im Gegensatz zum Aufbaueffekt wird dabei jedoch die Körperoberfläche nicht geschont, sondern im Gegenteil bei höheren Energien durch Rückstreuung immer stärker belastet.

12.26 Röntgenstrahler (Röntgenröhre + Schutzgehäuse), Stativ, Patientenlagerungsvorrichtung, Generator, Schaltgerät.

12.27 Die Einheit von Röntgenröhre und Röntgenschutzgehäuse.

12.28 Der Kathodenstrom (Heizstrom) stellt die freien Elektronen zur Verfügung. Der Anodenstrom (Röhrenstrom) beschleunigt die Elektronen.

12.29 Die Röhrenspannung verändert das Energiespektrum der Röntgenstrahlung, ganz im Gegensatz zum Röhrenstrom, der dies nicht tut. Eine Verdopplung der Röhrenspannung verdoppelt die maximale Photonenenergie und vervierfacht die Strahlmenge (Energiefluenz ψ).

12.30 Das eingeblendete Strahlenfeld heißt Nutzstrahlenbündel.

12.31 Nur 1 %. Den Rest blendet das Tiefenblendensystem aus (durch Eingrenzung des Strahlenaustritts und durch Abschirmung der extrafokalen Strahlung, die an der Röhrenwand und an extrafokalen Anodenteilen entsteht).

12.32 Sie misst die Flächendosis in Gy × cm² als letzte Komponente des Röntgenstrahlers auf dem Weg des Röntgenstrahls zum Patienten.

12.33 Monatlich.

12.34 Ein Röntgengenerator besteht aus einem Transformator und einem Gleichrichter.

12.35 Er regelt Röhrenspannung, Röhrenstrom und Schaltzeit.

12.36 Schwächung energiearmer Strahlenanteile, die nichts zur Bildinformation beitragen: = Aufhärtung der Strahlung.

12.37 Nach dem Abstandsquadratgesetz: In doppeltem Abstand reduziert sich die Energiefluenz auf ein Viertel.

12.38 Streustrahlenraster halten die im Patienten entstandene Streustrahlung auf dem Weg zur Röntgenkassette (bzw. Detektorsystem) ab und verbessern dadurch die Abbildungsschärfe.

12.39 Als Halbwertschichtdicke bezeichnet man die Schichtdicke eines Absorbers, der die Primärstrahlung auf die Hälfte reduziert.

ANTWORTEN

zu Kapitel 13 – Dosisbegriffe und Dosiseinheiten

13.1 Die Ionendosis. Sie wird in Coulomb pro Kilogramm (C/kg) angegeben, früher in Röntgen (R).

13.2 Die Energiedosis.

13.3 Die Äquivalentdosis ist das Produkt aus der Energiedosis (in Gy) mit einem für die unterschiedlichen Strahlenarten charakteristischen Wichtungsfaktor w_R.
Die effektive Äquivalentdosis (H_{eff}) ist die Summe der Produkte sämtlicher Organ-Äquivalent-Dosen, jeweils multipliziert mit einem dimensionslosen Wichtungsfaktor w_T. Die Wichtungsfaktoren sind für die einzelnen Organe entsprechend deren unterschiedlicher Gefährdung für maligne Entartung festgelegt.

13.4 Die relative biologische Wirksamkeit (RBW), quantifiziert durch den RBW-Faktor, kennzeichnet die unterschiedlichen biologischen Effekte der verschiedenen Strahlenarten. Der RBW-Faktor wird jeweils für eine Strahlung experimentell bestimmt und ist damit die Grundlage für die internationalen Strahlenschutzgremien bei der Festlegung der Wichtungsfaktoren w_R. Ausgedrückt wird er als das Verhältnis der Energiedosis der Standardstrahlung zur Energiedosis der experimentell untersuchten Strahlung.

13.5 Der Verlauf der Tiefendosiskurve ist bei Telekobaltstrahlung flacher als bei konventioneller Röntgentherapie und bei Linearbeschleuniger-Photonen nochmals flacher, d.h. für die Therapie tief liegender Zielvolumina günstiger. Die in der Tiefe des Körpers messbare Dosis ist größer. Als Faustregel empfohlen wird eine „Fünferregel": Die 50 %-Isodose eines Einzel-Stehfeldes verläuft bei Röntgen-Hartstrahltherapie in ungefähr 5 cm, bei Telekobalttherapie (Maximum in 5 mm Tiefe) in 10 cm und bei 10 MV Photonenstrahlung in etwa 15 cm Gewebe-(Wasser-)Tiefe.

ANTWORTEN

zu Kapitel 14 – Strahlenbiologie

Strahlenchemie

14.1 Direkte Strahlenwirkung: Verschiedene Primärprozesse (Anregung, Ionisation, Kernstöße) schädigen direkt das Biomolekül. Energieabsorption und Strahlenwirkung erfolgen in derselben biologischen Struktur
Indirekte Strahlenwirkung: Die Schäden am Biomolekül erfolgen indirekt über chemische Reaktionen mit Produkten der Wasserradiolyse. Energieabsorption und biologische Wirkung erfolgen in unterschiedlichen Strukturen.

14.2 Radikale sind elektrisch neutrale Intermediärprodukte bei der indirekten Strahlenwirkung. Sie tragen auf der äußeren Elektronenbahn ein unpaares Spin-Elektron, wodurch sie chemisch höchst reaktiv, d.h. starke Zellgifte sind.

14.3 Die sog. Primärradikale sind $OH^\bullet$, $H^\bullet$ und e^-_{aq}.

14.4 Zumindest zwei Drittel der biologischen Wirkungen entstehen durch indirekte Strahlenwirkung.

14.5 Sauerstoff vermehrt bei der Wasserradiolyse die Bildung von Peroxidradikalen und Wasserstoffperoxid. An der DNA werden die Radikalstellen durch Sauerstoff besetzt und damit fixiert; sie entgehen der Reparatur. Aus diesen Gründen sind in Gegenwart von Sauerstoff alle Gewebe um den Faktor 2–3 strahlenempfindlicher als in Anoxie. Der Sauerstoffeffekt gilt für locker ionisierende Strahlung.

Antworten zu Kapitel 14 – Fortsetzung

Strahlenbiochemie

14.6 Basenmodifikation, Basenverluste, Einzelstrangbrüche, Doppelstrangbrüche, Vernetzungen innerhalb der DNA (DNA-DNA-Crosslinks) und mit Proteinen (DNA-Protein-Crosslinks) und sog. Bulky Lesions.

14.7 Mit der Dosis nimmt die Zahl der Einzelstrangbrüche im Quadrat, die Zahl der Doppelstrangbrüche linear zu.

14.8 Bulky Lesions sind lokale Mehrfachereignisse an der DNA und erklären sich dadurch, dass Ionisationen im Gewebe ungleichmäßig in Form von Nestern erfolgen. Bulky Lesions sind meist irreparable Letalschäden und vermutlich für die hohe Zellinaktivierung der ionisierenden Strahlen verantwortlich.

14.9 DNA-Strangbrüche sind oft reparabel, ebenso Basenschäden, die Brüche von Wasserstoffbrücken sind teilweise reparabel, DNA-Vernetzungen fraglich reparabel und Bulky Lesions oft irreparabel.

14.10 Schnelle Reparatur: 12–20 min, langsame Reparatur: 6–8 h, interzelluläre Reparatur: Stunden bis Tage.

14.11 Misrepair von Einzelstrangbrüchen erzeugt Gen- bzw. Punktmutationen, Misrepair von Basenschäden ebenfalls, Misrepair oder fehlende Reparatur von Doppelstrangbrüchen oder Bulky Lesions führt zu Chromosomenmutationen, u.U. auch Genommutationen, mit der Folge von Zelltod oder Kanzerogenese (Krebs, Leukämie, maligne Lymphome).

Zelluläre Strahlenbiologie

14.12 Zellinaktivierung subsumiert die Begriffe Zelltod (das ist der Verlust der spezifischen Funktion von Funktionszellen, meist in G_0) und reproduktiver Zelltod (das ist der Verlust der Koloniebildungsfähigkeit/Klonogenität von proliferierenden Zellen).

14.13 Eine Zellüberlebenskurve (auch: Zellinaktivierungskurve) beschreibt die Dosis-Effekt-Beziehungen in Zellkulturen. Dabei sind auf der Ordinate die Dosis in halblogarithmischem Maßstab und auf der Abszisse die Dosisstufen linear aufgetragen.

14.14 Die D_q und n, sie charakterisieren die Schulter einer Überlebenskurve und damit das Reparaturvermögen.

14.15 D_0, das ist die lineare Steigung der Kurve.

14.16 Als Zeichen für fehlende Reparatur.

14.17 Der α/β-Wert bezeichnet diejenige Dosis in Gy, bei der in halblogarithmischer Darstellung die Zellabtötung im linearen Teil einer Zellüberlebenskurve ebenso groß ist wie im quadratischen Teil.

14.18 7–20 Gy.

14.19 Spät reagierendes Normalgewebe.

14.20 Gehirn, Rückenmark, Niere, Bindegewebe, Lungengerüst.

14.21 Mitose- und G_2-Phase.

14.22 1000–2000 Basenveränderungen, 500–1000 Einzelstrangbrüche, 800–1600 Änderungen der Zuckermoleküle, 150 DNA-Protein-Quervernetzungen, 50 Doppelstrangbrüche und Bulky Lesions.

14.23 Der Zellzyklus wird nur in einer Richtung durchlaufen. Während des Zyklus sind die spezifischen Steuerungsproteine stets in aktiviertem Zustand, damit die jeweilige Zelle durch die verschiedenen Zyklusphasen kontrolliert voranschreiten kann. Im Zellzyklus gibt es Kontrollpunkte, sog. Checkpoints.

14.24 Die klassischen Blöcke sind der G_1-Block am G_1-Synthesephase-Übergang und der G_2-Block am G_2-Mitose-Übergang.

14.25 Apoptose ist der programmierte Suizid einer Zelle wegen Alters oder irreparabler Schädigung. Sie stellt damit die geordnete Funktion des ausgewachsenen Organismus sicher.

14.26 Dieselbe Dosis, fraktioniert oder protrahiert verabreicht, hat eine geringere biologische Wirkung als eine Einzeitbestrahlung.

14.27 Praktisch keine mehr. Mit zunehmendem LET nimmt die Bedeutung des Zeitfaktors ab.

Antworten zu Kapitel 14 – Fortsetzung

14.28 In den Bestrahlungspausen findet eine Erholung von subletalen Strahlenschäden statt. Zeichen dafür ist die Schulter bei Zellüberlebenskurven.

14.29 Der Fraktionierungsfaktor quantifiziert den Dosisverlust durch Elkind-Erholung, indem er die Dosis bei fraktionierter Bestrahlung mit derjenigen bei Einzeitbestrahlung zum Erzielen desselben biologischen Effektes in Beziehung setzt.

14.30 Eine kurzfristige und konzentriert verabreichte Bestrahlung ist biologisch wirksamer als eine verdünnte Bestrahlung mit gleicher Dosis.

14.31 Der Sauerstoffverstärkungsfaktor (OER) quantifiziert das Phänomen des Sauerstoffeffektes. Er gibt an, wie viel mehr Strahlendosis unter anaeroben Bedingungen erforderlich ist, um dieselbe Strahlenwirkung wie unter aeroben Bedingungen zu erreichen.

14.32 Bei locker ionisierender Strahlung beträgt der OER 2–3, bei dicht ionisierender Strahlung ungefähr 0–1,5.

14.33 Die Oxygenierung eines Tumors ist dynamisch und ständig wechselnd. Wenige Stunden nach einer Bestrahlung öffnen sich temporär verschlossene Gefäße und versorgen solche Zellen wieder, die sich in akuter Hypoxie befinden (schnelle Komponente der Reoxygenierung). Später erfolgt eine Revaskularisierung des Tumors dadurch, dass aufgrund der Abtötung euoxischer Zellen das Tumorgewebe schrumpft, die Gefäßdichte dadurch relativ zunimmt und der Sauerstoffgradient von den Blutgefäßen zu den hypoxischen bzw. anoxischen Zellen abnimmt (langsame Komponente der Reoxygenierung).

14.34 Es wird angenommen, dass im hyperbaren Sauerstoffmilieu hypoxische Tumoren besser mit Sauerstoff versorgt und damit für Strahlung sensibilisiert werden. Da das Normalgewebe für gewöhnlich euoxisch ist, kommt es hier zu keiner weiteren Anhebung des Sauerstoffpartialdruckes und der Strahlensensibilität

Unter Hypoxie wird im Normalgewebe der Sauerstoffpartialdruck herabgesetzt, jedoch nicht im Tumorgewebe. Damit könnten am Normalgewebe strahlenbedingte Nebenwirkungen vermindert werden.

14.35 Erholungsphänomene spielen bei Hoch-LET-Strahlung praktisch keine Rolle mehr. Deshalb verschwindet die Schulter bei Zellüberlebenskurven.

Biologische Grundlagen der Strahlentherapie von Tumoren

14.36 Das Verhältnis vom Strahleneffekt am Tumorgewebe zum Strahleneffekt am normalen Gewebe ergibt den Elektivitätsfaktor. Er ist ein Maß für die Beziehung zwischen Tumorzerstörung einerseits und der Toleranz des gesunden Gewebes andererseits. Er variiert je nach Tumorart, Strahlenqualität, zeitlicher Dosisverteilung, Patientensituation etc.

14.37 Die Dosierung sollte auf 85–95 % Tumorkontrolle (nicht 100 %) ausgerichtet sein, um die Rate an Spätschäden im Bereich von 5–10 % zu halten. Gemeint ist also eine Dosis, die in der Lage ist, 85–95 % der individuellen Tumoren einer bestimmten histologischen Kategorie zu sterilisieren. Es handelt sich um einen statistischen Wert.

14.38 Das Tumorwachstum verläuft als Gompertz-Kurve.

14.39 Zum einen proliferieren nicht alle Zellen gleichzeitig, zum anderen gehen bei größeren Tumoren häufiger Zellen zugrunde, und die nekrotischen Areale werden ausgedehnter.

14.40 Durch indirekte Testmethoden wie BUdR-Markierungsindex, ^{3}H-Thymidin-Markierungsindex, S-Phase-Anteil, Ki-67 und PCNA.

14.41 Nach gegenwärtiger strahlenbiologischer Lehrmeinung keiner.

14.42 Nur ganz grob.

14.43 Tumorgröße, Hypoxie, intrinsische Strahlenresistenz. Patientenbezogene Faktoren, wie Allgemeinzustand, Alter etc. bedingen indirekt Strahlenresistenz, da sie die Applikation einer tumoriziden Strahlendosis erschweren oder unmöglich machen können.

14.44 Auf Repopulierung, gutem Reparaturvermögen und hoher Proliferationsaktivität der Tumorzellen sowie auf einem hohen Anteil von Tumorzellen in strahlenresistenten Zyklusphasen.

14.45 Die Strahlenempfindlichkeit einer Zelle bzw. eines Gewebes nimmt mit steigender Proliferationsrate zu und mit höherer Ausdifferenzierung ab. Unreife Gewebe sollen demnach strahlensensibler als ausdifferenzierte sein, was aber häufig nicht zutrifft.

Antworten zu Kapitel 14 – Fortsetzung

14.46 Repair, Repopulierung, Redistribution und fehlende Reoxygenierung.

14.47 Durch Repopulierung versucht der Tumor, die durch eine Bestrahlungsfraktion (einen Chemotherapiekurs oder eine inkomplette Tumorresektion) verloren gegangenen bzw. zerstörten Tumorzellen wieder herzuschaffen und den Verlust zu überkompensieren. Es herrscht ein durch therapeutisches Eingreifen angeregtes Tumorwachstum vor, wobei sich die Zellen rascher teilen, und sonst in G_0 „abgestellte" Tumorzellen in den aktiven Zellzyklus eingeschleust werden. Je rascher ein Tumor repopuliert, desto strahlenresistenter ist er.

14.48 Wenn keine Reoxygenierung von hypoxischen oder anoxischen Tumorzellen stattfände, bestünde ein Tumorgewebe über kurz oder lang nur aus anoxischen Zellen und wäre praktisch strahlenresistent.

14.49 Fünf- bis sechsmal wöchentlich 1,8–2,0 Gy. Die Wochendosis beträgt also 9–10 Gy.

14.50 Hyperfraktionierung: Unterteilung der täglichen Fraktion von 1,8–2,0 Gy in zwei oder drei tägliche Fraktionen mit dazwischen jeweils 6 h Pause. Akzelerierte Fraktionierung: Erhöhung der täglichen Bestrahlungsdosis durch Erhöhung der Fraktionsdosis oder durch mehrfach tägliche Bestrahlungen, z.B. mit zweimal 1,5–1,8 Gy.

14.51 Bei gleicher Enddosis verschlechtern eine lange Behandlungsdauer und Bestrahlungspausen die Tumorkontrolle. Eine akzelerierte Bestrahlung verbessert sie.

14.52 2 Gy.

14.53 40,5–42 °C.

14.54 Steigerung der Blutzirkulation im gesunden Gewebe und in den großen Blutgefäßen; Senkung der Mikrozirkulation in großen Tumoren (Folge: Wärmestau), Senkung des Gewebe-pH (Azidose), Hemmung der DNA- und Proteinsynthese in der Zelle, Schädigung von Kern- und Zellmembranen, Strahlensensibilisierung der sonst resistenten S-Phase im Intermitosezyklus.

14.55 41,5–42 °C mindestens 30 min, besser 45 min.

14.56 Strahlensensibilisierende Substanzen im engeren Sinn steigern die biologische Wirkung ionisierender Strahlung, haben aber allein keinen toxischen Effekt.

14.57 Additive Strahleneffekte: Addition der Einzelwirkungen von Strahlen und anderen Agenzien. Strahlensensibilisierung: Die Gesamtwirkung ist größer als die Summe der Einzeleffekte (supraadditiv).

14.58 Die simultane Radiochemotherapie.

14.59 Addition der Wirkung am Tumor, Spreizung der Toxizität an den Normalgeweben.

14.60 Sie bietet die biologischen Vorteile der Hoch-LET-Strahlung, nämlich praktisch keine intra- oder extrazelluläre Erholung im Tumor (keine „Schulter"), Zeitfaktor bedeutungslos, Sauerstoffeffekt niedrig bis fehlend, Zellzyklusphasen ohne Einfluss auf die Strahlensensibilität, hoher RBW-Faktor, geringere Strahlenresistenzprobleme. Nachteil: hohe Nebenwirkungsrate am Normalgewebe durch stark beeinträchtigte bzw. fehlende Erholungsvorgänge. Praktische klinische Anwendung: bei tief liegenden Tumoren nur als umschriebene Dosisaufsättigung.

14.61 Protonen und schwere Teilchen dringen unter geringer Energieabgabe in den Körper ein; der Ort der maximalen Energieabgabe kann auf ein vorher genau festgelegtes Volumen beschränkt werden. Die Energie kann noch exakter in einem genau vorherbestimmten Volumen deponiert werden. Dabei handelt es sich um Strahlungen, deren RBW noch nicht vollständig bekannt ist.

Antworten

zu Kapitel 15 – Strahlenpathologie

Natürliche und zivilisatorische Strahlenexposition

15.1 Externe Exposition (natürliche kosmische und terrestrische Strahlung, aus künstlichen Strahlenquellen, durch Reaktorunfälle, Kernwaffenversuche etc.), Inhalation (von natürlicher Radioaktivität und solcher nach Strahlenunfällen), Ingestion (von natürlicher Radioaktivität und von langlebigen Radioisotopen nach Strahlenunfällen oder Kernwaffenversuchen).

15.2 Statistisch entfallen pro Jahr 2,4 mSv auf die natürliche Strahlenexposition (61 %) und 1,6 mSv auf die künstliche Strahlenexposition (39 %), wobei die Medizin mit 1,5 mSv den weitaus überwiegenden Teil ausmacht.

15.3 Von den Radongasen Radon (^{222}Rn) und Thoron (^{220}Rn), α-Strahlern aus Gesteinen, Baumaterialien und Gewässern. Es sind Edelgase mit einer relativ kurzen Halbwertszeit.

Stochastische und deterministische Strahlenwirkungen

15.4 Keine. Sie werden angenommen, spielen aber offensichtlich nur eine untergeordnete Rolle.

15.5 Stochastische Effekte erfolgen zufällig, die Wahrscheinlichkeit ihres Auftretens ist dosisabhängig, nicht der Schweregrad. Im Gegensatz dazu treten deterministische (nichtstochastische) Effekte erst nach dem Überschreiten einer Schwellendosis auf. Die Dosis bestimmt den Schweregrad der Effekte, nicht die Wahrscheinlichkeit ihres Auftretens.

15.6 Genetische Veränderungen sowie die Induktion von Tumorerkrankungen (Kanzerogenese).

15.7 Die akute Strahlenkrankheit, alle akuten Strahlenreaktionen an Geweben und Organen, alle chronischen Strahlenfolgen mit Ausnahme der Kanzerogenese und alle teratogenen Fehlbildungen.

15.8 Die Stimulierung bzw. Anregung von Zellfunktionen durch ionisierende Strahlung: Wachstumsförderung, Ertragssteigerung in der Landwirtschaft, Vitalitäts- und Proliferationssteigerung bei Einzellern und Insekten, Lebensverlängerung bei Säugetieren, Resistenzsteigerung gegenüber Krankheiten, beim Menschen zur Entzündungs- und Reizbehandlung gutartiger Erkrankungen genutzt (Bergwerkstollen).

Strahlengenetik

15.9 Jede Änderung der DNA, die eine veränderte Information zur Folge hat, also jede Veränderung des genetischen Codes, wird als Mutation bezeichnet.

15.10 Somatische Mutationen betreffen Körperzellen und sind nicht vererbbar. Keimzellmutationen betreffen die Keimzellen und werden vererbt, gefährden also nicht die Einzelperson, sondern die Population Mensch.

15.11 Außer durch ionisierende Strahlen entstehen Mutationen spontan oder werden durch verschiedene chemische und physikalische Noxen ausgelöst. Alle diese Einflüsse erhöhen lediglich die spontane, d.h. die natürliche Mutationsrate. Mutationen sind irreversibel. Ihre Ursache ist einer Mutation nicht anzusehen.

15.12 Die Strahlendosis von 0,6 Gy (0,02–2 Gy) induziert ebenso viele Mutationen, wie natürlicherweise sowieso entstehen würden.

15.13 Genmutationen = Änderung der Gene, Chromosomenmutationen = Änderungen der Chromosomenstruktur, Genommutationen = Änderung der Chromosomenzahl.

15.14 Hier besteht eine hohe Empfindlichkeit der DNA gegenüber einer Vielzahl von Noxen, auch gegenüber ionisierender Strahlung. Es muss mit stark erhöhten Strahlenreaktionen gerechnet werden.

15.15 Die Kanzerogenese.

15.16 Protoonkogene können zu Onkogenen aktiviert (dominante Mutationen) und Tumorsuppressorgene inaktiviert werden (rezessive Mutationen). Gene in heterozygotem Zustand können sich durch mitotische Rekombination herausmendeln und homozygot werden (beim Retinoblastom).

Antworten zu Kapitel 15 – Fortsetzung

15.17 Auf Untersuchungen an der Fruchtfliege Drosophila und den Beobachtungen aus dem sog. Mega-Maus-Projekt des Ehepaars Russel. In Japan wurden bei den Überlebenden der Atombombenabwürfe auf Hiroshima und Nagasaki zwar Veränderungen der Serumproteine und chromosomale Aberrationen in Lymphozyten und Granulozyten beobachtet, jedoch keine Häufung von Keimzellmutationen oder genetisch bedingten Krankheiten.

Teratogene Strahlenfolgen

15.18 Tod, pränatal oder neonatal, Organfehlbildungen, vor allem am zentralen Nervensystem und Wachstumsstörungen.

15.19 Die Phase der Schwangerschaft, in der die Strahlung den Embryo bzw. Fetus trifft (Blastogenese, Organogenese, Fetogenese).

15.20 Nein! Nach 0,05 Gy Schwellendosis während der Blastogenese sind Todesfälle des Embryos möglich, wo nicht, entwickelt er sich normal weiter. Während der Organogenese gelten < 0,05 Gy als unbedenklich, nach 1 Gy besteht ein 50%iges Risiko für Fehlbildungen. Die Fetogenese ist für Fehlbildungen verhältnismäßig resistent mit Ausnahme der Hirnentwicklung. Ein Risiko für Tumorinduktion besteht aber während der gesamten Schwangerschaft.

15.21 Zumindest bis zur 25. Schwangerschaftswoche.

Somatische Strahlenfolgen

15.22 Nach heutiger Lehrmeinung gibt es für die Kanzerogenese keine Schwellendosis.

15.23 Der Risikokoeffizient beträgt $5\,\% \times Sv^{-1}$. Wenn also 1 Mio. Einwohner eine Ganzkörperexposition von 0,01 Sv erhielten, würden 500 zusätzliche Krebstodesfälle auftreten. Das sind 0,13 % des natürlichen Risikos, an Krebs zu erkranken.

15.24 Magen, Lunge, Dickdarm, weibliche Brust, Knochenmark.

15.25 Nein, vermutlich wegen der bei der Radiojodtherapie (zu) hohen Strahlendosis, die in den Thyreozyten akkumuliert wird.

15.26 Unter 1 % und dann vermutlich bei niedrig dosierter Bestrahlung häufiger als nach hoch dosierten Tumorbestrahlungen.

15.27 Akute und chronische Strahlenfolgen, die nach Überschreiten einer Schwellendosis auftreten.

15.28 Embryonale/fetale Zellen, B-Spermatogonien, primäre Oozyten, Lymphozyten, hämatopoetische Stammzellen, Stammzellen des Dünndarmepithels.

15.29 Schwellendosis bei deterministischen Strahlenfolgen: Bei 5 % der bestrahlten Individuen/Organe/Zellen tritt innerhalb von 5 Jahren ein Strahlenschaden auf.

15.30 Stammzellen, kleine und mittlere Arterien, Fibroblasten.

15.31 Die Gesamtbehandlungszeit bestimmt die akuten Strahlenfolgen, nicht die chronischen: Eine kurze Behandlungszeit bei gleicher Enddosis bewirkt eine stärkere Akutreaktion. Hohe Einzeldosen (> 2 Gy) verstärken die Strahlenspätfolgen.

15.32 Die sog. Strahlenkrankheit, die nach Bestrahlung großer Körperabschnitte (> 30 % des Körpervolumens mit mehr als 1 Gy) auftritt. Krankheitsverlauf (hämatopoetisches, gastrointestinales und zentralnervöses Syndrom) und Überlebenschancen hängen von der Höhe der Ganzkörperdosis ab.

15.33 Am 26. April 1986: Reaktorkatastrophe in Tschernobyl.

15.34 LD 5/5 (Schwellendosis) = 1 Gy, LD 50/30 (mittlere Letaldosis) = 4 Gy.

15.35 15 %.

15.36 Als Folge der Atombombenabwürfe auf Hiroshima und Nagasaki verstarben bis heute zusätzlich 334 Personen an einem soliden Tumor (Karzinom oder Sarkom) und 87 an Leukämie.

Antworten

zu Kapitel 16 – Spezielle Organpathologie

16.1 Die Knochenmarkstammzellen und die mittelgroßen Lymphozyten.
16.2 Frühestens nach 2–3 Tagen bei den Lymphozyten und nach 4–6 Tagen an den Granulozyten.
16.3 Erythem, Schuppung, Epilation, Trockenheit, später feuchte Epitheliolyse, Blutungen.
16.4 Hyperpigmentierung oder Depigmentierung, Dauerepilation, Hautatrophie, Teleangiektasien, subkutane Fibrose, Ulzera und Narben.
16.5 An den Schleimhäuten im Mund-Hals-Bereich und Magen-Darm-Trakt (dort für gewöhnlich als Ösophagitis, Gastritis, Enteritis, Kolitis oder Proktitis bezeichnet).
16.6 Als Spätfolge von irreversiblen Speicheldrüsenschäden und Schleimhautatrophie: durch Mundtrockenheit, veränderte Speichelzusammensetzung, Zahnfleischretraktion und Keimbesiedlung.
16.7 Strahlenpneumopathie: Akutreaktion, z.T. rückbildungsfähig. Strahlenfibrose: irreparabler Endzustand
Erster Angriffspunkt sind die Pneumozyten Typ II (Stammzellen für die Pneumozyten Typ I), die Kapillarendothelien und die Fibroblasten der Interalveolarsepten. Bei der Strahlenpneumopathie nehmen die Zahl der Pneumozyten Typ II und damit auch der Surfactant-Faktor sowie die Oberflächenspannung der Alveolen ab; die Alveolen kollabieren, es kommt zu Ödem- und Eiweißexsudation. Die chronische Strahlenpneumopathie/Lungenfibrose besteht in einer Fibrose der Interalveolarsepten, einer Degeneration des Alveolarepithels und einem chronischen Gefäßschaden.
16.8 Die Pneumozyten Typ II.
16.9 Proteinurie, Zylindrurie, Polyurie, Isosthenurie und Hypertonie. 20–24 Gy in Einzelfraktionen von 2 Gy.
16.10 Die Unterschiede bestehen hinsichtlich des empfindlichsten Fertilitätsstadiums, des Zusammenhangs von Strahlensensibilität und Lebensalter, der Nachproduktion von Keimzellen und der Strahlenempfindlichkeit der Hormonbildung. Die Schwellendosen sind sehr unterschiedlich für die Effekte an Hoden und Ovar. (Sehen Sie sich Tabelle 16.4 noch einmal genau an.)
16.11 20 Gy bei Frauen ab 40 Jahren, 20–30 Gy bei jungen Frauen, jeweils mit 2 Gy Fraktionsdosis.
16.12 Herzkranzgefäße, Endokard, Myokard, Reizleitungssystem, Perikard.
16.13 Endothelschaden, Intimafibrose, Wandsklerose und Fibrose der Adventitia.
16.14 Akute Frühphase, frühe Spätreaktion und späte Spätreaktion.
16.15 Gefäßschäden, vermutlich auch direkte Schäden der Gliazellen.
16.16 Leukoenzephalopathie (Gehirn) und Lhermitte-Zeichen (Rückenmark).
16.17 Kleine Einzeldosen pro Fraktion, Pausen von zumindest 6 h zwischen den einzelnen Fraktionen, Begrenzung des Bestrahlungsvolumens, Vermeidung hoher Strahlendosen außerhalb des klinischen Zielvolumens.
16.18 Strahlenkonjunktivitis, Strahlenkeratitis, Strahlenkatarakt, Strahlenretinopathie und Glaskörperschrumpfung.
16.19 Nach Bestrahlung des wachsenden Knochens: Minderwuchs, Verkrümmungen (z.B. der Wirbelsäule). Nach Bestrahlung des adulten Knochens sind Strahlenfolgen selten, nach sehr hoher Strahlendosis treten auch hier durch Gefäßschäden Osteoradionekrosen auf.

Antworten

zu Kapitel 17 – Gerätekunde

17.1 Orthovolttherapie, konventionelle Therapie, Weichstrahl- und Hartstrahltherapie, Oberflächentherapie. Indikation heute gerechtfertigt bei kleinen Hauttumoren, oberflächlich gelegenen Metastasen sowie zur Strahlentherapie von degenerativen Skeletterkrankungen und oberflächlichen, entzündlichen Weichteilerkrankungen.

Antworten zu Kapitel 17 – Fortsetzung

17.2 Mit einer Röhrenspannung von 10–50 kV, kurzem Fokus-Haut-Abstand und dünnem Strahlenaustrittsfenster (z.B. aus Beryllium) zur Herabsetzung der Röhren-Eigenfilterung.

17.3 Ab 1 MeV.

17.4 ^{60}Cobalt und selten ^{137}Caesium.

17.5 In 0,5 cm Gewebetiefe.

17.6 Wegen der günstigeren Tiefendosisverteilung, d.h. geringeren Strahlenbelastung für den Patienten, und um ausreichend Platz für das Anbringen von Strahlenzubehör zu haben (Individualblenden, Keilfilter, Halbschattentrimmer etc.).

17.7 Die Quelle eines Telekobaltgerätes strahlt bei offener und geschlossener Blende, d.h. immer gleich stark.

17.8 Elektronen.

17.9 Durch die Konstruktion der Beschleunigungsstrecke, die also gerade oder kreisförmig ist. Bei Linearbeschleunigern sind die Dosisleistung höher und stabiler, die Feldhomogenität besser und die zur Verfügung stehenden Strahlenfelder größer.

17.10 Betatron, Synchrotron, Mikrotron, Zyklotron.

17.11 3–25 MeV.

17.12 Lage des Dosismaximums (D_{max}), die 50 %-Dosistiefe (D_{50}), die therapeutische Reichweite (D_t) und die praktische Reichweite (D_p).

17.13 Der Elektronenstrahl trifft auf ein Bremstarget, wodurch ultraharte Bremsstrahlung entsteht (s.a. Kap. 12.3).

17.14 Definition, Lokalisation, Simulation und Dokumentation der Bestrahlungsbedingungen unter Durchleuchtung. Markierung der Einstellfelder für die täglichen Feldeinstellungen, Festlegung des Isozentrums.

17.15 Raumfester Punkt, in dem sich während der Bestrahlung (bzw. bei der Planung) die vertikalen und horizontalen Dreh- bzw. Symmetrieachsen schneiden. Es ist der Drehpunkt der Zentralstrahlachsen.

17.16 Intrakavitäre, interstitielle oder Kontakttherapie, wobei der Strahler in unmittelbarer Nachbarschaft des Tumors platziert wird.

17.17 Platzierung des Strahlers auf der Haut oder auf einer Organoberfläche, z.B. Auge (= Kontakttherapie), Einbringung des Strahlers in Körperhöhlen (= intrakavitäre Therapie) oder unmittelbar in das Tumorgewebe (= interstitielle Therapie).

17.18 Sehr hohe Strahlendosis am Tumorgewebe, welches im Bereich der therapeutischen Reichweite des Strahlers liegt, danach steiler Dosisabfall und deshalb optimale Schonung des Normalgewebes.

17.19 Die Betastrahlung führt zu einer hohen Oberflächendosis. Nach wenigen Millimetern ist die Strahlung fast vollständig abgeklungen. Die Strahlenbelastung des Patienten und des Operateurs ist gering.

17.20 ^{106}Ruthenium-/^{106}Rhodium-Plaques (Betastrahler), ^{192}Iridium (Gammastrahler), ^{60}Cobalt (Gammastrahler).

17.21 Aus Gründen des Strahlenschutzes für Arzt und Personal.

17.22 ^{60}Cobalt, ^{137}Caesium und vor allem ^{192}Iridium.

17.23 Low Dose Rate (LDR): Dosisleistung des Strahlers < 1 Gy/h. Medium Dose Rate (MDR): 1–10 Gy/h. High Dose Rate (HDR): > 10 Gy/h.

17.24 Eine Sensibilisierung der Tumorzellen für ionisierende Strahlung oder Chemotherapie (von 40–42,5 °C) oder eine direkte Schädigung der Tumorzellen (tumorizider Effekt bei Temperatur > 42,5 °C).

17.25 Ganzkörperhyperthermie, lokoregionale Hyperthermie, interstitielle Hyperthermie.

17.26 Die lokoregionale und die interstitielle Hyperthermie, fast ausschließlich in Verbindung mit Strahlentherapie.

17.27 Bei der interstitiellen Hyperthermie.

Antworten

zu Kapitel 18 – Bestrahlungsplanung

18.1 Tumorvolumen (GTV) = sichtbarer Primärtumor (GTV I) einschließlich eindeutiger regionärer Lymphknotenmetastasen (GTV II). Ein Sicherheitssaum außerhalb dieses sichtbaren Tumorvolumens ist das sog. Tumorausbreitungsgebiet
Das klinische Zielvolumen (CTV) entspricht dem Tumorvolumen (GTV) mit seinem typischen Tumorausbreitungsgebiet. Es lässt sich in CTV I, CTV II und CTV III unterteilen
Das Planungszielvolumen (PTV) berücksichtigt darüber hinaus einen Sicherheitssaum für geometrische Schwierigkeiten bei der täglichen Einstellung des CTV, ist also größer als das CTV.
Das tatsächlich behandelte Volumen (TV) wird von der gewählten Isodose (z.B. 95 % = D_{min}) umschlossen.

18.2 Bei der Teletherapie befindet sich die Strahlenquelle außerhalb des Körpers, zumindest 10 cm vom Zielvolumen entfernt, bei der Brachytherapie befindet sie sich in unmittelbarer Nachbarschaft zum Zielvolumen, meist also innerhalb des Körpers oder unmittelbar auf der Haut (bei Hauttumoren).

18.3 Kontakttherapie, intrakavitäre Therapie, interstitielle Therapie.

18.4 Strahlenart, Größe des Bestrahlungsfeldes, Fokus-Haut-Abstand, Filterung, Bestrahlungstechnik und Körperinhomogenitäten.

18.5 Die Energieabgabe der Photonenstrahlung erfolgt in Form von Energiepaketen zufällig. Mit steigender Strahlungsenergie nimmt die Tiefendosis zu, Streuvorgänge nehmen ab, und die Energieabsorption wird immer unabhängiger von der Beschaffenheit der Körpergewebe (Abnahme von Dosisinhomogenitäten)
Die Energieabgabe von Korpuskularstrahlen an die Materie erfolgt kontinuierlich. Korpuskularstrahlen haben eine definierte Eindringtiefe. Der Tiefendosisverlauf hängt von der kinetischen Energie und der Masse des Teilchens, von der Ladung des Teilchens, von der Dichte des absorbierenden Materials und dessen Ordnungszahl ab. Grundsätzlich nimmt bei Korpuskularstrahlen die Eindringtiefe mit der Masse ab.

18.6 Mit steigender Strahlungsenergie wandert das Dosismaximum D_{max} bei Photonen- und Elektronenstrahlung in die Tiefe des Gewebes. Während aber bei Photonenstrahlung auch die Oberfläche/Haut durch einen ausgeprägteren Aufbaueffekt entlastet wird, nimmt bei Elektronentherapie die Hautbelastung zu.

18.7 Eine Tiefendosisverteilung ist die Dosisverteilung entlang der Achse des Nutzstrahlenbündels im Körper. Sie wird im Zentralstrahl des Strahlenfeldes gemessen und kann als Kurvenverlauf (Tiefendosiskurve) dargestellt werden.

18.8 Die relative Tiefendosis $D_{rel(z)}$ bezeichnet das Verhältnis einer bestimmten Tiefendosis zu einem Referenzpunkt, z.B. zum Dosismaximum, in Prozent.

18.9 Mit der Feldgröße nimmt grundsätzlich die Tiefendosis zu. Das betrifft vor allem „weiche" Strahlenqualitäten und Elektronenstrahlen, bedingt durch die größere Streustrahlung bei diesen Strahlenarten. Diese ist dann eine Zusatzdosis. Bei der Hochenergietherapie wird wegen des geringeren Streustrahlenanteils der Tiefenverlauf von Photonenstrahlung kaum noch von der Feldgröße beeinflusst.

18.10 Mit der Vergrößerung des FHA nimmt die relative Tiefendosis zu, die Durchdringungsfähigkeit der Strahlung wird größer.

18.11 Die Randunschärfe, bedingt durch Streuung und Rückstreuung der einfallenden Strahlung, aber auch durch die Tatsache, dass der Strahlenfokus/die Strahlenquelle nicht punktförmig ist, sondern eine endliche Größe hat. Der Halbschatten ist bei der Therapie mit Röntgen-, Kobalt- und Elektronenstrahlung zu beachten. Mit zunehmender Strahlungsenergie nehmen seitliche Streuvorgänge ab, die Feldbegrenzung wird schärfer und die Belastung des Patienten durch „nutzlose" Streustrahlung geringer.

18.12 Härtungsfilter, Schwächungsfilter (Keil- und Ausgleichsfilter), Streufilter (zur Homogenisierung des aus der Beschleunigungsstrecke austretenden Strahls über die Feldfläche).

Antworten zu Kapitel 18 – Fortsetzung

18.13 Die Strahlung wird von „weichen" Strahlenanteilen entlastet. Dadurch nimmt die Dosisleistung ab, die Strahlenqualität wird homogener, die Grenzwellenlänge bleibt aber unverändert.

18.14 Ausgleichsfilter korrigieren den ungünstigen Verlauf von Isodosenlinien, der durch unregelmäßige Körperkonturen, verschieden dimensionierte Körperquerschnitte und dadurch bedingten ungünstigen Strahleneinfall verursacht sein kann.

18.15 Bei Röntgenstrahlen kommt es zu einer relativ hohen Energiedeposition im Knochen, verglichen mit Weichteil- und besonders Fett- und Lungengewebe. Mit steigender Photonenenergie nimmt die Bedeutung der Photoabsorption ab (mit ihrer starken Beeinflussung durch die Ordnungszahl Z der Gewebebestandteile), und damit verschwinden auch die Absorptionsdifferenzen in den verschiedenen Körpergeweben.

18.16 Mit Hilfe von Standardblöcken, Multileaf-Kollimatoren und Individualblöcken (Individualkollimatoren).

18.17 Es ist die Bestrahlung eines Zielvolumens mit einem einzelnen, fixen Stehfeld. Die Einstellung erfolgt meist mit einem standardisierten Fokus-Haut-Abstand (= Festfeld).

18.18 Durch Überschneidung der divergierenden Strahlenbündel entstehen in der Tiefe des Gewebes Überdosierungen (Hot Spots) und weiter oberflächlich u.U. in nicht ausreichend bestrahlten Zwischenräumen Dosiseinbrüche (Cold Spots).

18.19 Bei der Gegenfeldbestrahlung überlagern sich die Zentralstrahlen der opponierend (koaxial) angebrachten Felder, sie verlaufen ineinander
Bei einer Kreuzfeuerbestrahlung werden drei oder mehr Bestrahlungsfelder gewählt, deren Zentralstrahlachsen gegeneinander abgewinkelt sind.

18.20 Eine homogene Dosisverteilung und ein für gewöhnlich im Zielvolumen liegendes Dosismaximum.

18.21 Entscheidend ist nicht die Technik, sondern die erreichte bzw. erreichbare Dosisverteilung im Zielvolumen (auch im durchstrahlten Volumen).

18.22 Die Zielvolumendosis (= D_{min} = Minimaldosis) ist exakt um das u.U. recht unregelmäßig gestaltete Zielvolumen geformt. Konformation erfolgt auf verschiedenen Wegen, meist durch eine hoch aufwendige Mehrfelder- ± Bewegungstechnik.

18.23 Eine Form der Konformationstherapie, präzise ausgerichtet auf sehr kleine Tumoren oder Fehlbildungen im Gehirn, in der Leber oder Lunge. Auch der Begriff Radiochirurgie ist geläufig.

18.24 Eine Form der konformierenden Strahlentherapie, bei der neben Feldgrößen, Feldkollimationen und Einstrahlwinkeln auch die Strahlungsintensität einzelner Feldabschnitte während des Bestrahlungsvorgangs variiert wird.

18.25 Die Bestrahlung des Risikobereichs erfolgt während oder zum Abschluss einer Operation mit einem einzelnen Stehfeld und einer genau auf die Tiefenwirkung eingestellten Strahlenenergie, wobei strahlenempfindliche Organe so gut als möglich aus dem Strahlenfeld herausgehalten werden.

18.26 Mantelfeld oder „umgekehrtes Y-Feld" bei der Behandlung von Hodgkin- oder Non-Hodgin-Lymphomen; Ganzkörper- und Teilkörperbestrahlungen; zerebrospinale Bestrahlung des Liquorraums bei bestimmten Hirntumoren; Ganzhaut-Elektronentherapie bei Hautlymphomen.

18.27 ^{90}Strontium (^{90}Sr), ^{90}Yttrium (^{90}Y) und ^{106}Ruthenium/^{106}Rhodium (^{106}Ru/^{106}Rh).

18.28 Die Kontakttherapie mit Ruthenium-Plaques (^{106}Ru/^{106}Rh), das sind im Wesentlichen Betastrahler.

18.29 Idealerweise auf eine zuvor bestimmte Gewebstiefe, gemessen ab Schleimhautoberfläche. Bei Verwendung sehr schmaler Applikatoren dosiert man auf einige Millimeter Entfernung von der Applikatormitte.

18.30 ^{192}Iridium (^{192}Ir), ^{125}Jod (^{125}I), ^{60}Phosphor (^{60}P) und ^{90}Strontium/^{90}Yttrium (^{90}Sr/^{90}Y).

18.31 Bei der temporären Implantation, also der zeitlich begrenzten Exposition, benutzt man Strahler mit hoher Aktivität und langer Halbwertszeit. Bei der Permanentimplantation sind Strahler mit niedrigerer Aktivität und kurzer Halbwertszeit vorzuziehen, da man sie nicht wieder entfernen kann und sie im Patienten in situ abklingen.

Antworten zu Kapitel 18 – Fortsetzung

18.32 Manuelles Afterloading (Nachladeverfahren): Applikation mit den Händen, mehrere Strahlenquellen bzw. Drähte, Strahlenbelastung für Operateur. Automatisches Afterloading: Applikation durch automatischen Vorschub einer Quelle, keine Strahlenexposition für den Operateur.

18.33 Das in Paris entwickelte Applikations- und Dosierungssystem. Das Paris-System macht Angaben zur Anordnung der Quellen und definiert die charakteristischen Dosisgrößen D_{bas} und D_{ref}.

18.34 Temporäres Implantat: ^{192}Iridium
Permanentes Implantat: ^{125}Jod und ^{103}Palladium.

18.35 Nein, das Afterloading-Gerät ist selbst der Tresor für die Radioaktivität.

18.36 Durch Computertomographie (CT) und Kernspintomographie (MRT), meist in 0,5–1 cm dünnen Schichten.

18.37 Das CT vermittelt rasch ein verzeichnungsfreies Querschnittsbild des Körpers; Längsschnitte sind durch Rekonstruktion möglich. Das CT ersetzt nicht den Therapiesimulator
Das MRT bildet Weichteilprozesse, Hirntumoren, Schädelbasisprozesse und Rückenmarkprozesse am besten ab. Doch sind an den Bildrändern die Organstrukturen um etwa 15 % verzerrt. Deshalb ist das MRT bei der Bestrahlungsplanung ohne korrespondierendes CT wertlos.

18.38 Alle Einstellparameter aufschreiben!

18.39 Ein Bestrahlungsplanungssystem errechnet computerunterstützt eine physikalische Dosisverteilung mit Isodosenlinien, D_{min} und D_{max} anhand der eingegebenen Patientendaten (Quer- und Längsschnitte mit angegebenem Zielvolumen etc.) aufgrund der vom Physiker und Arzt vorgegebenen Bestrahlungstechnik und auf der Basis der spezifischen Gerätedaten des in Erwägung gezogenen Bestrahlungsgerätes.

18.40 Cold Spots (Dosiseinbrüche, „kalte Punkte") und Hot Spots (Dosisspitzen, „heiße Punkte") bezeichnen Inhomogenitäten der Dosisverteilung im behandelten Volumen.

18.41 Die Dosisangaben sind immer noch mit einer Unsicherheit von 3 %, u.U. sogar bis 10 % belastet.

18.42 Zunächst nur physikalische Größen. Die Strahlentherapie zielt aber auf biologische Effekte ab.

18.43 Sie sind Dokumente, dürfen unautorisiert nicht verändert werden und müssen samt Isodosenplan, Lokalisations- und Verifikationsaufnahmen einschließlich der der Planung dienenden Röntgen-, CT- und MRT-Bilder 30 Jahre aufbewahrt werden.

Antworten

zu Kapitel 19 – Die tägliche Strahlenbehandlung

19.1 Der verwindungsfreien, rotationsfreien Lagerung des Patienten in Bezug zur Geometrie des Bestrahlungsgerätes. Es dient der täglichen Reproduzierbarkeit der Feldeinstellungen.

19.2 In allen Räumen, in denen der Patient gleich, in immer derselben Position liegen muss: Am CT-Simulator (Planungs-CT), am Therapiesimulator und an den Bestrahlungsgeräten.

19.3 Längs- und Quermarkierungen, auf die die Raumlaser zur Deckung gebracht werden. Man zeichnet sie beim ersten Planungsschritt auf dem Patienten an, also am CT-Simulator oder – je nach Arbeitsweise – am Therapiesimulator.

19.4 Mittellaser in der Medianebene, Höhenlaser (Seitenlaser) an den Längsseiten des Patienten in Höhen des Isozentrums, Querlaser in Querrichtung durch die Mitte des Einstellfeldes (Einstellkreuz).

19.5 Immer dann, wenn eine Nick- oder Kippstellung des Bestrahlerkopfes imitiert werden muss.

19.6 Kontrolle der korrekten Einstellung. Wurden Mittel-, Höhen- und Querlaser korrekt eingestellt, muss auch der Fokus-Haut-Abstand stimmen.

19.7 Überhaupt nicht. Der Fokus-Achs-Abstand einer Maschine bleibt immer gleich.

19.8 Ganz am Schluss.

Antworten zu Kapitel 19 – Fortsetzung

19.9 Sie dienen der Feldkontrolle, d.h. der Übereinstimmung von simuliertem Feld mit dem Bestrahlungsfeld; sie sollen „Feldwanderungen", d.h. Fehleinstellungen vermeiden. Man kann sie mit Kassettenfilmen aufnehmen, mit fertig verpackten Therapiefilmsystemen (Ready-Pack-Systemen) oder als Hardcopy aus einem Portal-Imaging-Computer ausdrucken lassen.

19.10 Der Fokus-Achs-Abstand bleibt gleich, der Fokus-Haut-Abstand muss u.U. bei größeren Feldern vergrößert werden, der Fokus-Tisch-Abstand variiert je nach Körperdurchmesser, wird nur bei sehr großen Großfeldern fest eingestellt (s. Frage 11).

19.11 Die einzige Geometrie (mit Ausnahme der Ganzkörperbestrahlung), wo der Fokus-Tisch-Abstand fest eingestellt wird (z.B. auf 140 cm), der Fokus-Haut-Abstand also je nach Patientendurchmesser variabel ist.

19.12 Durch Verschiebetechnik bei den Feldanschlüssen und durch Kollimatordrehung der Schädelfelder (7–10°).

19.13 Damit der Patient bequem liegt (Lagerungskomfort), damit die Patientenlage immer gleich ist (Qualitätssicherung) und damit die Arme – bzw. in Analogie die Beine – aus dem Bestrahlungsfeld herausgebracht werden (Vermeidung der Mitbestrahlung unbeteiligter Körperteile).

19.14 Über zu bestrahlende Körperteile geformte Masken aus thermoplastischem Material, Gips bzw. Kunststoff. Sie dienen der Stabilisierung bzw. Immobilisierung des bestrahlten Körperteils; sie dienen aber auch der korrekten Feldeinstellung, weil sie alle Feldmarkierungen und alle weiteren Angaben zur Feldeinstellung tragen, Winkelangaben etc.

19.15 Ein Ring zur Fixierung des Kopfes, der eine noch bessere Immobilisierung bewirkt. Er wird in der Regel an Bolzen befestigt, die in die Schädelkalotte geschraubt worden sind.

19.16 Weil sie sich gegen jede Fixierung bzw. Ruhigstellung, wie sie für den Bestrahlungsvorgang unabdingbare Voraussetzung ist, wehren würden.

19.17 Um die Lage des Patienten, die Stellung der Arme und Beine, die Gantry-Drehung etc. dokumentieren zu können.

19.18 Mit dem Bestrahlungsprotokoll, mit regelmäßigen Feldkontroll-(Verifikations-)Aufnahmen, Polaroid-Bildern und dem Bestrahlungsverifikationssystem.

ANTWORTEN

zu Kapitel 46 – Strahlenschutz

Rechtliche Grundlagen

46.1 Vermeiden von Strahlenanwendungen. Jede Indikationsstellung für eine Röntgenuntersuchung oder Strahlentherapie muss auf dem Boden einer fachkompetenten Risikoanalyse und zum messbaren Nutzen für den Patienten erfolgen.

46.2 Allgemeine Bevölkerung, Patienten, beruflich strahlenexponiertes Personal (Ärzte, Physiker, MTARs, Pflegepersonal) sowie unbeteiligte Personen (Sanitäter, Hilfskräfte, Handwerker etc.).

46.3 Die Röntgenverordnung regelt den Umgang mit Röntgeneinrichtungen und Störstrahlern bis zu einer Grenzenergie von 1 MeV. Die Strahlenschutzverordnung regelt den Umgang mit offenen und umschlossenen Radionukliden, Beschleunigeranlagen und Telegammageräten, Röntgengeräten zu Therapiezwecken sowie mit Störstrahlern einer Grenzenergie von > 1 MeV.

Organisatorische Maßnahmen

46.4 Bestimmung der Ortsdosis, der Ortsdosisleistung und der Personendosis, Schaffung von Strahlenschutzbereichen sowie Überwachung der betreffenden Personen.

46.5 Die Dosisleistung an einem bestimmten Messpunkt, z.B. im Untersuchungs- oder Bestrahlungsraum, am Schaltpult, im Flur. Die Ortsdosisleistung wird nur herangezogen, wenn ein Sperrbereich definiert werden soll.

Antworten zu Kapitel 46 – Fortsetzung

46.6 Die Äquivalentdosis für Weichteilgewebe, gemessen an einer repräsentativen Stelle der Körperoberfläche außerhalb des Nutzstrahlenbündels (und ggf. unterhalb der Bleigummischürze).

46.7 Mit einem Filmdosimeter oder Stabdosimeter.

46.8 Es misst Strahlungsenergie, Dosis und Einfallsrichtung der Strahlung. Filmdosimeter werden von einer nach Landesrecht zuständigen Behörde einmal monatlich ausgewertet. Das Messergebnis wird dem Strahlenschutzbeauftragen mitgeteilt.

46.9 Sperrbereich, Kontrollbereich, Überwachungsbereich.

46.10 Während einer Strahlentherapie im Bestrahlungsraum.

46.11 Maximal 6 mSv pro Jahr.

46.12 Niemand (außer der behandelte Patient).

46.13 Ärzte und MTARs, auch Schwestern, Auszubildende (MTAR-Schüler, Studenten) und Begleitpersonen der Patienten.

46.14 Ein Bereich, in dem die dort tätigen Personen bei dauerndem Aufenthalt > 1 mSv bis maximal 6 mSv Ganzkörperdosis (Äquivalentdosis) pro Kalenderjahr ausgesetzt sind.

46.15 Personen, die sich in Ausübung ihres Berufs/ihrer Berufsausbildung regelmäßig im Kontroll- oder Überwachungsbereich aufhalten.

46.16 Kategorie A: > 6–20 mSv Ganzkörperdosis und 500 mSv Teilkörperdosis werden pro Jahr möglicherweise erreicht
Kategorie B: 6 mSv Ganzkörperdosis und 150 mSv Teilkörperdosis werden pro Jahr voraussichtlich nicht überschritten.

46.17 Zur Kategorie A.

46.18 Schwangere dürfen nicht im Kontrollbereich arbeiten. Auch Personen unter 18 Jahren dürfen nicht im Kontrollbereich arbeiten, außer wenn dies im Rahmen ihrer Ausbildung notwendig ist (MTAR-Schüler).

46.19 Beruflich exponierte Personen der Kategorie A.

46.20 Zu den beruflich nicht strahlenexponierten Personen.

Praktische Maßnahmen

46.21 Abstand halten! Abschirmung nutzen! Aufenthaltszeit begrenzen! In einem Isotopenlabor darf nicht gegessen, getrunken, geraucht, geschminkt oder mit dem Mund pipettiert werden. Die Lagerung von Nahrungsmitteln, Getränken und Rauchwaren ist verboten.

46.22 Ein dünnes Stück Papier oder Luft reicht aus.

46.23 Abschirmung aus doppeltem Material: Material 1 mit niedriger Ordnungszahl gegen die Elektronen selbst. Material 2 mit hoher Ordnungszahl gegen sekundäre Röntgenbremsstrahlung.

46.24 Die Schichtdicke eines Materials (in Millimetern oder Zentimetern), die die Dosisleistung der Strahlung auf die Hälfte herabsetzt.

46.25 Der Schwächungsgleichwert oder Bleigleichwert eines verwendeten Materials gibt die Schichtdicke in Blei an, die die Strahlung in gleicher Weise schwächen würde.

46.26 0,35 mm Bleigleichwert, im Operationssaal 0,25 mm zur Gewichtsersparnis.

46.27 Nuklearmediziner und Strahlentherapeuten tragen keine Bleischürze, da deren Wirkung bei der dort verwendeten Strahlung bedeutungslos, ja u.U. sogar gefährlich ist.

46.28 Schnelles Arbeiten ist besser als Blei.

46.29 Selbstverständlich nichts von alledem.

46.30 Sachkunde erwirbt man während des Medizinstudiums und während der Facharztweiterbildung; u.U. ist eine bestimmte Zahl von selbständig durchgeführten Untersuchungen/Behandlungen nachzuweisen. Für den Erwerb der Fachkunde ist zudem der erfolgreiche Besuch spezieller Strahlenschutzkurse erforderlich.

46.31 Durchleuchtungsuntersuchungen, auch wenn sie durch den Erfahrenen ausgeführt werden. Denn die Beurteilung einer Röntgenaufnahme ist für den Patienten gefahrenfrei, das Nachdenken bei einem laufenden Durchleuchtungsgerät aber nicht!

Antworten zu Kapitel 46 – Fortsetzung

46.32 Röntgenuntersuchungen haben nach Möglichkeit zu unterbleiben. Frauen im gebärfähigen Alter müssen deshalb nach der Möglichkeit einer Schwangerschaft gefragt werden. Wenn auf Röntgenaufnahmen nicht verzichtet werden kann (weil alternative Untersuchungsverfahren, z.B. Ultraschall oder Kernspintomographie, nicht in Frage kommen), ist von der Patientin eine informierte Zustimmung („Informed Consent") einzuholen.

46.33 50 mSv.

46.34 Die Strahlenexposition kann durch geeignete Strahlenqualität (Abfilterung weicher Strahlenanteile, nach Möglichkeit Hartstrahltechnik), großen Fokus-Patient-Abstand, angepasste Feldgröße (strenge Einblendung), empfindliches Detektorsystem (Seltene-Erden-Folien bei Analogtechniken, digitale Aufnahmetechniken), Strahlenschutzzubehör (Gonadenschutz) und Minimierung der Durchleuchtungszeit deutlich reduziert werden.

46.35 Eliminierung weicher Strahlenanteile, die zur Bildqualität nichts beitragen.

46.36 Bei analogen Techniken ohne Verstärkerfolien.

46.37 Bester Gonadenschutz ist die Ausblendung aus dem Nutzstrahlenbündel. Eine Hodenkapsel schützt bei Männern vor Streustrahlung, und zwar sowohl bei der Röntgendiagnostik als auch während der Strahlentherapie
Es ist nicht einfach, die Ovarien zu schonen, wegen der Lagevariabilität und weil ihre Abdeckung in der Röntgendiagnostik oft wichtige Bilddetails verdecken würde. Bei der Strahlentherapie von Tumorerkrankungen im kleinen Becken ist ein Ovarienschutz ebenfalls oft nicht durchführbar.

46.38 Strahlung, die außerhalb des Nutzstrahlenbündels das Schutzgehäuse durchdringt (in der Röntgendiagnostik das Röhrenschutzgehäuse, in der Strahlentherapie den Strahlerkopf des Bestrahlungsgerätes).

46.39 In der Röntgendiagnostik Bleischürze, Schilddrüsenabdeckungen („Bleikragen") und Bleiglasbrillen zum Schutz der Augenlinse; Bleihandschuhe und Kompressionswerkzeuge bei Durchleuchtungen.

46.40 Gegen Streustrahlung. Im primären Strahlengang darf sich der Untersucher nie aufhalten.

46.41 Korrekte Indikationsstellung: Nuklearmedizinische Untersuchungen haben zu unterbleiben, wenn die medizinische Frage auch durch Verfahren ohne Strahlung beantwortet werden kann.

46.42 Kurzlebige Gammastrahler vermindern die Strahlenexposition für den Patienten.

46.43 Gegen stochastische Strahlenwirkungen im nicht behandelten Restvolumen des Patientenkörpers (Kanzerogenese, genetische Schäden). Im durchstrahlten Körpervolumen müssen deterministische Strahlenfolgen so gering wie möglich gehalten werden.

46.44 Für den Patienten: sorgfältige Bestrahlungsplanung, Wahl geeigneter Strahlenarten, komplexe Bestrahlungstechniken, individuelle Abdeckung von kritischen Organen, Gonadenschutz sowie die Wahl der geeigneten Einzeldosis, Fraktionierung und Gesamtdosis
Für das Personal: Bei der perkutanen Strahlentherapie unterliegt das Personal keiner Strahlenexposition, auch nicht bei der Brachytherapie mit Afterloading-Verfahren. Erfolgt in Einzelfällen die interstitielle oder intrakavitäre Applikation manuell, gelten die Grundregeln: Abstand halten, Abschirmung nutzen, Aufenthaltszeit begrenzen.

46.45 Hoden und Ovar sollten nicht im Strahlenfeld liegen. Sie werden entweder abgedeckt, aus dem Strahlenfeld herausverlagert oder (Hoden) mit einer Hodenkapsel aus mehreren Zentimetern Blei gegen Streustrahlung geschützt.

46.46 Die Leckstrahlung aus dem Strahlerkopf bei Telegammageräten. Die Durchlassstrahlung aus dem Strahlerkopf von Linearbeschleunigern ist für das Personal nicht von Bedeutung, weil es sich während der Strahlzeit nicht im Sperrbereich aufhalten darf.

46.47 Zumindest 0,5 mm Bleigleichwert.

46.48 30 Jahre.

46.49 Kategorie B der beruflich strahlenexponierten Personen.

46.50 Es sind keine Bleischürzen vorgeschrieben. Bei den auftretenden Strahlenqualitäten sind sie nicht nur sinnlos, sondern sogar gefährlich: durch sekundär ausgelöste Streuvorgänge würden Bleigummischürzen die Strahlenexposition des Trägers eher noch erhöhen.

Glossar

Abdomen	Bauch, Leib
Abduktion	Abziehen, Bewegung vom Körper weg
Abrasio	Ausschabung
Absence	kurze Bewusstseinstrübung
Adduktion	Heranziehen, Bewegung zum Körper hin
Adenom	gutartige Geschwulst, vom Drüsenepithel ausgehend
Adhäsion	Haften zweier Dinge aneinander
Adipositas	Fettleibigkeit
adjuvant	unterstützend, z. B. Zusatzbehandlung nach vollständiger Tumorentfernung
Adnexe	Anhänge des Uterus: Tuben und Ovarien
Adventitia	Bindegewebsscheide der Blutgefäße
Akromegalie	ungewöhnliches Größenwachstum der „Akren" (Spitzen) des Körpers, wie Fingerenden, Nasenspitze, Ohrmuscheln
Akzeleration	Beschleunigung
akzessorisch	hinzutretend, zusätzlich
akzidentell	zufällig
Albumin	neben den Globulinen wichtigste Eiweißgruppe im Blutplasma
Allele	zwei zusammengehörige Gene (jeweils von Mutter und Vater)
Alopezie	Verlust der Kopfhaare
Alveolitis	Entzündung der Alveolen
Amnesie	Gedächtnislücke
Amplifikation	Vermehrung, Anhäufung (z. B. eines Eiweißprodukts)
analog	entsprechend, ähnlich
Anämie	Blutarmut, Verminderung des Farbstoff- und meist auch des Erythrozytengehalts im Blut
Anamnese	Vorgeschichte des Kranken
Angioplastie	instrumentelle Erweiterung von Gefäßen
Anomalie	Entwicklungsstörung
Anorexie	Appetitlosigkeit
Anoxie	Sauerstoffmangel
ante-	vor (Vorsilbe)
Antigen	Stoff (Eigenschaft), welcher die Bildung von Antikörpern hervorruft
Antikörper	Eiweißkörper, gegen Antigene gerichtet
Anus	After
Aorta	große Körperschlagader
Aphasie	Sprachstörung
Aplasie	Entwicklungsstörung
Artefakt	Kunstprodukt
Arteriographie	röntgenologische Darstellung der Arterien mit Kontrastmittel

Aszites	seröse Flüssigkeit im Bauchraum
Atelektase	Verminderung des Luftgehalts der Lungen bzw. von Lungenabschnitten
Ätiologie	Entstehungsursache
Atrophie	Unterentwicklung, Rückbildung, Schwäche
auto-	selbst, eigen, unmittelbar (Vorsilbe)
Autopsie	Leicheneröffnung, Sektion
Autosomen	Chromosomen, die keine Geschlechtschromosomen sind
basophil	mit basischen Farbstoffen anfärbbar
BEIR-Report	Bericht eines internationalen Gremiums über **b**iologische **E**ffekte von **i**onisierender **R**adiatio
Bifurkation	Gabelung
bilateral	beidseitig
Bilirubin	Abbauprodukt des Häms, Gallenfarbstoff
Biopsie	Probeentnahme
Boost	umschriebene Erhöhung der Bestrahlungsdosis
brachy-	kurz, nah (Vorsilbe)
Bradykardie	verlangsamter Herzschlag
Bulbus	Augapfel (lateinisch: Zwiebel)
Cancer	Krebs
Chiasma opticum	Sehnervenkreuzung
Cholangitis	Entzündung der extra- und intrahepatischen Gallengänge
Choledochus	eigentlich Ductus choledochus: großer Gallengang
Chondritis	Knorpelentzündung
Clivus	Hügel, Abhang (hier: Teil des Keil- und Hinterhauptsbeins, der von der Türkensattellehne zum Foramen magnum abfällt
Colitis	Dickdarmentzündung
Cutis	Haut, s. Kutis
Degeneration	physiologische Entartung/Gewebeuntergang, minderwertiger Ersatz
Dekompensation	versagende Kompensation (Ausgleich), aus dem Gleichgewicht geraten
Dekompression	Druckentlastung
Dekontamination	Reinigung (Abwaschen) von Verunreinigungen, in diesem Fall von radioaktiven Verunreinigungen
Deletion	Verlust, Stückverlust eines Chromosoms
Demyelinisierung	Entmarkung von Nervenfasern
Depigmentierung	Pigmentverlust
Depression	Verstimmung, hier: Vertiefung, Absenkung
Dermatitis	Hautentzündung, bakteriell oder abakteriell
Desquamation	Abschilferung, z. B. der Epidermis der Haut
Determinierung	(Zweck-)Bestimmung
Diabetes insipidus	Harnflut zentralnervöser oder renaler Ursache, Durst (nicht durch Zuckerkrankheit)
Diabetes mellitus	Zuckerkrankheit, verbunden mit Harnflut und Durst

Diaphyse	Mittelstück der Röhrenknochen
Diarrhö	Durchfall
Differenzierung	1. Unterscheidung, z. B. zwischen Zysten und soliden Prozessen
	2. Ausreifung unreifer Zellen/Gewebe (histologisch-feingeweblich)
Diffusion	Hindurchtreten oder Vermischen von Stoffen
digital	1. mit dem Finger (Untersuchung)
	2. durch Ziffern dargestellt
Dilatation	Erweiterung
diskriminieren	trennen, unterscheiden
Disposition	Veranlagung
Dissemination/Disseminierung	Ausbreitung, hämatogen über den ganzen Körper
distal	weiter vom Rumpf entfernt (im Unterschied zu proximal)
Diuretikum	ein die Diurese (Harnausscheidung) förderndes Mittel
Divertikel	Ausstülpung der Wand eines Hohlorgans
dominant	bestimmend (bei Vererbung)
dorsal	rückwärts, hinten
Dosis	Gabe, Mengenangabe für Arzneimittel oder Strahlung
Douglas-Raum	Bauchfellfalte zwischen Gebärmutter und Mastdarm („Schlammfang der Bauchhöhle")
Drainage	Ableitung über einen Drain (Schlauch)
Ductus (verdeutscht: Duktus)	Gang
Duodenum	Zwölffingerdarm
Dura mater	harte Hirnhaut
Durasack	kaudales Ende des Liquorraums
Dysfunktion	Fehlfunktion
Dysphagie	Schluckstörung
Dysplasie	Fehlbildung, Fehlgestaltung
Dyspnoe	Atemnot
Dysregulation	Fehlregulation
Dystelektase	ungenügende Belüftung von Lungenabschnitten
Dystrophie	Ernährungsstörung, Fehlbildung, Unterentwicklung
Dysurie	Schwerharnen, aber auch Harnzwang, Harnbeschwerden
ED	Einzeldosis
Ektasie	Erweiterung von Hohlorganen
Ekzem	Juckflechte der Haut
elektiv	auswählend
Elektrolyte	Verbindungen (Säuren, Basen, Salze), die in wässriger Lösung zu Ionen zerfallen
Elektrophorese	Verfahren zur Trennung verschiedener Substanzgemische, z. B. von Eiweißen (Eiweißelektrophorese)
Embolie	Verschleppen von Substanzen/Zellen/Thromben mit dem Blut in ein Blutgefäß
Embryo	ungeborene Leibesfrucht während der Zeit der Organentwicklung (erste 12 Wochen)
Emesis	Erbrechen
emittieren	aussenden

empirisch	auf Erfahrung beruhend
Enanthem	Rötung der Mund- und Rachenschleimhaut
Endarteriektomie	Ausschälplastik einer Arterie, Ausschälen z. B. eines Blutgefäßes bei Arteriosklerose
Endokarditis	Entzündung der Herzinnenhaut
Endometrium	Schleimhaut des Gebärmutterkörpers
endophytisch	nach innen wachsend
Endoskopie	Untersuchung der Innenfläche von Hohlorganen mit einem Endoskop
Enhancement	Erhöhung, Steigerung (z. B. des Kontrastes bei Röntgenuntersuchungen)
Entdifferenzierung	Entartung von Körperzellen zu Tumorzellen
enteral	in Bezug auf den Darm
Enteritis	Entzündung des Dünndarms
Enukleation	Ausschälung, z. B. Entfernung des Augapfels
Enzephalitis	Gehirnentzündung
Enzym	Ferment, Katalysator für chemische Reaktionen im lebenden Organismus
Epidermis	Oberhaut
epidural	auf der harten Hirnhaut (Dura) gelegen
Epilation	Haarausfall, Enthaarung
Epithel	Deckzellschicht, innerer oder äußerer Überzug bzw. Auskleidung
Epitheliolyse	Ablösung der Epidermis
Erektion	mechanisch oder psychoreflektorisch ausgelöstes Sichaufrichten des Penis, der Klitoris oder der Brustwarzen durch Anschwellen der Schwellkörper
Erosion	oberflächliche, nässende, bis an die Keimschicht reichende Gewebezerstörung
Erythem	Rötung
Exanthem	auf größere Körperpartien ausgebreitete, entzündliche oder vasomotorische Hautveränderung
Exenteration	Entfernung der Eingeweide aus dem kleinen Becken
Exophthalmus	Hervordrängung des Augapfels, Glotzauge
exophytisch	nach außen herauswachsend
Exostose	Knochenvorsprung, gutartige reaktive Geschwulst
Expression	Ausbildung eines Merkmals
Exspiration	Ausatmung
Exstirpation	vollständige chirurgische Entfernung
extra-	außerhalb von (Vorsilbe, z. B. extramedullär: außerhalb des Knochenmarks)
Exulzeration	Geschwürbildung
Exzision	Ausschneidung
Faszie	bindegewebige Hülle um Muskeln und Muskelgruppen
Fazialis	eigentlich Nervus facialis: motorischer Gesichtsnerv
febril	fieberhaft (subfebril: 37,1–38,0 °C)
Fertilität/Infertilität	Fruchtbarkeit/Unfruchtbarkeit

Fetus	Frucht im Mutterleib nach Abschluss der Organentwicklung, d. h. nach dem 3. Monat
Fibrin	Faserstoff des Blutes, ein Eiweiß
Fibrose	Bindegewebsvermehrung
Fissur	Einriss
Fistel	angeborener oder erworbener röhrenförmiger Gang
Flatulenz	Abgang von Blähungen
Foetor	Geruch
Foramen	Öffnung, Loch
Fraktur	Bruch
frontal	stirnseitig
Gap	(engl.) Lücke, Spalte
Gastrektomie	operative Entfernung des gesamten Magens
Gastritis	Magenschleimhautentzündung
gastrointestinal	in Bezug auf Magen und Darm
Gastroskopie	Magenspiegelung
Gastrostomie	Schaffung einer Magenöffnung nach außen
GD	Gesamtdosis
Gen	Erbeinheit, Erbanlage
Generalisierung	hier: Ausbreitung über den ganzen Körper
Genom	Genbestand, Erbgut, Summe allen genetischen Materials
Gestagene	synthetische Hormone, die ähnliche Eigenschaften wie das Gelbkörperhormon Progesteron haben
Gingiva	Zahnfleisch
Gingivitis	Zahnfleischentzündung
Gliazellen	Zellen des Stützgewebes des Zentralnervensystems
Globuline	Gruppe von Proteinen im Blut (neben dem Albumin)
Glottis	der aus beiden Stimmbändern bestehende Stimmapparat
Gonaden	Geschlechts-(Keim-)Drüsen
Grading	(engl.) histologische Einteilung der Tumoren nach Malignitätsgraden I–IV (G1–G4)
Granulationsgewebe	junges, gefäßreiches Bindegewebe bei der Wundheilung
Granulom	geschwulstartige Neubildung aus Granulationsgewebe
Granulozyten	gelapptkernige Leukozyten (im Gegensatz zu den Lymphozyten, die einen runden Kern haben)
Gynäkomastie	ein- oder doppelseitige Vergrößerung der männlichen Brustdrüse(n)
Hämangiom	gutartige Blutgefäßgeschwulst
Häm(at)opoese	Blutbildung
Hämaturie	blutiger Urin
Hämophilie	Bluterkrankheit
Hämoptoe/Hämoptysis	Bluthusten/Blutspucken
Hemianopsie	Halbseitenblindheit
Hemiparese	halbseitige unvollständige Lähmung
Hemiplegie	halbseitige vollständige Lähmung
Hepatitis	Leberentzündung (Hepar = Leber)

Hernie	Eingeweidebruch durch die Bauchwand, das Zwerchfell oder entlang von Gewebsspalten
Herpes	Bläschenausschlag, durch Viren
hetero-	andersgestaltig (Vorsilbe, z. B. heterogen = unterschiedlich, heterotop = an atypischer Stelle)
High Grade/High Risk	(engl.) hoher Malignitätsgrad/hohes Risiko
Histologie	feingewebliche Untersuchung
Höhenstrahlung	Strahlung aus dem Kosmos, Gemisch aus energiereicher ionisierender Korpuskular- und Photonenstrahlung
homozygot	gleicherbig, reinerbig, gleiches Genpaar (Allele) – im Gegensatz zu heterozygot
Hüftendoprothese	Endoprothese von Hüftkopf mit Schenkelhals oder Totalendoprothese (zusätzlich: Hüftpfanne) aus Fremdmaterial, meist Titan bzw. Titanlegierung
Hydronephrose	Sackniere durch Harnaufstau
Hydrozephalus	Wasserkopf wegen Abflussstörung des Liquors
hyper-	über (Vorsilbe)
Hyperämie	gesteigerte Durchblutung
Hyperästhesie	Überempfindlichkeit
Hyperkalzämie	zu hoher Kalziumspiegel im Blut
Hyperpigmentierung	Pigmentvermehrung
Hyperprolaktinämie	Vermehrung von Prolaktin (Hormon des Hypophysenvorderlappens) im Blut
Hypertonie	Bluthochdruck
Hyperurikämie	Harnsäurevermehrung im Blut
hypo-	unter (Vorsilbe)
Hypogonadismus	Minderproduktion von Geschlechtshormonen
Hypoparathyreoidismus	Unterfunkton der Nebenschilddrüsen
Hypophyse	Hirnanhangsdrüse, Sitz für hormonelle Steuerungen
Hypothalamus	Teil des Zwischenhirns, Sitz übergeordneter regulatorischer Zentren
Hypothyreose	Schilddrüsenunterfunktion
Hypotonie	Druck-, Spannungserniedrigung (z. B. zu niedriger Blutdruck)
Hypoxie	Sauerstoffmangel in Blut, Körpergeweben oder Tumor
iatrogen	durch Handlungen des Arztes hervorgerufen
ICRP	International Commission on Radiation Protection; internationales Gremium zur Erarbeitung von Strahlenschutzempfehlungen
ICRU	International Commission on Radiation Units; internationales Gremium zur Festlegung und Definition von Einheiten und Größen ionisierender Strahlung
idiopathisch	ohne erkennbare Ursache
Ikterus	Gelbsucht
Ileus	Darmverschluss
Immunsuppressiva	Agenzien, die immunologische Reaktionen unterdrücken oder abschwächen (Immunsuppression)
Impotentia coeundi	Gliedschwäche, Fehlen von Erektion des Penis und Samenerguss

Impotentia generandi	Zeugungsunfähigkeit wegen fehlender oder mangelhafter Samenfäden (beim Mann) oder wegen Unfähigkeit, eine Schwangerschaft zu erreichen bzw. auszutragen (bei der Frau)
Indikation	zwingender Grund zur Anwendung eines Heilverfahrens
Induration	Verhärtung
Infarkt	abgestorbener Gewebebezirk durch Verschluss der vorgeschalteten Arterie
Infektion	Eindringen von Krankheitserregern in den Körper, Ansteckung
Infertilität	Unfruchtbarkeit
Infiltration	Einwachsen fremdartiger Zellen in Gewebe
infra-	unterhalb von (Vorsilbe)
Infusion	Gabe von Flüssigkeit in die Vene, selten auch in eine Arterie
Ingestion	Aufnahme von Stoffen mit der Nahrung
Inhalation	Einatmen von Stoffen
Injektion	Einspritzung
Inkontinenz	unfreiwilliger Abgang von Harn oder Stuhl
Inkorporation	Einverleiben eines Stoffes, z. B. oral oder mit der Atmung
Inkurabilität	Unheilbarkeit
Innervation	Versorgung mit Nerven
Insuffizienz	Schwäche, ungenügende Leistung
Insult	Einwirkung, auch Schlaganfall
Interaktion	Wechselwirkung von Arzneimitteln
interkostal	zwischen den Rippen
interkurrent	dazwischenlaufend, dazukommend; in der Onkologie: nicht infolge einer Tumorerkrankung, sondern durch andere Ursache
interlobär	zwischen den Lappen gelegen
intermittierend	zeitweise, stoßweise, mit Unterbrechungen
interstitiell	das (Zwischen-)Gewebe betreffend
intervertebral	zwischen den Wirbelkörpern
Intestinum	Eingeweidekanal
intra-	innerhalb von (Vorsilbe)
intraduktal	innerhalb eines Ganges
intrakraniell	in der oder in die Schädelhöhle
intralumbal	im lumbalen Wirbelkanal
intramedullär	1. im Rückenmark, 2. im Knochenmark
intraoperativ	während der Operation
intrapleural	in der Pleurahöhle
intrapulmonal	in der Lunge
intrathekal	im Liquorraum (z. B. die Gabe von Medikamenten in den Liquorraum)
intrathorakal	im Brustkorb
Invasion	1. Eindringen, z. B. von Erregern oder Zellen 2. Invasive Methoden sind blutige diagnostische oder therapeutische Verfahren
in vitro	im (Reagenz-)Glas, außerhalb des Organismus
in vivo	an einem lebenden Organismus
Inzidenz	Erkrankungsfälle/100 00 Einwohner pro Jahr

Inzision, Inzisur	Einschneiden, operativ
Ischämie	Blutleere
Ischias	Reizung des Ischiasnervs (fälschlich: Hexenschuss)
isodens	gleich dicht
Isosthenurie	Harnstarre, gleich bleibende Harnkonzentration wegen Konzentrationsunfähigkeit der Niere
Isthmus	Engpass
Jejunum	Leerdarm, an den Zwölffingerdarm anschließender oberer Dünndarmabschnitt
Jugulum	Drosselgrube
juvenil	jugendlich
juxta-	neben, daneben (Vorsilbe)
Kachexie	Auszehrung, Kräfteverfall, schlechter Ernährungszustand
Kalkaneus	Fersenbein (Calcaneus)
Kallus	Knochenschwiele nach Bruch
Kalotte	Schädeldach
Kanzerogenese	Krebsentstehung
Kardia	Mageneingang
kardial	vom Herzen herrührend
Kardiomyopathie	Erkrankung des Herzmuskels
Karotis	große Halsschlagader (Arteria carotis)
karzinogen	Krebs auslösend
Karzinophobie	krankhafte Furcht, an Krebs zu erkranken
Katarakt	Linsentrübung, grauer Star
Katheter	röhrenförmiges Instrument zum Einführen in ein Hohlgebilde
Kauda	Schwanz (kaudal: unten, schwanzwärts)
Kava	Hohlvene (Vena cava), obere und untere
Kaverne	Hohlgeschwür
Kavum	Hohlraum
Keratitis	Entzündung der Hornhaut
KG	Körpergewicht
Kloake	Hohlraum aus Darm, Blase und/oder Scheide
KO	Körperoberfläche
Kolik	krampfartiger Leibschmerz
Kolitis	Dickdarmentzündung
Kollagen	Gerüsteiweiß im Interstitium (zwischen den Zellen)
Kollateralkreislauf	Umgehungskreislauf
Kollum	Hals
Kolon	Dickdarm
Koloskopie	endoskopische Untersuchung des Dickdarms
Kolposkopie	Lupenuntersuchung von Scheide und Portio
Koma	tiefste, durch äußere Reize nicht behebbare Bewusstseinsstörung
Kompakta	feste Außenzone des Knochens, auch Kortikalis
Komplikation	Zweiterkrankung, die zu der vorhandenen hinzutritt, z. B. als Behandlungsfolge
Kompression	Zusammendrücken

Kondylom	Feig- oder Feuchtwarzen, die durch Viren erzeugt werden
Konjunktivitis	Entzündung der Bindehaut
konsekutiv	nachfolgend, im Gefolge von
konservativ	erhaltend
konstant	beständig
Kontraindikation	Grund, ein Mittel nicht anzuwenden, Gegenanzeige
kontralateral	auf der gegenüberliegenden Seite
Konvulsion	Krampf
Korium	Lederhaut, bindegewebiger Teil der Haut unter der Epidermis
Korpus	Körper
kranial	kopfwärts, oben
Kraniotomie	Schädeleröffnung
kritisches Organ	Organ, das besonders strahlenempfindlich mit Strahlenfolgen reagiert, wenn ein Körperbereich bestrahlt wird
Kryptorchismus	Zurückbleiben des Hodens in der Bauchhöhle oder im Leistenkanal
Kuration	Heilung
Kutis	Haut, bestehend aus Oberhaut (Epidermis) und Lederhaut (Dermis, Korium), der Unterhaut (Subkutis) bzw. dem Unterhautfettgewebe aufliegend
Kyphose	Rückgratverkrümmung, Buckel
Lambert-Eaton-Syndrom	der Myasthenia gravis ähnliche Muskelschwäche (paraneoplastisch, z. B. bei Lungenkarzinom)
Laminektomie	Entfernung des Wirbelbogens
Laparoskopie	Besichtigung der Bauchhöhle
Laparotomie	operative Eröffnung der Bauchhöhle
Laryngektomie	Kehlkopfentfernung
Laryngitis	Kehlkopfentzündung
Laryngoskopie	Kehlkopfspiegelung
Läsion	Schädigung
Latenzzeit	verborgene Entwicklung einer Krankheit bis zu deren Ausbruch
lateral	seitlich, seitwärts
lege artis	nach den Regeln der Kunst
Lentigo	linsenförmiger Fleck, Leberfleck
Leptomeninx	weiche Hirnhaut
LET	linearer Energietransfer (Physik)
Letalität	Sterblichkeit unter Betroffenen
Leukoenzephalopathie	Schaden der weißen Hirnsubstanz
Lhermitte'sches Zeichen	bei Zug der geschädigten Rückenmarknerven Missempfindungen in den Extremitäten
Libido	sexuelle Begierde, Geschlechtstrieb
Ligament(um)	Band aus Bindegewebe
Linea dentata	Grenzlinie zwischen Analschleimhaut und äußerer (perianaler) Haut, gezähnelt verlaufend
Liquor	hier: Gehirn- und Rückenmarkflüssigkeit
LK	Lymphknoten
Lobektomie	Entfernung eines Lappens, z. B. eines Lungenlappens

Lokalisation	1. Ortsbestimmung
	2. Einstellung der Bestrahlungsfelder am Therapiesimulator
Low Grade/Low Risk	(engl.) niedriger Malignitätsgrad/niedriges Risiko
Lumbago	Muskelverspannung im Lendenbereich („Hexenschuss")
lumbal	im Lendenbereich
Lumbalpunktion	Punktion des Liquorraums im unteren Lumbalbereich, unterhalb des Rückenmarks, das etwa in Höhe von LWK 1/LWK 2 anzunehmen ist
Lumen	Innenraum, lichte Weite
LW(K)	Lendenwirbel(körper)
Lymphadenektomie, Lymphonodektomie	Lymphknotenentfernung
Lymphangiosis carinomatosa	karzinomhaltige Lymphbahnen
lymphogen	auf dem Lymphweg
Macula	Fleck, z. B. auf der Haut, aber auch Macula lutea = gelber Fleck der Netzhaut des Auges (auch Makula)
makro-	groß (Vorsilbe)
Malformation	Fehlbildung
Mamille	Brustwarze
Mamma	Brustdrüse
Mastitis	Brustdrüsenentzündung
Matrix	Grundsubstanz, „Mutterboden"
Mediastinum	Wand in der Mitte der Brusthöhle zwischen den beiden Pleurahöhlen, zahlreiche Organe enthaltend, wie Herz, große Gefäße, Ösophagus, Trachea, Lymphknoten und Nerven
Meningen	Hirn- bzw. Rückenmarkhäute, bestehend aus Dura mater und Leptomeninx
Mesenterium	Dünndarmgekröse
Mesokolon	Dickdarmgekröse
metabolisch	im Stoffwechsel entstanden
Metaphyse	Knochenabschnitt zwischen Dia- und Epiphyse
Meteorismus	Blähsucht, Ansammlung von Verdauungsgasen im Darm
mikro-	klein (Vorsilbe)
Mikrozephalus	Verkleinerung von Umfang und Inhalt des Schädels
Miktion	Harnlassen
Morbidität	Verhältnis der Kranken zu den Gesunden
Mortalität	Verhältnis der Sterbenden zu den Gesunden
Moulage	Abdruck aus plastischem Material
Mukosa	Schleimhaut
multifokal	ein aus mehreren Teilherden bestehender Krankheitsherd
multizentrisch	mehrere Krankheitsherde in einem Organ
mutagen	Mutationen auslösend
Myasthenie	krankhafte Muskelschwäche
Myelon	Rückenmark
Myelopathie/Myelitis	Erkrankung/Entzündung des Rückenmarks
Myokarditis	Herzmuskelentzündung
Myom	Muskelgeschwulst, z. B. in der Gebärmutter, gutartig, verkalkend

Myometrium	Gebärmuttermuskel
Naevus	Muttermal
Nasopharynx	Nasenrachenraum
Nausea	Übelkeit
Neck-Dissection	(engl.) Halslymphknotenausräumung
Nekrose	Gewebstod
Nephritis	Nierenentzündung
Nephrokalzinose	Verkalkung des Nierenparenchyms
Nephrose	vorwiegend degenerative Nierenerkrankung
Neuralgie	Schmerz in einer Nervenbahn ohne sichtbare morphologische Veränderung derselben
Neuritis	Nervenentzündung
Neuroachse	Gehirn + Rückenmark inkl. Hirnhäuten
NHL	Non-Hodgkin-Lymphom(e)
Noxe	Schadstoff
Nutrition	Ernährung (Malnutrition: Mangelernährung)
Nykturie	vermehrtes nächtliches Wasserlassen
Obduktion	Sektion, Leicheneröffnung
Obliteration	Verschluss, Verödung z. B. eines Blutgefässes
Obstruktion	Verschluss
Ödem	Flüssigkeitsansammlung in den Gewebsspalten, Wassersucht
okkult	verborgen
oligo-	wenig (Vorsilbe)
Oligophrenie	Geistesschwäche, Intelligenzdefizit
Oligospermie	Spermienmangel im Ejakulat
Omarthrose	Arthrose des Schultergelenks
Optikusatrophie	Schwund des Sehnervs
Orbita	Augenhöhle
orthograd	in der Strahlrichtung liegend
Ösophagitis	Schleimhautentzündung der Speiseröhre
Ossifikation	Knochenbildung
Osteoblasten	(= Osteoplasten) knochenbildende Zellen
Osteoklasten	knochenabbauende Zellen
Osteolyse	Zerstörung von Knochengewebe
Osteonekrose	örtliches Absterben von Knochengewebe
Osteozyten	Knochenzellen
Ostitis	Knochenentzündung
Ostium	Mündung, Eingang
Otitis	Entzündung des äußeren (Otitis externa), des Mittel- (media) oder Innenohrs (interna)
Ovar(ium)	Eierstock, weibliche Keimdrüse
Ovarektomie	operative Entfernung beider Eierstöcke
Ovulation	Follikelsprung, Konzeptionsoptimum
Palliation	Linderung
Palma	Handfläche

pan-	all, ganz, gesamt (Vorsilbe)
Pankreatitis	akute oder chronische Entzündung der Bauchspeicheldrüse (Pankreas)
Panzytopenie	Mangel an allen Blutzellen
Papilla	warzenartige Erhebung, Papille
Paradentose	(= Parodontose) Brüchigkeit und Lockerung der Zahnhälse durch zurückweichendes Zahnfleisch
paradoxe Diarrhö	Entleerung von festem und flüssigem Kot
Paralyse	totale (schlaffe) Lähmung
Parametrium	Bereich des kleinen Beckens, der mit den Ligamenta lata, Bindegewebe und zahlreichen Blut- und Lymphgefäßen ausgefüllt ist
Paraplegie	Querlähmung der beiden oberen oder unteren Extremitäten
parenteral	unter Umgehung des Magen-Darm-Kanals
Parotitis	Entzündung der Ohrspeicheldrüse (Glandula parotis)
pathohistologisch	feingeweblich
Pathomorphologie	Beschreibung der krankhaften Form
PEG	perkutane endoskopisch geleitete Gastrostomie
Pelvis	Becken
penetrieren	durchdringen
Perforation	Durchbohrung, Durchbruch
Perikarditis	Entzündung der äußeren Herzhaut
Periostitis	Knochenhautentzündung
peripher	außen, fern vom Zentrum
Peritoneum	Bauchfell
Phänotyp	Merkmalsbild, Erscheinungsbild
Phantom	hier: Nachbildung
Pharmakon	Arzneimittel
Pharynx	Rachen
Phimose	Verengung der Vorhaut des männlichen Gliedes
Phrenikus	Nervus phrenicus, Zwerchfellnerv
Pion	Baustein des Atomkerns
Planta	Fußsohle
Pleura	Brustfell, die Brusthöhle auskleidend und die Lungen überziehend
Pleuritis	Brustfellentzündung
Pleurodese	Verklebung des Brustfells mit Medikamenten
Plexus	hier: Nervengeflecht
Pneumonie	Lungenentzündung
Pneumonitis	umschriebene Infiltrate der Lunge, auch allergischer Ursache oder durch Radiotherapie (hier besser: Pneumopathie)
Pollakisurie	gehäufter Harndrang
poly-	zahlreich (Vorsilbe)
Polydaktylie	Vielfingrigkeit, überzählige Fingeranlagen
Polydipsie	Vieltrinken durch übermäßigen Durst (u. a. Zeichen von Diabetes)
Polyglobulie	Vermehrung der roten Blutkörperchen
polymorph	vielgestaltig

Polyp	gestielte Schleimhautgeschwulst
Polyurie	krankhafte Vermehrung der Harnmenge
Portio	Teil der Gebärmutter, der in die Scheide hineinreicht
posterior	hinten
Potenz	Stärke, z. B. geschlechtliche
Potenzierung	Verstärkung, mehr als einfache Addition
Prädilektion	Bevorzugung
Prädisposition	Veranlagung, der eine Krankheit begünstigende Zustand
pränatal	vor der Geburt
Processus	Fortsatz
Progesteron	Gelbkörperhormon
Prognose	Vorhersage, Heilungsaussicht
Progression	Fortschreiten
Proktitis	Mastdarmentzündung
Prolaktin	das die Milchsekretion der Brust auslösende Hormon des Hypophysenvorderlappens
Proliferation	Teilungsaktivität (wörtlich: Nachkommen bringen), Wucherung
Promotor	Förderer, DNA-Sequenz
Prophylaxe	Vorbeugung, Verhütung
Prostata	Vorsteherdrüse. Das bei der Ejakulation dem Samen beigefügte Sekret aktiviert die Spermien
Prostatektomie	operative Entfernung der Prostata und der Samenblasen
Protrusion	Vortreibung
proximal	nahe, nächst dem Zentrum
pseudo-	falsch bzw. scheinbar in Zusammensetzung mit sonst bekannten medizinischen Ausdrücken (Vorsilbe)
Ptosis	Senkung, Herabhängen z. B. des Oberlids
pulmonal	zur Lunge gehörend
Punktion	Anstechen von Zysten, von Venen, Tumoren etc. zur Materialgewinnung
Purpura	multiple kleinste Hautblutungen
Radioderm	strahlengeschädigte Haut
Randomisation	zufällige Auswahl (statistischer Begriff)
RBW	relative biologische Wirksamkeit einer Strahlung
Reflux	Rückfluss
rektal	zum Mastdarm (Rektum) gehörig
Rektoskopie	Spiegeluntersuchung des Mast-(End-)Darms
Rekurrenslähmung	Stillstand der Stimmlippen wegen Lähmung des Nervus recurrens
Releasing-Hormone	im Hypothalamus freigesetzte Hormone zur Steuerung der Hormonproduktion im Hypophysenvorderlappen
Remission	Rückbildung von Krankheitserscheinungen
renal	Ursache in der Niere, zur Niere gehörig
Repopulierung	Wiederbevölkerung, Wiederherstellung einer Zellzahl
Resektion	Ausschneiden, operative Entfernung
Residuum	Rückstand, Rest
Resistenz	Widerstand, Härtegrad, Unempfindlichkeit

Resorption	Aufnahme von Stoffen, z. B. durch die Darmwand in die Blut- und Lymphbahnen
Respiration	Atmung
Responder	Patient, dessen Tumor auf die Behandlung anspricht
Retention	Zurückhalten, z. B. von Flüssigkeit im Gewebe
Retikulum	Netzwerk
Retina	Netzhaut
Retinitis	Netzhautentzündung
retro-	zurück, dahinter (Vorsilbe)
reversibel	umkehrbar, rückbildungsfähig
rezessiv	nicht in Erscheinung tretende Erbeigenschaft
Rezidiv	Rückfall
Rotation	Drehung
Ruptur	Zerreißung
sagittal	in Pfeilrichtung (von vorn nach hinten)
Sakrum	Kreuzbein (Os sacrum)
Sedativum	Beruhigungsmittel
Seed	(engl.) Körnchen
Sekret	Absonderung
selektiv	auswählend
sensibel	empfindlich (ein Lebewesen, ein Organ, eine Zelle)
sensitiv	empfindlich (eine Methode)
Septum	Scheidewand
Serum	der von Blutkörperchen und Fibrin befreite, nicht mehr gerinnbare flüssige Blutbestandteil
sezernieren	absondern
Shunt	(engl.) Nebenschluss, Kurzschluss
Sigma	Dickdarmabschnitt über dem Enddarm (Rektum)
simultan	gleichzeitig
Sinus	Vertiefung, Höhle
Sklerose	krankhafte bindegewebige Verhärtung
Skoliose	seitliche Verkrümmung der Wirbelsäule
Skrotum	Hodensack
solid	fest
solitär	vereinzelt
Somazellen	Körperzellen mit Ausnahme der Keimzellen
Somnolenz	stärkerer Grad von Bewusstseinsstörung
Soor	Pilzbefall (mit Candida albicans)
Spasmus	Krampf
spezifisch	bestimmt, kennzeichnend
Sphinkter	Schließmuskel
spinal	zu Wirbelsäule/Rückenmark gehörend
Splenomegalie	Milzvergrößerung
Sputum	Auswurf
Staging	(engl.) Stadieneinteilung
Status	Zustand, Untersuchungsbefund
Stimulation	Anregung

Stoma	Mund, Spaltöffnung, auch operativ hergestellter (Not-)Ausgang
Stomatitis	Entzündung der Mundschleimhaut
Stratum	Schicht
Striktur	Verengung eines Lumens, z. B. der Speiseröhre
Stroma	bindegewebiges Gerüst eines Organs
Struma	Kropf, gut- oder bösartig
sub-	unter (Vorsilbe)
subakut	nicht ganz akut
subdural	unter der harten Hirnhaut
Subileus	beginnender Darmverschluss
Subkutis	Unterhautgewebe
suffizient	genügend
Suppression	Unterdrückung einer Eigenschaft oder Fuktion
supra-	oberhalb von (Vorsilbe)
Supraspinatus	Muskel, der am Schulterblatt oberhalb der Spina ansetzt
Symptom	Krankheitszeichen
Szirrhus	Karzinom mit festem Bindegewebsgerüst
tele-	fern, weit (Vorsilbe)
Teleangiektasie	Weitstellung von Kapillaren
temporal	auf der Schläfenseite
Tentorium	Zelt, Kleinhirnzelt, über dem Kleinhirn ausgespanntes Durablatt
Teratom	Geschwulst aus mehreren organartigen Teilen
Thorakotomie	operative Eröffnung der Brusthöhle
Thorax	Brustkorb
Thrombose	Gerinnung innerhalb der Blutgefäße zu Lebzeiten
Thyreoidea	Schilddrüse
Thyreoidektomie	Entfernung der Schilddrüse
Tomographie	Schichtaufnahmeverfahren
Tonsille	Mandel (Rachen-, Gaumen-, Zungenmandel)
Topographie	Lagebeschreibung
toxisch	giftig
Trachea	Luftröhre
Tracheitis	Luftröhrenentzündung
Tracheotomie	Luftröhrenschnitt
Transkription	Überschreibung, Übertragung, in der RNA-Synthese Nachbildung einer Basensequenz
Transmission	Durchdringung, Übertragung
Trauma	Verletzung, Gewalteinwirkung
Tremor	Zittern
Trigeminus	(vor allem sensibler) Gesichtsnerv, eigentlich Nervus trigeminus
Tumor	Geschwulst
TUR	transurethrale Resektion der Prostata (TURP) oder Harnblase (TURB)
Typing	(engl.) histologische Tumorbeschreibung
Ulkus/Ulzeration	Geschwür
ultra-	darüber hinaus (Vorsilbe)

Urämie	Harnvergiftung, Vermehrung von harnpflichtigen Substanzen im Blut, meist durch Niereninsuffizienz
Ureter	Harnleiter
Urethra	Harnröhre
Uterus	Gebärmutter
Uveitis	Entzündung der Aderhaut des Auges
vegetatives Nervensystem	autonomes, unwillkürliches Nervensystem (Sympathikus, Parasympathikus)
ventral	bauchwärts, vorn
Ventrikel	kleiner Magen, Kammer (Hirn-, Herzkammer)
Vertebra	der Wirbel
Visus	Sehschärfe
WHO	Weltgesundheitsorganisation (World Health Organization)
Xerophthalmus	trockener, meist geschrumpfter Augapfel
Xerostomie	Mundtrockenheit
Zervix	Hals, Gebärmutterhals
ZNS	Zentralnervensystem
Zoster	Gürtelrose, eigentlich Herpes zoster
ZV	Zielvolumen
Zyste	ein- oder mehrkammerige, von einer Kapsel umgebene Geschwulst mit flüssigem Inhalt, im Gegensatz zur Pseudozyste, die keine Kapsel besitzt
Zystektomie	operative Entfernung der Harnblase
Zystitis	Blasenentzündung
Zystoskopie	Blasenspiegelung
Zytologie	Beurteilung von Körper- bzw. Geschwulstzellen im Zellausstrich

Abbildungs- und Tabellennachweis

Abbildungsnachweis

2.1
Nach Horst, W.: Radioonkologie und Nuklearmedizin II, Skriptum für das Praktikum, Universitätsklinik für Nuklearmedizin und Radiotherapie, Zürich 1975/77.

5.2, 12.5, 12.6, 12.7, 12.10, 12.11, 12.12, 12.13, 14.3, 14.11, 14.12, 14.27, 14.30, 14.31, 15.1, 16.3, 16.4, 17.19, 17.22, 17.23, 18.23, 18.51, 18.52, 18.54, 18.55, 18.56, 46.1
Aus Kaufmann, G. W., E. Moser, R. Sauer: Radiologie. 2. Aufl. Urban & Fischer, München 2001

5.6
Modifiziert nach Hermanek, P., et al.: TNM-Klassifikation maligner Tumoren/UICC, 6. Aufl. Springer, Berlin–Heidelberg–New York 2002

5.7
Pfreundschuh, M., Diehl, V.: Morbus Hodgkin. In: Schmoll, H.-J., Höffken, K., Possinger, K. (Hrsg.): Kompendium Internistische Onkologie, 3. Aufl., Springer, Berlin–Heidelberg–New York 1999

6.1
Nach Jung, H.: Risiken der Röntgendiagnostik. Röntgenstrahlen 1991; 66: 45–53

6.2
Nach Cairns, J.: The cancer problem. Sci Am 1975; 233: 64

7.1
Nach Gullino, P. M.: Natural history of breast cancer. Cancer 1977; 39: 2697

8.4, 8.8b, 8.11, 8.14, 14.17, 15.2, 17.20, 17.21, 18.1, 18.21, 18.24c,d, 18.27, 18.28, 18.38, 18.43, 18.44, 18.45, 18.63, 19.2, 19.3, 19.4, 19.5, 19.6, 19.7, 19.10, 19.11, 19.12, 19.15, 19.16, 19.17, 19.18, 19.19, 19.22, 19.24, 19.25, 24.2, 24.3, 28.3, 28.4b,c, 28.7, 29.4,
Universitäts-Strahlenklinik Erlangen

11.1, 11.3, 11.4
Aus Glaus, A., A., W. F. Jungi, H. J. Senn: Onkologie für Krankenpflegeberufe, 5. Aufl. Thieme, Stuttgart 1997

11.2, 34.3
Aus Drings, P., A. Glaus, W. F. Jungi, R. Sauer, P. Schlag: Checkliste Onkologie, 3. Aufl. Thieme, Stuttgart–New York 1992

14.5, 14.16
Nach Hermann, T.: Klinische Strahlenbiologie – kurz und bündig. Fischer, Stuttgart–Jena–New York 1990

14.6, 14.18, 14.20, 14.29
Aus Hall, E. J.: Radiobiology for the radiologist, 4th edn. Lippincott, Philadelphia 1994

14.7
Nach Mitzel-Landbeck, L, U. Hagen: Strahlenwirkung auf Biomoleküle. Chemie in unserer Zeit 1976; 10:71

14.8
Nach Buckton, K. E., H. J. Evans: World Health Organization, Geneva 1973

14.9, 14.10, 14.14, 14.22, 14.24, 16.5
Nach Fritz-Niggli, H.: Strahlengefährdung/Strahlenschutz, 4. Aufl. Huber, Bern–Stuttgart–Toronto 1997

14.13
Nach Sinclair, W. K.: Radiation survival in synchronous and asynchronous Chinese hamster cells in vitro. In: Biophysical Aspects of Radiation Quality, Panel Report, p. 39. IAEA, Vienna 1968

14.15
Nach Horst, W., B. Conrad: Radiotherapie des Krebses mit negativen Pi-Mesonen. Ein Bericht zum Züricher ETH-Isochroncyclotron. Fortschr Röntgenstr 1966; 105: 299–321

14.21
Nach Kallman, R.F. und Bleehan, N.M.: Dose rate in mammalian radiation biology. USAEC Publ. CONF-680410, 20.1-20.23, 1968

14.25
Nach Holthusen 1936

14.26
Nach Turner, J. E.: The computation of pion depth-dose curves in water and comparison with experiments. Radiat Res 1972; 52: 229

14.28
Nach Tubiana, M., J. Dutreix, A. Wambersie: Introduction to radiobiology. Taylor & Francis, London–New York–Philadelphia 1990

15.3, 15.13
Nach Cronkite, E. P., T. M. Fliedner: The radiation syndromes. In: Hug, O., A. Zuppinger (Hrsg.): Handbuch der medizinischen Radiologie, Bd. II, Strahlenbiologie. Springer, Berlin 1972

15.4, 15.5, 15.10, 15.11
Nach Hiroshima International Council for Medical Care of the Radiation-Exposed (ed.): A-bomb radiation effects digest. Bunkodo, Tokyo 1993

15.6, 15.7
Nach Russel, W. L.: Zitiert nach Hall, E. J.: Radiobiology for the radiologist, 4th edn. Lippincott, Philadelphia 1994

15.9
Nach Jung, H.P.: Grundlagen der künftigen Strahlenschutz-Gesetzgebung. Fortschr. Röntgenstr. 167, 1–3, 1997

15.12
Nach Reiners, C.: Die Strahlenexposition in der nuklearmedizinischen Diagnostik. Nukl. Med. 32, 47–51, 1993

16.7
Nach Alheit, H., Baumann, M., Thames, H.D., Geyer, P., Kumpf, R., Herrmann, Th.: Fractionation effect on Radiation induced growth retardation of tibia in Rabbits and Rates. Acta Oncol. 37, 151–158, 1998

17.3, 17.5, 17.8, 17.25, 18.53
Abdruck mit freundlicher Genehmigung der Fa. Siemens, Erlangen

17.5
Werkfoto der Fa. Haefely, Basel

17.9
Abdruck mit freundlicher Genehmigung der Fa. Philips Medizin Systeme, Einthoven/NL

17.10, 17.11, 17.13, 17.14, 19.26
Aus Krieger, H.: Strahlenphysik, Dosimetrie und Strahlenschutz, Bd. II, 2. Aufl. Teubner, Stuttgart 1997

19.20b
Mit freundlicher Genehmigung von Herrn Prof. Dr. med. H.-B. Makoski, Duisburg

17.18
Abdruck mit freundlicher Genehmigung der Fa. Buchler, Braunschweig

17.24, 17.25
Mit freundlicher Genehmigung von Herrn Prof. Dr. P. Wust, Dr. A. Gellermann, Charité Berlin)

17.26
Mit freundlicher Genehmigung von Herrn Prof. Dr. P. Wust, Charité Berlin, Software-Entwicklung: Konrad-Zuse-Zentrum für Informationstechnik GmbH, Berlin

18.7, 18.41, 18.42, 18.62, 25.4a, 25.4b, 27.3, 28.4a, 30.4
Abdruck mit freundlicher Genehmigung der Fa. Nucletron-Oldelft International, Veenendaal/NL

18.8
Nach Scherer, E.: Strahlentherapie. Eine Einführung in die radiologische Onkologie, 3. Aufl. Thieme, Stuttgart–New York 1981

18.9, 18.10
Abdruck mit freundlicher Genehmigung der Fa. dr. sennewald GmbH, München

18.30
Mit freundlicher Genehmigung von Prof. Dr. W. Schlegel, Heidelberg

18.29, 18.31, 18.33, 19.23b
Abdruck mit freundlicher Genehmigung der Fa. BrainLAB, München

18.32
Firmenprospekt, Fa. Lexell

18.34
Mit freundlicher Genehmigung von Prof. Dr. Th. Lehnert und Prof. Dr. Dr. M. Wannenmacher, Heidelberg

18.35
Mit freundlicher Genehmigung von Prof. Dr. P. Lukas, Innsbruck

18.44
B. Pierquin, A. Dutreix, C. H. Paine, D. Chassagne, G. Marinello, D. Ash: The Paris System. Acta Radiol. Oncol. 17: 33, 1978

18.57, 18.58, 18.59
Nach H.H. Schild, MRI made easy, Schering AG, Berlin 1990

18.61
Philips Intera, 3.0 Tesla

19.1
Aus Straube, D. (Hrsg.): Dokumentierte Patientenaufklärung. perimed Compliance, Erlangen 1997

19.8
Mit freundlicher Genehmigung von Frau G. Ludwig, Staatlich anerkannte Schule für medizinisch-technische Radiologieassistenten, INF 400, 69120 Heidelberg

19.13
Nach Karlsson, U. L:, W. Brady: Primary intracranial neoplasms. In: Perez, C. A., L. W. Brady (eds.): Principles and practice of radiation oncology. Lippincott, Philadelphia 1987

19.14
Modifiziert nach Williamson, T. J.: A technique for matching orthogonal megavoltal fields. Int J Radiat Oncol Biol Phys 1979; 5: 111

19.21
Abdruck mit freundlicher Genehmigung von Prof. Dr. med. W. Bohndorf, Würzburg

19.23a
Abdruck mit freundlicher Genehmigung des DKFZ, Heidelberg

21.1, 21.2, 27.1
Aus Berchtold, R., H. Hamelmann, H. J. Peiper (Hrsg.): Chirurgie, 2. Aufl. Urban & Schwarzenberg, München–Wien–Baltimore 1990

24.1
Aus Benninghoff, A.: Makrokopische und mikroskopische Anatomie des Menschen, Bd. 2, 13./14. Aufl. Urban & Schwarzenberg, München–Wien–Baltimore 1985

25.2, 28.1, 28.2, 29.1, 31.1, 32.1
UICC: TNM-Atlas, 4. Aufl., Springer Berlin–Heidelberg–New York 1997

26.2a, 26.2b, 26.2c
Aus Emami, B.: Tumors of the mediastinum. In: Perez, C. A., L. W. Brady (eds.): Principles and practice of radiation oncology. Lippincott, Philadelphia 1987

28.5
Nach Gross, R., C.-G. Schmidt: Klinische Onkologie. Thieme, Stuttgart 1985.

28.8
Aus Schweiger, M., Gall, F.P.: Maligne Tumoren des Kolons. In: Gall, F.P., Hermanek, P., Tonak, J. (Hrsg.): Chirurgische Onkologie, Springer Berlin–Heidelberg–New York 1986

28.10
Aus Schmoll, H.-J., Roelofsen, F., Dunst, J., Schlag, P.M.: Analkarzinom. In: Schmoll, H.-J., K. Höffken, K. Possinger (Hrsg.): Kompendium Internistische Onkologie, Teil 2, 3. Aufl. Springer, Berlin–Heidelberg 1999

28.11
Nach Sack, H., N. Thesen: Bestrahlungsplanung. Thieme, Stuttgart–New York 1993

29.5
Aus Höffken, K.: Prostatakarzinom. In: Schmoll, H.-J., K. Höffken, K. Possinger (Hrsg.): Kompendium Internistische Onkologie, Teil 2, 3. Aufl. Springer, Berlin–Heidelberg 1999

30.1
Nach Perez, C. A.: Carcinoma of the uterine cervix. In: Perez, C. A., L. W. Brady (eds.): Principles and practice of radiation oncology. Lippincott, Philadelphia 1987

30.8
Nach Horowitz, C., L. W. Brady: Carcinoma of the ovary. In: Perez, C. A., L. W. Brady (eds.): Principles and practice of radiation oncology. Lippincott, Philadelphia 1987

34.1
Glatstein, E., T. H. Wasserman: Hodgkin's disease. In: Perez, C. A., L. W. Brady (eds.): Principles and practice of radiation oncology. Lippincott, Philadelphia 1987

37.1
Pschyrembel, W.: Klinisches Wörterbuch. Walter de Gruyter, Berlin–New York 1986

Tabellennachweis

6.1
Aus Hammond, E.C., Nat Cancer Inst Monogr 1966; 19:127

13.2
Nach ICRP 60, 1991

13.3, 14.2, 14.4, 15.5, 15.6, 15.7, 18.1, 18.2
Aus Kaufmann, G. W., E. Moser, R. Sauer: Radiologie. Grundlagen der der Röntgendiagnostik, Radiotherapie und Nuklearmedizin. Urban & Schwarzenberg, München–Wien–Baltimore 1996

14.6
Aus Hall, E. J.: Radiobiology for the radiologist, 4th edn. Lippincott, Philadelphia 1994

15.2, 16.1, 46.1, 46.2, 46.3
Aus Kaufmann, G. W., E. Moser, R. Sauer: Radiologie. 2. Aufl.,Urban & Fischer, München–Jena 2001

15.3
Nach Siegenthaler, W.: Recommendations of the International Commission on Radiological Protection. ICRP Publication No. 60. Pergamon Press, Oxford–New York 1990

15.4
Nach Cohen, B. L.: Catalog of risks extended and updated. Health Phys 1991; 61: 317–55

16.4
Nach Fritz-Niggli, H.: Strahlengefährdung/ Strahlenschutz, 4. Aufl. Huber, Bern–Stuttgart– Toronto 1997

22.1
Aus Wiestler, O. D.,Becker, A., Burkhardt, K., Buslei, R., Hans, V.H.J., Pietsch, T.: Pathologie und biologische Grundlagen hirneigener Tumoren. In: Böttcher, H.D., Seifert, V., Henke, M., Mose, St. (Hrsg.): Klinik der hirneigenen Tumoren und Metastasen. W. Zuckschwerdt, München–Wien–New York 2002

23.1
Universitäts-Strahlenklinik Essen

27.1
Aus Senn, H. J., et al.: Checkliste Onkologie. Thieme, Stuttgart–New York 1992

27.3
Aus Sauer, R., Schulz, K.-D., Hellriegel, K.-P.: Strahlentherapie nach Mastektomie – Interdisziplinärer Konsens beendet Kontroverse. Strahlenther. Onkol. 177: 1-9, 2001

27.4
Aus Possinger, K., Schmoll, H.-J., Höffken, K., Große, Y.: Mammakarzionom der Frau. In: Schmoll, H.-J., Höffken, K., Possinger, K. (Hrsg.): Kompendium Internistische Onkologie, 3. Aufl., Springer Berlin–Heidelberg–New York 1999

29.2
Aus Höffken, K., Wedding, K., Budach, W., Höltl, W.: Prostatakarzinom In: Schmoll, H.-J., Höffken, K., Possinger, K. (Hrsg.): Kompendium Internistische Onkologie, 3. Aufl., Springer Berlin–Heidelberg–New York 1999

36.1
Nach Young et al. 1978

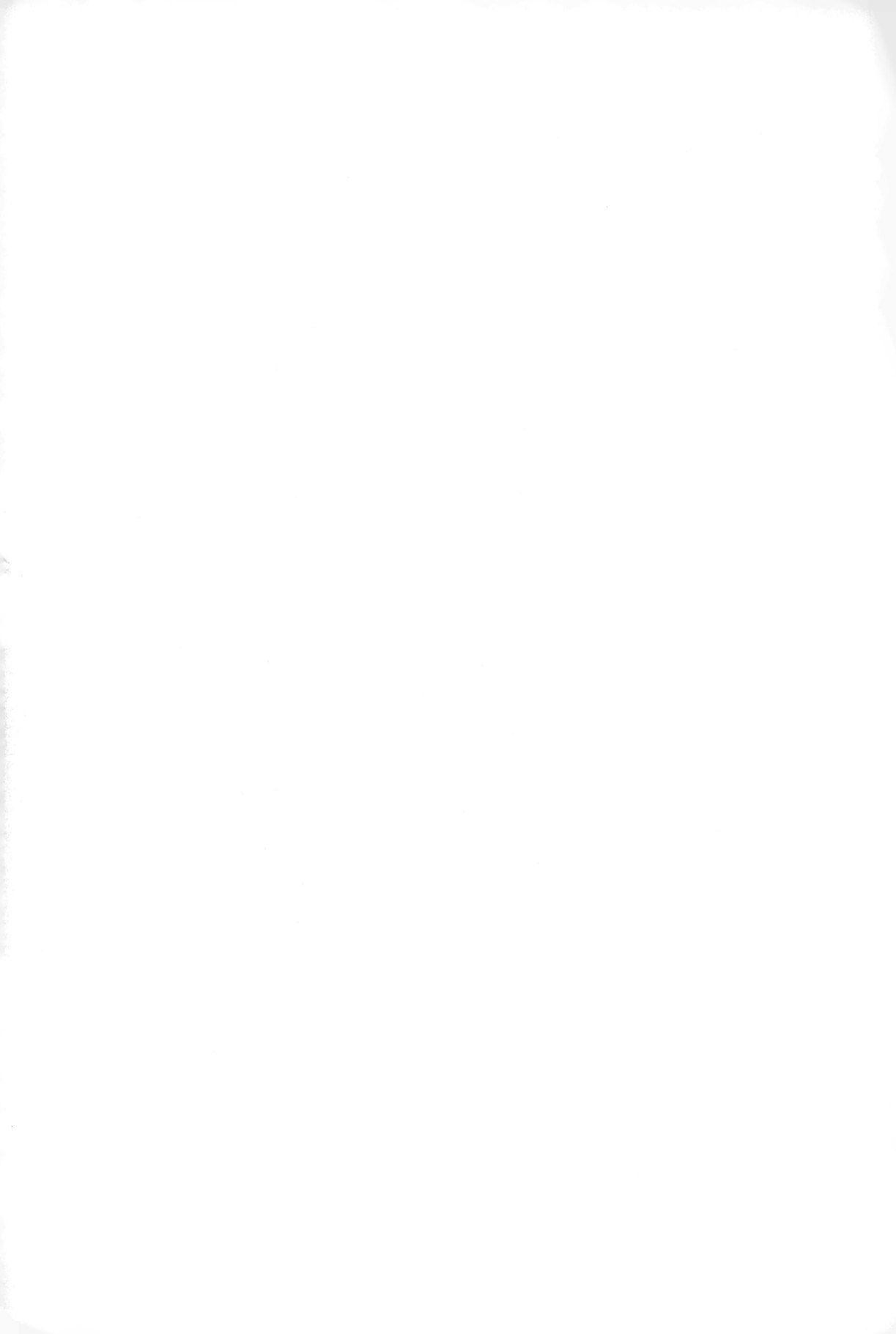

Stichwortverzeichnis

A

ABCD-Regel
– Reanimation 327
ABCDE-Regel
– Melanom, malignes 485
Abklatschmetastasen 32
ablative Hormontherapie 86
Abschirmung
– Alphastrahlen 530
– Betastrahlen 530
– doppelte 531
– Elektronenstrahlen 530
– Photonenstrahlen 531
– Strahlenschutz 530
Abschnittsbestrahlungen 265
Absorption 97
– Photonenstrahlungs-
  energie 117
Abstand
– Strahlenschutz 530
Abstandsanzeiger
– optischer 317
Abstandsquadratgesetz
– Röntgenstrahlen 111
Abt-Letterer-Siwe-Syndrom 478
Abtropfmetastasen
– Gliome 335
ABVD-Schema
– Hodgkin-Lymphom 455
Abwehr, zellvermittelte
– (un)spezifische 86
Abwehrhaltung
– Strahlenpatient 295
Achillodynie 508
Achsfeldgröße
– Therapiesimulator 224
Achsstehfeld
– isozentrisches 251
ACNU
– Gliome 336
ACTH
– Hypophysenadenome 342
Actinomycin D
– emetogenes Potential 499
– Ewing-Sarkom 445
– Nephroblastom 474
– Ovarialkarzinom 428
– Rhabdomyosarkom 349, 475
– Weichteilsarkome 449

additive Hormontherapie 86
Adenokarzinom 27
– Strahlensensibilität 156
– zystisches, Pankreas 393
Adenomektomie
– Hypophysenadenome 342
Aderhauthämangiome 517
adjuvante Chemotherapie 81, 163
– Mammakarzinom 382
Adriamycin
– Bronchialkarzinom,
  kleinzelliges 369
– emetogenes Potential 499
– Ewing-Sarkom 445
– Harnblasenkarzinom 434
– Hodgkin-Lymphom 455
– Karzinoidtumoren 440
– Korpuskarzinom 421
– Magenkarzinom 393
– Nephroblastom 474
– Non-Hodgkin-Lymphome 460
– Osteosarkom 445
– Ovarialkarzinom 428
– Plasmozytom 462
– Rhabdomyosarkom 349, 475
– s.a. Doxorubicin 499
Aflatoxine 136
– Tumorerkrankungen 43
AFP (α-Fetoprotein) 67
– Hodentumoren 404
– Nichtseminome 406
– Ovarialkarzinom 426
Afterloading 268, 537
– Analkarzinom 401
– automatisches 270
– Brachytherapie 224
– Bronchialkarzinom,
  nichtkleinzelliges 368
– Entwicklung 5
– ^{192}Iridium-Quellen 275
– ^{192}Iridium-Wires 276
– Korpuskarzinom 421
– manuelles 270
– Ösophaguskarzinom 389
– Strahlenschutz 537
– Technik 225
– Verfahren 269
– Vulvakarzinom 424
– Zervixkarzinom 417, 418
AJCC-Klassifikation
– Weichteilsarkome 447

Akquisitionszeit
– Radionuklide 536
Akromegalie 64, 342
Akustikusneurinom 344
Akzelerierung
– hyperfraktionierte 159
Alara-Prinzip
– Strahlenbelastung 525
Aldosteron
– NNR-Karzinom/Phäpchromo-
  zytom 439
Algorithmen
– zwei-/dreidimensionale 287
Alkeran
– Plasmozytom 462
Alkoholkonsum
– Tumorerkrankungen 43
Alkoholschmerz
– Hodgkin-Lymphom 451
allergische (Sofort-)Reaktion
– verzögerte, Typ I/II 329
– Kontrastmittelzwischen-
  fälle 329
Alpha-Interferon 88
Alphastrahlen/-strahlung 4
– Abschirmung 530
Alphateilchen 93
– Charakterisierung 212
– Strahlungs-Wichtungs-
  faktor 117
Alveolarzellkarzinom
– Implantationsmetastasen 33
Amenorrhö
– Chemotherapie-induzierte 455
Amine, aromatische
– Tumorerkrankungen 43
Aminoglutethimid
– NNR-Karzinom 440
A-Mode
– Sonographie 279
Amputation
– Weichteilsarkome 447
Analgetika 330
Analkanalkarzinom 399
Analkarzinom 399
– Afterloading 401
– Boost-Behandlung 401
– Chemotherapie 401
– Crohn-Krankheit 399
– Herpes-simplex-Virus 2 399
– Radiochemotherapie 401

– Rektumexstirpation 401
– TNM-Klassifikation 401
analoge Techniken
– Feldgröße 534
Analrandkarzinom 400
Anämie
– refraktäre 467
Anamnese
– soziale 56
– Tumoren 56
Androblastom 425
Androgenblockade
– Prostatakarzinom 410
ANE-Syndrom 499
– Benzodiazepine 499
– Schweregrade 499
Aneuploidie 173
Angehörige
– Auskünfte 325
Angiographie
– Knochensarkome 443
– Weichteilsarkome 447
Ann-Arbor-Klassifikation
– Hodgkin-Lymphom 452
– Lymphome, maligne 37
Anode 104
– Energiefluenz 107
Anodenstrom
– Verdoppplung 108
Anodenteller
– Röntgenröhre 107
Anokutanlinie 395
Anorektum 399
Anregung
– Atom 97
Anthracycline
– Pleuramesotheliom 375
Anti-BudR-Antikörper 155
Antiandrogene
– Gynäkomastie 517
– Prostatakarzinom 410
Antiemetika 496
– Erbrechen 499
Antihormontherapie 86
antiinflammatorische Wirkung
– Strahlentherapie 503
Antimetabolite
– Pleuramesotheliom 375
Antiöstrogene s. Tamoxifen
Apoptose 146
Appetitmangel 54
Applikatoren
– Radionuklide 275
APUD-System
– Karzinom 481
Äquivalentdosis 116, 118, 526
– effektive 118
– Ionisationsdichte 117
Äquivalentdosisleistung 118
Armhalterungen 312

Armschienen/-stützen 312
Arteria-mammaria-interna-
 Lymphknotenmetastasen
– Mammakarzinom 381
arteriovenöse Malforma-
 tionen 20, 511, 517
– Arthritis
– Strahlentherapie 504
– ZNS 344
Arthrosis deformans 508
ärztliche Maßnahmen
– Strahlenschutz 532
as low as reasonably achievable
– Strahlenbelastung 525
Asbest/Asbestose 43
– Bronchialkarzinom 363
– Tumorerkrankungen 43
Aspirationsbiopsie 67
Ästhesioneuroblastom 354
– Chemotherapie 355
– Kadish-Einteilung 355
– Lymphabflussbestrahlung 355
Astrozytome 333
– Kindesalter 337, 339
– niedriggradige 339
– pilozytische 333, 339
– WHO-Klassifikation 339, 340
Aszitespunktion
– Ovarialkarzinom 425
AT/RT (typische teratoide/
 rhabdoide Tumoren) 334
Ataxia teleangiectatica 173
Atemwege frei machen 327
Ätiologie
– Tumoren, bösartige 40
Atom 95
– Anregung 97
– Bohr-Modell 96
Atombombenabwürfe auf
 Hiroshima und Nagasaki 182
Atomgewicht 96
Atomkern 95
– Elektronen 96
atriovenöser Shunt
– Hirndrucksteigerung,
  akute 489
atrioventrikulärer Shunt
– Hirnmetastasen 492
Aufbaueffekt 104
– Photonenstrahlung 105
Aufenthaltszeit
– Ortsdosis 526
– Strahlenschutz 531
Aufklärung(sgespräch) 296
– Behandlungsrisiken 296
– Informations- und
  Dokumentationsblatt 297
– Krebspatienten 322
– Nebenwirkungen 296
– sachgerechte 323

– situationsbezogene 322
Augen
– Strahlenschäden/
  -sensibilität 205
Augenapplikatoren
– Oberflächenkontakt-
  therapie 267
Augenmuskelparesen
– Ästhesioneuroblastom 354
Augentumoren 347
Auger-Effekt 98
Ausfluss 54
Ausgleichsfilter 110, 246
– Tiefendosisverläufe 123
Ausgleichskörper 310
– Feldeinstellung 308
Auskünfte
– an Angehörige 325
Ausscheidungsurogramm/-
 urographie 62
– Nierenzellkarzinom 429
– Prostatakarzinom 407
Austrittsdosis 121
Autoimmunkrankheiten
– Immunsuppression 517
AVM s. arteriovenöse
 Malformationen
Azathioprin
– Immunsuppression 517
Azetabulumfraktur
– Ossifikation, heterotope 515
Azidose
– Hyperthermie 162
Azoospermie
– chemotherapie induzierte 455

B

BACOP-Schema
– Non-Hodgkin-Lymphome 460
BALT-Lymphom 466
Barrett's Esophagus
– Ösophaguskarzinom 387
Basaldosisleistung (Dbas) 273
– Bestimmung 271
Basaliom 481
– adenoides 482
– Chemotherapie 484
– diffuses Wachstum 482
– follikuläres 482
– sklerodermiformes 482
– superfizielles 482
– Therapie 483
– Ulcus rodens 482
– verhornendes 482
– zystisches 482
Basallzellkarzinom 481
Basedow-Syndrom
– Exophthalmus 516

Basen-Exzisions-Repair
 (BER) 136
Basenmodifikationen
– DNA-Schäden 134
Basenpaare 125
Basenschäden/-verluste
– DNA 134, 135
BCG(-Impfstoff)
– Harnblasenkarzinom 432
– Melanom, malignes 486
B-CLL 457
BCNU
– Gliome 336
– Plasmozytom 462
BEAM-Schema
– Hodgkin-Lymphom 455
Beatmung 327
Bechterew-Syndrom
– Ossifikation, heterotope 515
Becquerel (Bq) 5, 101
Becquerel, Henri Antoine 3
Bedienungspult
– Linearbeschleuniger 214
Behandlungsrisiken
– Aufklärung 296
Behandlungsvolumen 238
B-Lymphozyten-System
– Entwicklung 457
Beißblock 314
B-Mode
– Sonographie 279
Bence-Jones-Proteine 67
– Plasmozytom 460
Bennett-Lymphom 457
Benzodiazepine
– ANE-Syndrom 499
Benzpyren 136
BER (Basen-Exzisions-
 Repair) 136
Bergonié-Tribondeau-Gesetz 158
Beryllium
– Zyklotron 221
Beschleuniger
– Strahlentherapie 211
Beschleunigungseinheit
– Linearbeschleuniger 214
Bestrahlung s. Strahlentherapie
Bestrahlungsassistent 18
Bestrahlungsfelder 236
– Einstellkreuz 307
– Einstellung
 – am Patienten 304
 – Sicherung und Dokumen-
  tation 318
Bestrahlungsfolgen 296
Bestrahlungsgeräte 18
Bestrahlungsmaske 313
Bestrahlungsplanung 18, 235
– Ablauf/Inhalt 235
– biologische Bewertung 288

– Brachytherapie 268
– Computertomographie 278
– computerunterstützte 236
– Implantationen
 – permanente 274
 – temporäre 270
– Lochbrett 302
– Magnetresonanztomo-
  graphie 278, 283, 285
– Patientenquer-/-längs-
  schnitte 277
– physikalisch-technische 236,
  287
– Protokoll 289
– Risikobereich/-organ 237
– Simulatorraum 236
– Sonographie 278, 280
– Strahlenschutz 536
– Therapiesimulator 223, 286,
  297
– Tumorausbreitungsgebiet 237
– Tumorvolumen 237
– Umrisszeichengerät 278
– Zielvolumen 236
Bestrahlungsplanungssysteme,
 computergestützte 236, 287
– Hard-/Software 287
Bestrahlungsprotokoll 289, 319
Bestrahlungstechnik 186
Bestrahlungstisch
– Nullstellung 308
B-Symptomatik
– Hodgkin-Lymphom 451
Beta-HCG 67
– Hodentumoren 404
– Nichtseminome 406
– Ovarialkarzinom 426
Beta-Interferon 88
– Karzinoidtumoren 440
Betastrahlen/-strahlung 4, 95
– Abschirmung 530
– Strahlungs-Wichtungs-
  faktor 117
Betatron 212
– Bremsgeschwindigkeit 212
– Entwicklung 4
Beuge(sehnen)kontrakturen 512,
 513
Bewegungsbestrahlung 186, 257
– Einstelltechnik 309
– Kegelkonvergenz 255
– Kleinwinkelrotation,
  telezentrische 255
– Konformationsbestrahlung 258
– Konvergenzbestrahlung 255
– Pendeltranslation 255
– Tangentialrotation 255
– viersegmentale
  (quadrosegmentale) 256
– zweiaxiale (biaxiale) 256

Bewusstsein
– Sterbende 324
BH-Schließbewegung
– Non-Outlet-Impingement 508
Bildempfänger(system)
– Strahlenschutz 534
– Therapiesimulator 223
bildgebende Diagnostik 57
Bildgüte
– Compton-Effekt 98
biochemische Reaktionen
– Strahlenwirkung 131
Bioeffekt
– Strahlenwirkung 131, 503
biologische Folgen
– Strahlenwirkung 131
biologische Halbwertszeit 102
biologische Wirksamkeit
– relative (RBW) 119, 152
Bioradikale 133
BIP
– Zervixkarzinom 419
Bisphosphonate
– Hyperkalzämie 491
– Mammakarzinom 383
– Plasmozytom 462
– Skelettmetastasen 494
Bite Block 314
Bladder Mapping
– Harnblasenkarzinom 431
Blasentätigkeit
– veränderte 54
Blastogenese
– Strahlenschäden 178, 179
Bleigleichwert 531
Blei(gummi)schürze 531, 534
Bleisatelliten
– Feldeinstellung 308
Blenden 110
Bleomycin
– Hodgkin-Lymphom 455
– Non-Hodgkin-Lymphome 460
– Seminom 406
– Strahlenpneumonitis 488
– Zervixkarzinom 419
Blöcke
– Feldeinstellung 308
Bloom-Syndrom 173
Blut
– Strahlenschäden/
  -sensibilität 194
Blutungen 54, 296
Boosterung
– Analkarzinom 401
– Mammakarzinom 382
– Ovarialkarzinom 427
– Vulvakarzinom 424
Borrmann-Klassifikation
– Magenkarzinom 392
Bowen-Syndrom 481, 483

Bq (Becquerel) 5, 101
Brachytherapie 224, 239
– Afterloading 224
– Anwendungsbereiche 265
– Bestrahlungsplanung 268
– Bleischürzen 531
– Bronchialkarzinom, nichtkleinzelliges 367
– Dosimetrie 268
– Dosisleistungs-(DL-) Bereiche 226
– Entwicklung 3, 5
– HDR-Verfahren 227
– Implantationen, temporäre 269
– interstitielle 227, 239, 269
– intraarterielle/-luminale 266
– intrakavitäre 239, 268, 269
– Körperinhomogenitäten 270
– Korpuskarzinom 421
– LDR-Verfahren 227
– Ösophaguskarzinom 389
– [103]Palladium-Seeds 277
– PDR-Verfahren 227
– Peniskarzinom 412
– Prostatakarzinom 408, 411
– Radiojod-Seeds 276
– Radionuklide 274
– – Umgang 277
– Referenzdosis 268
– Stereotaxierung 316
– Strahlenschutz 537
– Technik 225, 265
– Vaginalkarzinom 423
– Vorteile 265
– Zervixkarzinom 417
Bragg Peak
– Protonenstrahlung 240
BRCA-1 53
– Ovarialkarzinom 425
BRCA-2 53
BRCA-Onkogene
– Mammakarzinom 377
Bremsgeschwindigkeit
– Betatron 212
Bremsstrahlenuntergrund
– Elektronen 240
Bremsstrahlung 102
– Erzeugung 105
– Linearbeschleuniger 217
Brennfleck 109
– Röntgentherapie 113
– Verkleinerung 109
Breslow-Klassifikation
– Melanom, malignes 482
Brill-Symmers-Lymphom 457
Bromocriptin
– Hypophysenadenome 343
Bronchialkarzinom 363
– Asbestexposition 363
– Epidemiologie 48

– Früherfassung 53
– großzelliges 364
– Karnofsky-Index 364
– kleinzellig-anaplastisches 364
– kleinzelliges 364, 369
  – Chemotherapie 369
  – Extensive Disease 369
  – Hirn-Homogenbestrahlung 370
  – Limited Disease 369
  – Radiochemotherapie 370
  – UICC-Klassifikation 369
– nichtkleinzelliges 363, 364
  – Afterloading 368
  – Brachytherapie 367
  – Chemotherapie 368
  – Fernmetastasen 365
  – Radiochemotherapie 368
  – Shrinking-Field-Technik 367
  – TNM-Klassifikation 364, 365
– paraneoplastische Symptome 363
– Rückenmarkkompression, akute 489
– Skelettmetastasen 493
– Vena-cava-superior-Syndrom 487
Bronchitis
– Bronchialkarzinom 363
Bronchodilatatoren 330
Bronchoskopie
– Bronchialkarzinom 363
– Karzinoidtumoren 440
– Vena-cava-superior-Syndrom 487
Bronchuskarzinom
– Knochenmetastasen 32
Brustdrüse
– bildgebende Diagnostik 60
brusterhaltenden Operationen
– Mammakarzinom 381
BUdR (5-Bromdesoxyuridin) 144
BUdR-Markierungsindex
– Tumorproliferation 155
Bulky Disease/Lesions 134, 135
– Hodgkin-Lymphom 453, 454
– Burkitt-Lymphom 46, 456, 457, 458
Bursitis 509
– Non-Outlet-Impingement 507
Busulfan
– Strahlenpneumonitis 488
B-Zell-Lymphome 456, 463
– kutane 463
– Magen 466

C

CA 15-3 67
– Mammakarzinom 379

CA 19-9 67
– kolorektale Karzinome 396
– Magenkarzinom 392
– Pankreaskarzinom 393
CA 125 67
– Mammakarzinom 379
Calcitonin 67
– C-Zell-Karzinom 436
– Hyperkalzämie 491
Cancer en cuirasse
– Mammakarzinom 383
Cancer s. Krebs 26
Carboplatin
– emetogenes Potential 499
– Nasopharynxtumoren 354
– Rhabdomyosarkom 475
– Seminom 406
– Weichteilsarkome 449
– Zervixkarzinom 419
Carcinoma in situ
– Mamma 380
CCD-Kamera 319
CCNU
– Bronchialkarzinom, kleinzelliges 369
– Medulloblastom 338
CDK (Cyclin-Dependent Kinase) 128
CEA (karzinoembryonales Antigen) 67
– C-Zell-Karzinom 436
– Kolorektale Karzinome 396
– Magenkarzinom 392
– Mammakarzinom 379
– Pankreaskarzinom 393
Chang-Klassifikation
– Meningeome 338
Checkpoints
– Zellzyklus 128
Cheilitis
– solare 483
chemische Karzinogene 42
Chemoresistenz
– Tumorzellen 84
Chemorezeptor-Triggerzone
– Erbrechen 499
Chemotherapeutika
– Hämatotoxizität 164
– onkologische 164
– Strahlensensibilisatoren 163
Chemotherapie
– adjuvante 81, 163
– Analkarzinom 401
– Ästhesioneuroblastom 355
– Basaliom 484
– Bronchialkarzinom
  – kleinzelliges 369
  – nichtkleinzelliges 368
– Definition 9
– Einflussstauung, obere 488

- Erbrechen 499
- Ewing-Sarkom 445
- Gliome 336
- Harnblasenkarzinom 432, 434
- Hirnmetastasen 493
- Histiocytosis X 479
- Hodentumoren, nichtseminomatöse 406
- Hodgkin-Lymphom 455
- Karzinoidtumoren 440
- Knochensarkome 445
- kolorektale Karzinome 399
- Korpuskarzinom 421
- kurative 81
- Langerhans-Zell-Histiozytose 479
- Leukämie
  - akute 468
  - chronisch-lymphatische 469
  - chronisch-myeloische 469
- Magenkarzinom 393
- MALT-Lymphome 466
- Mammakarzinom 382
  - metastasiertes 385
- Medulloblastome 338
- Melanom, malignes 486
- Meningeosis leucaemica 469
- Nasopharynxtumoren 354
- neoadjuvante 81
- Nephroblastom 474
- NNR-Karzinom 439
- Non-Hodgkin-Lymphome 459
  - kutane 464
- Ösophaguskarzinom 391
- Osteosarkom 445
- Ovarialkarzinom 427
- palliative 82
  - sequentielle 74
- Pankreaskarzinom 394
- Peniskarzinom 412
- Plasmozytom 462
- Plattenepithelkarzinom 484
- Pleuramesotheliom 375
- Rhabdomyosarkom 475
- Rückenmarkkompression, akute 490
- Schilddrüsenkarzinom 438
- Seminom 406
- Skelettmetastasen 494
- Spinaliom 484
- Thymom 373
- Übelkeit 499
- Vena-cava-superior-Syndrom 488
- Vulvakarzinom 424
- Weichteilsarkome 448, 449
- Zervixkarzinom 419
- ZNS-Lymphome 344

Chlorambucil
- Leukämie, chronisch-lymphatische 469
- Non-Hodgkin-Lymphome 460
- kutane 465
Chlorpromazin
- Karzinoidtumoren 440
Chondrosarkom 444
Chondrose 508
CHOP-Schema
- Non-Hodgkin-Lymphome 460
Chordom 444
Chorea Huntington 171
Chorionkarzinom 340, 425, 428
Chromosomen 125
- dizentrische 174
Chromosomenaberrationen 174
Chromosomenmutationen 171, 173
Chromosomentranslokationen
- Ewing-Sarkom 476
- Plasmozytom 461
chronische Reize
- Tumorerkrankungen 46
Ci (Curie) 5, 101
Cisplatin
- Bronchialkarzinom, nichtkleinzelliges 368
- emetogenes Potential 499
- Harnblasenkarzinom 434
- Karzinoidtumoren 440
- Korpuskarzinom 421
- Magenkarzinom 393
- Medulloblastom 338
- Melanom, malignes 486
- Nasopharynxtumoren 354
- Nephroblastom 474
- NNR-Karzinom 439
- Osteosarkom 445
- Ovarialkarzinom 427
- Pankreaskarzinom 394
- Pleuramesotheliom 375
- Rhabdomyosarkom 475
- Schilddrüsenkarzinom 438
- Thymom 374
- Weichteilsarkome 449
- Zervixkarzinom 419
Clark-Level
- Melanom, malignes 482
Clinical Target Volume (CTV) 237
CLIS (Carcinoma lobulare in situ) 378
Clodronat
- Mammakarzinom 383
- Plasmozytom 462
- Skelettmetastasen 494
Cockayne-Syndrom 173
Cold Spots 311
- Großfeldbestrahlung 311

Colour-Wash-Verfahren
- Tiefenhyperthermie 230
Comprehensive Cancer Center (CCC) 15
Compton-Effekt 98, 111
- Entdeckung 4
Compton-Elektronen 98, 318
Compton-Streuung 97, 98, 531
- Raster 106
Computertomographie 57, 280
- Aufbau und Funktionsweise 280
- Bestrahlungsplanung 278
- Einzelschichttechnik 281
- Entwicklung 5
- Funktionszeichnung 281
- Planungs-CT 282
- Strahlendetektoren 280
- Tumorlokalisation 282
Constant-Score
- Non-Outlet-Impingement 508
COP-Schema
- Non-Hodgkin-Lymphome 460
COPP-Schema
- Hodgkin-Lymphom 455
Cor (Herz-Kreislauf) wiederbeleben 328
Coulomb/kg (C/kg) 115
Crohn-Krankheit
- Analkarzinom 399
Crosslinks 134, 135
CT s. Computertomographie
CT-Planungsraum
- Laserkoordinatensystem 304
CT-Simulation
- Qualitätsanforderungen 283
CT-Simulator 282
CTV (Clinical Target Volume) 237, 238
Curie
- Marie und Pierre 3
Curie (Ci) 5, 101
Cushing-Syndrom 64, 342
- Nierenzellkarzinom 429
- NNR-Adenom 439
- NNR-Karzinom 439
CVP-Schema
- Non-Hodgkin-Lymphome 460
Cyclin-Dependent Kinase (CDK) 128
Cyclophosphamid
- Bronchialkarzinom, kleinzelliges 369
- emetogenes Potential 499
- Ewing-Sarkom 445
- Hodgkin-Lymphom 455
- Korpuskarzinom 421
- Non-Hodgkin-Lymphome 460
- Ovarialkarzinom 428
- Plasmozytom 462

– Rhabdomyosarkom 349
– Thymom 374
– Weichteilsarkome 449
C-Zell-Karzinom 435, 437
– Calcitonin 436
– CEA 436

D

Dacarbazin
– Hodgkin-Lymphom 455
– Melanom, malignes 486
Darm
– Strahlenschäden/
  -sensibilität 197
Darmtätigkeit
– veränderte 54
Debulking 79
Defibrillator 329
degenerative Erkrankungen
– Strahlentherapie 503, 507
Dermis 481
Desmoid 514
Detektor(system)
– Empfindlichkeit 533
– Magnetresonanztomographie 285
– Röntgenanlage 106
deterministische somatische Strahlenfolgen 169, 186, 536
Deuterium
– Neutronengenerator 220
– Zyklotron 221
Deuteronen 93
Dexamethason
– Erbrechen 499
– Hirndrucksteigerung, akute 489
– Vena-cava-superior-Syndrom 488
Diagnostik
– bildgebende 57
diagnostische Operationen 77
Diarrhö, paradoxe
– Kolorektale Karzinome 396
Diät
– Beratung 496
– vor Krebs schützende 42
Diazepam
– ANE-Syndrom 499
Dickdarmkarzinom
– s.a. Kolorektale Karzinome
– Epidemiologie 49
– Ernährungsgewohnheiten 42
– Hemikolektomie 397
– Radiotherapie 398
– Stadieneinteilung 397
– Tumormarker 67
digitale Techniken
– Feldgröße 534

Dipole
– Magnetresonanztomographie 283
DNA
– Basenschäden 135
– Strahlung, ionisierende 134
– Strangbrüche 135, 136
– Watson-Crick-Modell 127
DNA-DNA-Crosslinks 134
DNA-Empfindlichkeit
– erhöhte 173
DNA-Molekül 125
DNA-Protein-Vernetzungen 134, 135
DNA-Radikal 133
DNA-Reparatur 136
– Doppelstrangbrüche 137
– eingeschränkte 173
– Housekeeping Function 136
DNA-Schäden 136
– Mutationen 173
– Reparatur 136
– strahleninduzierte 134
– Zellzyklusregulation 129
DNA-Synthese
– Hyperthermie 162
DNT (dysembryoplastischer neuroepithelialer Tumor) 334
Dokumentation
– Strahlentherapie 537
Dopamin(rezeptor)antagonisten
– Erbrechen 499
– Hypophysenadenome 343
Doppelbilder
– Ästhesioneuroblastom 354
– Exophthalmus 516
– Nasen(nebenhöhlen)karzinom 361
Doppelmonitorsystem
– Linearbeschleuniger 219
Doppelspirale
– DNA 125
Doppelstrangbrüche 134
– DNA 135
– Reparatur 137
Dopplersonographie 280
Dosimetrie
– Brachytherapie 268
– Entwicklung 3
– Implantationen
  – permanente 274
  – temporäre 270
– Volumenimplantate, interstitielle 273
Dosis
– effektive 526, 527
  – Gewebe-Wichtungsfaktor w_T 527
– Röntgendiagnostik 185

Dosis-Effekt- bzw. -Wirkungs-Kurve
– Bestrahlung, fraktionierte 147
– Kanzerogenese 182
– Parameter 141
– Tumoren, strahleninduzierte 44
– Tumortherapie 154
– Verlauf 144
– Zellüberlebenskurven 140
Dosis-Zeit-Verhältnis 186
Dosisabhängigkeit
– Kanzerogenese 181
Dosisakzelerierung
– Hypofraktionierung 161
Dosisaufsättigung
– lokale 302
Dosisbegriff 115
Dosisgrenzwerte
– Gebärfähige 529
– Jugendliche in Ausbildung 529
– Kategorie A/B 529
– Kontrollbereich 528
– Sperrbereich 529
– Staatsgebiet, allgemeines 527
– Strahlenschutzbereiche 527
– Überwachungsbereich 528
Dosisgrößen
– Strahlenschutz 526
Dosisleistung 118
– Quadrat der Entfernung 530
– Sperrbereich 529
Dosisleistungs-(DL-)Bereiche
– Brachytherapie 226
Dosisleistungseffekte 148
Dosisleistungskonstante 119
Dosismaximum (Dmax) 105, 240
Dosisprotrahierung 148
Dosisumrechnungsfaktor
– Energiedosis 116
Dosisverteilung 121
– Gegenfeldbestrahlung 253
– Mehrfelderbestrahlung 255
– Strahlenresistenz 157
– Teletherapie 239
– zeitliche 158
Dottersacktumor 340, 428
Doxorubicin
– s.a. Adriamycin
– emetogenes Potential 499
– Harnblasenkarzinom 432
– Karzinoidtumoren 440
– Korpuskarzinom 421
– Nephroblastom 474
– NNR-Karzinom 439
– Osteosarkom 445
– Schilddrüsenkarzinom 438
– Thymom 374
– Weichteilsarkome 448, 449
Drehanode 109

Dreieckspektrum
– Röntgenröhre 107
Drei-Felder-Box
– Mehrfelderbestrahlung 254
Drucksteigerung,
   intrakranielle 489
DTIC
– emetogenes Potential 499
Dukes-Astler-Coller-Klassifikation
– Kolorektale Karzinome 396
Duldungspflicht
– Personendosimetrie 527
Dünndarmaltom 466
Duodenopankreatektomie
– Pankreaskarzinom 394
Dupuytren-Kontraktur 511, 512
– Einzelstehfeld-Bestrah-
   lungen 250
– Tubiana-Einteilung 513
Durchflusszytometrie 155
Durchlassstrahlung 534
– Strahlenschutz 537
Durchleuchtungszeit 533
– Strahlenschutz 532
Durie-Salmon-Klassifikation
– Plasmozytom 461
dynamische Strahlentherapie 259
dysembryoplastischer neuro-
   epithelialer Tumor (DNT) 334
Dysgerminom 425
– Strahlensensibilität 156
dysmyelopoetisches
   Syndrom 467
Dysphagie
– Vena-cava-superior-
   Syndrom 487
Dyspnoe
– Schilddrüsenkarzinom 435
Dysurie
– Harnblasenkarzinom 431

E

EAP
– Magenkarzinom 393
– Pankreaskarzinom 394
Edatrexat
– Pleuramesotheliom 375
effektive Äquivalentdosis 118
effektive Dosis 185, 527
effektive Halbwertszeit 102
EGF-Rezeptor
– Mammakarzinom 378
EIC (Extensive Intraductal
   Component)
– Mammakarzinom 381
Eigenanamnese 56
Einblendung s. Kollimation
Einfallsdosis 116, 120

Einflussstauung, obere 487
– Chemotherapie 488
Einstellhilfen 311
Einstellkreuz
– Bestrahlungsfeld 307
Einzelfeldbestrahlungen 186
Einzelschichttechnik
– Computertomographie 281
Einzelstehfeld-Bestrahlungen
   186, 250
– Einstellung, isozentrische 251
– Feldanschlüsse 251
– Feldbegrenzungen 251
– Fokus-Haut-Abstand 251
– Halbschatten 251
– Indikationen 250
– Isozentrum 251
– Mammakarzinom 253
Einzelstrangbrüche 134, 135
Eiweißelektrophorese
– Plasmozytom 462
Elektivität(sfaktor)
– Strahlentherapie 154
elektromagnetische Strahlung
– Wechselwirkung
   mit Marterie 97
elektromagnetische
   Strahlungsenergie 101
elektromagnetische
   Wellenstrahlung 93, 102
Elektronen 95
– Atomkern 96
– Bremsstrahlenuntergrund 240
– Charakterisierung 212
– hydratisierte 132
Elektronen-Bunching
– Wanderwellenbeschleu-
   niger 215
Elektronenbeschleuniger
– Fokus 223
Elektronenbestrahlung,
   intraoperative
– Magenkarzinom 392
– Pankreaskarzinom 394
Elektronendosimetrie 243
Elektronenloch 102
Elektronenstrahlen/
   strahlung 95, 100
– Abschirmung 530
– Dosismaximum 241
– IORT 264
– Isodosenkurven 241
– Körperinhomogenitäten 246
– Strahlungs-Wichtungs-
   faktor 117
– Tiefendosisverlauf 122, 212,
   240
Elektronensynchrotron
– Entwicklung 4

Elektronentubus
– Feldbegrenzung 244
embryonales Karzinom 340
– Ovarien 425
Emesis s. Erbrechen
En-bloc-Resektion 77
En-bloc-Vulvektomie
– Vaginal-/Vulvakarzinom 422
Enchondrom 443
Endobrachyösophagus
– Ösophaguskarzinom 387
Endokardfibrose
– Karzinoidtumoren 440
Endokrine Therapie s.
   Hormontherapie
Endometriumhyperplasie
– Korpuskarzinom 419
Endometriumkarzinom s.
   Korpuskarzinom
Endoskopie 61
Endosonographie 280
– Magenkarzinom 391
– Ösophaguskarzinom 388
– Prostatakarzinom 409
Endzellen
– kurzlebige/reife 193
Energie
– s.a. Strahlungsenergie 101
– kinetische 101, 107
Energieabgabe
– Strahlung 105
Energieabsorption
– Strahlenwirkung 131
– Tiefendosisverläufe 122
energiearme Strahlung 111
– Röntgenstrahlen 111
Energiedosis 118
– Strahlenschutz 526
Energiedosisleistung 118
Energiefluenz
– Anode 107
– Photonen 108
– Röntgenstrahlen 112
Energieschemata 101
Energietransfer 94
– linearer (LET) 100, 117, 134
– Sauerstoffeffekt 152
Energieverlust 100
Energieversorgung
– Linearbeschleuniger 214
Enolase, neurospezifische
– Neuroblastom 473
Enteritis
– strahleninduzierte 412
Entzündungen
– radiogene 503, 505, 511
Entzündungsbestrahlung 505
eosinophiles Granulom 478
Ependymom 333, 340
– anaplastisches 340

- Kindesalter 337
- myxoides 340
- Strahlentherapie, kraniospinale 311
Epicondylopathia humeri 508, 509
Epidemiologie 39
- Tumorerkrankungen 48
Epidermis 481
- Aufbau 481
- Hyperplasie 24
Epipharynx 351
Epirubicin
- emetogenes Potential 499
- Ewing-Sarkom 445
- Harnblasenkarzinom 432
- Ovarialkarzinom 427
Erbrechen
- Antiemetika 499
- antizipatorisches 499, 500
- Chemorezeptor-Triggerzone 499
- Dopaminrezeptor-antagonisten 499
- 5-HT3-(Serotonin-)Rezeptor-Antagonisten 499
- Lorazepam 500
- Ondansetron 499
- Schweregrade 499
- strahleninduziertes 498
ERCP
- Pankreaskarzinom 393
Erhaltungschemotherapie 85
Erholung 139
Erholungs- und Reparaturprozesse
- Zelle 139
Erholungseffekt 134
Erholungsfähigkeit
- Tumorgewebe 147
Erkrankungen, gutartige
- Strahlentherapie 503
Ernährung 495
- ausgewogene 496
- gesunde 42
- parenterale 496
- Stufenkonzept 496
- Tumorerkrankungen 41
- zentralvenöser Zugang 497
Erythem
- radiogenes 412
Erythroplakie
- Vaginal-/Vulvakarzinom 422
Erythroplasia Queyrat 483
E-Selektin 504
Esmarch-Handgriff 327
Etidronat
- Skelettmetastasen 494
Etoposid
- Bronchialkarzinom
 - kleinzelliges 369

- nichtkleinzelliges 368
- Langerhans-Zell-Histiozytose 479
- Magenkarzinom 393
- Nephroblastom 474
- Ovarialkarzinom 427
- Schilddrüsenkarzinom 438
- Seminom 406
Euploidie 173
96/29/EURATOM 525
97/43/EURATOM 525
EVAIA
- Ewing-Sarkom 445
Ewing-Sarkom 443, 444
- Chemotherapie 445
- Chromosomentranslokationen 476
- EWS-Gen 476
- extraossäres 476
- Ganzlungenbestrahlung 477
- Kindesalter 476
- Osteomyelitis 476
- Palliativtherapie 477
- PCR 477
- Strahlensensibilität 156
Exophthalmus
- endokriner 516
- Orbitametastasen 491
Exstirpation
- diagnostische 68
Extended Field
- Großfeldbestrahlung 265
- Hodgkin-Lymphom 454
- MALT-Lymphome 466
- Non-Hodgkin-Lymphom 459
Extensive Disease
- Bronchialkarzinom, kleinzelliges 369
extrafokale Strahlung 110
Extremitätentumoren
- Brachytherapie 266

F

FAM
- Magenkarzinom 393
- Pankreaskarzinom 394
Familienanamnese 56
FAMTX
- Magenkarzinom 393
Fanconi-Anämie 173
Farbduplexsonographie 280
Farbenblindheit 171
Fasciitis nodularis 446
Feinnadelbiopsie 77
Feinnadelkatheter-Jejunostomie 496
Feld s. Strahlenfeld

Feldabstand
- Einstellungsungenauigkeiten 244
Feldanordnung
- Hirntumoren 335
Feldanschlüsse
- Einzelstehfeld-Bestrahlungen 251
Feldausgleich
- Linearbeschleuniger 218
Feldbegrenzung 241
- Einzelstehfeld-Bestrahlungen 251
- Elektronentubus 244
- Photonenstrahlen 241
- Teletherapie 241
Feldebene 223
Feldeinstellung 110, 244, 308
- Fokus-Haut-Abstand 308, 310
- Gantry-Drehung 308
- isozentrische 308
- Kollimatordrehung 308
Feldfläche 223
Feldformungen
- Anbringung 308
Feldgröße 223, 241, 533
- analoge/digitale Techniken 534
- Strahlenschutz 533
- Streustrahlung 122
- Teletherapie 241
Feldkollimation
- sekundäre 243
Feldkontrollaufnahmen 318
Feldlokalisation
- Therapiesimulator 286
Feldmarkierungen 302
- Sicherung und Dokumentation 318
Feldpforte 223
Feldränder 242
Feldstärke
- Stehwellenbeschleuniger 217
Femozolamid
- Melanom, malignes 486
Fernmetastasen 29
Ferritin 67
Fersensporn 508
- dorsaler 508
- plantarer 508
Fetalperiode
- Strahlenschäden 179
Fetogenese
- Strahlenschäden 180
FHA s. Fokus-Haut-Abstand
Fibroblasten
- Progression 511
Fibroepitheliom 482
Fibromatose, aggressive 511, 514
Fibrosarkom 446, 450

fibröse Dysplasie Jaffé-
    Lichtenstein-Uehlinger
– Differentialdiagnose   444
Fibrosebildung   511
Fibroxanthom
– atypisches   446
FIGO (Fédération Internationale
    de Gynécologie et
    d'Obstétrique)   415
FIGO-Klassifikation
– Korpuskarzinom   420
– Ovarialkarzinom   425
– Vaginalkarzinom   422
– Vulvakarzinom   422
– Zervixkarzinom   414
Filmdosimeter
– Personendosis   526
Filter(ung)   106, 110, 245
– Ausgleichsfilter   246
– Härtungsfilter   245
– Keilfilter   245
– Röntgenröhre   111
– Röntgenstrahlen   111
– Schwächungsfilter   245
– Teletherapie   245
Fisteln, nicht heilende
– Strahlentherapie   505
Flab-Methode
– Strahlentherapie,
    intraoperative   265
Flächen-Dosis-Messkammer   110
Flächen-Dosis-Produkt   106, 120
Flankenschmerz
– Nierenzellkarzinom   429
Fluorouracil
– Basaliom   483
– Bronchialkarzinom,
    nichtkleinzelliges   368
– Harnblasenkarzinom   434
– Karzinoidtumoren   440
– Kolorektale Karzinome   399
– Magenkarzinom   393
– Nasopharynxtumoren   354
– NNR-Karzinom   439
– Vulvakarzinom   424
Flush
– Karzinoidtumoren   440
Flutamid
– Gynäkomastie   517
Fokus   109, 222
– Elektronenbeschleuniger   223
– Röntgendiagnostik   109
– Röntgenröhre   222
Fokus-Achs-Abstand   223
– Feldeinstellung,
    isozentrische   310
– Großfeldbestrahlung   310
Fokus-Haut-Abstand   244
– Einzelstehfeld-Bestrah-
    lungen   251

– Feldeinstellung   308
– Großfeldbestrahlung   311
– Teletherapie   244
Fokus-Isozentrum-Abstand   223
Fokus-Oberflächen-Abstand   223
Fokus-Objekt-Abstand
– Röntgenstrahlen   111
Fokus-Patient-Abstand   533
Fokus-Tisch-Abstand
– Großfeldbestrahlung   310
Fokussierungsvorrichtung
– Röntgenröhre   107
Folgedosis   526, 527
– Folinsäure
– Kolorektale Karzinome   399
Fraktionierung   148
– akzelerierte   159
– Hirntumoren   336
– hyper-/hypofraktionierte   159
– konventionelle   159
– Strahlenspätschäden   143, 146
– Strahlentherapie   4, 158
Frakturen, pathologische
– Skelettmetastasen   493
Frakturkallus
– Sarkome   443
freie Radikale   132
Früherfassung/-erkennung bzw. -
    symptome
– Tumoren   51, 52, 53, 64
Furosemid
– Hirndrucksteigerung,
    akute   489

G

G_0-Phase
– Mitose   127
G_1-/G_2-Block
– Zellzyklus   129
G_1-/G_2-Phase
– Mitose   127
Galaktographie   60
Gallenblasenkarzinom   393
– Operabilität   394
Gallengangkarzinom   393
– Ikterus   393
– Radiochemotherapie   394
– Therapie   394
Gamma-Interferon   88
Gammaknife   261, 263
Gammastrahlen/-strahlung   93,
    95
– Reichweite   104
– Strahlungs-Wichtungs-
    faktor   117
– Vernichtungsstrahlung   100
Gammopathie, benigne,
    monoklonale   460

Gantry
– Therapiesimulator   223
Gantry-Drehung
– Feldeinstellung   308
Gantry-Winkel-Einstellung   307
Ganzabdomenbestrahlung
– Non-Hodgkin-Lymphome   459
– Ovarialkarzinom   427, 428
Ganzhautbestrahlung   265
– Einstellungstechnik   311
– Non-Hodgkin-Lymphome,
    kutane   464
Ganzhirnbestrahlung
– Hirnmetastasen   492
– Non-Hodgkin-Lymphome   459
Ganzkörperbestrahlung   265
– Einstellungstechnik   311
Ganzkörperhyperthermie   228
Ganzlungenbestrahlung
– Ewing-Sarkom   477
Gastrektomie
– Magenkarzinom   392
gastrointestinales Syndrom   189
Gastrointestinaltumoren   387
Gastrostomie, perkutane,
    endoskopische (PEG)   496
G-CSF (Granulozyten-kolonie-
    stimulierender Faktor)   88
Gebärfähige
– Dosisgrenzwerte   529
Gefäße
– Strahlenschäden/
    -sensibilität   202
Gefäßpermeabilität
– Hyperthermie   162
Gefäßsprossung
– überschießende   511
Gefäßtumoren
– benigne   511
Gegenfeldbestrahlung   253
– Dosisverteilung   253
Gegenfeldeinstellung   308
– isozentrische   309
Gehirn
– bildgebende Diagnostik   57
Gehörverlust   54
Geiger-Müller-Zählrohr
– Entwicklung   4
Gelenkerkrankungen
– degenerative   507
Gemcitabin
– Ovarialkarzinom   427
– Pankreaskarzinom   394, 395
– Pleuramesotheliom   375
– Schilddrüsenkarzinom   438
Generator
– Röntgenanlage   106
– Röntgenröhre   110
– Röntgentherapie   113
– Therapiesimulator   223

Genmutationen 171
– Keimzellen 176
Genom 125
Genommutationen 171
Germinom 340
Gerota-Faszie 430
Geschwulst(bildung) s. Tumoren
Geschwür
– Definition 10
Gestagene
– Korpuskarzinom 421
Gewebe
– früh/spät reagierende 143
Gewebeentnahme 67
Gewebe-Luft-Verhältnis 120
Gewebeverhältnisse 120
Gewebe-Wichtungsfaktor w_T 527
Gewichtsabnahme 54
Giant Adenoma
– Hypophysenadenome 342
Glaskörperschrumpfung 205
Gleason-Score
– Prostatakarzinom 407
Glioblastom 333
– Strahlensensibilität 156
Gliome 333
– Abtropfmetastasen 335
– astrozytäre 333
– Chemotherapie 336
Glühkathode
– Röntgenröhre 107
Glykosaminoglykane
– Exophthalmus 516
GM-CSF (Granulozyten- und Makrophagen-kolonie-stimulierender Faktor) 88
Gompertz-Kurve 28
Gonadenschutz
– Röntgendiagnostik 534
– Strahlentherapie 536
Gonarthrose 508
Gorlin-(Goltz-)Syndrom 481
– C-Zell-Karzinom 435
Gradeinteilung (Grading)
– Tumoren 27
Granulom
– eosinophiles 478
Granulomatose Hand-Schüller-Christian 478
Granulosazelltumor 425
Granulozytenleukämie
– chronische 468
Grawitz-Tumor s. Nierenzellkarzinom
Gray (Gy) 116
Grenzenergie 107
Großfeldbestrahlung 264
– Cold Spots 311
– Einstellungstechnik 310
– Extended Field 265

– Fokus-Achs-Abstand 310
– Fokus-Haut-Abstand 311
– Fokus-Tisch-Abstand 310
– Hot Spots 311
– lymphoretikuläre Systemerkrankungen 265
– Mantelfeld 265
– Neurokranium 310
– Primärtumor 265
– Verschiebetechnik 311
– Y-Feld, umgekehrtes 265
gutartige Erkrankungen
– Strahlentherapie 503
Gynäkomastie 64, 511, 517
– Antiandrogene 517
– Flutamid 517
– Hodentumoren 403
– idiopathische 517
Gynandroblastom 425
G-Wert
– Strahlenchemie 133

H

H^1/H^2-Blocker 330
Haarzell-Leukämie 456, 457, 467
Haemoccult®-Test
– Kolorektale Karzinome 396
Halbkörperbestrahlung
– Skelettmetastasen 494
Halbschatten 222
– Einzelstehfeld-Bestrahlungen 251
Halbschattenbreite 222
Halbtiefenhyperthermie 228
Halbwertschichtdicke
– Photonenstrahlen 531
– Röntgenstrahlen 112
Halbwertszeit
– biologische 102
– effektive 102
– physikalische 101
Hals
– Lymphabflussgebiete 353
Halslymphabflussbestrahlung
– Larynxkarzinome 359
Halslymphknotenmetastasen
– Nasopharynxtumoren 352
Hämangioblastomatose, zerebroretinale
– Phäochromozytom 439
Hämangiome 511, 517
– Haut 517, 518
– Leber 517, 518
– Wirbelkörper 518
– ZNS 518
Hämangiosarkom 517
hämatogene Metastasierung 31

hämatopoetische Wachstumsfaktoren 88
hämatopoetisches Syndrom 189
hämatopoetisches System
– Strahlenschäden/ -sensibilität 194
Hämatotoxizität
– Chemotherapeutika 164
Hämaturie
– Harnblasenkarzinom 430
– Nierenzellkarzinom 429
Hämophilie 171
Hand-Schüller-Christian-Granulomatose 478
Hardware
– Bestrahlungsplanungssysteme, computergestützte 287
Harnableitung
– Harnblasenkarzinom 433
Harnblasenkarzinom 430
– Bladder Mapping 431
– Chemotherapie 432, 434
– Harnableitung 433
– Jewett-Marshall-Einteilung 431
– nichtinvasives 431
– Palliativtherapie 434
– papilläres 431
– Radiochemotherapie 434
– Salvagezystektomie 434
– Therapievorbereitung 297
– TNM-Klassifikation 431
– TUR (transurethrale Resektion) 431, 432
– Urographie 431
– Zystektomie 432
– zytostatikainduziertes 430
Harninkontinenz
– strahleninduzierte 411
Harnwege, ableitende
– bildgebende Diagnostik 61
Harnwegstumoren 429
– Übergangsepithelkarzinom 429
Hartstrahltherapie 207
– Bestrahlungsgerät 113
– Röntgenstrahlen 113
– Strahlenschutz 537
Härtungsfilter 245
– Tiefendosisverläufe 123
Hashimoto-Pritzker-Syndrom 478
Häufigkeit s. Prävalenz
Haut
– Hämangiome 518
– Strahlenschäden/ -sensibilität 196
Hautekzeme
– Strahlentherapie 505

Hauterkrankungen
- Einzelstehfeld-Bestrahlungen 250
Hauthämangiome 517
Hauttumoren 481
- benigne 481
- genetische Prädisposition 481
- maligne, epitheliale 481
- Oberflächentherapie, Strahlenarten 484
- Röntgentherapie 207
- semimaligne 481
- Umweltfaktoren 481
HDR (High Dose Rate)
- Brachytherapie 227
Heat-Shock-Proteine 163
Heiserkeit 54
- Schilddrüsenkarzinom 435
Helicobacter-pylori-Infektion
- Magenkarzinom 391
- MALT-Lymphome 466
Helium
- Neutronengenerator 220
Hemikolektomie
- Kolonkarzinom 397
Hepadnaviren
- Tumorinduktion 46
hepatozelluläres Karzinom 46
- s.a. Leberkarzinom
- Implantationsmetastasen 33
- Tumormarker 67
HER-2/neu-Onkogen-Protein
- Mammakarzinom 378
Herddosis 120
Herpes zoster
- Strahlentherapie 505
Herpes-simplex-Virus 2
- Analkarzinom 399
- Tumorinduktion 46
- Zervixkarzinom 413
Herz
- Strahlenschäden/-sensibilität 202
Herzdruckmassage 328
Herzinfarkt, strahlen induzierter 296
Herz-Kreislauf-Störungen
- Medikamente 328
Hiatus leucaemicus 468
High-Grade-Gliome 336
Hippel-Lindau-Syndrom
- Phäochromozytom 439
Hirnbestrahlung
- Bronchialkarzinom, kleinzelliges 370
- Melanom, malignes 486
Hirndrucksteigerung/-druckzeichen 489
- Diuretika 489
- Hirnmetastasen 492

- Mannitol-Infusion 489
Hirnentwicklung
- Strahlenschäden 180
Hirnmetastasen 492
- Chemotherapie 493
- Ganzhirnbestrahlung 492
- Hydrozephalus 492
- Mammakarzinom 492
- Radiochirurgie 493
Hirnnervenausfälle
- Ästhesioneuroblastom 354
Hirnödem
- strahleninduziertes 336
Hirntumoren 333
- Feldanordnung 335
- Fraktionierung 336
- Kindesalter 337
- Malignitätsgrad 336
- Metastasierung 30
- WHO-Klassifikation 334
Histiocytosis X 478
- s.a. Langerhans-Zell-Histiozytose 478
- Chemotherapie 479
- Differentialdiagnose 444
- Kindesalter 478
Histiozytom
- fibröses 444, 446, 450
HNO-Bereich
- bildgebende Diagnostik 58
HO-Klassifikation
- Ossifikation, heterotope 515
Hoch-LET-Strahlung 153
Hochdosis-Chemotherapie
- Hodgkin-Lymphom 455
Hochenergie-Strahlentherapie 209, 239
- Kerma 116
- Paarbildung 99
Hochfrequenzgenerator 4
Hochpräzisions-Strahlentherapie 260
Hochspannung
- Röntgenröhre 107
Hochvolttherapie 209, 239
- Kerma 116
- Paarbildung 99
Hoden
- Strahlenschäden/-sensibilität 200
Hodenkarzinom 403
- Tumormarker 67
Hodentumoren 403
- chemische Agenzien 403
- Kryptorchismus 403
- maligne 405
- nichtseminomatöse 403, 404
- Chemotherapie 406
- Orchiektomie 404
- Teratome, maligne

- Hoden 403
- TNM-Klassifikation 404
- Tumormarker 404
Hodgkin-Lymphom 451
- Alkoholschmerz 451
- Ann-Arbor-Klassifikation 452
- B-Symptomatik 451
- Bestrahlungspause 454
- Bulky Disease 453, 454
- Chemotherapie 455
- Extended Field 454
- extranodales 451, 453
- Hochdosis-Chemotherapie 455
- Immundefekte 451
- Immunsuppression 517
- Involved Field 454
- LK-Biopsie 452
- Lymphographie 452
- lymphozytenarme/-reiche Form 451
- Mediastinaltumor 451
- Mischtyp 451
- noduläre Sklerose 451
- Risikofaktoren 453
- Rye-Klassifikation 451
- Splenektomie 452
- Stadieneinteilung 453
  - differentialdiagnostische 453
  - Zusätze 452
- Staging-Laparotomie 452
- Strahlensensibilität 156
- total-nodale Bestrahlung 454
- Tumormarker 67
- unklassifizierbares 451
Höhenlaser
- Justierung 307
Höhenstrahlen 93
Hohlraumionendosis 115
Hohlvenentyp
- Metastasierung, hämatogene 31
Holzstäube
- Tumorerkrankungen 43
Homogenisierung
- Linearbeschleuniger 218
Homogenitätsgrad
- Röntgenstrahlen 113
Hormesis 169
Hormonhaushalt
- Störungen 54
Hormonrezeptoren
- Mammakarzinom 378, 383
Hormontheorie
- Tumoren 47
Hormontherapie 85
- ablative 86
- additive 86
- Hypophysenadenome 343
- Korpuskarzinom 421
- Mammakarzinom 382

– metastasiertes 385
– Prostatakarzinom 410
– Rezeptoren 85
Hot Spots 311
– Großfeldbestrahlung 311
Housekeeping Function
– DNA-Reparatur 136
HPNCC (hereditäres nichtpolypöses kolorektales Karzinom)
– Korpuskarzinom 419
5-HT$_3$-(Serotonin-)Rezeptor-Antagonisten
– Erbrechen 499
Hüftgelenk
– Ossifikation, heterotope 514
Hüftkopfnekrose
– radiogene 205
hydratisierte Elektronen 132
Hydronephrose
– Harnblasenkarzinom 431
Hydroxyharnstoff
– Ovarialkarzinom 428
Hydrozephalus
– Hirndrucksteigerung, akute 489
– Hirnmetastasen 492
Hypalbuminämie
– Hyperkalzämie 490
hyperbares Sauerstoffmilieu 151
Hyperfraktionierung 159
Hypergammaglobulinämie
– Plasmozytom 461
Hyperkalzämie 490
– Bisphosphonate 491
– Hypalbuminämie 490
– Skelettmetastasen 490
Hypernephrom
– s.a. Nierenzellkarzinom 429
– Hirnmetastasen 492
– Skelettmetastasen 493
Hyperparathyreoidismus
– Knochensarkome 443
Hyperplasie 23, 24
hyperproliferative Erkrankungen
– Einzelstehfeld-Bestrahlungen 250
– Strahlentherapie 504
Hyperthermie 74, 161, 227
– Azidose 162
– biologische Wirkungen 162
– Ganzkörperhyperthermie 228
– interstitielle 230
– perkutane 228
– regionale 228
– sensibilisierender Effekt 161, 228
– Strahlentherapie 162
– Temperaturmessung 229
– Temperaturverteilung 230
– Thermotoleranz 163

– tumorizider Effekt 161, 228
– Verstärungsfaktoren 162
Hyperthyreose 64
– Exophthalmus 516
Hypertrophie/hypertrophische Erkrankungen 23
– kompensatorische 23
– Strahlentherapie 503, 511
Hypnotika 330
Hypofraktionierung 161
– Dosisakzelerierung 161
Hypopharynx 351
Hypopharynxkarzinom 355
Hypophysenadenom 333, 341
– Adenomektomie 342
– basophiles 342
– chromophobes 342
– eosinophile 342
– Giant Adenoma 342
– Hormontherapie 343
– Rotationsbestrahlung 335
– suprasellläres 343
– Hormontherapie 343
hypotensive Krise
– Karzinoidtumoren 441
Hypoxie
– Strahlenresistenz 157
– Strahlentherapie 152
Hysterektomie
– Korpuskarzinom 420
– Zervixkarzinom 415

I

Ibandronat
– Hyperkalzämie 491
– Mammakarzinom 383
– Skelettmetastasen 494
ICRP (International Commission on Radiation Protection) 525
ICRU-Report 236
Ifosfamid
– Bronchialkarzinom
  – kleinzelliges 369
  – nichtkleinzelliges 368
– Ewing-Sarkom 445
– Medulloblastom 338
– Osteosarkom 445
– Rhabdomyosarkom 349, 475
– Seminom 406
– Thymom 374
– Weichteilsarkome 449
– Zervixkarzinom 419
IgM 67
Ikterus
– Gallengangskarzinom 393
Immunantwort
– humorale/zelluläre 87
Immundefekte
– Hodgkin-Lymphom 451

Immunglobuline
– Hodgkin-Lymphom 452
Immunitätstheorie
– Tumoren 47
Immunoblastom 457
Immunozytom 456, 457
Immunsuppression
– Azathioprin 517
– Nierentransplantation 517
– Strahlentherapie 503, 517
– systemische 517
Immuntherapie 86
– Definition 9
– Melanom, malignes 486
Impingementsyndrom 507
Implantationen
– permanente 274
  – Bestrahlungsplanung 274
  – Dosimetrie 274
– temporäre 274
  – Bestrahlungsplanung 270
  – Brachytherapie 269
  – Dosimetrie 270
Implantationsmetastasen 30, 32
Impotenz
– strahleninduzierte 411
IMRT (intensitätsmodulierte Strahlentherapie) 261
Inaktivierungskurven
– Strahlensensibilität 145
Individualblenden 248
Individualblöcke 310
Individualkollimation 249
Individualkollimatoren 248
– Computertomographie 282
– Feldeinstellung 308
– Herstellung 250
– patientennahe 243
Induktionschemotherapie 85
Induratio penis plastica 511, 513
Infertilität
– strahlenbedingte 202
Informations- und Dokumentationsbogen
– Aufklärung 297
– standardisierter 297
Ingestion
– Strahlenexposition 167
Inhalation
– Strahlenexposition 167
Inkorporation
– Radionuklide 532
Inkrementaltechnik
– s. Einzelschnitttechnik
iNOS (induzierbare Stickoxidsynthase) 504
Integraldosis 121
intensitätsmodulierte Strahlentherapie 261
Interferone 88

Interkostalneuralgie
– Strahlentherapie 505
Interleukin-2 (IL-2) 88
Intermitosezyklus 127
International Commission
    on Radiation Protection
    (ICRP) 525
Interphasetod 138
interstitielle Therapie 239, 269
Intimafibrose 511
intraepidermales Karzinom 483
intrakavitäre Therapie 239, 268
intraokuläre Tumoren 347
Intubationsbesteck 329
Involved Field
– Hodgkin-Lymphom 454
– Non-Hodgkin-Lymphome 459
Inzidenz 39
Inzisionsbiopsie 68
Ionen 96
Ionendosis 115, 118
Ionendosisleistung 118
Ionisation 97
– (in)direkte 97
Ionisationsdichte
– Äquivalentdosis 117
– Strahlentherapie 152
Ionisierung 93
IORT (intraoperative
    Radiotherapie) 261
– Kolorektale Karzinome 398
– Pankreaskarzinom 394
^{192}Iridium-Moulage
– Basaliom 484
– Spinaliom 484
^{192}Iridium-Quellen
– Afterloading 275
^{192}Iridium-Spickung
– Prostatakarzinom 409
^{192}Iridium-Wires
– Afterloading 276
Irinotecan
– Kolorektale Karzinome 399
Irradiated Volume 238
Isochronzyklotron 221
Isodosenkurven(verlauf) 243
– Keilfilter 245
– Elektronenstrahlen 241
Isodosenlinien 121
isomerer Übergang 101
Isotope 96
Isozentrum 223
– Einzelstehfeld-Bestrah-
    lungen 251

J

Jaffé-Lichtenstein-Uehlinger-
    Syndrom
– Differentialdiagnose 444

Jewett-Marshall-Einteilung
– Harnblasenkarzinom 431
Jod
– Kontrastmittelzwischen-
    fälle 329
^{125}Jod 269
Jodmangel(struma) 435
^{131}Jod-Meta-Iodo-Benzyl-Guanidin
    (MIBG)
– Neuroblastom 473
^{125}Jod-Spickung
– Pankreaskarzinom 394
Jugendliche in Ausbildung
– Dosisgrenzwerte 529
Justierung
– Höhenlaser 307
– Mittellaser 306

K

Kadish-Einteilung
– Ästhesioneuroblastom 355
Kanzerogenese 176, 180
– Äquivalentdosis 116
– Dosis-Wirkungs-Kurve 182
– Dosisabhängigkeit 181
– Mechanismus, auslösender 181
– Mutationen 175
– Organschäden 183
– Strahlenexposition 183
Karnofsky-Index
– Bronchialkarzinom 364
karzinoembryonales Antigen
    s. CEA
karzinogen 40
Karzinogene/-genese
– chemische 42
– strahleninduzierte 43
– virale 45
Karzinoidtumoren 440
– Chemotherapie 440
– Flush 440
– hypotensive Krisen 441
– Serotoninantagonisten 440
Karzinom(e) 7, 26
– hepatozelluläre 46
– lymphoepitheliale 46
– Metastasierung 30
– TNM-Klassifikation 34
Kastration
– Strahlentherapie 503, 519
Katecholaminmetaboliten
– Neuroblastom 473
Kategorie A/B
– Dosisgrenzwerte 529
– Kontrollbereich 528
– strahlenexponierte
    Personen 537
Kathode 104

Kathodenheizung
– Röntgenröhre 107
Kathodenstom
– Röntgenröhre 107
Kavatyp
– Metastasierung,
    hämatogene 31
Kavographie
– Vena-cava-superior-
    Syndrom 487
Kegelkonvergenz 255
Kehlkopfkarzinom
– Früherfassung 53
Keilfilter 245
– dynamische 220
– externe 220
– Feldeinstellung 308
– Isodosenverlauf 245
– Linearbeschleuniger 220
– motorische 220
– Phontonenfelder 220
Keimversprengungstheorie
– Tumoren 47
Keimzellmutationen 170, 176
Keimzelltumoren 340
– Hoden 403, 405
– Kindesalter 337
– mediastinale
    – Vena-cava-superior-
        Syndrom 487
– Ovarien 425
– Tumormarker 67
Keloidbildung 511
Kenndosisleistung 120
Keratoakanthom 481
Keratose
– solare 483
Kerma (Kinetic Energy Released
    in Material) 116
Kerma-Leistung 118
Kernladungszahl 95, 107
Kernspintomographie
– Entwicklung 5
Ki-67 155
– Mammakarzinom 378
Kieferhöhlenkarzinome 361
Kiel-Klassifikation
– Non-Hodgkin-Lymphome
    456, 458
Killer-(LAK-/NK-)Zellen
– lymphokinaktivierte 86
– natürliche 86
Kindesalter
– Astrozytom 337, 339
– Ewing-Sarkom 476
– Hirntumoren 337
– Histiocytosis X 478
– Medulloblastom 337
– Nephroblastom 474
– Neuroblastom 473

– Rhabdomyosarkom 475
– Tumoren 471
Kinetic Energy Released in Material (Kerma) 116
Kinetik 1. Ordnung
– Zytostatika 84
kinetische Energie 101, 107
Klarzellsarkom 474
Klatskin-Tumoren 393
Kleinwinkelrotation
– telezentrische 255
klinische Pathologie 78
klonogene Zelle 138
Klötze
– Feldeinstellung 308
Klystron 217
KM-Zwischenfall
– s. Kontrastmittelzwischenfälle
Kniekeil 312
– Lagerung 305
Knochen
– Strahlenschäden/-sensibilität 205
Knochenersatz
– Knochensarkome 444
Knocheninfarkt
– Knochensarkome 443
Knochenmark
– Strahlenschäden/-sensibilität 194
Knochenmarkbiopsie
– Knochensarkome 444
– Weichteilsarkome 447
Knochenmetastasen 32
Knochensarkome 443
– Chemotherapie 445
– Knochenersatz 444
– Knochenmarkbiopsie 444
– LDH 443
– Skelettszintigraphie 443
– Strahlensensibilität 156
Knorpel
– Strahlenschäden/-sensibilität 205
Knoten, kalter 436
Knotenbildung
– Krebswarnsignal 54
kokarzinogen 40
kollagene Fasern
– Überschussbildung 511
Kollimation
– individuelle 249, 251
– Linearbeschleuniger 219
– sekundäre 248, 249
– Strahlentherapie, konformierende 258
Kollimatordrehung
– Feldeinstellung 308

Kolon-Doppelkontrastuntersuchung
– Analkarzinom 401
Koloniebildungstest 144
Kolonkarzinom
– Hemikolektomie 397
– Radiotherapie 398
– Stadieneinteilung 397
Kolorektale Karzinome 395, 397
– Chemotherapie 399
– Diarrhö, paradoxe 396
– Dukes-Astler-Coller-Klassifikation 396
– Epidemiologie 49
– Ernährungsgewohnheiten 42
– Früherfassung 53
– Haemoccult-Test 396
– Hirnmetastasen 492
– IORT 398
– Korpuskarzinom 419
– Kurzzeitbestrahlung 398
– Lymphabfluss 396
– Radiochemotherapie 398, 399
– Sigma-Anus-praeter 397
– TNM-Klassifikation 396
– Tumorlokalisation 396
– Tumormarker 396
Koloskopie
– Analkarzinom 401
Kombinationschemotherapie 84
Kommunikation
– Sterbende 324
Komplikationen, chronische 296
Konformation(sbestrahlung) 257, 258
– Bewegungsbestrahlung 258
Konisation
– Zervixkarzinom 415
Konjunktiva
– Melanom, malignes 348
konsolidierende Strahlentherapie 73
Kontaktherapie 239
Kontrast
– Compton-Effekt 98
Kontrastmittelzwischenfälle 328, 329
Kontrazeptiva
– Ovarialkarzinom 425
Kontrollbereich
– Dosisgrenzwerte 528
– Kategorie A/B 528
Konvergenzbestrahlung
– Bewegungsbestrahlung 255
Kopf-Hals-Tumoren 351
– Brachytherapie 266
– Lymphknotenmetastasen 352
– TNM-Klassifikation 351
Kopfstütze 312, 314
Korium 481

Körperdosis 526, 527
Körperinhomogenitäten 246
– Brachytherapie 270
– Teletherapie 246
– Tiefendosisverläufe 122
körperliche Untersuchung 57
Körpervolumen
– Zielvolumen, klinisches 237
Korpuskarzinom 419
– Afterloading 421
– Antiöstrogene 419
– Blutungen, irreguläre 420
– Brachytherapie 421
– Chemotherapie 421
– FIGO-Klassifikation 420
– Hormontherapie 421
– Hysterektomie 420
– Lymphonodektomie 421
– Östrogene 419
– Perkutantherapie 421
– Scheidenauslastung, postoperative 421
– Sonographie, transvaginale 420
– Stein-Leventhal-Syndrom 419
– TNM-Klassifikation 420
– UICC-Klassifikation 420
– Wertheim-Meigs-Okabajashi-Operation 420
Korpuskularstrahlung 93, 95
– Reichweite 104
– Tiefendosisverlauf 239
Kortikosteroide/Kortisol
– Hirndrucksteigerung, akute 489
– Karzinoidtumoren 440
– NNR-Karzinom/Phäpchromozytom 439
Koxarthrose 508
– Ossifikation, heterotope 515
Krampfanfälle
– Hirnmetastasen 492
Kraniopharyngeom 344
– Kindesalter 337
kraniospinale Strahlentherapie 310
Krankheitsanamnese 56
Krankheitsverhütung
– s. Prävention
Krebs 7, 26
– Definition 10
– Ernährungsgewohnheiten 41
– Häufigkeit 26
– Inzidenz 40
– Mortalität 40
Krebsdiät 42, 496
Krebsentwicklung
– s. Kanzerogenese
Krebserkrankungen
– Problem 40
– Verarbeitung 322

Krebsfamilien 41
Krebspatient
– Aufklärung 322
– psychologische Betreuung 321
– verdrängender,
  nicht informierter 322
– vorsätzlich nicht
  aufgeklärter 322
Krebsproblem 39
Krebsrisiko
– Alter, zunahmendes 40
Krebstests 56
Krebszentrum s.
  Tumorzentrum
Kreisbeschleuniger 212
– Entwicklung 4
Kreuzfeuerbestrahlung 254
Kreuzresistenz
– Zytostatika 85
Krukenberg-Tumor
– Implantationsmetastasen 33
Kryptorchismus
– Hodentumoren 403
kurative Chemotherapie 71, 81
kurative Operationen 77
Kurzdistanz-Radiotherapie
– s. Brachytherapie
Kurzzeitbestrahlung
– Kolorektale Karzinome 398
Kurzzeitnarkose 317
Kutis 481

L

Labordiagnostik/-veränderungen
– paraneoplastische 64
– Tumoren 64
– unspezifische 64
Lagerung
– Beine 305
– Kniekeil 305
– Laserkoordinatensystem 304
– Strahlentherapie 304
– Tischdrehung 307
Lagerungshilfen 311
Lagophthalmus 516
Laktatdehydrogenase s. LDH
LAK-Zellen 86
Lambert-Eaton-Syndrom
– Nierenzellkarzinom 429
Lamellenkollimator 249
Laminektomie
– Rückenmarkkompression,
  akute 490
Landmarken
– Therapiesimulator 223
Langerhans-Zell-Histio-
  zytose 478
– s.a. Histiocytosis X
– Chemotherapie 479

– Einfach-/Mehr-System-
  Befall 478
– topische Therapie 479
Larynxkarzinom 27, 358
– glottisches 358
– Halslymphabfluss-
  bestrahlung 359
– sub-/supraglottisches 358
– Zigarettenabusus 359
Laserkoordinatenmarkie-
  rungen 308
– Sicherung und Dokumen-
  tation 318
Laserkoordinatensystem 317
– CT-Planungsraum 304
– Lagerung 304
LDH (Laktatdehydrogenase) 67
– Ewing-Sarkom 476
– Knochensarkome 443
– Nichtseminome 406
– Ovarialkarzinom 426
LDR (Low Dose Rate)
– Brachytherapie 227
Lebenserwartung
– Risikokatalog 185
– Röntgendiagnostik 185
Lebenszeit-Krebsrisiko
– Risikoeffizient 184
Leber
– bildgebende Diagnostik 61
Leberfleck 485
Leberhämangiome 517, 518
Leberkarzinom 46
– s.a. hepatozelluläres Karzinom
– Implantationsmetastasen 33
– Tumormarker 67
Lebertyp
– Metastasierung,
  hämatogene 31
Leberzirrhose
– Gynäkomastie 517
Ledderhose-Syndrom 512
Lederhaut 481
Leiomyosarkom 27, 444, 446
Lentigo 485
– maligna 485
Lentigo-maligna-Melanom 485
LET (linearer Energie-
  transfer) 100, 117, 134
– Sauerstoffeffekt 152
Letaldosis
– mittlere 189
Letalfaktoren 170
Letalität 39
Leukämie 27, 467
– akute 467
  – Chemotherapie 468
  – lymphatische 457, 467
  – myeloische 467
  – myelomonozytäre 467

– nichtlymphatische 467
– promyelozytäre 467
– Strahlentherapie 468
– zytologische Kriterien 468
– chemotherapie induzierte 455
– chronisch-lymphatische 456,
  457, 467
– Chemotherapie 469
– chronisch-myeloische 467
– Chemotherapie 469
– Philadelphia-Chromo-
  som 467
– Mediastinaltumor 468
– oligoblastische 467
– reifzellige 468
– strahleninduzierte 44, 181, 455
– Strahlensensibilität 156
– Tumormarker 67
Leukoenzephalopathie 204
– strahleninduzierte 339
Leukokorie
– Retinoblastom 347
Leukoplakie
– Vaginal-/Vulvakarzinom 422
Levamisol
– Kolorektale Karzinome 399
Leydig-Zell-Tumor 425
Leydig-Zellen
– Strahlenschäden/
  -sensibilität 200
Lhermitte-Zeichen 204
LHRH-Analoga
– Prostatakarzinom 410
Licht
– sichtbares 93, 102
Lichtvisier 106, 110
– Linearbeschleuniger 220
Limited Disease
– Bronchialkarzinom,
  kleinzelliges 369
Linac 214
linear-quadratisches Modell 142
Linearbeschleuniger 106, 212,
  214
– Aufbau 215
– Bremsstrahlung 217
– Doppelmonitorsystem 219
– Entwicklung 4
– Feldausgleich 218
– Homogenisierung 218
– Keilfilter 220
– Kollimation 219
– Lichtvisier 220
– Photonenausgleichskörper 219
– Scanning-Methode 218
– Stehwellenbeschleuniger 217
– Strahlerkopf 217
– Strahlmonitoring 219
– Streufolien 218
– Tangentialrotation 256

– Umlenkung 217
– Wanderwellenbeschleuniger 215
linearer Energietransfer (LET) 100, 117, 134
Liposarkom 444, 446, 450
Lippenkarzinom 357
Liquorzytologie
– Rhabdomyosarkom 447
Lisurid
– Hypophysenadenome 343
LMDS (locally multiply damaged sites) 134, 135
Lobektomie
– Bronchialkarzinom, nichtkleinzelliges 364
Lochbrett 317
– Bestrahlungsplanung 302
Lokalrezidiv 34
Lorazepam
– ANE-Syndrom 499
– Erbrechen 500
Lorenz-Kraft 212
Low-Grade-Gliome 336
L-PAM-Schema
– Plasmozytom 462
L-Selektin 504
L-Thyroxin
– Schilddrüsenkarzinom 439
Lumbago 508
Lungenfenster 363
Lungenfibrose 199
– strahleninduzierte 368
– zytostatikainduzierte 85
Lungenkarzinom
– Epidemiologie 48
– Früherfassung 53
– Häufigkeit 26
– strahleninduziertes 44, 181
Lungenmantelfibrose
– strahleninduzierte 383
Lungentumoren 363
Lungentyp
– Metastasierung, hämatogene 31
Lupus erythematodes
– Immunsuppression 517
Lymphabflussbestrahlung
– Ästhesioneuroblastom 355
Lymphabstromgebiet
– örtliches 29, 30
Lymphangiome 511
– Lymphangiosis carcinomatosa
– Bronchialkarzinom, kleinzelliges 369
– Mammakarzinom 383
Lymphknoten
– Einzelstehfeld-Bestrahlungen 250

Lymphknotengruppe
– sekundäre/tertiäre 30
Lymphknotenmetastasen 29
– Kopf-Hals-Tumoren 352
Lymphknoten-Vergrößerungen
– Hodgkin-Lymphom 451
lymphoepitheliales Karzinom 46
lymphogene Metastasierung 30
Lymphogranulomatose
– s. Hodgkin-Lymphom
Lymphographie
– Hodgkin-Lymphom 452
Lymphom, malignes 27, 451
– angioimmunoblastisches 456
– Ann-Arbor-Klassifikation 37
– Bennett-Typ 457
– großzellig-anaplastisches 456
– hochmalignes 456
– lymphoblastisches 456
– lymphoplasmozytisches 456
– lymphoplasmozytoides 457
– lymphozytisches 457
– Mediastinum 371
– Metastasierung 30
– monozytoides 456
– Nasen(nebenhöhlen)karzinom 361
– Nasopharynx 352
– niedrigmalignes 456
– Orbita 348
– plasmozytisches 456
– pleomorphes, mittel- und großzelliges 456
– Stadieneinteilung 36
– Tumormarker 67
– zentroblastisch-zentrozytisches 456, 457
– zentrozytisches 456, 457
– ZNS 343
Lymphonodektomie
– Korpuskarzinom 421
Lymphoretikulose
– Großfeldbestrahlung 265
– plasmozytische 461
Lymphozyten
– Strahlenschäden/-sensibilität 194
Lynch-II-Syndrom
– Korpuskarzinom 419

M

MACOP-B-Schema
– Non-Hodgkin-Lymphome 460
MAGE-Tumorantigene
– Neuroblastom 473
Magen
– Maltome 466
Magen-Darm-Trakt
– bildgebende Diagnostik 61

Magenkarzinom 27, 391
– Borrmann-Klassifikation 392
– Chemotherapie 393
– diffuser Typ 391
– Elektronenbestrahlung, intraoperative 392
– Endosonographie 391
– Epidemiologie 49
– Ernährungsgewohnheiten 42
– Früherfassung 53
– Gastrektomie 392
– Helicobacter-Infektion 391
– Hirnmetastasen 492
– Implantationsmetastasen 33
– intestinaler Typ 391
– Knochenmetastasen 32
– Radiochemotherapie 392
– TNM-Klassifikation 392
– Tumormarker 67, 392
Magnetresonanztomographie 57, 283
– Bestrahlungsplanung 278, 283, 285
– Detektor 285
– Dipole 283
– Entwicklung 5
– Funktionsweise 283
– Relaxation 284
– Resonanz 284
– Ringmagnet 283
– Spin 284
Magnetron 216
Makroadenome
– Hypophyse 343
Makroglobulinämie Waldenström
– Tumormarker 67
Makuladegeneration, feuchte 515
Malignitätsgrad
– Tumoren 27, 36
Malignome 10, 25
– s.a. Neoplasien
– Häufigkeit 26
MALT-Lymphome 466
– Chemotherapie 466
– Extended Field 466
– Helicobacter-pylori-Infektion 466
Maltome
– Dünndarm/Magen 466
Mamillenbestrahlung
– Prostatakarzinom 410
Mamillensekretion
– Mammakarzinom 378
Mamma
– Sonographie 60
Mammakarzinom 377
– A.-mammaria-interna-Lymphknotenmetastasen 381
– adjuvante Therapie 382

- Ausbreitungsdiagnostik/
  -muster 379
- Bisphosphonate 383
- Boost 382
- Brachytherapie 266
- BRCA-1/2 53, 377
- brusterhaltenden
  Operationen 381
- Cancer en cuirasse 383
- Carcinoma in situ 380
- Chemotherapie 382
- EGF-Rezeptor 378
- EIC (Extensive Intraductal
  Component) 381
- Einzelstehfeld-Bestrah-
  lungen 253
- Epidemiologie 49
- exulzerierendes 379
- Früherfassung 52
- HER-2/neu-Onkogen-
  Protein 378
- Hirnmetastasen 492
- Hormonrezeptoren 378, 383
- Hormontherapie 382
- Implantationsmetastasen 33
- inflammatorisches 378, 379
- intraduktales 378
- intralobuläres 378
- invasives 378
- Ki-67 378
- Knochenmetastasen 32
- Korpuskarzinom 419
- Lokalrezidive 383
- Lymphangiosis carcino-
  matosa 383
- Mamillensekretion 378
- Mastektomie 380
- metastasiertes 384
    - Chemo-/Hormon-
      therapie 385
- Metastasierung,
  lymphogene 379
- MIB1-Antigen 378
- Narbenrezidive 383
- Orbitametastasen 491
- Östrogen-/Progesteron-
  rezeptor 380
- Ovarektomie 519
- Ovarialkarzinom 425
- Paget-Karzinom 378
- Proliferationsaktivität 383
- Rezidive
    - regionäre 384
    - Risikoeinteilung 384
- Risikofaktoren 377
- Rückenmarkkompression,
  akute 489
- Skelettmetastasen 493
- strahleninduziertes 44, 181
- Strahlensensibilität 156

- Symptomatologie 378
- szirrhöses 60
- TNM-Klassifikation 379, 380
- Tumormarker 67, 379
- UICC-Klassifikation 380
- Vena-cava-superior-
  Syndrom 487
- Zellverdoppelungszeit 52
Mammographie 60
Mantelfeld 310
- Großfeldbestrahlung 265
Marginalzonenlymphom 456
Massen-Energieabsorptions-
  Koeffizient
- Photonenstrahlung 99
Masseterfibrose
- strahleninduzierte 354, 357
Mastektomie
- Mammakarzinom 380
Maximaldosis 120
MDR (Medium Dose Rate)
- Brachytherapie 227
Mechlorethamin
- Hodgkin-Lymphom 455
Mediastinalbestrahlung 296
- Hergefäßfibrose 202
Mediastinaltumoren 371
- Hodgkin-Lymphom 451
- Leukämie 468
- TNM-Klassifikation 371
Mediastinoskopie 68
- Bronchialkarzinom 363
- Mediastinaltumoren 371
Medikamente
- Herz-Kreislauf-Störungen 328
Medizinphysiker 18
Medroxyprogesteron(acetat)
- Korpuskarzinom 421
- Melanom, malignes 486
Medulloblastom 337
- Chemotherapie 338
- Einzelstehfeld-Bestrah-
  lungen 250
- Implantationsmetastasen 33
- Kindesalter 337
- Strahlensensibilität 156
- Strahlentherapie, kranio-
  spinale 311
Mega-Maus-Projekt 177
Megavolttherapie 239
- Kerma 116
Mehrfelderbestrahlung 186, 253
- Dosisverteilungen 255
- Drei-Felder-Box 254
- Einstellung 254
- Gegenfeldbestrahlung 253
- Kreuzfeuerbestrahlung 254
- Vier-Felder-Box 254
Mehrfeldertechnik
- isozentrische 309

Mehrtechnik 533
Melanom, malignes 484
- ABCDE-Regel 485
- akrolentiginöses 485
- amelanotisches 485
- BCG-Impfstoff 486
- Breslow-Klassifikation 482
- Chemotherapie 486
- Clark-Level 482
- Enukleation 486
- Exzisionsbiopsie 485
- Früherfassung 53
- genetische und konstitutionelle
  Faktoren 484
- Hirnbestrahlung 486
- Immuntherapie 486
- Konjunktiva 348
- Nase(nnebenhöhlen) 361
- noduläres 485
- Palliativtherapie 486
- Risikofaktoren 484
- Schmerzbestrahlungen 486
- superfiziell spreitendes 485
- TNM-Klassifikation 485
- UV-A/B-Licht 484
Melphalan
- Karzinoidtumoren 440
- Plasmozytom 462
Membranen 125
MEN-Syndrom
- C-Zell-Karzinom 435
Meningeom 333, 336
- anaplastisches 337
- Chang-Klassifikation 338
- Orbitametastasen 491
Meningeosis carcinomatosa 492
Meningeosis leucaemica 468
- Bestrahlung 469
- Chemotherapie 469
Menorrhagie
- Korpuskarzinom 420
Mercaptopurin
- Langerhans-Zell-Histio-
  zytose 479
Merkel-Zell-Tumor 481
α-Mesonen 93, 96, 211
- Charakterisierung 212
Mesopharynx 351
Mesorektum 395
Messkammer 106
- Flächendosis 110
Messvorrichtung
- Röntgenanlage 106
Metanephrin
- Neuroblastom 473
Metaplasma 125
Metastasen 10
- Einzelstehfeld-Bestrah-
  lungen 250
- Röntgentherapie 207

Metastasenchirurgie 79
Metastasierung
– generalisierte 32
– hämatogene 30, 31
– Implantationsmetastasen 30
– lymphogene 30
– retrograde 30
– Tumoren 30
– Typen nach Walther 32
Methotrexat
– Bronchialkarzinom, kleinzelliges 369
– Langerhans-Zell-Histiozytose 479
– Magenkarzinom 393
– Medulloblastom 338
– Non-Hodgkin-Lymphome 460
– kutane 465
– Osteosarkom 445
– Ovarialkarzinom 428
– Pleuramesotheliom 375
– Strahlenpneumonitis 488
– Weichteilsarkome 449
Methyl-Nitrosoharnstoff 136
α-Methylparathyrosin (AMPT)
– Phäochromozytom 440
Methysergid
– Karzinoidtumoren 440
Metoclopramid
– Erbrechen 499
Metronidazol
– Strahlensensibilisierung 74, 163
Metrorrhagie
– Korpuskarzinom 420
MIB1-Antigen
– Mammakarzinom 378
MIBG (Meta-Iodo-Benzyl-Guanidin
– Neuroblastom 473
Mikroadenome
– Hypophyse 343
β$_2$-Mikroglobulin 67
Mikrotron 213
Mikrozirkulationsstörungen 187
Mischgeschwülste 24
Mismatch-Repair (MMR) 137
Misonidazol
– Strahlensensibilisierung 74, 163
Misrepair
– Mutationen 173
Mithramycin
– Hyperkalzämie 491
Mitomycin C
– Bronchialkarzinom, nichtkleinzelliges 368
– emetogenes Potential 499
– Harnblasenkarzinom 432, 434
– Magenkarzinom 393

– Pankreaskarzinom 394
– Strahlenpneumonitis 488
– Vulvakarzinom 424
Mitose 127
– Mitotane
– NNR-Karzinom 440
mitotische Rekombination 176
Mittellaser
– Justierung 306
MMR (Mismatch-Repair) 137
Modell, linear-quadratisches 142
α/β-Modell 142
– Strahlenwirkung 142
Modulator
– Linearbeschleuniger 214
MOPP-Schema
– Hodgkin-Lymphom 455
Morbidität 39
Morbus
– Basedow 516
– Bechterew 515
– Bowen 481, 483
– Dupuytren 512
– Hodgkin 451
– Ledderhose 512
– Waldenström 457
Mortalität 39
Moulagen
– Feldeinstellung 308
– IORT 264
– Oberflächenkontakttherapie 267
MPNST (maligne Tumoren peripherer Nervenscheiden) 334
MRT s. Magnetresonanztomographie
MRT-Mammographie 61
MTAR
– Aufgaben 18
– Strahlentherapie 17
– Verantwortung, geteilte 18
– Zusammenarbeit
– mit Krankenschwester bzw. Krankenpfleger 19
Mukositis
– akute 197
– strahleninduzierte 354, 356
Multileaf-Kollimator 246, 248
– Computertomographie 282
– Feldeinstellung 308
– Ösophaguskarzinom 390
multiple Sklerose
– Immunsuppression 517
multiples Myelom
– s. Myelom, multiples
Multipulstechnik 533
Multitarget-Modell 141
Mumps
– Hodentumoren 403

Mundhöhle
– Strahlenschäden/-sensibilität 197
Mundhöhlenkarzinom 357
Mustargen
– Hodgkin-Lymphom 455
Mutationen 170
– biochemische 170
– Chromosomen 171
– dominante 175, 176
– Entstehungsmechanismen 173
– fixierte 171
– genetische 171, 176
– Genom 171
– Kanzerogenese 175
– rezessive 176
– somatische 170, 171, 173
Mutationsverdopplungsdosis 171
Muttermal
– Veränderungen 54
MVAC
– Harnblasenkarzinom 434
Mycosis fungoides 456, 457, 463
– Ganzhaut-Elektronentherapie 265
– Symptome 463
Myelodysplastisches Syndrom 467
Myelom, multiples s. Plasmozytom
Myelomatosis
– nicht osteolytische, disseminierte 461
Myofibroblasten
– Überproliferation 511
Myokarditis
– strahleninduzierte 454
Myonen
– Strahlungs-Wichtungsfaktor 117
Myositis ossificans 446
– Differentialdiagnose 444, 514
Myxosarkom 444

N

Nachladeverfahren
– s. Afterloading
Nackensteifigkeit
– Hirndrucksteigerung, akute 489
Nadelbiopsie 68
Nahrungskette
– Strahlenexposition 167
Narben
– hyalinisierte/hypertrophe 511
Narbenkeloid 511
Narbenrezidive
– Mammakarzinom 383
Nasenkarzinom 361
Nasenkatheter 329

Nasennebenhöhlen-
    karzinome 361
Nasenrachen 351
Nasenrachenfibrom
– juveniles 511
Nasogastralsonde 496
Nasopharynx 351
Nasopharynxtumoren 352
– Chemotherapie 354
Nausea s. Übelkeit
Nävi, atypische 485
Nävusdysplasiesyndrom 485
Nebennierenrindenkarzinom 439
Nebenwirkungen 296
– Aufklärung 296
– chronische 296
– Zytostatika 85
Neck-Dissection
– Larynxkarzinome 360
– Oro-/Hypopharynx-
    karzinom 356
– Speicheldrüsenkarzinom 360
Nennfeldgröße 223
Neoplasien 23, 24
– s.a. Malignome
– strahleninduzierte 45
– vererbare 41
Nephrektomie
– Nierenzellkarzinom 430
Nephroblastom 429, 474
– Chemotherapie 474
– Kindesalter 474
– Strahlensensibilität 156
– Tumornephrektomie 474
NER (Nukleotid-Exzisions-
    Repair) 137
Nervenscheidentumoren,
    periphere, maligne
– s. MPNST
Nervenschmerzen
– Weichteilsarkome 446
Nervensystem
– Strahlenschäden/
    -sensibilität 203
Nervenwurzelkompression
– Plasmozytom 462
Neurinome 333, 344
Neuroblastom 473
– endonasales 354
– ^{131}Jod-Meta-Iodo-Benzyl-
    Guanidin (MIBG) 473
– Katecholaminmetaboliten 473
– Lokalisation 473
– N-myc 473
– neuronspezifische Enolase 473
– Strahlensensibilität 156
neuroektodermaler Tumor
– primitiver s. PNET

neuroepithelialer Tumor,
    dysembryoblastischer
    s. DNT
Neurofibromatosis Recklinghausen
– Phäochromozytom 439
– Rhabdomyosarkom 475
Neurofibrome 344
Neurofilamente
– Neuroblastom 473
Neurokranium
– Großfeldbestrahlung 310
    – Spinalachse 311
    – Verschiebetechnik 311
neurologische Erkrankungen
– Immunsuppression 517
neuronspezifische Enolase
– Neuroblastom 473
Neurosarkom 446, 450
Neutrino 96
Neutronen(strahlung) 95, 152,
    211
– Charakterisierung 212
– Entdeckung 4
– Neutronengenerator 220
– Strahlungs-Wichtungs-
    faktor 117
– Streuung 101
– Tiefendosisverläufe 123
– Wechselwirkung 100
– Zyklotron 221
Neutronengenerator 220
nichtgerminomatöse Tumoren
– intrakranielle 341
Nichtseminome 406
– Tumormarker 406
Niederspannung
– Röntgenröhre 107
Niedrig-LET-Strahlung 154
Nieren
– bildgebende Diagnostik 61
– Strahlenschäden/
    -sensibilität 199
Nierenangiographie 62
Nierenbeckenkarzinom
– Implantationsmetastasen 33
Nierentransplantation
– Immunsuppression 517
Nieren(zell)karzinom 429
– Ausscheidungsurographie 429
– hypernephroides 429
– Knochenmetastasen 32
– Nephrektomie 430
– Rückenmarkskompression,
    akute 489
– Schmerzmittelabusus 429
– TNM-Klassifikation 430
Nikotinabusus
– Harnblasenkarzinom 430
– Larynxkarzinom 359
– Nierenzellkarzinom 429

– Tumorerkrankungen 42
Nitroimidazole
– Strahlensensibilität 163
Nitrosoharnstoffe
– Gliome 336
– Thymom 374
NK-Zellen 86
N-myc
– Neuroblastom 473
NNR-Adenom 439
NNR-Karzinom 439
– Chemotherapie 439
– Cushing-Syndrom 439
No Change (NC) 10
– Tumorsituation 37
Nobelpreis
– für Chemie 4
– für Medizin 5
– für Physik 3
Noduläre Sklerose
– Hodgkin-Lymphom 451
Non-Hodgkin-Lymphome
    (NHL) 444, 451, 455
– Chemotherapie 459
– Extended Field 459
– extranodale 458, 459, 463
– Exzisionsbiopsie 459
– Ganzabdomenbestrahlung 459
– Ganzhirnbestrahlung 459
– Hirnmetastasen 492
– Immunsuppression 517
– Involved Field 459
– Kiel-Klassifikation 456, 458
– Klassifikation
    – histologische 456
    – histopathologische 458
    – klinische 458
– kutane 463
    – Chemotherapie 464
    – Ganzhaut-Elektronen-
        therapie 464
    – total-nodale Bestrahlung 464
– lymphozytische 467
– Rappaport-Klassifikation 458
– REAL-Klassifikation 456, 458
– strahleninduzierte 455
– Strahlensensibilität 156
– total-nodale Bestrahlung 459
– Vena-cava-superior-
    Syndrom 487
– ZNS 343
Non-Outlet-Impingement 507,
    509
No-Touch-Technik 78
Notfallausrüstung 329
Notfallpatienten 327
Notfallsituationen
– Palliativtherapie 487
Novalis Shaped Beam Surgery
    System 261, 263

Nuklearmedizin
– Strahlenschutz(verordnung) (StrlSchV) 535
nuklearmedizinische Untersuchung
– Lebenserwartung 185
Nukleonen 95
Nukleotid 96, 125
Nukleotid-Exzisions-Repair (NER) 137
Nullstellung
– Bestrahlungstisch 308
Nutzstrahlenbereich 221
Nutzstrahlenbündel 110

O

Oberflächendosis 105, 120
Oberflächenhyperthermie 228
Oberflächenkontakttherapie 266
– Augenapplikatoren 267
– Moulagen 267
– Röntgenstrahlen 113
– 106Ru/106Rh-Plaques 267
– 90Sr-Präparate 266
Oberhaut
– Aufbau 481
OER (Oxygen Enhancement Ratio) 148
okuläre Adnextumoren
Oligodendrogliome 333
Omarthrose 508
Oncovin
– Hodgkin-Lymphom 455
– Non-Hodgkin-Lymphome 460
Ondansetron
– Erbrechen 499
Onkogene 40
Onkologe
– chirurgischer 7
Onkologie
– Begriffe 10
– Definition 7
– internistische 81
Onkopathologe 8
Oogonien/Oozyten
– Strahlenschäden/-sensibilität 201
OP(P)A-Schema
– Hodgkin-Lymphom 455
Operationen
– diagnostische 77
– kurative 77
– palliative 79
– Sicherheitsabstände 78
– supraradikale 77
Operationsgebiet
– Spülung, zytostatische 78
operative Diagnostik
– Tumoren 67

Optikusgliome 333, 339
Orbitatumoren 347
Orbitametastasen 491
– Exophthalmus 491
Orbitatumoren 347
– Lymphom, malignes 348
– Pseudolymphome 349
– Pseudotumor 491
– Rhabdomyosarkom 349
Orbitopathie, endokrine 511, 516
Orchiektomie
– Hodentumoren 404
– Prostatakarzinom 410
Ordnungszahl 95
Organaffinität 167
Organdifferenzierung
– Strahlenschäden 179
Organdosis 526, 527
– Röntgendiagnostik 535
Organe
– Strahlenempfindlichkeit 186
– Wichtungsfaktoren 118
Organfehlbildungen 178
Organogenese
– Strahlenschäden 179
Organschäden
– Kanzerogenese 183
Organsensibilität 186, 193, 194
Organtoxizität 193
– Schwellendosis 194
– Toleranzdosis 194
Organtransplantation
– Immunsuppression 517
Orientierungspunkte
– Therapiesimulator 223
Oropharynx 351
Oropharynxkarzinom 355
Orthovolttherapie 207
Ortsdosis 526
– Aufenthaltszeit 526
– Strahlenschutzbereiche 527
– Strahlzeit 526
Ortsdosisleistung 271, 526
– Strahlenschutzbereiche 527
ösophagogastraler Übergang
– Karzinom 387
Ösophagoskopie
– Ösophaguskarzinom 388
Ösophagusexstirpation
– Ösophaguskarzinom 388
Ösophaguskarzinom 387
– Afterloading 389
– Brachytherapie 389
– Chemotherapie 391
– Endobrachyösophagus 387
– Lymphknotenmetastasen 387
– Mediastinaltumoren 371
– Multileaf-Kollimator 390
– Ösophagusexstirpation 388
– Palliative Therapie 389

– Plummer-Vinson-Syndrom 387
– Radiochemotherapie 389
– Radiotherapie 389
– Shrinking Field 389
– TNM-Klassifikation 388
Ösophaguskontrastmittelpassage
– Ösophaguskarzinom 388
Ossifikation, heterotope 514
– HO-Klassifikation 515
– Hüftgelenk 514
– radiobiologisches Target 515
Osteochondrose 508
Osteolyse
– Plasmozytom 461
osteolytische Metastasen 493, 494
– Differentialdiagnose 444
Osteomyelitis
– Ewing-Sarkom 476
– Knochensarkome 443
Osteophyten
– Outlet-Impingement 507
osteoplastische Metastasen 493
– Differentialdiagnose 444
Osteoradionekrose 246
Osteosarkom 27, 444
– Chemotherapie 445
– kraniofaziales 445
– metastasiertes 445
Östrogene
– Korpuskarzinom 419
– NNR-Karzinom/Phäpchromozytom 439
Östrogenrezeptor
– Mammakarzinom 380
Outlet-Impingement 507
Ovarektomie
– Mammakarzinom 519
Ovarialkarzinom 425
– Aszitespunktion 425
– Boosterung 427
– BRCA-1 425
– Chemotherapie 427
– epitheliales 425
– FIGO-Klassifikation 425
– Ganzabdomenbestrahlung 427, 428
– Implantationsmetastasen 33
– Kontrazeptiva 425
– Korpuskarzinom 419
– postoperative Therapie 427
– Radiotherapie 427
– Second-Look-Operation 427
– Sonographie, transvaginale 425
– Staging-Laparotomie 426
– TNM-Klassifikation 425
– Tumormarker 67, 426
– zytoreduktive Therapie 426

Ovarien
– Strahlenschäden/
 -sensibilität 200, 201
Ovarienschutz
– Röntgendiagnostik 534
– Strahlentherapie 536
Ovaropexie
– laterale 536
Oxaliplatin
– Kolorektale Karzinome 399
Oxygen Enhancement Ratio
 (OER) 148
Oxygenierungsstatus
– Tumoren 150

P

p16 129
p21 129
p53 40, 129, 175
Paarbildung 99
Paarvernichtung 99
Paclitaxel
– Korpuskarzinom 421
– Nasopharynxtumoren 354
– Ovarialkarzinom 427
Paget-Karzinom/-Syndrom
– Knochensarkome 443
– Mammakarzinom 378
– Vaginal-/Vulvakarzinom 422
Painful Arc 508
[103]Palladium-Seeds
– Brachytherapie 277
Palliativbestrahlung 73
– Prostatakarzinom 410
palliative Chemotherapie 82
palliative Operationen 79
Palliativtherapie 71
– Ewing-Sarkom 477
– Harnblasenkarzinom 434
– Melanom, malignes 486
– Notfallsituationen 487
– Ösophaguskarzinom 389
Palmaraponeurose
– Kontraktur 512
Pamidronat
– Hyperkalzämie 491
– Mammakarzinom 383
– Plasmozytom 462
– Skelettmetastasen 494
Panaritium
– Strahlentherapie 505
Pancoast-Tumor
– Bronchialkarzinom,
 nichtkleinzelliges 366
Pankreaskarzinom 393
– 125Jod-Spickung 394
– Chemotherapie 394
– Elektronenbestrahlung,
 introperative 394

– inoperables 394
– Korpus-Schwanz-
 Karzinom 394
– Radiochemotherapie 394
– Tumormarker 67, 393
– Whipple-Operation 394
Pankreaskopfkarzinom 394
Papillenkarzinom 394
Papillomaviren
– Tumorinduktion 46
– Vaginal-/Vulvakarzinom 422
– Zervixkarzinom 413
Paraamyloidbildung
– Plasmozytom 461
paraneoplastische
 Symptome/Syndrome
– Bronchialkarzinom 363
– Gynäkomastie 517
– Karzinoidtumoren 440
– Laborveränderungen 64
– Nierenzellkarzinom 429
– Tumormarker 67
Paravertebraltyp
– Metastasierung,
 hämatogene 31
Paris-System 271, 273
Patey-Operation
– Mammakarzinom 380
Pathologie, klinische 78
Patient
– s.a. Krebs- bzw. Strahlen-
 patient 295
– Einstellung der
 Bestrahlungsfelder 304
– erste Begegnung 295
– Lagerung 304
– vorsätzlich nicht
 aufgeklärter 322
Patient-Arzt-MTAR-Kranken-
 schwester-Beziehung 325
Patient-Detektor-Abstand 533
Patientenaufklärung
– s. Aufklärung
Patientenaufnahme 18
Patientencouch
– Therapiesimulator 223
Patientenschutz
– ärztliche Maßnahmen 532
– Nuklearmedizin 535
– Röntgendiagnostik 532, 534
– Strahlentherapie 536
– technische Maßnahmen 533
Patiententisch 106
PCNA (Proliferating Cell
 Nuclear Antigen) 155
PCR
– Ewing-Sarkom 477
PDR-Brachytherapie 227
PEB
– Ovarialkarzinom 428

– Seminom 406
PEG (perkutane endoskopische
 Gastrostomie) 496
PEI
– Seminom 406
Pendeltranslation 255
Penisamputation
– Peniskarzinom 412
Peniskarzinom 411
– Brachytherapie 412
– Chemotherapie 412
– Penisamputation 412
Periarthrosis humeroscapularis
– Strahlentherapie 507
Perikarditis
– strahleninduzierte 454
Peritonealkarzinom
– Tumormarker 67
Perkutantherapie
– Korpuskarzinom 421
– Zervixkarzinom 417, 418
Permeabilitätssteigerung 187
Peroxidradikale 133
Personalschutz 534
– Nuklearmedizin 535
– Röntgendiagnostik 534
– Strahlentherapie 537
Personendosimeter/-metrie 527
– Duldungspflicht 527
Personendosis 526
– Filmdosimeter 526
Peyroniesche Krankheit 513
Pfortadertyp
– Metastasierung,
 hämatogene 31
Phäochromozytom 439
– α-Methylparathyrosin
 (AMPT) 440
Phenacetin
– Harnblasenkarzinom 430
– Nierenzellkarzinom 429
Philadelphia-Chromosom
– Leukämie, chronisch-
 myeloische 467
Phlegmone
– Strahlentherapie 505
Phosphatase, alkalische
– Hodgkin-Lymphom 452
[60]Phosphor 269
Photoabsorption 97
Photoeffekt 97
Photoelektron 97
Photoionisation 97
Photonen 94, 95
– Energiefluenz 108
Photonenausgleichskörper
– Linearbeschleuniger 219
Photonenenergie
– Tiefendosisverläufe 121

Photonenfelder
- Keilfilter 220
Photonenmodus 248
Photonenstrahlen/-strahlung 93, 94
- Abschirmung 531
- Absorptionscharakteristika 117
- Aufbaueffekt 105
- Feldbegrenzung 241
- Halbwertschichtdicke 531
- Massen-Energieabsorptions-Koeffizient 99
- Schwächungsgleichwert 531
- Teletherapie 239
- Tiefendosisverläufe 121, 122, 212, 239, 240, 248
- Zehntelwertschichtdicke 531
Phrenikusparese
- Bronchialkarzinom, kleinzelliges 369
physikalische Halbwertszeit 101
Pinealistumoren 333, 344
Pineozytom 344
Pionen 93
Planungs-CT 282, 304
- Laserkoordinatensystem 317
Planungs-MTAR 286
Planungszielvolumen 237, 238
- Bestrahlungsplanung 236
Plasmarenin
- NNR-Karzinom/Phäpchromozytom 439
Plasmazell-Leukämie 461
Plasmazellmyelom, multiples 461
Plasmozytom 457, 460
- analgetische Radiotherapie 462
- Bence-Jones-Eiweißkörper 460
- Chemotherapie 462
- Chromosomentranslokationen 461
- Durie-Salmon-Klassifikation 461
- extraossäres 461
- extraskelettales (extramedulläres) 461
- Hypergammaglobulinämie 461
- Hyperkalzämie 490
- Klassifikation, pathologische 461
- Leichtkettenanteil 461
- Nase(nebenhöhlen) 361
- ossäres, solitäres 461
- Osteolyse 461
- Paraamyloidbildung 461
- Rückenmark-/Nervenwurzelkompression 462
- Smouldering 461
- Stabilisierungsbestrahlung 462
- Tumormarker 67

Platinverbindungen
- Bronchialkarzinom, kleinzelliges 369
Plattenepithelkarzinom 27, 482
- akantholytisches 483
- Chemotherapie 484
- Hirnmetastasen 492
- lymphoepitheliales 483
- spindelzelliges 483
- Strahlensensibilität 156
- Therapie 483
- TNM-Klassifikation 483
- verruköses 483
PLD (potentiell letaler Strahlenschaden) 139
Plethora
- Vena-cava-superior-Syndrom 487
Pleuraerguss
- Bronchialkarzinom, kleinzelliges 369
Pleurakarzinom
- Tumormarker 67
Pleuramesotheliom
- Asbest 43
- Chemotherapie 375
- malignes, diffuses 374
Pleuritis carcinomatosa
- Bronchialkarzinom, kleinzelliges 369
Plexustumoren 333, 344
Plummer-Vinson-Syndrom
- Ösophaguskarzinom 387
PNET (primitiver neuroektodermaler Tumor) 334, 344, 337, 444
Pneumonektomie
- Bronchialkarzinom, nichtkleinzelliges 364
Polaroid-Aufnahmen
- Feld- und Laserkoordinatenmarkierungen 318
Pollakisurie
- Harnblasenkarzinom 431
Polonium 3
Polyarthritis, primär chronische
- Immunsuppression 517
Polydaktylie 171
Polydipsie
- Hyperkalzämie 491
Polyembryom 425
Polyglobulie
- Nierenzellkarzinom 429
Polyneuropathie
- demyelinisierte
  - Immunsuppression 517
- zytostatikainduzierte 85
Polyploidie 173
Polyurie
- Hyperkalzämie 491

Portal-Imaging-Verfahren 319
- Hardcopy-Ausdruck 310
- Verifikationsaufnahmen 308
Portsystem 497
Positionierungsvorrichtung
- Patientischtisch 106
Positronen 96
Positronen-Emissions-Tomographie (PET) 57
- Paarbildung 99
Postnatalperiode
- Strahlenschäden 179, 180
postoperative Strahlentherapie 72
Präimplantationsperiode
- Strahlenschäden 178, 179
Präkanzerose 10
praktische Reichweite (Dp) 241
Präleukämie 467
präoperative Strahlentherapie 72
Prävalenz 39
Prävention, Tumoren
- primäre/sekundäre 51
Präzisionsbestrahlung
- stereotaktische 285
Prednisolon/Prednison
- Hodgkin-Lymphom 455
- Langerhans-Zell-Histiozytose 479
- Non-Hodgkin-Lymphome 460
- Strahlenpneumonitis 488
- Thymom 374
- Vena-cava-superior-Syndrom 488
Primärradikale 133
Primärstrahlung(sbereich) 221
- Intensität 239
Primärtumor
- Großfeldbestrahlung 265
Probelaparotomie 68
Probethorakotomie
- Mediastinaltumoren 371
Procarbazin
- Hodgkin-Lymphom 455
Progesteronrezeptor
- Mammakarzinom 380
Progression 10
- Tumoren 37, 176
Proktitis
- strahleninduzierte 411
Prolaktin
- Hypophysenadenome 342
Prolaktinom 342
Proliferating Cell Nuclear Antigen (PCNA) 155
Proliferation
- Tumoren 28
Proliferationshemmung 503
Prolymphozytenleukämie 467

Prostatahyperplasie/
  -hypertrophie 24
– Tumormarker 67
Prostatakarzinom 406
– Androgenblockade 410
– Antiandrogene 410
– Brachytherapie 265, 408, 411
– endokrine Therapie 410
– Früherfassung 53
– Gleason-Score 407
– ^{192}Iridium-Spickung 409
– Knochenmetastasen 32
– LHRH-Analoga 410
– Mamillenbestrahlung 410
– Orchiektomie 410
– Palliativbestrahlung 410
– PSA (prostataspezifisches Antigen) 407
– Rektumballon 302
– Rückenmarkkompression, akute 489
– Skelettmetastasen 493
– Strahlensensibilität 156
– Therapievorbereitung 302
– TNM-Klassifikation 407
– Tumormarker 67
prostataspezifisches Antigen 67, 407
Proteinsynthese
– Hyperthermie 162
proteolytische Enzyme 503
Protonen 93, 95
– Charakterisierung 211, 212
Protonenstrahlen/-strahlung
– Bragg Peak 240
– Strahlungs-Wichtungsfaktor 117
Protoonkogene 40, 175, 176
– Translokationen 175
Protrahierung
– Dosis 148
– Strahlenspätschäden 143, 147
Protrusio bulbi
– Exophthalmus 516
PSA (prostataspezifisches Antigen) 67, 407
Pseudolymphome
– Orbita 349
Pseudotumor
– Orbita 491
psychologische Betreuung
– Krebspatienten 321
PTC
– Pankreaskarzinom 393
Pterygium 512
PTV (Planning Target Volume) 238
Pubertätsgynäkomastie 517

PUVA-Photochemotherapie
– Langerhans-Zell-Histiozytose 479
PVB
– Ovarialkarzinom 428
PVC-Bestrahlungsmaske 314
Pyelographie
– intravenöse 63
Pyonephrose
– Harnblasenkarzinom 431

Q

Quadrantektomie
– Mammakarzinom 379
Qualitätskontrolle/-sicherung
– Radioonkologie 14
– Röntgentherapie 208
Quanten 94
Quantensprünge 94
Quantenstrahlung 94
Queyrat-Erythroplasie 483

R

R0-Resektion 79
Rachen
– Strahlenschäden/-sensibilität 197
Rad (rd) 5
Radikale, freie 132
Radikalfänger 134
Radikaloperationen 77
– erweiterte 77
radioaktiver Zerfall 101
Radioaktivität 101
radiobiologisches Target
– Ossifikation, heterotope 515
Radiochemie
– s.a. Strahlenchemie
– Strahlenwirkung 131
Radiochemotherapie 74, 163
– alternierende 163
– Analkarzinom 401
– Bronchialkarzinom
  – kleinzelliges 370
  – nichtkleinzelliges 368
– Gallenwegskarzinom 394
– Harnblasenkarzinom 434
– Kolorektale Karzinome 398, 399
– Magenkarzinom 392
– Oro-/Hypopharynxkarzinom 356
– Ösophaguskarzinom 389
– Pankreaskarzinom 394
– sequentielle 163
– simultane (zeitgleiche) 74, 164
– Vulvakarzinom 424
– Weichteilsarkome 448

– Zervixkarzinom 419
Radiochirurgie 259
– Hirnmetastasen 493
Radioderm, chronisches 197
Radiodermatitis 3, 196
Radiohyperthermie 74
Radioisotope 96
– künstliche 4
Radiojod-Seeds 276
Radiojodtherapie 4
Radiologie 3
Radiologieassistent 17
Radiolyseprodukte
– Strahlenchemie 133
Radionekrose 204
Radionuklide 96, 535
– Akquisitionszeit 536
– Applikatoren 275
– Brachytherapie 274
– Inkorporation 532
– klinisch genutzte 102
– kurzlebige 535
– Präparationen 277
– Strahlenschutz 535
– Umgang 277
Radioonkologie
– Definition 8
– eigenständige 16
– funktionstüchtige 16
– Historie 3, 7
– interdisziplinäre Zusammenarbeit 16
– Organisation 13
– Qualitätskontrolle 14
– Tumortherapie 8
Radioprotektiva 163
Radiosensitizer 163
Radiotherapie s. Strahlentherapie
Radiowellen 93
Radium 3
^{226}Radium 268, 269
Radiumtherapie
– interstitielle 3
Radon
– Strahlenexposition 167
Randunschärfe 242
Rappaport-Klassifikation
– Non-Hodgkin-Lymphome 458
Rassendisposition
– Tumoren 41
Raster 106
Rauchen s. Nikotinabusus
Raucherhusten
– Bronchialkarzinom 363
Raumdosis 121
RBW (relative biologische Wirksamkeit) 119, 152
RBW-Faktor 119
rd (Rad) 5

Ready-Pack-Therapiefilmen 308
REAL-Klassifikation
– Non-Hodgkin-
    Lymphome 456, 458
Reanimation
– ABCD-Regel 327
Recovery 139
Redistribution
– Strahlenresistenz 157
Referenzdosis 120
– Brachytherapie 268
Referenzisodosen 271
Referenzisodosispunkt D_{ref} 238, 271
Referenzpunkt 120
Regeneration 23, 24
Reichweite
– praktische (D_p) 241
– Strahlung 105
– therapeutische (D_t) 241
Reihenuntersuchungen
– Tumoren 52
Reizblase
– Harnblasenkarzinom 431
– strahleninduzierte 411
Reizhusten
– Bronchialkarzinom 363
– Vena-cava-superior-
    Syndrom 487
Rekombination
– mitotische 176
Rektoskopie
– Ovarialkarzinom 426
rektovaginale Fistel
– Vaginal-/Vulvakarzinom 422
Rektum 395
Rektumballon
– Prostatakarzinom 302
Rektumexstirpation
– Analkarzinom 401
Rektumkarzinom 395
– s.a. Kolorektale Karzinome 397
– Chirurgie 397
– Radiotherapie 397
– Stadieneinteilung 397
Rekurrensparese
– Bronchialkarzinom,
    kleinzelliges 369
relative biologische Wirksamkeit
    (RBW) 119, 152
relative Tiefendosis 121, 122
Relaxation
– Magnetresonanztomo-
    graphie 284
Remission 10, 37
Remissionsdauer 10
Remissionsqualität 11
Remissionsrate 10
Reoxygenierung 149, 150
– Komponenten 150

– Strahlenresistenz 157
Repair 139
– Strahlenresistenz 157
Reparation 24
Reparatur 139
– interzelluläre 139
– langsame/schnelle 139
reparaturdefiziente
    Syndrome 176
Repopulierung
– Strahlenresistenz 157
Resistenz
– Zytostatika 84
Resonanz
– Magnetresonanztomo-
    graphie 284
Restitution 174
Resttumor 34
Restvolumen
– Zielvolumen, klinisches 237
Retinoblastom 171, 347
– Leukokorie 347
retrograder Typ
– Metastasierung,
    hämatogene 31
Retroviren
– Tumorinduktion 46
Rezeptoren
– Hormontherapie 85
Rezidiv, Tumoren 10, 34
– regionäres/systemisches 34
– Strahlentherapie 14
Rhabdomyosarkom 27, 444, 446, 450, 475
– alveoläres 475
– Chemotherapie 475
– embryonales 475
– Kindesalter 475
– Liquorzytologie 447
– Neurofibromatosis
    Recklinghausen 475
– Orbita 349
– pleomorphes 475
– undifferenziertes 475
rheumatische Schmerzen
– Hodgkin-Lymphom 451
Richter-Syndrom 467
Richtlinien
– 96/29/EURATOM 525
– 97/43/EURATOM 525
Riechplakodentumor 354
Ringchromosomen 174
Ringmagnet
– Magnetresonanztomo-
    graphie 283
Rippenfrakturen
– radiogene 205
Risikobereich
– Bestrahlungsplanung 237

Risikoeffizient
– Lebenszeit-Krebsrisiko 184
Risikokatalog
– Lebenserwartung 185
Risikoorgan
– Bestrahlungsplanung 237
R-Klassifikation 35
Röhrenröhre
– Kühlung 108
Röhrenschutzgehäuse
– Röntgentherapie 113
Röhrenspannung 108
– Strahlenschutz 533
– Weichstrahltherapie 207
Röhrenstrom 107, 108
Röntgen (R) 4
Röntgen, Wilhelm Conrad 3
Röntgenanlage 106
Röntgenassistent 17
Röntgenaufnahme
– erste 3
Röntgenbremsspektren
– idealisierte 108
Röntgenbremsstrahlung 104
– Spektren 104
Röntgendiagnostik 111
– Bleischürzen 531
– Compton-Effekt 98
– Dosen, effektive 185
– Fokus 109
– Gonadenschutz 534
– Lebenserwartung 185
– Organdosis 535
– Ovarienschutz 534
– Patientenschutz 532
– Personalschutz 534
– Strahlenbelastung 534
– Strahlenschutz 532
Röntgenkastration 503, 519
Röntgenkontrastmittel 61
– Kontrastmittelzwischenfälle 329
Röntgenröhre 106
– Aufbau 107
– Dreieckspektrum 107
– Filter 111
– Fokus 222
– Kathoden-/Röhrenstrom 107
– Röntgentherapie 113
– Stromkreise 107
Röntgenstrahlen/-strahlung 93, 95, 102, 241
– Abstandsquadratgesetz 111
– Energiefluenz 112
– Entstehung 102
– Erzeugung 105
– Filterung 111
– Fokus-Objekt-Abstand 111
– Halbwertschichtdicke 112
– Homogenitätsgrad 113

- Reichweite 104
- Schwächung 113
- Strahlenqualität 107
- Strahlungs-Wichtungsfaktor 117
- Streustrahlenraster 112
- therapeutische Anwendung 3
- Tiefendosisverläufe 122
- ultraharte 211, 241
Röntgentherapie 113, 207, 239
- konventionelle 207
  - Körperinhomogenitäten 246
- Qualitätssicherung 208
Röntgen-Thoraxaufnahme 58
Röntgenverordnung (RöV) 525
Rotatorenmanschetteninstabilität
- Non-Outlet-Impingement 507
Rotter'scher Lymphknoten
- Mammakarzinom 379
RöV (Röntgenverordnung) 525
Rückenmark
- bildgebende Diagnostik 58
- Strahlenschäden/-sensibilität 203
Rückenmarkkompression
- akute 489
- Chemotherapie 490
- Laminektomie 490
- Plasmozytom 462
- Rückenschmerzen 489
Rückstreufaktor 120
Ruhemasse, Teilchen 95
^{106}Ru/^{106}Rh-Plaques
- Oberflächenkontakttherapie 267
Rye-Klassifikation
- Hodgkin-Lymphom 451

S

Salvagezystektomie
- Harnblasenkarzinom 434
Samenepithel
- Strahlenschäden/-sensibilität 200
Sarkome 27
- Knochen 443
- Metastasierung 30
- TNM-Klassifikation 34
- unklassifizierbare 446
- Weichteile 446
Satellitenblende 248, 249
Sättigung
- Strahlenwirkung 140
Sauerstoffdiffusion 149
Sauerstoffeffekt 148
- Auswirkung 150
- LET 152
- Sauerstoffverstärkungsfaktor 149

- Strahlenchemie 133
- Strahlensensibilität 148
Sauerstoffüberdruckbeatmung
- Strahlentherapie 74
Sauerstoffverstärkungsfaktor 149
Scanning-Methode
- Linearbeschleuniger 218
Schallbereiche 280
Schaltgerät
- Röntgenanlage 106
- Telekobaltanlage 210
Schaltpult
- Therapiesimulator 223
Scheidenauslastung, postoperative
- Korpuskarzinom 421
Schenkelhalsfraktur
- radiogene 205
Schielen
- Retinoblastom 347
Schilddrüsenhyperplasie 24
Schilddrüsenkarzinom 27, 435
- anaplastisches, undifferenziertes 437
- Chemotherapie 438
- differenziertes 437
- follikuläres 437
- Knochenmetastasen 32
- L-Thyroxin 439
- medulläres 435, 437
- papilläres 435, 437
- radiogenes 435
- Radiotherapie, perkutane 438
- Schilddrüsenszintigraphie 436
- strahleninduziertes 44, 181
- Thyreoidektomie 438
- TNM-Klassifikation 437
- Tumormarker 67, 436
- UICC-Klassifikation 437
Schleimbeutelentzündung
- s. Bursitis
Schleimhäute
- Strahlenschäden/-sensibilität 196
Schlingenabtragung 68
Schluckbeschwerden/-störungen 54
- Ösophaguskarzinom 387
- Schilddrüsenkarzinom 435
- Vena-cava-superior-Syndrom 487
Schmerzbestrahlung 73, 507
- Melanom, malignes 486
Schmerzen
- chronische 54
- tumorbedingte 73
Schmerzmittelabusus
- Nierenzellkarzinom 429
Schmerztherapie 497
- kausale 498
- medikamentöse 498

- operative 498
Schmincke-Regaud-Tumor 352
Schulterkurve 146
Schuppenflechte
- Strahlentherapie 505
Schürzenbinde-Schließbewegung
- Non-Outlet-Impingement 508
Schutzgehäuse
- Röntgenanlage 106
Schwächung 97
- Röntgenstrahlen 113
- Strahlung 99
Schwächungsfilter 245
- Tiefendosisverläufe 123
Schwächungsgleichwert 531
- Photonenstrahlen 531
Schwangerschaft
- Strahlenschutz 532
Schwannom, malignes 446, 450
Schwarzschild-Gesetz 148
Schweißdrüsenabszess
- Strahlentherapie 505
Schwellendosis
- Organtoxizität 194
Schwerhörigkeit
- Nasopharynxtumoren 352
Schwesterchromatidenaustausch 174
Second-Look-Operation 69
- Ovarialkarzinom 427
Sedativa 330
Segmentektomie
- Mammakarzinom 379
Sehstörungen 54
- Retinoblastom 347
Sekundärkollimation 249
Sekundärmalignome
- strahleninduzierte 455
Seminom 340, 403, 404
- Chemotherapie 406
- spermatozytisches 404
- Strahlensensibilität 156
- Strahlentherapie 404
- undifferenziert-anaplastisches 404
sensibilisierender Effekt
- Hyperthermie 161, 228
Sensitivität, Tumorparameter 55
Serotonin-Rezeptor-Antagonisten
- Erbrechen 499
- Karzinoidtumoren 440
Sertoli-Zellen
- Strahlenschäden/-sensibilität 200
Sertoli-Zell-Tumor 425
Sézary-Syndrom 456, 457, 463
- Symptome 463
Shrinking-Field-Technik
- Bronchialkarzinom, nichtkleinzelliges 367

– Ösophaguskarzinom 389
– Vulvakarzinom 424
– Weichteilsarkome 449
Sichelzellanämie 171
Sicherheitsabstände
– Operationen 78
Sicherheitsmaßnahmen
– Telekobaltanlage 210
Sievert (Sv)
– Äquivalentdosis 116, 118
Sigma-Anus-praeter
– Kolorektale Karzinome 397
Simulatorraum 302
– Bestrahlungsplanung 236
Sinustumor, endodermaler 425
Sipple-Syndrom
– C-Zell-Karzinom 435
Skelett
– Strahlenschäden/
 -sensibilität 205
skelettale Hyperostose
– Ossifikation, heterotope 515
Skeletterkrankungen,
 degenerative 507
– Röntgentherapie 207
Skelettmetastasen 493
– asymptomatische 494
– bildgebende Diagnostik 62
– Bisphosphonate 494
– Chemotherapie 494
– Frakturen, pathologische 493
– Halbkörperbestrahlung 494
– Hyperkalzämie 490
– Osteolyse 494
– osteolytische/-plastische 493
Skelettschmerzen
– Knochensarkome 443
Skelettszintigraphie 66
– Knochensarkome 443
– Nephroblastom 474
– Prostatakarzinom 407
SLD (subletaler Strahlen-
 schaden) 139
Smouldering
– Myelom, multiples 461
Smouldering-Leukämie 467
Software
– Bestrahlungsplanungssysteme,
 computergestützte 288
somatische Mutationen 173
somatische Strahlenschäden
– deterministische 186
– stochastische 180
Sondenernährung, enterale 496
Sonographie 278
– A/B-Mode 279
– Bestrahlungsplanung 280
– Funktionszeichnung 279
– HNO-Bereich 58
– Mamma 60

– Schallbereiche 280
– transvaginale
 – Korpuskarzinom 420
 – Ovarialkarzinom 425
Soor-Stomatitis 197
Speicheldrüsenkarzinom 360
– adenoid-zystisches 361
spektrale Energiefluenz 107
Spermien
– Strahlenschäden/
 -sensibilität 201
Sperrbereich
– Dosisgrenzwerte 529
– Dosisleistung 529
Spezifität
– Tumorparameter 55
S-Phase-Anteil
– Tumorproliferation 155
Spin 132
– Magnetresonanztomo-
 graphie 284
Spinalachse
– Großfeldbestrahlung
 – Neurokranium 311
Spinaliom 482
– Therapie 483
Spindelzell-Lipom 446
Spiral-CT 281, 282
Splenektomie
– Hodgkin-Lymphom 452
Spondylarthrose 508
Spondylophyten 508
Spondylosis deformans 508
Sputumzytologie
– Bronchialkarzinom 363
Staatsgebiet, allgemeines
– Dosisgrenzwerte 527
Stabdosimeter 527
Stabilisierungsbestrahlung 73
Stadieneinteilungen
– Tumoren 34
Staging-Laparotomie 69
– Hodgkin-Lymphom 452
– Ovarialkarzinom 426
Stammzellen 193
Stammzellverlust 187, 197
Standardblöcke 248
Standardionendosis (SID) 115
Stanzbiopsie 77
Stativ 106
– Röntgentherapie 113
– Telekobaltanlage 210
Stehanode
– Röntgenröhre 107
Stehfelder
– aneinandersetzen 251
– isozentrische 251
Stehwellenbeschleuniger 217
– Feldstärke 217
– Phasenbilder 216

Stein-Leventhal-Syndrom
– Korpuskarzinom 419
Stentimplantation
– Vena-cava-superior-
 Syndrom 488
Sterben/Sterbende 324
– Bewusstsein 324
– Kommunikation 324
Sterberate s. Letalität
Sterblichkeit s. Mortalität
stereotaktische Strahlen-
 therapie 261, 285
Stereotaxie 259
Stereotaxiehalterungen 315
Stereotaxieringe 259
– Brachytherapie 315, 316
Steroide 330
Stickoxidsynthase,
 induzierbare (iNOS) 504
stochastische somatische
 Strahlenschäden 168, 180, 536
Stoßbremsvermögen 100
Stoßionisation 97
Strahlen
– Ionisationsdichte 152
– ionisierende 93, 184
 – DNA 134
 – Hormesis 169
 – Risikobewertung 184
 – Tumorerkrankungen 43
 – Wechselwirkung 130
 – Zellschädigung 130
– nicht ionisierende 45
– ultraviolette 45
Strahlenbelastung 525
– alara-Prinzip †525
– as low as reasonably
 achievable 525
– Röntgendiagnostik 534
Strahlenbiochemie 134
Strahlenbiologie 125
– zelluläre 125
Strahlenbündel
– Charakterisierung 221
Strahlenchemie 132
– G-Wert 133
– Radikale, freie 132
– Radiolyseprodukte 133
– Sauerstoffeffekt 133
– Wasserradiolyse 132
Strahlendetektoren
– Computertomographie 280
Strahlendosimeter
– biologischer 174
Strahlendosis
– letale 138
Strahlenenteritis 197
Strahlenenzephalopathie 203,
 204

Strahlenexposition 167
– externe 167
– Ingestion/Inhalation 167
– Kanzerogenese 183
– Kontrollbereich 528
– künstliche 168
– Nahrungskette 167
– natürliche 168, 184, 185
– Radon 167
– Strahlenschutz 530, 537
– Thoron 167
– zivilatorische 184
Strahlenfeld 221
– größtes, eingeblendetes 222
Strahlenfeldachse 222
Strahlenfelder
– Einstellung
  – Sicherung und Dokumentation 318
– Individualisierung 248
– Kollimation, sekundäre 248
– Modifizierung 248
– Therapiesimulator 286
– Verifikationsaufnahmen 308
Strahlenfolgen
– akute 296
– deterministische 536
Strahlengenetik 170
Strahlenkatarakt 205
Strahlenkeratitis 205
Strahlenklinik
– Gliederung 13
– Therapieabteilung 14
– Tumornachsorge 14
Strahlenkonjunktivitis 205
Strahlenkrankheit 187
Strahlenkrebs 44
– typischer 181
Strahlenmukositis 297
Strahlenmyelopathie 203, 204
Strahlenneuropathie 203
Strahlenpathologie 167
Strahlenpatient
– Abwehrhaltung 295
– Aufnahme 295
– Einzelschicksal 295
– erste Begegnung 295
Strahlenphysiker 19
Strahlenpneumonitis/-
  pneumopathie 198, 454, 488
– akute 198, 488
– chronische 199
Strahlenqualität 186, 533
– Generator 111
– Röntgenstrahlung 107
Strahlenquelle
– Telekobaltanlage 210
Strahlenreaktionen
– akute 186

Strahlenresistenz 141, 157
– Dosisverteilung 157
– intrinsische 157
– Redistribution 157
– Reoxygenierung 157
– Repair 157
– Repopulierung 157
– Tumoren 154, 156, 157
– Ursachen 157, 158
Strahlenretinopathie 205
Strahlenschäden
– akute 187
– biologische 44
– Blastogenese 178
– chronische 187
– deterministische 169, 186
– Fetogenese 180
– genetische 170
– Organogenese 179
– postnatale Periode 180
– potentiell letale (PLD) 139
– Präimplantationsperiode 178
– somatische 180
– stochastische Prozesse 168, 180
– subletale (SLD) 139
– teratogene 178
– Zeitfaktor 139
Strahlenschutz 18, 19, 525
– Abschirmung 530
– Abstand 530
– Äquivalentdosis 116, 526
– ärztliche Maßnahmen 532
– Aufenthaltszeit 531
– baulicher 534
– Bestrahlungsplanung 536
– Bildempfängersystem 534
– Brachytherapie 537
– Dosis, effektive 527
– Dosisgrößen 526
– Durchlassstrahlung 537
– Durchleuchtungszeit 532
– Feldgröße 533
– Fokus-Patient-Abstand 533
– für das Personal 534
– Hartstrahltherapie 537
– Körperdosis 527
– Multipulstechnik 533
– Nuklearmedizin 535
– Ortsdosis 526
– Personendosis 526
– Radionuklide 535
– Röhrenspannung 533
– Röntgendiagnostik 532
– Schwangerschaft 532
– strahlenexponierte
  Personen 530
– Strahlentherapie 536
– technische Maßnahmen 533
– Verordnungen 525
– Weichstrahltherapie 537

– Wiederholungsunter-
  suchungen 532
Strahlenschutzbereiche 526
– Dosisgrenzwerte 527
– Ortsdosis 527
– Ortsdosisleistung 527
Strahlenschutzgehäuse 109
Strahlenschutzschilde
– fahrbare 531
Strahlenschutzsubstanzen 163
Strahlenschutzverordnung
  (StrlSchV) 526
– Nuklearmedizin 535
Strahlenschutzzubehör 533
Strahlensensibilisatoren/-
  sensibilisierung 74, 163
– Chemotherapeutika 163
Strahlensensibilität 3
– Auge 205
– Gefäße 202
– hämatopoetisches System 194
– Haut 196
– Herz 202
– Hoden 200
– Inaktivierungskurven 145
– Nervensystem 203
– Nieren 199
– Organe 186
– Ovarien 200, 201
– Rückenmark 203
– Sauerstoffeffekt 148
– Schleimhäute 196
– Skelett 205
– Tumoren 154, 156
– Zellzyklus 145
Strahlenspätfolgen 187
– Fraktionierung 143, 146
– Protrahierung 143, 147
Strahlensyndrom, akutes 187
Strahlentherapie 71
– alleinige 71
– antiinflammatorische
  Wirkung 503
– Beschleuniger 211
– Bestrahlungsfolgen 296
– Bestrahlungsmaske 313
– Bestrahlungsplanung 235
– Bestrahlungsprotokoll 319
– biologische Effekte 503
– Charakterisierung von
  Strahlenbündeln 221
– Compton-Effekt 98
– Definition 8
– diagnostische Anwendung 525
– Dokumentation 537
– Dosisleistungseffekte 148
– dynamische 259
– Einstell- und Lagerungs-
  hilfen 311
– Elektivität 154

- Elektivitätsfaktor 154
- Entzündungen 505
- Feldbegrenzung 241
- Feldeinstellung 308
- Feldgröße 241
- Filterung 245
- Fokus-Haut-Abstand 244
- Folgeerscheinungen 14
- Fragen zu klärende 236
- fraktionierte 4, 146, 158
- Fraktionierungseffekte 148
- funktionelle 503
- Gesamtbehandlungszeit 159
- Gonadenschutz 536
- gutartige Erkrankungen 503
- Historie 3
- hyperbare 151
- hyperproliferative Erkrankungen 504
- Hyperthermie 74, 162
- Hypoxie 152
- Immunsuppression 503, 517
- intensitätsmodulierte 261
- intraoperative 261
  - Flab-Methode 265
- Ionisationsdichte 152
- konformierende 258
- konsolidierende 73
- Körperinhomogenitäten 246
- kraniospinale 310
- kurative 71
- Lagerung 304
- molekulare Mechanismen 504
- MTAR 17
- Nebenwirkungen 14
- Ovarienschutz 536
- palliative 73, 487
  - sequentielle 74
- Patientenschutz 536
- perkutane s.a. Teletherapie 239
  - Schilddrüsenkarzinom 438
- Personalschutz 537
- Photonenmodus 248
- postoperative 71, 72
- präoperative 71
- protrahierte 147
- Reoxygenierung 149
- Rezidiv 14
- Sauerstoffeffekt 148
- Sauerstoffüberdruckbeatmung 74
- Sauerstoffverstärkungsfaktor 149
- Schmerzbestrahlung 73
- Spätfolgen 14
- Stabilisierungsbestrahlung 73, 74
- stereotaktische 261
- Stereotaxie 259
- Strahlenfelder
  - Modifizierung und Individualisierung 248
  - Strahlenschutz 536
  - Tagesprotokoll 319
  - tägliche 295
  - Tätigkeiten 17
  - therapeutische Anwendung 525
  - therapeutische Optionen 151
  - Therapiesimulator 223, 297
  - Tiefendosisverlauf 122, 239
  - Tumoren 7, 8, 154
  - Wartezimmer 295
  - Wirkungssteigerung 158
  - Zusatzmaßnahmen 74
- Strahlenwirkung 129, 503
  - α/β-Modell 142
  - biochemische Reaktionen 131
  - Bioeffekt 131
  - biologische Folgen 131
  - direkte 130, 131
  - Energieabsorption 131
  - Hyperthermie 161
  - indirekte 130, 131
  - linear-quadratisches Modell 142
  - Primär- und Folgeprozesse 131
  - radiochemische Vorgänge 131
  - Sättigung 140
  - stochastische 536
- Strahlerkopf
  - Individualkollimator 308
  - Linearbeschleuniger 214, 217
  - Telekobaltanlage 209
  - Therapiesimulator 223
- Strahlung
  - direkt ionisierende 93
  - elektromagnetische
    - Wechselwirkung 97
  - Energieabgabe 105
  - energiearme 111
  - Energietransport 94
  - extrafokale 110
  - indirekt ionisierende 93
  - ionisierende 93, 184
    - DNA 134
    - Wechselwirkung 130
    - Zellschädigung 130
  - niedriger Energie 242
  - Reichweite 105
  - Schwächung 99
  - Wechselwirkung mit Materie 95
  - Zellzyklus 144
- Strahlungs-Wichtungsfaktor w_R 117, 118, 526
- Strahlungsbremsvermögen 100
- Strahlungsenergie
  - s.a. Energie 101
  - elektromagnetische 101

- Strahlungsparameter
  - Regelung 110
- Strahlzeit
  - Ortsdosis 526
- Strang-Exzisions-Repair 137
- Strangbrüche
  - DNA 135
- Streptozotocin
  - Karzinoidtumoren 440
- Stressulkus 296
- Streufaktoren 120
- Streufilter
  - Tiefendosisverläufe 123
- Streufolien
  - Linearbeschleuniger 218
- Streustrahlenraster 112
  - Röntgenstrahlen 112
- Streustrahlung 111
  - Feldgröße 122
  - Raster 106
- Streuung
  - elastische 97, 100
  - Neutronen 101
- Streuzusatzdosis 120, 246
- StrlSchV (Strahlenschutzverordnung) 526
- Stromatumoren
  - gonadale 425
- Stromausfall
  - Telekobaltanlage 210
- Stromazelltumoren
  - Ovarien 425
- Stromkreise
  - Röntgenröhre 107
- ^{90}Strontium 269
  - Oberflächenkontakttherapie 266
- Struma
  - benignes 435
  - knotiges 435
  - maligna 32, 435
  - Hirnmetastasen 492
- Subtraktionsangiographie, digitale 57
- Supportivtherapie 495
- supraradikale operative Eingriffe 77
- Supraspinatussehnen-Syndrom 507
- Süßstoffe
  - Harnblasenkarzinom 430
- Synchronzyklotron 221
- Synchrotron 213
- Synovialsarkom 446, 450
- System BrainLAB 316

T

- Tagesprotokoll
  - Bestrahlungen 319

Tamoxifen
– Korpuskarzinom   419
– Melanom, malignes   486
Tangentialrotation
– Bewegungsbestrahlung   255
– Linearbeschleuniger   256
Taxane
– Bronchialkarzinom, nichtkleinzelliges   368
– Magenkarzinom   393
T-CLL   457
TD 5/5   186
TD 50/5   186
technische Maßnahmen
– Strahlenschutz   533
Teilchen
– geladene
   – Charakterisierung   212
   – schwere   100
   – Wechselwirkung mit Marterie   100
– Ruhemasse   95
– ungeladene
   – Charakterisierung   212
   – Wechselwirkung mit Marterie   100
Teilkörperbestrahlung   265
Teilremission   10
Telecurietherapie s. Telegammatherapie   209
Telegammatherapie   209, 239
Telekobaltanlage
– Aufbau   209
Telekobaltgerät   4, 210
– Anwendungsgebiete   209
Telekobalttherapie
– Tiefendosisverläufe   122
Teletherapie
– Bestrahlungstechnik   250
– Dosisverteilung   239
– Einzelstehfelder   250
– Feldbegrenzung   241
– Feldgröße   241
– Filterung   245
– Fokus-Haut-Abstand   244
– Körperinhomogenitäten   246
– Photonenstrahlung   239
– Strahlenart   239
Temozolomid
– Gliome   336
Temperaturmessung
– Hyperthermie   229
Temperaturverteilung
– Hyperthermie   230
Tendinosis calcarea
– Non-Outlet-Impingement   507
Tendopathien
– Outlet-Impingement   507
Tennisellenbogen   508

TER (Thermal Enhancement Ratio)   162
teratogene Strahlenfolgen   178
Teratome, maligne   340, 403
Terminkollisionen   19
testikuläre intraepitheliale Neoplasie (TIN)   404
Testosteron
– NNR-Karzinom/Phäpchromozytom   439
TGF-β
– Strahlentherapie   504
therapeutische Reichweite (D$_t$)   241
Therapieabteilung
– Strahlenklinik   14
Therapiesimulator   304
– Achsfeldgröße   224
– Bestrahlungsplanung   236, 286
– Feldlokalisation   286
– Orientierungspunkte   223
– Strahlenfelder   286
– Strahlentherapie   223, 297
– Vergrößerungsfaktor   224
Thermal Enhancement Ratio (TER)   162
Thermotoleranz
– Hyperthermie   163
Thiäthylperazin
– Erbrechen   499
Thiotepa
– Harnblasenkarzinom   432
Thorakoskopie   68
Thorakotomie
– Mediastinaltumoren   371
Thoraxkompression, externe   328
Thoraxorgane
– bildgebende Diagnostik   58
Thorium   167
Thoron
– Strahlenexposition   167
Thrombophlebitis
– Strahlentherapie   505
Thrombose
– strahlenbedingte   296
Thrombozytopenie
– chemotherapieinduzierte   164
Thrombozytose   66
3H-Thymidin   144
Thymom   27
– Chemotherapie   373
– Klassifikation, histologische   372
– malignes   371, 372
– Vena-cava-superior-Syndrom   487
Thymuskarzinoid   372
Thyreoglobulin   67
Thyreoidektomie
– Schilddrüsenkarzinom   438

Thyreozyten   435
Tiefenblende   106, 109
Tiefendosis(verlauf)   121, 239
– Elektronenstrahlung   122, 212, 240
– Energieabsorption   122
– Körperinhomogenitäten   122
– Korpuskularstrahlung   239
– Neutronenstrahlen   123
– Photonenstrahlung   122, 212, 239, 240, 248
– relative   121
Tiefenhyperthermie   228
– regionale   229
Tierfellnävi   485
TIN (testikuläre intraepitheliale Neoplasie)   404
– Strahlentherapie   404
Tischdrehung
– Lagerung   307
T-Lymphozyten-System
– Entwicklung   457
TNF (Tumornekrosefaktor)   88
TNM-Klassifikation   34
– Analkarzinom   401
– Bronchialkarzinom, nichtkleinzelliges   364, 365
– Harnblasenkarzinom   431
– Hodentumoren   404
– Knochensarkome   444
– Kolorektale Karzinome   396
– Kopf-Hals-Tumoren   351
– Korpuskarzinom   420
– Magenkarzinom   392
– Mammakarzinom   379, 380
– Mediastinaltumoren   371
– Melanom, malignes   485
– Nierenzellkarzinom   429
– Ösophaguskarzinom   388
– Ovarialkarzinom   425
– Plattenepithelkarzinom   483
– Prostatakarzinom   407
– Schilddrüsenkarzinom   437
– T-Zell-Lymphome, kutane   464
– Zervixkarzinom   415
Tod   324
Toleranzdosis   186
– Organtoxizität   194
Topische Therapie
– Langerhans-Zell-Histiozytose   479
Topotecan
– Gliome   336
– Ovarialkarzinom   427
total-nodale Bestrahlung
– Hodgkin-Lymphom   454
– Non-Hodgkin-Lymphom   459
Tracertechnik
– Einführung   4

Trachealkarzinom
– Mediastinaltumoren 371
Tracheotomiebesteck 329
Tragarm
– Therapiesimulator 223
Tränendrüsenkarzinom 349
Translokationen 174
– Protoonkogen-Aktivierung 175
Treated Volume (TV) 238
Treffsicherheit
– Tumorparameter 55
Triflupromazin
– Erbrechen 499
Trimmer 248
Tritium
– Neutronengenerator 220
Trophoblastische Tumoren
– Tumormarker 67
TSH (thyreotropes Hormon)
– Hypophysenadenom 342
– Schilddrüsenkarzinom 436
Tubiana-Einteilung
– Dupuytren-Kontraktur 513
Tubusse 243
– Bezugsisodose 243
Tumorausbreitungsgebiet
– Bestrahlungsplanung 237
– potentielles 237
– typisches 237
– Zielvolumen, klinisches 237
Tumorektomie
– Mammakarzinom 379
Tumoren 10
– s.a. Malignome
  bzw. Neoplasien 43
– Aflatoxine 43
– Alkoholkonsum 43
– Amine, aromatische 43
– Anamnese 56
– Asbest 43
– Ätiologie 40
– bösartige 8, 10, 25
  – Wachstumsverhalten 7
– chemisch-induzierte 42
– chronische Reize 46
– Definition 10
– Epidemiologie 48
– Erholungsfähigkeit 147
– Ernährung 41
– Früherfassung 52
– Früherkennung 51, 64
– Frühsymptome 53
– genetische Disposition 41
– Geschlechts- und
  Organdisposition 41
– Gewebeentnahme 67
– Gradeinteilung
  (Grading) 27, 36
– gutartige 25

– Häufigkeit 26
– Holzstäube 43
– Hormontheorie 47
– Immunitätstheorie 47
– infiltratives Wachstum 26
– Keimversprengungstheorie 47
– Kindesalter 471
– Labordiagnostik 64
– Malignitätsgrad 27, 36
– Metastasierung 30
– Mutationsmechanismen 40
– operative Diagnostik 67
– Oxygenierungsstatus 150
– Prävention 51
– Problem 40
– Progression 37, 176
– Rassendisposition 41
– Rauchen 42
– Reihenuntersuchungen 52
– Remission 37
– Stadieneinteilungen 34
– strahleninduzierte 43
  – Dosis-Wirkungs-Kurve 44
– Strahlenresistenz 154, 156, 157
– Strahlensensibilität 154, 156
– Strahlentherapie 154
– TNM-Klassifikation 34
– Typisierung (Typing) 26
– unheilbare 8
– Vererbung 41
– Verlauf 10
– viral-induzierte 45
– Vorsorgeuntersuchungen 52
– Wachstum
  – destruktives 26
  – endophytisches 29
  – exponentielles 28
  – Gompertz-Kurve 29
  – lineares 28
  – örtliches 27
  – phlegmonöses 29
  – ulzeröses 29
– Wachstumsfraktion 28
– Wachstumsgeschwindigkeit 27
– Wachstumskurven 154
– Warnzeichen 53
– Zellverdopplungszeit 27
– Zellverschleppung 33
Tumorgrading 27, 36
Tumorheilungen
– Radiotherapie 8
tumorizider Effekt
– Hyperthermie 161, 228
Tumorkonferenzen 16
Tumorlokalisation
– Computertomographie 282
Tumormarker 64, 66
– Hodentumoren 404
– Kolorektale Karzinome 396
– Magenkarzinom 392

– Mammakarzinom 379
– Nichtseminome 406
– Ovarialkarzinom 426
– Pankreaskarzinom 393
– Schilddrüsenkarzinom 436
Tumornachsorge 14, 18
– Strahlenklinik 14
Tumornekrosefaktor (TNF) 88
Tumornephrektomie
– Nephroblastom 474
Tumorparameter 55
Tumorpathologe 8
Tumorpathologie 23
Tumorpatienten
– Aufklärung 322
– psychologische Betreuung 321
Tumorproliferation 28, 155
– BUdR-Markierungsindex 155
– S-Phase-Anteil 155
– Strahlenresistenz 157
Tumorprophylaxe 51
Tumorrezidiv 34
– Brachytherapie 266
Tumorrückbildung 37
Tumorsituation
– unveränderte (NC) 37
Tumorsprechstunde 18
Tumorsuppressorgene 129, 175
Tumorsuppressorproteine 129
Tumortherapie 71
– chirurgische 77
– Dosis-Effekt-Kurven 154
– Historie 7
– internistische 81
– kurative 71
– palliative 71
– Radioonkologie 8
Tumorverdopplungszeit 27
– potentielle 155
Tumorverkleinerung 79
Tumorvolumen
– Bestrahlungsplanung 235, 237
– onkologisches 238
– Strahlenresistenz 157
– Zielvolumen, klinisches 237
Tumorzellen
– Chemoresistenz 84
Tumorzentren 10
– Aufbau 15
TUR (transurethrale Resektion)
– Harnblasenkarzinom 431, 432
TV (Treated Volume) 238
TV-Wellen 93
Typisierung (Typing)
– Tumoren 26
Tyrosinhydroxylase
– Neuroblastom 473
T-Zell-Lymphome 456, 463
– Dünndarm 466
– kutane

– TNM-Klassifikation 464
T-Zonen-Lymphom 456

U

Übelkeit
– Schweregrade 499
– strahleninduzierte 498
Überempfindlichkeitsreaktion
– Kontrastmittel 328
Übergang
– isomerer 101
Übergangsepithelkarzinom
– Harnblase 431
– Harnwege 429
Überlebenszeit
– mittlere 11
Überwachungsbereich
– Dosisgrenzwerte 528
UICC-Klassifikation 35
– Bronchialkarzinom,
  kleinzelliges 369
– Korpuskarzinom 420
– Mammakarzinom 380
– Schilddrüsenkarzinom 437
UKW-Wellen 93
Ulcus rodens
– Basaliom 482
Ultraschall-B-Scanner 279
Ultraschalltomographie 278
Umlenkung
– Linearbeschleuniger 217
Umrisszeichengerät
– Bestrahlungsplanung 278
Untersuchung, körperliche 57
Uran 167
Urethrastriktur
– strahleninduzierte 411
Urethritis
– strahleninduzierte 412
Urinzytologie
– Harnblasenkarzinom 432
Urographie
– Harnblasenkarzinom 431
Urothelkarzinom 27, 431
Uteruskarzinom
– Brachytherapie 265
UV-Strahlung 93, 102

V

VAC-Schema
– Ewing-Sarkom 445
VACA-Schema
– Ewing-Sarkom 445
– Rhabdomyosarkom 349, 475
Vaginalkarzinom 421
– Brachytherapie 423
– En-bloc-Vulvektomie 422
– FIGO-Klassifikation 422

– Radiotherapie 423
VAIA-Schema
– Ewing-Sarkom 445
– Rhabdomyosarkom 349, 475
Vakuumkissen 316
Vakuummatratzen 316
Vanillinmandelsäure
– Neuroblastom 473
VBAMDex-Schema
– Plasmozytom 462
Vena-cava-superior-
  Syndrom 487
– Bronchialkarzinom,
  kleinzelliges 369
– Chemotherapie 488
– Plethora 487
– Stentimplantation 488
Venenkatheter
– voll implantierbare 497
Ventrikeldrainage
– Hirndrucksteigerung,
  akute 489
Verbundanode 109
Vererbung
– Tumorerkrankungen 41
Vergrößerungsfaktor
– Therapiesimulator 224
Verifikationsaufnahmen/
  -systeme 318
– Portal-Imaging-Verfahren 308
– Ready-Pack-Therapiefilme 308
– Strahlenfeld 308
Verkalkungen
– periartikuläre 514
Vernichtungsstrahlung 100
Verschiebetechnik
– Großfeldbestrahlung,
  Neurokranium 311
vertebraler Venentyp
– Metastasierung,
  hämatogene 31
Vier-Felder-Box
– Mehrfelderbestrahlung 254
Vinblastin
– Bronchialkarzinom,
  kleinzelliges 369
– Langerhans-Zell-Histio-
  zytose 479
Vinca-Alkaloide
– Bronchialkarzinom,
  kleinzelliges 369
– Thymom 374
Vincristin
– Ewing-Sarkom 445
– Harnblasenkarzinom 434
– Hodgkin-Lymphom 455
– Medulloblastom 338
– Nephroblastom 474
– Non-Hodgkin-Lymphome 460
– Plasmozytom 462

– Rhabdomyosarkom 349, 475
Vindesin
– Bronchialkarzinom
  – kleinzelliges 369
  – nichtkleinzelliges 368
– Melanom, malignes 486
Viruserkrankungen
– Hodentumoren 403
Visusminderung
– Ästhesioneuroblastom 354
Vollremission 10
Volumen
– behandeltes 237
– bestrahltes 237, 238
Volumenimplantate, interstitielle
– Dosimetrie 273
Vorsorge s. Prävention
Vorsorgeuntersuchungen
– Tumoren 52
Vulvakarzinom 421
– Afterloading 424
– Boosterung 424
– Chemotherapie 424
– En-bloc-Vulvektomie 422
– FIGO-Klassifikation 422
– Radiochemotherapie 424
– Radiotherapie 424
– Shrinking Field 424

W

Wachstumsfaktoren
– hämatopoetische 88
Wachstumsfraktion 127, 144
– Tumoren 28
– Zellteilung 128
Wachstumsgeschwindigkeit
– Tumoren 27
Wachstumshormon(STH)
– Hypophysenadenome 342
Wachstumskurven
– Tumoren 28, 154
Wachstumsphase
– Strahlenschäden 180
Wachstumsstörungen 178
Waldenström-Syndrom 457
Wanderwellenbeschleuniger 215
– Elektronen-Bunching 215
Wärmestrahlen 93
Warnzeichen
– Tumoren 53
Wartezimmer
– Strahlentherapie 295
Warzen
– Veränderungen 54
Wasserradiolyse 132
Watson-Crick-Modell
– DNA 127
Wechselwirkung mit Marterie
– Strahlung 95

– elektromagnetische 97
– Teilchen
  – geladene 100
  – ungeladene 100
Weichstrahltherapie 207
– Röntgenstrahlen 113
– Strahlenschutz 537
Weichteilsarkome 446
– AJCC-Klassifikation 447
– Amputation 447
– Chemotherapie 448, 449
– 5-Jahres-Überlebensraten 450
– Knochenmarkbiopsie 447
– Kompartimentresektion 447
– Nervenschmerzen 446
– Radiochemotherapie 448
– Shrinking Field 449
– Strahlensensibilität 156
Wellenstrahlung
– elektromagnetische 93, 102
Wertheim-Meigs-Okabajashi-Operation
– Korpuskarzinom 420
Whipple-Operation
– Pankreaskarzinom 394
WHO-Klassifikation
– Astrozytome 339, 340
– Hirntumoren 334
Wichtungsfaktoren 117
– Äquivalentdosis, effektive 118
– Organe 118
Wiederholungsuntersuchungen
– Strahlenschutz 532
Wilms-Tumor 429, 474
– Chemotherapie 474
– Kindesalter 474
– Strahlensensibilität 156
– Tumornephrektomie 474
Wirbelkörperhämangiome 518
Wirbelsäulenerkrankungen
– degenerative 508
Wirksamkeit
– biologische, relative (RBW) 119
Wirkungssteigerung
– Strahlentherapie 158
Wunden
– nichtabheilende 54

X

Xeroderma pigmentosum 173, 481
Xerostomie
– strahleninduzierte 354, 357

Y

Y-Feld, umgekehrtes 265, 310
^{90}Yttrium 269

Z

Zahnprothesen 297
Zangenbiopsie 68
Zehntelwertschichtdicke
– Photonenstrahlen 531
Zeitfaktor
– Strahlenschäden 139
Zellen
– Aufbau 126
– Erholungs- und Reparaturprozesse 139
– klonogene 138
– Neubildung 23
– Strahlenbiologie 125
Zellinaktivierung 138
Zellkern 125
Zellkill 140
Zellorganellen 125
Zellteilung 126
– Ablauf, asynchroner 127
– Wachstumsfraktion 128
Zelltod 138
– programmierter 146
– reproduktiver 138
Zellüberlebenskurve 140, 142
Zellverdopplungszeit
– Tumoren 27
Zellzyklus 128
– Checkpoints 128
– DNA-Schäden 129
– Steuerung 128
– Strahlensensibilität 145
– Strahlung 144
zentralnervöses Syndrom 189
Zentralstrahl 222
– Auslenkung 307
zentralvenöser Zugang
– Ernährung 497
Zerfallsschemata 101
Zervikalsyndrom 508
Zervixkarzinom 413
– Afterloading 417, 418
– Brachytherapie 417
– Chemotherapie 419
– FIGO-Klassifikation 414
– Früherfassung 52
– Herpes-simplex-Virus Typ 2 413
– Hysterektomie 415
– Konisation 415
– Metastasierung 413
– Papillomaviren 413
– Perkutantherapie 417, 418
– Radiochemotherapie 419
– Strahlentherapie 415
  – intrakavitäre/perkutane 418
– TNM-Klassifikation 415
– Tumorausbreitung 413
Zielvolumen(dosis) 120
– Bestrahlungsplanung 236
– klinisches 237
Zigarettenabusus s. Nikotinabusus
ZNS
– AVM (arteriovenöse Malformationen) 20 344
ZNS-Hämangiome 518
ZNS-Lymphome 333, 343
– Chemotherapie 344
Zuckermoleküle
– DNA-Schäden 134
Zusammenstöße, inelastische 100
Zusatzzubehör 317
Zweitmalignome
– chemotherapie induzierte 455
Zyklotron 213, 221
Zystektomie
– Harnblasenkarzinom 432
Zystitis
– strahleninduzierte 411
Zystoskopie
– Ovarialkarzinom 426
Zytokine 503
– Hyperkalzämie 490
Zytoplasma 125
zytoreduktive Therapie
– Ovarialkarzinom 426
Zytostatika 82
– Applikation
  – intermittierende 85
– Auswahl 84
– Kinetik 1. Ordnung 84
– Kreuzresistenz 85
– Nebenwirkungen 85
– phasenspezifisch wirkende 82
– phasenunspezifisch wirkende 82
– Resistenz 84
– Verabreichung 85
– Wirkungen 82
– zyklusabhängige 82
zytotoxische Substanzen 82

Physikalische Größen und Einheiten

Quantifizierbare Beurteilung des Allgemeinzustandes eines Tumorpatienten

Karnofsky-Index des Allgemeinzustandes des Patienten	
100 %	Patient ist beschwerdefrei, keine Krankheitszeichen
90 %	Patient ist fähig zur normalen Aktivität, nur geringe Krankheitszeichen
80 %	Mit Anstrengung normale Aktivität, mäßige Krankheitszeichen
70 %	Selbstversorgung ist möglich, Patient ist jedoch unfähig zur Entfaltung einer normalen Aktivität oder aktiven Tätigkeit
60 %	Patient benötigt gelegentlich fremde Hilfe
50 %	Patient benötigt erhebliche Hilfeleistungen und häufig medizinische Pflege
40 %	Patient ist behindert und pflegebedürftig
30 %	Patient ist stark behindert und pflegebedürftig
20 %	Patient ist schwer krank. Krankenhausaufnahme ist zur aktiven unterstützenden Therapie notwendig
10 %	Patient ist moribund, rasches Fortschreiten der lebensbedrohlichen Erkrankung

WHO-Klassifikation von Aktivitätsindex (Performance status) und akuten Therapienebenwirkungen

Grad	0	1	2	3	4
Aktivitätsindex	asymptomatisch, normale Aktivität	symptomatisch, leichte Arbeit möglich	Selbstversorgung möglich, < 50% der Tageszeit bettlägerig	begrenzte Selbstversorgung, > 50% der Tageszeit im Bett oder Sessel	voll pflegebedürftig
Schmerzen (Angabe der Schmerzmedikamente)	keine	gering	mäßig	stark	unbeeinflussbar
Appetit	normal	wenig vermindert	deutlich vermindert	stark vermindert	sehr stark vermindert
Nausea/Emesis	keine	Übelkeit	vorübergehend Erbrechen	behandlungsbedürftiges Erbrechen	unbeeinflussbares Erbrechen
Diarrhö	keine	< 2 Tage	> 2 Tage, erträglich	behandlungsbedürftig	hämorrhagisch, Exsikkose
Infektionen	keine	geringe	mäßige	starke	starke mit Hypotension
Blutungen	keine	Petechien	geringer Blutverlust	starker Blutverlust	starker Blutverlust mit Schock
Neurologie a) peripher	keine	Parästhesien und/oder verminderte Reflexe	schwere Parästhesien und/oder geringe Schwäche	unerträgliche Parästhesien und/oder starke motorische Schwäche	Paralyse
b) zentral	wach	vorübergehende Müdigkeit	Somnolenz < 50% der Tageszeit	Somnolenz > 50% der Tageszeit	Koma
Haare	keine Änderung	minimaler Haarverlust	mäßiger, fleckförmiger Haarverlust, Haarersatz erforderlich	vollständige, aber reversible Alopezie	irreversible Alopezie

Hinweise zu den physikalischen Größen und Einheiten

Die Bundesrepublik Deutschland ist seit 1969 dem Internationalen Einheitensystem (SI = Système International d'Unités) angeschlossen. Es sollten deshalb auch in der Radiologie nur noch SI-Einheiten verwendet werden.
Grundsätzlich unterscheidet man in den Naturwissenschaften und der Medizin zwischen Größe und Einheit.
- *Beispiel:* Die Größe sei die Zeit, z.B. mit dem Zeichen t. Dann kann t in der zugelassenen Basiseinheit Sekunde mit Zeichen s angegeben werden. Aus Tradition werden bei der Zeit aber auch nichtdekadische Vielfache, wie Minute, Stunde und Tag, akzeptiert.

Physikalische Gleichungen beschreiben Beziehungen zwischen physikalischen Größen und sollten damit wahr sein, unabhängig von der Wahl von Einheiten.
- *Beispiel:* Die Geschwindigkeit (v) eines sich gleichförmig bewegenden Körpers ist definiert durch den Quotienten aus zurückgelegter Wegstrecke (l) und der dafür benötigten Zeit (t). Also: $v = l/t$. Das numerische Ergebnis einer Messung kann dann z.B. lauten: v = 60 km/h.
Eine Angabe von v = 60 oder v = 60 km ist unsinnig.

Basiseinheiten des SI-Systems

Größe	Einheit
Länge	das Meter (m)
Zeit	die Sekunde (s)
Masse	das Kilogramm (kg)
Stromstärke	das Ampère (A)
Temperatur	das Kelvin (K)
Lichtstärke	das Candela (cd)
Stoffmenge	das Mol (mol)

Abgeleitete SI-Einheiten
(als Produkt oder Quotient aus den Basiseinheiten)

Größe	Einheit	
Energie	1 Joule (J)	$= 1 \text{ kg m}^2/\text{s}^2 = 1$ Wattsekunde (Ws)
elektrische Spannung	1 Volt (V)	$= 1 \text{ J/As}$
elektrische Ladung	1 Coulomb (C)	$= 1 \text{ As}$
Kraft	1 Newton (N)	$= 1 \text{ kg m/s}^2 = 1 \text{ J/m}$
Druck	1 Pascal (Pa)	$= 1 \text{ kg/m s}^2 = 1 \text{ N/m}^2$
magnetischer Fluss	1 Weber (Wb)	$= 1 \text{ Vs}$
magnetische Flussdichte	1 Tesla (T)	$= 1 \text{ V/m}^2$
Frequenz	1 Hertz (Hz)	$= 1 \text{ s}^{-1}$
Aktivität	1 Becquerel (Bq)	$= 1 \text{ s}^{-1}$
Ionendosis		$= 1 \text{ C/kg}$
Energiedosis	1 Gray (Gy)	$= 1 \text{ J/kg}$
Äquivalentdosis	1 Sievert (Sv)	$= 1 \text{ J/kg}$

Beziehungen zwischen SI-Einheiten und alten Einheiten

Größe	SI-Einheiten	Alte Einheit
Ionendosis	1 C/kg	= 3876 R
	$2{,}58 \times 10^{-4}$ C/kg	= 1 R
Energiedosis	1 Gy	= 100 rd
	0,01 Gy	= 1 rd
Äquivalentdosis	1 Sv	= 100 rem
	0,01 Sv	= 1 rem
Aktivität	1 Bq	= $2{,}7 \times 10^{-11}$ Ci
	37 MBq	= 1 mCi
	$3{,}7 \times 10^{10}$ Bq = 37 GBq	= 1 Ci

Vielfache oder Teile von Einheiten

Beispiel: 1 MV = 1 Megavolt = 1 Million Volt

E	Exa-	= 10^{18}	= 1 Trillion
P	Peta-	= 10^{15}	= 1 Billiarde
T	Tera-	= 10^{12}	= 1 Billion
G	Giga-	= 10^{9}	= 1 Milliarde
M	Mega-	= 10^{6}	= 1 Million
k	Kilo-	= 10^{3}	= 1000
h	Hekto-	= 10^{2}	= 100
da	Deka-	= 10^{1}	– 10
d	Dezi-	= 10^{-1}	= 0,1
c	Zenti-	= 10^{-2}	= 0,01
m	Milli-	= 10^{-3}	= 0,001
µ	Mikro-	= 10^{-6}	= 0,000001
n	Nano-	= 10^{-9}	= 0,000000001
p	Pico-	= 10^{-12}	
f	Femto-	= 10^{-15}	
a	Atto-	= 10^{-18}	